The Hematologic Diseases Volume

# Interpretation
## of Clinical Pathway
## and Therapeutic Drugs

2022年版

# 临床路径治疗药物释义

INTERPRETATION OF CLINICAL PATHWAY AND THERAPEUTIC DRUGS

## 血液病分册

《临床路径治疗药物释义》专家组 编

中国协和医科大学出版社
北 京

图书在版编目（CIP）数据

临床路径治疗药物释义·血液病分册/《临床路径治疗药物释义》专家组
编.—北京：中国协和医科大学出版社，2022.7
ISBN 978-7-5679-1986-0

Ⅰ.①临… Ⅱ.①临… Ⅲ.①血液病-用药法 Ⅳ.①R452

中国版本图书馆 CIP 数据核字（2022）第 080734 号

**临床路径治疗药物释义·血液病分册**

编　　　者：《临床路径治疗药物释义》专家组
责任编辑：许进力　王朝霞
丛书总策划：张晶晶　冯佳佳
本书策划：刘　雪　张晶晶

出版发行：**中国协和医科大学出版社**
　　　　　（北京市东城区东单三条9号　邮编100730　电话010-65260431）
网　　　址：www.pumcp.com
经　　　销：新华书店总店北京发行所
印　　　刷：北京天恒嘉业印刷有限公司

开　　　本：787mm×1092mm　　1/16
印　　　张：55.5
字　　　数：1480千字
版　　　次：2022年7月第1版
印　　　次：2022年7月第1次印刷
定　　　价：326.00元

ISBN 978-7-5679-1986-0

# 血液病临床路径及相关释义编审专家名家

（按姓氏笔画排序）

于　伟　成都市第三人民医院
王　迎　中国医学科学院血液病医院（中国医学科学院血液学研究所）
王　昱　北京大学人民医院
王建祥　中国医学科学院血液病医院（中国医学科学院血液学研究所）
王峰蓉　北京大学人民医院
王健民　上海长海医院
王景文　首都医科大学附属北京同仁医院
平凌燕　北京大学肿瘤医院
朱　军　北京大学肿瘤医院
刘姣娣　广西医科大学第二附属医院
刘爱民　北京协和医院
江　浩　北京大学人民医院
李军民　上海交通大学医学院附属瑞金医院
李建勇　江苏省人民医院（南京医科大学第一附属医院）
李莉娟　兰州大学第二医院
杨申淼　北京大学人民医院
吴　梦　北京大学肿瘤医院
吴韫宏　广西医科大学第二附属医院
吴德沛　苏州大学附属第一医院
邹　萍　华中科技大学同济医学院附属协和医院
宋　嘉　天津医科大学总医院
张连生　兰州大学第二医院
陈　丽　上海交通大学医学院附属瑞金医院
陈　俐　成都市第三人民医院
邵宗鸿　天津医科大学总医院
苗　瞄　苏州大学附属第一医院
林宁晶　北京大学肿瘤医院
金　洁　浙江大学医学院附属第一医院
周道斌　北京协和医院
郑　文　北京大学肿瘤医院
赵永强　北京协和医院
郝正栋　兰州大学第二医院
胡　豫　华中科技大学同济医学院附属协和医院

侯　明　山东齐鲁医院

侯　健　上海交通大学医学院附属仁济医院

洪　梅　华中科技大学同济医学院附属协和医院

秦　平　山东大学齐鲁医院

秦安京　首都医科大学附属复兴医院

贾晋松　北京大学人民医院

黄晓军　北京大学人民医院

颜灵芝　苏州大学附属第一医院

# 《临床路径治疗药物释义》编审专家名单

## 编写指导专家

金有豫　首都医科大学

孙忠实　中国人民解放军总医院第六医学中心

李大魁　北京协和医院

王汝龙　首都医科大学附属北京友谊医院

孙春华　北京医院

贡联兵　中国人民解放军第305医院

李玉珍　北京大学人民医院

王育琴　首都医科大学宣武医院

汤致强　中国医学科学院肿瘤医院

郭代红　中国人民解放军总医院

胡　欣　北京医院

史录文　北京大学医学部

翟所迪　北京大学第三医院

赵志刚　首都医科大学附属北京天坛医院

梅　丹　北京协和医院

崔一民　北京大学第一医院

## 编　委（按姓氏笔画排序）

丁玉峰　华中科技大学同济医学院附属同济医院

卜书红　南方医科大学南方医院

马满玲　哈尔滨医科大学附属第一医院

王伟兰　中国人民解放军总医院

王咏梅　首都医科大学附属北京佑安医院

王晓玲　首都医科大学附属北京儿童医院

方建国　华中科技大学同济医学院附属同济医院

史亦丽　北京协和医院

吕迁洲　复旦大学附属中山医院

朱　珠　北京协和医院

朱　曼　中国人民解放军总医院

刘丽宏　中日友好医院

刘丽萍　中国人民解放军总医院第五医学中心

刘皋林　上海交通大学附属第一人民医院

孙路路　首都医科大学附属北京世纪坛医院

杜　光　华中科技大学同济医学院附属同济医院

杜广清　首都医科大学附属北京康复医院

李　静　煤炭总医院

李国辉　中国医学科学院肿瘤医院

李雪宁　复旦大学附属中山医院

杨会霞　清华大学第二附属医院

杨莉萍　北京医院

吴建龙　深圳市第二人民医院

沈　素　首都医科大学附属北京友谊医院

张　渊　上海交通大学附属第六人民医院

张相林　中日友好医院

张艳华　北京大学肿瘤医院

陆奇志　广西壮族自治区江滨医院

陆瑶华　上海交通大学附属第六人民医院

陈瑞玲　首都医科大学附属北京天坛医院

林　阳　首都医科大学附属北京安贞医院

周　颖　北京大学第一医院

屈　建　安徽省立医院

侯　宁　山东省立医院

侯连兵　南方医科大学南方医院

徐小薇　北京协和医院

郭海飞　北京大学第六医院

陶　玲　中山大学附属第三医院

蔡　芸　中国人民解放军总医院

# 《临床路径治疗药物释义·血液病分册》参编专家名单

（按姓氏笔画排序）

| | | | | | | | |
|---|---|---|---|---|---|---|---|
| 丁玉峰 | 卜书红 | 于伟 | 马满玲 | 王迎蓉 | 王昱 | 王伟兰 | 王汝龙 |
| 王咏梅 | 王育琴 | 王建祥 | 王晓玲 | 王峰军 | 王健民 | 王景文 | 方建国 |
| 平凌燕 | 史亦丽 | 史录文 | 吕迁洲 | 朱江 | 朱珠 | 朱曼 | 刘丽宏 |
| 刘丽萍 | 刘姣娣 | 刘皋林 | 刘爱民 | 江浩 | 汤致强 | 孙忠实 | 孙春华 |
| 孙路路 | 贡联兵 | 杜光 | 杜广清 | 李申森 | 李大魁 | 李玉珍 | 李军民 |
| 李国辉 | 李建勇 | 李莉娟 | 李雪宁 | 杨素 | 杨会霞 | 杨莉萍 | 吴梦 |
| 吴建龙 | 吴韫宏 | 吴德沛 | 邹萍华 | 沈 | 宋嘉丽 | 张渊 | 张连生 |
| 张相林 | 张艳华 | 陆奇志 | 陆瑶华 | 陈 | 陈俐 | 陈瑞玲 | 邵宗鸿 |
| 苗瞄 | 林阳 | 林宁晶 | 金洁 | 金有豫 | 周颖 | 周道斌 | 郑文 |
| 屈建 | 赵永强 | 赵志刚 | 郝正平 | 胡 | 胡欣 | 侯宁 | 侯明 |
| 侯健 | 侯连兵 | 洪梅 | 秦平 | 秦安京 | 贾晋松 | 徐小薇 | 郭代红 |
| 郭海飞 | 陶玲 | 梅丹 | 崔一民 | 蔡芸 | 翟所迪 | | |

# 序 言

开展临床路径工作是用于医务保健优化、系统化、标准化和质量管理的重要工具之一。临床路径在医疗机构中的实施为医院管理提供标准和依据，是医院管理的抓手，是实实在在的医院内涵建设的基础，是一场重要的医院管理革命。

在医院管理实践中，规范医疗行为、提高医疗质量、降低医疗费用、防止过度医疗是世界各国都在努力解决的问题。研究与实践证明，临床路径管理是解决上述问题的有效途径，尤其在整合优化资源、节省成本、避免不必要检查与药物应用、建立较好医疗组合、减少文书作业、减少人为疏失、提高医疗服务质量等诸多方面具有明显优势。因此，实施临床路径管理在医改中扮演着重要角色。原国家卫生和计划生育委员会于 2011 年 1 月公布的《2011 年卫生工作要点》中特别把"继续制定常见病、多发病临床路径，增加实施病种数量，扩大临床路径实施覆盖面"作为一项公立医院的改革任务来布置。到目前为止，临床路径试点工作已进行两年多。对绝大多数医院而言，这是一项全新的、有挑战性的工作，不可避免地会遇到若干问题，既有临床方面的问题，也有管理方面的问题，尤其对临床路径的理解需要统一思想，在实践中探索解决问题的最佳方案。

为更好地贯彻国务院办公厅医药卫生体制改革的有关精神，帮助各级医疗机构开展临床路径管理，保证临床路径试点工作顺利进行，受卫生部委托，中国医学科学院承担了组织编写《临床路径释义》的工作。中国协和医科大学出版社在组织专家编写《临床路径释义》过程中，根据《临床路径》及《临床路径释义》内容，又组织国内临床药学、药理专家共同编写了《临床路径治疗药物释义》，就临床路径及释义的"治疗方案选择""选择用药方案"中所涉及药物相关信息做了补充说明。

这本《临床路径治疗药物释义·血液病分册》就是该丛书中的重要一本。众所周知，伴随着我国经济社会发展模式的转型，老龄化和环境污染等因素导致血液病的发生率激增，严重威胁着我国居民的健康。例如，血细胞减少症，特别是免疫性血小板减少症已成为最常见的出血性疾病，尤以儿童和老年人群发病率最高。又如，近年来我国白血病的发病率逐年增高，在我国的发病率已达 3~4/10 万人，在各种肿瘤中居第 6 位，在青少年中更位列恶性肿瘤的第一位。然而，由于历史、教育、培训、管理等方方面面的原因，血液病的临床管理缺乏有效规范，总体上不容乐观。这本"药物释义"的问世可以帮助血液病从业人员更加准确地理解、解读临床路径的每一个具体操作流程，把握和正确运用临床路径，使临床路径的实施真正起到规范医疗行为、提高医疗质量的作用。

中国工程院　院士

江苏省血液研究所　所长

# 前　言

　　临床路径是由医院管理人员、医师、护师、药师、医技师等多学科专家共同参与，针对特定病种或病例组合的诊疗流程，整合检查、检验、诊断、治疗和护理等多种诊疗措施而制定的标准化、表格化的诊疗规范。开展临床路径工作是实现医疗保健优化、系统化、标准化和全程质量管理的重要途径。

　　为更好地贯彻国务院办公厅医药卫生体制改革的有关精神，帮助各级医疗机构开展临床路径管理，保证临床路径工作顺利开展，受国家卫生和计划生育委员会委托，中国医学科学院承担了组织编写《临床路径释义》的工作。在此基础上，中国协和医科大学出版社组织国内临床药学、药理学等领域的专家共同编写了《临床路径治疗药物释义》，就临床路径及相关释义中涉及药物的部分进行了补充释义和拓展阅读。

　　参加本书编写的专家大多数亲身经历了医院临床路径试点工作。他们根据临床路径各病种的具体特点，设计了便于临床医师在诊疗过程中查阅的药品表单，对药物信息进行了系统、简明阐述。全书涵盖了药品的政策和学术来源，并在临床路径及相关释义中，对"治疗方案选择""选择用药方案""术前、术中、术后"用药、"医师表单医嘱用药"等项下涉及相关药物的信息进行了归纳整理。

　　随着医药科技的不断进步，临床路径将根据循证医学的原则动态修正；与此同时，不同地域的不同医疗机构也应根据自身情况，合理制定适合本地区、本院实际情况的临床路径。因时间和条件限制，书中的不足之处在所难免，欢迎同行诸君批评指正。

编　者

2022 年 5 月

# 目 录

# 第一篇

# 血液病
## 临床路径及相关释义

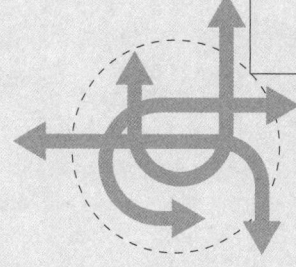

**Interpretation**
of Clinical Pathway

# 第一章

# 缺铁性贫血临床路径释义

**【医疗质量控制指标】**

指标一、诊断需结合临床表现和实验室检查，注意病因的诊断及治疗。

指标二、应根据患者疾病特点选择铁剂的给药方式、剂量和治疗持续时间。

## 一、缺铁性贫血编码

1. 原编码

疾病名称及编码：缺铁性贫血（ICD-10：D50.902）

2. 修改编码

疾病名称及编码：缺铁性贫血（ICD-10：D50）

## 二、临床路径检索方法

D50

## 三、国家医疗保障疾病诊断相关分组（CHS-DRG）

MDCQ 血液、造血器官及免疫疾病和功能障碍

QS1 红细胞病及营养性贫血

## 四、缺铁性贫血临床路径标准住院流程

### （一）适用对象

第一诊断为缺铁性贫血（ICD-10：D50.902）。

> **释义**
>
> ■ 缺铁性贫血指缺铁引起的小细胞低色素性贫血及相关的缺铁异常，是血红素合成异常性贫血的一种。病程包括铁缺乏，缺铁性红细胞生成及缺铁性贫血三阶段。

### （二）诊断依据

根据《血液病诊断及疗效标准（第4版）》（沈悌、赵永强主编，科学出版社），《临床诊疗指南·血液病学分册》（中华医学会编著，人民卫生出版社），《血液病诊疗规范》（王建祥主编，中国协和医科大学出版社）。

1. 明确的铁缺乏病因和临床表现。

2. 小细胞低色素性贫血：血红蛋白男性低于120g/L，女性低于110g/L，孕妇低于100g/L；红细胞平均体积小于80fl，红细胞平均血红蛋白量小于27pg，红细胞平均血红蛋白浓度小于320g/L；网织红细胞平均血红蛋白量小于28pg/cell；红细胞中心淡染区扩大。

3. 血清铁蛋白低于12μg/L。

4. 血清铁<8.95μmol/L（50μg/dl），总铁结合力>64.44μmol/L（360μg/dl），转铁蛋白饱和

度低于15%。

5. 骨髓涂片铁染色显示骨髓小粒或块团中可染铁（细胞外铁）消失，铁粒幼红细胞少于15%。

> **释义**
>
> ■ 病因学诊断：引起缺铁性贫血原因主要有铁摄入不足、吸收障碍、丢失过多三种情况，其中吸收障碍、丢失过多可能隐藏更严重的疾病，如肿瘤、感染及出血性疾病，需要尽早对原发病进行治疗。即使符合缺铁性贫血诊断标准，有些病例不宜进入临床路径。
>
> ■ 实验室检查：
>
> 1. 血常规：缺铁性贫血患者血红蛋白（hemoglobin，Hb）、平均红细胞体积、平均红细胞血红蛋白含量和平均红细胞血红蛋白浓度均降低。
>
> 2. 血清铁蛋白：血清铁蛋白是反映体内铁储备最具特异性的生化指标，是评估铁缺乏最有效和最简易的标准。
>
> 3. 其他评价铁状态指标：①血清铁、转铁蛋白（总铁结合力，TIBC）和转铁蛋白饱和度：铁缺乏导致血清铁降低、总铁结合力升高及转铁蛋白饱和度降低。由于血清铁及转铁蛋白饱和度受昼夜变化影响显著，因此应用上述指标评价铁缺乏意义有限。但转铁蛋白饱和度在筛查遗传性血色病时具有重要作用；②骨髓铁：骨髓铁染色是评估体内铁储备的金指标。该方法为有创检查，适用于贫血原因诊断不明的复杂病例。

### （三）选择治疗方案的依据

根据《临床诊疗指南·血液病学分册》（中华医学会编著，人民卫生出版社）。

1. 去除病因：应予营养知识教育和治疗基础疾病。

2. 补充铁剂：

（1）口服铁剂：宜选用二价铁盐，治疗剂量为元素铁100~150mg/d。常用的有：硫酸亚铁，琥珀酸亚铁，葡萄糖酸亚铁及富马酸亚铁。疗程一般应在血红蛋白恢复正常后再服用2~3个月。如有条件可测定血清铁蛋白，在血清铁蛋白>30μg/L（女性）或50μg/L（男性）后停药。

（2）注射铁剂：如患者不能口服和/或不能忍受口服铁剂的胃肠道反应，或持续失血、一时不易控制时，可用肌内或静脉注射铁剂。用前应计算所需注射的总剂量。所需注射的总剂量（mg）=［150-患者血红蛋白（g/L）］×体重（kg）×0.3，分次使用。

3. 输血：缺铁性贫血一般不需要输血，仅在患者出现严重贫血，而又有不易控制的出血或组织明显缺氧时应用。

> **释义**
>
> ■ 治疗一般原则：轻、中度贫血者以口服铁剂治疗为主，并改善饮食，进食富含铁的食物。重度贫血者口服铁剂或注射铁剂治疗，还可以少量多次输注浓缩红细胞。极重度贫血者首选输注浓缩红细胞，待Hb达到60g/L，症状改善后，可改为口服铁剂或注射铁剂治疗。

■病因治疗：明确病因是治疗缺铁性贫血的前提，若引起缺铁性贫血的病因严重或需尽快治疗，或治疗措施可能影响补铁治疗效果，一般不宜进入路径。

■口服铁剂：治疗效果取决于补铁开始时的 Hb 水平、铁储存状态、持续丢失量和铁吸收量，营养素缺乏、感染、慢性肾炎等情况会影响疗效。补铁治疗时 Hb 上升较慢，因此口服铁剂治疗的一些病例可能需要延长住院时间或调整治疗方案，甚至发生变异情况而退出路径。

■注射铁剂：不能耐受口服铁剂、依从性不确定或口服铁剂无效者可选择注射铁剂。注射铁剂可更快地恢复铁储存，升高 Hb 水平。建议重度及极重度贫血患者采取静脉补铁治疗，可缩短住院时间，并可能在铁注射总剂量未达到理论计算剂量时，可出现 Hb 明显升高，提前完成路径。

■输注浓缩红细胞是治疗重度贫血的重要方法之一。Hb < 60g/L 者建议输血；Hb 在 60~100g/L 之间者，根据患者手术与否和心脏功能等因素，决定是否需要输血。所有输血均应获得书面知情同意。

### （四）临床路径标准住院日

16 天。

> **释义**
>
> ■如果患者补铁治疗效果显著并且贫血症状明显改善，住院时间可以低于上述住院天数。

### （五）进入路径标准

1. 第一诊断必须符合 ICD-10：D50.902 缺铁性贫血疾病编码。
2. 临床表现及血液检查指标符合需要住院指征：Hb < 90×10$^9$/L，或 Hb 进行性下降。
3. 当患者同时具有其他疾病诊断，但在住院期间不需要特殊处理，也不影响第一诊断的临床路径流程实施时，可以进入路径。

> **释义**
>
> ■患者同时具有其他疾病影响第一诊断的临床路径流程实施时均不宜进入临床路径。
>
> ■患者由于严重贫血引起的其他系统或脏器严重受损，并且需要尽早治疗时，不宜进入临床路径。
>
> ■经入院常规检查发现以往未发现疾病，而该疾病可能对患者健康影响更为严重，或该疾病可能影响本路径实施的，暂不宜进入路径。如既往患有上述疾病，经合理治疗后达稳定，抑或目前需要持续用药，但不影响本病预后和路径实施的，则可进入路径。但可能会增加医疗费用，延长住院时间。

**（六）明确诊断及入院常规检查**

2~3 天（工作日）。

1. 必须的检查项目：

（1）血常规、尿常规、粪便常规+隐血。

（2）铁代谢指标，叶酸，维生素 $B_{12}$ 浓度、肝功能、肾功能、电解质、凝血功能、输血前检查（严重贫血患者：Hb < 60g/L）、自身免疫系统疾病筛查（同时有白细胞、血小板减少）、甲状腺功能、实体肿瘤免疫性标志物。

（3）X 线胸片、心电图、心脏超声、上下腹部增强 CT、胃镜、肠镜。

2. 发热或疑有感染者可选择：病原微生物培养、影像学检查。

3. 骨髓形态学检查。

> **释义**
>
> ■ 部分检查可以在门诊完成。
> ■ 根据病情部分检查可以暂不执行，例如评估无必要输血，可暂时不进行血型鉴定及传染病检测等输血相关检查；或已知疾病在近期已做相关检查及评价，可暂时不进行类似检查。
> ■ 病因检查可根据患者实际情况调整，例如高度怀疑存在消化道疾患继发贫血，则消化系统为检查重点。

**（七）治疗开始时间**

完善骨髓细胞学检查后第 1 天。

**（八）治疗选择**

1. 明确祛除病因。

2. 补充铁剂：

（1）琥珀酸亚铁片：饭后或饭时口服，每次 100mg，每日 3 次。

（2）维生素 C：200mg，每日 3 次。

（3）维铁缓释片：饭后口服，每次 1 片，每日 1 次。

（4）多糖铁复合物胶囊：口服，每次 1~2 片，每日 1 次。

3. 输注红细胞悬液（有适应证时）。

> **释义**
>
> ■ 轻、中度贫血者以口服铁剂治疗为主，并改善饮食，进食富含铁的食物。可与维生素 C 共同服用增加吸收率。应避免与其他药物同时服用。
> ■ 输血：①Hb < 60g/L 者，建议输注浓缩红细胞；②Hb 在 60~100g/L 者，根据患者手术与否和心脏功能等因素，决定是否输注浓缩红细胞。输血同时可口服或注射铁剂。

**（九）出院标准**

明确并祛除病因，经铁剂治疗后 Hb 上升至少 15g/L 以上。

释义

■ 病因可未完全祛除，但不影响患者转归。

■ 明确为经铁剂治疗有效，而非输血治疗有效。

■ 如治疗过程中虽 Hb 上升大于 15g/L，但有明显贫血症状，不宜出院，可继续治疗、观察。

■ 如果出现并发症，是否需要继续住院处理，由主管医师具体决定。

## （十）变异及原因分析

经治疗后，贫血无明显改善，大于 2 周，则退出该路径。

释义

■ 微小变异：因为医院检验项目的及时性，不能按照要求完成检查；因为节假日不能按照要求完成检查；患者不愿配合完成相应检查，短期不愿按照要求出院随诊。

■ 重大变异：因基础疾病需要进一步诊断和治疗；因各种原因需要其他治疗措施；医院与患者或家属发生医疗纠纷，患者要求离院或转院；不愿按照要求出院随诊而导致入院时间明显延长。

## 五、缺铁性贫血临床路径给药方案

见表 1。

表 1 缺铁性贫血用药选择

| 名称 | 规格 | 元素铁含量 | 补充元素铁量 |
| --- | --- | --- | --- |
| 多糖铁复合物 | 150 毫克/片 | 150 毫克/片 | 150~300mg/d |
| 富马酸亚铁 | 200 毫克/片 | 60 毫克/片 | 60~120 毫克/次，3 次/天 |
| 琥珀酸亚铁 | 100 毫克/片 | 30 毫克/片 | 60 毫克/次，3 次/天 |
| 硫酸亚铁 | 300 毫克/片 | 60 毫克/片 | 60 毫克/次，3 次/天 |
| 硫酸亚铁控释片 | 525 毫克/片 | 100 毫克/片 | 100mg/d |
| 葡萄糖酸亚铁 | 300 毫克/片 | 36 毫克/片 | 36~72 毫克/次，3 次/天 |
| 蛋白琥珀酸口服溶液 | 15ml：40 毫克/支 | 40 毫克/支 | 40~80mg/d |

【用药选择】

1. 口服铁剂：一旦储存铁耗尽，仅通过食物难以补充足够的铁，通常需要补充铁剂。口服补铁有效、价廉且安全。除以上离子铁剂外，还可选用具有改善贫血作用的益气维血片（胶囊、颗粒，含血红素铁）、益血生胶囊等中成药。

2. 注射铁剂：可更快地恢复铁储存，升高 Hb 水平，相比较口服铁剂可更快地出现血液学治疗反应。

【注意事项】

铁剂治疗无效者，应进一步检查是否存在吸收障碍、依从性差、失血及叶酸缺乏症等情况，广东、广西、海南、湖南、湖北、四川及重庆等地中海贫血高发地区，应在检查时常规筛查地中海贫血。

**【药学提示】**

1. 口服铁剂的患者约有 1/3 出现剂量相关的不良反应。补充元素铁≥200mg/d 时容易出现恶心和上腹部不适等胃肠道症状。较低铁含量制剂可减轻胃肠道症状。

2. 注射铁剂的主要不良反应为注射部位疼痛，还可有头痛和头晕等症状，偶有致命性过敏反应。由于游离铁可能导致氧自由基产生，引起组织毒性，故在决定使用注射铁剂前，应检测血清铁蛋白水平，确诊铁缺乏。

### 六、缺铁性贫血护理规范

1. 注意观察贫血发生的速度和严重程度，尤其密切观察重度贫血患者。

2. 根据疾病严重程度指导患者活动，轻度贫血，Hb < 120g/L 者可在室内活动，避免重体力活动；中度贫血，Hb < 90g/L 者应增加卧床休息时间，减少活动，可以进行监督下的生活自理活动；重度贫血 Hb < 60g/L 者需要卧床休息，并做好生活护理，防止跌倒。

3. 口服铁剂时为避免出现肠胃不适、疼痛、恶心、呕吐等不良反应，可选择在饭中或饭后服用药物，若不能耐受，可以从小剂量开始，同时服用维生素 C、果汁、肉类或氨基酸等，有利于铁剂的吸收。

4. 注射铁剂可出现局部肿痛、硬结形成、皮肤发黑和过敏反应，严重者可发生过敏性休克。首次注射时须进行药物测试，注射时备好肾上腺素，出现严重反应时紧急抢救。并于注射时和注射后观察有无全身不良反应。

### 七、缺铁性贫血营养治疗规范

1. 纠正不良的饮食习惯：指导患者保持饮食均衡，避免偏食或挑食，养成良好的饮食习惯，减少刺激性过强的食物摄取。

2. 增加含铁丰富的食物摄取：指导患者多吃含铁丰富且吸收率较高的食物（如动物肉类、肝脏、血、蛋黄、海带与黑木耳等）或铁强化食物。

3. 促进铁的吸收：指导患者多吃富含维生素 C 的食物，尽量避免同时进食或饮用可减少食物铁吸收的食物或饮料（如牛奶、浓茶、咖啡等）。

### 八、缺铁性贫血患者健康宣教

1. 疾病知识的宣教：缺铁性贫血是最常见的贫血，主要病因为需铁量增加而铁摄入不足、铁吸收障碍、铁丢失过多。其中长期慢性失血是缺铁性常见病因，如慢性消化道出血、月经过多、咯血和肺泡出血等，并可继发于肿瘤性疾病。

2. 缺铁性贫血的预防：

（1）饮食指导：饮食均衡，以保证足够热量、蛋白质、维生素及相关营养素（尤其铁的摄入）；为增加铁的吸收，可同时服用弱酸类食物或药物，尽量避免与抑制铁吸收的食物、饮料或药物同服。

（2）高危人群铁或口服铁剂的预防性补充：生长发育期的青少年要注意补充含铁丰富食物，月经期、妊娠期与哺乳期妇女性应增加食物铁的补充，必要时可考虑预防性补充铁剂。

（3）相关疾病的预防和治疗：对于慢性胃炎、消化性溃疡、肠道寄生虫感染、长期腹泻、痔疮出血及月经过多等病因的治疗是治疗缺铁性贫血的关键。

3. 自我病情监测：监测内容主要包括自觉症状（包括原发病症状、贫血的一般症状以及贫血的特殊临床表现等），静息状态下的呼吸和脉搏变化、能否平卧、有无水肿或尿量变化等，如症状加重应及时就医。

4. 缺铁性贫血的预后主要取决于其病因能否被去除或原发病能否得到彻底治疗，若病因能去除或原发病得到及时根治，通过合理的饮食调节和补充铁剂，患者多能完全康复。

## 九、推荐表单

### （一）医师表单

#### 缺铁性贫血临床路径医师表单

适用对象：第一诊断为缺铁性贫血（ICD-10：D50.902）

| 患者姓名： | | 性别： 年龄： 门诊号： | | 住院号： |
|---|---|---|---|---|
| 住院日期： 年 月 日 | | 出院日期： 年 月 日 | | 标准住院日：16 天 |

| 时间 | 住院第 1 天 | 住院第 2 天 |
|---|---|---|
| 主要诊疗工作 | □ 询问病史及体格检查<br>□ 完成病历书写<br>□ 开实验室检查单<br>□ 上级医师查房，初步确定诊断<br>□ 骨髓穿刺术（形态学检查）<br>□ 对症支持治疗<br>□ 向患者家属告知病重或病危并签署病重或病危通知书（必要时）<br>□ 患者家属签署输血知情同意书、骨髓穿刺同意书 | □ 上级医师查房<br>□ 完成入院检查<br>□ 继续对症支持治疗<br>□ 完成必要的相关科室会诊<br>□ 完成上级医师查房记录等病历书写<br>□ 向患者及家属交代病情及其注意事项 |
| 重点医嘱 | **长期医嘱**<br>□ 血液病护理常规<br>□ 二级护理<br>□ 饮食：普通饮食/糖尿病饮食/其他<br>□ 视病情通知病重或病危<br>□ 患者既往基础用药<br>□ 其他医嘱<br>**临时医嘱**<br>□ 血常规、尿常规、粪便常规+隐血、大便找虫卵<br>□ 肝功能、肾功能、电解质、红细胞沉降率、凝血功能、血型，输血前检查（必要时）、自身免疫系统疾病筛查、实体肿瘤免疫标志物、叶酸、维生素 $B_{12}$ 浓度、铁代谢指标<br>□ X 线胸片、心电图、心脏超声、上下腹部增强 CT、胃镜、肠镜、腹部 B 超、妇科 B 超（必要时）、输注红细胞悬液（有适应证时）<br>□ 骨髓形态学<br>□ 其他医嘱 | **长期医嘱**<br>□ 琥珀酸亚铁片：口服，每次 100mg，每日 3 次<br>□ 维生素 C：口服，每次 200mg，每日 3 次<br>□ 维铁缓释片：口服，每次 1 片，每日 1 次<br>□ 多糖铁复合物胶囊：口服，每次 1~2 粒，每日 1 次<br>□ 患者既往基础用药<br>□ 其他医嘱<br>**临时医嘱**<br>□ 输注红细胞悬液（有适应证时）<br>□ 其他医嘱 |
| 主要护理工作 | □ 介绍病房环境、设施和设备<br>□ 入院护理评估<br>□ 宣教 | □ 观察患者病情变化 |
| 病情变异记录 | □ 无 □ 有，原因：<br>1.<br>2. | □ 无 □ 有，原因：<br>1.<br>2. |
| 护士签名 | | |
| 医师签名 | | |

| 时间 | 住院第 3 天 | 住院第 4 天 | 住院第 5 天 |
|---|---|---|---|
| 主要诊疗工作 | □ 上级医师查房<br>□ 复查血常规<br>□ 观察 Hb 变化<br>□ 根据体检、骨髓检查结果和既往资料，进行鉴别诊断和确定诊断<br>□ 根据其他检查结果进行鉴别诊断，判断是否合并其他疾病<br>□ 开始治疗<br>□ 完成病程记录 | □ 上级医师查房，进行评估，确定有无并发症情况，明确是否出院<br>□ 完成出院记录、病案首页、出院证明书等<br>□ 向患者交代出院后的注意事项，如返院复诊的时间、地点等 | □ 上级医师查房<br>□ 观察患者皮肤黏膜情况<br>□ 继续补铁治疗<br>□ 完成病程记录 |
| 重点医嘱 | **长期医嘱（视情况可第 2 天起开始治疗）**<br>□ 琥珀酸亚铁片：口服，每次 100mg，每日 3 次<br>□ 维生素 C：口服，每次 200mg，每日 3 次<br>□ 维铁缓释片：口服，每次 1 片，每日 1 次<br>□ 多糖铁复合物胶囊：口服，每次 1~2 粒，每日 1 次<br>□ 对症处理等<br>□ 其他医嘱<br>**临时医嘱**<br>□ 复查血常规<br>□ 复查血生化、电解质<br>□ 复查粪便常规+隐血、虫卵（必要时）<br>□ 输注红细胞悬液（有适应证时）<br>□ 对症支持<br>□ 其他医嘱 | **出院医嘱**<br>□ 琥珀酸亚铁片：口服，每次 100mg，每日 3 次<br>□ 维生素 C：口服，每次 200mg，每日 3 次<br>□ 维铁缓释片：口服，每次 1 片，每日 1 次<br>□ 多糖铁复合物胶囊：口服，每次 1~2 粒，每日 1 次<br>□ 对症处理等<br>□ 其他医嘱 | **长期医嘱**<br>□ 琥珀酸亚铁片：口服，每次 100mg，每日 3 次<br>□ 维生素 C：口服，每次 200mg，每日 3 次<br>□ 维铁缓释片：口服，每次 1 片，每日 1 次<br>□ 多糖铁复合物胶囊：口服，每次 1~2 粒，每日 1 次<br>□ 对症处理等<br>□ 其他医嘱<br>**临时医嘱**<br>□ 对症支持<br>□ 其他医嘱 |
| 主要护理工作 | □ 观察患者病情变化 | □ 观察患者病情变化 | □ 观察患者病情变化 |
| 病情变异记录 | □ 无　□ 有，原因：<br>1.<br>2. | □ 无　□ 有，原因：<br>1.<br>2. | □ 无　□ 有，原因：<br>1.<br>2. |
| 护士签名 | | | |
| 医师签名 | | | |

| 时间 | 住院第 6 天 | 住院第 7 天 | 住院第 8 天 |
|---|---|---|---|
| 主要诊疗工作 | □ 上级医师查房<br>□ 观察患者皮肤黏膜情况<br>□ 继续叶酸、维生素 B$_{12}$治疗<br>□ 完成病程记录 | □ 上级医师查房<br>□ 复查血常规<br>□ 观察 Hb 变化<br>□ 开始治疗<br>□ 完成病程记录 | □ 上级医师查房<br>□ 复查血常规<br>□ 观察 Hb 变化<br>□ 开始治疗<br>□ 完成病程记录 |
| 重点医嘱 | **长期医嘱**<br>□ 琥珀酸亚铁片：口服，每次 100mg，每日 3 次<br>□ 维生素 C：口服，每次 200mg，每日 3 次<br>□ 维铁缓释片：口服，每次 1 片，每日 1 次<br>□ 多糖铁复合物胶囊：口服，每次 1~2 粒，每日 1 次<br>□ 对症处理等<br>□ 其他医嘱<br>**临时医嘱**<br>□ 对症支持<br>□ 其他医嘱 | **长期医嘱（视情况可第 2 天起开始治疗）**<br>□ 琥珀酸亚铁片：口服，每次 100mg，每日 3 次<br>□ 维生素 C：口服，每次 200mg，每日 3 次<br>□ 维铁缓释片：口服，每次 1 片，每日 1 次<br>□ 多糖铁复合物胶囊：口服，每次 1~2 粒，每日 1 次<br>□ 对症处理等<br>□ 其他医嘱<br>**临时医嘱**<br>□ 复查血常规<br>□ 复查血生化、电解质<br>□ 输注红细胞悬液（有适应证时）<br>□ 对症支持<br>□ 其他医嘱 | **长期医嘱（视情况可第 2 天起开始治疗）**<br>□ 琥珀酸亚铁片：口服，每次 100mg，每日 3 次<br>□ 维生素 C：口服，每次 200mg，每日 3 次<br>□ 维铁缓释片：口服，每次 1 片，每日 1 次<br>□ 多糖铁复合物胶囊：口服，每次 1~2 粒，每日 1 次<br>□ 对症处理等<br>□ 其他医嘱<br>**临时医嘱**<br>□ 复查血常规<br>□ 复查血生化、电解质<br>□ 输注红细胞悬液（有适应证时）<br>□ 对症支持<br>□ 其他医嘱 |
| 主要护理工作 | □ 观察患者病情变化 | □ 观察患者病情变化 | □ 观察患者病情变化 |
| 病情变异记录 | □ 无　□ 有，原因：<br>1.<br>2. | □ 无　□ 有，原因：<br>1.<br>2. | □ 无　□ 有，原因：<br>1.<br>2. |
| 护士签名 | | | |
| 医师签名 | | | |

| 时间 | 住院第 9 天 | 住院第 10 天 | 住院第 11 天 |
|---|---|---|---|
| 主要诊疗工作 | □ 上级医师查房<br>□ 观察患者皮肤黏膜情况<br>□ 继续补铁治疗<br>□ 完成病程记录 | □ 上级医师查房<br>□ 观察患者皮肤黏膜情况<br>□ 继续补铁治疗<br>□ 完成病程记录 | □ 上级医师查房<br>□ 复查血常规<br>□ 观察 Hb 变化<br>□ 根据体检、骨髓检查结果和既往资料，进行鉴别诊断和确定诊断<br>□ 根据其他检查结果进行鉴别诊断，判断是否合并其他疾病<br>□ 开始治疗<br>□ 完成病程记录 |
| 重点医嘱 | **长期医嘱（视血常规情况而定）**<br>□ 琥珀酸亚铁片：口服，每次 100mg，每日 3 次<br>□ 维生素 C：口服，每次 200mg，每日 3 次<br>□ 维铁缓释片：口服，每次 1 片，每日 1 次<br>□ 多糖铁复合物胶囊：口服，每次 1~2 粒，每日 1 次<br>□ 对症处理等<br>□ 其他医嘱<br>**临时医嘱**<br>□ 复查血常规<br>□ 复查血生化、电解质输注红细胞悬液（有适应证时）<br>□ 对症支持<br>□ 其他医嘱 | **长期医嘱（视血常规情况而定）**<br>□ 琥珀酸亚铁片：口服，每次 100mg，每日 3 次<br>□ 维生素 C：口服，每次 200mg，每日 3 次<br>□ 维铁缓释片：口服，每次 1 片，每日 1 次<br>□ 多糖铁复合物胶囊：口服，每次 1~2 粒，每日 1 次<br>□ 对症处理等<br>□ 其他医嘱<br>**临时医嘱**<br>□ 复查血常规<br>□ 复查血生化、电解质输注红细胞悬液（有适应证时）<br>□ 对症支持<br>□ 其他医嘱 | **长期医嘱（视血常规情况而定）**<br>□ 琥珀酸亚铁片：口服，每次 100mg，每日 3 次<br>□ 维生素 C：口服，每次 200mg，每日 3 次<br>□ 维铁缓释片：口服，每次 1 片，每日 1 次<br>□ 多糖铁复合物胶囊：口服，每次 1~2 粒，每日 1 次<br>□ 对症处理等<br>□ 其他医嘱<br>**临时医嘱**<br>□ 复查血常规<br>□ 复查血生化、电解质<br>□ 输注红细胞悬液（有适应证时）<br>□ 对症支持<br>□ 其他医嘱 |
| 主要护理工作 | □ 观察患者病情变化 | □ 观察患者病情变化 | □ 观察患者病情变化 |
| 病情变异记录 | □ 无　□ 有，原因：<br>1.<br>2. | □ 无　□ 有，原因：<br>1.<br>2. | □ 无　□ 有，原因：<br>1.<br>2. |
| 护士签名 | | | |
| 医师签名 | | | |

| 时间 | 住院第 12 天 | 住院第 13 天 | 住院第 14 天 |
|---|---|---|---|
| 主要诊疗工作 | □ 上级医师查房，进行评估，确定有无并发症情况，明确是否出院<br>□ 完成出院记录、病案首页、出院证明书等<br>□ 向患者交代出院后的注意事项，如返院复诊的时间、地点等 | □ 上级医师查房，进行评估，确定有无并发症情况，明确是否出院<br>□ 完成出院记录、病案首页、出院证明书等<br>□ 向患者交代出院后的注意事项，如返院复诊的时间、地点等 | □ 上级医师查房<br>□ 复查血常规<br>□ 观察 Hb 变化<br>□ 根据体检、骨髓检查结果和既往资料，进行鉴别诊断和确定诊断<br>□ 根据其他检查结果进行鉴别诊断，判断是否合并其他疾病<br>□ 开始治疗<br>□ 完成病程记录 |
| 重点医嘱 | **长期医嘱（视血常规情况而定）**<br>□ 琥珀酸亚铁片：口服，每次 100mg，每日 3 次<br>□ 维生素 C：口服，每次 200mg，每日 3 次<br>□ 维铁缓释片：口服，每次 1 片，每日 1 次<br>□ 多糖铁复合物胶囊：口服，每次 1~2 粒，每日 1 次<br>□ 对症处理等<br>□ 其他医嘱<br>**临时医嘱**<br>□ 复查血常规<br>□ 复查血生化、电解质<br>□ 输注红细胞悬液（有适应证时）<br>□ 对症支持<br>□ 其他医嘱 | **长期医嘱（视血常规情况而定）**<br>□ 琥珀酸亚铁片：口服，每次 100mg，每日 3 次<br>□ 维生素 C：口服，每次 200mg，每日 3 次<br>□ 维铁缓释片：口服，每次 1 片，每日 1 次<br>□ 多糖铁复合物胶囊：口服，每次 1~2 粒，每日 1 次<br>□ 对症处理等<br>□ 其他医嘱<br>**临时医嘱**<br>□ 复查血常规<br>□ 复查血生化、电解质<br>□ 输注红细胞悬液（有适应证时）<br>□ 对症支持<br>□ 其他医嘱 | **长期医嘱（视情况可第 2 天起开始治疗）**<br>□ 琥珀酸亚铁片：口服，每次 100mg，每日 3 次<br>□ 维生素 C：口服，每次 200mg，每日 3 次<br>□ 维铁缓释片：口服，每次 1 片，每日 1 次<br>□ 多糖铁复合物胶囊：口服，每次 1~2 片，每日 1 次<br>□ 对症处理等<br>□ 其他医嘱<br>**临时医嘱**<br>□ 复查血常规<br>□ 复查血生化、电解质<br>□ 输注红细胞悬液（有适应证时）<br>□ 对症支持<br>□ 其他医嘱 |
| 主要护理工作 | □ 观察患者病情变化 | □ 观察患者病情变化 | □ 观察患者病情变化 |
| 病情变异记录 | □ 无 □ 有，原因：<br>1.<br>2. | □ 无 □ 有，原因：<br>1.<br>2. | □ 无 □ 有，原因：<br>1.<br>2. |
| 护士签名 | | | |
| 医师签名 | | | |

| 时间 | 住院第 15 天 | 住院第 16 天<br>（出院日） |
|---|---|---|
| 主要诊疗工作 | □ 上级医师查房<br>□ 复查血常规<br>□ 观察 Hb 变化<br>□ 根据体检、骨髓检查结果和既往资料，进行鉴别诊断和确定诊断<br>□ 根据其他检查结果进行鉴别诊断，判断是否合并其他疾病<br>□ 开始治疗<br>□ 完成病程记录 | □ 上级医师查房，进行评估，确定有无并发症情况，明确是否出院<br>□ 完成出院记录、病案首页、出院证明书等<br>□ 向患者交代出院后的注意事项，如返院复诊的时间、地点等 |
| 重点医嘱 | **长期医嘱（视情况可第 2 天起开始治疗）**<br>□ 琥珀酸亚铁片：口服，每次 100mg，每日 3 次<br>□ 维生素 C：口服，每次 200mg，每日 3 次<br>□ 维铁缓释片：口服，每次 1 片，每日 1 次<br>□ 多糖铁复合物胶囊：口服，每次 1~2 粒，每日 1 次<br>□ 对症处理等<br>□ 其他医嘱<br>**临时医嘱**<br>□ 复查血常规<br>□ 复查血生化、电解质<br>□ 输注红细胞悬液（有适应证时）<br>□ 对症支持<br>□ 其他医嘱 | **出院医嘱**<br>□ 出院带药<br>□ 定期门诊随访<br>□ 监测血常规 |
| 主要护理工作 | □ 观察患者病情变化 | □ 指导患者办理出院手续 |
| 病情变异记录 | □ 无　□ 有，原因：<br>1.<br>2. | □ 无　□ 有，原因：<br>1.<br>2. |
| 护士签名 | | |
| 医师签名 | | |

## （二）护士表单

### 缺铁性贫血临床路径护士表单

适用对象：第一诊断为缺铁性贫血（ICD-10：D50.902）

| 患者姓名： | | 性别：　　年龄：　　门诊号： | 住院号： |
|---|---|---|---|
| 住院日期：　　年　月　日 | | 出院日期：　　年　月　日 | 标准住院日：16天 |

| 时间 | 住院第1~2天 | 住院第3~13天 | 住院第14~16天 |
|---|---|---|---|
| 健康教育 | □ 介绍主管医师、护士<br>□ 介绍环境、设施<br>□ 介绍住院注意事项<br>□ 向患者宣教戒烟、戒酒的重要性，及减少二手烟的吸入<br>□ 预防血栓<br>□ 预防感染<br>□ 避免剧烈活动<br>□ 饮食建议 | □ 指导患者正确留取标本<br>□ 主管护士与患者沟通，了解并指导心理应对<br>□ 宣教疾病知识、用药知识及特殊检查操作过程<br>□ 告知检查及操作前后饮食、活动及探视注意事项及应对方式 | □ 定时复查<br>□ 出院带药服用方法<br>□ 饮食休息等注意事项指导<br>□ 讲解增强体质的方法，减少感染的机会 |
| 护理处置 | □ 核对患者姓名，佩戴腕带<br>□ 建立入院护理病历<br>□ 卫生处置：剪指（趾）甲、沐浴、更换病号服<br>□ 卧床 | □ 随时观察患者病情变化<br>□ 遵医嘱补充，铁剂治疗（如静脉补铁、需密切观察）<br>□ 协助医师完成各项检查化验 | □ 办理出院手续<br>□ 书写出院小结 |
| 基础护理 | □ 二级或三级护理<br>□ 晨晚间护理<br>□ 患者安全管理 | □ 二级或三级护理<br>□ 晨晚间护理<br>□ 患者安全管理 | □ 三级护理<br>□ 晨晚间护理<br>□ 患者安全管理 |
| 专科护理 | □ 护理查体<br>□ 心率、血压监测<br>□ 需要时填写跌倒及压疮防范表<br>□ 需要时请家属陪护<br>□ 心理护理<br>□ 必要时吸氧 | □ 遵医嘱完成相关检查<br>□ 心理护理<br>□ 提供并发症征象的依据 | □ 病情观察：评估患者生命体征<br>□ 心理护理 |
| 重点医嘱 | □ 详见医嘱执行单 | □ 详见医嘱执行单 | □ 详见医嘱执行单 |
| 病情变异记录 | □ 无　□ 有，原因：<br>1.<br>2. | □ 无　□ 有，原因：<br>1.<br>2. | □ 无　□ 有，原因：<br>1.<br>2. |
| 护士签名 | | | |

## （三）患者表单

### 缺铁性贫血临床路径患者表单

适用对象：第一诊断为缺铁性贫血（ICD-10：D50.902）

| 患者姓名： | 性别： | 年龄： | 门诊号： | 住院号： |
| --- | --- | --- | --- | --- |
| 住院日期：　　年　月　日 | 出院日期：　　年　月　日 | | | 标准住院日：16 天 |

| 时间 | 住院第 1 天 | 住院第 2~13 天 | 住院第 14~16 天 |
| --- | --- | --- | --- |
| 医患配合 | □ 配合询问病史、收集资料，请务必详细告知既往史、用药史、过敏史<br>□ 配合进行体格检查<br>□ 有任何不适告知医师 | □ 配合完善相关检查，如采血、骨髓穿刺、留尿、心电图、X线胸片等<br>□ 医师向患者及家属介绍病情，如有异常检查结果需进一步查<br>□ 配合用药及治疗<br>□ 配合医师调整用药<br>□ 有任何不适告知医师 | □ 接受出院前指导<br>□ 知道复查程序<br>□ 获取出院诊断书 |
| 护患配合 | □ 配合测量体温、脉搏、呼吸、血压、血氧饱和度、体重<br>□ 配合完成入院护理评估单（简单询问病史、过敏史、用药史）<br>□ 接受入院宣教（环境介绍、病室规定、订餐制度、贵重物品保管等）<br>□ 有任何不适告知护士 | □ 随时观察患者病情变化<br>□ 遵医嘱正确使用抗菌药物<br>□ 协助医师完成各项检查 | □ 接受出院宣教<br>□ 办理出院手续<br>□ 获取出院带药<br>□ 知道服药方法、作用、注意事项<br>□ 知道复印病历方法 |
| 饮食 | □ 普通饮食 | □ 普通饮食 | □ 普通饮食 |
| 排泄 | □ 正常排尿便 | □ 正常排尿便 | □ 正常排尿便 |
| 活动 | □ 适度活动<br>□ 卧床 | □ 适度活动<br>□ 卧床 | □ 适度活动 |

附：原表单（2016 年版）

## 缺铁性贫血临床路径表单

适用对象：第一诊断为缺铁性贫血（ICD-10：D50.902）

| 患者姓名： | 性别： | 年龄： | 门诊号： | 住院号： |
|---|---|---|---|---|
| 住院日期：　　年　月　日 | 出院日期：　　年　月　日 | | 标准住院日：16 天 | |

| 时间 | 住院第 1 天 | 住院第 2 天 |
|---|---|---|
| 主要诊疗工作 | □ 询问病史及体格检查<br>□ 完成病历书写<br>□ 开实验室检查单<br>□ 上级医师查房，初步确定诊断<br>□ 骨髓穿刺术（形态学检查）<br>□ 对症支持治疗<br>□ 向患者家属告知病重或病危并签署病重或病危通知书（必要时）<br>□ 患者家属签署输血知情同意书、骨髓穿刺同意书 | □ 上级医师查房<br>□ 完成入院检查<br>□ 继续对症支持治疗<br>□ 完成必要的相关科室会诊<br>□ 完成上级医师查房记录等病历书写<br>□ 向患者及家属交代病情及其注意事项 |
| 重点医嘱 | **长期医嘱**<br>□ 血液病护理常规<br>□ 二级护理<br>□ 饮食：普通饮食/糖尿病饮食/其他<br>□ 视病情通知病重或病危<br>□ 患者既往基础用药<br>□ 其他医嘱<br>**临时医嘱**<br>□ 血常规、尿常规、粪便常规+隐血、大便找虫卵<br>□ 肝功能、肾功能、电解质、血沉、凝血功能、血型、输血前检查（必要时）、自身免疫系统疾病筛查、实体肿瘤免疫标志物、叶酸、维生素 $B_{12}$ 浓度、铁代谢指标<br>□ X 线胸片、心电图、心脏超声、上下腹部增强 CT、胃镜、肠镜、腹部 B 超、妇科 B 超（必要时）、输注红细胞悬液（有指征时）<br>□ 骨髓形态学<br>□ 其他医嘱 | **长期医嘱**<br>□ 琥珀酸亚铁片：口服，每次 100mg，每日 3 次<br>□ 维生素 C：口服，每次 200mg，每日 3 次<br>□ 维铁缓释片：口服，每次 1 片，每日 1 次<br>□ 多糖铁复合物胶囊：口服，每次 1~2 粒，每日 1 次<br>□ 患者既往基础用药<br>□ 其他医嘱<br>**临时医嘱**<br>□ 输注红细胞悬液（有适应证时）<br>□ 其他医嘱 |
| 主要护理工作 | □ 介绍病房环境、设施和设备<br>□ 入院护理评估<br>□ 宣教 | □ 观察患者病情变化 |
| 病情变异记录 | □ 无　□ 有，原因：<br>1.<br>2. | □ 无　□ 有，原因：<br>1.<br>2. |
| 护士签名 | | |
| 医师签名 | | |

| 时间 | 住院第 3 天 | 住院第 4 天 | 住院第 5 天 |
|---|---|---|---|
| 主要诊疗工作 | □ 上级医师查房<br>□ 复查血常规<br>□ 观察血红蛋白变化<br>□ 根据体检、骨髓检查结果和既往资料，进行鉴别诊断和确定诊断<br>□ 根据其他检查结果进行鉴别诊断，判断是否合并其他疾病<br>□ 开始治疗<br>□ 完成病程记录 | □ 上级医师查房，进行评估，确定有无并发症情况，明确是否出院<br>□ 完成出院记录、病案首页、出院证明书等<br>□ 向患者交代出院后的注意事项，如返院复诊的时间、地点等 | □ 上级医师查房<br>□ 观察患者皮肤黏膜情况<br>□ 继续补铁治疗<br>□ 完成病程记录 |
| 重点医嘱 | **长期医嘱（视情况可第 2 天起开始治疗）**<br>□ 琥珀酸亚铁片：口服，每次 100mg，每日 3 次<br>□ 维生素 C：口服，每次 200mg，每日 3 次<br>□ 维铁缓释片：口服，每次 1 片，每日 1 次<br>□ 多糖铁复合物胶囊：口服，每次 1~2 粒，每日 1 次<br>□ 对症处理等<br>□ 其他医嘱<br>**临时医嘱**<br>□ 复查血常规<br>□ 复查血生化、电解质<br>□ 复查粪便常规+隐血、虫卵（必要时）<br>□ 输注红细胞悬液（有指征时）<br>□ 对症支持<br>□ 其他医嘱 | **出院医嘱**<br>□ 琥珀酸亚铁片：口服，每次 100mg，每日 3 次<br>□ 维生素 C：口服，每次 200mg，每日 3 次<br>□ 维铁缓释片：口服，每次 1 片，每日 1 次<br>□ 多糖铁复合物胶囊：口服，每次 1~2 粒，每日 1 次<br>□ 对症处理等<br>□ 其他医嘱 | □ 琥珀酸亚铁片：口服，每次 100mg，每日 3 次<br>□ 维生素 C：口服，每次 200mg，每日 3 次<br>□ 维铁缓释片：口服，每次 1 片，每日 1 次<br>□ 多糖铁复合物胶囊：口服，每次 1~2 粒，每日 1 次<br>□ 对症处理等<br>□ 其他医嘱<br>**临时医嘱**<br>□ 对症支持<br>□ 其他医嘱 |
| 主要护理工作 | □ 观察患者病情变化 | □ 观察患者病情变化 | □ 观察患者病情变化 |
| 病情变异记录 | □ 无　□ 有，原因：<br>1.<br>2. | □ 无　□ 有，原因：<br>1.<br>2. | □ 无　□ 有，原因：<br>1.<br>2. |
| 护士签名 | | | |
| 医师签名 | | | |

| 时间 | 住院第 6 天 | 住院第 7 天 | 住院第 8 天 |
|---|---|---|---|
| 主要诊疗工作 | □ 上级医师查房<br>□ 观察患者皮肤黏膜情况<br>□ 继续叶酸、维生素 $B_{12}$ 治疗<br>□ 完成病程记录 | □ 上级医师查房<br>□ 复查血常规<br>□ 观察血红蛋白变化<br>□ 开始治疗<br>□ 完成病程记录 | □ 上级医师查房<br>□ 复查血常规<br>□ 观察血红蛋白变化<br>□ 开始治疗<br>□ 完成病程记录 |
| 重点医嘱 | **长期医嘱**<br>□ 琥珀酸亚铁片：口服，每次 100mg，每日 3 次<br>□ 维生素 C：口服，每次 200mg，每日 3 次<br>□ 维铁缓释片：口服，每次 1 片，每日 1 次<br>□ 多糖铁复合物胶囊：口服，每次 1~2 粒，每日 1 次<br>□ 对症处理等<br>□ 其他医嘱<br>**临时医嘱**<br>□ 对症支持<br>□ 其他医嘱 | **长期医嘱（视情况可第 2 天起开始治疗）**<br>□ 琥珀酸亚铁片：口服，每次 100mg，每日 3 次<br>□ 维生素 C：口服，每次 200mg，每日 3 次<br>□ 维铁缓释片：口服，每次 1 片，每日 1 次<br>□ 多糖铁复合物胶囊：口服，每次 1~2 粒，每日 1 次<br>□ 对症处理等<br>□ 其他医嘱<br>**临时医嘱**<br>□ 复查血常规<br>□ 复查血生化、电解质<br>□ 输注红细胞悬液（有适应证时）<br>□ 对症支持<br>□ 其他医嘱 | **长期医嘱（视情况可第 2 天起开始治疗）**<br>□ 琥珀酸亚铁片：口服，每次 100mg，每日 3 次<br>□ 维生素 C：口服，每次 200mg，每日 3 次<br>□ 维铁缓释片：口服，每次 1 片，每日 1 次<br>□ 多糖铁复合物胶囊：口服，每次 1~2 粒，每日 1 次<br>□ 对症处理等<br>□ 其他医嘱<br>**临时医嘱**<br>□ 复查血常规<br>□ 复查血生化、电解质<br>□ 输注红细胞悬液（有适应证时）<br>□ 对症支持<br>□ 其他医嘱 |
| 主要护理工作 | □ 观察患者病情变化 | □ 观察患者病情变化 | □ 观察患者病情变化 |
| 病情变异记录 | □ 无 □ 有，原因：<br>1.<br>2. | □ 无 □ 有，原因：<br>1.<br>2. | □ 无 □ 有，原因：<br>1.<br>2. |
| 护士签名 | | | |
| 医师签名 | | | |

| 时间 | 住院第 9 天 | 住院第 10 天 | 住院第 11 天 |
|---|---|---|---|
| 主要诊疗工作 | □ 上级医师查房<br>□ 观察患者皮肤黏膜情况<br>□ 继续补铁治疗<br>□ 完成病程记录 | □ 上级医师查房<br>□ 观察患者皮肤黏膜情况<br>□ 继续补铁治疗<br>□ 完成病程记录 | □ 上级医师查房<br>□ 复查血常规<br>□ 观察血红蛋白变化<br>□ 根据体检、骨髓检查结果和既往资料，进行鉴别诊断和确定诊断<br>□ 根据其他检查结果进行鉴别诊断，判断是否合并其他疾病<br>□ 开始治疗<br>□ 完成病程记录 |
| 重点医嘱 | **长期医嘱（视血常规情况而定）**<br>□ 琥珀酸亚铁片：口服，每次100mg，每日3次<br>□ 维生素 C：口服，每次200mg，每日3次<br>□ 维铁缓释片：口服，每次1片，每日1次<br>□ 多糖铁复合物胶囊：口服，每次1~2粒，每日1次<br>□ 对症处理等<br>□ 其他医嘱<br>**临时医嘱**<br>□ 复查血常规<br>□ 复查血生化、电解质<br>□ 输注红细胞悬液（有适应证时）<br>□ 对症支持<br>□ 其他医嘱 | **长期医嘱（视血常规情况而定）**<br>□ 琥珀酸亚铁片：口服，每次100mg，每日3次<br>□ 维生素 C：口服，每次200mg，每日3次<br>□ 维铁缓释片：口服，每次1片，每日1次<br>□ 多糖铁复合物胶囊：口服，每次1~2粒，每日1次<br>□ 对症处理等<br>□ 其他医嘱<br>**临时医嘱**<br>□ 复查血常规<br>□ 复查血生化、电解质<br>□ 输注红细胞悬液（有适应证时）<br>□ 对症支持<br>□ 其他医嘱 | **长期医嘱（视血常规情况而定）**<br>□ 琥珀酸亚铁片：口服，每次100mg，每日3次<br>□ 维生素 C：口服，每次200mg，每日3次<br>□ 维铁缓释片：口服，每次1片，每日1次<br>□ 多糖铁复合物胶囊：口服，每次1~2粒，每日1次<br>□ 对症处理等<br>□ 其他医嘱<br>**临时医嘱**<br>□ 复查血常规<br>□ 复查血生化、电解质<br>□ 输注红细胞悬液（有适应证时）<br>□ 对症支持<br>□ 其他医嘱 |
| 主要护理工作 | □ 观察患者病情变化 | □ 观察患者病情变化 | □ 观察患者病情变化 |
| 病情变异记录 | □ 无　□ 有，原因：<br>1.<br>2. | □ 无　□ 有，原因：<br>1.<br>2. | □ 无　□ 有，原因：<br>1.<br>2. |
| 护士签名 | | | |
| 医师签名 | | | |

| 时间 | 住院第 12 天 | 住院第 13 天 | 住院第 14 天 |
|---|---|---|---|
| 主要诊疗工作 | □ 上级医师查房，进行评估，确定有无并发症情况，明确是否出院<br>□ 完成出院记录、病案首页、出院证明书等<br>□ 向患者交代出院后的注意事项，如返院复诊的时间、地点等 | □ 上级医师查房，进行评估，确定有无并发症情况，明确是否出院<br>□ 完成出院记录、病案首页、出院证明书等<br>□ 向患者交代出院后的注意事项，如返院复诊的时间、地点等 | □ 上级医师查房<br>□ 复查血常规<br>□ 观察血红蛋白变化<br>□ 根据体检、骨髓检查结果和既往资料，进行鉴别诊断和确定诊断<br>□ 根据其他检查结果进行鉴别诊断，判断是否合并其他疾病<br>□ 开始治疗<br>□ 完成病程记录 |
| 重点医嘱 | **长期医嘱（视血常规情况而定）**<br>□ 琥珀酸亚铁片：口服，每次 100mg，每日 3 次<br>□ 维生素 C：口服，每次 200mg，每日 3 次<br>□ 维铁缓释片：口服，每次 1 片，每日 1 次<br>□ 多糖铁复合物胶囊：口服，每次 1~2 粒，每日 1 次<br>□ 对症处理等<br>□ 其他医嘱<br>**临时医嘱**<br>□ 复查血常规<br>□ 复查血生化、电解质<br>□ 输注红细胞悬液（有适应证时）<br>□ 对症支持<br>□ 其他医嘱 | **长期医嘱（视血常规情况而定）**<br>□ 琥珀酸亚铁片：口服，每次 100mg，每日 3 次<br>□ 维生素 C：口服，每次 200mg，每日 3 次<br>□ 维铁缓释片：口服，每次 1 片，每日 1 次<br>□ 多糖铁复合物胶囊：口服，每次 1~2 粒，每日 1 次<br>□ 对症处理等<br>□ 其他医嘱<br>**临时医嘱**<br>□ 复查血常规<br>□ 复查血生化、电解质<br>□ 输注红细胞悬液（有适应证时）<br>□ 对症支持<br>□ 其他医嘱 | **长期医嘱（视情况可第 2 天起开始治疗）**<br>□ 琥珀酸亚铁片：口服，每次 100mg，每日 3 次<br>□ 维生素 C：口服，每次 200mg，每日 3 次<br>□ 维铁缓释片：口服，每次 1 片，每日 1 次<br>□ 多糖铁复合物胶囊：口服，每次 1~2 粒，每日 1 次<br>□ 对症处理等<br>□ 其他医嘱<br>**临时医嘱**<br>□ 复查血常规<br>□ 复查血生化、电解质<br>□ 输注红细胞悬液（有适应证时）<br>□ 对症支持<br>□ 其他医嘱 |
| 主要护理工作 | □ 观察患者病情变化 | □ 观察患者病情变化 | □ 观察患者病情变化 |
| 病情变异记录 | □ 无　□ 有，原因：<br>1.<br>2. | □ 无　□ 有，原因：<br>1.<br>2. | □ 无　□ 有，原因：<br>1.<br>2. |
| 护士签名 | | | |
| 医师签名 | | | |

| 时间 | 住院第 15 天 | 住院第 16 天<br>（出院日） |
|---|---|---|
| 主要诊疗工作 | □ 上级医师查房<br>□ 复查血常规<br>□ 观察血红蛋白变化<br>□ 根据体检、骨髓检查结果和既往资料，进行鉴别诊断和确定诊断<br>□ 根据其他检查结果进行鉴别诊断，判断是否合并其他疾病<br>□ 开始治疗<br>□ 完成病程记录 | □ 上级医师查房，进行评估，确定有无并发症情况，明确是否出院<br>□ 完成出院记录、病案首页、出院证明书等<br>□ 向患者交代出院后的注意事项，如返院复诊的时间、地点等 |
| 重点医嘱 | **长期医嘱**（视情况可第 2 天起开始治疗）<br>□ 琥珀酸亚铁片：口服，每次 100mg，每日 3 次<br>□ 维生素 C：口服，每次 200mg，每日 3 次<br>□ 维铁缓释片：口服，每次 1 片，每日 1 次<br>□ 多糖铁复合物胶囊：口服，每次 1~2 粒，每日 1 次<br>□ 对症处理等<br>□ 其他医嘱<br>**临时医嘱**<br>□ 复查血常规<br>□ 复查血生化、电解质<br>□ 输注红细胞悬液（有适应证时）<br>□ 对症支持<br>□ 其他医嘱 | **出院医嘱**<br>□ 出院带药<br>□ 定期门诊随访<br>□ 监测血常规 |
| 主要护理工作 | □ 观察患者病情变化 | □ 指导患者办理出院手续 |
| 病情变异记录 | □ 无　□ 有，原因：<br>1.<br>2. | □ 无　□ 有，原因：<br>1.<br>2. |
| 护士签名 | | |
| 医师签名 | | |

# 第二章

# 巨幼细胞贫血临床路径释义

【医疗质量控制指标】

指标一、明确发病原因，根据具体发病原因去除病因。

指标二、治疗期间需监测疗效，避免无效治疗。

指标三、预防疾病复发，对于反复复发者需积极寻找潜在的基础疾病。

## 一、巨幼细胞性贫血编码

1. 原编码

疾病名称及编码：巨幼细胞遗传性贫血（ICD-10：D51.100）

2. 修改编码

疾病名称及编码：巨幼细胞遗传性贫血（ICD-10：D51.101）

营养性巨幼细胞性贫血（ICD-10：D52.001）

巨幼细胞性贫血（ICD-10：D53.1）

## 二、临床路径检索方法

D51.101/D52.001/D53.1

## 三、国家医疗保障疾病诊断相关分组（CHS-DRG）

MDCQ 血液、造血器官及免疫疾病和功能障碍

QS1 红细胞病及营养性贫血

## 四、巨幼细胞性贫血临床路径标准住院流程

### （一）适用对象

第一诊断为巨幼细胞贫血。

> 释义
>
> ■ 适用对象疾病名称及编码：巨幼细胞性贫血 ICD-10：D53.100。
> ■ 巨幼细胞性贫血是由叶酸和/或维生素 $B_{12}$ 缺乏导致细胞 DNA 合成障碍和分裂延缓，以致骨髓幼红细胞和粒细胞无效造血与巨变，外周血表现为异质性高色素性大红细胞，常伴白细胞和血小板减少的一种有血液形态学独特特征的贫血。

### （二）诊断依据

根据《血液病诊断及疗效标准（第4版）》（沈悌、赵永强主编，科学出版社）。

诊断标准：

1. 临床表现：

（1）贫血症状。

（2）消化道症状及舌痛、乳突消失、表面光滑。

（3）神经系统症状，如下肢对称性深部感觉及振动感消失，平衡失调及步行障碍，周围神经病变及精神忧郁。

2. 实验室检查：

（1）大细胞性贫血，平均红细胞体积＞100fl，网织红细胞常减少。

（2）白细胞和血小板常减少，中性粒细胞核分叶过多。

（3）骨髓呈典型的巨幼红细胞生成，巨幼红细胞＞10%，粒细胞系统及巨核细胞系统亦有巨型变。

（4）生化检查：血清叶酸测定＜6.91nmol/L，血清维生素 $B_{12}$ 测定＜74~103pmol/L。

**释义**

■ 本路径的制订主要参考国内权威相关书籍和诊疗指南。更多参考文献见：《血液病诊疗规范》（王建祥主编，中国协和医科大学出版社）；《血液内科诊疗常规》（黄晓军主编，中国医药科技出版社）；《贫血诊断学》（卢兴国主编，人民卫生出版社）。

■ 维生素 $B_{12}$ 与叶酸均是 DNA 合成过程中的重要辅酶，两者其一或都缺乏时造成 DNA 合成受阻，细胞核停滞在 S 期（DNA 合成期），形成体积大、核浆发育不平衡的巨幼红细胞，维生素 $B_{12}$ 的另一生理作用是作为丙二酰辅酶 A-琥珀酸辅酶 A 变位酶的辅酶，当维生素 $B_{12}$ 缺乏时，上述反应受阻，产生非生理性脂肪酸而可影响神经髓鞘磷脂形成，导致神经脱髓鞘改变，从而出现神经精神症状。

■ 根据近年的诊疗进展，巨幼细胞贫血诊断时，在有条件的情况下，应同时检测红细胞叶酸。因红细胞叶酸不受摄入食物中叶酸等因素影响，比血清叶酸更能反映组织的叶酸水平。加之维生素 $B_{12}$ 缺乏时，叶酸水平亦降低，因此，理想方法是血清叶酸、红细胞叶酸和血清维生素 $B_{12}$ 同时测定。

■ 因此，实验室检查中的生化检查项目可更新为：

（1）血清叶酸测定＜6.91μmol/L（3ng/ml）。

（2）红细胞叶酸测定＜227nmol/L（＜100ng/ml）。

（3）血清维生素 $B_{12}$＜74~103pmol/L（100~140ng/ml）。

■ 具备生化检查（1）及（2）项，诊断为叶酸缺乏。叶酸缺乏患者，如有临床表现（1）、（2）项者，加上实验室检查（1）及（3）或（2）者，诊断为叶酸缺乏性巨幼细胞贫血。具备生化检查（3）项者，诊断为维生素 $B_{12}$ 缺乏，维生素 $B_{12}$ 缺乏者，同时伴有临床表现（1）（2）（3）项或仅有（3）项，加上实验室检查（1）及（1）或（2）者，诊断为维生素 $B_{12}$ 缺乏性贫血。

■ 治疗试验性诊断即给予小剂量的叶酸或维生素 $B_{12}$ 观察疗效反应 7~10 天，若 4~6 天后网织红细胞增加，应考虑为相应物质缺乏，注意小剂量叶酸对于维生素 $B_{12}$ 缺乏巨幼细胞贫血无效，而改用药理量叶酸也可改善维生素 $B_{12}$ 缺乏巨幼细胞贫血，但药理剂量的叶酸会增加造血系统对维生素 $B_{12}$ 的利用而加重维生素 $B_{12}$ 缺乏，从而使患者原有神经症状无法改善或加重。

■ 巨幼细胞贫血需要与其他大细胞性贫血、其他全血细胞减少性贫血、类巨变细胞性贫血及溶血性贫血相鉴别，主要有骨髓增生异常综合征、再生障碍性贫血、溶血性贫血、骨髓增殖性肿瘤、急性失血性贫血、慢性肝病、红白血病、脾切除术后、白血病化疗缓解造血恢复期等。

## （三）治疗方案的选择

根据《邓家栋临床血液学》（邓家栋主编，上海科学技术出版社）、《内科学》（叶任高、陆再英主编，人民卫生出版社）、《内科学（第2版）》（王吉耀主编，人民卫生出版社）。

1. 对因治疗（饮食、胃肠道肿瘤）。
2. 口服叶酸 10mg，每日 3 次，口服或肌内注射维生素 $B_{12}$ 或甲钴胺。
3. 必要时输血。

### 释义

■ 巨幼细胞贫血的原因主要有以下 5 大原因（表2），在补充叶酸和/或维生素 $B_{12}$ 的同时，应注意对以下病因的明确及治疗。

**表2 巨幼细胞贫血的原因**

| 原因分类 | 叶酸缺乏或利用不良 | 维生素 $B_{12}$ 缺乏或利用不良 |
|---|---|---|
| 1. 摄入不足 | 食物中缺少蔬菜或过度烹煮，长期嗜酒等 | 缺少动物食品摄入、严格素食者 |
| 2. 需求增加 | 妊娠及哺乳、婴幼儿及青少年发育期、溶血性贫血、甲状腺功能亢进、肿瘤等 | 妊娠及哺乳、婴幼儿及青少年发育期 |
| 3. 吸收减少 | 慢性肠炎（如克罗恩病）、胃/空肠手术或肿瘤、服用抗癫痫药、抗结核药、抗疟疾药等 | 胃酸缺乏（萎缩性胃炎）、内因子缺乏（胃全切手术）、胰蛋白酶缺乏（严重的慢性胰腺疾病）、小肠疾患（回肠炎症/手术切除/肿瘤性浸润）、药物导致吸收障碍（二甲双胍） |
| 4. 丢失过多 | 长期血液透析、慢性腹泻等 | |
| 5. 利用障碍 | 叶酸拮抗剂（甲氨蝶呤、氨苯蝶啶、乙胺嘧啶） | 先天性维生素 $B_{12}$ 代谢酶缺乏症等 |

■ 人体不能合成叶酸和维生素 $B_{12}$，主要靠食物提供，正常人叶酸的日需要量为 $50\sim70\mu g$，体内平均储存量约为 5mg（通常只储存 2~3 个月的生理用量）。由于叶酸储存量少，低叶酸饮食（低于每日 $5\mu g$），经过 4 个月即可发生巨幼细胞贫血。正常成人维生素 $B_{12}$ 的每日需要量为 $2\sim5\mu g$ 以下，维生素 $B_{12}$ 的储存量约 5mg（可供机体使用 5 年甚至更长），故维生素 $B_{12}$ 缺乏性巨幼细胞贫血发生需要更长的时间。

■ 红细胞输注适用于贫血症状明显，心血管系统不稳定，需立即干预者。

## （四）标准住院日

30 天内。

### 释义

■ 一般巨幼细胞贫血患者在进行治疗后很快得到缓解，临床症状迅速改善，神经系统症状恢复缓慢或不恢复。网织红细胞在治疗后 5~7 天开始升高，血红蛋白可在 1~2 个月恢复正常，粒细胞和血小板计数及其他实验室异常一般 7~10 天恢复正常。注意有原发病（如胃肠道疾病、自身免疫性疾病等）者应积极治疗原发病，合并缺铁性贫血时注意同时补充铁剂，药物继发的巨幼细胞贫血者应酌情停药。

### （五）进入路径标准

1. 第一诊断必须符合巨幼细胞贫血疾病编码。

2. 当患者同时具有其他疾病诊断，但住院期间不需要特殊处理、也不影响第一诊断的临床路径流程实施时，可以进入路径。

> **释义**
>
> ■ 进入本路径的患者为第一诊断为巨幼细胞贫血。
> ■ 存在严重的感染、出血等合并症而需要其他医疗干预者不适合进入临床路径。
> ■ 患有除第一诊断外的其他疾病的患者，如该疾病住院期间需要干预治疗者不适合进入临床路径。
> ■ 患者就诊时如已出现因长期贫血导致的相关脏器功能损害，如心功能不全、神经系统功能障碍等，不适合进入临床路径。
> ■ 明确为第一诊断的患者，如查明原发病（如胃肠道疾病、自身免疫性疾病）需要干预治疗者，不适合进入临床路径。

### （六）住院期间检查项目

1. 必须的检查项目：

（1）血常规+血涂片形态学分析、网织红细胞、尿常规、粪便常规+隐血。

（2）骨髓穿刺：形态学、细胞化学、免疫表型分析、细胞/分子遗传学。

（3）骨髓活检：形态学、免疫组织化学。

（4）肝功能、肾功能、电解质、输血前检查、血型、叶酸、维生素 $B_{12}$、血清铁蛋白、贫血四项。

（5）X 线胸片、心电图、腹部彩超、心脏超声、胃镜、结肠镜。

2. 根据患者情况可选择的检查项目：白血病相关基因检测、凝血功能、溶血相关检查、$^{14}C$ 呼气试验、感染部位病原菌培养等。

> **释义**
>
> ■ 血常规、尿常规、粪便常规+隐血是最基本的三大常规检查，进入路径的患者均需完成。网织红细胞可提示骨髓红系造血情况，外周血涂片及骨髓穿刺等相关检查辅助疾病的诊断及鉴别诊断，肝功能、肾功能、电解质、凝血功能、心电图、X 线胸片、心脏 B 超可评估有无基础疾病及胃肠镜准备，胃镜、结肠镜用于排查胃肠道疾病，血型、输血前检查用于输血制品前准备。
> ■ 内因子测定、维生素 $B_{12}$ 吸收试验有助于诊断恶性贫血，判断治疗药物治疗剂型及疗程。有实验室条件可同时检测红细胞叶酸，因红细胞叶酸不受摄入食物中叶酸等因素影响。

## （七）治疗开始时间

诊断明确后第 1 天。

## （八）治疗方案与药物选择

1. 支持、对症治疗。

2. 口服叶酸。

3. 口服或肌内注射维生素 $B_{12}$ 或甲钴胺。

> **释义**
>
> ■ 同时有维生素 $B_{12}$ 缺乏者如果单用叶酸治疗会加重维生素 $B_{12}$ 缺乏，警惕神经系统症状的发生或加重，需同时补充维生素 $B_{12}$。
>
> ■ 叶酸经肠道叶酸还原酶或血中还原剂生成四氢叶酸，后者经甲基化反应生成 5-甲基四氢叶酸，成为血液循环的主要形式。故不能口服叶酸的患者可通过肌内注射四氢叶酸钙治疗。

## （九）出院标准

1. 一般情况良好。

2. 没有需要住院处理的并发症和/或合并症。

## （十）变异及原因分析

治疗中、后有感染、出血及其他合并症者，进行相关的诊断和治疗，可适当延长住院时间或退出路径。

> **释义**
>
> ■ 对于治疗过程中、后出现的感染、出血或其他合并症难以控制者或原发病治疗无效者，退出路径。
>
> ■ 因患者方面的主观原因导致执行路径出现变异，需医师在表单中予以说明。

## 五、巨幼细胞贫血临床路径给药方案

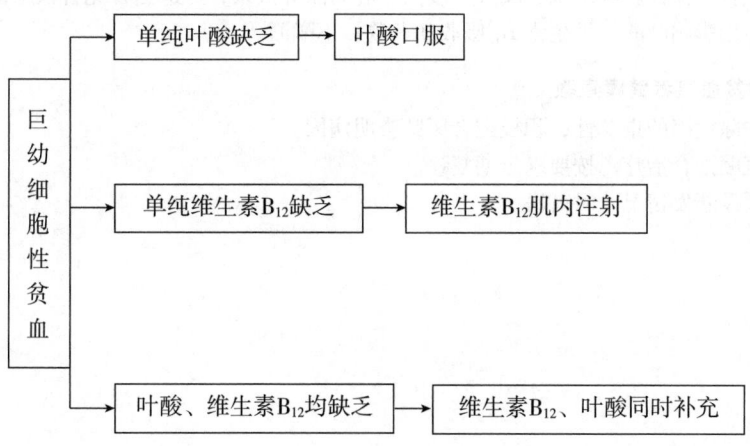

**【用药选择】**

1. 口服或肌内注射叶酸。

2. 口服或肌内注射维生素 $B_{12}$。

**【药学提示】**

1. 对于同时有维生素 $B_{12}$ 缺乏患者如果单用叶酸治疗会加重维生素 $B_{12}$ 缺乏，甚至诱发或加重神经系统症状。

2. 维生素 $B_{12}$ 缺乏伴神经症状者对治疗反应不一，有时需大剂量（$500\sim1000\mu g$，每周 1 次）长时间（半年以上）的治疗。

3. 严重巨幼细胞贫血在补充治疗后续应警惕低血钾的发生，因为在贫血恢复过程中，大量的血钾进入新生的细胞内，会突然出现低钾血症。对于老年患者、有心血管疾患或食欲缺乏者应注意监测血钾并及时补充钾盐。

**【注意事项】**

对于叶酸、维生素 $B_{12}$ 同时缺乏患者，叶酸与维生素 $B_{12}$ 需同时补充治疗。诊为维生素 $B_{12}$ 缺乏患者经维生素 $B_{12}$ 治疗后，如血象改进不明显或虽有改善但继续治疗、血象不继续上升到正常水平时，应考虑合并叶酸缺乏或伴有缺铁性贫血的可能。上述情况如存在，必须同时给予相应的治疗。应用干扰核苷酸合成药物治疗的患者，应同时补充叶酸和维生素 $B_{12}$。

### 六、巨幼细胞贫血护理规范

1. 动态监测生命体征，注意患者的自主感觉，严重贫血时需警惕发生心力衰竭等心脏事件；伴发白细胞减少患者，需注意个人卫生及防护，加强患者的口腔、会阴及全身皮肤的护理，减少感染发生机率；伴发血小板严重减少患者，需关注出血情况，执行各项操作动作应轻柔，避免损伤黏膜导致出血，减少严重出血风险；肌肉注射患者注意注射局部部位护理。

2. 输血护理：①严格遵医嘱为患者输血，体温不超过 38℃ 的情况下进行输血治疗。②核准患者的交叉配血报告，保证输血成分、血型、数量、输血时间和处理措施无误。③核查患者的个人资料，遵医嘱输血。④输血后的 $10\sim15$ 分钟是溶血现象的高发时段，将滴注速度调整至 10 滴/分钟，仔细观察患者有无不良输血反应。输血 15 分钟后可适当调快滴速至 $20\sim25$ 滴/分钟。⑤输血全程动态观察患者的小便量、小便颜色以及其他生命体征。

3. 心理护理：主动询问患者的感受，安抚其焦虑或抑郁情绪，加强护患交流，帮助患者增强治疗信心。

### 七、巨幼细胞贫血营养治疗规范

1. 均衡饮食，保证新鲜水果、蔬菜、瘦肉、乳制品等摄入，可适当补充含铁丰富的食物。

2. 避免使用影响叶酸、维生素 $B_{12}$ 吸收的药物；不酗酒。

### 八、巨幼细胞贫血患者健康宣教

1. 了解去除病因的重要性，积极配合医师查明病因。

2. 遵照医嘱配合治疗，按要求定期复诊。

3. 有不适及新发情况及时就医。

## 九、推荐表单

### （一）医师表单

#### 巨幼细胞贫血临床路径医师表单

适用对象：第一诊断为巨幼细胞贫血（ICD-10：D53.100）

| 患者姓名： | | 性别： | 年龄： | 门诊号： | 住院号： |
|---|---|---|---|---|---|
| 住院日期： | 年　月　日 | 出院日期： | 年　月　日 | 标准住院日：10天 | |

| 时间 | 住院第1天 | 住院第2天 |
|---|---|---|
| 主要诊疗工作 | □ 完成询问病史和体格检查，按要求完成病历书写<br>□ 开实验室检查单<br>□ 结合化验检查初步确定诊断<br>□ 对症支持治疗<br>□ 病情告知，必要时向患者家属告知病重或病危并签署病重、病危通知书<br>□ 患者家属签署输血知情同意书 | □ 上级医师查房<br>□ 继续完成入院检查<br>□ 骨髓穿刺术（形态学、病理、免疫分型、细胞、分子遗传学检查等）<br>□ 继续对症支持治疗<br>□ 完成必要的相关科室会诊<br>□ 完成上级医师查房记录<br>□ 向患者及家属交代病情及其注意事项 |
| 重点医嘱 | **长期医嘱**<br>□ 血液科护理常规<br>□ 级别护理（根据病情决定护理级别）<br>□ 饮食<br>□ 视病情通知病重或病危<br>□ 其他医嘱<br>**临时医嘱**<br>□ 血常规、尿常规、粪便常规+隐血<br>□ 肝功能、肾功能、电解质、凝血功能、血型、输血前检查、叶酸、维生素 $B_{12}$、血清铁及总铁结合力测定，溶血相关检查<br>□ 红细胞叶酸测定，内因子抗体测定、维生素 $B_{12}$ 吸收试验<br>□ 心电图、X 线胸片、腹部 B 超、心脏 B 超、胃镜及结肠镜（必要时）<br>□ 输注红细胞（有输血适应证时）<br>□ 其他医嘱 | **长期医嘱**<br>□ 血液科护理常规<br>□ 级别护理（根据病情决定护理级别）<br>□ 饮食<br>□ 患者既往基础用药<br>□ 其他医嘱<br>**临时医嘱**<br>□ 血常规<br>□ 骨髓穿刺<br>□ 骨髓相关检查<br>□ 输注红细胞（有输血适应证时）<br>□ 其他医嘱 |
| 病情变异记录 | □ 无　□ 有，原因：<br>1.<br>2. | □ 无　□ 有，原因：<br>1.<br>2. |
| 医师签名 | | |

| 时间 | 住院第 3~9 天 | 住院第 10 天<br>（出院日） |
|---|---|---|
| 主要诊疗工作 | □ 上级医师查房<br>□ 根据体检、骨髓检查结果和既往资料，进行鉴别诊断和确定诊断<br>□ 根据其他检查结果判断是否合并其他疾病，寻找并去除病因，确定给药途径，制订治疗方案<br>□ 完成三级查房记录<br>□ 必要时请相关科室会诊<br>□ 隔日复查血常规+网织红细胞、血钾<br>□ 对症治疗 | □ 上级医师查房，进行治疗有效性评估，确定有无并发症情况，明确能否出院<br>□ 通知患者及家属准备出院<br>□ 完成出院记录、病案首页、出院证明书等<br>□ 向患者及家属交代出院后注意事项，如返院复诊的时间、地点、发生紧急情况时的处理等 |
| 重点医嘱 | **长期医嘱（诊断明确立即开始治疗）**<br>□ 补充叶酸、维生素 $B_{12}$<br>□ 针对病因治疗（必要时）<br>□ 其他医嘱<br>**临时医嘱**<br>□ 输血（必要时）<br>□ 隔日复查血常规+网织红细胞、血钾<br>□ 其他医嘱 | **临时医嘱**<br>□ 出院带药<br>□ 定期门诊随诊<br>□ 监测血常规、血生化 |
| 病情变异记录 | □ 无　□ 有，原因：<br>1.<br>2. | □ 无　□ 有，原因：<br>1.<br>2. |
| 医师签名 | | |

## （二）护士表单

### 巨幼细胞贫血临床路径护士表单

适用对象：第一诊断为巨幼细胞贫血（ICD-10：D53.100）

| 患者姓名： | 性别： 年龄： 住院号： | 住院号： |
|---|---|---|
| 住院日期： 年 月 日 | 出院日期： 年 月 日 | 标准住院日：10 天 |

| 时间 | 住院第 1 天 | 住院第 2~9 天 | 住院第 10 天（出院日） |
|---|---|---|---|
| 健康宣教 | □ 入院宣教<br>　介绍主管医师、护士<br>　介绍环境、设施<br>　介绍住院注意事项<br>　介绍探视和陪护制度<br>　介绍贵重物品制度 | □ 向患者宣教实验室检查的必要性及意义<br>□ 主管护士与患者沟通，消除患者紧张情绪<br>□ 宣教疾病知识、用药知识<br>□ 营养膳食教育 | □ 出院宣教<br>□ 告知出院手续办理、病历复印方法<br>□ 指导出院带药的用药方法、作用、注意事项 |
| 护理处置 | □ 核对患者姓名，佩戴腕带<br>□ 建立入院护理病历<br>□ 协助患者留取各种标本 | □ 随时观察患者病情变化<br>□ 遵医嘱正确服用或肌内注射药物<br>□ 协助医师完成各项检查化验 | □ 办理出院手续<br>□ 书写出院小结 |
| 基础护理 | □ 一级或二级护理<br>□ 晨晚间护理<br>□ 排泄管理<br>□ 患者安全管理 | □ 一级或二级护理<br>□ 晨晚间护理<br>□ 排泄管理<br>□ 患者安全管理 | □ 二级护理<br>□ 晨晚间护理<br>□ 患者安全管理 |
| 专科护理 | □ 护理查体<br>□ 需要时，请家属陪护<br>□ 确定饮食种类<br>□ 心理护理 | □ 遵医嘱完成相关检查<br>□ 心理护理<br>□ 必要时吸氧<br>□ 遵医嘱准确及时发放或肌内注射药物<br>□ 观察病情，注意有无神志精神改变 | □ 病情观察<br>□ 心理护理 |
| 重点医嘱 | □ 详见医嘱执行单 | □ 详见医嘱执行单 | □ 详见医嘱执行单 |
| 病情变异记录 | □ 无 □ 有，原因：<br>1.<br>2. | □ 无 □ 有，原因：<br>1.<br>2. | □ 无 □ 有，原因：<br>1.<br>2. |
| 护士签名 | | | |

## （三）患者表单

### 巨幼细胞贫血临床路径患者表单

适用对象：第一诊断为巨幼细胞贫血（ICD-10：D53.100）

| 患者姓名： | 性别： | 年龄： | 门诊号： | 住院号： |
| --- | --- | --- | --- | --- |

| 住院日期： | 年 月 日 | 出院日期： | 年 月 日 | 标准住院日：10 天 |
| --- | --- | --- | --- | --- |

| 时间 | 住院第 1 天 | 住院第 2~9 天 | 住院第 10 天<br>（出院日） |
| --- | --- | --- | --- |
| 医患配合 | □ 配合询问病史、收集资料，请务必详细告知既往史、用药史、过敏史<br>□ 配合进行体格检查<br>□ 有任何不适请告知医师 | □ 配合完善相关检查、化验，如采血、留尿、心电图、X 线胸片、B 超、胃肠镜等<br>□ 医师与患者及家属介绍病情，如有异常结果需要进一步检查<br>□ 配合用药及治疗<br>□ 配合医师调整用药<br>□ 有任何不适告知医师 | □ 接受出院前指导<br>□ 知道复查程序<br>□ 获取出院诊断书 |
| 护患配合 | □ 配合测量体温、脉搏、呼吸 3 次，血压、体重 1 次<br>□ 配合完成入院护理评估（简单询问病史、过敏史、用药史）<br>□ 接受入院宣教（环境介绍、病室规定、订餐制度、贵重物品保管等）<br>□ 配合执行探视和陪护制度<br>□ 有任何不适请告知护士 | □ 配合测量体温、脉搏、呼吸 3 次、询问大便情况 1 次<br>□ 接受相关化验检查前宣教，正确留取标本，配合检查<br>□ 有任何不适告知护士<br>□ 接受输液、服药治疗<br>□ 注意活动安全，避免坠床或跌倒<br>□ 配合执行探视及陪护<br>□ 接受药物宣教 | □ 接受出院宣教<br>□ 办理出院手续<br>□ 获取出院带药<br>□ 知道用药方法、作用、注意事项<br>□ 知道复印病历方法 |
| 饮食 | □ 遵医嘱饮食 | □ 遵医嘱饮食 | □ 遵医嘱饮食 |
| 排泄 | □ 正常排尿便 | □ 正常排尿便 | □ 正常排尿便 |
| 活动 | □ 正常活动 | □ 正常活动 | □ 正常活动 |

## 附：原表单（2016 年版）

### 巨幼细胞贫血临床路径表单

适用对象：第一诊断为巨幼细胞贫血（ICD-10：D53.100）

| 患者姓名： | 性别： 年龄： 门诊号： | 住院号： |
|---|---|---|
| 住院日期： 年 月 日 | 出院日期： 年 月 日 | 标准住院日：30 天 |

| 时间 | 住院第 1 天 | 住院第 2 天 |
|---|---|---|
| 主要诊疗工作 | □ 询问病史及体格检查<br>□ 完成病历书写<br>□ 开实验室检查单<br>□ 对症支持治疗<br>□ 病情告知，必要时向患者家属告知病重或病危，并签署病重或病危通知书<br>□ 患者家属签署输血知情同意书、骨髓穿刺同意书 | □ 上级医师查房<br>□ 完成入院检查<br>□ 骨髓穿刺术（形态学、病理、免疫分型、细胞、分子遗传学检查等）<br>□ 继续对症支持治疗<br>□ 完成必要的相关科室会诊<br>□ 完成上级医师查房记录等病历书写<br>□ 向患者及家属交代病情及其注意事项 |
| 重点医嘱 | **长期医嘱**<br>□ 血液病护理常规<br>□ 一级或二级护理<br>□ 饮食<br>□ 视病情通知病重或病危<br>□ 其他医嘱<br>**临时医嘱**<br>□ 血常规、尿常规、粪便常规+隐血<br>□ 肝肾功能、电解质、凝血功能、血型、输血前检查、叶酸、维生素 $B_{12}$、血清铁蛋白、贫血四项<br>□ X 线胸片、心电图、腹部彩超、心脏超声、胃镜、结肠镜<br>□ 输注红细胞（有适应证时）<br>□ 溶血相关检查<br>□ 感染部位病原学检查（必要时）、[14]C 呼气试验<br>□ 其他医嘱 | **长期医嘱**<br>□ 患者既往基础用药<br>□ 其他医嘱<br>**临时医嘱**<br>□ 血常规<br>□ 骨髓穿刺<br>□ 骨髓相关检查<br>□ 输注红细胞（有指征时）<br>□ 其他医嘱 |
| 主要护理工作 | □ 介绍病房环境、设施和设备<br>□ 入院护理评估<br>□ 宣教 | □ 观察患者病情变化 |
| 病情变异记录 | □ 无 □ 有，原因：<br>1.<br>2. | □ 无 □ 有，原因：<br>1.<br>2. |
| 护士签名 | | |
| 医师签名 | | |

| 时间 | 住院第 3~5 天 | 住院第 6~21 天 |
|---|---|---|
| 主要诊疗工作 | □ 上级医师查房<br>□ 复查血常规<br>□ 观察血红蛋白、白细胞、血小板计数变化<br>□ 根据体检、骨髓检查结果和既往资料，进行鉴别诊断和确定诊断<br>□ 根据其他检查结果进行鉴别诊断，判断是否合并其他疾病<br>□ 开始治疗<br>□ 保护重要脏器功能<br>□ 注意观察药物的不良反应，并对症处理，完成病程记录 | □ 上级医师查房，注意病情变化<br>□ 住院医师完成病历书写<br>□ 复查血常规<br>□ 注意观察体温、血压、体重等<br>□ 成分输血、抗感染等支持治疗（必要时）<br>□ 造血生长因子（必要时） |
| 重点医嘱 | **长期医嘱**（视情况可第 2 天起开始治疗）<br>□ 其他医嘱<br>**临时医嘱**<br>□ 复查血常规<br>□ 复查血生化、电解质<br>□ 输血医嘱（有适应证时）<br>□ 对症支持<br>□ 其他医嘱<br>□ 口服叶酸，10mg，每日 3 次<br>□ 口服或肌内注射：维生素 $B_{12}$ 或甲钴胺，0.5mg，每日 1 次，肌内注射<br>□ 其他医嘱 | **长期医嘱**<br>□ 洁净饮食<br>□ 抗感染等支持治疗（必要时）<br>□ 其他医嘱<br>**临时医嘱**<br>□ 血常规、尿常规、粪便常规<br>□ 血生化、电解质<br>□ 输血医嘱（必要时）<br>□ 影像学检查（必要时）<br>□ 病原微生物培养（必要时）<br>□ 血培养（高热时）<br>□ 静脉插管维护、换药<br>□ 骨髓穿刺（可选）<br>□ 骨髓形态学（可选）<br>□ 其他医嘱 |
| 主要护理工作 | □ 随时观察患者病情变化<br>□ 心理与生活护理<br>□ 嘱患者多饮水 | □ 随时观察患者情况<br>□ 心理与生活护理<br>□ 嘱患者多饮水 |
| 病情变异记录 | □ 无 □ 有，原因：<br>1.<br>2. | □ 无 □ 有，原因：<br>1.<br>2. |
| 护士签名 | | |
| 医师签名 | | |

| 时间 | 住院第 22~29 天 | 住院第 30 天<br>（出院日） |
|---|---|---|
| 主要<br>诊疗<br>工作 | □ 上级医师查房<br>□ 住院医师完成常规病历书写<br>□ 根据血常规情况，决定复查骨髓穿刺 | □ 上级医师查房，进行评估，确定有无并发症情况，明确是否出院<br>□ 完成出院记录、病案首页、出院证明书等<br>□ 向患者交代出院后的注意事项，如返院复诊的时间、地点、发生紧急情况时的处理等 |
| 重<br>点<br>医<br>嘱 | **长期医嘱**<br>□ 洁净饮食<br>□ 停用抗菌药物（根据体温及症状、体征及影像学）<br>□ 其他医嘱<br>**临时医嘱**<br>□ 骨髓穿刺<br>□ 骨髓形态学、微小残留病检测<br>□ 血常规、尿常规、粪便常规<br>□ 输血医嘱（必要时）<br>□ 其他医嘱 | **出院医嘱**<br>□ 出院带药<br>□ 定期门诊随访<br>□ 监测血常规 |
| 主要<br>护理<br>工作 | □ 观察患者病情变化 | □ 指导患者办理出院手续 |
| 病情<br>变异<br>记录 | □ 无　□ 有，原因：<br>1.<br>2. | □ 无　□ 有，原因：<br>1.<br>2. |
| 护士<br>签名 | | |
| 医师<br>签名 | | |

# 第三章

# 再生障碍性贫血临床路径释义

## 【医疗质量控制指标】

指标一、诊断需结合临床表现、实验室检查和鉴别诊断。

指标二、对临床确诊病例尽早进行治疗。

指标三、重型患者尽早给予免疫抑制治疗或异基因造血干细胞移植治疗。

指标四、支持治疗包括输血、预防感染及出血。

## 一、再生障碍性贫血编码

1. 原编码：

疾病名称及编码：再生障碍性贫血（ICD-10：D61）

2. 修改编码：

疾病名称及编码：再生障碍性贫血（ICD-10：D61.900）

　　　　　　　　慢性再生障碍性贫血（ICD-10：D61.902）

　　　　　　　　重度再生障碍性贫血（ICD-10：D61.905）

　　　　　　　　急性再生障碍性贫血（ICD-10：D61.909）

## 二、临床路径检索方法

D61

## 三、国家医疗保障疾病诊断相关分组（CHS-DRG）

MDCQ 血液、造血器官及免疫疾病和功能障碍

QS3 再生障碍性贫血

## 四、再生障碍性贫血临床路径标准住院流程

### （一）适用对象

第一诊断为再生障碍性贫血（ICD-10：D61）。

> 释义
>
> ■ 再生障碍性贫血（aplastic anemia，AA）是指多种病因、多种发病机制引起的一种骨髓造血衰竭症，主要表现为骨髓有核细胞增生低下、全血细胞减少以及由其导致的贫血、出血和感染。目前国内外公认的分型方法按照疾病严重程度分型，分为重型（severe aplastic anemia，SAA）和非重型（non-severe aplastic anemia NSAA）。
>
> ■ 本路径适用于 SAA 和 NSAA。SAA 进入路径-1，NSAA 进入路径-2。

### （二）诊断依据

根据《血液病诊断及疗效标准（第4版）》（沈悌、赵永强主编，科学出版社）、《Guidelines for the diagnosis and management of aplasticanemia》（2016）、《再生障碍性贫血诊断治疗专家共

识》［中华医学会血液学分会红细胞疾病（贫血）学组编著，中华血液学杂志，2010］。

诊断标准：

1. AA：

（1）外周血：全血细胞减少，淋巴细胞比例升高，网织红细胞校正值减少；至少符合以下 3 项中 2 项：血红蛋白＜100g/L；血小板（platlet，PLT）＜50 × 10⁹/L；中性粒细胞绝对值（Neutrophil absolute value，ANC）＜1.5×10⁹/L。

（2）骨髓涂片：多部位（不同平面）骨髓增生减低或重度减低；小粒空虚，非造血细胞（淋巴细胞、网状细胞、浆细胞、肥大细胞等）比例增高；巨核细胞明显减少或缺如；红系、粒系细胞均明显减少。

（3）骨髓活检（髂骨）：全切片增生减低，造血组织减少，脂肪组织和/或非造血细胞增多，网硬蛋白不增加，无异常细胞。

（4）除外检查：必须除外先天性和其他获得性、继发性骨髓衰竭性疾病。

---

**释义**

■ 全血细胞减少的标准：至少符合以下 3 项中 2 项：血红蛋白＜100g/L，PLT＜50×10⁹/L，ANC＜1.50×10⁹/L。

■ 骨髓检查：强调多部位骨髓增生减低或重度减低，巨核细胞明显减少或缺如，最好结合骨髓活检明确诊断，骨髓病理检查能明确发现病态造血，有利于与低增生骨髓增生异常综合征鉴别。

■ AA 鉴别诊断：AA 应与其他引起全血细胞减少的疾病相鉴别。AA 属于骨髓造血衰竭症，骨髓造血衰竭症分为先天性和获得性两种，前者如范科尼贫血、先天性角化不良综合征、MonoMac 综合征等，后者又分为原发性和继发性，如原发骨髓造血衰竭症包括阵发性睡眠性血红蛋白尿症（paroxysmal nocturnal hemoglobinuria，PNH）、低增生性骨髓增生异常综合征/急性髓细胞性白血病，自身抗体介导的全血细胞减少，意义未明的血细胞减少［包括非克隆性的意义未明的血细胞减少、意义未明克隆性血细胞减少］；继发性骨髓造血衰竭症包括造血系统肿瘤，如毛细胞白血病、T 细胞性大颗粒淋巴细胞白血病、多发性骨髓瘤、霍奇金淋巴瘤或非霍奇金淋巴瘤，其他系统肿瘤浸润骨髓，原发性骨髓纤维化，神经性厌食或长期饥饿，急性造血功能停滞、肿瘤性疾病因放化疗所致骨髓抑制等。此外，还需与分枝杆菌感染及原发免疫性血小板减少症鉴别。

---

2. AA 程度确定（分型）：

（1）SAA 诊断标准（Camitta 标准）：①骨髓细胞增生程度＜正常的 25%；如≥正常的 25%但＜50%，则残存的造血细胞应＜30%；②血常规：需具备下列 3 项中的 2 项：ANC＜0.5×10⁹/L；校正的网织红细胞＜1%或绝对值＜20×10⁹/L；PLT＜20×10⁹/L；③若 ANC＜0.2×10⁹/L 为极重型 AA。

（2）NSAA 诊断标准：未达到重型标准的 AA。

---

**释义**

■ 根据骨髓增生程度和外周血象情况，满足以上 SAA 标准的即诊断为 SAA，再根据中性粒细胞数量如＜0.2×10⁹/L 为极重型 AA，否则就判定为 NSAA。

## （三）治疗方案的选择

根据《血液病诊断及疗效标准（第4版）》（沈悌、赵永强主编，科学出版社）、《Guidelines for the diagnosis and management of aplasticanemia》（2016）、《再生障碍性贫血诊断治疗专家共识》[中华医学会血液学分会红细胞疾病（贫血）学组编著，中华血液学杂志，2017]。首先进行诊断分型，根据分型确定治疗方案。

---

**释义**

■ 根据疾病严重程度治疗方案的选择分为路径-1适用于SAA和路径-2适用于NSAA。

■ 路径-1针对SAA患者，包括：

1. 支持治疗：

（1）成分血输注：①纠正贫血：红细胞输血指征一般为血红蛋白<60g/L。或老年（≥60岁）、代偿反应能力低（如伴有心、肺疾患）、需氧量增加（如感染、发热、疼痛等）、氧气供应缺乏加重（如失血、肺炎）时可放宽输血阈值至血红蛋白≤80g/L；尽量输注红细胞悬液；拟行异基因造血干细胞移植者应输注辐照或过滤后的红细胞和血小板悬液；②输注血小板：存在血小板消耗危险因素者（感染、出血、使用抗菌药物或ATG/ALG等）或SAA预防性血小板输注适应证为PLT<20×$10^9$/L，病情稳定者为10×$10^9$/L，出现严重出血者则不受上述标准限制；③粒细胞输注：粒细胞缺乏伴不能控制的细菌和真菌感染，广谱抗菌药物及抗真菌药物治疗无效时可以考虑粒细胞输注治疗。粒细胞寿命仅6~8小时，建议连续输注3天以上，输注治疗过程中应密切注意相关不良反应，如输血相关性急性肺损伤、同种异体免疫反应及发热反应。

（2）感染治疗与预防：发热患者按照"中性粒细胞减少伴发热"的治疗原则处理。欲行移植及免疫抑制治疗（immunosuppressive therapy，IST）治疗者建议给予预防性抗细菌、抗病毒及抗真菌治疗；异基因造血干细胞移植后需预防肺孢子菌感染，如使用复方磺胺甲噁唑。

（3）祛铁治疗：长期反复输血超过20U和/或血清铁蛋白水平增高达铁过载标准的患者，可酌情予祛铁治疗。

（4）其他保护措施：SAA患者应予以保护性隔离，有条件者入住层流床或病房；避免出血，减少活动；必要的心理护理。需注意饮食卫生。

（5）疫苗接种：已有一些报道提示接种疫苗可导致骨髓造血衰竭症或AA复发，除非绝对需要，否则不主张接种疫苗。

2. SAA的标准治疗：

（1）异基因造血干细胞移植：①人类白细胞抗原（human leucocyte antigen，HLA）相合同胞供者干细胞移植：适用于年龄≤50岁且有HLA相合同胞供者的SAA患者；②HLA相合的无关供者造血干细胞移植：对于曾经接受强化IST失败的年轻SAA患者如无亲缘全相合供者，也可考虑无关全相合异基因移植；③亦有研究显示单倍体造血干细胞移植应用于SAA治疗有效（如行异基因造血干细胞移植则退出本临床路径）。

（2）IST：①IST[抗胸腺细胞球蛋白（ATG）/抗淋巴细胞球蛋白（ALG）+CsA]：适用于>35岁或年龄虽≤35岁但无HLA相合同胞供者的SAA或极重型AA患者、输血依赖的NSAA；CsA联合促造血治疗6个月无效者也可考虑。

兔源 ATG（ATG-R）2.5~3.5mg/（kg·d）或猪源 ALG（ALG-P）20~30mg/（kg·d），连用共 5 天，静脉持续滴注 12~18 小时。输注之前均应按照相应药品制剂说明进行皮试和/或静脉试验，试验阴性方可接受 ATG/ALG 治疗。每日使用 ATG/ALG 时应同步应用肾上腺糖皮质激素防止过敏反应。急性不良反应包括超敏反应、发热、僵直、皮疹、高血压或低血压及液体潴留。血清病反应（关节痛、肌痛、皮疹、轻度蛋白尿和血小板减少）一般出现在 ATG/ALG 治疗后 1 周左右，因此激素应足量用至 15 天，随后逐渐减量，一般 2 周后减停；CsA：联合 ATG/ALG 用于 SAA，口服剂量 3~5mg/（kg·d），口服，与 ATG 应用同时开始或 ATG 开始后的第 4 周起。第 1 次 ATG/ALG 治疗无效或复发患者推荐第 2 次 ATG/ALG 治疗。两次间隔 3~6 个月，第 2 个疗程的 ATG/ALG，选择另一动物种属来源的 ATG/ALG，以减少发生过敏反应和严重血清病风险。CsA 治疗 AA 的确切有效浓度并不明确，有效血药浓度较大，一般目标血药浓度（谷浓度）成人为 150~250ng/ml，儿童 100~150ng/ml，每周监测 CsA 血浓度 1~2 次。临床可根据药物浓度及疗效调整 CsA 的应用剂量。CsA 减量过快会增加复发风险，一般建议逐渐缓慢减量，疗效达平台期后持续服药至少 12 个月。服用 CsA 期间应定期监测血压、肝功能、肾功能；②其他免疫抑制剂：大剂量环磷酰胺：由于大剂量环磷酰胺［45mg/（kg·d）×4 天］的高致死率和严重毒性，不推荐其用于不做造血干细胞移植的初诊患者或 ATG 联合 CsA 治疗失败的 AA 患者。吗替麦考酚酯：对于该药的研究主要集中于治疗难治性 AA，但多个中心研究表明吗替麦考酚酯对难治性 AA 无效。他克莫司：与 CsA 抑制 T 细胞活化的信号通路相同，但作用更强、肾毒性更小，且无牙龈增生的不良反应，因此被用来替换 CsA 用于 AA 的治疗，初步效果令人鼓舞，值得临床探索。西罗莫司：在抑制 T 细胞免疫方面与 CsA 有协同作用，但最新研究显示，在 ATG 联合 CsA 基础上加用西罗莫司不能提高患者的治疗反应率。西罗莫司联合 CsA 治疗难治/复发 AA 的临床研究正在进行。抗 CD52 单抗：已有部分学者应用 CD52 单克隆抗体治疗复发 SAA，但仍缺乏大规模的临床病例来肯定该药物疗效，故目前仅推荐考虑作为二线方案，应用于治疗复发 SAA。

3. 促进造血治疗：①雄激素可以刺激骨髓红系造血，减轻女性患者月经期出血过多，是 AA 治疗的基础促造血用药。其与 CsA 配伍，治疗 NSAA 有一定疗效。一般应用司坦唑醇、十一酸睾酮或达那唑，应定期复查肝功能。②据报道人粒细胞-巨噬细胞集落刺激因子、人粒细胞集落刺激因子配合免疫抑制剂使用可发挥促造血作用。也有人主张加用促红细胞生成素。重组人血小板生成素及白细胞介素 11 据报道也可与 IST 联合有效治疗 AA。③血小板受体激动剂，如艾曲波帕、海曲波帕等，美国 FDA（艾曲波帕）和中国 CFDA（海曲波帕）已分别批准应用于复发难治重型再生障碍性贫血的治疗。

■ 路径-2 针对 NSAA 患者，包括：

1. 支持治疗：纠正贫血、治疗感染、祛铁治疗及其他保护措施同路径-1。

2. NSAA 治疗：分输血依赖和非输血依赖 NSAA，前者可以选择 IST 及促进造血治疗；后者可选择促进造血和/或 CsA 治疗，治疗 6 个月无效的患者可按 SAA 治疗进入路径-1（如选择移植则退出本路径）。CsA 可单独或联合雄激素用于 NSAA 患者，剂量及监测同路径-1。

3. 促进造血治疗：同路径-1。

■ 特殊类型 AA 的治疗：

1. 出现异常克隆 AA 患者的处理：少部分 AA 患者在诊断时存在细胞遗传学克隆异常，常见有：+8、+6、13 号染色体异常。一般异常克隆仅占总分裂相的很小部分，可能为一过性，可以自行消失。一些研究显示有无上述遗传学异常的 AA 对 IST 的反应类似。有异常核型的 AA 患者应该每隔 3~6 个月做 1 次骨髓细胞遗传学分析，异常分裂象增多提示疾病转化。

2. 伴有明显 PNH 克隆的 AA 患者的处理：在 AA 患者可检测到少量 PNH 克隆，患者骨髓细胞减少但并不出现溶血。通常仅单核细胞和中性粒细胞单独受累，并且仅占很小部分。推荐对这些患者的处理同无 PNH 克隆的 AA 患者。伴有明显 PNH 克隆（＞50%），及伴溶血临床症状及生化指标异常的 AA 患者慎用 ATG/ALG 治疗。AA-PNH 或 PNH-AA 综合征患者治疗以针对 PNH 为主，兼顾 AA。推荐对于 PNH 克隆进行长期监测。

3. 妊娠 AA 患者的处理：AA 可发生于妊娠过程中，有些患者需要支持治疗。AA 患者妊娠后，疾病可能进展。妊娠 AA 患者主要是给予支持治疗，输注血小板维持患者血小板计数在 $20×10^9/L$ 以上。不推荐妊娠期使用 ATG/ALG，可予 CsA 治疗。妊娠期间应该严密监测患者孕情、血常规和重要脏器功能。

4. 肝炎相关性 AA 的处理：肝炎相关性 AA 大都在肝炎发生后的 2~3 个月发病。如果发病前有黄疸史（通常为发病前的 2~3 个月）则提示可能为肝炎相关性 AA。肝功能检查有利于发现肝炎相关性 AA。肝炎相关性 AA 的肝炎病原学检查可为阴性。应该检测甲型肝炎抗体、乙型肝炎表面抗原、丙型肝炎抗体及 EB 病毒。合并肝炎的 AA 病情一般较重，对治疗反应差，预后不良。

5. 老年 AA 的治疗：IST 仍为首选，ATG 治疗 AA 无年龄限制，但老年 AA 患者治疗前要评估合并症。ATG/ALG 治疗老年 AA 患者时，出血、感染和心血管事件发生风险相对年轻患者较高，因此需要注意老年患者的心功能、肝功能、血脂、糖耐量等方面问题。鉴于肾毒性和高血压的风险，建议老年 AA 患者的 CsA 治疗血药谷浓度在 $100~150μg/L$。部分有同基因供者的患者可以考虑造血干细胞移植。尽管对于 NSAA 患者，ATG 联合 CsA 比单用 CsA 疗效更好，但是，对于老年患者 ATG 治疗的相关不良反应更大，风险更高，因此是否应用仍需谨慎。其他治疗包括单药 CsA，雄激素及阿仑单抗。不耐受或拒绝免疫抑制治疗的患者可给予中医中药等支持对症治疗。

**（四）标准住院日**

30 天（NSAA），90 天内（SAA）。

> 释义

　　■ SAA 患者入院后，完善外周血及骨髓检查 3~7 天，一旦明确诊断，尽早给予治疗。

　　■ SAA 可根据患者情况选择免疫抑制联合治疗，待血象回升并脱离粒细胞缺乏，同时血小板停止输注并＞$20×10^9/L$，无临床出血表现可予以出院，住院时间不超过

90 天均符合路径要求。如果经上述方法治疗后患者条件允许，住院时间可以低于上述住院天数。

■ NSAA 非输血依赖患者可选择单用 CsA 治疗，服用后监测不良反应及血药浓度，待达到治疗浓度并可耐受可予以出院，住院时间可低于上述 30 天。

### （五）进入路径标准

1. 第一诊断必须符合 ICD-10：D61 再生障碍性贫血疾病编码。
2. 当患者同时具有其他疾病诊断，但住院期间不需要特殊处理也不影响第一诊断的临床路径流程实施时，可以进入路径。

> 释义
>
> ■ 经入院常规检查发现以往所没有发现的疾病，而该疾病可能影响本路径实施者暂不宜进入本路径。
>
> ■ 对于入院时合并致命性感染，经广谱抗菌药物应用 1 周后感染有加重，或合并有脏器功能不全、基本生命体征不稳定的患者不适合进入本临床路径。
>
> ■ 同时合并重要脏器出血如颅内出血、大量消化道出血、肺出血等不适合进入本临床路径。

### （六）住院期间检查项目

1. 必须的检查项目：
（1）血常规+血涂片形态学分析、网织红细胞、血型、凝血功能、尿常规、粪便常规+隐血。
（2）骨髓穿刺：形态学（髂骨和胸骨双部位）、细胞化学、免疫表型分析、细胞/分子遗传学。
（3）骨髓活检：形态学、免疫组织化学和嗜银染色。
（4）肝功能、肾功能、电解质、输血前相关检查：人类免疫缺陷病毒、梅毒和病毒性肝炎标志物（需要输注血制品时）。
（5）X 线胸片、心电图、腹部 B 超、心脏超声。
2. 根据患者情况可选择的检查项目：骨髓祖细胞培养、HLA 配型、免疫全项和风湿抗体、淋巴细胞免疫表型、甲状腺功能、GPI 锚定蛋白检测等溶血相关检查、骨髓细胞抗体、先天性骨髓衰竭症筛查试验（如 MMC 试验等）、叶酸、维生素 $B_{12}$、铁蛋白、铁代谢相关检查、感染部位病原菌培养等。

> 释义
>
> ■ 尿常规、粪便常规有助于明确有无感染和出血的存在，用于评估患者感染部位和出血的情况。
>
> ■ 网织红细胞计数有助于明确骨髓造血衰竭程度，如网织红细胞计数不低，一般不考虑为 SAA，除非 NSAA 治疗恢复期或 AA-PNH 综合征；输血患者需明确 ABO 血型；血涂片细胞学分类有助于明确血细胞分类比例及形态变化；血常规检查可区

分 SAA 和 NSAA，并作为是否需要进行成分输血指标；肝功能、肾功能及电解质有助于判断患者脏器功能情况，是否合并其他疾病，并了解患者一般情况；感染性疾病筛查有助于明确 AA 发病原因及是否合并感染，有助临床针对感染采取治疗；凝血分析全项有助于判断是否合并凝血功能异常，了解患者出血风险；库姆斯试验明确是否合并免疫性溶血性贫血；免疫球蛋白、抗核抗体和抗双链 DNA 抗体有助于明确鉴别诊断。

■ 骨髓检查包括穿刺涂片、活检及细胞遗传学检查，有助于了解骨髓衰竭程度，细胞形态及比例，非造血细胞情况，有无染色体异常及先天性 AA 的存在，对于诊断及鉴别诊断至关重要。多部位骨髓穿刺：至少包括髂骨和胸骨，骨髓涂片分析：造血细胞增生程度；骨髓各系细胞形态和阶段百分比；巨核细胞数目和形态；小粒造血细胞面积；是否有异常细胞等。骨髓活检：至少取 2cm 骨髓组织（髂骨）标本用以评估骨髓增生程度、各系细胞比例、造血组织分布（有无灶性 CD34$^+$ 细胞分布等）情况，以及是否存在骨髓浸润、骨髓纤维化等。

■ 相关病毒包括微小病毒 B19、EB 病毒及巨细胞病毒等检测有助于明确 AA 发病原因，并可采取有效抗病毒治疗。

■ 胸部 X 线及 CT 检查有助于了解肺部情况，是否合并感染及严重程度；腹部超声检查用于明确患者是否存在肝脾肿大及其他腹部脏器病变情况。

■ 血、尿、便及咽部样本培养及影像学检查有助于明确感染病原学及感染部位；维生素 B$_{12}$ 和叶酸测定有助于排除巨幼细胞贫血导致的全血细胞减少；哈姆试验和/或流式细胞学检测 CD55、CD59（必要时有条件者可行 FLAER 检查）及血红蛋白电泳有助于排除 PNH 和遗传性贫血病。

■ T 细胞亚群测定（如 CD4$^+$、CD8$^+$、Th1、Th2、Treg 等）及细胞因子（如 IFN-γ、IL-4、IL-10 等）、自身抗体和风湿抗体、造血干细胞及大颗粒 T 淋巴细胞相关标志检测，有助于明确是否存在 T 细胞免疫异常，免疫相关指标检测有利于鉴别免疫相关全血细胞减少及 T 细胞性大颗粒淋巴细胞白血病。

■ 细胞遗传学：常规核型分析、荧光原位杂交 [del（5q33）、del（20q）等] 以及遗传性疾病筛查（儿童或有家族史者推荐做染色体断裂试验），胎儿血红蛋白检测。

■ 可选检测项目：有条件的医院可开展以下项目：骨髓造血细胞膜自身抗体检测；血清血小板生成素水平测定；端粒长度及端粒酶活性检测、端粒酶基因点突变检测、体细胞基因突变检测，有利于短端粒综合征与意义未明克隆性血细胞减少、骨髓增生异常综合征的鉴别诊断及对治疗方式的选择。

## （七）治疗开始时间

诊断明确后第 1 天。

## （八）治疗方案与药物选择

1. 支持对症治疗。

2. 联合 IST：可选择下列药物进行单药或联合治疗。如环孢素、ATG/ALG 等。

3. 促造血治疗：如雄激素、血小板生成素/血小板生成素类似物、重组人粒细胞刺激因子、重组人红细胞生成素等。

**释义**

■支持治疗为 AA 治疗过程中的基础治疗，为进一步治疗奠定基础；红细胞输注可快速有效改善贫血，提高患者耐受性，血小板输注可预防出血，降低重要脏器出血导致死亡的风险；治疗和预防感染可减少重症感染发生率，为后续治疗创造有利条件；对症处理可以改善患者不适。

■应用 ATG-R 和 ALG-P 治疗的患者需注意过敏及血清病的预防；CsA 治疗过程中需检测血清药物浓度，注意药物所致的不良反应；对于肾上腺皮质激素的使用应慎重；免疫调节药主要用于 NSAA，如脾多肽注射液等免疫双向调节剂，可调节淋巴细胞和巨噬细胞功能、刺激骨髓细胞增殖，产生大量白细胞，增强造血功能，改善机体细胞免疫功能。

■雄激素可选择十一酸睾酮、司坦唑醇或达那唑。治疗中需定期检测肝功能、肾功能，注意雄性激素所致不良反应，对于肌内注射雄激素者需警惕注射部位的局灶感染及出血的发生。

■中医药如复方皂矾丸等对于 AA 和肿瘤放化疗所致白细胞、血小板减少等骨髓抑制具有良好疗效。

■配合上述治疗的同时给予造血生长因子刺激造血至关重要，红细胞生成素的使用可以减少因过多红细胞的输注而导致的铁过载；血小板生成素和 IL-11 可以刺激血小板生成，减少因血小板抗体产生导致的血小板输注无效；重组人集落刺激因子可以刺激粒细胞水平回升。脱氧核苷酸钠注射液能增进骨骼造血功能，可用于血小板减少症及 AA 等支持治疗。

■血小板受体激动剂，如艾曲波帕、海曲波帕等，美国 FDA（艾曲波帕）和中国 CFDA（海曲波帕）已分别批准应用于复发难治重型再生障碍性贫血的治疗。

■接受 ATG/ALG 和 CsA 治疗的患者应密切随访，定期检查以便及时评价疗效和不良反应（包括演变为克隆性疾病如 PNH、骨髓增生异常综合征和急性髓细胞性白血病等）。建议随访观察点为 ATG/ALG 用药后 3 个月、6 个月、9 个月、1 年、1.5 年、2 年、2.5 年、3 年、3.5 年、4 年、5 年、10 年。

## （九）出院标准

1. 一般情况良好。
2. 没有需要住院处理的并发症和/或合并症。

**释义**

■SAA 患者需达到粒细胞 $> 0.5 \times 10^9/L$，无输血情况下血小板 $> 20 \times 10^9/L$，病情稳定，无明显贫血、出血症状及高热时可予以出院。

■NSAA 患者经明确诊断后可以制订治疗方案后出院，定期门诊随访。

## （十）变异及原因分析

1. 治疗中、后有感染、贫血、出血及其他合并症者，进行相关的诊断和治疗，可适当延长住院时间或退出路径。
2. 已明确诊断并决定进行造血干细胞移植的患者退出此路径。

释义

■ 对于进行免疫抑制剂治疗无效的SAA患者，如需进一步治疗如寻找到合适供者进行移植，则退出本临床路径。

■ 治疗过程中因出现各种合并症需要继续住院治疗的可适当延长住院日，若出现严重并发症影响本路径实施的可退出本路径。

## 五、再生障碍性贫血临床路径给药方案

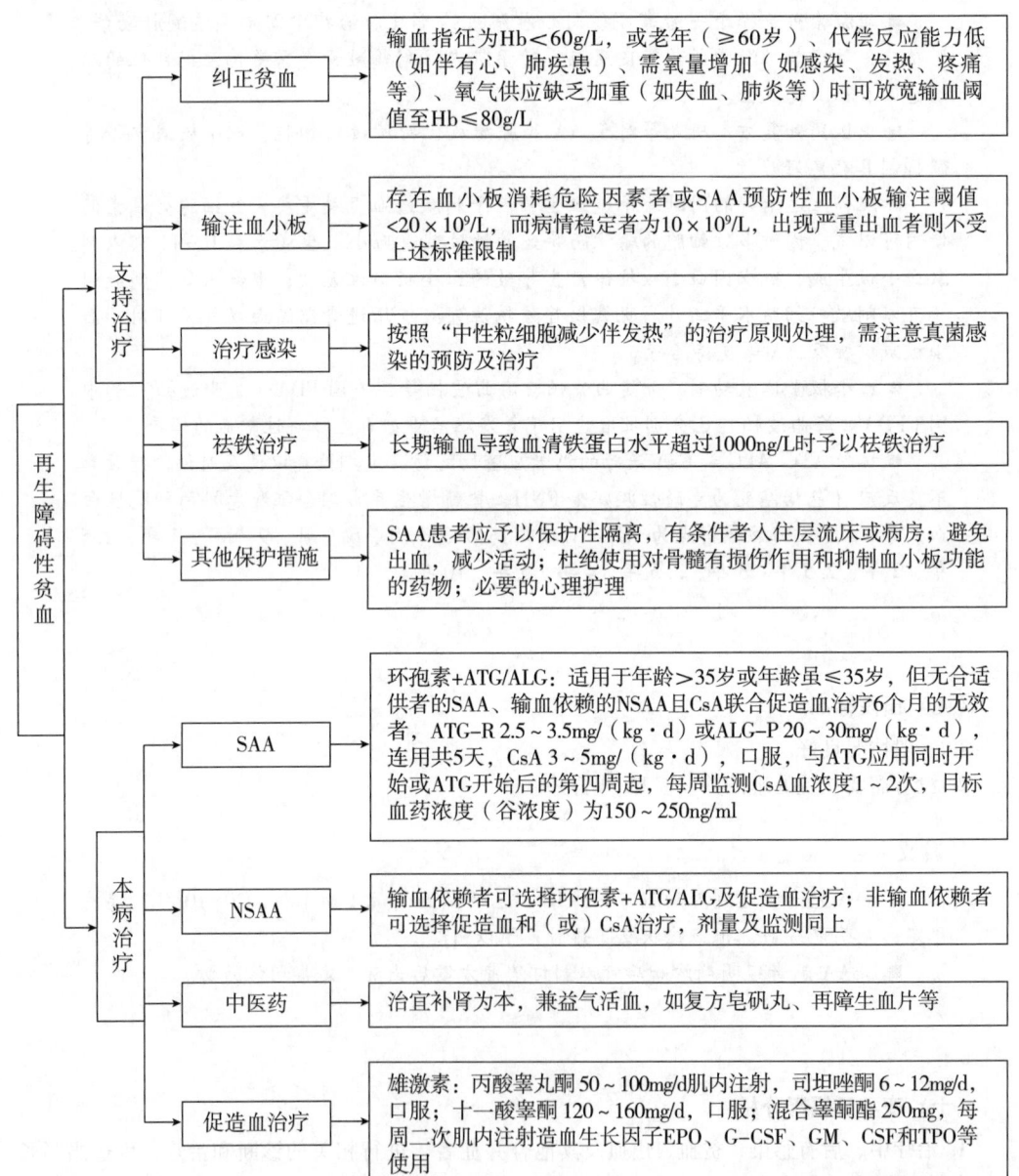

**【用药选择】**

1. 一旦确诊 SAA 应尽早开始针对本病的治疗，同时进行支持治疗，如有感染存在应选用广谱抗菌药物治疗感染，并进行相关病原学检查，如治疗无效应根据药敏试验结果调整抗菌药物的应用；抗细菌治疗无效或最初有效而再次发热者应给予抗真菌治疗。对于进行免疫抑制治疗的患者建议给予预防性抗病毒治疗。

2. SAA 患者入院后有贫血及出血症状的患者应立即予成分输血支持，有条件的应输注辐照或过滤后的红细胞和血小板悬液。因产生抗血小板抗体而导致无效输注者应输注 HLA 配型相合的血小板；粒细胞缺乏伴严重感染危及生命者在联合抗菌药物与粒细胞集落刺激因子疗效欠佳时可以考虑输注粒细胞。

3. NSAA 患者可单独或联合雄激素及中药治疗。

**【药学提示】**

1. ATG/ALG 使用时需注意过敏反应及血清病的发生，使用前和同时同步应用肾上腺糖皮质激素防止过敏反应。急性期不良反应包括超敏反应、发热、僵直、皮疹、高血压或低血压及液体潴留，患者床旁应备气管切开包、肾上腺素。血清病反应一般出现在 ATG/ALG 治疗后 1 周左右，临床表现为关节痛、肌痛、皮疹、轻度蛋白尿和血小板减少，因此糖皮质激素应足量用至 15 天，随后逐渐减量至 2 周后停用。应用 ATG/ALG 期间建议使血小板维持 $> 10 \times 10^9$/L。

2. CsA 使用过程中需定期检测血药浓度，一般目标血药浓度（谷浓度）为 $150 \sim 250 \mu g$/L。CsA 的主要不良反应为消化道症状、牙龈增生、色素沉着、肌肉震颤、多毛、肝功能、肾功能损害，少数出现头痛和血压变化，多数患者对症处理后减轻，必要时减量甚至停药。CsA 减量过快会增加复发风险，一般推荐维持治疗至少 12 个月。服用 CsA 期间定期检测肝肾功能及血压。注意在合并用药时有些药物会影响 CsA 血药浓度，应根据血药浓度调整用药剂量。

3. 雄激素的不良反应为肝肾功能损害、男性化，应用过程中需定期检测肝功能。

4. 造血因子联合上述药物的使用可发挥促造血作用，疗程应根据患者血常规反应而定，一般不宜过短。

**【注意事项】**

免疫抑制剂联合治疗存在远期克隆性疾病的发生如 PNH、骨髓增生异常综合征发生的可能。国外研究显示一些因素可以预测 IST 有效性，如①年龄小疗效好；②病情较轻疗效好；③网织红细胞绝对值 $> 25 \times 10^9$/L 且淋巴细胞绝对值 $> 1.0 \times 10^9$/L 疗效好；④染色体异常 +8 或 del（13q）疗效好；⑤存在 PNH 克隆疗效好；⑥端粒长度虽不能预测血液学反应，但长端粒组 IST 后总体生存率较好。

## 六、再生障碍性贫血护理规范

1. 适当休息，根据贫血的分度及病情制订休息与活动计划，活动量以患者不感到疲惫、不加重病情为度，指导患者在活动中进行自我监控，若自测脉搏 $> 100$ 次/分钟或出现明显心悸、气促时，应停止活动，给与吸氧等对症处理。

2. 给予保护性消毒隔离，勤戴口罩，注意保暖，避免受寒，禁止出入公共场所，预防呼吸道感染。

3. 保持病室内空气新鲜、物表地面清洁，温湿度适宜，房间每日空气消毒。

4. 严格无菌操作，做好导管维护，预防相关性感染。

5. 做好基础护理，勤漱口、坐浴、擦身，穿宽松棉质透气衣裤，保持口腔、会阴、肛周、皮肤清洁、干燥。

6. 预防出血，保证充足睡眠，避免情绪激动，保持大便通畅、预防便秘，避免剧烈咳嗽和用力排便，预防颅内出血。如出现头痛、视物模糊、喷射性呕吐等颅内出血症状，做好相应的急救配合和并发症预防护理。

7. 加强病情观察，注意生命体征、意识状态、面容与外貌、营养状态，注意有无出血、感染等症状和体征，发现异常及时汇报处理。

8. 用药护理：遵医嘱按时正确使用抗菌药物、免疫抑制剂、雄激素等药物，并观察药物的疗效及不良反应。

9. 做好成分输血护理，遵医嘱严格按照输血制度输注各类血制品，注意观察有无输血不良反应并予处理。

10. 心理护理：保持良好沟通，建立相互信任的医患关系，注意观察患者的情绪反应及行为表现，及时给予有效的心理疏导，增强康复的信心。

### 七、再生障碍性贫血营养治疗规范

1. 培养良好的饮食习惯，避免挑食、偏食，注意食物多样性，营养均衡。

2. 注意饮食卫生，进食新鲜、易消化、富营养的清淡饮食，避免过热、辛辣等刺激性食物，禁食油腻、生冷不洁、粗糙含骨刺的食物，缓慢咀嚼吞咽，防止咬伤口腔黏膜。

3. 口腔出现血泡时应进食软烂温凉易消化食物，避免刺激口腔黏膜；出现便秘时，注意补充富含膳食纤维的食物；出现腹泻时，注意食用清淡、易消化的半流质少渣饮食。

### 八、再生障碍性贫血患者健康宣教

1. 注意休息，作息规律，情绪乐观，避免劳累、熬夜、外伤等，注意个人卫生，勤戴口罩，勿出入人员密集地区（如超市等）和疾病流行地区，预防感染。

2. 保持家居环境干净卫生，定期紫外线消毒杀菌。

3. 严格遵医嘱用药，定期监测血常规及肝功能、肾功能变化，如有发热、出血等情况及时就医。

4. 注意饮食卫生，营养均衡。

5. 做好自我保护，避免接触会引起骨髓伤害的化学药品、放射性物质及药物等。

## 九、推荐表单

### （一）医师表单

**再生障碍性贫血临床路径医师表单-1**

适用对象：第一诊断为再生障碍性贫血（ICD-10：D61），并符合 2016 年《再生障碍性贫血诊断专家共识》[中华医学会血液学分会红细胞疾病（贫血）学组]的 SAA 诊断标准

| 患者姓名： | 性别：　　年龄：　　门诊号： | 住院号： |
|---|---|---|
| 住院日期：　　年　月　日 | 出院日期：　　年　月　日 | 标准住院日：90 天 |

| 时间 | 住院第 1 天 | 住院第 2 天 |
|---|---|---|
| **主要诊疗工作** | □ 询问病史及体格检查<br>□ 完成病历书写<br>□ 开实验室检查单<br>□ 对症支持治疗<br>□ 病情告知，必要时向患者家属告知病重或病危，并签署病重或病危通知书<br>□ 患者家属签署输血知情同意书、骨髓穿刺同意书 | □ 上级医师查房<br>□ 完成入院检查<br>□ 骨髓穿刺术（形态学、病理、免疫分型、细胞、分子遗传学检查等）<br>□ 继续对症支持治疗<br>□ 完成必要的相关科室会诊<br>□ 完成上级医师查房记录等病历书写<br>□ 向患者及家属交代病情及其注意事项 |
| **重点医嘱** | **长期医嘱**<br>□ 血液病护理常规<br>□ 一级护理<br>□ 饮食<br>□ 视病情通知病重或病危<br>□ 其他医嘱<br>**临时医嘱**<br>□ 血常规、尿常规、粪便常规+隐血<br>□ 肝功能、肾功能、电解质、凝血功能、血型、输血前检查<br>□ X 线胸片、心电图、腹部 B 超、心脏超声<br>□ 输注红细胞或血小板（有适应证时）<br>□ 溶血相关检查<br>□ 感染部位病原学检查（必要时）<br>□ 其他医嘱 | **长期医嘱**<br>□ 患者既往基础用药<br>□ 其他医嘱<br>**临时医嘱**<br>□ 血常规<br>□ 骨髓穿刺<br>□ 骨髓相关检查<br>□ T 细胞亚群测定<br>□ 输注红细胞或血小板（有适应证时）<br>□ 其他医嘱 |
| **病情变异记录** | □ 无　□ 有，原因：<br>1.<br>2. | □ 无　□ 有，原因：<br>1.<br>2. |
| **医师签名** | | |

| 时间 | 住院第 3~7 天 | 住院第 8~30 天 |
|---|---|---|
| 主要诊疗工作 | □ 上级医师查房<br>□ 复查血常规<br>□ 观察血红蛋白、白细胞、血小板计数变化<br>□ 根据体检、骨髓检查结果和既往资料，进行鉴别诊断和确定诊断<br>□ 根据其他检查结果进行鉴别诊断，判断是否合并其他疾病<br>□ 开始治疗<br>□ 保护重要脏器功能<br>□ 注意观察药物的不良反应，并对症处理，完成病程记录 | □ 上级医师查房，注意病情变化<br>□ 住院医师完成病历书写<br>□ 复查血常规<br>□ 注意观察体温、血压、体重等<br>□ 成分输血、抗感染等支持治疗（必要时）<br>□ 造血生长因子（必要时） |
| 重点医嘱 | **长期医嘱（视情况可第 2 天起开始治疗）**<br>□ CsA 3~5mg/(kg·d)；定期监测 CsA 血药浓度，维持血药浓度 150~250ng/ml<br>□ 十一酸睾酮 40mg，每日 3 次；司坦唑醇片 2mg，每日 3 次<br>□ 其他医嘱<br>**临时医嘱**<br>□ 复查血常规<br>□ 复查血生化、电解质<br>□ 输血医嘱（有适应证时）<br>□ 对症支持<br>□ 其他医嘱<br>□ 兔 ATG 方案：<br>　ATG 2.5~3.5mg/(kg·d)，第 1~5 天；糖皮质激素、马来酸氯苯那敏、苯海拉明等抗过敏。应用前需要过敏试验<br>□ 猪 ALG 方案：<br>　ALG 20~30mg/(kg·d)，第 1~5 天；糖皮质激素、马来酸氯苯那敏、苯海拉明等抗过敏。应用前需要过敏试验<br>□ 粒细胞集落刺激因子 5~10μg/(kg·d)（必要时）<br>□ 血小板生成素 1.5 万 U，每周 3 次（必要时）<br>□ 红细胞生成素 3000~10000U 每周 3 次（必要时） | **长期医嘱**<br>□ 洁净饮食<br>□ CsA 3~5mg/(kg·d)；定期监测 CsA 血药浓度，维持血药浓度 150~250ng/ml<br>□ 十一酸睾酮 40mg，每日 3 次；司坦唑醇片 2mg，每日 3 次<br>□ 抗感染等支持治疗（必要时）<br>□ 其他医嘱<br>**临时医嘱**<br>□ 血常规、尿常规、粪便常规<br>□ 血生化、电解质<br>□ 输血医嘱（必要时）<br>□ 影像学检查（必要）<br>□ 病原微生物培养（必要时）<br>□ 血培养（高热时）<br>□ 静脉插管维护、换药<br>□ 骨髓穿刺（可选）<br>□ 骨髓形态学（可选）<br>□ 其他医嘱 |
| 病情变异记录 | □ 无　□ 有，原因：<br>1.<br>2. | □ 无　□ 有，原因：<br>1.<br>2. |
| 医师签名 | | |

| 时间 | 住院第 30~89 天 | 住院第 90 天<br>（出院日） |
|---|---|---|
| 主要<br>诊疗<br>工作 | □ 上级医师查房<br>□ 住院医师完成常规病历书写<br>□ 根据血常规情况，决定复查骨髓穿刺 | □ 上级医师查房，进行评估，确定有无并<br>   发症情况，明确是否出院<br>□ 完成出院记录、病案首页、出院证明<br>   书等<br>□ 向患者交代出院后的注意事项，如返院<br>   复诊的时间、地点、发生紧急情况时的<br>   处理等 |
| 重<br>点<br>医<br>嘱 | **长期医嘱**<br>□ 洁净饮食<br>□ CsA 3~5mg/（kg·d）；定期监测 CsA 血药浓度，维<br>   持血药浓度 150~250ng/ml<br>□ 十一酸睾酮 40mg，每日 3 次；或司坦唑醇片<br> 2mg，每日 3 次<br>□ 停用抗菌药物（根据体温及症状、体征及影像学）<br>□ 其他医嘱<br>**临时医嘱**<br>□ 骨髓穿刺<br>□ 骨髓形态学、PNH 克隆检测<br>□ 血常规、尿常规、粪便常规<br>□ HLA 配型（符合造血干细胞移植条件者）<br>□ 粒细胞集落刺激因子：5~10μg/（kg·d）（必要时）<br>□ 血小板生成素：1.5 万 U，每周 3 次（必要时）<br>□ 输血医嘱（必要时）<br>□ 其他医嘱 | **出院医嘱**<br>□ 出院带药<br>□ 定期门诊随访<br>□ 监测血常规 |
| 病情<br>变异<br>记录 | □ 无 □ 有，原因：<br>1.<br>2. | □ 无 □ 有，原因：<br>1.<br>2. |
| 医师<br>签名 | | |

## 再生障碍性贫血临床路径医师表单-2

适用对象：第一诊断为再生障碍性贫血（ICD-10：D61），并符合 2016 年《再生障碍性贫血诊断专家共识》[中华医学会血液学分会红细胞疾病（贫血）学组] 的 NSAA 诊断标准

| 患者姓名： | 性别：　　年龄：　　门诊号： | 住院号： |
|---|---|---|
| 住院日期：　　年　月　日 | 出院日期：　　年　月　日 | 标准住院日：30 天 |

| 时间 | 住院第 1 天 | 住院第 2 天 |
|---|---|---|
| 主要诊疗工作 | □ 询问病史与体格检查<br>□ 开具常规检查、实验室检查单<br>□ 上级医师查房评估病情<br>□ 患者家属签署输血同意书、骨髓穿刺，及径外周穿刺中心静脉导管插管同意书（必要时）<br>□ 向患者家属告知并签署病重通知<br>□ 完成首次病程纪录和大病历<br>□ 对症处理：预防感染、止血、输血（必要时）<br>□ 完成上级医师查房纪录 | □ 上级医师查房：分型、治疗方案和预后评估<br>□ 完成上级医师查房纪录<br>□ 完成入院检查<br>□ 骨髓检查<br>□ 完成必要的相关科室会诊<br>□ 对症处理：止血、预防感染、成分输血（必要时） |
| 重要医嘱 | **长期医嘱**<br>□ 血液病护理常规，二级护理<br>□ 饮食：普通饮食/糖尿病饮食、其他<br>□ 抗菌药物（必要时）<br>**临时医嘱**<br>□ 急查血常规+血型，网织红细胞计数、血涂片、凝血分析<br>□ 尿常规+镜检、库姆斯试验、抗核抗体、免疫球蛋白、肝功能、肾功能、感染性疾病筛查<br>□ 胸部 X 线片、腹部超声<br>□ 必要时作血红蛋白电泳、维生素 $B_{12}$ 和叶酸、酸溶血试验和/或流式细胞学检测 CD55、CD59、微小病毒 B19、EB 病毒、巨细胞病毒、咽拭子培养、血培养等 | **长期医嘱**<br>□ 患者既往基础用药<br>□ 抗菌药物（必要时）<br>**临时医嘱**<br>□ 骨髓细胞学分类，有条件者作骨髓活检、染色体核型分析、流式细胞学检测 CD55、CD59、输血医嘱（必要时）<br>□ 血常规 |
| 病情变异记录 | □ 无　□ 有，原因：<br>1.<br>2. | □ 无　□ 有，原因：<br>1.<br>2. |
| 医师签名 | | |

| 时间 | 住院第 3~7 天 | 治疗第 1~5 天 |
|---|---|---|
| 主要诊疗工作 | ☐ 根据初步骨髓结果制定治疗方案<br>☐ 患者家属签署免疫治疗知情同意书<br>☐ 雄激素治疗<br>☐ 免疫抑制剂治疗<br>☐ 住院医师完成病程记录<br>☐ 上级医师查房<br>☐ 对症处理：止血、预防感染、成分输血（必要时） | ☐ 上级医师查房，注意病情变化<br>☐ 住院医师完成常规病例书写<br>☐ 复查血细胞分析<br>☐ 注意观察生命体征<br>☐ 输血、抗炎等支持治疗（必要时） |
| 重要医嘱 | **长期医嘱**<br>☐ 雄激素治疗<br>☐ 免疫抑制剂<br>☐ 造血细胞因子（必要时）<br>☐ 抗菌药物（必要时）<br>**临时医嘱**<br>☐ 输血医嘱（必要时）<br>☐ 每周复查 2 次血生化（肝功能、肾功能）及电解质<br>☐ 血培养、X 线胸片（必要时）<br>☐ 其他特殊医嘱 | **长期医嘱**<br>☐ 普通饮食<br>☐ 雄激素治疗<br>☐ 免疫抑制剂（必要时）<br>☐ 保肝治疗（必要时）<br>**临时医嘱**<br>☐ 全血细胞分析、尿常规、粪便常规<br>☐ 血生化全项、电解质<br>☐ 输血、抗炎等支持治疗（必要时） |
| 病情变异记录 | ☐ 无　☐ 有，原因：<br>1.<br>2. | ☐ 无　☐ 有，原因：<br>1.<br>2. |
| 医师签名 | | |

| 时间 | 治疗第 5~10 天 | 住院第 14~30 天<br>（出院日） |
|---|---|---|
| 主<br>要<br>诊<br>疗<br>工<br>作 | □ 上级医师查房，注意病情变化<br>□ 住院医师完成常规病例书写<br>□ 复查血细胞分析<br>□ 注意观察体温、血压等<br>□ 输血、抗炎等支持治疗（必要时）<br>□ 监测 CsA 浓度（必要时） | □ 上级医师查房，确定有无并发症情况，明确是<br>　否出院<br>□ 完成出院记录、病案首页、出院证明书<br>□ 向患者交代出院后的注意事项 |
| 重<br>要<br>医<br>嘱 | **长期医嘱**<br>□ 普通饮食<br>□ 雄激素治疗<br>□ 免疫抑制剂（必要时）<br>□ 保肝治疗（必要时）<br>**临时医嘱**<br>□ 全血细胞分析、尿常规、粪便常规<br>□ 血生化全项、电解质<br>□ 输血、抗炎等支持治疗（必要时） | **出院医嘱**<br>□ 出院带药：雄激素、免疫抑制药（必要时）、<br>　中药、保肝药物（必要时） |
| 病情<br>变异<br>记录 | □ 无　□ 有，原因：<br>1.<br>2. | □ 无　□ 有，原因：<br>1.<br>2. |
| 医师<br>签名 | | |

## （二）护士表单

### 再生障碍性贫血临床路径护士表单-1

适用对象：第一诊断为再生障碍性贫血（ICD-10：D61），并符合 2016 年《再生障碍性贫血诊断专家共识》[中华医学会血液学分会红细胞疾病（贫血）学组] 的 SAA 诊断标准

| 患者姓名： | | 性别： | 年龄： | 门诊号： | 住院号： |
|---|---|---|---|---|---|
| 住院日期： | 年　月　日 | 出院日期： | 年　月　日 | | 标准住院日：90 天 |

| 时间 | 住院第 1 天 | 住院第 2 天 |
|---|---|---|
| 健康宣教 | □ 入院宣教：医院相关制度及保护性消毒隔离制度、主管医师和护士<br>□ 介绍病室环境、设施，床单元，呼叫器使用方法<br>□ 安全宣教<br>□ 告知各项检查的目的及注意事项<br>□ 做好心理安慰，减轻患者入院后焦虑、紧张的情绪 | □ 宣教疾病知识<br>□ 指导漱口和坐浴的方法<br>□ 指导日常饮食、卫生、活动等<br>□ 介绍骨髓穿刺、骨髓活检的目的、方法和注意事项<br>□ 完善治疗前检查的内容、方法和注意事项<br>□ 介绍径外周静脉穿刺中心静脉导管置管目的、方法及配合事项<br>□ 做好用药指导<br>□ 心理疏导 |
| 护理处置 | □ 入院护理评估：询问病史；护理查体评估感染、贫血、出血部位、程度；了解入院当日实验室检查结果；评估营养状况及饮食习惯<br>□ 测量并记录生命体征<br>□ 建立护理记录（病危、重患者）<br>□ 完成各项实验室检查的准备（加急实验室检查及时采集标本并送检）<br>□ 建立静脉通路（必要时）<br>□ 卫生处置：剪指（趾）甲、沐浴（条件允许时），更换病号服 | □ 遵医嘱完成各项实验室检查标本的留取并及时送检<br>□ 遵医嘱协助并完成治疗前相关检查<br>□ 测量并记录生命体征<br>□ 对症护理<br>□ 遵医嘱给予静脉治疗 |
| 基础护理 | □ 根据患者病情和生活自理能力确定护理级别（遵医嘱执行）<br>□ 安全治疗环境维护<br>□ 口腔护理<br>□ 肛周护理 | □ 执行分级护理<br>□ 安全治疗环境维护<br>□ 皮肤护理<br>□ 口腔护理<br>□ 肛周护理 |
| 专科护理 | □ 执行血液病一般护理常规<br>□ 病情观察<br>□ 填写患者危险因素评估表（必要时）<br>□ 感染、出血护理<br>□ 输血护理（必要时）<br>□ 心理护理 | □ 观察患者病情变化<br>□ 感染、出血护理（必要时）<br>□ 输血护理（必要时）<br>□ 静脉治疗护理<br>□ 倾听、心理疏导 |
| 重点医嘱 | □ 详见医嘱执行单 | □ 详见医嘱执行单 |
| 病情变异记录 | □ 无　□ 有，原因：<br>1.<br>2. | □ 无　□ 有，原因：<br>1.<br>2. |
| 护士签名 | | |

| 时间 | 住院第 3~7 天 | 住院第 8~30 天 |
|---|---|---|
| 健康宣教 | □ 免疫抑制剂、雄激素治疗宣教<br>　告知用药及注意事项<br>　免疫治疗期间患者饮食、个人卫生<br>　免疫治疗期间嘱患者多饮水的意义<br>　对陪护家属的健康指导<br>□ 径外周静脉穿刺中心静脉导管置管后宣教<br>□ 并发症及预防措施<br>□ 局部活动的意义和方法<br>□ 安全宣教 | □ 免疫抑制剂使用期间宣教：预防感染<br>□ 造血细胞集落刺激因子治疗宣教<br>□ 安全宣教<br>□ 饮食指导<br>□ 指导做好个人卫生工作 |
| 护理处置 | □ 遵照医嘱完成治疗前各项检查<br>□ 遵照医嘱及时给予对症治疗<br>□ 测量并记录生命体征<br>□ 径外周静脉穿刺中心静脉导管维护<br>□ 执行保护性隔离措施 | □ 遵照医嘱完成治疗相关检查<br>□ 遵照医嘱及时给予对症治疗<br>□ 免疫抑制剂治疗期间生命体征监护并记录<br>□ 径外周静脉穿刺中心静脉导管维护<br>□ 执行保护性隔离措施 |
| 基础护理 | □ 环境护理<br>□ 执行分级护理<br>□ 皮肤护理<br>□ 口腔护理<br>□ 肛周护理 | □ 环境护理<br>□ 执行分级护理<br>□ 口腔护理<br>□ 皮肤护理<br>□ 肛周护理 |
| 专科护理 | □ 病情观察<br>□ 饮食护理<br>□ 祛铁治疗<br>□ 感染、出血护理<br>□ 输血护理（必要时）<br>□ 心理护理 | □ 观察患者病情变化，重点观察免疫抑制剂<br>　的不良反应<br>□ 感染、出血护理<br>□ 生命体征监测，必要时做好重症记录<br>□ 输血护理（必要时）<br>□ 心理护理 |
| 重点医嘱 | □ 详见医嘱执行单 | □ 详见医嘱执行单 |
| 病情变异记录 | □ 无　□ 有，原因：<br>1.<br>2. | □ 无　□ 有，原因：<br>1.<br>2. |
| 护士签名 | | |

| 时间 | 住院第 30~89 天 | 住院第 90 天<br>（出院日） |
|---|---|---|
| 健康宣教 | □ 加强感染和出血的预防宣教<br>□ 饮食指导<br>□ 造血集落刺激因子治疗目的、方法和意义<br>□ 再次介绍骨髓穿刺、骨髓活检的目的方法和注意事项 | □ 出院宣教：用药、饮食、卫生、休息、监测血常规、生化等<br>□ 径外周静脉穿刺中心静脉导管院外维护宣教<br>□ 径外周静脉穿刺中心静脉导管拔管（必要时）<br>□ 指导办理出院手续<br>□ 告知患者科室联系电话<br>□ 定期门诊随访 |
| 护理处置 | □ 遵照医嘱完成相关检查<br>□ 遵照医嘱注射造血集落刺激因子<br>□ 遵照医嘱给予对症、支持治疗<br>□ 症状护理<br>□ 径外周静脉穿刺中心静脉导管维护<br>□ 执行保护性隔离措施 | □ 协助患者取出院带药<br>□ 协助患者整理用具<br>□ 进行用药指导<br>□ 发放径外周静脉穿刺中心静脉导管院外维护手册<br>□ 床单位终末消毒 |
| 基础护理 | □ 执行分级护理<br>□ 环境、安全护理<br>□ 皮肤护理<br>□ 口腔护理<br>□ 肛周护理 | □ 安全护理（护送出院） |
| 专科护理 | □ 密切观察病情<br>□ 感染、出血护理<br>□ 免疫抑制剂用药后不良反应，如血清病的观察与护理<br>□ 输血护理（必要时）<br>□ 心理护理 | □ 对症治疗与护理<br>□ 指导院外自我监护 |
| 重点医嘱 | □ 详见医嘱执行单 | □ 详见医嘱执行单 |
| 病情变异记录 | □ 无　□ 有，原因：<br>1.<br>2. | □ 无　□ 有，原因：<br>1.<br>2. |
| 护士签名 | | |

## 再生障碍性贫血临床路径护士表单-2

适用对象：第一诊断为再生障碍性贫血（ICD-10：D61），并符合 2016 年《再生障碍性贫血诊断专家共识》（中华医学会血液学分会红细胞疾病（贫血）学组）的 NSAA 诊断标准

| 患者姓名： | 性别： | 年龄： | 门诊号： | 住院号： |
|---|---|---|---|---|
| 住院日期： 年 月 日 | 出院日期： 年 月 日 | | | 标准住院日：30 天 |

| 时间 | 住院第 1 天 | 住院第 2 天 |
|---|---|---|
| 健康宣教 | □ 入院宣教：介绍病房环境、设施、医院相关制度、主管医师和护士<br>□ 介绍病室环境、床单元、呼叫器的使用方法<br>□ 指导饮食、卫生、活动等<br>□ 指导漱口和坐浴的方法<br>□ 安全宣教 | □ 宣教疾病知识<br>□ 指导预防感染和出血<br>□ 告知各项检查的目的及注意事项，介绍骨髓穿刺、骨髓活检的目的、方法和注意事项<br>□ 安全宣教 |
| 护理处置 | □ 协助办理入院手续<br>□ 入院护理评估：询问病史、护理体检、检查报告、营养状况等<br>□ 监测和记录生命体征<br>□ 卫生处置：剪指（趾）甲、沐浴（条件允许时），更换病号服<br>□ 完成各项实验室检查的准备（加急实验室检查及时采集标本并送检） | □ 完成各项实验室检查标本的留取并及时送检<br>□ 遵医嘱完成相关检查<br>□ 监测和记录生命体征<br>□ 建立静脉治疗通路（必要时） |
| 基础护理 | □ 根据患者病情和生活自理能力确定护理级别（遵医嘱执行）<br>□ 安全护理<br>□ 口腔护理<br>□ 肛周护理 | □ 执行分级护理<br>□ 皮肤护理<br>□ 安全护理<br>□ 口腔护理<br>□ 肛周护理 |
| 专科护理 | □ 执行血液病一般护理常规<br>□ 病情观察<br>□ 填写患者危险因素评估表（必要时）<br>□ 感染、出血护理<br>□ 输血护理（必要时）<br>□ 心理护理，减轻患者入院后焦虑、紧张的情绪 | □ 观察患者病情变化<br>□ 对症护理<br>□ 特殊检查护理<br>□ 输血护理（必要时）<br>□ 心理护理 |
| 重点医嘱 | □ 详见医嘱执行单 | □ 详见医嘱执行单 |
| 病情变异记录 | □ 无 □ 有，原因：<br>1.<br>2. | □ 无 □ 有，原因：<br>1.<br>2. |
| 护士签名 | | |

| 时 间 | 住院第 3~7 天 | 治疗第 1~5 天 |
|---|---|---|
| 健康宣教 | □ 免疫抑制剂、雄激素治疗宣教<br> 告知用药及注意事项<br> 免疫治疗期间患者饮食、个人卫生<br> 免疫治疗期间嘱患者适当多饮水<br> 对陪护家属健康指导<br>□ 指导预防感染和出血<br>□ 安全指导 | □ 免疫抑制治疗期间宣教：预防感染和出血<br>□ 饮食指导<br>□ 指导做好个人卫生工作 |
| 护理处置 | □ 遵医嘱完成相关检查<br>□ 遵照医嘱及时给予对症治疗（必要时）<br>□ 祛铁治疗、护理<br>□ 执行保护性隔离措施（必要时） | □ 遵照医嘱定时监测与用药相关的各项实验指标<br>□ 遵照医嘱及时给予对症支持治疗（必要时）<br>□ 执行保护性隔离措施（必要时） |
| 基础护理 | □ 执行分级护理<br>□ 安全护理<br>□ 皮肤护理<br>□ 口腔护理<br>□ 肛周护理 | □ 执行分级护理<br>□ 安全护理<br>□ 皮肤护理<br>□ 口腔护理<br>□ 肛周护理 |
| 专科护理 | □ 病情观察<br>□ 特殊检查后护理<br>□ 感染、出血护理（必要时）<br>□ 输血护理（必要时）<br>□ 心理护理 | □ 观察患者病情变化<br>□ 感染、出血护理（必要时）<br>□ 输血护理（必要时）<br>□ 心理护理 |
| 重点医嘱 | □ 详见医嘱执行单 | □ 详见医嘱执行单 |
| 病情变异记录 | □ 无　□ 有，原因：<br>1.<br>2. | □ 无　□ 有，原因：<br>1.<br>2. |
| 护士签名 | | |

| 时间 | 治疗第 5~10 天 | 住院第 14~30 天<br>（出院日） |
|---|---|---|
| 健康宣教 | □ 个人防护<br>□ 饮食指导<br>□ 免疫抑制剂使用期间宣教<br>□ 活动指导 | □ 出院宣教：用药、饮食、卫生、休息、监测血常规、血生化等<br>□ 指导办理出院手续<br>□ 告知患者科室联系电话<br>□ 定期门诊随访 |
| 护理处置 | □ 遵医嘱完成相关检查<br>□ 遵照医嘱给予对症、支持治疗<br>□ 遵照医嘱给予静脉治疗<br>□ 饮食、排便护理 | □ 为患者领取出院带药并予用药指导<br>□ 协助患者整理用具<br>□ 床单元终末处理 |
| 基础护理 | □ 执行分级护理<br>□ 安全护理<br>□ 皮肤护理<br>□ 口腔护理<br>□ 肛周护理 | □ 安全护理（护送出院） |
| 专科护理 | □ 密切观察病情<br>□ 感染等症状护理（必要时）<br>□ 输血护理（必要时）<br>□ 心理护理 | □ 用药并发症的自我监护方法<br>□ 心理护理 |
| 重点医嘱 | □ 详见医嘱执行单 | □ 详见医嘱执行单 |
| 病情变化记录 | □ 无　□ 有，原因：<br>1.<br>2. | □ 无　□ 有，原因：<br>1.<br>2. |
| 护士签名 | | |

**（三）患者表单**

## 再生障碍性贫血临床路径患者表单-1

适用对象：第一诊断为再生障碍性贫血（ICD-10：D61），并符合 2016 年《再生障碍性贫血诊断专家共识》（中华医学会血液学分会红细胞疾病（贫血）学组）的 SAA 诊断标准

| 患者姓名： | 性别： 年龄： | 门诊号： | 住院号： |
|---|---|---|---|
| 住院日期：　年　月　日 | 出院日期：　年　月　日 | | 标准住院日：90 天 |

| 时间 | 住院第 1 天 | 住院第 2 天 |
|---|---|---|
| 医患配合 | □ 接受询问病史、收集资料，务必详细告知既往史、用药史、过敏史<br>□ 明确告知既往用药情况<br>□ 配合进行体格检查<br>□ 有任何不适告知医师<br>□ 配合进行相关检查<br>□ 签署相关知情同意书 | □ 配合完成相关检查（B 超、心电图、X 线胸片等）<br>□ 配合完成各项实验室检查<br>□ 配合骨髓穿刺、活检等<br>□ 有任何不适告知医师 |
| 护患配合 | □ 配合测量体温、脉搏、呼吸、血压、身高体重<br>□ 配合完成入院护理评估（回答护士询问病史、过敏史、用药史）<br>□ 接受入院宣教（环境介绍、病室规定、探视陪护制度、送餐订餐制度、贵重物品保管等）<br>□ 配合完成紧急的各项检查<br>□ 配合护士选择静脉通路，接受径外周静脉穿刺中心静脉导管置管<br>□ 有任何不适告知护士 | □ 配合测量体温、脉搏、呼吸，询问排便情况<br>□ 配合各项检查（需要空腹的遵照执行）<br>□ 配合采集血标本<br>□ 接受疾病知识介绍<br>□ 接受骨髓穿刺、活检宣教<br>□ 接受用药指导<br>□ 接受径外周静脉穿刺中心静脉导管维护<br>□ 接受预防感染和出血指导<br>□ 接受心理护理<br>□ 接受基础护理<br>□ 有任何不适告知护士 |
| 饮食 | □ 遵照医嘱饮食配合 | □ 遵照医嘱饮食配合 |
| 排泄 | □ 尿便异常时及时告知医护人员 | □ 尿便异常时及时告知医护人员 |
| 活动 | □ 根据病情适当活动<br>□ 有出血倾向的卧床休息，减少活动 | □ 根据病情适当活动<br>□ 有出血倾向的卧床休息，减少活动 |

| 时间 | 住院第 3~7 天 | 住院第 8~30 天 |
|---|---|---|
| 医患<br>配合 | □ 配合相关检查<br>□ 配合用药<br>□ 配合签署免疫抑制治疗知情同意书<br>□ 有任何不适告知医师 | □ 配合相关检查<br>□ 配合用药<br>□ 配合各种支持治疗<br>□ 有任何不适告知医师 |
| 护<br>患<br>配<br>合 | □ 配合定时测量生命体征、每日询问排便情况<br>□ 配合各种相关检查<br>□ 配合采集血标本<br>□ 接受疾病知识介绍<br>□ 接受用药指导<br>□ 接受径外周静脉穿刺中心静脉导管维护<br>□ 接受预防感染和出血指导<br>□ 接受保护性隔离措施<br>□ 接受心理护理<br>□ 接受基础护理<br>□ 有任何不适告知护士 | □ 配合定时测量生命体征、每日询问排便情况<br>□ 配合各种相关检查<br>□ 配合采集血标本<br>□ 接受疾病知识介绍<br>□ 接受用药指导<br>□ 接受径外周静脉穿刺中心静脉导管维护<br>□ 接受预防感染和出血指导<br>□ 接受保护性隔离措施<br>□ 接受心理护理<br>□ 接受基础护理<br>□ 有任何不适告知护士 |
| 饮食 | □ 遵照医嘱饮食 | □ 洁净饮食 |
| 排泄 | □ 尿便异常时及时告知医护人员 | □ 尿便异常时及时告知医护人员 |
| 活动 | □ 根据病情适当活动<br>□ 有出血倾向的卧床休息，减少活动 | □ 根据病情适当活动<br>□ 有出血倾向的卧床休息，减少活动 |

| 时间 | 住院第 30~89 天 | 住院第 90 天<br>（出院日） |
|------|------|------|
| 医患配合 | □ 配合相关检查<br>□ 配合用药<br>□ 配合各种治疗<br>□ 配合骨髓穿刺<br>□ 有任何不适告知医师 | □ 接受出院前指导<br>□ 遵医嘱出院后用药<br>□ 知道复查时间<br>□ 获取出院诊断书 |
| 护患配合 | □ 配合定时测量生命体征、每日询问排便情况<br>□ 配合各种相关检查<br>□ 配合采集血标本<br>□ 接受疾病知识介绍<br>□ 接受用药指导<br>□ 接受径外周静脉穿刺中心静脉导管维护<br>□ 接受预防感染和出血指导<br>□ 接受保护性隔离措施<br>□ 接受心理护理<br>□ 接受基础护理<br>□ 有任何不适告知护士 | □ 接受出院宣教<br>□ 办理出院手续<br>□ 获取出院带药<br>□ 知道服药方法、作用、注意事项<br>□ 知道预防感染、出血措施<br>□ 知道复印病历方法<br>□ 接受径外周静脉穿刺中心静脉导管院外维护指导<br>□ 签署径外周静脉穿刺中心静脉导管院外带管协议 |
| 饮食 | □ 洁净饮食 | □ 普通饮食<br>□ 避免进生、冷、硬、辛辣和刺激饮食 |
| 排泄 | □ 尿便异常时及时告知医护人员 | □ 尿便异常（出血时）及时就诊 |
| 活动 | □ 根据病情适当活动<br>□ 有出血倾向的卧床休息，减少活动 | □ 适当活动，避免疲劳<br>□ 注意保暖，避免感冒<br>□ 注意安全，减少出血 |

# 再生障碍性贫血临床路径患者表单-2

适用对象：第一诊断为再生障碍性贫血（ICD-10：D61），并符合 2016 年《再生障碍性贫血诊断专家共识》[中华医学会血液学分会红细胞疾病（贫血）学组] 的 NSAA 诊断标准

| 患者姓名： | 性别： 年龄： 门诊号： | 住院号： |
|---|---|---|
| 住院日期： 年 月 日 | 出院日期： 年 月 日 | 标准住院日：30 天 |

| 时间 | 住院第 1 天 | 住院第 2 天 |
|---|---|---|
| 医患配合 | □ 接受询问病史、收集资料，务必详细告知既往史、用药史、过敏史<br>□ 明确告知既往用药情况<br>□ 配合进行体格检查<br>□ 有任何不适告知医师<br>□ 配合进行相关检查<br>□ 签署相关知情同意书 | □ 配合完成相关检查（B 超、心电图、X 线胸片等）<br>□ 配合完成各项实验室检查<br>□ 配合骨髓穿刺、活检等<br>□ 有任何不适告知医师 |
| 护患配合 | □ 配合测量体温、脉搏、呼吸、血压、身高体重<br>□ 配合完成入院护理评估（回答护士询问病史、过敏史、用药史）<br>□ 接受入院宣教（环境介绍、病室规定、探视陪护制度、送餐订餐制度、贵重物品保管等）<br>□ 配合完成紧急的各项检查<br>□ 配合护士选择静脉通路，接受径外周静脉穿刺中心静脉导管置管<br>□ 有任何不适告知护士 | □ 配合测量体温、脉搏、呼吸，询问排便<br>□ 配合各项检查（需要空腹的遵照执行）<br>□ 配合采集血标本<br>□ 接受疾病知识介绍<br>□ 接受骨髓穿刺、活检宣教<br>□ 接受用药指导<br>□ 接受径外周静脉穿刺中心静脉导管维护<br>□ 接受预防感染和出血指导<br>□ 接受心理护理<br>□ 接受基础护理<br>□ 有任何不适告知护士 |
| 饮食 | □ 遵照医嘱饮食配合 | □ 遵照医嘱饮食配合 |
| 排泄 | □ 尿便异常时及时告知医护人员 | □ 尿便异常时及时告知医护人员 |
| 活动 | □ 根据病情适当活动<br>□ 有出血倾向的卧床休息，减少活动 | □ 根据病情适当活动<br>□ 有出血倾向的卧床休息，减少活动 |

| 时间 | 住院第 3~7 天 | 治疗第 1~5 天 |
|---|---|---|
| 医患配合 | □ 配合相关检查<br>□ 配合用药<br>□ 配合签署免疫抑制治疗知情同意书<br>□ 有任何不适告知医师 | □ 配合相关检查<br>□ 配合用药<br>□ 配合各种治疗<br>□ 有任何不适告知医师 |
| 护患配合 | □ 配合定时测量生命体征、每日询问排便情况<br>□ 配合各种相关检查<br>□ 配合采集血标本<br>□ 接受疾病知识介绍<br>□ 接受用药指导<br>□ 接受径外周静脉穿刺中心静脉导管维护<br>□ 接受预防感染和出血指导<br>□ 接受保护性隔离措施<br>□ 接受心理护理<br>□ 接受基础护理<br>□ 有任何不适告知护士 | □ 配合定时测量生命体征、每日询问排便情况<br>□ 配合各种相关检查<br>□ 配合采集血标本<br>□ 接受疾病知识介绍<br>□ 接受用药指导<br>□ 接受径外周静脉穿刺中心静脉导管维护<br>□ 接受预防感染和出血指导<br>□ 接受保护性隔离措施<br>□ 接受心理护理<br>□ 接受基础护理<br>□ 有任何不适告知护士 |
| 饮食 | □ 遵照医嘱饮食 | □ 遵照医嘱饮食 |
| 排泄 | □ 尿便异常时及时告知医护人员 | □ 尿便异常时及时告知医护人员 |
| 活动 | □ 根据病情适当活动<br>□ 有出血倾向的卧床休息，减少活动 | □ 根据病情适当活动<br>□ 有出血倾向的卧床休息，减少活动 |

| 时间 | 治疗第 5~10 天 | 住院第 14~30 天<br>（出院日） |
|---|---|---|
| 医患配合 | □ 配合相关检查<br>□ 配合用药<br>□ 配合各种治疗<br>□ 配合骨髓穿刺<br>□ 有任何不适告知医师 | □ 接受出院前指导<br>□ 遵医嘱出院后用药<br>□ 知道复查时间<br>□ 获取出院诊断书 |
| 护患配合 | □ 配合定时测量生命体征、每日询问排便情况<br>□ 配合各种相关检查<br>□ 配合采集血标本<br>□ 接受疾病知识介绍<br>□ 接受用药指导<br>□ 接受径外周静脉穿刺中心静脉导管维护<br>□ 接受预防感染和出血指导<br>□ 接受保护性隔离措施<br>□ 接受心理护理<br>□ 接受基础护理<br>□ 有任何不适告知护士 | □ 接受出院宣教<br>□ 办理出院手续<br>□ 获取出院带药<br>□ 知道服药方法、作用、注意事项<br>□ 知道预防感染、出血措施<br>□ 知道复印病历方法<br>□ 接受径外周静脉穿刺中心静脉导管院外维护指导<br>□ 签署径外周静脉穿刺中心静脉导管院外带管协议 |
| 饮食 | □ 洁净饮食 | □ 普通饮食<br>□ 避免进生、冷、硬、辛辣和刺激饮食 |
| 排泄 | □ 尿便异常时及时告知医护人员 | □ 尿便异常（出血时）及时就诊 |
| 活动 | □ 根据病情适当活动<br>□ 有出血倾向的卧床休息，减少活动 | □ 适当活动，避免疲劳<br>□ 注意保暖，避免感冒<br>□ 注意安全，减少出血 |

## 附：原表单（2016 年版）

### 再生障碍性贫血临床路径表单

适用对象：第一诊断为再生障碍性贫血（ICD-10：D61）

| 患者姓名： | 性别： 年龄： 门诊号： | 住院号： |
|---|---|---|
| 住院日期： 年 月 日 | 出院日期： 年 月 日 | 标准住院日：30 天（NSAA）；90 天（SAA） |

| 时间 | 住院第 1 天 | 住院第 2 天 |
|---|---|---|
| 主要诊疗工作 | □ 询问病史及体格检查<br>□ 完成病历书写<br>□ 开实验室检查单<br>□ 对症支持治疗<br>□ 病情告知，必要时向患者家属告知病重或病危，并签署病重或病危通知书<br>□ 患者家属签署输血知情同意书、骨髓穿刺同意书 | □ 上级医师查房<br>□ 完成入院检查<br>□ 骨髓穿刺术（形态学、病理、免疫分型、细胞、分子遗传学检查等）<br>□ 继续对症支持治疗<br>□ 完成必要的相关科室会诊<br>□ 完成上级医师查房记录等病历书写<br>□ 向患者及家属交代病情及其注意事项 |
| 重点医嘱 | **长期医嘱**<br>□ 血液病护理常规<br>□ 一级护理<br>□ 饮食<br>□ 视病情通知病重或病危<br>□ 其他医嘱<br>**临时医嘱**<br>□ 血常规、尿常规、粪便常规+隐血<br>□ 肝肾功能、电解质、凝血功能、血型、输血前检查<br>□ X 线胸片、心电图、腹部 B 超、心脏超声<br>□ 输注红细胞或血小板（有适应证时）<br>□ 溶血相关检查<br>□ 感染部位病原学检查（必要时）<br>□ 其他医嘱 | **长期医嘱**<br>□ 患者既往基础用药<br>□ 其他医嘱<br>**临时医嘱**<br>□ 血常规<br>□ 骨髓穿刺<br>□ 骨髓相关检查<br>□ 输注红细胞或血小板（有指征时）<br>□ 其他医嘱 |
| 主要护理工作 | □ 介绍病房环境、设施和设备<br>□ 入院护理评估<br>□ 宣教 | □ 观察患者病情变化 |
| 病情变异记录 | □ 无 □ 有，原因：<br>1.<br>2. | □ 无 □ 有，原因：<br>1.<br>2. |
| 护士签名 | | |
| 医师签名 | | |

| 时间 | 住院第 3~7 天 | 住院第 8~30 天 |
|---|---|---|
| 主要诊疗工作 | □ 上级医师查房<br>□ 复查血常规<br>□ 观察血红蛋白、白细胞、血小板计数变化<br>□ 根据体检、骨髓检查结果和既往资料，进行鉴别诊断和确定诊断<br>□ 根据其他检查结果进行鉴别诊断，判断是否合并其他疾病<br>□ 开始治疗<br>□ 保护重要脏器功能<br>□ 注意观察药物的不良反应，并对症处理，完成病程记录 | □ 上级医师查房，注意病情变化<br>□ 住院医师完成病历书写<br>□ 复查血常规<br>□ 注意观察体温、血压、体重等<br>□ 成分输血、抗感染等支持治疗（必要时）<br>□ 造血生长因子（必要时） |
| 重点医嘱 | **长期医嘱（视情况可第 2 天起开始治疗）**<br>□ CsA：CsA 3～5mg/(kg·d)；定期监测 CsA 血药浓度，维持血药浓度 200～400ng/ml<br>□ 十一酸睾酮 40mg，tid；司坦唑醇片 2mg，tid<br>□ 其他医嘱<br>**临时医嘱**<br>□ 复查血常规<br>□ 复查血生化、电解质<br>□ 输血医嘱（有适应证时）<br>□ 对症支持<br>□ 其他医嘱<br>□ 兔 ATG 方案：ATG 2.5～3.5mg/(kg·d)，第 1～5 天；糖皮质激素、马来酸氯苯那敏、苯海拉明等抗过敏。应用前需要过敏试验<br>□ 猪 ALG 方案：ALG 20～30mg/(kg·d)，第 1～5 天；糖皮质激素、马来酸氯苯那敏、苯海拉明等抗过敏。应用前需要过敏试验<br>□ G-CSF 5～10μg/(kg·d)（必要时）<br>□ TPO 1.5 万 U，每周 3 次（必要时）<br>□ EPO 3000～10 000U，每周 3 次（必要时） | **长期医嘱**<br>□ 洁净饮食<br>□ CsA：CsA 3～5mg/(kg·d)；定期监测 CsA 血药浓度，维持血药浓度 200～400ng/ml<br>□ 十一酸睾酮 40mg，tid；司坦唑醇片 2mg，tid<br>□ 抗感染等支持治疗（必要时）<br>□ 其他医嘱<br>**临时医嘱**<br>□ 血常规、尿常规、粪便常规<br>□ 血生化、电解质<br>□ 输血医嘱（必要时）<br>□ 影像学检查（必要）<br>□ 病原微生物培养（必要时）<br>□ 血培养（高热时）<br>□ 静脉插管维护、换药<br>□ 骨髓穿刺（可选）<br>□ 骨髓形态学（可选）<br>□ 其他医嘱 |
| 主要护理工作 | □ 随时观察患者病情变化<br>□ 心理与生活护理<br>□ 化疗期间嘱患者多饮水 | □ 随时观察患者情况<br>□ 心理与生活护理<br>□ 化疗期间嘱患者多饮水 |
| 病情变异记录 | □ 无　□ 有，原因：<br>1.<br>2. | □ 无　□ 有，原因：<br>1.<br>2. |
| 护士签名 | | |
| 医师签名 | | |

| 时间 | 住院第 30~89 天 | 住院第 90 天<br>（出院日） |
|---|---|---|
| 主要<br>诊疗<br>工作 | □ 上级医师查房<br>□ 住院医师完成常规病历书写<br>□ 根据血常规情况，决定复查骨髓穿刺 | □ 上级医师查房，进行评估，确定有无并<br>　发症情况，明确是否出院<br>□ 完成出院记录、病案首页、出院证明书等<br>□ 向患者交代出院后的注意事项，如返院<br>　复诊的时间、地点、发生紧急情况时的<br>　处理等 |
| 重<br>点<br>医<br>嘱 | **长期医嘱**<br>□ 洁净饮食<br>□ CsA：CsA 3~5mg/（kg·d）；定期监测 CsA 血药浓<br>　度，维持血药浓度 200~400ng/ml<br>□ 十一酸睾酮 40mg，tid；或司坦唑醇片 2mg，tid<br>□ 停用抗菌药物（根据体温及症状、体征及影像学）<br>□ 其他医嘱<br>**临时医嘱**<br>□ 骨髓穿刺<br>□ 骨髓形态学、PNH 克隆检测<br>□ 血常规、尿常规、粪便常规<br>□ HLA 配型（符合造血干细胞移植条件者）<br>□ G-CSF 5~10μg/（kg·d）（必要时）<br>□ TPO 1.5 万 U，每周 3 次（必要时）<br>□ 输血医嘱（必要时）<br>□ 其他医嘱 | **出院医嘱**<br>□ 出院带药<br>□ 定期门诊随访<br>□ 监测血常规 |
| 主要<br>护理<br>工作 | □ 观察患者病情变化 | □ 指导患者办理出院手续 |
| 病情<br>变异<br>记录 | □ 无　□ 有，原因：<br>1.<br>2. | □ 无　□ 有，原因：<br>1.<br>2. |
| 护士<br>签名 | | |
| 医师<br>签名 | | |

# 第四章

# 成人纯红细胞再生障碍性贫血临床路径释义

## 【医疗质量控制指标】

指标一、获得性纯红细胞再生障碍（pure red cell aptasia，PRCA）需要除外骨髓增生异常综合征才能确诊，且需要明确是否存在感染、胸腺瘤、淋巴系统增殖性疾病、风湿性疾病、肾衰竭等基础疾病及用药史。

指标二、免疫抑制剂期间注意预防感染，尤其是真菌和病毒感染。

指标三、红细胞生成素（erythropoietin，EPO）治疗时间超过一年者，病情突然加重时需要除外 EPO 抗体所致。

## 一、纯红细胞再生障碍编码

1. 原编码：

疾病名称及编码：纯红细胞再生障碍（ICD-10：D60）

2. 修改编码：

疾病名称及编码：纯红细胞再生障碍（ICD-10：D60.900x001）

## 二、临床路径检索方法

D60

## 三、国家医疗保障疾病诊断相关分组（CHS-DRG）

MDCQ 血液、造血器官及免疫疾病和功能障碍

QS3 再生障碍性贫血

## 四、纯红细胞再生障碍临床路径标准住院流程

### （一）诊断目的和范围

1. 目的：确立 PRCA 一般诊疗的标准操作规程，确保患者诊疗的正确性和规范性。

2. 范围：适用纯红细胞再生障碍性贫血的诊疗。

> **释义**
>
> ■ PRCA 是一种以正细胞正色素贫血、网织红细胞减少和骨髓幼红细胞显著减少或缺如为特征的综合征，包括先天性 PRCA（Diamond-Blackfan anemia，DBA）和获得性 PRCA。
>
> ■ DBA 是由核糖体蛋白结构基因突变导致核糖体生物合成异常，为红细胞内源性生成缺陷所致，常伴有先天发育异常，多在幼儿阶段发病；Pearson 综合征也归为 PRCA，为骨髓衰竭和胰腺外分泌功能缺乏的先天性线粒体疾病，有时也表现为红系前体细胞增生减低。
>
> ■ 获得性 PRCA 又可分为原发性和继发性，原发性 PRCA 可能与 T 细胞功能亢进等自身免疫因素有关；继发性 PRCA 常继发于不同疾病，如胸腺瘤、血液系统肿

瘤、病毒或细菌感染、造血干细胞移植后，或者继发于使用某些药物或化学制剂等。

■ 本路径适用于成人患者。

### （二）诊断和鉴别诊断

1. 诊断：根据《血液病诊断及疗效标准（第4版）》（沈悌、赵永强主编，科学出版社）。

2. 鉴别诊断：

（1）DBA：本病为先天型遗传性疾病，绝大多数在出生后1年内起病。除贫血、网织红细胞减少、骨髓红系增生减低外，可有阳性家族史、身体畸形、染色体或基因异常以鉴别。

（2）儿童一过性幼红细胞减少症：多见于1~3岁的正常儿童。发病前有感染前驱症状，病因不明，但和微小病毒B19无关。除贫血、网织红细胞减少、骨髓红系增生减低外，极少数出现癫痫、神经系统异常等并发症，病情于数周内可自愈。

（3）一过性再生障碍性贫血危象：多见于年轻人。慢性溶血性贫血病史基础上发生微小病毒B19感染。患者可有胆红素升高、黄疸病史，骨髓涂片可见比较特异的巨大幼稚红细胞，提示微小病毒B19感染，病程持续几周，呈自限性。

（4）其他继发性纯红细胞再生障碍：纯红细胞再生障碍可继发于胸腺瘤、T细胞性大颗粒淋巴细胞白血病、慢性淋巴细胞白血病、血管胶原病、药物、ABO不相合骨髓移植、EPO抗体产生、妊娠等，仔细的病史询问，体格检查和针对性实验室检查有助鉴别。

> **释义**
>
> ■ 诊断标准：
>
> 1. 临床表现：①贫血症状和体征：如心悸、气短、皮肤苍白等；②无出血、无发热；③无肝脾肿大。
>
> 2. 实验室检查：
>
> （1）血常规：血红蛋白低于正常值（男性<120g/L，女性<110g/L）；网织红细胞<1%，绝对值减少；白细胞计数及血小板计数均在正常范围内（少数患者可有轻度的白细胞或血小板减少）；白细胞分类正常，红细胞及血小板形态正常。血细胞比容较正常减少。红细胞平均体积、红细胞平均血红蛋白量、红细胞平均血红蛋白浓度在正常范围内。
>
> （2）骨髓象：红细胞系统各阶段显著低于正常值，幼稚红细胞应少于5%，粒系细胞及巨核系的各阶段在正常范围内。红系严重减少，粒系细胞的百分比相对增加，但各阶段比例正常。三系细胞无病态造血，无髓外造血。
>
> （3）哈姆试验及库姆斯试验阴性，尿Rous试验阴性，流式细胞检查无阵发性睡眠性血红蛋白尿症克隆。血清铁、总铁结合力及铁蛋白可增加。
>
> （4）细胞遗传学及分子学诊断：辅助除外骨髓增生异常综合征（myelodysplastic syndrome，MDS）及淋巴增殖性疾病。
>
> （5）抗EPO抗体相关PRCA：长期应用重组人红细胞生成素（recombinant human erythropoietin，rhEPO）可导致患者体内产生抗EPO抗体，既可针对外源性，也可针对内源性EPO，最终导致红细胞生成障碍。诊断标准：①rhEPO治疗4周以上，在rhEPO剂量不变或增加的情况下，血红蛋白突然下降达每周5~10g/L或每周

需要输注 1~2U 的红细胞才能维持血红蛋白水平；②网织红细胞绝对值< $10×10^9$/L，白细胞及血小板计数正常；③骨髓涂片可见红系细胞严重增生不良，幼红细胞< 5%；④抗 EPO 抗体检测阳性。

3. 鉴别诊断：MDS 伴红系血细胞发育异常与 PRCA 需要鉴别，且个别 MDS 患者以 PRCA 为首发表现。

## （三）入院检查

1. 必要检查：

（1）常规：血常规（含网织红细胞计数及白细胞分类）、尿常规+尿 Rous、粪便常规+隐血、血型。

（2）溶血相关检查：①游离血红蛋白、结合珠蛋白；②库姆斯试验、哈姆试验。

（3）骨髓：①骨髓形态学分类；②染色体核型分析；③中性粒细胞碱性磷酸酶、过碘酸希夫反应、铁染色；④骨髓活检病理；⑤祖细胞培养（红系爆式集落形成单位、红系集落形成细胞、粒-单核系集落形成细胞、混合集落生成单位）。

（4）生化：①肝功能、肾功能、空腹血糖；②电解质六项；③血清铁四项。

（5）免疫学：①乙型肝炎两对半、丙肝抗体、甲型肝炎抗体、HIV；②免疫球蛋白定量；③可提取性核抗原抗体谱；④风湿三项（抗溶血性链球菌素 O、类风湿因子、C 反应蛋白）；⑤抗核抗体，循环免疫复合物；⑥转铁蛋白及受体。

（6）流式细胞仪免疫表型分析：①GPI 锚定蛋白（外周血）；②大颗粒淋巴细胞免疫表型（外周）；③TCR vβ（外周血）。

（7）分子生物学：TCR/IgH 融合基因。

（8）核医学：①血清铁蛋白；②叶酸、维生素 $B_{12}$ 水平；③红细胞生成素水平。

（9）出凝血：①凝血八项；②特殊检查：心电图、胸部 X 线片、腹部 B 超、心脏彩超。

2. 需要检查：

（1）微小病毒 B19 检测（B19 抗原/抗体，B19 DNA）。

（2）彗星实验、染色体断裂试验（伴白细胞减少时需同范科尼贫血鉴别）。

（3）胸腹部 CT（考虑继发于淋巴系统增殖性疾病或实体瘤时）。

（4）可选检查：①如患者服用环孢菌素 A，检测血药浓度；②如有条件应行基因检测。

释义

■ 获得性 PRCA 的辅助实验室检查分为几大类：

（1）明确是否存在 PRCA：包括血常规、白细胞分类和网织红细胞比例及绝对值；骨髓穿刺及活检，造血细胞的集落培养等，检查红系的造血情况。

（2）除外需要鉴别的贫血：除外阵发性睡眠性血红蛋白尿症，如哈姆、尿 Rous 试验、流式细胞检测 CD55、CD59 等 GPI 锚定蛋白等；除外自身免疫性溶血性贫血：库姆斯试验、游离血红蛋白、结合珠蛋白等；除外营养性贫血：铁代谢的指标，如血清铁、铁蛋白、转铁蛋白饱和度等，血清叶酸、维生素 $B_{12}$ 的水平等。

（3）免疫检查项目：自身抗体谱筛查、风湿抗体、免疫球蛋白定量等。

（4）病毒学检查：乙型肝炎病毒、EB 病毒、巨细胞病毒、微小病毒 B19 等。

（5）遗传学和分子生物学检查项目：IgH/TCR重排、常规染色体检查等。

（6）流式细胞的相关检查：除外血液系统疾病继发的PRCA。

（7）影像学检查：超声、CT等除外胸腺瘤、血液系统肿瘤及其他实体肿瘤等。

### （四）治疗

1. 支持治疗：血红蛋白＜80g/L或出现贫血相关症状者输注浓缩红细胞。

2. 病因治疗：伴有胸腺瘤者行手术切除，疑似药物、感染相关者停止一切可能药物并控制感染，考虑微小病毒B19感染者应用丙种球蛋白，继发于淋巴系统增殖性疾病者治疗基础病。

3. 免疫抑制治疗：

（1）糖皮质激素：泼尼松起始剂量1mg/（kg·d），定期监测网织红细胞水平和红细胞比容，红细胞比容≥35%后逐渐减量并维持最小有效剂量。若连续服用2~3个月无效，应考虑更换其他治疗方案。此外，糖皮质激素有效但需大剂量维持者可与其他免疫抑制剂合用，以减少糖皮质激素用量。

（2）环孢菌素A：推荐每日剂量3~5mg/kg，每日两次给药，根据血药浓度进一步调整剂量，维持谷浓度200~300ng/ml，疗程不应短于3个月。

（3）细胞毒免疫抑制药物：糖皮质激素无效或需大剂量维持者可换用环磷酰胺或硫唑嘌呤，联合小剂量糖皮质激素（泼尼松20~30mg/d）可以提高疗效。起始剂量50mg/d，每周（或每2周）增加50mg/d至最大150mg/d，有效者先由糖皮质激素开始减药。

4. 其他：

（1）静脉免疫球蛋白：慢性B19感染患者可试验性应用，剂量0.4g/（kg·d），疗程5~10天。

（2）抗胸腺细胞免疫球蛋白（antilymphocyte globulin，ATG）：可用于难治性病例，兔抗人ATG 3~5mg/（kg·d），连续应用5天，联合小剂量糖皮质激素（泼尼松20~30mg/d）。

（3）抗CD20单克隆抗体、抗CD52单克隆抗体、抗IL-2R单克隆抗体限用于治疗继发于淋巴细胞增殖性疾病的患者，或者对常规免疫抑制治疗无效者。

（4）血浆置换：上述免疫抑制治疗均无效者可试用，每周至少置换3次，至少维持2~3周，直至起效。

5. 祛铁治疗：治疗无效者需长期输注红细胞，有出现继发性血色病可能。定期监测铁蛋白水平，必要时行祛铁治疗。

---

**释义**

■ 获得性PRCA治疗，有基础疾病者注意原发疾病的治疗；难以找到原发疾病者，一般以免疫抑制治疗为主，此类患者治疗期间需要密切注意各种感染并发症。

■ 抗人胸腺/淋巴细胞球蛋白（ATG/ALG）：对部分获得性PRCA有效，但价格较贵。

■ 单克隆抗体治疗：可在环磷酰胺和环孢菌素疗效欠佳的患者中试用。

■ 抗EPO抗体相关PRCA的治疗：一经确诊立即停用rhEPO，给予输血支持治疗及免疫抑制治疗。首选方案为泼尼松1mg/（kg·d），联合环磷酰胺，其次为环孢菌素，持续至抗体转阴。Hematide 是一种合成多肽类 EPO 受体激动剂，刺激红系造血，Hematide 与抗 EPO 抗体无交叉反应，可用于治疗由抗 rhEPO 导致的 PRCA。

■ 免疫抑制剂治疗期间容易合并感染，尤其是真菌、病毒、条件致病菌感染，治疗期间需要严密监测及真菌、病毒预防治疗。

■ 胸腺瘤相关 PRCA：首选胸腺及胸腺瘤切除术联合免疫抑制治疗。

■ 获得性 PRCA 的疗效标准

（1）基本治愈：贫血症状消失，血红蛋白水平上升，男性达到 120g/L，女性达到 110g/L。白细胞计数及血小板计数正常。骨髓象恢复正常。停药随访 1 年以上无复发。

（2）缓解：症状消失。男性血红蛋白达到 120g/L，女性达到 110g/L。白细胞计数及血小板计数正常。骨髓象恢复正常。停药随访 3 个月稳定或继续进步。

（3）明显进步：症状好转，不输血。血红蛋白较治疗前增加 30g/L 以上，维持 3 个月不下降。

（4）无效：治疗后血红蛋白不增加，或增加不到 30g/L。

### 五、成人纯红细胞再生障碍性贫血临床路径给药方案

**【用药选择】**

糖皮质激素是治疗 PRCA 的一线药物，常用剂量为泼尼松 0.5~1.0mg/(kg·d)，起效时间是 1~3 周。溶血严重、极重度贫血和伊文思综合征等患者需要应用甲泼尼龙 100~200mg/d，10~14 天；或者 250~1000mg/d，起效多在第 2 周，如果用药 3 周无效，后期起效的可能性很小，需要考虑二线治疗。

环孢素：一般常规剂量为 3~5mg/(kg·d)。

环磷酰胺和硫唑嘌呤：一般从小剂量开始，需要监测骨髓抑制的不良反应。

丙种球蛋白：静脉注射，常用剂量 0.4g/(kg·d)，连用 5 天，对于应用微小病毒 B19 感染诱发的 PRCA 疗效好。

抗胸腺细胞球蛋白（ATG）：目前国内有两种不同生物来源的产品，一是兔源性，常用剂量 3~5mg/(kg·d)，连用 5 天；另外一种是国产的猪源性，25~35mg/(kg·d)，连用 5 天，一般用于难治性 PRCA。

单克隆抗体：抗 CD20 单克隆抗体、抗 CD52 单克隆抗体等，一般用于难治性 PRCA 患者。

**【药学提示】**

糖皮质激素：可抑制机体的免疫功能，长期应用常可诱发感染或加重感染；长期大量应用糖皮质激素可引起物质代谢和水盐代谢紊乱，出现类肾上腺皮质功能亢进综合征，如水肿、低血钾、高血压、糖尿、皮肤变薄、满月脸、水牛背、向心性肥胖、多毛、痤疮、肌无力和肌萎缩等症状；由于可导致钠、水潴留和血脂升高，可诱发高血压和动脉粥样硬化；糖皮质激素可刺激胃酸、胃蛋白酶的分泌并抑制胃黏液分泌，降低胃黏膜的反抗力，可诱发或加剧消化性溃疡；骨质疏松及椎体压迫性骨折是各种年龄患者应用糖皮质激素治疗时的严重并发症。糖皮质激素还可引起多种形式的行为异常，如欣快现象等，又如神经过敏、激动、失眠、情感改变或甚至出现明显的精神病症状。此外，糖皮质激素也可能诱发癫痫发作。

二线免疫抑制剂：①环孢素：疗效与血药浓度相关，应用期间需要监测血药浓度，并监测肝功能、肾功能的影响；②环磷酰胺：大剂量可以引起出血性膀胱炎，需要注意预防，近期可

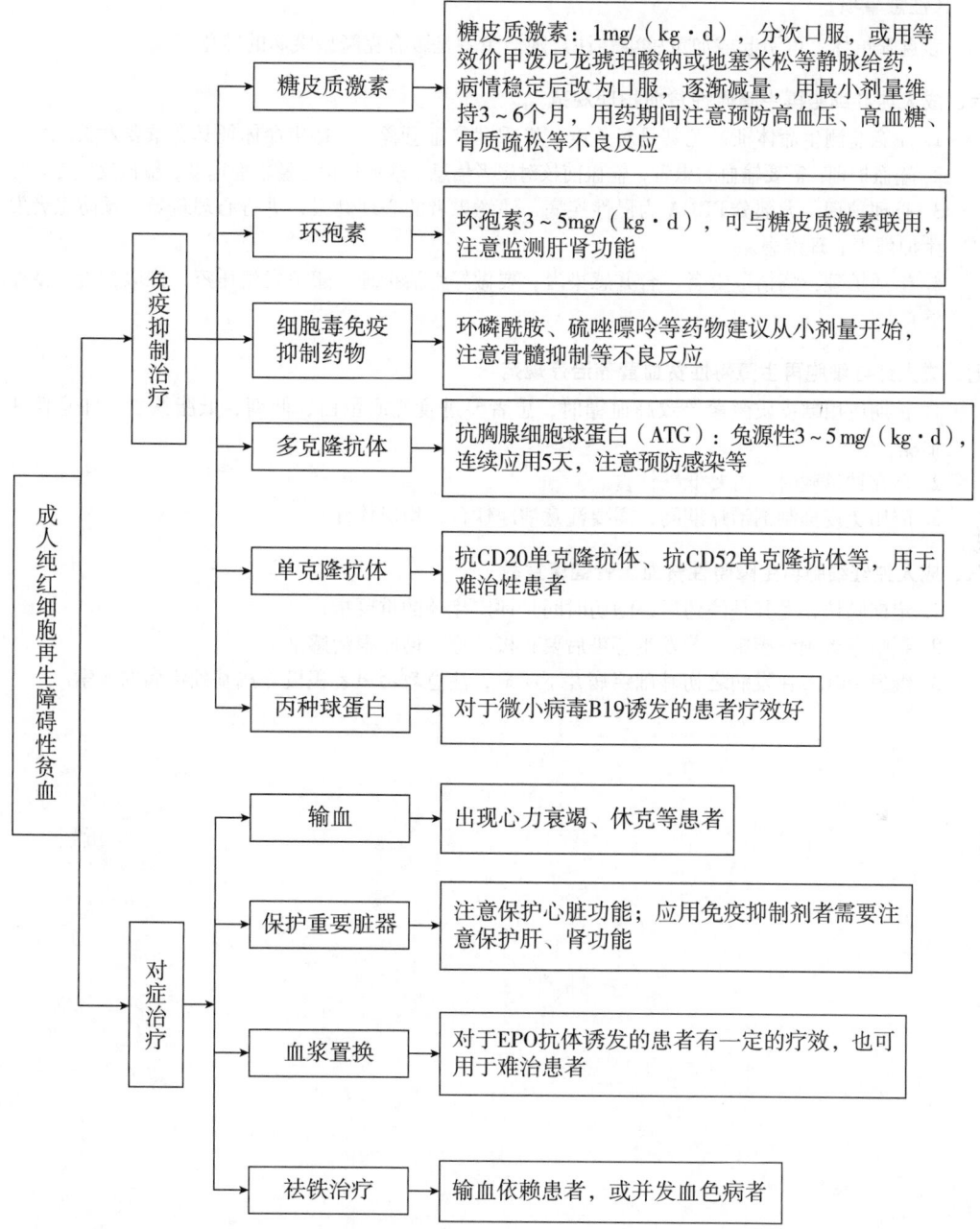

以引起骨髓抑制，远期不良反应有致突变作用，需要注意监测；③硫唑嘌呤：骨髓抑制和肝功能、肾功能的损伤，需要监测。

抗胸腺细胞球蛋白：滴注后可短暂高热、寒战、关节疼痛、低血压、心率增快、血小板及中性粒细胞减少，用药1周时可见血清病，通常用糖皮质激素防治有效。

利妥昔单抗：有明显心脏病如心绞痛、心力衰竭、哮喘、低血压等患者慎用；输注速度不可过快，也不可进行静脉注射；用药期间如发生变态反应或其他严重反应，应考虑减量或停药。可能引起低血压，在开始使用本品时，应暂停使用抗高血压药或减量。

**【注意事项】**

多克隆抗体：可引起或加重感染；注意随访患者是否有克隆型疾病的转化。

## 六、成人纯红细胞再生障碍性贫血护理规范

1. 注意监测生命体征，尤其是对重度、极重度贫血患者，维持生命体征具有重要意义。

2. 输血护理：需要输血的患者，输血前核对患者信息，输血过程注意输血速度、输血反应等。

3. 心理护理：大部分 PRCA 为慢性疾病，注意患者的心理健康，进行心理疏导，预防患者发生抑郁等心理疾患。

4. 生活护理：病情危重者、合并感染者，要做好生活护理，避免发生压疮，健康饮食、洁净饮食。

## 七、成人纯红细胞再生障碍性贫血营养治疗规范

1. 长期应用糖皮质激素导致高血糖时，患者要进食优质蛋白、低糖、低脂饮食，注意监测血糖。

2. 存在铁过载时，需要低铁饮食。

3. 应用免疫抑制剂治疗期间，需要注意洁净饮食，均衡饮食。

## 八、成人纯红细胞再生障碍性贫血患者健康宣教

1. 定期随访，尤其是停药后，随访时间是评定疗效的重要指标。

2. 嘱咐患者预防感染，若发生感染后要积极治疗，彻底根治感染。

3. 继发 PRCA 在发病之初基础疾病并不明显，注意教会患者积极寻找基础疾病的线索。

## 九、推荐表单

### （一）医师表单

#### 成人纯红细胞再生障碍性贫血临床路径医师表单

适用对象：第一诊断为成人纯红细胞再生障碍性贫血（ICD-10：D60.900x001）

| 患者姓名： | | 性别： 年龄： | 门诊号： | 住院号： |
|---|---|---|---|---|
| 住院日期： 年 月 日 | | 出院日期： 年 月 日 | | 标准住院日：21 天 |

| 时间 | 住院第 1 天 | 住院第 2 天 |
|---|---|---|
| 主要诊疗工作 | □ 询问病史及体格检查<br>□ 完成病历书写<br>□ 开实验室检查单<br>□ 对症支持治疗<br>□ 病情告知，必要时向患者家属告知病重或病危，并签署病重或病危通知书<br>□ 患者家属签署输血及骨髓穿刺知情同意书<br>□ 根据血常规决定是否成分输血 | □ 上级医师查房<br>□ 完成入院检查<br>□ 骨髓穿刺：骨髓形态学检查、细胞遗传学、组织化学、干细胞培养和 GPI 锚定蛋白检测<br>□ 完成必要的相关科室会诊<br>□ 免疫学检查<br>□ 细菌、病毒等微生物感染的证据<br>□ 营养性贫血和溶血性贫血的鉴别<br>□ 完成上级医师查房记录等病历书写<br>□ 向患者及家属交代病情及其注意事项 |
| 重点医嘱 | **长期医嘱**<br>□ 血液病一级护理常规<br>□ 饮食<br>□ 视病情通知病重或病危<br>□ 其他医嘱<br>**临时医嘱**<br>□ 血常规、网织红细胞、分类、血型、血生化、电解质、凝血功能、输血前检查<br>□ X 线胸片、心电图、腹部 B 超<br>□ 超声心动（视患者情况而定）<br>□ 输血医嘱（必要时）<br>□ 其他医嘱 | **长期医嘱**<br>□ 患者既往基础用药<br>□ 其他医嘱<br>**临时医嘱**<br>□ 骨髓形态学检查、细胞遗传学、组织化学、干细胞培养和 GPI 锚定蛋白检测<br>□ 血常规及网织红细胞<br>□ ENA 抗体谱、风湿三项（ASO、RF、CRP）、抗核抗体（ANA），免疫球蛋白定量、循环免疫复合物（CIC）等<br>□ 铁蛋白、叶酸和维生素 $B_{12}$ 测定<br>□ 溶血相关指标的检查<br>□ 输血医嘱（必要时）<br>□ 其他医嘱 |
| 病情变异记录 | □ 无 □ 有，原因：<br>1.<br>2. | □ 无 □ 有，原因：<br>1.<br>2. |
| 医师签名 | | |

| 时间 | 住院第 3~20 天 | 住院第 21 天<br>（出院日） |
|---|---|---|
| 主<br>要<br>诊<br>疗<br>工<br>作 | □ 上级医师查房<br>□ 复查血常规及网织红细胞<br>□ 根据体检、骨髓检查和辅助检查进行诊断和鉴别<br>　诊断<br>□ 根据其他结果进行诊断和鉴别诊断<br>□ 积极处理并发症<br>□ 注意观察体温、血压、体重等<br>□ 成分输血（必要时）<br>□ 加用环孢素 A，注意监测环孢素 A 血药浓度；若环<br>　孢素 A 有禁忌证无法应用，换用其他免疫抑制剂<br>□ 保护重要脏器功能<br>□ 完成病程记录 | □ 上级医师查房，进行疗效评估，确定有<br>　无并发症情况，明确是否出院<br>□ 完成出院记录、病案首页、出院证明<br>　书等<br>□ 向患者交代出院后的注意事项，如返院<br>　复诊的时间、地点，发生紧急情况时的<br>　处理等 |
| 重<br>点<br>医<br>嘱 | **长期医嘱（视情况可第 1 天起开始治疗）**<br>□ 糖皮质激素：常规剂量<br>□ 环孢素 [3~5mg/（kg·d）]<br>□ 重要脏器保护：抑酸、补钙等<br>□ 其他医嘱<br>**临时医嘱**<br>□ 免疫抑制治疗医嘱<br>□ 血常规、尿常规、粪便常规<br>□ 血生化、电解质<br>□ 输血医嘱（必要时）<br>□ 影像学检查（必要）<br>□ 静脉插管维护、换药<br>□ 其他医嘱 | **出院医嘱**<br>□ 出院带药<br>□ 定期门诊随访<br>□ 监测血常规、血生化、电解质、血压 |
| 病情<br>变异<br>记录 | □ 无　□ 有，原因：<br>1.<br>2. | □ 无　□ 有，原因：<br>1.<br>2. |
| 医师<br>签名 | | |

## （二）护士表单

### 成人纯红细胞再生障碍性贫血临床路径护士表单

适用对象：第一诊断为成人纯红细胞再生障碍性贫血（ICD-10：D60.900x001）

| 患者姓名： | | | 性别： | 年龄： | 门诊号： | 住院号： |
|---|---|---|---|---|---|---|
| 住院日期：　　年　月　日 | | | 出院日期：　　年　月　日 | | | 标准住院日：21 天 |

| 时间 | 住院第 1 天 | 住院第 2 天 |
|---|---|---|
| 健康宣教 | □ 介绍主管医师、护士<br>□ 介绍环境、设施<br>□ 介绍住院注意事项<br>□ 向患者宣教健康基本常识，如戒烟、戒酒等 | □ 指导患者正确留取标本<br>□ 主管护士与患者沟通，了解并指导心理应对<br>□ 宣教疾病知识、用药知识及饮食注意事项<br>□ 告知骨髓穿刺术的相关内容<br>□ 进行输血相关教育 |
| 护理处置 | □ 核对患者姓名，佩戴腕带<br>□ 建立入院护理病历<br>□ 卫生处置：剪指（趾）甲、沐浴、更换病号服<br>□ 根据实验室检查单完成相关检查 | □ 观察患者病情变化<br>□ 遵医嘱继续对症支持治疗<br>□ 协助患者完成各项检查化验<br>□ 完善护理记录 |
| 基础护理 | □ 一级护理<br>□ 晨晚间护理<br>□ 患者安全管理 | □ 一级护理<br>□ 晨晚间护理<br>□ 患者安全管理 |
| 专科护理 | □ 护理查体<br>□ 需要时填写跌倒及压疮防范表<br>□ 需要时请家属陪护<br>□ 心理护理 | □ 遵医嘱完成相关检查<br>□ 心理护理<br>□ 遵医嘱正确给药<br>□ 提供并发症依据 |
| 重点医嘱 | □ 详见医嘱执行单 | □ 详见医嘱执行单 |
| 病情变异记录 | □ 无　□ 有，原因：<br>1.<br>2. | □ 无　□ 有，原因：<br>1.<br>2. |
| 护士签名 | | |

| 时间 | 住院第 3~20 天 | 住院第 21 天<br>（出院日） |
|---|---|---|
| 健康宣教 | □ 向患者讲解糖皮质激素的作用和不良反应<br>□ 主管护士与患者沟通，了解并指导心理应对<br>□ 向患者宣教复查血常规、网织红细胞、肝功能的必要性 | □ 对患者进行出院评估<br>□ 出院带药服用方法<br>□ 出院宣教，向患者交待出院后的注意事项，如复诊的时间，院外病情发生变化时的处理 |
| 护理处置 | □ 观察患者的病情变化<br>□ 遵医嘱应用各种药物<br>□ 完善护理记录 | □ 办理出院手续<br>□ 完成床单位的终末消毒 |
| 基础护理 | □ 一级护理<br>□ 晨晚间护理<br>□ 患者安全管理 | □ 二级护理<br>□ 晨晚间护理<br>□ 患者安全管理 |
| 专科护理 | □ 遵医嘱完成相关检查<br>□ 观察患者骨髓穿刺术后穿刺点的观察和处理<br>□ 需要时填写跌倒及压疮防范表<br>□ 需要时请家属陪护<br>□ 心理护理 | □ 评估患者的生命体征<br>□ 心理护理 |
| 重点医嘱 | □ 详见医嘱执行单 | □ 详见医嘱执行单 |
| 病情变异记录 | □ 无　□ 有，原因：<br>1.<br>2. | □ 无　□ 有，原因：<br>1.<br>2. |
| 护士签名 | | |

## （三）患者表单

### 成人纯红细胞再生障碍性贫血临床路径患者表单

适用对象：第一诊断为成人纯红细胞再生障碍性贫血（ICD-10：D60.900x001）

| 患者姓名： | 性别： | 年龄： | 门诊号： | 住院号： |

| 住院日期： | 年 月 日 | 出院日期： | 年 月 日 | 标准住院日：21 天 |

| 时间 | 住院第 1 天 | 住院第 2~20 天 | 住院第 21 天<br>（出院日） |
|---|---|---|---|
| 医患配合 | □ 配合医师询问病史、既往史、用药史及过敏史收集资料<br>□ 配合医师进行体格检查<br>□ 配合完成相关检查，如心电图等<br>□ 有任何不适告知医师 | □ 配合完善如采血、留尿、心电图、X 线等相关检查等<br>□ 医师向患者及家属介绍病情，如有异常结果需进一步检查<br>□ 配合完成骨髓穿刺术<br>□ 配合用药及治疗<br>□ 配合医师调整用药<br>□ 有任何不适告知医师 | □ 接受出院指导<br>□ 了解复查程序<br>□ 获得出院小结和诊断证明 |
| 护患配合 | □ 配合测量体重、体温、脉搏、呼吸、血压、血氧饱和度等<br>□ 配合护士完成护理评估单<br>□ 接受入院宣教（环境介绍、病室规定、贵重物品管理、病区管理等）<br>□ 配合完成医嘱实验室检查单<br>□ 有不适随时告诉护士 | □ 配合测量体温、脉搏、呼吸、血压、询问每日排便情况等<br>□ 接受相关化验检查宣教，正确留取标本，配合检查<br>□ 接受输液、服药治疗<br>□ 注意活动安全，避免跌倒或坠床<br>□ 配合执行探视及陪护制度<br>□ 接受疾病及用药等相关知识指导<br>□ 有不适随时告诉护士 | □ 接受出院宣教<br>□ 办理出院手续<br>□ 获取出院带药<br>□ 知道服药方法、作用、注意事项<br>□ 知道复印病历方法 |
| 饮食 | □ 正常饮食 | □ 正常饮食 | □ 正常饮食 |
| 排泄 | □ 正常排尿便 | □ 正常排尿便 | □ 正常排尿便 |
| 活动 | □ 适度活动 | □ 适度活动 | □ 适度活动 |

## 附：原表单（2016 年版）

### 成人纯红细胞再生障碍性贫血临床路径表单

适用对象：第一诊断为成人纯红细胞再生障碍性贫血（ICD-10：D60.900x001）

| 患者姓名： | 性别： | 年龄： | 门诊号： | 住院号： |
|---|---|---|---|---|
| 住院日期： 年 月 日 | 出院日期： 年 月 日 | | 标准住院日：21 天 | |

| 时间 | 住院第 1 天 | 住院第 2 天 |
|---|---|---|
| 主要诊疗工作 | □ 向家属告知病重或病危并签署病重或病危通知书<br>□ 患者家属签署骨髓穿刺同意书、输血知情同意书<br>□ 询问病史及体格检查<br>□ 完成病历书写<br>□ 开实验室检查单<br>□ 上级医师查房<br>□ 根据血象及凝血象决定是否成分输血 | □ 上级医师查房<br>□ 完成入院检查<br>□ 骨髓穿刺：骨髓形态学检查、细胞遗传学、组织化学、干细胞培养和 GPI<br>□ 根据骨髓、血象及凝血象决定是否成分输血<br>□ 完成必要的相关科室会诊<br>□ 住院医师完成上级医师查房记录等病历书写 |
| 重要医嘱 | **长期医嘱**<br>□ 血液病一级护理常规<br>□ 饮食：普通饮食/糖尿病饮食/其他<br>□ 补液治疗（必要时）<br>□ 其他医嘱<br>**临时医嘱**<br>□ 血常规、尿常规、粪便常规，血型，血生化，电解质，凝血功能，输血前检查<br>□ X 线胸片、心电图、腹部 B 超<br>□ 超声心动（视患者情况而定）<br>□ 输血医嘱（必要时）<br>□ 其他医嘱 | **长期医嘱**<br>□ 患者既往基础用药<br>□ 补液治疗（必要时）<br>□ 其他医嘱<br>**临时医嘱**<br>□ 骨髓穿刺<br>□ 骨髓形态学检查、细胞遗传学、组织化学、干细胞培养和 GPI<br>□ 血常规<br>□ 输血医嘱（必要时）<br>□ 其他医嘱 |
| 主要护理工作 | □ 介绍病房环境、设施和设备<br>□ 入院护理评估 | □ 宣教（血液病知识） |
| 病情变异记录 | □ 无 □ 有，原因：<br>1.<br>2. | □ 无 □ 有，原因：<br>1.<br>2. |
| 护士签名 | | |
| 医师签名 | | |

| 时间 | 住院第 3~5 天 |
|---|---|
| 主要<br>诊疗<br>工作 | □ 根据初步骨髓结果制定治疗方案<br>□ 患者家属签署治疗知情同意书<br>□ 重要脏器保护<br>□ 上级医师查房<br>□ 住院医师完成病程记录 |
| 重要<br>医嘱 | **长期医嘱**<br>□ 免疫抑制治疗<br>□ 每天检测血压<br>□ 补液治疗（必要时）<br>□ 重要脏器功能保护：保肝等<br>□ 其他医嘱<br>**临时医嘱**<br>□ 输血医嘱（必要时）<br>□ 心电监测（必要时）<br>□ 每周复查血生化、电解质<br>□ 每天复查血常规<br>□ 静脉插管及维护、换药（如需要）<br>□ 其他医嘱 |
| 主要<br>护理<br>工作 | □ 随时观察患者病情变化<br>□ 心理与生活护理<br>□ 治疗期间嘱患者多饮水 |
| 病情<br>变异<br>记录 | □ 无　□ 有，原因：<br>1.<br>2. |
| 护士<br>签名 | |
| 医师<br>签名 | |

| 时间 | 住院第 6~20 天 | 住院第 21 天<br>（出院日） |
|------|------|------|
| 主要诊疗工作 | □ 上级医师查房，注意病情变化<br>□ 住院医师完成病历书写<br>□ 每日或隔日复查血常规<br>□ 注意观察体温、血压、体重等<br>□ 成分输血（必要时）<br>□ 加用环孢素，注意监测环孢素 A 浓度 | □ 上级医师查房，进行疗效评估，确定有无并发症情况，明确是否出院<br>□ 完成出院记录、病案首页、出院证明书等<br>□ 向患者交代出院后的注意事项，如返院复诊的时间、地点，发生紧急情况时的处理等 |
| 重要医嘱 | **长期医嘱**<br>□ 洁净饮食<br>□ 其他医嘱<br>**临时医嘱**<br>□ 免疫抑制治疗医嘱<br>□ 血常规、尿常规、粪便常规<br>□ 血生化、电解质<br>□ 输血医嘱（必要时）<br>□ 影像学检查（必要）<br>□ 静脉插管维护、换药<br>□ 其他医嘱 | **出院医嘱**<br>□ 出院带药<br>□ 定期门诊随访<br>□ 监测血常规、血生化、电解质、血压 |
| 主要护理工作 | □ 随时观察患者情况<br>□ 心理与生活护理 | □ 指导患者办理出院手续 |
| 病情变异记录 | □ 无　□ 有，原因：<br>1.<br>2. | □ 无　□ 有，原因：<br>1.<br>2. |
| 护士签名 | | |
| 医师签名 | | |

# 第五章

# 地中海贫血临床路径释义

## 【医疗质量控制指标】

指标一、地中海贫血诊断。

指标二、地中海贫血铁过载诊断，祛铁治疗时机和适应证。

指标三、地中海贫血患者妊娠时进行产前检查及相关筛查。

## 一、地中海贫血编码

1. 原编码：

疾病名称及编码：地中海贫血（ICD-10：D56）

2. 修改编码：

疾病名称及编码：地中海贫血（ICD-10：D56.900）

## 二、临床路径检索方法

D56.900

## 三、国家医疗保障疾病诊断相关分组（CHS-DRG）

MDCQ 血液、造血器官及免疫疾病和功能障碍

QS2 溶血性贫血

## 四、地中海贫血临床路径标准住院流程

### （一）地中海贫血诊断

1. 目的：确立地中海贫血一般诊疗的标准操作规程，确保患者诊疗的正确性和规范性。

2. 范围：适用于地贫患者的诊断及其治疗

> **释义**
>
> ■ 一种或几种珠蛋白肽链合成部分或全部缺如而引起的遗传溶血性疾病，通常为常染色体隐性，俗称地中海贫血或海洋性贫血。
>
> ■ 根据所缺乏的珠蛋白链种类及缺乏程度进行分类，α 珠蛋白链缺乏者称为 α 珠蛋白生成障碍性贫血，β 珠蛋白链缺乏者称为 β 地中海贫血。

3. 诊断依据：根据《血液病诊断及疗效标准（第 4 版）》（沈悌、赵永强主编，科学出版社）及《血液病学（第 2 版）》（张之南等主编，人民卫生出版社）。

> **释义**
>
> ■ 诊断主要依据临床表现、血液学改变、遗传学和分子生物学检查确定，血红蛋白电泳是确诊的主要依据，遗传学检查可确定是杂合子、纯合子还是双重杂合子，分子生物学检查能明确基因突变的类型。
>
> ■ 依据临床轻重程度不同又可以分为静止型、轻型、中间型、重型。

4. 进入路径标准:

(1) 第一诊断为地中海贫血。

(2) 当患者同时具有其他疾病诊断，但在住院期间不需要特殊处理，也不影响第一诊断的临床路径流程实施时，可以进入路径。

5. 分型:

(1) α 地中海贫血是 α 珠蛋白链合成不足的结果，α 珠蛋白基因缺失数目多少与 α 珠蛋白链缺乏程度及临床表现严重性呈正相关。当正常人与 α 地中海贫血基因携带者结合，或是夫妇双方都是 α 地中海贫血基因携带者，就会产生四种表现型:

1) $\alpha^+$ 基因与正常 α 基因携带者结合，α/β 链合成比值基本正常，产生静止型 α 地中海贫血 ($\alpha_2$ 杂合子)。

2) $\alpha_0$ 基因与正常 α 基因携带者结合，α/β 链合成比值减少到 0.7，产生 α 地中海贫血特征 ($\alpha_1$ 杂合子)。静止型携带者及 α 地中海贫血特征者无任何症状及特征。

3) HbH 病 ($\alpha_1$ 与 $\alpha_2$ 双重杂合子): HbH 患者出生时与正常婴儿一样，未满 1 岁前多无贫血症状，随着年龄增长逐渐出现典型的 HbH 病特征，表现为轻至中度的慢性贫血，约 2/3 以上患者有肝脾肿大，无地中海贫血外貌，生长发育正常。

4) Hb 巴氏胎儿水肿综合征: $\alpha_0$ 基因的纯合子，往往在妊娠 30~40 周成为死胎，流产或早产后胎儿绝大部分在数小时内死亡。

(2) β 地中海贫血是由于 β 珠蛋白基因突变导致 β 珠蛋白链合成不足而引起的贫血。

1) 轻型 β 地中海贫血: 为杂合子 β 地中海贫血，多数患者无贫血，贫血可因感染、妊娠等情况加重，脾脏可轻度肿大。

2) 中间型 β 地中海贫血: 不依赖输血，临床表现介于重型与轻型 β 地中海贫血之间。

3) 重型 β 地中海贫血: 为纯合子 β 地中海贫血，β 珠蛋白链合成完全被抑制 ($\beta^0$ 地中海贫血)，须定期输血维持生命。发育缓慢，肝脾进行性肿大，贫血进行性加重，身体矮小、肌肉无力，骨骼变形，头颅增大，形成典型的"地中海贫血外貌"。

> **释义**
>
> ■ 分型:
>
> (1) α 地中海贫血是 α 珠蛋白链合成不足的结果，α 珠蛋白基因缺失数目多少与 α 珠蛋白链缺乏程度及临床表现严重性呈正相关。当正常人与 α 地中海贫血基因携带者结合，或是夫妇双方都是 α 地中海贫血基因携带者，依据病情轻重程度分为四种表现型:
>
> 1) 静止型携带者: 1 个 α 基因受累，无临床表现，成人极难诊断，须借助基因分析。

2）标准型（轻型或1型）：2个α基因受累，无临床症状和体征，多在家系调查时发现，双亲一方可为α地中海贫血。

3）血红蛋白H病（HbH病）　重型：3个α基因受累，双亲均为α地中海贫血。患儿出生时情况良好，生后1年出现贫血和脾大，约1/3患者有骨骼改变。

4）红蛋白巴氏胎儿水肿综合征：4个α基因全部缺失，是最严重的类型。多在妊娠30~40周时胎死宫内；如非死胎，婴儿呈发育不良、全身水肿伴腹水、心肺窘迫、肝、脾增大，多在出生后数小时内因严重缺氧而死亡。

（2）β地中海贫血是由于β珠蛋白基因突变导致β珠蛋白链合成不足而引起的贫血。

1）携带者无症状及体征，红细胞体积小。

2）轻型：一般无临床表现或轻度贫血，常在检查或体检时发现。轻度黄疸、肝脾大和下肢溃疡。HbA2大于3.5%，HbF不超过5%。

3）中间型：出生时正常，通常2岁发病，肝脾增大、特殊面容（上颌前突、颧骨隆起、眼距增宽、鼻梁塌陷）、骨质疏松、关节病变、发育滞后、身材矮小、贫血性心脏病。HbF浓度10%左右。

4）重型（Cooley贫血）：通常3~6个月发病，出现进行性贫血、黄疸及肝脾大，尤以脾大为著。发育不良、智力迟钝、性成熟障碍、骨质疏松甚至发生病理性骨折。可并发胆石症和下肢溃疡。预后差，多在5岁左右死亡，少数患者依赖输血能存活至20~30岁。

■ 根据临床表现和血液学检查，结合家系调查可做出正确诊断，轻型患者需要基因检测才能确诊。

■ 诊断疾病时应该明确分型。

■ 若合并症不需要处理，可以进入该路径。

6. 病史采集：现病史应包括患者症状（贫血、感染等相关症状），初始时间、严重程度以及相关治疗情况。既往史、个人史应详细询问有无家族史（非常重要），询问其他重要脏器疾病史。体检应包括：贫血、出血相关体征，有无特殊面容、躯体畸形，有无感染病灶等。

**释义**

■ 患儿出生时无症状，3~12个月开始发病，进行性贫血，面色苍白伴发育不良，常伴黄疸，症状随年龄增长而加重。

■ 重型的患儿，生长发育迟缓、身体矮小、肌肉无力、骨骼变形，头颅增大，额部、顶部、枕部及颧骨隆起，鼻梁塌陷，眼距增宽，上颌及牙齿前突，形成典型的"地中海贫血外貌"。查体可有脾大。

■ 地中海贫血是遗传性疾病，既往史及家族史对于诊断有很重要的作用。

■ 感染会加重溶血发作，应该积极预防和治疗各类感染。

7. 检查项目：

（1）常规：①血常规（含网织红细胞计数及白细胞分类）；②尿常规试验；③粪便常规；④血型；⑤病毒感染相关标志物检测。

（2）溶血相关检查：①外周血涂片瑞氏染色（观察成熟红细胞形态）；②血浆游离血红蛋白、血浆结合珠蛋白测定；③哈姆试验、库姆斯试验（直接、间接），如为阳性，则测定亚型；④红细胞盐水渗透脆性试验（EOF），含孵育后EOF；⑤酸化甘油溶血试验（AGLT50）；⑥蔗糖高渗冷溶血试验（SHTCL）；⑦葡萄糖-6-磷酸脱氢酶（G6PD）、丙酮酸激酶（PK）、葡萄糖磷酸异构酶（GPI）、嘧啶5'-核苷酸酶（P5'N）活性测定；⑧热不稳定试验（HIT）；⑨异丙醇试验（IPT）；⑩高铁血红蛋白还原试验（MHb-RT）；⑪抗碱血红蛋白测定（HbF）、血红蛋白 $A_2$ 定量（$HbA_2$）；⑫血红蛋白电泳；⑬α/β 肽链合成比例分析；⑭SDS-PAGE红细胞膜蛋白电泳；⑮地中海贫血基因缺陷全套分析。

（3）骨髓：①形态学分类；②骨髓病理活检+嗜银染色；③N-ALP（血涂片）、有核红细胞PAS染色、铁染色；④骨髓透射电镜检查（有核红细胞超微结构异常）；⑤染色体核型。

（4）生化检查：①肝功能、肾功能、血糖；②电解质六项；③乳酸脱氢酶及同工酶；④血清铁四项；⑤血清铁蛋白、叶酸、维生素 $B_{12}$ 水平。

（5）免疫学：①免疫学全套检查（抗核抗体、ENA抗体谱、循环免疫复合物、库姆斯试验、类风湿因子、C反应蛋白、IgG、IgA、IgM、C3、C4）；②淋巴细胞亚群；③甲功全项。

（6）其他：①心电图；②X线胸片；③腹部超声；④泌尿系超声；⑤心脏彩超；⑥心脏、肝脏磁共振，评价脏器铁负荷。

**释义**

■ 血常规、骨髓象和血红蛋白电泳分析对于诊断地中海贫血是必要的检查项目。

■ 铁代谢指标有利于鉴别缺铁性贫血，叶酸及维生素 $B_{12}$ 的含量测定除外营养性贫血。

■ 溶血相关的检查项目，如游离血红蛋白、结合珠蛋白、库姆斯试验除外自身免疫性溶血性贫血；哈姆试验、CD55、CD59等除外阵发性睡眠性血红蛋白尿，葡萄糖-6-磷酸脱氢酶（G6PD）、丙酮酸激酶（PK）、葡萄糖磷酸异构酶（GPI）、嘧啶5'-核苷酸酶（P5'N）活性测定除外血红蛋白酶病所致的溶血性贫血。

■ 基因诊断是地中海贫血诊断的"金标准"，采用限制性内切酶片段长度多态性（RFLP）连锁分析、PCR-限制酶切法、等位基因特异性寡核苷酸探针（PCR-ASO）点杂交、反向点杂交（RDB）和DNA测序等方法检测地贫基因缺陷的类型和位点。

■ 影像学检查有利于评估患者的一般情况，心脏及肝脏磁共振对于心脏及肝脏铁过载的评估有重要价值。

**（二）地中海贫血的治疗**

1. α地中海贫血分型治疗：

（1）静止型携带者无须治疗。

（2）HbH病患者有急性溶血症状、贫血严重时可以输血。

（3）贫血不严重的无需治疗，贫血严重、经常发生感染或溶血加重者可考虑作脾切除术或脾动脉栓塞治疗，疗效良好。

（4）Hb巴氏胎儿水肿综合征多于出生前死亡，目前无治疗办法，重点在于预防。

2. β地中海贫血分型治疗：轻型β地中海贫血无需治疗，中间型及重型β地中海贫血采用以下措施治疗：

（1）输血：维持患儿的正常血红蛋白水平，以防慢性血氧不足。重型β地中海贫血主张采用高输血法维持患者Hb在100~120g/L之间。中间型β地中海贫血大多数平时无需依赖长期规则输血，若感染后，暂时的 Hb 下降，输血后可回升，对孕妊娠期间的中间型 β 地中海贫血患者，需规则输血。

（2）铁螯合剂治疗：长期反复输血及骨髓红系细胞造血过盛，体内铁负荷过重，可引起血色病。接受输血 10 单位红细胞或血清铁蛋白浓度在 1000μg/L 以上时应开始应用祛铁治疗。目前可选择的铁螯合剂有：祛铁胺（Desferrioxamine，DFO），祛铁酮（Deferiprone，L1），及地拉罗司（Deferasirox，Exjade）。

（3）脾切除及脾动脉栓塞：对巨脾或/和脾功能亢进者可行脾切除术或脾动脉栓塞术，以减轻溶血。

（4）抗氧化剂：如维生素 E 50mg/d，维生素 C 100~200mg/d；阿魏酸钠（当归的成分之一），剂量为 150~300mg/d 等能稳定红细胞膜，减轻溶血。

（5）γ 珠蛋白基因活化剂：如羟基脲剂量为 25~50mg/（kg·d），5-氮胞苷（Azacytidine，5-Aza）、白消安、丁酸钠类等药物，能活化 γ 珠蛋白基因的表达，增加 γ 珠蛋白链的合成，增加 HbF 的合成，改善贫血症状。该类药物对中间型 β 地中海贫血效果较好，但对重型 β 地中海贫血效果较差。

（6）造血干细胞移植：异基因骨髓移植、外周血干细胞移植及脐带血移植是目前根治重型 β 珠蛋白生成障碍性贫血的唯一方法。

**释义**

■ 红细胞输注：规范性终身输血是治疗的关键措施，维持血红蛋白 90~105g/L 才能基本保证患儿正常生长发育，允许正常的日常活动，抑制骨髓及髓外造血；①Hb＜90g/L 时启动输血计划；②输血后 Hb 维持在 90~140g/L，使患儿的生长发育接近正常、防止骨骼病变。但是容易导致继发性血色病。

■ 祛铁治疗：血清铁蛋白是反映机体铁负荷状况最简单实用的方法，血清铁蛋白升高提示铁负荷增加，但需排除感染、肝炎或肝损害。输血次数≥10 次，或血清铁蛋白＞1000μg/L 开始祛铁治疗，开始治疗后每 3~6 个月监测血清铁蛋白，血清铁蛋白＜1000μg/L 时暂停祛铁治疗。常用祛铁药物：①祛铁胺：三价铁离子螯合剂，能与三价铁离子结合成铁胺复合物，半衰期为 20~30 分钟，代谢后主要通过尿液排出；②祛铁酮：口服铁螯合剂，药物代谢半衰期为 3~4 小时，经葡萄糖醛酸化代谢失活，最终主要经尿液排出。标准剂量为 75mg/（kg·d），分 3 次口服，每日最大剂量不超过 100mg/kg。常见的不良反应是关节痛、一过性的谷丙转氨酶升高，还有胃肠道反应和锌缺乏、粒细胞减少症和缺乏症，密切监测血常规。③地拉罗司：三价铁口服螯合剂，药物代谢半衰期 8~16 小时，24 小时达血药峰值，3 天后浓度达稳定状态，代谢后主要经粪便排出。常用剂量为 20mg/（kg·d）。常见不良反应：胃肠道反应、皮疹以及谷丙转氨酶升高，偶有听觉减退；可引起血肌酐升高。建议定期检查肾功能，肾功能不全时慎用。

■ 脾切除对中间型地中海贫血的疗效较好，重型效果差；脾切除可致严重感染，应在 5 岁以后施行并严格掌握适应证。

■ 造血干细胞移植（hematopoietic stem cell transplantation，HSCT）是重型地中海贫血患者唯一的治愈措施。但地中海贫血移植的清髓、免疫清除都较恶性血液病患者更困难，造血干细胞移植后不易植活，移植排斥率增高，移植相关病死率（transplantation related mortality，TRM）高。

> ■ 氧化剂加重溶血,尽量避免。
> ■ 感染会加重溶血,避免感染,有感染需要根治。
> ■ 基因治疗是基于基因修正的自体造血干细胞移植。临床前和临床研究均已证明采用病毒载体进行基因治疗的可行性和有效性,但仍有许多因素限制其进入常规临床应用,如价格昂贵,有效的干细胞数量和质量、基因转导效率、基因表达水平和载体不良反应等。

### (三) 标准住院日

8~10 天内。

### (四) 治疗开始时间

诊断后第 1 天。

### (五) 出院标准

1. 一般情况良好。
2. 没有需要住院处理的并发症和/或合并症。

> **释义**
> ■ 地中海贫血患者常因铁过载会有心脏、肝脏和内分泌的功能异常,出院期间尽量保证患者的重要脏器的功能。

### (六) 变异及原因分析

溶血危象、再障危象、常规治疗无效、发生严重并发症等,则退出本路径。

> **释义**
> ■ 发生严重溶血的地中海贫血患者病情重,住院时间长,花费大,退出本路径。

## 五、地中海贫血临床路径给药方案

### 【用药选择】

抗氧化剂:维生素 E、维生素 C 既可以稳定细胞膜,又具有抗氧化作用,减轻氧化剂对红细胞的破坏作用。

γ 珠蛋白基因活化剂:常用羟基脲、白消安、5-杂氮胞苷等能增加 γ 珠蛋白的合成。

异基因造血干细胞移植:不易植活,移植排斥率高,移植相关病死率高给治疗造成一定的困难。

祛铁治疗:对于输血依赖,血清铁蛋白> 1000μg/L 时,或存在血色病的患者需要进行祛铁治疗。

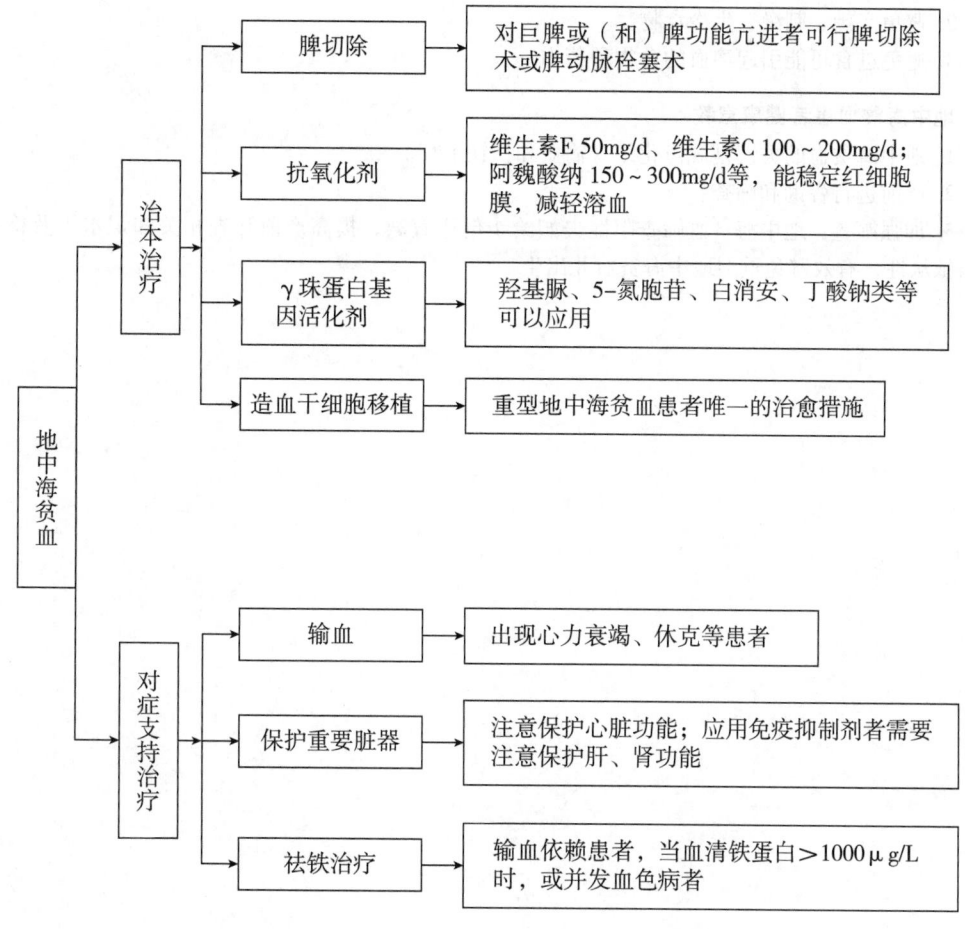

**【药学提示】**

γ珠蛋白基因活化剂：常用羟基脲、白消安、5-杂氮胞苷等，这些药物会抑制骨髓造血，远期不良反应大。

**【注意事项】**

祛铁剂常见不良反应：胃肠道反应、皮疹；以及谷丙转氨酶升高，偶有听觉减退；可引起血肌酐升高，建议定期检查肾功能，肾功能不全时慎用。

## 六、地中海贫血护理规范

1. 密切观察病情变化：持续心电监测，密切观察生命体征、意识、心率、血氧饱和度变化、贫血进展程度，皮肤黏膜有无黄疸。

2. 迅速给重症患者建立静脉通路，维持重要脏器功能。

3. 输血的护理：①严格遵医嘱为患者输血，体温不超过38℃的情况下进行输血治疗；②核准患者的交叉配血报告，保证输血成分、血型、数量、输血时间和处理措施无误；③核查患者的个人资料，遵医嘱输血。

4. 用药观察与护理。

5. 心理护理。

## 七、地中海贫血营养治疗规范

1. 进食高蛋白、高热量、高维生素的食物。

2. 避免辛辣、刺激、生冷食物。

3. 避免进食可能引起溶血的食物和药物。

## 八、地中海贫血患者健康宣教

1. 地中海贫血的关键是规范化终身输血和祛铁治疗。

2. 产前进行咨询和筛查。

3. 加强筛查：地中海贫血筛查阳性夫妇给予健康宣教，提高产前筛查相关知识水平及检查依从性，有效避免重型地中海贫血儿出生。

## 九、推荐表单

### （一）医师表单

#### 地中海贫血临床路径医师表单

适用对象：第一诊断为地中海贫血（ICD-10：D56.900）

| 患者姓名： | 性别： | 年龄： | 门诊号： | 住院号： |
| --- | --- | --- | --- | --- |
| 住院日期：　年　月　日 | 出院日期：　　年　月　日 | | 标准住院日：8~10天 | |

| 时间 | 住院第1天 | 住院第2天 |
| --- | --- | --- |
| 主要诊疗工作 | □ 询问病史及体格检查<br>□ 完成病历书写<br>□ 开实验室检查单<br>□ 对症支持治疗<br>□ 病情告知，必要时向患者家属告知病重或病危，并签署病重或病危通知书<br>□ 患者家属签署输血及骨髓穿刺知情同意书 | □ 上级医师查房<br>□ 完成入院检查<br>□ 骨髓穿刺术（形态学检查）<br>□ 继续对症支持治疗<br>□ 完成必要的相关科室会诊<br>□ 完成上级医师查房记录等病历书写<br>□ 向患者及家属交代病情及其注意事项 |
| 重点医嘱 | **长期医嘱**<br>□ 血液病一级护理<br>□ 饮食<br>□ 视病情通知病重或病危<br>□ 其他医嘱<br>**临时医嘱**<br>□ 血常规、网织红细胞及分类、网织红细胞、尿常规、粪便常规+隐血<br>□ 肝功能、肾功能、电解质、红细胞沉降率、凝血功能、抗链"O"、C反应蛋白、血型、输血前检查<br>□ 铁蛋白检测<br>□ X线胸片、心电图、腹部B超<br>□ 输注红细胞（有适应证时）<br>□ 其他医嘱 | **长期医嘱**<br>□ 患者既往基础用药<br>□ 其他医嘱<br>**临时医嘱**<br>□ 血常规及网织红细胞<br>□ 骨髓穿刺：骨髓形态学<br>□ 输注红细胞（有适应证时）<br>□ 溶血相关检查：网织红细胞、血浆游离血红蛋白和结合珠蛋白、HBF、HBA_2等、胆红素、尿胆原、尿含铁血黄素；免疫球蛋白和补体、抗人球蛋白试验、冷凝集试验；单价抗体测红细胞膜附着的IgG、A、M和C3；冷热溶血试验<br>□ 地中海贫血基因全套检查<br>□ 凝血功能<br>□ 病原微生物培养、影像学检查（必要时）<br>□ 其他医嘱 |
| 病情变异记录 | □ 无　□ 有，原因：<br>1.<br>2. | □ 无　□ 有，原因：<br>1.<br>2. |
| 医师签名 | | |

| 时间 | 住院第 3~7 天 | 住院第 8~10 天<br>（出院日） |
|---|---|---|
| 主要诊疗工作 | □ 上级医师查房<br>□ 复查血常规及网织红细胞，观察血红蛋白变化<br>□ 根据体检、辅助检查、骨髓检查结果和既往资料，进行鉴别诊断和确定诊断<br>□ 根据其他检查结果进行鉴别诊断，判断是否合并其他疾病<br>□ 开始治疗，积极处理并发症<br>□ 保护重要脏器功能<br>□ 完成病程记录 | □ 上级医师查房，进行评估，确定有无并发症，明确是否出院<br>□ 完成出院记录、病案首页、出院证明书等<br>□ 向患者交代出院后的注意事项，如返院复诊的时间、地点、发生紧急情况时的处理等 |
| 重点医嘱 | 长期医嘱（视情况可第 1 天起开始治疗）<br>□ 如有感染，积极控制<br>□ 贫血严重，积极输血<br>□ 输血次数超过 10 次，或铁蛋白＞1000μg/L，心脏磁共振检查<br>□ 如有必要，开始祛铁治疗<br>□ 重要脏器保护<br>□ 其他医嘱<br>临时医嘱<br>□ 复查血常规<br>□ 复查血生化、电解质<br>□ 对症支持<br>□ 其他医嘱 | 出院医嘱<br>□ 出院带药<br>□ 定期门诊随访<br>□ 监测血常规和网织红细胞 |
| 病情变异记录 | □ 无 □ 有，原因：<br>1.<br>2. | □ 无 □ 有，原因：<br>1.<br>2. |
| 医师签名 | | |

## （二）护士表单

### 地中海贫血临床路径护士表单

适用对象：第一诊断为地中海贫血（ICD-10：D56.900）

| 患者姓名： | 性别： 年龄： 门诊号： | 住院号： |
|---|---|---|
| 住院日期： 年 月 日 | 出院日期： 年 月 日 | 标准住院日：8~10天 |

| 时间 | 住院第1~3天 | 住院第4~7天 | 住院第8~10天 |
|---|---|---|---|
| 健康宣教 | □ 介绍主管医师、护士<br>□ 介绍环境、设施<br>□ 介绍住院注意事项<br>□ 向患者宣教健康基本常识 | □ 指导患者正确留取标本<br>□ 主管护士与患者沟通，了解并指导心理应对<br>□ 宣教疾病知识、用药知识及特殊检查操作过程<br>□ 告知检查及操作前后饮食、活动及探视注意事项及应对方式 | □ 康复和锻炼<br>□ 定时复查<br>□ 出院带药服用方法<br>□ 饮食等注意事项 |
| 护理处置 | □ 核对患者姓名，佩戴腕带<br>□ 建立入院护理病历<br>□ 卫生处置：剪指（趾）甲、沐浴、更换病号服 | □ 随时观察患者病情变化<br>□ 遵医嘱<br>□ 协助患者完成各项检查化验 | □ 办理出院手续<br>□ 办理出院小结 |
| 基础护理 | □ 一级护理<br>□ 患者安全管理 | □ 二级护理<br>□ 晨晚间护理<br>□ 患者安全管理 | □ 三级护理<br>□ 晨晚间护理<br>□ 患者安全管理 |
| 专科护理 | □ 护理查体<br>□ 需要时填写跌倒及压疮防范表<br>□ 需要时请家属陪护<br>□ 心理护理 | □ 遵医嘱完成相关检查<br>□ 心理护理<br>□ 遵医嘱正确给药<br>□ 提供并发症依据 | □ 病情观察：评估患者生病体征<br>□ 心理护理 |
| 重点医嘱 | □ 详见医嘱执行单 | □ 详见医嘱执行单 | □ 详见医嘱执行单 |
| 病情变异记录 | □ 无 □ 有，原因：<br>1.<br>2. | □ 无 □ 有，原因：<br>1.<br>2. | □ 无 □ 有，原因：<br>1.<br>2. |
| 护士签名 | | | |

## （三）患者表单

### 地中海贫血临床路径患者表单

适用对象：第一诊断为地中海贫血（ICD-10：D56.900）

| 患者姓名： | 性别： | 年龄： | 门诊号： | 住院号： |
| --- | --- | --- | --- | --- |
| 住院日期： 年 月 日 | 出院日期： 年 月 日 | | | 标准住院日：8~10天 |

| 时间 | 入院当日 | 住院第2~7天 | 住院第8~10天 |
| --- | --- | --- | --- |
| 医患配合 | □ 配合医师询问病史、既往史、用药史及过敏史收集资料<br>□ 配合医师进行体格检查<br>□ 有任何不适告知医师 | □ 配合完善如采血、留尿、心电图、X线等相关检查等<br>□ 医师向患者及家属介绍病情，如有异常结果需进一步检查<br>□ 配合用药及治疗<br>□ 配合医师调整用药<br>□ 有任何不适告知医师 | □ 接受出院指导<br>□ 了解复查程序<br>□ 获得出院小结和诊断证明 |
| 护患配合 | □ 配合测量体重、体温、脉搏、呼吸、血压、血氧饱和度等<br>□ 配合护士完成护理评估单<br>□ 接受入院宣教（环境介绍、病室规定、贵重物品管理、病区管理等）<br>□ 有不适随时告知护士 | □ 配合测量体温、脉搏、呼吸、血压、询问每日排便情况等<br>□ 接受相关化验检查宣教，正确留取标本，配合检查<br>□ 接受输液、服药治疗<br>□ 注意活动安全，避免跌倒或坠床<br>□ 配合执行探视及陪护制度<br>□ 接受疾病及用药等相关知识指导<br>□ 有不适随时告知护士 | □ 接受出院宣教<br>□ 办理出院手续<br>□ 获取出院带药<br>□ 知道服药方法、作用、注意事项<br>□ 知道复印病历方法 |
| 饮食 | □ 正常饮食 | □ 正常饮食 | □ 正常饮食 |
| 排泄 | □ 正常排尿便 | □ 正常排尿便 | □ 正常排尿便 |
| 活动 | □ 适度活动 | □ 适度活动 | □ 适度活动 |

## 附：原表单（2016 年版）

### 地中海贫血临床路径表单

适用对象：第一诊断为地中海贫血（ICD-10：D56.900）

| 患者姓名： | 性别： | 年龄： | 门诊号： | 住院号： |
|---|---|---|---|---|
| 住院日期：　　年　月　日 | 出院日期：　　年　月　日 | | | 标准住院日：8~10 天内 |

| 时间 | 住院第 1 天 | 住院第 2 天 |
|---|---|---|
| 主要诊疗工作 | □ 询问病史及体格检查<br>□ 完成病历书写<br>□ 开实验室检查单<br>□ 对症支持治疗<br>□ 病情告知，必要时向患者家属告知病重或病危，并签署病重或病危通知书<br>□ 患者家属签署输血及骨髓穿刺知情同意书 | □ 上级医师查房<br>□ 完成入院检查<br>□ 骨髓穿刺术（形态学检查）<br>□ 继续对症支持治疗<br>□ 完成必要的相关科室会诊<br>□ 完成上级医师查房记录等病历书写<br>□ 向患者及家属交代病情及其注意事项 |
| 重点医嘱 | **长期医嘱**<br>□ 血液病护理常规<br>□ 一级或二级护理<br>□ 饮食<br>□ 视病情通知病重或病危<br>□ 其他医嘱<br>**临时医嘱**<br>□ 血常规、网织及分类、网织红细胞、尿常规、粪便常规+隐血、输血前的感染相关标志物<br>□ 肝肾功能、电解质、红细胞沉降率、凝血功能、抗链 "O"、C 反应蛋白、血型、输血前检查<br>□ X 线胸片、心电图、腹部 B 超<br>□ 输注红细胞（有适应证时）<br>□ 其他医嘱 | **长期医嘱**<br>□ 患者既往基础用药<br>□ 其他医嘱<br>**临时医嘱**<br>□ 血常规及网织<br>□ 骨髓穿刺：骨髓形态学<br>□ 输注红细胞（有适应证时）<br>□ 溶血相关检查：网织红细胞、血浆游离血红蛋白和结合珠蛋白、HBF、$HBA_2$ 等、胆红素、尿胆原、尿含铁血黄素；免疫球蛋白和补体、库姆斯试验、冷凝集试验；单价抗体测红细胞膜附着的 IgG、A、M 和 C3；冷热溶血试验<br>□ 地中海贫血基因全套检查<br>□ 凝血功能<br>□ 病原微生物培养、影像学检查（必要时）<br>□ 其他医嘱 |
| 主要护理工作 | □ 介绍病房环境、设施和设备<br>□ 入院护理评估<br>□ 宣教 | □ 观察患者病情变化 |
| 病情变异记录 | □ 无　□ 有，原因：<br>1.<br>2. | □ 无　□ 有，原因：<br>1.<br>2. |
| 护士签名 | | |
| 医师签名 | | |

| 时间 | 住院第 3~6 天 | 住院第 7~10 天<br>（出院日） |
|---|---|---|
| 主要诊疗工作 | □ 上级医师查房<br>□ 复查血常规及网织红细胞，观察血红蛋白变化<br>□ 根据体检、辅助检查、骨髓检查结果和既往资料，进行鉴别诊断和确定诊断<br>□ 根据其他检查结果进行鉴别诊断，判断是否合并其他疾病<br>□ 开始治疗，积极处理并发症<br>□ 保护重要脏器功能<br>□ 完成病程记录 | □ 上级医师查房，进行评估，确定有无并发症情况，明确是否出院<br>□ 完成出院记录、病案首页、出院证明书等<br>□ 向患者交代出院后的注意事项，如返院复诊的时间、地点、发生紧急情况时的处理等 |
| 重点医嘱 | **长期医嘱（视情况可第 1 天起开始治疗）**<br>□ 如有感染，积极控制<br>□ 贫血严重，积极输血<br>□ 如有必要，开始祛铁治疗<br>□ 重要脏器保护：抑酸、补钙等<br>□ 其他医嘱<br>**临时医嘱**<br>□ 复查血常规<br>□ 复查血生化、电解质<br>□ 对症支持<br>□ 其他医嘱 | **出院医嘱**<br>□ 出院带药<br>□ 定期门诊随访<br>□ 监测血常规和网织红细胞 |
| 主要护理工作 | □ 观察患者病情变化 | □ 指导患者办理出院手续 |
| 病情变异记录 | □ 无　□ 有，原因：<br>1.<br>2. | □ 无　□ 有，原因：<br>1.<br>2. |
| 护士签名 | | |
| 医师签名 | | |

# 第六章

# 自身免疫性溶血性贫血临床路径释义

**【医疗质量控制指标】**

指标一、明确原发性还是继发性自身免疫性溶血性贫血，继发性自身免疫性溶血性贫血要明确其基础疾病。

指标二、免疫抑制剂治疗期间预防感染，尤其是真菌和病毒感染。

指标三、预防疾病复发，对于反复复发者需积极寻找潜在的基础疾病。

## 一、自身免疫性溶血性贫血编码

1. 原编码：

疾病名称及编码：自身免疫性溶血性贫血（ICD-10：D59.101/D59.603）

2. 修改编码：

疾病名称及编码：药物性自身免疫性溶血性贫血（ICD-10：D59.0）

自身免疫性溶血性贫血，其他的（ICD-10：D59.1）

阵发性夜间血红蛋白尿（ICD-10：D59.5）

血红蛋白尿，其他外因性溶血症引起的（ICD-10：D59.6）

## 二、临床路径检索方法

D59.0/D59.1/D59.5/D59.6

## 三、国家医疗保障疾病诊断相关分组（CHS-DRG）

MDCQ 血液、造血器官及免疫疾病和功能障碍

QS2 溶血性贫血

## 四、自身免疫性溶血性贫血临床路径标准住院流程

### （一）适用对象

第一诊断为药物性自身免疫性溶血性贫血（ICD-10：D59.001）。

> **释义**
>
> ■ 自身免疫性溶血性贫血（Autoimmune Hemolytic Anemia，AIHA）是免疫功能异常导致 B 细胞功能亢进，产生自身红细胞抗体、红细胞吸附自身抗体和/或补体、致使红细胞破坏加速、超过骨髓代偿的一组溶血性贫血。根据自身抗体与红细胞最适反应温度，AIHA 可分为温抗体型（37℃，占 60%~80%）、冷抗体型（20℃，占 20%~30%）和温冷抗体混合型（约占 5%）。
>
> ■ AIHA 分为原发性和继发性。约 50% 的温抗体型 AIHA 为继发性，可继发于淋巴细胞增殖性疾病，如慢性淋巴细胞白血病、非霍奇金淋巴瘤、霍奇金淋巴瘤、巨大淋巴结增生症、骨髓纤维化等、实体瘤、自身免疫性疾病、感染、药物、原发免疫缺陷病、妊娠以及异基因造血干细胞移植后等。

**（二）诊断依据**

根据《血液病诊断和疗效标准（第 4 版）》（沈悌、赵永强主编，科学出版社，2018），《自身免疫性溶血性贫血诊断与治疗中国专家共识（2017 年版）》[中华血液学杂志，2017，38（4）：265-267.]。

1. 温抗体型自身免疫性溶血性贫血（AIHA）：

（1）符合溶血性贫血的临床和实验室表现。

（2）库姆斯试验（Coombs test）阳性，通常为 IgG、IgG+C3 型，偶尔为 IgA 型。

（3）如果库姆斯试验阴性，但临床表现符合，糖皮质激素等免疫抑制剂治疗有效，又能除外其他溶血性贫血，可考虑为库姆斯试验阴性的自身免疫性溶血性贫血。

（4）需进一步追查是否继发于：风湿性疾病（尤其是系统性红斑狼疮）、淋巴增殖性疾病（慢性淋巴细胞白血病、淋巴瘤）、慢性炎症（溃疡性结肠炎、慢性肝炎）、感染（细菌、病毒、支原体）、非淋巴系肿瘤（卵巢囊肿、肝癌）和药物（青霉素类、奎尼丁）。

2. 冷凝集素综合征（CAS）：

（1）符合溶血性贫血的临床和实验室表现：寒冷环境下出现耳廓、鼻尖及手指发绀，加温后消失，可有贫血或黄疸的体征；实验室检查发现总胆红素和间接胆红素升高，反复发作者有含铁血黄素尿等。

（2）冷凝集素试验阳性。

（3）库姆斯试验几乎均为补体 C3 型。

3. 阵发性冷性血红蛋白尿（PCH）：

（1）符合溶血性贫血的临床和实验室表现：如受凉后血红蛋白尿发作，发作时出现贫血且进展迅速，实验室检查发现总胆红素和间接胆红素升高，反复发作者有含铁血黄素尿等。

（2）冷-热溶血试验阳性。

（3）Coombs 试验为补体 C3 型。

---

**释义**

■ **病史**：应该注意询问现病史、既往史、个人史和家族史。了解贫血的诱因、出现时间、严重程度，溶血发作是否与温度有关？是否与药物有关？详细询问伴随症状，如消瘦、乏力、发热、感染、脱发、皮疹、关节痛及口腔溃疡等。既往史应该询问患者是否存在自身免疫性疾病的病史、有无射线、药物及毒物接触史。

■ **临床表现**：依据临床起病的急缓，温抗体型 AIHA 分为急性和慢性，急性溶血发作症状重，寒战、高热、呕吐、腰背痛等，严重者有休克表现。慢性者可仅有轻度乏力、黄疸。

■ 贫血一般为正细胞、正色素性贫血，网织红细胞的比例及绝对值明显增高，血涂片中红细胞碎片易见。

■ **骨髓象**：红系增生活跃，粒系比例相对下降，部分红细胞伴随病态造血，注意与骨髓增生异常综合征（MDS）鉴别。

■ 感染可诱发慢性 AIHA 发生溶血危象，需要与再生障碍性贫血鉴别。

■ 抗人球蛋白试验，又称库姆斯试验，是诊断 AIHA 的重要依据。直接库姆斯试验是检测红细胞上有自身抗体，间接试验是检查血清中自身抗体。直接库姆斯试验较间接试验对 AIHA 更有诊断价值，大多数为 IgG+C3。

■ 若库姆斯试验阴性，且能充分排除其他溶血性贫血，可试用肾上腺糖皮质激素，若有效，可诊断为库姆斯试验阴性的 AIHA。常见假阴性的情况：①红细胞表面自身抗体数量低于检测阈值；②红细胞表面自身抗体亲和力低，在预处理过程中被洗脱；③由 IgA 或 IgM 致敏红细胞介导溶血，而无补体参与。

■ **冷凝集素综合征（CAS）**：AIHA 的一种类型，在较低的温度下，自身抗体（多数为 IgM）作用于患者自身红细胞，红细胞发生凝集，阻塞末梢微循环，发生手足发绀或溶血。自身抗体与抗原发生作用的最适宜温度是 0~4℃，31~32℃及以上的温度，抗体与红细胞抗原发生完全可逆的分解，症状迅速消失。本综合征可以是特发性，但多数为继发性，如可继发于淋巴系统的恶性肿瘤、支原体或 EB 病毒感染等。

■ **阵发性冷性血红蛋白尿症（PCH）**：是一种很少见的溶血性疾病，患者体内产生一种冷反应性 IgG 型抗体（D-L 抗体），当温度低于 20℃时 D-L 抗体结合于红细胞表面，温度升至 37℃时，发生溶血，一般受寒后急性发病，出现严重贫血，血红蛋白尿；冷热溶血试验阳性；库姆斯试验阳性 C3 型。可以是特发性，或继发于麻疹、腮腺炎、水痘、流行性感冒、传染性单核细胞增多症等病毒感染。

## （三）治疗方案的选择

根据《临床血液学（第 2 版）》（邓家栋主编，上海科学技术出版社，2020），《临床诊疗指南·血液病学分册（第 1 版）》（中华医学会编著，人民卫生出版社，2006），《自身免疫性溶血性贫血诊断与治疗中国专家共识（2017 年版）》［中华血液学杂志，2017，38（4）：265-267］，《Guidelines on the management of drug-induced immune and secondary autoimmune, haemolytic anaemia（2017）》［British Journal of Haematology，2017，177（2）：208-220］。

1. 糖皮质激素。
2. 其他免疫抑制剂：CD20 单克隆抗体、环孢菌素、环磷酰胺、硫唑嘌呤、长春新碱等。
3. 脾切除：药物治疗效果不满意，且反复发作者；糖皮质激素耐药或需要大剂量糖皮质激素才能维持疗效时。
4. 输血：输血须谨慎，必要时输注洗涤红细胞。
5. 其他治疗：
（1）达那唑。
（2）静脉输注大剂量免疫球蛋白。
（3）血浆置换疗法。
（4）补充叶酸。
（5）网织红细胞减低的患者可考虑使用 EPO。

> **释义**
>
> ■ **脾切除**：糖皮质激素耐药或需要大剂量糖皮质激素才能维持疗效时。
>
> ■ 糖皮质激素为治疗温抗体型 AIHA 的一线药物，治疗 3 周无效或需要泼尼松 15mg/d 以上才能维持者，应改换其他疗法。二线免疫抑制药物：环磷酰胺、硫唑嘌呤、长春新碱、环孢素等可抑制自身抗体合成。抗 CD20 单克隆抗体利妥昔单抗治疗 AIHA 有不错的疗效。
>
> ■ **脾切除**是二线治疗方案，可以通过切除脾脏减少自身抗体的产生，同时去除破坏致敏红细胞的主要器官，但目前尚无预测手术疗效的可靠方法，其适应证：①糖

皮质激素治疗无效；②有糖皮质激素应用的禁忌证或不能耐受者；③糖皮质激素维持剂量≥15mg/d者。

■ 输血：因输血有可能加重溶血，需要慎重，一般只用于溶血危象或出现心肺功能障碍者，应输注洗涤红细胞，要缓慢输注。

■ 糖皮质激素治疗CAS和PCH无效，应加强对症支持治疗。

■ AIHA患者需要补充造血原料，如叶酸等。

■ 10%~15%AIHA患者网织红细胞比例不高反低，可以应用红细胞生成素，在应用期间需要注意血栓风险、高血压的发生。

■ 糖皮质激素应用超过3个月的患者建议进行真菌预防。

■ 应用抗-CD20单克隆抗体治疗时，建议应用静脉丙种球蛋白。

### (四) 标准住院日

14天内。

### (五) 进入路径标准

1. 第一诊断必须符合ICD-10：D59.001/D59.101/D59.102自身免疫性溶血性贫血疾病编码。
2. 当患者同时具有其他疾病诊断，但在住院期间不需要特殊处理，也不影响第一诊断的临床路径流程实施时，可以进入路径。

> **释义**
>
> ■ 继发性AIHA患者需寻找原发病并积极处理。
>
> ■ 不影响AIHA诊断的并发症并不影响患者进入路径，可能延长住院时间、增加医疗费用。

### (六) 住院期间检查项目

1. 必需的检查项目：

(1) 血常规+分类、网织红细胞、尿常规、粪便常规+隐血。

(2) 肝功能（包括乳酸脱氢酶、直接和间接胆红素）、肾功能、电解质、输血前检查、红细胞沉降率、凝血功能、C反应蛋白、血型鉴定、自身抗体谱筛查。

(3) 血浆游离血红蛋白和结合珠蛋白、尿胆原、尿含铁血黄素。

(4) 免疫球蛋白、补体、抗人球蛋白试验（直接和间接试验）、冷凝集素试验、冷-热溶血试验。

(5) 叶酸和维生素$B_{12}$水平测定。

(6) 流式细胞仪检测外周血细胞CD55、CD59、Flear。

(7) 骨髓形态学检查。

(8) 流式细胞仪检测外周血和骨髓淋巴细胞表型，排除淋巴细胞增殖性肿瘤。

(9) X线胸片、心电图、腹部超声。

2. 根据患者病情可选择的检查项目：

(1) 检测红细胞自身抗体IgG、A、M和补体C3。

(2) 冷-热溶血试验若阳性应做梅毒、病毒等有关检查。

（3）凝血功能、尿游离血红蛋白。

3. 发热或疑有感染者可选择：病原微生物培养、影像学检查。

---

**释义**

■ 血常规能够明确贫血的程度，若血小板减少，应除外伊文思综合征，血涂片可以明确红细胞形态，除外先天性溶血性贫血，如遗传性球形红细胞增多症、遗传性口形红细胞增多。

■ 伊文思试验对于明确 AIHA 的诊断有决定性作用。

■ 感染相关检查、肿瘤相关检查、骨髓检查了解是否为继发性 AIHA。

■ 肝肾功能了解患者的基本情况，了解是否存在并发症。

■ 免疫学指标检查：除外继发于自身免疫性疾病的 AIHA。

■ 溶血相关检查：CD55、CD59、Flear 检查能除外阵发性睡眠性血红蛋白尿（PNH）、葡萄糖-6-磷酸脱氢酶（G6PD）、丙酮酸激酶（PK）的活性除外红细胞酶缺陷引发的溶血性贫血，血红蛋白电泳除外珠蛋白生成异常导致的溶血性贫血。

■ 输血前的相关检查（乙型肝炎、丙型肝炎、梅毒和 HIV）和血型鉴定需要备用，严重溶血患者需要输注洗涤红细胞。

---

### （七）治疗开始时间

诊断第 1 天。

### （八）治疗方案与药物选择

1. 糖皮质激素作为首选治疗：
（1）常规起始剂量［泼尼松 0.5~1.5mg/（kg·d）］。
（2）视病情可选用短疗程大剂量给药。

2. CD20 单克隆抗体治疗：对于不能耐受糖皮质激素者、或需要大剂量糖皮质激素维持疗效者者，可选 CD20 单克隆抗体治疗。

3. 若 CD20 单克隆抗体过敏，可以选用其他免疫抑制剂：如环孢菌素、环磷酰胺、长春新碱、硫唑嘌呤等。

4. 急症治疗：适用于严重贫血、溶血危象、需要紧急手术或分娩者。
（1）输注洗涤红细胞。
（2）血浆置换：对 IgM 型冷抗体效果较好（37℃时 80% IgM 型抗体呈游离状态），但对其他吸附在红细胞上温抗体效果不佳，且置换带入大量补体。
（3）其他药物：静脉大剂量免疫球蛋白对部分 AIHA 患者有效。

---

**释义**

■ 溶血难以控制、严重贫血导致重要脏器衰竭时需要考虑输血，输注洗涤红细胞能在短时间内迅速补充患者血红蛋白浓度，改善患者缺氧症状，洗涤红细胞能去除红细胞以外的血液成分（白细胞、血小板、血浆蛋白等），降低非溶血性输血反应。

■ 糖皮质激素是治疗温抗体 AIHA 的一线药物，常用剂量为泼尼松 0.5~1.0 mg/（kg·d），起效时间是 1~3 周，溶血严重、极重度贫血和伊文思综合征等患者需要应用甲泼尼龙 100~200 mg/d，10~14 天；或者 250~1000mg/d，起效多在第 2 周，如果 3 周无效，后期起效的可能性很小，需要考虑二线治疗。糖皮质激素治疗的有效率为 70%~85%，但治愈率只有 20%~30%。治疗达标后，泼尼松剂量应在几周内减至 20~30mg/d，总治疗时间应>6 个月，治疗时间少于 6 个月的复发率高和疗效持续时间短。

■ 丙种球蛋白：0.4g/(kg·d)，连用 5 天，或 1.0 g/(kg·d)，连用 2 天，可有一定疗效，但疗效短暂。

■ 脾切除：应用大剂量糖皮质激素治疗后 2 周后溶血和贫血无改善；或每日需较大剂量泼尼松（≥15mg/d）者；或不能耐受泼尼松、免疫抑制剂治疗，或有禁忌证者应考虑脾切除治疗。脾切除前最好检测红细胞寿命和扣留试验，预估切脾疗效。

■ 抗 CD20 单克隆抗体治疗 AIHA 具有良好疗效，目前已经作为首选的二线治疗方案，老年人、有手术禁忌或评估手术风险过高、意愿非手术治疗以及激素治疗依赖性温抗体型 AIHA 患者更是如此，一些中心已经将其联合糖皮质激素作为 AIHA 的一线治疗方案。每周 375mg/m²，共 4 次。每次 100 毫克/周，4 周，治疗也获得良好疗效。利妥昔单抗常见不良反应主要是输注过敏反应，少见进行性多灶性白质脑病、乙型病毒性肝炎病毒激活和感染。

■ 糖皮质激素应用超过 3 个月者，建议真菌预防治疗。

■ 抗 CD20 单克隆抗体治疗期间，建议联合应用小剂量静脉丙种球蛋白。

### (九) 出院标准

1. 一般情况良好。
2. 没有需要住院处理的并发症和/或合并症。

> **释义**
>
> ■ 若无明显并发症，可以考虑院外继续口服糖皮质激素，定期门诊随诊。若存在并发症，是否需要继续住院治疗由主管医师决定。
>
> ■ 糖皮质激素治疗期间，注意预防该药的不良反应：高血糖、高血压、感染、骨质疏松等，并且需要密切注意是否有感染迹象。

### (十) 变异及原因分析

溶血危象、再障危象、常规治疗无效、发生严重并发症等，则退出该路径。

> **释义**
>
> ■ 糖皮质激素疗效欠佳时，应该对患者的病情重新进行评估。
>
> ■ 存在溶血危象或再生障碍危象的患者，需要采用非常规治疗，退出本路径。
>
> ■ 出现严重合并症和并发症，干扰 AIHA 的诊疗进程，退出本路径。
>
> ■ 继发性 AIHA 预后与基础疾病明显相关，基础疾病决定了 AIHA 的预后，需要退出本路径。
>
> ■ 糖皮质激素和脾切除治疗冷抗体型 AIHA 无效，退出本路径。建议：可给予抗 CD20 单克隆抗体、环孢素、环磷酰胺等药物。

**五、自身免疫性溶血性贫血临床路径给药方案**

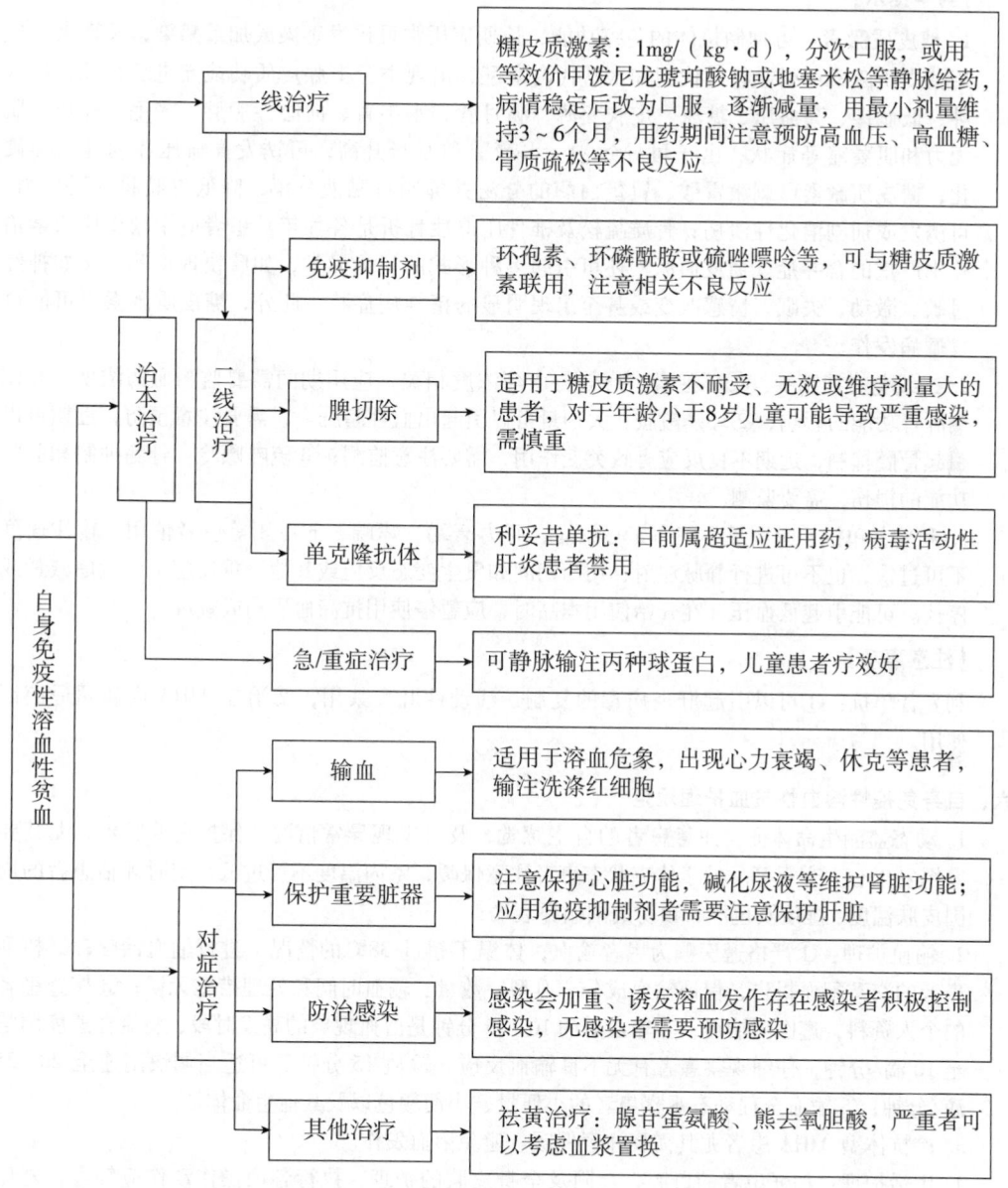

**【用药选择】**

1 糖皮质激素：糖皮质激素是治疗温抗体 AIHA 的一线药物，常用剂量为泼尼松 0.5～1.0 mg/（kg·d），起效时间是 1~3 周，溶血严重、极重度贫血和伊文思综合征等患者需要应用甲泼尼龙 100~200 mg/d，10~14 天；或者 250~1000mg/d，起效多在第 2 周，如果 3 周无效，后期起效的可能性很小，需要考虑二线治疗。

2. 环孢素：可以巩固糖皮质激素的疗效，减少 AIHA 的复发率，一般常规剂量为 3~5mg/（kg·d）。

3. 环磷酰胺：可用于治疗难治、复发 AIHA。

4. 利妥昔单抗：用于难治、复发 AIHA 的治疗，文献中有两种剂量应用，一种是标准的 $375mg/(m^2 \cdot w)$，另外一种是小剂量，每周 100mg，目前尚无统一标准。

【药学提示】

1. 糖皮质激素：可抑制机体的免疫功能，长期应用常可诱发感染或加重感染；长期大量应用糖皮质激素可引起物质代谢和水盐代谢紊乱，出现类肾上腺皮质功能亢进综合征，如水肿、低血钾、高血压、糖尿、皮肤变薄、满月脸、水牛背、向心性肥胖、多毛、痤疮、肌无力和肌萎缩等症状；由于可导致钠、水潴留和血脂升高，可诱发高血压和动脉粥样硬化；糖皮质激素还可刺激胃酸、胃蛋白酶的分泌并抑制胃黏液分泌，降低胃黏膜的反抗力，可诱发或加剧消化性溃疡；骨质疏松及椎骨压迫性骨折是各种年龄患者应用糖皮质激素治疗中严重的合并症。糖皮质激素还可引起多种形式的行为异常，如欣快现象等，又如神经过敏、激动、失眠、情感改变或甚至出现明显的精神病症状。此外，糖皮质激素也可能诱发癫痫发作。

2. 二线免疫抑制剂：①环孢素：疗效与血药浓度相关，应用期间需要监测血药浓度，并监测肝肾功能的影响；②环磷酰胺：大剂量可以引起出血性膀胱炎，需要注意预防，近期可以引起骨髓抑制，远期不良反应有致突变作用，需要注意监测；③硫唑嘌呤：骨髓抑制和肝肾功能的损伤，需要监测。

3. 利妥昔单抗：有明显心脏病如心绞痛、心力衰竭、哮喘、低血压等患者慎用；输注速度不可过快，也不可进行静脉注射；用药期间如发生变态反应或其他严重反应，应考虑减量或停药。可能引起低血压，在开始使用本品时，应暂停使用用抗高血压药或减量。

【注意事项】

利妥昔单抗：①可以引起肝炎病毒的复制，活动性肝炎禁用；②治疗 AIHA 尚属超适应证使用。

### 六、自身免疫性溶血性贫血护理规范

1. 动态监测生命体征，注意患者的自主感觉，及时发现异常情况，保护重要脏器，尤其要警惕发生心力衰竭等。处于休克状态患者注意保暖，室内温度不可过低，定时评估患者的周围皮肤温度、湿度及色泽，预防周围循环衰竭；

2. 输血护理：①严格遵医嘱为患者输血，体温不超过 38℃ 的情况下进行输血治疗；②核准患者的交叉配血报告，保证输血成分、血型、数量、输血时间和处理措施无误；③核查患者的个人资料，遵医嘱输血；④输血后的 10~15 分钟是溶血现象的高发时段，将滴注速度调整至 10 滴/分钟，仔细观察患者有无不良输血反应。输血 15 分钟后可适当调快滴速至 20~25 滴/分钟；⑤输血全程动态观察患者的小便量、小便颜色以及其他生命体征。

3. 冷抗体型 AIHA 患者尤其需要注意保暖，避免溶血发作。

4. 生活护理：加强患者的口腔、会阴及全身皮肤的护理，执行各项操作动作应轻柔，避免损伤黏膜导致出血，预防感染；预防消化道出血，观察患者大便的性状，及时留取标本。

5. 心理护理：主动询问患者的感受，安抚其焦虑或抑郁情绪，加强护患交流，帮助患者增强治疗信心。

### 七、自身免疫性溶血性贫血营养治疗规范

1. 均衡饮食，要保证足够的优质蛋白的摄入，饮食保证新鲜水果、蔬菜等。

2. 长期应用糖皮质激素后发生高血糖时，采用糖尿病饮食，即尽量控制主食量。

3. 肾功能异常时，充分保证蛋白质-氨基酸的摄入，一般常用必需氨基酸含量高的蛋白质，并兼顾维生素和矿物质的摄入。

**八、自身免疫性溶血性贫血患者健康宣教**

1. 预防交叉感染，加强各种防护措施，预防受寒感冒和感染性的疾病。
2. 尽量避免可能诱发溶血发作的药物和食物。
3. 尽量避免劳累、感染等，这些情况有可能诱发溶血发作。
4. 感觉不适及时就医，及时发现病情复发。

## 九、推荐表单

### （一）医师表单

#### 自身免疫性溶血性贫血临床路径医师表单

适用对象：第一诊断为自身免疫性溶血性贫血（ICD-10：D59.101/D59.601）

| 患者姓名： | 性别： | 年龄： | 门诊号： | 住院号： |
| --- | --- | --- | --- | --- |
| 住院日期：　年　月　日 | 出院日期：　年　月　日 | | | 标准住院：14 天 |

| 时间 | 住院第 1 天 | 住院第 2 天 |
| --- | --- | --- |
| 主要诊疗工作 | □ 询问病史及体格检查<br>□ 完成病历书写<br>□ 开实验室检查单<br>□ 对症支持治疗<br>□ 病情告知，必要时向患者家属告知病重或病危，并签署病重或病危通知书<br>□ 患者家属签署输血及骨髓穿刺知情同意书 | □ 上级医师查房<br>□ 完成入院检查<br>□ 骨髓穿刺术（形态学检查）<br>□ 继续对症支持治疗<br>□ 完成必要的相关科室会诊<br>□ 完成上级医师查房记录等病历书写<br>□ 向患者及家属交代病情及其注意事项 |
| 重点医嘱 | **长期医嘱**<br>□ 血液病护理常规<br>□ 一级护理<br>□ 饮食<br>□ 视病情通知病重或病危<br>□ 其他医嘱<br>**临时医嘱**<br>□ 血常规、网织及分类、网织红细胞、尿常规、粪便常规+隐血<br>□ 肝肾功能、电解质、红细胞沉降率、凝血功能、抗链"O"、C 反应蛋白、血型、输血前检查<br>□ X 线胸片、心电图、腹部 B 超<br>□ 输注红细胞（有适应证时）<br>□ 其他医嘱 | **长期医嘱**<br>□ 患者既往基础用药<br>□ 其他医嘱<br>**临时医嘱**<br>□ 血常规及网织<br>□ 骨髓穿刺：骨髓形态学<br>□ 输注红细胞（有适应证时）<br>□ 溶血相关检查：网织红细胞、血浆游离血红蛋白和结合珠蛋白、HbF、HBA$_2$ 等、胆红素、尿胆原、尿含铁血黄素；免疫球蛋白和补体、抗人球蛋白试验、冷凝集试验；单价抗体测红细胞膜附着的 IgG、A、M 和 C3；冷热溶血试验<br>□ 凝血功能<br>□ 病原微生物培养、影像学检查（必要时）<br>□ 其他医嘱 |
| 病情变异记录 | □ 无　□ 有，原因：<br>1.<br>2. | □ 无　□ 有，原因：<br>1.<br>2. |
| 医师签名 | | |

| 时间 | 住院第 3~13 天 | 住院第 14 天<br>（出院日） |
|------|------|------|
| 主要诊疗工作 | □ 上级医师查房<br>□ 复查血常规及网织红细胞，观察血红蛋白变化<br>□ 根据体检、辅助检查、骨髓检查结果和既往资料，进行鉴别诊断和确定诊断<br>□ 根据其他检查结果进行鉴别诊断，判断是否合并其他疾病<br>□ 开始治疗，积极处理并发症<br>□ 保护重要脏器功能<br>□ 注意糖皮质激素的不良反应，并对症处理<br>□ 注意是否有感染迹象<br>□ 完成病程记录 | □ 上级医师查房，进行评估，确定有无并发症情况，明确是否出院<br>□ 完成出院记录、病案首页、出院证明书等<br>□ 向患者交代出院后的注意事项，如返院复诊的时间、地点、发生紧急情况时的处理等 |
| 重点医嘱 | **长期医嘱（视情况可第 1 天起开始治疗）**<br>□ 糖皮质激素：常规剂量<br>□ 环孢素 [3~5mg/（kg·d）]<br>□ 重要脏器保护：祛黄、抑酸、补钙等<br>□ 其他医嘱<br>**临时医嘱**<br>□ 复查血常规<br>□ 复查血生化、电解质<br>□ 对症支持<br>□ 其他医嘱 | **出院医嘱**<br>□ 出院带药<br>□ 定期门诊随访<br>□ 监测血常规和网织红细胞 |
| 病情变异记录 | □ 无　□ 有，原因：<br>1.<br>2. | □ 无　□ 有，原因：<br>1.<br>2. |
| 医师签名 | | |

## （二）护士表单

### 自身免疫性溶血性贫血临床路径护士表单

适用对象：第一诊断为自身免疫性溶血性贫血（ICD-10：D59.101/ D59.601）

| 患者姓名： | 性别： 年龄： 门诊号： | 住院号： |
|---|---|---|
| 住院日期： 年 月 日 | 出院日期： 年 月 日 | 标准住院日：14 天 |

| 时间 | 住院第 1 天 | 住院第 2 天 |
|---|---|---|
| 健康宣教 | □ 介绍主管医师、护士<br>□ 介绍环境、设施<br>□ 介绍住院注意事项<br>□ 向患者宣教健康基本常识，如戒烟、戒酒等 | □ 指导患者正确留取标本<br>□ 主管护士与患者沟通，了解并指导心理应对<br>□ 宣教疾病知识、用药知识及饮食注意事项<br>□ 告知骨髓穿刺术的相关内容<br>□ 进行输血相关教育 |
| 护理处置 | □ 核对患者姓名，佩戴腕带<br>□ 建立入院护理病历<br>□ 卫生处置：剪指（趾）甲、沐浴、更换病号服<br>□ 根据实验室检查单、检查单完成相关检查 | □ 随时观察患者病情变化<br>□ 遵医嘱继续对症支持治疗<br>□ 协助患者完成各项检查化验<br>□ 完善护理记录 |
| 基础护理 | □ 一级护理<br>□ 晨晚间护理<br>□ 患者安全管理 | □ 一级护理<br>□ 晨晚间护理<br>□ 患者安全管理 |
| 专科护理 | □ 护理查体<br>□ 需要时填写跌倒及压疮防范表<br>□ 需要时请家属陪护<br>□ 心理护理 | □ 遵医嘱完成相关检查<br>□ 心理护理<br>□ 遵医嘱正确给药<br>□ CAS 和 PCH 患者做好保暖，必要时输液加温<br>□ 提供并发症依据 |
| 重点医嘱 | □ 详见医嘱执行单 | □ 详见医嘱执行单 |
| 病情变异记录 | □ 无 □ 有，原因：<br>1.<br>2. | □ 无 □ 有，原因：<br>1.<br>2. |
| 护士签名 | | |

| 时间 | 住院第 3~13 天 | 住院第 14 天<br>（出院日） |
|---|---|---|
| 健康宣教 | □ 向患者讲解糖皮质激素的作用和不良反应<br>□ 主管护士与患者沟通，了解并指导心理应对<br>□ 向患者宣教复查血常规、网织红细胞、肝功能的必要性 | □ 对患者进行出院评估<br>□ 出院带药服用方法<br>□ 出院宣教，向患者交代出院后的注意事项，如复诊的时间，院外病情发生变化时的处理 |
| 护理处置 | □ 观察患者的病情变化<br>□ 遵医嘱应用各种药物<br>□ 完善护理记录 | □ 办理出院手续<br>□ 完成床单位的终末消毒 |
| 基础护理 | □ 一级护理<br>□ 晨晚间护理<br>□ 患者安全管理 | □ 二级护理<br>□ 晨晚间护理<br>□ 患者安全管理 |
| 专科护理 | □ 遵医嘱完成相关检查<br>□ 观察患者骨髓穿刺术后穿刺点的观察和处理<br>□ CAS 和 PCH 患者做好保暖，必要时输液加温<br>□ 需要时填写跌倒及压疮防范表<br>□ 需要时请家属陪护<br>□ 心理护理 | □ 评估患者的生命体征<br>□ 心理护理 |
| 重点医嘱 | □ 详见医嘱执行单 | □ 详见医嘱执行单 |
| 病情变异记录 | □ 无　□ 有，原因：<br>1.<br>2. | □ 无　□ 有，原因：<br>1.<br>2. |
| 护士签名 | | |

## （三）患者表单

### 自身免疫性溶血性贫血临床路径患者表单

适用对象：第一诊断为自身免疫性溶血性贫血（ICD-10：D59.101/D59.601）

| 患者姓名： | | 性别： 年龄： 门诊号： | 住院号： |
| --- | --- | --- | --- |
| 住院日期： 年 月 日 | | 出院日期： 年 月 日 | 标准住院日：14天 |

| 时间 | 住院第1天 | 住院第2~13天 | 住院第14天<br>（出院日） |
| --- | --- | --- | --- |
| 医患配合 | □ 配合医师询问病史、既往史、用药史及过敏史收集资料<br>□ 配合医师进行体格检查<br>□ 配合完成相关检查，如心电图等<br>□ 有任何不适告知医师 | □ 配合完善如采血、留尿、心电图、X线等相关检查等<br>□ 医师向患者及家属介绍病情，如有异常结果需进一步检查<br>□ 配合完成骨髓穿刺术<br>□ 配合用药及治疗<br>□ 配合医师调整用药<br>□ 有任何不适告知医师 | □ 接受出院指导<br>□ 了解复查程序<br>□ 获得出院小结和诊断证明 |
| 护患配合 | □ 配合测量体重、体温、脉搏、呼吸、血压、血氧饱和度等<br>□ 配合护士完成护理评估单<br>□ 接受入院宣教（环境介绍、病室规定、贵重物品管理、病区管理等）<br>□ 配合完成医嘱实验室检查单<br>□ 有不适随时告诉护士 | □ 配合测量体温、脉搏、呼吸、血压、询问每日排便情况等<br>□ 接受相关化验检查宣教，正确留取标本，配合检查<br>□ 接受输液、服药治疗<br>□ 注意活动安全，避免跌倒或坠床<br>□ 配合执行探视及陪护制度<br>□ 接受疾病及用药等相关知识指导<br>□ 有不适随时告诉护士 | □ 接受出院宣教<br>□ 办理出院手续<br>□ 获取出院带药<br>□ 知道服药方法、作用、注意事项<br>□ 知道复印病历方法 |
| 饮食 | □ 正常饮食 | □ 正常饮食 | □ 正常饮食 |
| 排泄 | □ 正常排尿便 | □ 正常排尿便 | □ 正常排尿便 |
| 活动 | □ 适度活动 | □ 适度活动 | □ 适度活动 |

## 附：原表单（2016 年版）

### 自身免疫性溶血性贫血临床路径表单

适用对象：第一诊断为自身免疫性溶血性贫血（ICD-10：D59.001/D59.101/ D59.102）

| 患者姓名： | 性别： | 年龄： | 门诊号： | 住院号： |
| --- | --- | --- | --- | --- |
| 住院日期：　　年　月　日 | 出院日期：　　年　月　日 | | 标准住院日：14 天 | |

| 时间 | 住院第 1 天 | 住院第 2 天 |
| --- | --- | --- |
| 主要诊疗工作 | □ 询问病史及体格检查<br>□ 完成病历书写<br>□ 开实验室检查单<br>□ 对症支持治疗<br>□ 病情告知，必要时向患者家属告知病重或病危，并签署病重或病危通知书<br>□ 患者家属签署输血及骨髓穿刺知情同意书 | □ 上级医师查房<br>□ 完成入院检查<br>□ 骨髓穿刺术（形态学检查）<br>□ 继续对症支持治疗<br>□ 完成必要的相关科室会诊<br>□ 完成上级医师查房记录等病历书写<br>□ 向患者及家属交代病情及其注意事项 |
| 重点医嘱 | **长期医嘱**<br>□ 血液病护理常规<br>□ 一级护理<br>□ 饮食<br>□ 视病情通知病重或病危<br>□ 其他医嘱<br>**临时医嘱**<br>□ 血常规+分类、网织红细胞、尿常规、粪便常规+隐血<br>□ 肝肾功能、电解质、红细胞沉降率、凝血功能、抗"O"、C 反应蛋白、血型、输血前检查<br>□ X 线胸片、心电图、腹部 B 超<br>□ 输注洗涤红细胞（有适应证时）<br>□ 血浆置换（必要时）<br>□ 其他医嘱 | **长期医嘱**<br>□ 患者既往基础用药<br>□ 其他医嘱<br>**临时医嘱**<br>□ 血常规+分类、网织红细胞<br>□ 骨髓穿刺：骨髓形态学<br>□ 输注红细胞（有适应证时）<br>□ 自身抗体筛查<br>□ 溶血相关检查：网织红细胞、血浆游离血红蛋白和结合珠蛋白、胆红素、尿胆原、尿含铁血黄素；免疫球蛋白和补体、库姆斯试验、冷凝集试验；单价抗体测红细胞膜附着的 IgG、A、M 和 C3；尿游离血红蛋白、冷热溶血试验<br>□ 梅毒、病毒等有关检查<br>□ 凝血功能<br>□ 病原微生物培养、影像学检查（必要时）<br>□ 其他医嘱 |
| 主要护理工作 | □ 介绍病房环境、设施和设备<br>□ 入院护理评估<br>□ 宣教 | □ 观察患者病情变化 |
| 病情变异记录 | □ 无　□ 有，原因：<br>1.<br>2. | □ 无　□ 有，原因：<br>1.<br>2. |
| 护士签名 | | |
| 医师签名 | | |

| 时间 | 住院第 3~13 天 | 住院第 14 天<br>（出院日） |
|---|---|---|
| 主要诊疗工作 | □ 上级医师查房<br>□ 复查血常规+分类、网织红细胞，观察血红蛋白变化<br>□ 根据体检、辅助检查、骨髓检查结果和既往资料，进行鉴别诊断和确定诊断<br>□ 根据其他检查结果进行鉴别诊断，判断是否合并其他疾病<br>□ 开始治疗<br>□ 保护重要脏器功能<br>□ 注意观察糖皮质激素的不良反应，并对症处理<br>□ 完成病程记录 | □ 上级医师查房，进行评估，确定有无并发症情况，明确是否出院<br>□ 完成出院记录、病案首页、出院证明书等<br>□ 向患者交待出院后的注意事项，如返院复诊的时间、地点、发生紧急情况时的处理等 |
| 重点医嘱 | **长期医嘱（视情况可第 1 天起开始治疗）**<br>□ 糖皮质激素：常规起始剂量［泼尼松 0.5~1.5mg/（kg·d）］或短疗程大剂量给药<br>□ 静脉大剂量免疫球蛋白 0.4g/（kg·d）×5 天或 1.0g/（kg·d）×2 天（必要时）<br>□ 达那唑<br>□ 重要脏器保护：抑酸、补钙等<br>□ 其他医嘱<br>**临时医嘱**<br>□ 复查血常规<br>□ 复查血生化、电解质<br>□ 输注洗涤红细胞（有适应证时）<br>□ 血浆置换（必要时）<br>□ 对症支持<br>□ 其他医嘱 | **出院医嘱**<br>□ 出院带药<br>□ 定期门诊随访<br>□ 监测血常规和网织红细胞 |
| 主要护理工作 | □ 观察患者病情变化 | □ 指导患者办理出院手续 |
| 病情变异记录 | □ 无　□ 有，原因：<br>1.<br>2. | □ 无　□ 有，原因：<br>1.<br>2. |
| 护士签名 | | |
| 医师签名 | | |

# 第七章

# 急性髓系白血病临床路径释义

【医疗质量控制指标】

指标一、明确 MICM 分型，即细胞形态学、免疫学、细胞遗传学和分子生物学分型。诊断标准参照 WHO（2016）造血和淋巴组织肿瘤分类标准。

指标二、明确预后分层。

指标三、化疗期间预防感染，尤其是真菌感染。

指标四、规范完成化疗及中枢神经系统白血病预防。

## 一、急性髓系白血病编码

1. 原编码：

疾病名称及编码：急性髓系白血病（ICD-10：M9840/3；M9861/3；M9867/3；M9870-4/3；
　　　　　　　　　M9891-7/3；M9910/3；M9920/3）

2. 修改编码：

疾病名称及编码：急性髓样白血病（ICD-10：C92.0）

　　　　　　　　亚急性髓样白血病（ICD-10：C92.2）

　　　　　　　　髓样肉瘤（ICD-10：C92.3）

　　　　　　　　急性早幼粒细胞白血病（ICD-10：C92.4）

　　　　　　　　急性粒-单核细胞白血病（ICD-10：C92.5）

　　　　　　　　嗜碱性粒细胞白血病（ICD-10：C92.703）

　　　　　　　　急性单核细胞白血病（ICD-10：C93.0）

　　　　　　　　亚急性单核细胞白血病（ICD-10：C93.2）

　　　　　　　　急性红细胞增多症和红白血病（ICD-10：C94.0）

　　　　　　　　急性原巨核细胞白血病（ICD-10：C94.2）

　　　　　　　　急性全骨髓增殖症（ICD-10：C94.4）

　　　　　　　　急性骨髓纤维化（ICD-10：C94.5）

## 二、临床路径检索方法

C92.0/C92.2/ C92.3/C92.4/C92.5/C92.703/C93.0/C93.2/C94.0/C94.2/C94.4/C94.5

## 三、国家医疗保障疾病诊断相关分组（CHS-DRG）

MDCR 骨髓增生疾病和功能障碍，低分化肿瘤

RA2 淋巴瘤、白血病等伴其他手术

## 四、急性髓系白血病临床路径标准住院流程

### （一）适用对象

第一诊断急性髓系白血病（ICD-10：M9840/3；M9861/3；M9867/3；M9870-4/3；M9891-7/3；M9910/3；M9920/3）。

> **释义**
>
>     ■ 急性髓系白血病（acute myeloid leukemia，AML）是一种临床上常见的血液系统的恶性肿瘤性疾病，以骨髓、外周血或其他组织中髓系原始细胞克隆性增殖为其主要的疾病特点。

### （二）诊断依据

根据《World Health Organization Classification of Tumors. Pathology and Genetic of Tumors of Haematopoietic and Lymphoid Tissue》（GN Fuller 主编，Advances in Anatomic Pathology），《血液病诊断及疗效标准（第 4 版）》（沈悌、赵永强主编，科学出版社）。

1. 体检有或无以下体征：发热、皮肤黏膜苍白、皮肤出血点及淤斑、淋巴结及肝脾大、胸骨压痛等。
2. 血细胞计数及分类。
3. 骨髓检查：形态学（包括组化），活检（必要时）。
4. 免疫分型。
5. 细胞遗传学：核型分析、FISH（必要时）。
6. 有条件时行组合融合基因和预后相关基因突变检测。

> **释义**
>
>     ■ 本临床路径制订主要依据国内和国际的权威指南，上述临床资料及实验室检查是正确诊断 AML 的主要依据。
>     ■ 诊断要点：
>     急性髓系白血病诊断主要根据临床症状、体征及实验室检查来确定，其中最主要的是骨髓/外周血细胞形态学改变。骨髓或外周血髓系原始细胞比例 20% 以上即可明确急性髓系白血病的诊断，某些伴有重现性染色体异常者，例如 t（8；21）（q22；q22）、t（16；16）（p13；q22）、inv（16）（p13；q22）、t（15；17）（q22；q12），髓系原始细胞比例即使低于 20%，亦应当诊断为 AML。细胞化学、细胞免疫表型分析以及遗传学检查对进一步明确诊断、白血病分型及预后判断具有重要意义。
>     ■ 临床表现：所有临床表现由于正常骨髓造血衰竭以及白血病细胞浸润引起的相关症状，包括贫血、出血、感染以及髓外浸润等相关症状和体征。
>     ■ 实验室检查：
>     血常规：多数患者存在不同程度的贫血、白细胞增高以及血小板减少。多数患者白细胞分类可见不同比例原始/幼稚细胞。
>     骨髓形态学：多数病例骨髓象有核细胞显著增多，主要是白血病性的原幼细胞，偶有患者先表现全血细胞减少，骨髓增生低下，但细胞成分以髓系原始/幼稚细胞为主。
>     ■ AML 分型：依照 WHO2016。
>     AML 伴重现性遗传学异常
>         AML 伴 t（8；21）（q22；q22.1）；RUNX1-RUNX1T1
>         AML 伴 inv（16）（p13.1；q22）或 t（16；16）（p13.1；q22）；CBFB-MYH11
>         急性早幼粒细胞白血病（APL）伴 PML-RARA
>         AML 伴 t（9；11）（p21.3；q23.3）；MLLT3-KMT2A
>         AML 伴 t（6；9）（p23；q34.1）；DEK-NUP214

AML 伴 inv（3）（q21.3q26.2）或 t（3；3）（q21.3；q26.2）；GATA2，MECOM

AML（巨核细胞性）伴 t（1；22）（p13.3；q13.3）；RBM15-MKL1

AML 伴 NPM1 突变

AML 伴 CEBPA 双等位基因突变

暂时分型：AML 伴 BCR-ABL1[a]

暂时分型：AML 伴 RUNX1 突变[a]

AML 伴骨髓增生异常（MDS）相关改变

治疗相关性 AML

AML 非特指型

AML 伴微分化型

AML 伴未成熟型

AML 伴成熟型

急性粒-单核细胞白血病

急性单核细胞白血病

纯红白血病

急性巨核细胞白血病

急性嗜碱性粒细胞白血病

急性全髓增殖症伴骨髓纤维化

■ AML 的预后和分层因素

1. AML 不良预后因素：

· 年龄≥60 岁

· 此前有 MDS 或 MPN 病史

· 治疗相关性/继发性 AML

· 高白细胞（WBC≥100×10⁹/L）

· 合并 CNSL

· 合并髓外浸润（除外肝、脾、淋巴结受累）

2. 细胞遗传学/分子遗传学指标危险度分级：

目前国内主要是根据初诊时 AML 细胞遗传学和分子遗传学的改变进行 AML 遗传学预后分组，具体分组见表3。

表3 初治 AML 的细胞/分子遗传学分层

| 预后等级 | 细胞遗传学 | 分子遗传学 |
|---|---|---|
| 预后良好 | inv（16）（p13q22）或 t（16；16）（p13；q22）<br>t（8；21）（q22；q22） | NPM1 突变但不伴有 FLT3-ITD 突变，或者伴有低等位基因比 FLT3-ITD 突变[a]<br>CEBPA 双突变 |
| 预后中等 | 正常核型<br>T（9；11）（p22；q23）<br>其他异常 | inv（16）（p13；q22）或 t（16；16）（p13；q22）伴有 C-kit 突变[b]<br>t（8；21）（q22；q22）伴有 C-kit 突变[b]<br>NPM1 野生型但不伴有 FLT3-ITD 突变，或者伴有低等位基因比 FLT3-ITD 突变[a]（不伴有遗传学预后因素）<br>NPM1 突变伴有高等位基因比 FLT3-ITD 突变[a] |

续　表

| 预后等级 | 细胞遗传学 | 分子遗传学 |
|---|---|---|
| 预后不良 | 单体核型<br>复杂核型（≥3 种），不伴有 t（8；21）（q22；q22）、inv（16）（p13；q22）或 t（16；16）（p13；q22）或 t（1；17）（q22；q12）<br>-5<br>-7<br>5q-<br>-17 或 abn（17p）<br>11q23 染色体易位，除外 t（9；11）<br>inv（3）（q21q26.2）或 t（3；3）（q21q26.2）<br>t（6；9）（p23；q34）<br>t（9；22）（q34.1；q11.2） | TP53 突变<br>RUNX1（AML1）突变[c]<br>ASXL1 突变[c]<br>高等位基因比 FLT3-ITD 突变[ac] |

注：[a]低等位基因比为＜0.5，高等位基因比为≥0.5。如没有进行 FLT3 等位基因比检测，FLT3-ITD 阳性应按照高等位基因比对待。[b]C-kit D816 突变对 t（8；21）（q22；q22）、inv（16）（p13；q22）或 t（16；16）（p13；q22）患者预后具有影响，其他的突变位点对预后没有影响，仍归入预后良好组。[c]这些异常如果发生于预后良好组时，不应作为不良预后标志。单体核型：两个或两个以上常染色体单体，或一个常染色体单体合并至少一个染色体结构异常。DNMT3a、RNA 剪接染色质修饰基因突变（SF3B1、U2AF1、SRSF2、ZRSR2、EZH2、BCOR、STAG2）在不同时伴有 t（8；21）（q22；q22）、inv（16）（p13；q22）或 t（16；16）（p13；q22）或 t（15；17）（q22；q12）时，预后不良。但其循证医学证据级别不能等同于 TP53、ASXL1、RUNX1 等突变，暂不作为危险度分层的依据。

**（三）选择治疗方案的依据**

根据《急性髓系白血病治疗的专家共识》（中华医学会血液学分会白血病学组，中华血液学杂志，2009，30（6）：429-461）。

1. 诱导化疗：

（1）18~59 岁患者：

1）HAD：高三尖杉酯碱（HHT）2.0~2.5mg/（m$^2$·d）×7 天。阿糖胞苷（Ara-C）100~200mg/（m$^2$·d）×7 天。柔红霉素（DNR）40~60mg/（m$^2$·d）×3 天。

2）HAA：HHT 2.0~2.5mg/（m$^2$·d）×7 天。阿柔比星素（ACR）20mg/d×7 天。Ara-C 100~200mg/（m$^2$·d）×7 天。

3）DA：DNR 45~60mg/（m$^2$·d）×3 天。Ara-C 100~200mg/（m$^2$·d）×7 天。

4）HA：HHT 2.0~2.5mg/（m$^2$·d）×7 天。Ara-C 100~200mg/（m$^2$·d）×7 天。

（2）60~69 岁患者：

1）HAD：HHT 2~2.5mg/（m$^2$·d）×7 天。DNR 40~45mg/（m$^2$·d）×3 天。Ara-C 100~200mg/（m$^2$·d）×7 天。

2）HAA：HHT 2.0~2.5mg/（m$^2$·d）×7 天。ACR 20mg/d×7 天。Ara-C 100~200mg/（m$^2$·d）

×7 天。

3）DA：DNR 45mg/（m² · d）×3 天。Ara-C 100~200mg/（m² · d）×7 天。

4）HA：HHT 2.0~2.5mg/（m² · d）×7 天，Ara-C 100~200mg/（m² · d）×7 天。

释义

■ 参考《中国成人急性髓系白血病（非急性早幼粒细胞白血病）诊疗指南（2021 年版）》

［中华医学会血液学分会白血病淋巴瘤学组，中华血液学杂志，2021，42（8）：617-623.］。

1. 年龄＜60 岁的 AML 患者：

（1）常规的诱导缓解治疗方案：

标准剂量阿糖胞苷（Ara-C）100~200mg/（m² · d）×7d 联合去甲氧柔红霉素（IDA）12 mg/（m² · d）×3d 或柔红霉素（DNR）60~90mg/（m² · d）×3d（证据等级 1a）。

（2）含中剂量 Ara-C 的诱导治疗方案：

高三尖杉酯碱（HHT）2mg/（m² · d）×7d，DNR 40mg/（m² · d）×3d，Ara-C 前 4d 为 100 mg/（m² · d），第 5、6、7 天为 1g/（m² · 12h）（证据等级 1a）。

（3）其他诱导治疗方案：

IA、DA、MA 及 HA＋蒽环类药物组成的方案，如 HAA（HA＋阿克拉霉素）、HAD（HA＋DNR）等［7］。HHT（或三尖杉酯碱）联合标准剂量 Ara-C 的方案（HA）。化疗药物推荐使用剂量：标准剂量 Ara-C 100~200mg/（m² · d）×7d；IDA 10~12/（m² · 12h）×3d、DNR 45~90mg/（m² · d）× 3d、米托蒽醌（Mitox）6~10mg/（m² · d）×3 d、阿克拉霉素 20 mg/d×7 d、HHT 2-2.5 mg/（m² · d）×7d［或 4 mg/（m² · d）×3d］。临床工作中可以参照上述方案，具体药物剂量可根据患者情况调整。对于有严重合并症患者，参照老年不耐受强烈化疗患者的治疗方案。

2. 年龄≥60 岁的 AML 患者：

（1）年龄 60~75 岁患者的诱导治疗：

1）适合接受强化疗的患者（根据年龄、PS 评分及合并基础疾病判断）：治疗前应尽量获得遗传学结果，根据患者的预后可以分为两种情况。

①没有不良预后因素（a. 不良遗传学异常；b. 前期血液病病史；c. 治疗相关 AML）：对于治疗前没有获得遗传学结果的患者，治疗原则可以参照没有不良预后因素的情况。

标准剂量化疗：标准剂量 Ara-C［100mg/（m² · d）×7 d］联合 IDA［10~12 mg/（m² · d）］或 DNR（45-60 mg · m-2 · d-1）（证据等级 1a）。

低强度化疗方案：具体方案见具有不良预后因素患者的低强度化疗方案（证据等级 2c）。

②具有不良预后因素（a. 不良遗传学异常；b. 前期血液病病史；c. 治疗相关 AML）：

低强度化疗：维奈克拉（100mg，第 1 天；200mg，第 2 天；400mg，第 3~28 天）联合阿扎胞苷［75mg/（m² · d），7d］或地西他滨［20mg/（m² · d），5d］（证据等级 2a）。

阿扎胞苷 [75mg/(m$^2$·d)，7d] 或地西他滨 [20mg/(m$^2$·d)，5d]（证据等级2a）。小剂量化疗±G-CSF（如小剂量Ara-C为基础的方案：CAG、CHG、CMG等，C-阿糖胞苷、A-阿克拉霉素、H-高三尖杉酯碱、M-米托蒽醌）；阿扎胞苷或地西他滨联合小剂量化疗等（证据等级2b）。

标准剂量化疗：标准剂量Ara-C [100mg/(m$^2$·d)×7d] 联合IDA [10~12mg/(m$^2$·d)] 或DNR [45~60mg/(m$^2$·d)]（证据等级2a）。

2）不适合强化疗的患者：

①低强度化疗：维奈克拉（100mg，第1天；200mg，第2天；400mg，第3~28天）联合阿扎胞苷 [75mg/(m$^2$·d)，7d] 或地西他滨 [20mg/(m$^2$·d)，5d]（证据等级1a）。

阿扎胞苷 [75mg/(m$^2$·d)，7d] 或地西他滨 [20mg/(m$^2$·d)，5d]（证据等级1a）。阿扎胞苷或地西他滨联合小剂量化疗；小剂量化疗±G-CSF（如小剂量AraC为基础的方案：CAG、CHG、CMG等）（证据等级2b）。

②支持治疗。

（2）年龄≥75岁<75岁且合并严重非血液学合并症患者的治疗：

1）低强度化疗：维奈克拉（100mg，第1天；200mg，第2天；400mg，第3~28天）联合阿扎胞苷 [75mg/(m$^2$·d)，7d] 或地西他滨（20mg/(m$^2$·d)，5d]（证据等级1a）。

阿扎胞苷 [75mg/(m$^2$·d)，7d] 或地西他滨（20mg/(m$^2$·d)，5d]（证据等级1a）。阿扎胞苷或地西他滨联合小剂量化疗。小剂量化疗±G-CSF（如小剂量Ara-C为基础的方案：CAG、CHG、CMG等）（证据等级2b）。

2）支持治疗。

2. 缓解后化疗：

（1）18~59岁患者：可行6~8个疗程的化疗，中剂量Ara-C的方案不超过4个疗程。

1）中剂量阿糖胞苷单药化疗方案（ID-Ara-C）：Ara-C 1.0~2.0g/m$^2$，q12h×3天。

2）标准剂量阿糖胞苷：Ara-C 100~200mg/m$^2$×7天，联合下列药物之一：①DNR 45mg/(m$^2$·d)×3天；②米托蒽醌（MTZ）6~10mg/(m$^2$·d)×3天；③HHT 2~2.5mg/(m$^2$·d)×7天；④安吖啶（Amsa）70mg/(m$^2$·d)×5天；⑤ACR 20mg/d×7天；⑥替尼泊苷（VM-26）100~165mg/(m$^2$·d)×3天。

（2）60~69岁患者：可行2~4个疗程的化疗，标准剂量阿糖胞苷Ara-C 75~100mg/(m$^2$·d)×5~7天，联合下列药物之一：①DNR 40~45mg/(m$^2$·d)×3天；②MTZ 6~10mg/(m$^2$·d)×3天；③HHT 2~2.5mg/(m$^2$·d)×7天；④Amsa 70mg/(m$^2$·d)×5天；⑤ACR 20mg/d×7天；⑥VM-26 100~165mg/(m$^2$·d)×3天。

---

**释义**

■参考《中国成人急性髓系白血病（非急性早幼粒细胞白血病）诊疗指南（2021年版）》

［中华医学会血液学分会白血病淋巴瘤学组，中华血液学杂志，2021，42（8）：617-623.］

1. 年龄＜60 岁的 AML 患者：

（1）CR 后治疗的选择：按遗传学预后危险度分层治疗；蒽环类药物的剂量同诱导治疗方案。

1）预后良好组：

①多疗程的大剂量 Ara-C：大剂量 Ara-C ［3g/(m$^2$ · 12h)，6 个剂量］，3~4 个疗程，单药应用（证据等级 1a）。

②其他缓解后治疗方案：a. 中大剂量 Ara-C ［1~2g/(m$^2$ · 12h)，6 个剂量］为基础的方案：与蒽环/蒽醌类、氟达拉滨等联合应用，2~3 个疗程后行标准剂量化疗，总的缓解后化疗周期≥4 个疗程（证据等级 1b）。b. 2~3 个疗程中大剂量 Ara-C 为基础的方案巩固治疗，继而行自体造血干细胞移植（证据等级 1b）。c。标准剂量化疗（Ara-C 联合蒽环/蒽醌类、HHT、鬼白类等），总的缓解后化疗周期≥6 个疗程或标准剂量化疗巩固 3~4 个疗程后行自体造血干细胞移植（证据等级 2b）。

2）预后中等组：

①异基因造血干细胞移植。寻找供者期间行 1~2 个疗程的中大剂量 Ara-C 为基础的化疗或标准剂量化疗（证据等级 1a）。

②多疗程的大剂量 Ara-C。大剂量 Ara-C ［3g/(m$^2$ · 12h)，6 个剂量］，3~4 个疗程，单药应用（证据等级 1a）。

③2~3 个疗程中大剂量 Ara-C 为基础的巩固治疗后行自体造血干细胞移植（证据等级 1b）。

④其他巩固治疗方案：a. 中大剂量 Ara-C ［1~2g/(m$^2$ · 12h)，6 个剂量］为基础的方案：与蒽环/蒽醌类等药物联合应用，2~3 个疗程后行标准剂量化疗，总的缓解后化疗周期≥4 个疗程（证据等级 1b）。b. 标准剂量化疗（Ara-C 联合蒽环/蒽醌类、HHT、鬼白类等），总的缓解后化疗周期≥6 个疗程或标准剂量化疗巩固 3~4 个疗程后行自体造血干细胞移植（证据等级 2b）。

3）预后不良组：

①尽早行异基因造血干细胞移植。寻找供者期间行 1~2 个疗程的中大剂量 Ara-C 为基础的化疗或标准剂量化疗（证据等级 1a）。

②无条件移植者予大剂量 Ara-C ［3g/(m$^2$ · 12h)，6 个剂量］，3~4 个疗程，单药应用（证据等级 1a）。

③其他巩固治疗方案：a. 2~3 个疗程的中大剂量 Ara-C 为基础的化疗，或标准剂量化疗巩固，继而行自体造血干细胞移植（证据等级 1b）。b. 标准剂量化疗巩固（≥6 个疗程）（证据等级 1a）。

④未进行染色体核型等检查、无法进行危险度分层者：参考预后中等细胞遗传学或分子异常组患者治疗。若诊断时 WBC≥100×10$^9$/L，则按预后不良组治疗（证据等级 5）。

⑤异基因造血干细胞移植后，视复发风险及造血重建状态，FLT3-ITD 阳性患者可以选择 FLT3 抑制剂进行维持治疗，其他患者可以选择去甲基化药物维持治疗（证据等级 1b）。

2. 年龄≥60 岁的 AML 患者：

（1）CR 后治疗的选择：

1）经过标准剂量诱导化疗达 CR：

①标准剂量 Ara-C [75~100mg/(m² · d) × (5~7d)] 为基础的方案巩固强化治疗。可与蒽环或蒽醌类 (IDA、DNR 或 Mitox 等)、HHT、鬼白类等联合。总的缓解后化疗周期 4-6 个疗程 (证据等级 2b)。

②年龄<70 岁，一般状况良好、肾功能正常 (肌酐清除率≥70ml/min)、预后良好核型或伴有预后良好分子遗传学异常的正常核型患者可接受 Ara-C 0.5~2g/(m² · 12h)×4~6 个剂量，1~2 个疗程。后改为标准剂量方案治疗，总的缓解后治疗周期 4~6 个疗程 (证据等级 2a)。

③年龄<70 岁，一般状况良好、重要脏器功能基本正常、伴有预后不良因素、有合适供者的患者，可采用非清髓预处理的异基因造血干细胞移植治疗 (证据等级 2a)。

④去甲基化药物 (如阿扎胞苷或地西他滨) 治疗，直至疾病进展 (证据等级 2b)。

2) 经过低强度诱导化疗达 CR：

对于一些预后良好，达到 CR 后，能够耐受标准剂量化疗的患者，可以按经过标准剂量诱导化疗达 CR 的患者处理。也可以继续前期的低强度治疗方案。

①维奈克拉 (400mg，第 1~28 天) 联合阿扎胞苷 [75mg/(m² · d)，7d] 或地西他滨 [20mg/(m² · d)，5d]，直至疾病进展 (证据等级 1a)。

②阿扎胞苷 [75mg/(m² · d)，7d] 或地西他滨 [20mg/(m² · d)，5d]，直至疾病进展 (证据等级 1a)。阿扎胞苷或地西他滨联合小剂量化疗；小剂量化疗±G-CSF (如小剂量 Ara-C 为基础的方案：CAG、CHG、CMG 等) (证据等级 2b)。

3) 维持治疗：经过诱导和巩固治疗后，患者可用去甲基化药物 (如阿扎胞苷或地西他滨) 进行维持治疗，直至疾病进展 (证据等级 1b)。

3. 中枢神经白血病 (CNSL) 的防治：CNSL 的预防应从患者获得完全缓解后开始，每 1~2 个月 1 次，腰椎穿刺及鞘内注射至少 4~6 次，确诊 CNSL 退出本路径。鞘内注射方案如下：

甲氨蝶呤 (MTX) 10~15mg。

Ara-C 40~50mg。

地塞米松 (DXM) 5mg。

【释义】

■ 详见完全缓解的 AML 治疗路径。

4. 符合条件行造血干细胞移植 (HSCT) 的患者进行 HSCT。

【释义】

■ 预后中等和预后不良组的患者，缓解后治疗可行异基因造血干细胞移植；另外，预后良好组的患者在治疗过程中出现残留病水平下降不理想或者升高，也应考虑行异基因造血干细胞移植。进行 HLA 配型，寻找合适供者。

**（四）根据患者的疾病状态及年龄选择路径**

1. 18~59 岁初治 AML（非 APL）临床路径。

2. 60~69 岁初治 AML（非 APL）临床路径。

3. 18~59 岁完全缓解（CR）的 AML（非 APL）临床路径。

4. 60~69 岁完全缓解（CR）的 AML（非 APL）临床路径。

> **释义**
>
> ■ 不同年龄段初治以及完全缓解的 AML 患者治疗策略不同，应依照疾病状态及年龄进入相应的临床路径。

**（五）费用估算**

总费用 10 万元人民币。

> **释义**
>
> ■ 不同患者即使同样治疗方案也会由于并发症的多少、严重程度不同而产生不同的治疗金额，10 万元仅作为大多数患者治疗费用的预估。

# 第一节　18~59 岁初治 AML（非 APL）临床路径释义

## 一、18~59 岁初治 AML（非 APL）临床路径标准住院流程

**（一）临床路径标准住院日**

32 天内。

> **释义**
>
> ■ 90% 的初治 AML 患者接受诱导化疗后可于入院后 32 天内判断疗效：获得血液学缓解，病情稳定者出院；获得血液学缓解但因合并症需进行相关的诊断和治疗者，可适当延长住院时间；未获得缓解者需再诱导化疗，可延长住院日 30 天，2 个疗程诱导未达完全缓解则退出路径。

**（二）进入路径标准**

1. 第一诊断必须符合急性髓系白血病（AML）疾病编码（ICD - 10：M9840/3；M9861/3；M9867/3；M9870-4/3；M9891-7/3；M9910/3；M9920/3）。

2. 患者年龄（18~59 岁）。

3. 经以上检查确诊为急性早幼粒细胞白血病（APL）则进入 APL 路径。

4. 当患者同时具有其他疾病诊断时，但在住院期间不需要特殊处理也不影响第一诊断的临床路径流程实施时，可以进入路径。

> **释义**
>
> ■ 由于 APL 治疗与其他类型 AML 具有显著的不同，确诊为非 APL 的 AML 患者进入本路径。

### (三) 明确诊断及入院常规检查

需 3~5 天（指工作日）。

必须的检查项目：

1. 常规化验：血常规、尿常规、粪便常规，血型、血生化、电解质、输血前检查、凝血功能。

2. X 线胸片、心电图、腹部 B 超、CT 和 MRI（必要时）。

3. 发热或疑有感染者可选择：病原微生物培养、影像学检查。

4. 骨髓检查（形态学包括组化、必要时活检）、免疫分型、细胞遗传学、组合融合基因和预后相关基因突变检测（有条件时）。

5. 患者及家属签署以下同意书：病重或病危通知书、化疗知情同意书、输血知情同意书、骨髓穿刺同意书、腰椎穿刺同意书、静脉插管同意书（有条件时）。

> **释义**
>
> ■ 上述常规化验检查所有患者均应完成。血常规检查可了解患者血红蛋白、血小板水平，及时进行成分输血改善患者临床症状；白细胞水平高的患者应及时给予羟基脲或阿糖胞苷降低肿瘤负荷；尿便常规有助于了解是否存在消化系统、泌尿系统的小量出血；凝血功能检测有助于了解患者是否存在凝血功能紊乱，尽管 AML 患者出现凝血功能紊乱的情况并不像 APL 那样常见，仍有部分 AML 患者初诊时存在出凝血功能紊乱，需要积极纠正；肝肾功能、电解质检测可了解患者是否存在肝肾基础疾病及水电解质紊乱，改善肝肾功能状况以及纠正电解质紊乱对于 AML 的治疗得以顺利进行具有重要意义；输血前感染性疾病的筛查可为安全输血及化疗的顺利进行提供保障。
>
> ■ 由于正常造血功能受抑，AML 患者就诊时多数存在不同程度的贫血，可能影响心功能，尤其存在心脏基础疾病者，并且 AML 常规化疗方案中的部分药物存在心脏毒性，X 线胸片、心电图、心脏超声、心肌酶谱检查可评价患者心肺基础疾病。腹部 B 超检查有助于发现严重的肝脏疾病。
>
> ■ AML 患者中性粒细胞减少，易合并不同部位感染发热，尤其化疗抑制期感染易加重，病原微生物培养以及影像学检查（CT 等）有助于明确感染部位以及致病菌，指导抗菌药物的合理使用，有利于后期治疗的顺利进行。若存在严重感染可能影响路径实施的患者不宜进入本路径。
>
> ■ 细胞形态学和免疫表型提供 FAB 诊断的依据，尽早开始诱导化疗。细胞遗传学、白血病基因组合等检查为进一步的 WHO 诊断及预后危险度分组提供依据，指导今后的治疗，因此上述检查缺一不可。
>
> ■ 签署上述知情同意书的同时，告知患者诊断及治疗过程中的相关风险及获益，加强医患沟通，有助于患者及其家属进一步理解病情，积极配合治疗。

### （四）化疗前准备

1. 发热患者建议立即进行病原微生物培养并使用抗菌药物，可选用头孢类（或青霉素类）±氨基糖苷类抗炎治疗，3 天后发热不缓解者，可考虑更换碳青霉烯类和/或糖肽类和/或抗真菌治疗；有明确脏器感染患者应根据感染部位及病原微生物培养结果选用相应抗菌药物。

> **释义**
>
> ■ 发热是白血病患者就诊时及治疗过程中最主要的症状之一，部分患者感染部位及病原菌均难以明确，早期经验性使用广谱抗菌药物可避免感染的进一步加重，保证后期治疗的顺利进行。抗菌药物的选择应当参照所在医院病原学监控数据。

2. Hb < 80g/L，PLT < $20 \times 10^9$/L 或有活动性出血者，分别输浓缩红细胞和单采血小板，若存在弥散性血管内凝血（DIC）倾向则 PLT < $50 \times 10^9$/L 时即应输注单采血小板。有心功能不全者可放宽输血适应证。

> **释义**
>
> ■ 积极成分输血保证 Hb > 80g/L，可明显改善患者一般状况，维持心肺功能的正常，对于心功能基础差的患者，应当维持 Hb 在 90~100g/L 及以上，避免心功能不全的发生或加重，保证化疗的顺利进行；维持 PLT > $20 \times 10^9$/L 可明显降低致命性出血的发生率。

3. 高白细胞患者可行白细胞分离术。

> **释义**
>
> ■ 高白细胞的 AML 患者有可能出现白细胞淤滞，进行白细胞分离术可以快速降低外周血白细胞负荷，减少发生高白细胞瘀滞的风险。如需进行白细胞分离术，应维持血小板计数至少不低于 $30 \times 10^9$/L。

### （五）化疗开始时间

入院第 2~5 天。

> **释义**
>
> ■ 通过细胞形态学和免疫表型确定 FAB 诊断后，即应尽早开始诱导化疗。

### （六）化疗方案

1. HAD：HHT 2~2.5mg/（m$^2$·d）×7 天。DNR 40~60mg/（m$^2$·d）×3 天。Ara-C 100~200mg/（m$^2$·d）×7 天。

2. HAA：HHT 2~2.5mg/（m$^2$·d）×7 天。ACR 20mg/d×7 天。Ara-C 100~200mg/（m$^2$·d）×7 天。

3. HA：HHT 2~2.5mg/（m² · d）×7 天。Ara-C 100~200mg/（m² · d）×7 天。

4. DA：DNR 40~60m/（m² · d）×3 天，Ara-C 100~200mg/（m² · d）×7 天。

**释义**

■ 临床路径中的治疗方案的选择参照《急性髓系白血病治疗的专家共识》（中华医学会血液学分会白血病学组）以及美国癌症综合网（NCCN）指南。

（1）阿糖胞苷+蒽环类药物为基础的方案是国际通用的 AML 诱导化疗标准方案，例如 DA（3+7），完全缓解率为 60%~80%。近年来有多个研究显示，与标准剂量 DNR 相比较，大剂量 DNR 联合标准剂量 Ara-C 诱导治疗年轻初治 AML 可提高完全缓解（CR）率，并改善长期生存率。目前 NCCN 指南对于年轻初治 AML 患者建议采用 DNR 60~90 mg/（m² · d）×3 天联合 100~200 mg/（m² · d）Ara-C ×7 天作为一线诱导方案。

（2）阿糖胞苷与其他药物联合以提高 AML 疗效的探索，多年来一直在进行，中国医学科学院血液病医院血液学研究所从 20 世纪 80 年代开始将高三尖杉酯碱（HHT）引入诱导化疗方案，组成 HA 方案，诱导治疗完全缓解率与标准的 DA 方案类似。此后将 HHT 加入 DA 方案组成 HAD 三药方案，完全缓解率为 80%~90%，包含 HHT 的化疗方案成为具有中国特色的诱导治疗方案。另外，HHT 亦可与阿糖胞苷组成两药方案（HA），或与阿克拉霉素及阿糖胞苷组成三药诱导治疗方案（HAA）。

（3）化疗药物剂量见给药方案。

■ 目前已更新《中国成人急性髓系白血病（非急性早幼粒细胞白血病）诊疗指南（2021 年版）》［中华医学会血液学分会白血病淋巴瘤学组，中华血液学杂志，2021，42（8）：617-623.］。

年龄<60 岁的 AML 患者：

（1）常规的诱导缓解治疗方案：

标准剂量阿糖胞苷（Ara-C）100~200mg/（m² · d）×7 d 联合去甲氧柔红霉素（IDA）12mg/（m² · d）×3d 或柔红霉素（DNR）60~90mg/（m² · d）×3d（证据等级 1a）。

（2）含中剂量 Ara-C 的诱导治疗方案：

高三尖杉酯碱（HHT）2mg/（m² · d）×7d，DNR 40 mg/（m² · d）×3d，Ara-C 前 4d 为 100mg/（m² · d），第 5、6、7 天为 1g/（m² · 12h）（证据等级 1a）。

（3）其他诱导治疗方案：

■ 目前已更新《中国成人急性髓系白血病（非急性早幼粒细胞白血病）诊疗指南（2021 年版）》［中华医学会血液学分会白血病淋巴瘤学组，中华血液学杂志，2021，42（8）：617-623.］。

年龄<60 岁的 AML 患者：

（1）常规的诱导缓解治疗方案：

标准剂量阿糖胞苷（Ara-C）100~200mg/（m² · d）×7 d 联合去甲氧柔红霉素（IDA）12mg/（m² · d）×3d 或柔红霉素（DNR）60~90mg/（m² · d）×3d（证据等级 1a）。

（2）含中剂量 Ara-C 的诱导治疗方案：

高三尖杉酯碱（HHT）2mg/（m² · d）×7d，DNR 40 mg/（m² · d）×3d，Ara-C 前 4d 为 100mg/（m² · d），第 5、6、7 天为 1g/（m² · 12h）（证据等级 1a）。

（3）其他诱导治疗方案：

IA、DA、MA 及 HA+蒽环类药物组成的方案，如 HAA（HA+阿克拉霉素）、HAD（HA+DNR）等。HHT（或三尖杉酯碱）联合标准剂量 Ara-C 的方案（HA）。化疗药物推荐使用剂量：标准剂量 Ara-C 100～200mg/（$m^2 \cdot d$）×7d；IDA 10～12mg/（$m^2 \cdot d$）×3d、DNR 45～90mg/（$m^2 \cdot d$）× 3d、米托蒽醌（Mitox）6～10 mg/（$m^2 \cdot d$）×3d、阿克拉霉素 20mg/d×7d、HHT 2～2.5 mg/（$m^2 \cdot d$）×7d［或 4mg/（$m^2 \cdot d$）×3d］。临床工作中可以参照上述方案，具体药物剂量可根据患者情况调整。对于有严重合并症患者，参照老年不耐受强烈化疗患者的治疗方案。

## （七）化疗后恢复期

21 天内。

必须复查的检查项目：

1. 血常规，血生化、电解质。

> **释义**
>
> ■ 初诊 AML 患者接受诱导化疗后将进入骨髓抑制期，定期监测全血细胞分析为成分输血等支持治疗提供依据；骨髓恢复期，血细胞分析为疗效判定提供依据。生化、电解质的监测有助于观察化疗相关不良反应，例如肝功能损伤、电解质紊乱等，以便及时处理。

2. 脏器功能评估。

> **释义**
>
> ■ 化疗药物的常见不良反应，包括对各脏器功能的损伤，例如肝功能损伤、肾功能损伤、肠道损伤、心功能损伤等，在观察化疗相关不良反应时应及时进行脏器功能评估，以便尽早发现及时处理。

3. 骨髓检查（如 21 天时血象仍处于恢复过程中，可延长至出院日之前）。

> **释义**
>
> ■ 多数患者在诱导治疗结束后的 3 周内可以通过骨髓检查判断疗效，少数患者可能需要延迟到化疗结束后 4 周左右。若患者血象恢复良好，也可等第二次住院时再行骨髓检查。

4. 微小残留病变检测（有条件时）。

> **释义**
>
>   ■ 微小残留病的检测通常采用流式细胞术，伴有重现性染色体异常的 AML 患者，如伴 t（8；21）（q22；q22）/（AML1-ETO）；inv（16）（p13q22）或 t（16；16）（p13；q22）/（CBFβ-MYH11），应同时通过 PCR 检测相应融合基因定量，如单位有条件开展 NPM1 定量，也应检测。

### （八）化疗中及化疗后治疗

1. 感染防治：发热患者建议立即进行病原微生物培养并使用抗菌药物，可选用头孢类（或青霉素类）±氨基糖苷类抗炎治疗，3 天后发热不缓解者，可考虑更换碳青霉烯类和/或糖肽类和/或抗真菌治疗；有明确脏器感染患者应根据感染部位及病原微生物培养结果选用相应抗菌药物。

2. 脏器功能损伤的相应防治：止吐、保肝、水化、碱化、防治尿酸性肾病（别嘌呤醇）、抑酸剂等。

3. 成分输血：Hb＜80g/L、PLT＜$20\times10^9$/L 或有活动性出血者，分别输浓缩红细胞和单采血小板，若存在 DIC 倾向则 PLT＜$50\times10^9$/L 时即应输注血小板。有心功能不全者可放宽输血适应征。

4. 造血生长因子：化疗后中性粒细胞绝对值（ANC）≤$1.0\times10^9$/L，可使用粒细胞集落刺激因子（G-CSF）5μg/（kg·d）。

> **释义**
>
>   ■ 上述支持治疗是顺利完成诱导治疗的重要保证。抗菌药物、血制品应用意义见前。治疗过程中充分的水化、碱化减轻治疗的不良反应。G-CSF 使用可缩短化疗后中性粒细胞缺乏的时间，减少严重感染的发生，避免住院时间延长。

### （九）出院标准

1. 一般情况良好。
2. 没有需要住院处理的并发症和/或合并症。

> **释义**
>
>   ■ 临床症状改善，获得血液学缓解且不需要静脉输液的患者可出院，2 个疗程诱导化疗未达血液学完全缓解的患者应退出本路径。
>
>   ■ 治疗反应的定义
>
>   1. 形态学无白血病状态：骨髓穿刺涂片中幼稚细胞＜5%（至少计数 200 个有核细胞），无 Auer 小体和髓外白血病持续存在。
>
>   2. 形态学完全缓解（CR）：患者应达形态学无白血病状态，脱离输血，无髓外白血病表现。中性粒细胞绝对计数＞$1.0\times10^9$/L，血小板＞$100\times10^9$/L。
>
>   （1）细胞遗传学完全缓解（CRc）：治疗前有染色体异常的患者缓解后染色体恢复为正常核型。
>
>   （2）分子水平完全缓解（CRm）：指分子生物学检测结果治疗后转为阴性。

（3）形态学完全缓解而血细胞计数未完全恢复（CRi）：符合 CR 的临床和骨髓标准，但仍有中性粒细胞减少（<$1.0×10^9$/L）或血小板减少（<$100×10^9$/L）。

3. 部分缓解（PR）：血细胞计数符合 CR 标准，骨髓幼稚细胞比例 5%~25%（同时应较治疗前下降 50% 以上）。若仍可见 Auer 小体，即使幼稚细胞<5%也应定为 PR。

4. 治疗失败：包括治疗后未能达 CR，甚至达不到 PR 标准的患者。

5. 复发：

（1）形态学复发：CR 患者外周血中又出现白血病细胞，骨髓中幼稚细胞≥5%。髓外出现形态学可证实的白血病细胞亦为复发。

（2）分子和/或遗传学复发：已达细胞遗传学或分子水平完全缓解的患者又出现细胞遗传学或分子学异常。

## （十）有无变异及原因分析

1. 根据治疗需要延长诱导化疗日，或诱导化疗未缓解需再诱导化疗（延长住院日不超过 30 天），2 个疗程诱导未达 CR 则退出路径。

2. 化疗后有发热、感染、出血或其他合并症者需进行相关的诊断和治疗，可适当延长住院时间。

3. 若腰椎穿刺后脑脊液检查示存在脑白，建议隔日腰椎穿刺鞘注化疗药物直至脑脊液检查正常，同时退出此途径，进入相关途径。

---

釋义

■ 治疗过程中因出现各种合并症需要继续住院的患者可适当延长住院日，若出现严重并发症影响本路径实施可退出本路径。

---

## 二、18~59 岁初治 AML（非 APL）患者临床路径给药方案

**【用药选择】**

1. 抗菌药物的使用：发热患者建议立即进行血培养并使用抗菌药物，根据患者是否存在咳嗽咳痰、腹泻、尿路感染等症状留取相应的标本送相应病原微生物培养。可选用头孢类（或青霉素类）±氨基糖苷类抗炎治疗，3 天后发热不缓解者，可考虑更换碳青霉烯类和/或糖肽类和/或抗真菌治疗；有明确脏器感染患者应根据感染部位及病原微生物培养结果选用相应抗菌药物，同时治疗用药的选择应综合患者病情及抗菌药物特点制定。单一药物可有效治疗的感染，可以不需联合用药。严重感染、单一用药不易控制的混合细菌感染、需长疗程且易产生耐药性的感染可联合用药。中性粒细胞减少患者感染进展快，一旦出现发热应尽早应用抗菌药物；中性粒细胞减少患者有感染的症状、体征，应早期应用抗菌药物；选择经验性用药时应考虑到本病区（医院）患者目前分离到的细菌种类、发生频率、抗菌药物敏感情况；住院时间较长或反复住院治疗的患者应考虑到其既往感染的致病菌及抗菌药物使用情况；对于中性粒细胞减少患者，单纯考虑一种病原菌感染而采用窄谱抗菌药物是不够的，必须使用广谱抗菌药物，尽可能选择杀菌药物而非抑菌药物。万古霉素和利奈唑胺不宜单一用药。有持续性发热但无明确感染来源、血流动力学不稳定患者，应将抗菌方案扩展至能够覆盖耐药性革兰阴性菌和革兰阳性菌以及厌氧菌和真菌。抗真菌的经验治疗，一般选择抗

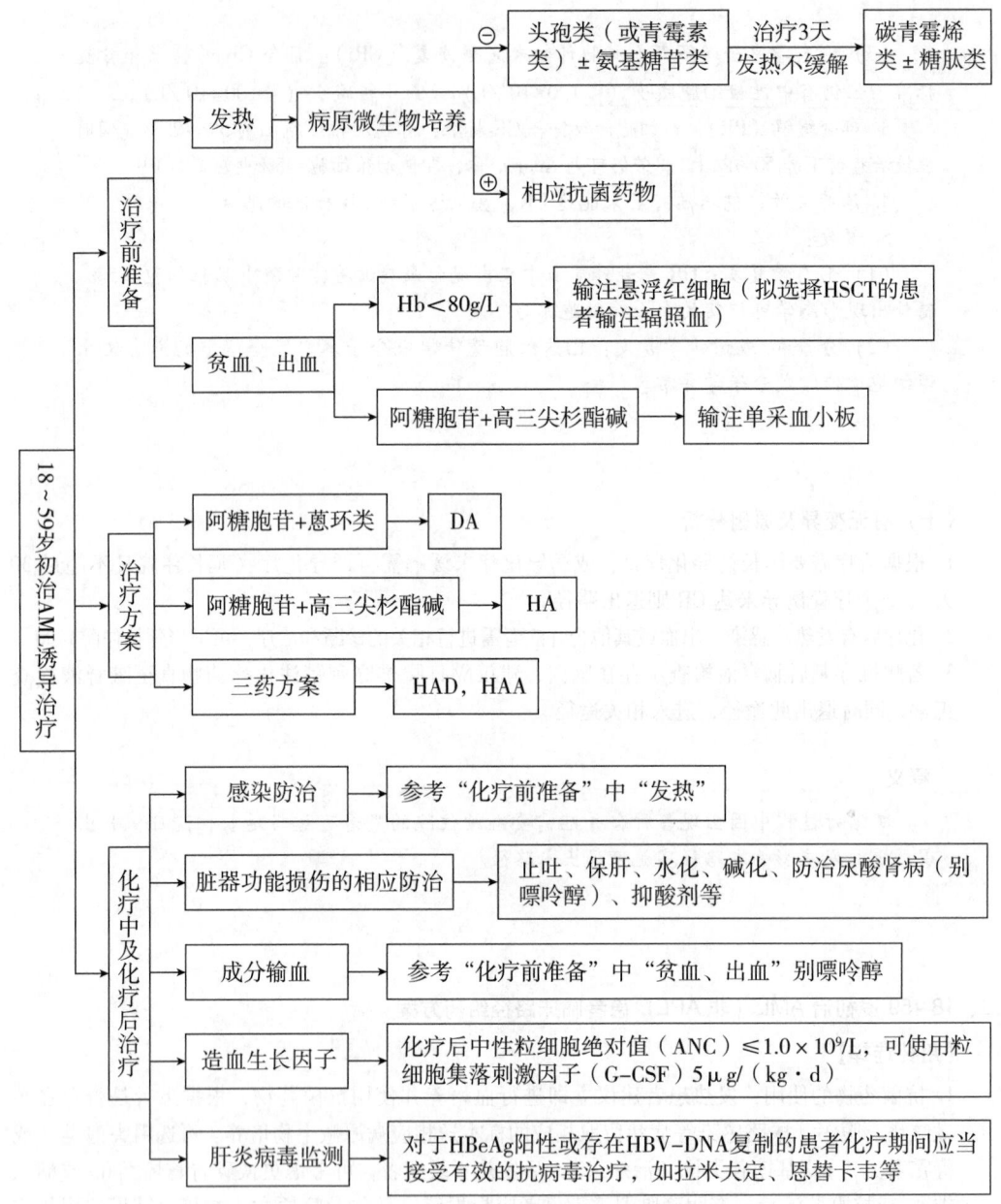

菌谱较广的抗真菌药，如伊曲康唑、两性霉素 B、卡泊芬净、米卡芬净、伏立康唑、泊沙康唑等。

2. 化疗期间脏器功能损伤的相应防治：止吐、保肝、水化、碱化、防治尿酸性肾病（别嘌呤醇）、抑酸剂等。

3. 血制品输注：Hb＜80g/L 或贫血症状明显建议输注浓缩红细胞（拟选择 HSCT 的患者输注辐照血），有心功能不全者可放宽输血适应证；PLT＜20×10⁹/L 或有活动性出血时建议输注单采血小板。

4. 肿瘤溶解综合征的预防：在利尿的同时加强水化及碱化，注意水电解质的平衡。白血病细胞计数升高迅速、高尿酸、出现肾功能损伤迹象的患者在化疗期间可考虑使用别嘌呤醇或拉布立海。

5. 造血生长因子：化疗后中性粒细胞绝对值（ANC）≤1.0×10$^9$/L，可使用粒细胞集落刺激因子（G-CSF）5μg/（kg·d）。

6. 化疗前后肝炎病毒监测：联合化疗、免疫抑制性治疗均可能激活患者体内肝炎病毒复制，尤其是乙型肝炎病毒的激活可导致暴发性乙型肝炎危及生命。化疗前应常规进行肝炎病毒筛查，对于HBeAg阳性或存在HBV-DNA复制的慢性乙型肝炎患者或病毒携带者在接受化疗期间应当接受有效的抗病毒治疗。目前常用药物有拉米夫定、恩替卡韦等。治疗期间应当定期监测病毒复制以及肝功能情况。

7. 常用化疗方案：

（1）HAD：HHT 2~2.5mg/（m$^2$·d）×7天。DNR 40~60mg/（m$^2$·d）×3天。Ara-C 100~200mg/（m$^2$·d）×7天。

（2）HAA：HHT 2~2.5mg/（m$^2$·d）×7天。ACR 20mg/d×7天。Ara-C 100~200mg/（m$^2$·d）×7天。

（3）DA：DNR 45~60mg/（m$^2$·d）×3天。Ara-C 100~200mg/（m$^2$·d）×7天。

（4）HA：HHT 2~2.5mg/（m$^2$·d）×7天。Ara-C 100~200mg/（m$^2$·d）×7天。

【药学提示】

1. 抗菌药物及抗真菌药物治疗期间注意药物的肝肾毒性及生化指标变化，特别是糖肽类抗菌药物、两性霉素B等。

2. 高白细胞的处理：多数患者在诊断明确后通过药物治疗可迅速降低白血病细胞负荷，但少数患者因高白细胞淤滞导致生命危险时可行白细胞分离术。

3. 肾功能损伤：如果出现肿瘤溶解导致的血肌酐升高，立即停用化疗直至肌酐水平恢复正常。

4. 发热：部分患者使用阿糖胞苷治疗过程中出现非感染相关的发热，可对症应用糖皮质激素。输注前或阿糖胞苷配制液中加入小剂量糖皮质激素可明显降低发热的发生率。

【注意事项】

AML患者初诊及化疗抑制期，因中性粒细胞减少易合并不同部位感染，抗菌药物的合理使用十分重要。

## 三、急性髓系白血病（初治）护理规范

1. 化疗前对患者积极心理干预，与患者有效交流，详细讲解AML的病因、病理变化、治疗方案、治疗不良反应、常见并发症等，帮助患者提高对AML的正确认识。

2. 骨髓抑制期优质护理干预，保证环境的卫生至关重要。粒细胞缺乏期患者要戴消毒口罩，病室内定期定时进行消毒，环境保持卫生洁净，减少探视，必要时住层流病房。进食洁净饮食，有效减少感染。提醒患者每日早晚2次应用复方氯己定含漱液漱口，防止口腔感染。饮食宜软而细，避免进食粗糙坚硬的食物。穿柔软棉质衣裤，床单位整洁。注意保持大小便通畅，便后坐浴，预防肛周感染。高度警惕患者有无恶心呕吐症状，有无消化道及呼吸道出血情况。经常注意查看患者皮肤有无淤点、淤斑，出现的部位、时间，要有详细记录。一旦出现异常情况，及时积极处理。

## 四、急性髓系白血病（初治）营养治疗规范

1. 注意补充营养，维持水、电解质平衡。

2. 嘱患者少量多餐，进食清淡、易消化食物，避免辛辣刺激、油腻食物，同时营养要充足，合理膳食搭配，要确保蛋白质、维生素、能量的摄入。

3. 骨髓抑制期食用高压无菌饮食以减少肠道感染。

### 五、急性髓系白血病（初治）患者健康宣教

1. AML 是一种基因型、表型、临床特征及预后都表现出异质性的疾病，治疗周期长，需要患者密切合作。采取循序渐进和迂回策略向患者透露 AML 的诊断，用亲切和蔼的言语缓解患者得知患白血病后的恐惧、否认、愤怒等负性情绪，与患者有效交流，使患者从原有的社会角色转换到患者角色，帮助患者提高对 AML 的正确认识。

2. 引导患者与医务人员合作，以积极的心态来面对疾病带来的影响。对化疗带来的不良反应例如疼痛、恶心、呕吐、发热等要有足够的心理准备，引导患者树立战胜疾病的信心，并做好持久战的准备。

3. 加强安全方面的宣传教育，预防摔伤、烫伤、扎伤等不良事件发生。

4. 帮助患者正确应对疾病和治疗所带来的忧伤、沮丧、焦躁等负性情绪。

## 六、推荐表单

### （一）医师表单

#### 18~59 岁患者初治 AML（非 APL）临床路径医师表单

适用对象：18~59 岁，第一诊断为急性髓性白血病（初治非 APL）（ICD-10：M9840/3；M9861/3；M9867/3；M9870-4/3；M9891-7/3；M9910/3；M9920/3）

行诱导化疗

| 患者姓名： | 性别：　　年龄：　　门诊号：　　住院号： | |
|---|---|---|
| 住院日期：　　年　月　日 | 出院日期：　　年　月　日 | 标准住院日：32 天内 |

| 时间 | 住院第 1 天 | 住院第 2 天 |
|---|---|---|
| 主要诊疗工作 | □ 向患者家属告知病重或病危并签署病重或病危通知书<br>□ 患者家属签署骨髓穿刺同意书、腰椎穿刺同意书、输血知情同意书、乙型肝炎检测同意书、静脉插管同意书（条件允许时）<br>□ 询问病史及体格检查<br>□ 完成病历书写<br>□ 开实验室检查单<br>□ 上级医师查房与化疗前评估<br>□ 根据血象及凝血象决定是否成分输血、是否白细胞单采、是否用羟基脲 | □ 上级医师查房<br>□ 完成入院检查<br>□ 骨髓：骨髓形态学检查、免疫分型、细胞遗传学、组合融合基因和预后相关基因突变检测（有条件时）<br>□ 根据血象及凝血象决定是否成分输血、是否白细胞单采、是否用羟基脲<br>□ 完成必要的相关科室会诊<br>□ 住院医师完成上级医师查房记录等病历书写 |
| 重点医嘱 | **长期医嘱**<br>□ 血液病一级护理常规<br>□ 饮食：普通饮食/糖尿病饮食/其他<br>□ 健康宣教<br>□ 抗菌药物（必要时）<br>□ 补液治疗（水化、碱化）<br>□ 其他医嘱<br>**临时医嘱**<br>□ 血常规、尿常规、粪便常规，血型、血生化、电解质、凝血功能、输血前检查<br>□ X 线胸片、心电图、腹部 B 超<br>□ 超声心动（视患者情况而定）<br>□ 静脉插管术（条件允许时）<br>□ 病原微生物培养（必要时）<br>□ 输血医嘱（必要时）<br>□ 白细胞单采术（必要时）<br>□ 羟基脲（必要时）<br>□ 其他医嘱 | **长期医嘱**<br>□ 患者既往基础用药<br>□ 抗菌药物（必要时）<br>□ 补液治疗（水化、碱化）<br>□ 防治尿酸性肾病（别嘌呤醇）<br>□ 其他医嘱<br>**临时医嘱**<br>□ 骨髓穿刺<br>□ 骨髓形态学、免疫分型、细胞遗传学、组合融合基因和预后相关基因突变检测（有条件时）<br>□ 血常规<br>□ 输血医嘱（必要时）<br>□ 白细胞单采术（必要时）<br>□ 羟基脲（必要时）<br>□ 其他医嘱 |
| 病情变异记录 | □ 无　□ 有，原因：<br>1.<br>2. | □ 无　□ 有，原因：<br>1.<br>2. |
| 医师签名 | | |

| 时间 | 住院第 3~5 天 | 住院第 6~21 天 |
|---|---|---|
| 主要诊疗工作 | □ 根据初步骨髓结果制定治疗方案<br>□ 患者家属签署化疗知情同意书<br>□ 化疗<br>□ 住院医师完成病程记录<br>□ 上级医师查房<br>□ 重要脏器保护<br>□ 止吐 | □ 上级医师查房，注意病情变化<br>□ 住院医师完成病历书写<br>□ 每日复查血常规<br>□ 注意观察体温、血压、体重等<br>□ 成分输血、抗感染等支持治疗（必要时）<br>□ 造血生长因子（必要时）<br>□ 骨髓检查（化疗后 7 天可选） |
| 重要医嘱 | **长期医嘱**<br>□ 化疗医嘱（以下方案选一）<br>□ HAD：HHT 2.0~2.5mg/(m$^2$·d) ×7 天<br>　　　　DNR 45~60mg/(m$^2$·d) ×3 天<br>　　　　Ara-C 100~200mg/(m$^2$·d) ×7 天<br>□ HAA：HHT 2.0~2.5mg/(m$^2$·d) ×7 天<br>　　　　ACR 20mg/d×7 天<br>　　　　Ara-C 100~200mg/(m$^2$·d) ×7 天<br>□ HA：HHT 2.0~2.5mg/(m$^2$·d) ×7 天<br>　　　Ara-C 100~200mg/(m$^2$·d) ×7 天<br>□ DA：DNR 45~60mg/(m$^2$·d) ×3 天<br>　　　Ara-C 100~200mg/(m$^2$·d) ×7 天<br>□ 止吐、抗感染等对症支持治疗医嘱<br>□ 补液治疗（水化、碱化）<br>□ 重要脏器功能保护：防治尿酸肾病（别嘌呤醇）、保肝等<br>□ 其他医嘱<br>**临时医嘱**<br>□ 输血医嘱（必要时）<br>□ 心电监测（必要时）<br>□ 每周复查血生化、电解质<br>□ 隔日复查血常规（必要时可每天复查）<br>□ 血培养（高热时）<br>□ 静脉插管维护、换药<br>□ 其他医嘱 | **长期医嘱**<br>□ 洁净饮食<br>□ 抗感染等支持治疗（必要时）<br>□ 其他医嘱<br>**临时医嘱**<br>□ 血常规、尿常规、粪便常规<br>□ 血生化、电解质<br>□ 输血医嘱（必要时）<br>□ G-CSF 5μg/(kg·d)（必要时）<br>□ 影像学检查（必要）<br>□ 病原微生物培养（必要时）<br>□ 血培养（高热时）<br>□ 静脉插管维护、换药<br>□ 骨髓穿刺（可选）<br>□ 骨髓形态学、微小残留病灶（可选）<br>□ 其他医嘱 |
| 病情变异记录 | □ 无　□ 有，原因：<br>1.<br>2. | □ 无　□ 有，原因：<br>1.<br>2. |
| 医师签名 | | |

| 时间 | 住院第 22~31 天 | 出院日 |
|---|---|---|
| 主要诊疗工作 | □ 上级医师查房<br>□ 住院医师完成常规病历书写<br>□ 根据血常规情况，决定复查骨髓穿刺 | □ 上级医师查房，进行疗效（根据骨髓穿刺）评估，确定有无并发症情况，明确是否出院<br>□ 完成出院记录、病案首页、出院证明书等<br>□ 向患者交代出院后的注意事项，如返院复诊的时间、地点，发生紧急情况时的处理等 |
| 重点医嘱 | **长期医嘱**<br>□ 洁净饮食<br>□ 停用抗菌药物（根据体温、症状、体征、血象及影像学）<br>□ 其他医嘱<br>**临时医嘱**<br>□ 骨髓穿刺<br>□ 骨髓形态学、微小残留病检测<br>□ 血常规、尿常规、粪便常规<br>□ HLA 配型（符合造血干细胞移植条件者）<br>□ G-CSF 5μg/（kg·d）（必要时）<br>□ 输血医嘱（必要时）<br>□ 完全缓解后可行腰椎穿刺，鞘内注射（MTX 10~15mg，Ara-C 40~50mg，DXM 5mg）<br>□ 脑脊液常规、生化、甩片（有条件时）<br>□ 其他医嘱 | **出院医嘱**<br>□ 出院带药<br>□ 定期门诊随访<br>□ 监测血常规、血生化、电解质 |
| 病情变异记录 | □ 无 □ 有，原因：<br>1.<br>2. | □ 无 □ 有，原因：<br>1.<br>2. |
| 医师签名 | | |

## （二）护士表单

### 18~59 岁患者初治 AML（非 APL）临床路径护士表单

适用对象：18~59 岁，第一诊断为急性髓性白血病（初治非 APL）（ICD-10：M9840/3；
M9861/3；M9867/3；M9870-4/3；M9891-7/3；M9910/3；M9920/3）
行诱导化疗

| 患者姓名： | 性别： | 年龄： | 门诊号： | 住院号： |
|---|---|---|---|---|
| 住院日期： 年 月 日 | 出院日期： 年 月 日 | | 标准住院日：32 天内 | |

| 时间 | 住院第 1 天 | 住院第 2 天 |
|---|---|---|
| 健康宣教 | □ 入院宣教：介绍病房环境、设施、医院相关制度、主管医师和护士<br>□ 告知各项检查、化验的目的及注意事项<br>□ 指导饮食、卫生、活动等<br>□ 指导漱口和坐浴的方法<br>□ 安全宣教、化疗宣教<br>□ 静脉插管介绍<br>　做好心理安慰，减轻患者及家属入院后焦虑、紧张的情绪 | □ 宣教疾病知识<br>□ 指导预防感染和出血<br>□ 静脉插管维护宣教<br>□ 介绍骨髓穿刺的目的、方法和注意事项<br>□ 做好用药指导<br>□ 化疗宣教 |
| 护理处置 | □ 入院护理评估：询问病史、相关查体、血常规、检查皮肤黏膜有无出血、营养状况、血管情况等<br>□ 监测和记录生命体征<br>□ 建立护理记录（病危、重患者）<br>□ 卫生处置：剪指（趾）甲、沐浴（条件允许时），更换病号服<br>□ 完成各项化验检查的准备（加急化验及时采集标本并送检）<br>□ 静脉插管术（条件允许时），术前签署静脉插管知情同意书 | □ 完成各项化验标本的留取并及时送检<br>□ 遵医嘱完成相关检查<br>□ 静脉插管导管维护<br>□ 遵医嘱准确记录 24 小时出入量 |
| 基础护理 | □ 根据患者病情和生活自理能力确定护理级别（遵医嘱执行）<br>□ 晨晚间护理<br>□ 安全护理<br>□ 口腔护理<br>□ 肛周护理 | □ 执行分级护理<br>□ 晨晚间护理<br>□ 安全护理<br>□ 口腔护理<br>□ 肛周护理 |
| 专科护理 | □ 执行血液病护理常规<br>□ 观察病情、用药后的不良反应<br>□ 填写患者危险因素评估表（需要时）<br>□ 感染、出血护理<br>□ 输血护理（需要时）<br>□ 化疗护理、心理护理 | □ 观察患者病情变化，重点观察有无出血倾向、化疗不良反应<br>□ 感染、出血护理<br>□ 输血护理（需要时）<br>□ 化疗护理<br>□ 心理护理 |
| 重点医嘱 | □ 详见医嘱执行单 | □ 详见医嘱执行单 |
| 病情变异记录 | □ 无　□ 有，原因：<br>1.<br>2. | □ 无　□ 有，原因：<br>1.<br>2. |
| 护士签名 | | |

| 时间 | 住院第 3~5 天 | 住院第 6~21 天 |
|---|---|---|
| 健康宣教 | □ 化疗宣教<br>　　告知用药及注意事项<br>　　化疗期间患者饮食、卫生<br>　　化疗期间嘱患者适当多饮水<br>　　对陪护家属健康指导<br>□ 指导预防感染和出血<br>□ 介绍药物作用、不良反应<br>□ 心理指导 | □ 骨髓抑制期宣教：预防感染和出血，维护病室环境清洁、整齐<br>□ 指导进高压无菌饮食（高压锅准备的食物，以达到无菌饮食的目的）<br>□ 心理指导 |
| 护理处置 | □ 遵医嘱完成相关化验检查<br>□ 遵照医嘱及时给予对症治疗<br>□ 静脉插管导管维护<br>□ 遵医嘱准确记录 24 小时出入量<br>□ 执行保护性隔离措施 | □ 遵医嘱完成相关化验检查<br>□ 遵照医嘱及时给予对症治疗<br>□ 静脉插管导管维护<br>□ 执行保护性隔离措施 |
| 基础护理 | □ 执行分级护理<br>□ 晨晚间护理<br>□ 安全护理<br>□ 口腔护理<br>□ 肛周护理 | □ 执行分级护理<br>□ 晨晚间护理<br>□ 安全护理<br>□ 口腔护理<br>□ 肛周护理 |
| 专科护理 | □ 观察患者病情变化，重点观察有无出血倾向、化疗不良反应、有无胸闷憋气、胸痛、水肿等<br>□ 感染、出血护理<br>□ 输血护理（需要时）<br>□ 化疗护理<br>□ 心理护理 | □ 观察患者病情变化，观察有无感染和出血倾向、有无胸闷憋气、胸痛等<br>□ 感染、出血护理<br>□ 输血护理（需要时）<br>□ 化疗护理<br>□ 心理护理 |
| 重点医嘱 | □ 详见医嘱执行单 | □ 详见医嘱执行单 |
| 病情变异记录 | □ 无　□ 有，原因：<br>1.<br>2. | □ 无　□ 有，原因：<br>1.<br>2. |
| 护士签名 | | |

| 时间 | 住院第 22~31 天 | 出院日 |
|---|---|---|
| 健康宣教 | □ 宣教预防感染和出血<br>□ 指导进高压无菌饮食（高压锅准备的食物，以达到无菌饮食的目的）<br>□ 介绍腰椎穿刺、鞘内注射的目的、方法和注意事项<br>□ 心理指导 | □ 出院宣教：用药、饮食、卫生、休息，监测血常规、血生化等<br>□ 静脉插管院外维护宣教<br>□ 指导办理出院手续<br>□ 告知患者科室联系电话<br>□ 定期门诊随访 |
| 护理处置 | □ 遵医嘱完成相关化验检查<br>□ 遵照医嘱及时给予对症治疗<br>□ 静脉插管导管维护<br>□ 执行保护性隔离措施 | □ 为患者领取出院带药<br>□ 协助整理患者用物<br>□ 发放静脉插管导管院外维护手册<br>□ 床单位终末消毒 |
| 基础护理 | □ 执行分级护理<br>□ 晨晚间护理<br>□ 安全护理<br>□ 口腔护理<br>□ 肛周护理 | □ 安全护理（护送出院） |
| 专科护理 | □ 密切观察病情观察<br>□ 感染、出血护理<br>□ 输血护理（需要时）<br>□ 化疗护理<br>□ 心理护理 | □ 预防感染和出血指导<br>□ 心理护理 |
| 重点医嘱 | □ 详见医嘱执行单 | □ 详见医嘱执行单 |
| 病情变异记录 | □ 无 □ 有，原因：<br>1.<br>2. | □ 无 □ 有，原因：<br>1.<br>2. |
| 护士签名 | | |

## （三）患者表单

### 18~59 岁患者初治 AML（非 APL）临床路径患者表单

适用对象：18~59 岁，第一诊断为急性髓性白血病（初治非 APL）（ICD-10：M9840/3；M9861/3；M9867/3；M9870-4/3；M9891-7/3；M9910/3；M9920/3）
　　　　行诱导化疗

| 患者姓名： | | 性别： | 年龄： | 门诊号： | 住院号： |
|---|---|---|---|---|---|
| 住院日期： | 年 月 日 | 出院日期： | 年 月 日 | 标准住院日：32 天内 | |

| 时间 | 住院第 1 天 | 住院第 2 天 |
|---|---|---|
| 医患配合 | □ 接受询问病史、收集资料，请务必详细告知既往史、用药史、过敏史<br>□ 请明确告知既往用药情况<br>□ 配合进行体格检查<br>□ 有任何不适请告知医师<br>□ 配合进行相关检查<br>□ 签署相关知情同意书 | □ 配合完成相关检查（B 超、心电图、X 线胸片等）<br>□ 配合完成化验：血常规、血生化等<br>□ 配合骨髓穿刺、活检等<br>□ 配合用药<br>□ 有任何不适请告知医师 |
| 护患配合 | □ 配合测量体温、脉搏、呼吸、血压、身高体重<br>□ 配合完成入院护理评估（回答护士询问病史、过敏史、用药史）<br>□ 接受入院宣教（环境介绍、病室规定、探视陪护制度、送餐订餐制度、贵重物品保管等）<br>□ 配合采集血常规、尿常规、粪便标本<br>□ 配合护士选择静脉通路，接受静脉置管<br>□ 接受用药指导<br>□ 接受化疗知识指导<br>□ 接受预防感染和出血的指导<br>□ 有任何不适请告知护士 | □ 配合测量体温、脉搏、呼吸，询问大便情况<br>□ 配合各项检查（需要空腹的请遵照执行）<br>□ 配合采集血标本<br>□ 接受疾病知识介绍<br>□ 接受骨髓穿刺、活检宣教<br>□ 接受用药指导<br>□ 接受静脉导管维护<br>□ 接受化疗知识指导<br>□ 接受预防感染和出血指导<br>□ 接受心理护理<br>□ 接受基础护理<br>□ 有任何不适请告知护士 |
| 饮食 | □ 遵照医嘱饮食 | □ 遵照医嘱饮食 |
| 排泄 | □ 大、小便异常时及时告知医护人员 | □ 大、小便异常时及时告知医护人员 |
| 活动 | □ 根据病情适度活动<br>□ 有出血倾向者卧床休息，减少活动 | □ 根据病情适度活动<br>□ 有出血倾向者卧床休息，减少活动 |

| 时间 | 住院第 3~5 天 | 住院第 6~21 天 |
|---|---|---|
| 医患配合 | □ 配合相关检查<br>□ 配合用药<br>□ 配合化疗<br>□ 有任何不适请告知医师 | □ 配合相关检查<br>□ 配合用药<br>□ 配合各种治疗<br>□ 有任何不适请告知医师 |
| 护患配合 | □ 配合定时测量生命体征、每日询问大便情况<br>□ 配合各种相关检查<br>□ 配合采集血标本<br>□ 接受疾病知识介绍<br>□ 接受用药指导<br>□ 接受静脉导管维护<br>□ 接受化疗知识指导<br>□ 接受预防感染和出血指导<br>□ 接受保护性隔离措施<br>□ 接受心理护理<br>□ 接受基础护理<br>□ 有任何不适请告知护士 | □ 配合定时测量生命体征、每日询问大便情况<br>□ 配合各种相关检查<br>□ 配合采集血标本<br>□ 接受疾病知识介绍<br>□ 接受用药指导<br>□ 接受静脉导管维护<br>□ 接受预防感染和出血指导<br>□ 接受保护性隔离措施<br>□ 接受心理护理<br>□ 接受基础护理<br>□ 有任何不适请告知护士 |
| 饮食 | □ 遵照医嘱饮食 | □ 高压无菌饮食（高压锅准备的食物，以达到无菌饮食的目的） |
| 排泄 | □ 大、小便异常时及时告知医护人员 | □ 大、小便异常时及时告知医护人员 |
| 活动 | □ 根据病情适度活动<br>□ 有出血倾向者卧床休息，减少活动 | □ 根据病情适度活动<br>□ 有出血倾向者卧床休息，减少活动 |

| 时间 | 住院第 22~31 天 | 住院第 32 天<br>（出院日） |
|---|---|---|
| 医患配合 | □ 配合相关检查<br>□ 配合用药<br>□ 配合各种治疗<br>□ 配合腰椎穿刺<br>□ 有任何不适请告知医师 | □ 接受出院前指导<br>□ 遵医嘱出院后用药<br>□ 知道复查时间<br>□ 获取出院诊断书 |
| 护患配合 | □ 配合定时测量生命体征、每日询问大便情况<br>□ 配合各种相关检查<br>□ 配合采集血标本<br>□ 接受疾病知识介绍<br>□ 接受用药指导<br>□ 接受腰椎穿刺、鞘内注射宣教<br>□ 接受静脉导管维护<br>□ 接受预防感染和出血指导<br>□ 接受保护性隔离措施<br>□ 接受心理护理<br>□ 接受基础护理<br>□ 有任何不适请告知护士 | □ 接受出院宣教<br>□ 办理出院手续<br>□ 获取出院带药<br>□ 知道服药方法、作用、注意事项<br>□ 知道预防感染、出血措施<br>□ 知道复印病历方法<br>□ 接受静脉导管院外维护指导<br>□ 签署静脉导管院外带管协议 |
| 饮食 | □ 高压无菌饮食（高压锅准备的食物，以达到无菌饮食的目的） | □ 普通饮食<br>□ 避免进生、冷、坚硬、辛辣和刺激饮食 |
| 排泄 | □ 大、小便异常时及时告知医护人员 | □ 大、小便异常（出血时）及时就诊 |
| 活动 | □ 根据病情适度活动<br>□ 有出血倾向者卧床休息，减少活动 | □ 适度活动，避免疲劳<br>□ 注意保暖，避免感冒<br>□ 注意安全，减少出血 |

## 附：原表单（2016年版）

### 18~59 岁患者初治 AML（非 APL）临床路径表单

适用对象：18~59 岁，第一诊断为急性髓性白血病（初治非 APL）（ICD-10：M9840/3；M9861/3；M9867/3；M9870-4/3；M9891-7/3；M9910/3；M9920/3）

行诱导化疗

| 患者姓名： | 性别： | 年龄： | 门诊号： | 住院号： |
|---|---|---|---|---|
| 住院日期：　年　月　日 | 出院日期：　年　月　日 | | | 标准住院：32 天内 |

| 时间 | 住院第1天 | 住院第2天 |
|---|---|---|
| 主要诊疗工作 | □ 向家属告知病重或病危并签署病重或病危通知书<br>□ 患者家属签署骨髓穿刺同意书、腰椎穿刺同意书、输血知情同意书、静脉插管同意书（条件允许时）<br>□ 询问病史及体格检查<br>□ 完成病历书写<br>□ 开实验室检查单<br>□ 上级医师查房与化疗前评估<br>□ 根据血象及凝血象决定是否成分输血、是否白细胞单采、是否用羟基脲 | □ 上级医师查房<br>□ 完成入院检查<br>□ 骨髓穿刺：骨髓形态学检查、免疫分型、细胞遗传学、组合融合基因和预后相关基因突变检测（有条件时）<br>□ 根据血象及凝血象决定是否成分输血、是否白细胞单采、是否用羟基脲<br>□ 完成必要的相关科室会诊<br>□ 住院医师完成上级医师查房记录等病历书写 |
| 重要医嘱 | **长期医嘱**<br>□ 血液病一级护理常规<br>□ 饮食：普通饮食/糖尿病饮食/其他<br>□ 抗菌药物（必要时）<br>□ 补液治疗（水化、碱化）<br>□ 其他医嘱<br>**临时医嘱**<br>□ 血、尿、粪便常规、血型、血生化、电解质、凝血功能、输血前检查<br>□ X 线胸片、心电图、腹部 B 超<br>□ 超声心动（视患者情况而定）<br>□ 静脉插管术（条件允许时）<br>□ 病原微生物培养（必要时）<br>□ 输血医嘱（必要时）<br>□ 白细胞单采术（必要时）<br>□ 羟基脲（必要时）<br>□ 其他医嘱 | **长期医嘱**<br>□ 患者既往基础用药<br>□ 抗菌药物（必要时）<br>□ 补液治疗（水化、碱化）<br>□ 防治尿酸肾病（别嘌呤醇）<br>□ 其他医嘱<br>**临时医嘱**<br>□ 骨髓穿刺<br>□ 骨髓形态学、免疫分型、细胞遗传学、组合融合基因和预后相关基因突变检测（有条件时）<br>□ 血常规<br>□ 输血医嘱（必要时）<br>□ 白细胞单采术（必要时）<br>□ 羟基脲（必要时）<br>□ 其他医嘱 |
| 主要护理工作 | □ 介绍病房环境、设施和设备<br>□ 入院护理评估 | □ 宣教（血液病知识） |
| 病情变异记录 | □ 无　□ 有，原因：<br>1.<br>2. | □ 无　□ 有，原因：<br>1.<br>2. |
| 护士签名 | | |
| 医师签名 | | |

| 时间 | 住院第 3~5 天 |
|---|---|
| 主要<br>诊疗<br>工作 | □ 根据初步骨髓结果制定治疗方案　　□ 化疗<br>□ 患者家属签署化疗知情同意书　　　□ 重要脏器保护<br>□ 住院医师完成病程记录　　　　　　 □ 止吐<br>□ 上级医师查房 |
| 重<br>要<br>医<br>嘱 | **长期医嘱**<br>□ 化疗医嘱（以下方案选一）<br>□ HAD：HHT 2.0~2.5mg/($m^2$·d) ×7 天<br>　　　　 DNR 45~60mg/($m^2$·d) ×3 天<br>　　　　 Ara-C 100~200mg/($m^2$·d) ×7 天<br>□ HAA：HHT 2.0~2.5mg/($m^2$·d) ×7 天<br>　　　　 ACR 20mg/d×7 天<br>　　　　 Ara-C 100~200mg/($m^2$·d) ×7 天<br>□ HA：HHT 2.0~2.5mg/($m^2$·d) ×7 天<br>　　　　 Ara-C 100~200mg/($m^2$·d) ×7 天<br>□ DA：DNR 45~60mg/($m^2$·d) ×3 天<br>　　　　 Ara-C 100~200mg/($m^2$·d) ×7 天<br>□ 止吐、抗感染等对症支持治疗医嘱<br>□ 补液治疗（水化、碱化）<br>□ 重要脏器功能保护：防治尿酸肾病（别嘌呤醇）、保肝等<br>□ 其他医嘱<br>**临时医嘱**<br>□ 输血医嘱（必要时）<br>□ 心电监护（必要时）<br>□ 每周复查血生化、电解质<br>□ 隔日复查血常规（必要时可每天复查）<br>□ 血培养（高热时）<br>□ 静脉插管维护、换药<br>□ 其他医嘱 |
| 主要<br>护理<br>工作 | □ 随时观察患者病情变化<br>□ 心理与生活护理<br>□ 化疗期间嘱患者多饮水 |
| 病情<br>变异<br>记录 | □ 无　□ 有，原因：<br>1.<br>2. |
| 护士<br>签名 | |
| 医师<br>签名 | |

| 时间 | 住院第 6~21 天 | 住院第 22~31 天 | 住院第 32 天（出院日） |
|---|---|---|---|
| 主要诊疗工作 | □ 上级医师查房，注意病情变化<br>□ 住院医师完成病历书写<br>□ 每日复查血常规<br>□ 注意观察体温、血压、体重等<br>□ 成分输血、抗感染等支持治疗（必要时）<br>□ 造血生长因子（必要时）<br>□ 骨髓检查（化疗后 7 天可选） | □ 上级医师查房<br>□ 住院医师完成常规病历书写<br>□ 根据血常规情况，决定复查骨髓穿刺 | □ 上级医师查房，进行化疗（根据骨髓穿刺）评估，确定有无并发症情况，明确是否出院<br>□ 完成出院记录、病案首页、出院证明书等<br>□ 向患者交代出院后的注意事项，如返院复诊的时间、地点，发生紧急情况时的处理等 |
| 重要医嘱 | **长期医嘱**<br>□ 洁净饮食<br>□ 抗感染等支持治疗（必要时）<br>□ 其他医嘱<br>**临时医嘱**<br>□ 血常规、尿常规、粪便常规<br>□ 血生化、电解质<br>□ 输血医嘱（必要时）<br>□ G-CSF 5μg/(kg·d)（必要时）<br>□ 影像学检查（必要）<br>□ 病原微生物培养（必要时）<br>□ 血培养（高热时）<br>□ 静脉插管维护、换药<br>□ 骨髓穿刺（可选）<br>□ 骨髓形态学（可选）<br>□ 其他医嘱 | **长期医嘱**<br>□ 洁净饮食<br>□ 停用抗菌药物（根据体温及症状、体征及影像学）<br>□ 其他医嘱<br>**临时医嘱**<br>□ 骨髓穿刺<br>□ 骨髓形态学、微小残留病检测<br>□ 血常规、尿常规、粪便常规<br>□ HLA 配型（符合造血干细胞移植条件者）<br>□ G-CSF 5μg/(kg·d)（必要时）<br>□ 输血医嘱（必要时）<br>□ 完全缓解后可行腰椎穿刺，鞘内注射（MTX 10~15mg，Ara-C 40~50mg，DXM 5mg）<br>□ 脑脊液常规、生化、甩片（有条件时）<br>□ 其他医嘱 | **出院医嘱**<br>□ 出院带药<br>□ 定期门诊随访<br>□ 监测血常规、血生化、电解质 |
| 主要护理工作 | □ 随时观察患者情况<br>□ 心理与生活护理<br>□ 化疗期间嘱患者多饮水 | □ 随时观察患者情况<br>□ 心理与生活护理<br>□ 指导患者生活护理 | □ 指导患者办理出院手续 |
| 病情变异记录 | □ 无 □ 有，原因：<br>1.<br>2. | □ 无 □ 有，原因：<br>1.<br>2. | □ 无 □ 有，原因：<br>1.<br>2. |
| 护士签名 | | | |
| 医师签名 | | | |

## 第二节　60~69 岁患者初治 AML（非 APL）临床路径释义

### 一、60~90 岁患者初治 AML（非 APL）临床路径标准住院流程

#### （一）临床路径标准住院日

32 天内。

> 释义
>
> ■ 90% 的初治 AML 患者接受诱导化疗后可于入院后 32 天内判断疗效：获得血液学缓解，病情稳定者出院；获得血液学缓解但因合并症需进行相关的诊断和治疗者，可适当延长住院时间；未获得缓解者需再诱导化疗，可延长住院日 30 天，2 疗程诱导未达完全缓解则退出路径。

#### （二）进入路径标准

1. 第一诊断必须符合急性髓系白血病（AML）疾病编码（ICD-10：M9840/3；M9861/3；M9867/3；M9870-4/3；M9891-7/3；M9910/3；M9920/3）。

2. 患者年龄 60~69 岁。

3. 经以上检查确诊为急性早幼粒细胞白血病（APL）则进入 APL 路径。

4. 当患者同时具有其他疾病诊断时，但在住院期间不需要特殊处理也不影响第一诊断的临床路径流程实施时，可以进入路径。

> 释义
>
> ■ 由于 APL 治疗与其他类型 AML 具有显著的不同，确诊为非 APL 的 AML 患者进入本路径。

#### （三）明确诊断及入院常规检查

需 3~5 天（指工作日）。

必须的检查项目：

1. 常规化验：血常规、尿常规、粪便常规，血型、血生化、电解质、输血前检查、凝血功能。

2. X 线胸片、心电图、腹部 B 超、CT 和 MRI（必要时）。

3. 发热或疑有感染者可选择：病原微生物培养、影像学检查。

4. 骨髓检查（形态学包括组化、必要时活检）、免疫分型、细胞遗传学、组合融合基因和预后相关基因突变检测（有条件时）。

5. 患者及家属签署以下同意书：病重或病危通知书、化疗知情同意书、输血知情同意书、骨髓穿刺同意书、腰椎穿刺同意书、乙型肝炎静脉插管同意书（有条件时）。

> **释义**
>
> ■ 上述常规化验检查所有患者均应完成。血常规检查可了解患者血红蛋白、血小板水平，及时进行成分输血改善患者临床症状；白细胞水平高的患者应及时给予羟基脲或阿糖胞苷降低肿瘤负荷；尿便常规有助于了解是否存在消化系统、泌尿系统的小量出血；凝血功能检测有助于了解患者是否存在出凝血功能紊乱，尽管 AML 患者出现凝血功能紊乱的情况并不像 APL 那样常见，仍有部分 AML 患者初诊时存在出凝血功能紊乱，需要积极纠正；肝肾功能、电解质检测可了解患者是否存在肝肾基础疾病及水电解质紊乱，改善肝肾功能状况以及电解质紊乱对于 AML 本病的治疗得以顺利进行具有重要意义；输血前感染性疾病的筛查可为安全输血及化疗的顺利进行提供保障。
>
> ■ 由于正常造血功能受抑，AML 患者就诊时多数存在不同程度的贫血，可能影响心功能，尤其存在心脏基础疾病者，并且 AML 常规化疗方案中的部分药物存在心脏毒性，X 线胸片、心电图、心脏超声、心肌酶谱检查可评价患者心肺基础疾病。腹部 B 超检查有助于发现严重的肝脏疾病。
>
> ■ AML 患者中性粒细胞减少，易合并不同部位感染发热，尤其化疗抑制期感染易加重，病原微生物培养以及影像学检查（CT 等）有助于明确感染部位以及致病菌，指导抗菌药物的合理使用，有利于后期治疗的顺利进行。存在严重感染、可能影响路径实施的患者不宜进入本路径。
>
> ■ 细胞形态学和免疫表型提供 FAB 诊断的依据，尽早开始诱导化疗。细胞遗传学、白血病基因组合等检查为进一步的 WHO 诊断及预后危险度分组提供依据，指导此后的治疗，因此上述检查缺一不可。
>
> ■ 签署上述知情同意书的同时，告知患者诊断及治疗过程中的相关风险及获益，加强医患沟通，有助于患者及其家属进一步理解病情，积极配合治疗。
>
> ■ 对于老年 AML 患者，需要完善化疗前基础状况、合并症、心肺功能、认知及体能状态等一般情况评估。上述评估项目可根据各单位实际情况进行选择。完善的评估对于老年患者用药期间耐受情况及可能出现的并发症有一定的提示作用。

## （四）化疗前准备

1. 发热患者建议立即进行病原微生物培养并使用抗菌药物，可选用头孢类（或青霉素类）± 氨基糖苷类抗炎治疗，3 天后发热不缓解者，可考虑更换碳青霉烯类和/或糖肽类和/或抗真菌治疗；有明确脏器感染患者应根据感染部位及病原微生物培养结果选用相应抗菌药物。

> **释义**
>
> ■ 发热是白血病患者就诊时及治疗过程中最主要的症状之一，部分患者感染部位及病原菌均难以明确，早期经验性使用广谱抗菌药物可避免感染的进一步加重，保证后期治疗的顺利进行。抗菌药物的选择应当参照所在医院病原学监控数据。

2. Hb $< 80g/L$，PLT $< 20×10^9/L$ 或有活动性出血，分别输浓缩红细胞和单采血小板，若存在弥散性血管内凝血（DIC）倾向则 PLT $< 50×10^9/L$ 时即应输注单采血小板。有心功能不全者可放宽输血适应证。

> **释义**
>
> ■ 积极成分输血保证 Hb > 80g/L，可明显改善患者一般状况，维持正常的心肺功能，对于老年患者及心功能基础差的患者，应当维持 Hb 在 90~100g/L 及以上，避免心功能不全的发生或加重，保证化疗的顺利进行；维持 PLT > $20 \times 10^9$/L 可明显降低致命性出血的发生。

3. 高白细胞患者可行白细胞分离术。

> **释义**
>
> ■ 高白细胞的 AML 患者有可能出现白细胞淤滞，进行白细胞分离术可以快速降低外周血白细胞负荷，减少发生高白细胞淤滞的风险。如需进行白细胞分离术，应维持血小板计数至少不低于 $30 \times 10^9$/L。

## （五）化疗开始时间

入院第 2~5 天。

> **释义**
>
> ■ 通过细胞形态学和免疫表型确定 FAB 诊断并且完善各项一般情况评估排除禁忌证后，即应尽早开始诱导化疗。

## （六）化疗方案

1. HAD：HHT 2~2.5mg/（$m^2$·d）×7 天。DNR 40~45mg/（$m^2$·d）×3 天。Ara－C 100~200mg/（$m^2$·d）×7 天。

2. HAA：HHT 2~2.5mg/（$m^2$·d）×7 天。ACR 20mg/d×7 天。Ara-C 100~200mg/（$m^2$·d）×7 天。

3. HA：HHT 2~2.5mg/（$m^2$·d）×7 天。Ara-C 100~200mg/（$m^2$·d）×7 天。

4. DA：DNR 45mg/（$m^2$·d）×3 天。Ara-C 100~200mg/（$m^2$·d）×7 天。

> **释义**
>
> ■ 临床路径中的治疗方案的选择参照《急性髓系白血病治疗的专家共识》（中华医学会血液学分会白血病学组）以及美国癌症综合网（NCCN）指南。
>
> （1）阿糖胞苷+蒽环类药物为基础的方案是国际通用的 AML 诱导化疗标准方案，例如 DA（3+7），完全缓解率为 60%~80%。近年来有多个研究显示，与标准剂量 DNR 相比较，大剂量 DNR 联合标准剂量 Ara-C 诱导治疗年轻初治 AML 可提高完全缓解（CR）率，并改善长期生存。目前 NCCN 指南对于年轻初治 AML 患者建议采用 DNR 60~90 mg/（$m^2$·d）×3 天，联合 100~200mg/（$m^2$·d）Ara-C×7 天，作为一线诱导方案。但是，在本路径中，考虑到老年患者的耐受性，DA 方案采用标准剂

量 DNR [45mg/(m² · d) ×3 天]。除了 DNR，伊达比星（IDA）也可与阿糖胞苷联合诱导治疗，国际多项研究发现采用 IDA 的方案较传统 DNR 方案 CR 率更高。对于老年 AML 患者，考虑到其耐受性，目前建议采用 IDA 6~10 mg/(m² · d) ×3 天。

（2）阿糖胞苷与其他药物联合以提高 AML 疗效的探索，多年来一直在进行，中国医学科学院血液病医院血液学研究所从 80 年代开始将高三尖杉酯碱（HHT）引入诱导化疗方案，组成 HA 方案，诱导治疗完全缓解率与标准的 DA 方案类似。此后将 HHT 加入 DA 方案组成 HAD 三药方案，完全缓解率为 80%~90%，包含 HHT 的化疗方案成为具有中国特色的诱导治疗方案。另外，HHT 亦可与阿糖胞苷组成两药方案（HA），或与阿克拉霉素及阿糖胞苷组成三药诱导治疗方案（HAA）。同样，考虑到老年患者的耐受性，在本路径中 HAD 方案采用标准剂量 DNR [40~45mg/(m² · d) ×3 天]。

（3）化疗药物剂量见给药方案。

■ 目前已更新《中国成人急性髓系白血病（非急性早幼粒细胞白血病）诊疗指南（2021 年版）》[中华医学会血液学分会白血病淋巴瘤学组，中华血液学杂志，2021，42（8）：617-623.]。

年龄≥60 岁的 AML 患者：

（1）年龄 60~75 岁患者的诱导治疗：

1）适合接受强化疗的患者（根据年龄、PS 评分及合并基础疾病判断）：

治疗前应尽量获得遗传学结果，根据患者的预后可以分为两种情况。

①没有不良预后因素（a. 不良遗传学异常；b. 前期血液病病史；c. 治疗相关 AML）：对于治疗前没有获得遗传学结果的患者，治疗原则可以参照没有不良预后因素的情况。

a. 标准剂量化疗：标准剂量 Ara-C [100mg/(m² · d) ×7d] 联合 IDA [10~12mg/(m² · d)] 或 DNR [45~60mg/(m² · d)]（证据等级 1a）。

b. 低强度化疗方案，具体方案见具有不良预后因素患者的低强度化疗方案（证据等级 2c）。

②具有不良预后因素（a. 不良遗传学异常；b. 前期血液病病史；c. 治疗相关 AML）：

a. 低强度化疗：维奈克拉（100mg，第 1 天；200mg，第 2 天；400mg，第 3~28 天）联合阿扎胞苷 [75mg/(m² · d)，7d] 或地西他滨 [20mg/(m² · d)，5d]（证据等级 2a）。

阿扎胞苷 [75mg/(m² · d)，7d] 或地西他滨 [20mg/(m² · d)，5d]（证据等级 2a）。小剂量化疗±G-CSF（如小剂量 Ara-C 为基础的方案：CAG、CHG、CMG 等，C-阿糖胞苷、A-阿克拉霉素、H-高三尖杉酯碱、M-米托蒽醌）；阿扎胞苷或地西他滨联合小剂量化疗等（证据等级 2b）。

b. 标准剂量化疗：标准剂量 Ara-C [100mg/(m² · d) ×7d] 联合 IDA [10~12mg/(m² · d)] 或 DNR [45~60mg/(m² · d)]（证据等级 2a）。

2）不适合强化疗的患者：

①低强度化疗：维奈克拉 [100mg，第 1 天；200mg，第 2 天；400mg，第 3~28 天] 联合阿扎胞苷 [75mg/(m² · d)，7d] 或地西他滨（20mg/(m² · d)，5d）（证据等级 1a）。

阿扎胞苷 [75mg/(m² · d)，7d] 或地西他滨 [20mg/(m² · d)，5d]（证据等级 1a）。阿扎胞苷或地西他滨联合小剂量化疗；小剂量化疗±G-CSF（如小剂量 AraC 为基础的方案：CAG、CHG、CMG 等）（证据等级 2b）。

②支持治疗。

（2）年龄≥75 岁或＜75 岁且合并严重非血液学合并症患者的治疗：

1）低强度化疗：维奈克拉（100mg，第 1 天；200mg，第 2 天；400mg，第 3～28 天）联合阿扎胞苷 [75mg/(m² · d)，7d] 或地西他滨 [20mg/(m² · d)，5d]（证据等级 1a）。

阿扎胞苷 [75mg/(m² · d)，7d] 或地西他滨 [20mg/(m² · d)，5d]（证据等级 1a）。阿扎胞苷或地西他滨联合小剂量化疗。小剂量化疗±G-CSF（如小剂量 Ara-C 为基础的方案：CAG、CHG、CMG 等）（证据等级 2b）。

2）支持治疗。

### （七）化疗后恢复期

21 天内。

必须复查的检查项目：

1. 血常规，血生化、电解质。

> **释义**
>
> ■ 初诊 AML 患者接受诱导化疗后将进入骨髓抑制期，定期监测血常规为成分输血等支持治疗提供依据；骨髓恢复期，血常规为疗效判定提供依据。生化、电解质的监测有助于观察化疗相关不良反应，例如肝肾功能损伤、电解质紊乱等，以便及时处理。

2. 脏器功能评估。

> **释义**
>
> ■ 化疗药物的常见不良反应包括对各脏器功能的损伤，例如肝功能损伤、肾功能损伤、肠道损伤、心功能损伤等，在观察化疗相关不良反应时应及时进行脏器功能评估，以便尽早发现及时处理。

3. 骨髓检查（如 21 天时血象仍处于恢复过程中，可延长至出院日之前）。

> **释义**
>
> ■ 多数患者在诱导治疗结束后的 3 周内可以通过骨髓检查判断疗效，少数患者可能需要延迟到化疗结束后 4 周左右。

4. 微小残留病变检测（有条件时）。

> **释义**
>
> ■ 微小残留病的检测通常采用流式细胞术，伴有重现性染色体异常的 AML 患者，如伴 t（8；21）（q22；q22）/（AML1-ETO）；inv（16）（p13q22）或 t（16；16）（p13；q22）/（CBFβ-MYH11），应同时通过 PCR 检测相应融合基因定量，如单位有条件开展 NPM1 定量，也应检测。

### （八）化疗中及化疗后治疗

1. 感染防治：发热患者建议立即进行病原微生物培养并使用抗菌药物，可选用头孢类（或青霉素类）±氨基糖苷类抗炎治疗，3 天后发热不缓解者，可考虑更换碳青霉烯类和/或糖肽类和/或抗真菌治疗；有明确脏器感染患者应根据感染部位及病原微生物培养结果选用相应抗菌药物。

2. 脏器功能损伤的相应防治：止吐、保肝、水化、碱化、防治尿酸性肾病（别嘌呤醇）、抑酸剂等。

3. 成分输血：Hb＜80g/L、PLT＜$20×10^9$/L 或有活动性出血者，分别输浓缩红细胞和单采血小板，若存在 DIC 倾向则 PLT＜$50×10^9$/L 时即应输注血小板。有心功能不全者可放宽输血适应证。

4. 造血生长因子：化疗后中性粒细胞绝对值（ANC）≤$1.0×10^9$/L，可使用粒细胞集落刺激因子（G-CSF）5μg/（kg·d）。

> **释义**
>
> ■ 上述支持治疗是顺利完成诱导治疗的重要保证。抗菌药物、血制品应用意义见前。治疗过程中充分的水化、碱化减轻治疗的不良反应。G-CSF 使用可缩短化疗后中性粒细胞缺乏的时间，减少严重感染的发生，避免住院时间延长。

### （九）出院标准

1. 一般情况良好。
2. 没有需要住院处理的并发症和/或合并症。

> **释义**
>
> ■ 临床症状改善，获得血液学缓解且不需要静脉输液的患者可出院，2 个疗程诱导化疗未达血液学完全缓解的患者应退出本路径。
>
> ■ 治疗反应的定义
>
> 1. 形态学无白血病状态：骨髓穿刺涂片中幼稚细胞＜5%（至少计数 200 个有核细胞），无 Auer 小体和髓外白血病持续存在。
>
> 2. 形态学完全缓解（CR）：患者应达形态学无白血病状态，脱离输血，无髓外白血病表现。中性粒细胞绝对计数＞$1.0×10^9$/L，血小板＞$100×10^9$/L。

（1）细胞遗传学完全缓解（CRc）：治疗前有染色体异常的患者缓解后染色体恢复为正常核型。

（2）分子水平完全缓解（CRm）：指分子生物学检测结果。治疗后转为阴性。

（3）形态学完全缓解而血细胞计数未完全恢复（Cri）：符合 CR 的临床和骨髓标准，但仍有中性粒细胞减少（<$1.0×10^9$/L）或血小板减少（<$100×10^9$/L）。

3. 部分缓解（PR）：血细胞计数符合 CR 标准，骨髓幼稚细胞比例 5%~25%（同时应较治疗前下降 50% 以上）。若仍可见 Auer 小体，即使幼稚细胞<5% 也应定为 PR。

4. 治疗失败：包括治疗后未能达 CR，甚至达不到 PR 标准的患者。

5. 复发：

（1）形态学复发：CR 患者外周血中又出现白血病细胞，骨髓中幼稚细胞≥5%。髓外出现形态学可证实的白血病细胞亦为复发。

（2）分子和/或遗传学复发：已达细胞遗传学或分子水平完全缓解的患者又出现细胞遗传学或分子学异常。

## （十）有无变异及原因分析

1. 根据治疗需要延长诱导化疗日，或诱导化疗未缓解需再诱导化疗（延长住院日不超过 30 天），2 个疗程诱导未达 CR 则退出路径。

2. 化疗后有发热、感染、出血或其他合并症者需进行相关的诊断和治疗，可适当延长住院时间。

3. 若腰椎穿刺后脑脊液检查示存在脑白，建议隔日腰椎穿刺鞘内注射化疗药物直至脑脊液检查正常，同时退出此途径，进入相关途径。

> **释义**
>
> ■ 治疗过程中因出现各种合并症需要继续住院的患者可适当延长住院日，若出现严重并发症影响本路径实施可退出本路径。

## 二、60~69 岁患者初治 AML（非 APL）临床路径给药方案

### 【用药选择】

1. 抗菌药物的使用：发热患者建议立即进行血培养并使用抗菌药物，根据患者是否存在咳嗽咳痰，腹泻，尿路感染等症状留取相应的标本送相应病原微生物培养。可选用头孢类（或青霉素类）±氨基糖苷类抗炎治疗，3 天后发热不缓解者，可考虑更换碳青霉烯类和/或糖肽类和/或抗真菌治疗；有明确脏器感染患者应根据感染部位及病原微生物培养结果选用相应抗菌药物，同时治疗用药的选择应综合患者病情及抗菌药物特点制定。单一药物可有效治疗的感染，可以不需联合用药。严重感染、单一用药不易控制的混合细菌感染、需长疗程且易产生耐药性的感染可联合用药。中性粒细胞减少患者感染进展快，一旦出现发热应尽早应用抗菌药物；中性粒细胞减少患者有感染的症状、体征，应早期应用抗菌药物；选择经验性用药时应考虑到本病区（医院）患者目前分离到的细菌种类、发生频率、抗菌药物敏感情况；

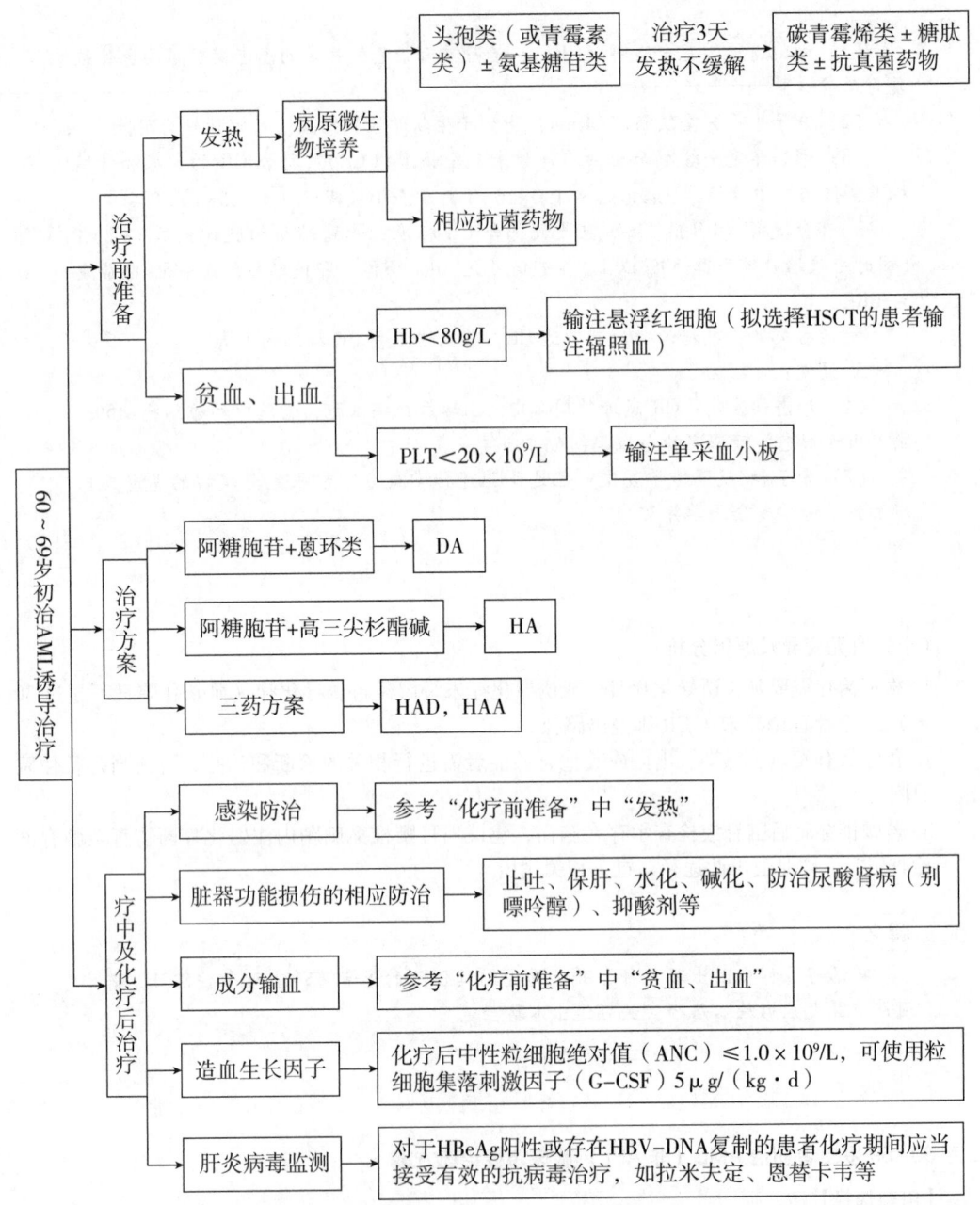

住院时间较长或反复住院治疗的患者应考虑到其既往感染的致病菌及抗菌药物使用情况；中性粒细胞减少患者，单纯考虑一种病原菌感染而采用窄谱抗菌药物是不够的，必须使用广谱抗菌药物，尽可能选择杀菌药物而非抑菌药物。万古霉素和利奈唑胺不宜单一用药。有持续性发热但无明确感染来源、血流动力学不稳定患者，应将抗菌方案扩展至能够覆盖耐药性革兰阴性菌和革兰阳性菌以及厌氧菌和真菌。抗真菌的经验治疗，一般选择抗菌谱较广的抗真菌药，如伊曲康唑、两性霉素 B、卡泊芬净、米卡芬净、伏立康唑、泊沙康唑等。

2. 化疗期间脏器功能损伤的相应防治：止吐、保肝、水化、碱化、防治尿酸性肾病（别嘌呤醇）、抑酸剂等。

3. 血制品输注：Hb＜80g/L 或贫血症状明显建议输注浓缩红细胞（拟选择 HSCT 的患者输注辐照血），老年患者或有心功能不全者可放宽输血适应证；PLT＜20×10$^9$/L 或有活动性出血时建议输注单采血小板。

4. 肿瘤溶解综合征的预防：在利尿的同时加强水化及碱化，注意水电解质的平衡。白血病细胞计数升高迅速、高尿酸、出现肾功能损伤迹象的患者在化疗期间可考虑使用别嘌呤醇或拉布立海。

5. 造血生长因子：化疗后中性粒细胞绝对值（ANC）≤1.0×10$^9$/L，可使用粒细胞集落刺激因子（G-CSF）5μg/（kg·d）。

6. 化疗前后肝炎病毒监测：联合化疗、免疫抑制性治疗均可能激活患者体内肝炎病毒复制，尤其是乙型肝炎病毒的激活可导致暴发性乙型肝炎危及生命。化疗前应常规进行肝炎病毒筛查，对于 HBeAg 阳性或存在 HBV-DNA 复制的慢性乙型肝炎患者或病毒携带者在接受化疗期间应当接受有效的抗病毒治疗。目前常用药物有拉米夫定、恩替卡韦等。治疗期间应当定期监测病毒复制以及肝功能情况。

7. 常用化疗方案：

（1）HAD：HHT 2~2.5mg/（m$^2$·d）×7 天。DNR 40~45mg/（m$^2$·d）×3 天。Ara-C 100~200mg/（m$^2$·d）×7 天。

（2）HAA：HHT 2~2.5mg/（m$^2$·d）×7 天。ACR 20mg/d×7 天。Ara-C 100~200mg/（m$^2$·d）×7 天。

（3）DA：DNR 45mg/（m$^2$·d）×3 天。Ara-C 100~200mg/（m$^2$·d）×7 天。

（4）HA：HHT 2~2.5mg/（m$^2$·d）×7 天。Ara-C 100~200mg/（m$^2$·d）×7 天。

【药学提示】

1. 抗菌药物及抗真菌药物治疗期间注意药物的肝肾毒性及生化指标变化，特别是糖肽类抗菌药物、两性霉素 B 等。三唑类抗真菌药物用药期间应注意患者心功能变化。

2. 高白细胞的处理：多数患者在诊断明确后通过药物治疗可迅速降低白血病细胞负荷，但少数患者因高白细胞淤滞导致生命危险时可行白细胞分离术。

3. 肾功能损伤：如果出现肿瘤溶解导致的血肌酐升高，立即停用化疗直至肌酐水平恢复正常。

4. 发热：部分患者使用阿糖胞苷治疗过程中出现非感染相关的发热，可对症应用糖皮质激素。输注前或阿糖胞苷配制液中加入小剂量糖皮质激素可明显降低发热的发生。

【注意事项】

AML 患者初诊及化疗抑制期，因中性粒细胞减少易合并不同部位感染，抗菌药物的合理使用十分重要。老年患者往往存在慢性病，应注意慢性病的控制。

### 三、急性髓系白血病（初治）护理规范

1. 化疗前对患者积极的心理干预，与患者有效交流，详细讲解 AML 的病因、病理变化、治疗方案、治疗不良反应、常见并发症等，帮助患者提高对 AML 的正确认识。

2. 骨髓抑制期优质护理干预，保证环境的卫生至关重要。粒细胞缺乏期患者要戴消毒口罩，病室内定期定时进行消毒，环境保持卫生洁净，减少探视，必要时住层流病房。进食洁净饮食，有效减少感染。提醒患者每日早晚 2 次应用复方氯己定含漱液漱口，防止口腔感染。饮食宜软而细，避免粗糙坚硬的食物。穿柔软棉质衣裤，床单位整洁。注意保持大小便通畅，便后坐浴，预防肛周感染。高度警惕患者有无恶心呕吐症状，有无消化道及呼吸道出血情况。经常注意查看患者皮肤有无淤点、淤斑，出现的部位、时间，要有详细记录。一旦出现异常情况，及时积极处理。

#### 四、急性髓系白血病（初治）营养治疗规范

1. 注意补充营养，维持水、电解质平衡。

2. 嘱患者少量多餐，进食清淡、易消化食物，避免辛辣刺激、油腻食物，同时营养要充足，合理膳食搭配，要确保蛋白质、维生素、能量的摄入。

3. 骨髓抑制期食用高压无菌饮食以减少肠道感染。

#### 五、急性髓系白血病（初治）患者健康宣教

1. AML 是一种基因型、表型、临床特征及预后都表现出异质性的疾病，治疗周期长，需要患者密切合作。采取循序渐进和迂回策略向患者透露 AML 的诊断，用亲切和蔼的言语缓解患者得知患白血病后的恐惧、否认、愤怒等负性情绪，与患者有效交流，使患者从原有的社会角色转换到患者角色，帮助患者提高对 AML 的正确认识。

2. 引导患者与医务人员合作，以积极的心态来面对疾病带来的影响。对化疗带来的不良反应，例如疼痛、恶心、呕吐、发热等要有足够的心理准备，引导患者树立战胜疾病的信心，并做好持久战的准备。

3. 加强安全方面的宣传教育，预防摔伤、烫伤、扎伤等不良事件发生。

4. 帮助患者正确应对疾病和治疗所带来的忧伤、沮丧、焦躁等负性情绪。

## 六、推荐表单

### （一）医师表单

#### 60~69 岁患者初治 AML（非 APL）临床路径医师表单

适用对象：60~69 岁，第一诊断为急性髓性白血病（初治非 APL）（ICD-10：M9840/3；M9861/3；M9867/3；M9870-4/3；M9891-7/3；M9910/3；M9920/3）

行诱导化疗

| 患者姓名： | | 性别： 年龄： 门诊号： | 住院号： |
| --- | --- | --- | --- |
| 住院日期： 年 月 日 | | 出院日期： 年 月 日 | 标准住院日：32 天内 |

| 时间 | 住院第 1 天 | 住院第 2 天 |
| --- | --- | --- |
| 主要诊疗工作 | □ 向患者家属告知病重或病危并签署病重或病危通知书<br>□ 患者家属签署骨髓穿刺同意书、腰椎穿刺同意书、输血知情同意书、乙型肝炎检测同意书、静脉插管同意书（条件允许时）<br>□ 询问病史及体格检查<br>□ 完成病历书写<br>□ 开实验室检查单<br>□ 上级医师查房与化疗前评估<br>□ 根据血象及凝血象决定是否成分输血、是否白细胞单采、是否用羟基脲 | □ 上级医师查房<br>□ 完成入院检查<br>□ 骨髓：骨髓形态学检查、免疫分型、细胞遗传学、组合融合基因和预后相关基因突变检测（有条件时）<br>□ 根据血象及凝血象决定是否成分输血、是否白细胞单采、是否用羟基脲<br>□ 完成必要的相关科室会诊<br>□ 住院医师完成上级医师查房记录等病历书写 |
| 重点医嘱 | **长期医嘱**<br>□ 血液病一级护理常规<br>□ 饮食：普通饮食/糖尿病饮食/其他<br>□ 健康宣教<br>□ 抗菌药物（必要时）<br>□ 补液治疗（水化、碱化）<br>□ 其他医嘱<br>**临时医嘱**<br>□ 血常规、尿常规、粪便常规，血型、血生化、电解质、凝血功能、输血前检查<br>□ X 线胸片、心电图、腹部 B 超、超声心动<br>□ 静脉插管术（条件允许时）<br>□ 病原微生物培养（必要时）<br>□ 输血医嘱（必要时）<br>□ 白细胞单采术（必要时）<br>□ 羟基脲（必要时）<br>□ 其他医嘱 | **长期医嘱**<br>□ 患者既往基础用药<br>□ 抗菌药物（必要时）<br>□ 补液治疗（水化、碱化）<br>□ 防治尿酸性肾病（别嘌呤醇）<br>□ 其他医嘱<br>**临时医嘱**<br>□ 骨髓穿刺<br>□ 骨髓形态学、免疫分型、细胞遗传学、组合融合基因和预后相关基因突变检测（有条件时）<br>□ 血常规<br>□ 输血医嘱（必要时）<br>□ 白细胞单采术（必要时）<br>□ 羟基脲（必要时）<br>□ 其他医嘱 |
| 病情变异记录 | □ 无 □ 有，原因：<br>1.<br>2. | □ 无 □ 有，原因：<br>1.<br>2. |
| 医师签名 | | |

| 时间 | 住院第 3~5 天 | 住院第 6~21 天 |
|---|---|---|
| 主要诊疗工作 | □ 根据初步骨髓结果制订治疗方案<br>□ 患者家属签署化疗知情同意书<br>□ 化疗<br>□ 住院医师完成病程记录<br>□ 上级医师查房<br>□ 重要脏器保护<br>□ 止吐 | □ 上级医师查房，注意病情变化<br>□ 住院医师完成病历书写<br>□ 每日复查血常规<br>□ 注意观察体温、血压、体重等<br>□ 成分输血、抗感染等支持治疗（必要时）<br>□ 造血生长因子（必要时）<br>□ 骨髓检查（化疗后 7 天可选） |
| 重要医嘱 | **长期医嘱**<br>□ 化疗医嘱（以下方案选一）<br>□ HAD：HHT 2.0~2.5mg/（m²·d）×7 天<br>　　　　DNR 40~45mg/（m²·d）×3 天<br>　　　　Ara-C 100~200mg/（m²·d）×7 天<br>□ HAA：HHT 2.0~2.5mg/（m²·d）×7 天<br>　　　　ACR 20mg/d×7 天<br>　　　　Ara-C 100~200mg/（m²·d）×7 天<br>□ HA：HHT 2.0~2.5mg/（m²·d）×7 天<br>　　　　Ara-C 100~200mg/（m²·d）×7 天<br>□ DA：DNR 45mg/（m²·d）×3 天<br>　　　　Ara-C 100~200mg/（m²·d）×7 天<br>□ 止吐、抗感染等对症支持治疗医嘱<br>□ 补液治疗（水化、碱化）<br>□ 重要脏器功能保护：防治尿酸肾病（别嘌呤醇）、保肝等<br>□ 其他医嘱<br>**临时医嘱**<br>□ 输血医嘱（必要时）<br>□ 心电监护（必要时）<br>□ 每周复查血生化、电解质<br>□ 隔日复查血常规（必要时可每天复查）<br>□ 血培养（高热时）<br>□ 静脉插管维护、换药<br>□ 其他医嘱 | **长期医嘱**<br>□ 洁净饮食<br>□ 抗感染等支持治疗（必要时）<br>□ 其他医嘱<br>**临时医嘱**<br>□ 血常规、尿常规、粪便常规<br>□ 血生化、电解质<br>□ 输血医嘱（必要时）<br>□ G-CSF 5μg/（kg·d）（必要时）<br>□ 影像学检查（必要）<br>□ 病原微生物培养（必要时）<br>□ 血培养（高热时）<br>□ 静脉插管维护、换药<br>□ 骨髓穿刺（可选）<br>□ 骨髓形态学、微小残留病灶（可选）<br>□ 其他医嘱 |
| 病情变异记录 | □ 无 □ 有，原因：<br>1.<br>2. | □ 无 □ 有，原因：<br>1.<br>2. |
| 医师签名 | | |

| 时间 | 住院第 22~31 天 | 住院第 32 天<br>（出院日） |
|---|---|---|
| 主要<br>诊疗<br>工作 | □ 上级医师查房<br>□ 住院医师完成常规病历书写<br>□ 根据血常规情况，决定复查骨髓穿刺 | □ 上级医师查房，进行化疗（根据骨髓穿刺）评估，确定有无并发症情况，明确是否出院<br>□ 完成出院记录、病案首页、出院证明书等<br>□ 向患者交代出院后的注意事项，如返院复诊的时间、地点，发生紧急情况时的处理等 |
| 重<br>点<br>医<br>嘱 | **长期医嘱**<br>□ 洁净饮食<br>□ 停用抗菌药物（根据体温及症状、体征及影像学）<br>□ 其他医嘱<br>**临时医嘱**<br>□ 骨髓穿刺<br>□ 骨髓形态学、微小残留病检测<br>□ 血常规、尿常规、粪便常规<br>□ HLA 配型（符合造血干细胞移植条件者）<br>□ G-CSF 5μg/（kg·d）（必要时）<br>□ 输血医嘱（必要时）<br>□ 完全缓解后可行腰椎穿刺，鞘内注射（MTX 10~15mg，Ara-C 40~50mg，DXM 5mg）<br>□ 脑脊液常规、生化、甩片（有条件时）<br>□ 其他医嘱 | **出院医嘱**<br>□ 出院带药<br>□ 定期门诊随访<br>□ 监测血常规、血生化、电解质 |
| 病情<br>变异<br>记录 | □ 无　□ 有，原因：<br>1.<br>2. | □ 无　□ 有，原因：<br>1.<br>2. |
| 医师<br>签名 | | |

### （二）护士表单

## 60~69 岁患者初治 AML（非 APL）临床路径护士表单

适用对象：60 ~ 69 岁，第一诊断为急性髓性白血病（初治非 APL）（ICD - 10：M9840/3；
   M9861/3；M9867/3；M9870-4/3；M9891-7/3；M9910/3；M9920/3）
   行诱导化疗

| 患者姓名： | 性别：　　年龄：　　门诊号： | 住院号： |
|---|---|---|
| 住院日期：　　年　月　日 | 出院日期：　　年　月　日 | 标准住院日：32 天内 |

| 时间 | 住院第 1 天 | 住院第 2 天 |
|---|---|---|
| 健康宣教 | □ 入院宣教：介绍病房环境、设施、医院相关制度、主管医师和护士<br>□ 告知各项检查、化验的目的及注意事项<br>□ 指导饮食、卫生、活动等<br>□ 指导漱口和坐浴的方法<br>□ 安全宣教、化疗宣教<br>□ 静脉插管介绍<br>□ 做好心理安慰，减轻患者及家属入院后焦虑、紧张的情绪 | □ 宣教疾病知识<br>□ 指导预防感染和出血<br>□ 静脉插管维护宣教<br>□ 介绍骨髓穿刺的目的、方法和注意事项<br>□ 做好用药指导<br>□ 化疗宣教 |
| 护理处置 | □ 入院护理评估：询问病史、相关查体、血常规、检查皮肤黏膜有无出血、营养状况、血管情况等<br>□ 监测和记录生命体征<br>□ 建立护理记录（病危、重患者）<br>□ 卫生处置：剪指（趾）甲、沐浴（条件允许时），更换病号服<br>□ 完成各项化验检查的准备（加急化验及时采集标本并送检）<br>□ 静脉插管术（条件允许时），术前签署静脉插管知情同意书 | □ 完成各项化验标本的留取并及时送检<br>□ 遵医嘱完成相关检查<br>□ 静脉插管导管维护<br>□ 遵医嘱准确记录 24 小时出入量 |
| 基础护理 | □ 根据患者病情和生活自理能力确定护理级别（遵医嘱执行）<br>□ 晨晚间护理<br>□ 安全护理<br>□ 口腔护理<br>□ 肛周护理 | □ 执行分级护理<br>□ 晨晚间护理<br>□ 安全护理<br>□ 口腔护理<br>□ 肛周护理 |
| 专科护理 | □ 执行血液病护理常规<br>□ 观察病情、用药后的不良反应<br>□ 填写患者危险因素评估表（需要时）<br>□ 感染、出血护理<br>□ 输血护理（需要时）<br>□ 化疗护理、心理护理 | □ 观察患者病情变化，重点观察有无出血倾向、化疗不良反应<br>□ 感染、出血护理<br>□ 输血护理（需要时）<br>□ 化疗护理<br>□ 心理护理 |
| 重点医嘱 | □ 详见医嘱执行单 | □ 详见医嘱执行单 |
| 病情变异记录 | □ 无　□ 有，原因：<br>1.<br>2. | □ 无　□ 有，原因：<br>1.<br>2. |
| 护士签名 | | |

| 时间 | 住院第 3~5 天 | 住院第 6~21 天 |
|---|---|---|
| 健康宣教 | □ 化疗宣教<br>　告知用药及注意事项<br>　化疗期间患者饮食、卫生<br>　化疗期间嘱患者适当多饮水<br>　对陪护家属健康指导<br>□ 指导预防感染和出血<br>□ 介绍药物作用、不良反应<br>□ 心理指导 | □ 骨髓抑制期宣教：预防感染和出血，维护病室环境清洁、整齐<br>□ 指导进高压无菌饮食（高压锅准备的食物，以达到无菌饮食的目的）<br>□ 心理指导 |
| 护理处置 | □ 遵医嘱完成相关化验检查<br>□ 遵照医嘱及时给予对症治疗<br>□ 静脉插管导管维护<br>□ 遵医嘱准确记录 24 小时出入量<br>□ 执行保护性隔离措施 | □ 遵医嘱完成相关化验检查<br>□ 遵照医嘱及时给予对症治疗<br>□ 静脉插管导管维护<br>□ 执行保护性隔离措施 |
| 基础护理 | □ 执行分级护理<br>□ 晨晚间护理<br>□ 安全护理<br>□ 口腔护理<br>□ 肛周护理 | □ 执行分级护理<br>□ 晨晚间护理<br>□ 安全护理<br>□ 口腔护理<br>□ 肛周护理 |
| 专科护理 | □ 观察患者病情变化，重点观察有无出血倾向、化疗不良反应、有无胸闷憋气、胸痛等<br>□ 感染、出血护理<br>□ 输血护理（需要时）<br>□ 化疗护理<br>□ 心理护理 | □ 观察患者病情变化，观察有无感染和出血倾向、有无胸闷憋气、胸痛等<br>□ 感染、出血护理<br>□ 输血护理（需要时）<br>□ 化疗护理<br>□ 心理护理 |
| 重点医嘱 | □ 详见医嘱执行单 | □ 详见医嘱执行单 |
| 病情变异记录 | □ 无　□ 有，原因：<br>1.<br>2. | □ 无　□ 有，原因：<br>1.<br>2. |
| 护士签名 | | |

| 时间 | 住院第 22~31 天 | 住院第 32 天<br>（出院日） |
|---|---|---|
| 健康宣教 | □ 宣教预防感染和出血<br>□ 指导进高压无菌饮食（高压锅准备的食物，以达到无菌饮食的目的）<br>□ 介绍腰椎穿刺、鞘内注射的目的、方法和注意事项<br>□ 心理指导 | □ 出院宣教：用药、饮食、卫生、休息、监测血常规、生化等<br>□ 静脉插管院外维护宣教<br>□ 指导办理出院手续<br>□ 告知患者科室联系电话<br>□ 定期门诊随访 |
| 护理处置 | □ 遵医嘱完成相关化验检查<br>□ 遵照医嘱及时给予对症治疗<br>□ 静脉插管导管维护<br>□ 执行保护性隔离措施 | □ 为患者领取出院带药<br>□ 协助整理患者用物<br>□ 发放静脉插管导管院外维护手册<br>□ 床单位终末消毒 |
| 基础护理 | □ 执行分级护理<br>□ 晨晚间护理<br>□ 安全护理<br>□ 口腔护理<br>□ 肛周护理 | □ 安全护理（护送出院） |
| 专科护理 | □ 密切观察病情观察<br>□ 感染、出血护理<br>□ 输血护理（需要时）<br>□ 化疗护理<br>□ 心理护理 | □ 预防感染和出血指导<br>□ 心理护理 |
| 重点医嘱 | □ 详见医嘱执行单 | □ 详见医嘱执行单 |
| 病情变异记录 | □ 无　□ 有，原因：<br>1.<br>2. | □ 无　□ 有，原因：<br>1.<br>2. |
| 护士签名 | | |

### （三）患者表单

#### 60~69岁患者初治 AML（非 APL）临床路径患者表单

适用对象：60～69 岁，第一诊断为急性髓性白血病（初治非 APL）（ICD‐10：M9840/3；M9861/3；M9867/3；M9870-4/3；M9891-7/3；M9910/3；M9920/3）

行诱导化疗

| 患者姓名： | | 性别：　　　年龄：　　门诊号： | 住院号： |
| --- | --- | --- | --- |
| 住院日期：　　　年　月　日 | | 出院日期：　　　年　月　　日 | 标准住院日：32 天内 |

| 时间 | 住院第 1 天 | 住院第 2 天 |
| --- | --- | --- |
| 医患配合 | □ 接受询问病史、收集资料，请务必详细告知既往史、用药史、过敏史<br>□ 请明确告知既往用药情况<br>□ 配合进行体格检查<br>□ 有任何不适请告知医师<br>□ 配合进行相关检查<br>□ 签署相关知情同意书 | □ 配合完成相关检查（B 超、心电图、X 线胸片等）<br>□ 配合完成化验：血常规、生化等<br>□ 配合骨髓穿刺、活检等<br>□ 配合用药<br>□ 有任何不适请告知医师 |
| 护患配合 | □ 配合测量体温、脉搏、呼吸、血压、身高体重<br>□ 配合完成入院护理评估（回答护士询问病史、过敏史、用药史）<br>□ 接受入院宣教（环境介绍、病室规定、探视陪护制度、送餐订餐制度、贵重物品保管等）<br>□ 配合采集血、尿标本<br>□ 配合护士选择静脉通路，接受静脉置管<br>□ 接受用药指导<br>□ 接受化疗知识指导<br>□ 接受预防感染和出血的指导<br>□ 有任何不适请告知护士 | □ 配合测量体温、脉搏、呼吸，询问大便情况<br>□ 配合各项检查（需要空腹的请遵照执行）<br>□ 配合采集血标本<br>□ 接受疾病知识介绍<br>□ 接受骨髓穿刺、活检宣教<br>□ 接受用药指导<br>□ 接受静脉导管维护<br>□ 接受化疗知识指导<br>□ 接受预防感染和出血的指导<br>□ 接受心理护理<br>□ 接受基础护理<br>□ 有任何不适请告知护士 |
| 饮食 | □ 遵照医嘱饮食 | □ 遵照医嘱饮食 |
| 排泄 | □ 大、小便异常时及时告知医护人员 | □ 大、小便异常时及时告知医护人员 |
| 活动 | □ 根据病情适度活动<br>□ 有出血倾向者卧床休息，减少活动 | □ 根据病情适度活动<br>□ 有出血倾向者卧床休息，减少活动 |

| 时间 | 住院第 3~5 天 | 住院第 6~21 天 |
|---|---|---|
| 医患配合 | □ 配合相关检查<br>□ 配合用药<br>□ 配合化疗<br>□ 有任何不适请告知医师 | □ 配合相关检查<br>□ 配合用药<br>□ 配合各种治疗<br>□ 有任何不适请告知医师 |
| 护患配合 | □ 配合定时测量生命体征、每日询问大便情况<br>□ 配合各种相关检查<br>□ 配合采集血标本<br>□ 接受疾病知识介绍<br>□ 接受用药指导<br>□ 接受静脉导管维护<br>□ 接受化疗知识指导<br>□ 接受预防感染和出血的指导<br>□ 接受保护性隔离措施<br>□ 接受心理护理<br>□ 接受基础护理<br>□ 有任何不适请告知护士 | □ 配合定时测量生命体征、每日询问大便情况<br>□ 配合各种相关检查<br>□ 配合采集血标本<br>□ 接受疾病知识介绍<br>□ 接受用药指导<br>□ 接受静脉导管维护<br>□ 接受预防感染和出血的指导<br>□ 接受保护性隔离措施<br>□ 接受心理护理<br>□ 接受基础护理<br>□ 有任何不适请告知护士 |
| 饮食 | □ 遵照医嘱饮食 | □ 高压饮食（高压锅准备的食物以达到无菌饮食的目的） |
| 排泄 | □ 大、小便异常时及时告知医护人员 | □ 大、小便异常时及时告知医护人员 |
| 活动 | □ 根据病情适度活动<br>□ 有出血倾向者卧床休息，减少活动 | □ 根据病情适度活动<br>□ 有出血倾向者卧床休息，减少活动 |

| 时间 | 住院第 22~31 天 | 住院第 32 天<br>（出院日） |
|---|---|---|
| 医患配合 | □ 配合相关检查<br>□ 配合用药<br>□ 配合各种治疗<br>□ 配合腰椎穿刺<br>□ 有任何不适请告知医师 | □ 接受出院前指导<br>□ 遵医嘱出院后用药<br>□ 知道复查时间<br>□ 获取出院诊断书 |
| 护患配合 | □ 配合定时测量生命体征、每日询问大便情况<br>□ 配合各种相关检查<br>□ 配合采集血标本<br>□ 接受疾病知识介绍<br>□ 接受用药指导<br>□ 接受腰椎穿刺、鞘内注射宣教<br>□ 接受静脉导管维护<br>□ 接受预防感染和出血的指导<br>□ 接受保护性隔离措施<br>□ 接受心理护理<br>□ 接受基础护理<br>□ 有任何不适请告知护士 | □ 接受出院宣教<br>□ 办理出院手续<br>□ 获取出院带药<br>□ 知道服药方法、作用、注意事项<br>□ 知道预防感染、出血措施<br>□ 知道复印病历方法<br>□ 接受静脉导管院外维护指导<br>□ 签署静脉导管院外带管协议 |
| 饮食 | □ 高压饮食（高压锅准备的食物以达到无菌饮食的目的） | □ 普通饮食<br>□ 避免进生、冷、坚硬、辛辣和刺激饮食 |
| 排泄 | □ 大、小便异常时及时告知医护人员 | □ 大、小便异常（出血时）及时就诊 |
| 活动 | □ 根据病情适度活动<br>□ 有出血倾向者卧床休息，减少活动 | □ 适度活动，避免疲劳<br>□ 注意保暖，避免感冒<br>□ 注意安全，减少出血 |

附：原表单（2016 年版）

### 60~69 岁患者初治 AML（非 APL）临床路径表单

适用对象：60~69 岁，第一诊断为急性髓性白血病（初治非 APL）（ICD-10：M9840/3；M9861/3；M9867/3；M9870-4/3；M9891-7/3；M9910/3；M9920/3）

行诱导化疗

| 患者姓名： | 性别： | 年龄： | 门诊号： | 住院号： |
|---|---|---|---|---|
| 住院日期： 年 月 日 | 出院日期： 年 月 日 | | 标准住院日：32 天内 | |

| 时间 | 住院第 1 天 | 住院第 2 天 |
|---|---|---|
| 主要诊疗工作 | □ 向家属告知病重或病危并签署病重或病危通知书<br>□ 患者家属签署骨髓穿刺同意书、腰椎穿刺同意书、输血知情同意书、静脉插管同意书（条件允许时）<br>□ 询问病史及体格检查<br>□ 完成病历书写<br>□ 开实验室检查单<br>□ 上级医师查房与化疗前评估<br>□ 根据血象及凝血象决定是否成分输血、是否白细胞单采、是否用羟基脲 | □ 上级医师查房<br>□ 完成入院检查<br>□ 骨髓穿刺：骨髓形态学检查、免疫分型、细胞遗传学、组合融合基因和预后相关基因突变检测（有条件时）<br>□ 根据血象及凝血象决定是否成分输血、是否白细胞单采、是否用羟基脲<br>□ 完成必要的相关科室会诊<br>□ 住院医师完成上级医师查房记录等病历书写 |
| 重要医嘱 | **长期医嘱**<br>□ 血液病一级护理常规<br>□ 饮食：普通饮食/糖尿病饮食/其他<br>□ 抗菌药物（必要时）<br>□ 补液治疗（水化、碱化）<br>□ 其他医嘱<br>**临时医嘱**<br>□ 血常规、尿常规、粪便常规、血型、血生化、电解质、凝血功能、输血前检查<br>□ X 线胸片、心电图、腹部 B 超<br>□ 超声心动（视患者情况而定）<br>□ 静脉插管术（条件允许时）<br>□ 病原微生物培养（必要时）<br>□ 输血医嘱（必要时）<br>□ 白细胞单采术（必要时）<br>□ 羟基脲（必要时）<br>□ 其他医嘱 | **长期医嘱**<br>□ 患者既往基础用药<br>□ 抗菌药物（必要时）<br>□ 补液治疗（水化、碱化）<br>□ 防治尿酸肾病（别嘌呤醇）<br>□ 其他医嘱<br>**临时医嘱**<br>□ 骨髓穿刺<br>□ 骨髓形态学、免疫分型、细胞遗传学、组合融合基因和预后相关基因突变检测（有条件时）<br>□ 血常规<br>□ 输血医嘱（必要时）<br>□ 白细胞单采术（必要时）<br>□ 羟基脲（必要时）<br>□ 其他医嘱 |
| 主要护理工作 | □ 介绍病房环境、设施和设备<br>□ 入院护理评估 | □ 宣教（血液病知识） |
| 病情变异记录 | □ 无 □ 有，原因：<br>1.<br>2. | □ 无 □ 有，原因：<br>1.<br>2. |
| 护士签名 | | |
| 医师签名 | | |

| 时间 | 住院第 3~5 天 | |
|---|---|---|
| 主要<br>诊疗<br>工作 | □ 根据初步骨髓结果制订治疗方案<br>□ 患者家属签署化疗知情同意书<br>□ 住院医师完成病程记录<br>□ 上级医师查房 | □ 化疗<br>□ 重要脏器保护<br>□ 止吐 |
| 重<br>要<br>医<br>嘱 | **长期医嘱**<br>□ 化疗医嘱（以下方案选一）<br>□ HAD：HHT 2.0~2.5mg/（m²·d）×7 天<br>　　　　 DNR 40~45mg/（m²·d）×3 天<br>　　　　 Ara-C 100~200mg/（m²·d）×7 天<br>□ HAA：HHT 2.0~2.5mg/（m²·d）×7 天<br>　　　　 ACR 20mg/d×7 天<br>　　　　 Ara-C 100~200mg/（m²·d）×7 天<br>□ HA：HHT 2.0~2.5mg/（m²·d）×7 天<br>　　　 Ara-C 100~200mg/（m²·d）×7 天<br>□ DA：DNR 45mg/（m²·d）×3 天<br>　　　 Ara-C 100~200mg/（m²·d）×7 天<br>□ 止吐、抗感染等对症支持治疗医嘱<br>□ 补液治疗（水化、碱化）<br>□ 重要脏器功能保护：防治尿酸肾病（别嘌呤醇）、保肝等<br>□ 其他医嘱<br>**临时医嘱**<br>□ 输血医嘱（必要时）<br>□ 心电监护（必要时）<br>□ 每周复查血生化、电解质<br>□ 隔日复查血常规（必要时可每天复查）<br>□ 血培养（高热时）<br>□ 静脉插管维护、换药<br>□ 其他医嘱 | |
| 主要<br>护理<br>工作 | □ 随时观察患者病情变化<br>□ 心理与生活护理<br>□ 化疗期间嘱患者多饮水 | |
| 病情<br>变异<br>记录 | □ 无　□ 有，原因：<br>1.<br>2. | |
| 护士<br>签名 | | |
| 医师<br>签名 | | |

| 时间 | 住院第 6~21 天 | 住院第 22~31 天 | 住院第 32 天（出院日） |
|---|---|---|---|
| 主要诊疗工作 | □ 上级医师查房，注意病情变化<br>□ 住院医师完成病历书写<br>□ 每日复查血常规<br>□ 注意观察体温、血压、体重等<br>□ 成分输血、抗感染等支持治疗（必要时）<br>□ 造血生长因子（必要时）<br>□ 骨髓检查（化疗后 7 天可选） | □ 上级医师查房<br>□ 住院医师完成常规病历书写<br>□ 根据血常规情况，决定复查骨髓穿刺 | □ 上级医师查房，进行化疗（根据骨髓穿刺）评估，确定有无并发症情况，明确是否出院<br>□ 完成出院记录、病案首页、出院证明书等<br>□ 向患者交代出院后的注意事项，如返院复诊的时间、地点，发生紧急情况时的处理等 |
| 重要医嘱 | **长期医嘱**<br>□ 洁净饮食<br>□ 抗感染等支持治疗（必要时）<br>□ 其他医嘱<br>**临时医嘱**<br>□ 血常规、尿常规、粪便常规<br>□ 血生化、电解质<br>□ 输血医嘱（必要时）<br>□ G-CSF 5μg/kg·d（必要时）<br>□ 影像学检查（必要）<br>□ 病原微生物培养（必要时）<br>□ 血培养（高热时）<br>□ 静脉插管维护、换药<br>□ 骨髓穿刺（可选）<br>□ 骨髓形态学（可选）<br>□ 其他医嘱 | **长期医嘱**<br>□ 洁净饮食<br>□ 停用抗菌药物（根据体温及症状、体征及影像学）<br>□ 其他医嘱<br>**临时医嘱**<br>□ 骨髓穿刺<br>□ 骨髓形态学、微小残留病检测<br>□ 血常规、尿常规、粪便常规<br>□ HLA 配型（符合造血干细胞移植条件者）<br>□ G-CSF 5μg/kg·d（必要时）<br>□ 输血医嘱（必要时）<br>□ 完全缓解后可行腰椎穿刺，鞘内注射（MTX 10~15mg，Ara-C 40~50mg，DXM 5mg）<br>□ 脑脊液常规、生化、甩片（有条件时）<br>□ 其他医嘱 | **出院医嘱**<br>□ 出院带药<br>□ 定期门诊随访<br>□ 监测血常规、血生化、电解质 |
| 主要护理工作 | □ 随时观察患者情况<br>□ 心理与生活护理<br>□ 化疗期间嘱患者多饮水 | □ 随时观察患者情况<br>□ 心理与生活护理<br>□ 指导患者生活护理 | □ 指导患者办理出院手续 |
| 病情变异记录 | □ 无 □ 有，原因：<br>1.<br>2. | □ 无 □ 有，原因：<br>1.<br>2. | □ 无 □ 有，原因：<br>1.<br>2. |
| 护士签名 | | | |
| 医师签名 | | | |

# 第三节　18~59岁患者完全缓解的AML（非APL）临床路径释义

## 一、18~59岁患者完全缓解的AML（非APL）临床路径标准住院流程

### （一）临床路径标准住院日

21天内。

### （二）进入路径标准

1. 第一诊断必须符合急性髓系白血病（AML）（非APL）疾病编码（ICD-10：M9840/3；M9861/3；M9867/3；M9870-4/3；M9891-7/3；M9910/3；M9920/3）。

2. 患者年龄18~59岁。

3. 经诱导化疗达CR。

4. 当患者同时具有其他疾病诊断时，但在住院期间不需要特殊处理，也不影响第一诊断的临床路径流程实施时，可以进入路径。

> **释义**
>
> ■诊断明确且诱导化疗获得完全缓解的18~59岁AML患者进入本路径，复发患者应退出本路径。

### （三）完善入院常规检查

需2天（指工作日）。

必须的检查项目：

1. 常规化验：血常规、尿常规、粪便常规，血型、血生化、电解质、输血前检查、凝血功能。

2. X线胸片、心电图、腹部B超。

> **释义**
>
> ■完善1、2项检查内容指导临床医师正确评价患者主要脏器功能，保证本路径治疗的顺利进行。

3. 发热或疑有某系统感染者可选择：病原微生物培养、影像学检查。

> **释义**
>
> ■巩固治疗前积极控制处理潜在感染，避免巩固治疗后期尤其骨髓抑制期出现严重感染而影响本路径的实施。

4. 骨髓检查（形态学、必要时活检）、微小残留病变检测。

> **释义**
>
> ■骨髓形态学检查明确患者处于完全缓解状态并进入本路径，若骨髓形态提示复发应退出本路径。

5. 患者及家属签署以下同意书：化疗知情同意书、输血知情同意书、骨髓穿刺同意书、腰椎穿刺同意书、静脉插管知情同意书。

> **释义**
>
> ■签署各项知情同意书，加强医患沟通，不仅有利于患者及其家属了解疾病现状及后续治疗，亦有助于保障医疗安全。

### （四）化疗开始时间

入院第 3 天内。

> **释义**
>
> ■前述主要入院检查应于 2 天内完成，入院 3 日内应开始化疗。

### （五）缓解后巩固化疗

可行 6~8 个疗程化疗，中剂量 Ara-C 的方案不超过 4 个疗程，具体方案如下：

1. 中剂量 Ara-C 单药化疗方案（ID-Ara-C）：Ara-C 1.0~2.0g/m², q12h×3 天。
2. 标准剂量联合化疗方案：
（1）DA：DNR 45mg/（m²·d）×3 天，Ara-C 100~200mg/（m²·d）×7 天。
（2）MA：MTZ 6~10mg/（m²·d）×3 天，Ara-C 100~200mg/（m²·d）×7 天。
（3）HA：HHT 2.0~2.5mg/（m²·d）×7 天，Ara-C 100~200mg/（m²·d）×7 天。
（4）AmA：Amsa 70mg/（m²·d）×5 天，Ara-C 100~200mg/（m²·d）×7 天。
（5）AcA：ACR 20mg/d×7 天，Ara-C 100~200mg/（m²·d）×7 天。
（6）TA：VM-26 100~165mg/（m²·d）×3 天，Ara-C 100~200mg/（m²·d）×7 天。

> **释义**
>
> ■临床路径中的治疗方案的选择参照《急性髓系白血病治疗的专家共识》（中华医学会血液学分会白血病学组编著，中华血液学杂志）以及美国癌症综合网（NCCN）指南。巩固强化治疗目的在于进一步清除残留白血病，获得持久的缓解。多个研究表明在 AML 巩固治疗中采用 3~4 个疗程中大剂量阿糖胞苷可改善患者长期生存率，降低复发率，其后可再给予适当的标准剂量阿糖胞苷与蒽环类或蒽醌类或鬼臼毒素类、吖啶类等药物联合组成巩固化疗方案。缓解后总化疗周期 6~8 个疗程，其中中剂量 Ara-C 的方案不超过 4 个疗程。对于细胞遗传学或分子遗传学预后良好组患者，也可以给予 1~2 个疗程含中剂量阿糖胞苷方案巩固化疗后，行自体造血干细胞移植；对于细胞遗传学或分子遗传学预后中等组患者，也可以给予 1~2 个

疗程含中剂量阿糖胞苷方案巩固化疗后，行配型相合异基因造血干细胞移植或自体造血干细胞移植；对于细胞遗传学或分子遗传学预后不良组患者，应行异基因造血干细胞移植，在寻找供者期间可行至少1个疗程中剂量阿糖胞苷方案巩固化疗。

■ 目前已更新《中国成人急性髓系白血病（非急性早幼粒细胞白血病）诊疗指南（2021年版）》[中华医学会血液学分会白血病淋巴瘤学组，中华血液学杂志，2021，42（8）：617-623.]。

年龄＜60岁的AML患者CR后治疗的选择：

按遗传学预后危险度分层治疗；蒽环类药物的剂量同诱导治疗方案。

（1）预后良好组：

1）多疗程的大剂量Ara-C：大剂量Ara-C [3g/(m² · 12h)，6个剂量]，3~4个疗程，单药应用（证据等级1a）。

2）其他缓解后治疗方案：①中大剂量Ara-C [1~2g/(m² · 12h)，6个剂量]为基础的方案：与蒽环/蒽醌类、氟达拉滨等联合应用，2~3个疗程后行标准剂量化疗，总的缓解后化疗周期≥4个疗程（证据等级1b）。②2~3个疗程中大剂量Ara-C为基础的方案巩固治疗，继而行自体造血干细胞移植（证据等级1b）。③标准剂量化疗（Ara-C联合蒽环/蒽醌类、HHT、鬼白类等），总的缓解后化疗周期≥6个疗程或标准剂量化疗巩固3~4个疗程后行自体造血干细胞移植（证据等级2b）。

（2）预后中等组：

1）异基因造血干细胞移植。寻找供者期间行1~2个疗程的中大剂量Ara-C为基础的化疗或标准剂量化疗（证据等级1a）。

2）多疗程的大剂量Ara-C。大剂量Ara-C [3g/(m² · 12h)，6个剂量]，3~4个疗程，单药应用（证据等级1a）。

3）2~3个疗程中大剂量Ara-C为基础的巩固治疗后行自体造血干细胞移植（证据等级1b）。

4）其他巩固治疗方案：①中大剂量Ara-C [1~2g/(m² · 12h)，6个剂量]为基础的方案：与蒽环/蒽醌类等药物联合应用，2~3个疗程后行标准剂量化疗，总的缓解后化疗周期≥4个疗程（证据等级1b）。②标准剂量化疗（Ara-C联合蒽环/蒽醌类、HHT、鬼白类等），总的缓解后化疗周期≥6个疗程或标准剂量化疗巩固3~4个疗程后行自体造血干细胞移植（证据等级2b）。

（3）预后不良组：

1）尽早行异基因造血干细胞移植。寻找供者期间行1~2个疗程的中大剂量Ara-C为基础的化疗或标准剂量化疗（证据等级1a）。

2）无条件移植者予大剂量Ara-C [3g/(m² · 12h)，6个剂量]，3~4个疗程，单药应用（证据等级1a）。

3）其他巩固治疗方案：①2~3个疗程的中大剂量Ara-C为基础的化疗，或标准剂量化疗巩固，继而行自体造血干细胞移植（证据等级1b）。②标准剂量化疗巩固（≥6个疗程）（证据等级1a）。

（4）未进行染色体核型等检查、无法进行危险度分层者：参考预后中等细胞遗传学或分子异常组患者治疗。若诊断时WBC≥100×10⁹/L，则按预后不良组治疗（证据等级5）。

（5）异基因造血干细胞移植后，视复发风险及造血重建状态，FLT3-ITD阳性患者可以选择FLT3抑制剂进行维持治疗，其他患者可以选择去甲基化药物维持治疗（证据等级1b）。

3. 中枢神经白血病（CNSL）的防治：CNSL 的预防从患者获得 CR 后开始，每 1~2 个月 1 次，腰椎穿刺及鞘内注射至少 4~6 次，确诊 CNSL 者退出本路径。鞘内注射方案如下：

甲氨蝶呤（MTX）10~15mg。

Ara-C 40~50mg。

地塞米松（DXM）5mg。

> **释义**
>
> ■ AML 患者中枢神经系统白血病的发生率明显低于急性淋巴细胞白血病患者，参考 NCCN 指南，不建议在诊断时即对无症状的患者进行腰椎穿刺检查。已达完全缓解的患者，建议行腰穿、鞘注，以进行 CNSL 的筛查。无 CNSL 患者建议进行 4 次鞘注治疗。尤其是治疗前 WBC≥$40×10^9$/L 或单核细胞白血病（M4 和 M5）、t（8；21）/RUNX1-RUNX1T1、inv（16）白血病患者。如脑脊液检查阳性但无症状者，则给予化疗药物鞘注，每周 2 次，直至脑脊液正常，以后每周 1 次，共 4~6 次。

4. 符合条件行造血干细胞移植（HSCT）的患者进行 HSCT。

> **释义**
>
> ■ 预后中等和预后不良组的患者，如有合适供者，缓解后治疗可行异基因造血干细胞移植；另外，预后良好组的患者在治疗过程中出现残留病水平下降不理想或者升高，也应考虑行异基因造血干细胞移植。诱导治疗阶段进行 HLA 配型，寻找合适供者。

### （六）化疗后恢复期复查的检查项目

1. 血常规、血生化、电解质。

> **释义**
>
> ■ AML 患者接受巩固化疗后将进入骨髓抑制期，定期监测血常规为成分输血等支持治疗提供依据；骨髓恢复期，血常规为疗效判定提供依据。生化、电解质的监测有助于观察化疗相关不良反应，例如肝功能损伤、电解质紊乱等，以便及时处理。

2. 脏器功能评估。

> **释义**
>
> ■ 化疗药物的常见不良反应包括各脏器功能的损伤，例如肝功能损伤、肾功能损伤、肠道损伤、心功能损伤等，在观察化疗相关不良反应时应及时进行脏器功能评估，以便尽早发现及时处理。

3. 骨髓检查（必要时）。

> **释义**
>
> ■ 巩固治疗中每个疗程均应复查骨髓相关检查，复发患者应退出本路径。

4. 微小残留病变检测（必要时）。

> **释义**
>
> ■ 微小残留病的检测通常采用流式细胞术，伴有重现性染色体异常的 AML 患者，如伴 t（8；21）（q22；q22）/（AML1-ETO）；inv（16）（p13q22）或 t（16；16）（p13；q22）/（CBFβ-MYH11），应同时通过 PCR 检测相应融合基因定量，如单位有条件开展 NPM1 定量，也应检测。

## （七）化疗中及化疗后治疗

1. 感染防治：发热患者建议立即进行病原微生物培养并使用抗菌药物，可选用头孢类（或青霉素类）±氨基糖苷类抗炎治疗，3 天后发热不缓解者，可考虑更换碳青霉烯类和/或糖肽类和/或抗真菌治疗；有明确脏器感染患者应根据感染部位及病原微生物培养结果选用相应抗菌药物。
2. 脏器功能损伤的相应防治：止吐、保肝、水化、碱化。
3. 成分输血：Hb < 80g/L、PLT < $20×10^9$/L 或有活动性出血者，分别输浓缩红细胞和单采血小板。有心功能不全者可放宽输血适应证。
4. 造血生长因子：化疗后中性粒细胞绝对值（ANC）≤$1.0×10^9$/L，可使用 G-CSF 5μg/（kg·d）。

> **释义**
>
> ■ 详见初治 AML 患者路径。

## （八）出院标准

1. 一般情况良好。
2. 没有需要住院处理的并发症和/或合并症。

> **释义**
>
> ■ 临床症状改善，ANC≥$0.5×10^9$/L、PLT≥$20×10^9$/L 且脱离输血，不需要静脉输液的患者可出院，出现其他合并症需要治疗者可适当延长住院时间。

## （九）有无变异及原因分析

1. 化疗后有发热、感染、出血或其他合并症者需进行相关的诊断和治疗，可适当延长住院时间。

2. 若腰椎穿刺后脑脊液检查示存在脑白，建议隔日腰椎穿刺鞘内注射化疗药物直至脑脊液检查正常，同时退出此路径，进入相关路径。

> **释义**
>
> ■ 治疗过程中因出现各种合并症需要继续住院的患者可适当延长住院日，若出现严重并发症影响本路径实施可退出本路径。若腰椎穿刺显示存在 CNSL，亦应退出此路径，进入相关路径。

### 二、18~59 岁患者完全缓解的 AML 临床路径给药方案

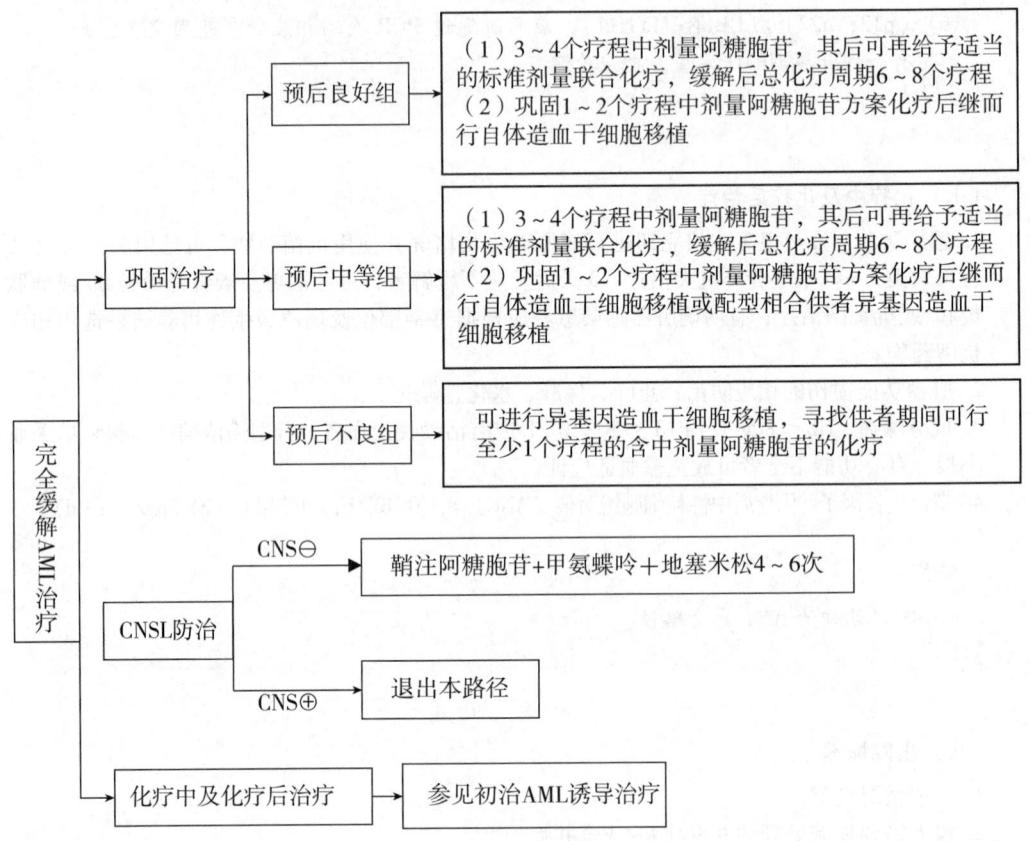

**【用药选择】**

1. 抗菌药物的使用：发热患者建议立即进行血培养并使用抗菌药物，根据患者是否存在咳嗽咳痰、腹泻、尿路感染等症状留取相应的标本送相应病原微生物培养。可选用头孢类（或青霉素类）±氨基糖苷类抗炎治疗，3 天后发热不缓解者，可考虑更换碳青霉烯类和/或糖肽类和/或抗真菌治疗；有明确脏器感染患者应根据感染部位及病原微生物培养结果选用相应抗菌药物，同时治疗用药的选择应综合患者病情及抗菌药物特点制订。单一药物可有效治疗的感染，可以不需联合用药。严重感染、单一用药不易控制的混合细菌感染、需长疗程且易产生耐药性的感染可联合用药。中性粒细胞减少患者感染进展快，一旦出现发热应尽早应用抗菌药物；中性粒细胞减少患者有感染的症状、体征，应早期应用抗菌药物；选择经验性用

药时应考虑到本病区（医院）患者目前分离到的细菌种类、发生频率、抗菌药物敏感情况；住院时间较长或反复住院治疗的患者应考虑到其既往感染的致病菌及抗菌药物使用情况；中性粒细胞减少患者，单纯考虑一种病原菌感染而采用窄谱抗菌药物是不够的，必须使用广谱抗菌药物，尽可能选择杀菌药物而非抑菌药物。万古霉素和利奈唑胺不宜单一用药。有持续性发热但无明确感染来源、血流动力学不稳定患者，应将抗菌方案扩展至能够覆盖耐药性革兰阴性菌和革兰阳性菌以及厌氧菌和真菌。抗真菌的经验治疗，一般选择抗菌谱较广的抗真菌药，如伊曲康唑、两性霉素 B、卡泊芬净、米卡芬净、伏立康唑、泊沙康唑等。

2. 化疗期间脏器功能损伤的相应防治：止吐、保肝、水化、碱化、抑酸剂等。

3. 血制品输注：Hb＜80g/L 或贫血症状者明显建议输注浓缩红细胞（拟选择 HSCT 的患者输注辐照血），有心功能不全者可放宽输血适应证；PLT＜20×10$^9$/L 或有活动性出血时建议输注单采血小板。

4. 造血生长因子：化疗后中性粒细胞绝对值（ANC）≤1.0×10$^9$/L，可使用粒细胞集落刺激因子（G-CSF）5μg/（kg·d）。

5. 化疗前后肝炎病毒监测：联合化疗、免疫抑制性治疗均可能激活患者体内肝炎病毒复制，尤其是乙型肝炎病毒的激活导致暴发性乙型肝炎危及生命。化疗前应常规进行肝炎病毒筛查，对于 HBeAg 阳性或存在 HBV-DNA 复制的慢性乙型肝炎患者或病毒携带者在接受化疗期间应当接受有效的抗病毒治疗。目前常用药物有拉米夫定、恩替卡韦等。治疗期间应当定期监测病毒复制以及肝功能情况。

6. 常用化疗方案：

（1）中剂量 Ara-C 单药化疗方案（ID-Ara-C）：Ara-C 1.0~2.0g/m$^2$，q12h×3 天。

（2）标准剂量联合化疗方案：

1）DA：DNR 45mg/（m$^2$·d）×3 天，Ara-C 100~200mg/（m$^2$·d）×7 天。

2）MA：MTZ 6~10mg/（m$^2$·d）×3 天，Ara-C 100~200mg/（m$^2$·d）×7 天。

3）HA：HHT 2.0~2.5mg/（m$^2$·d）×7 天，Ara-C 100~200mg/（m$^2$·d）×7 天。

4）AmA：Amsa 70mg/（m$^2$·d）×5 天，Ara-C 100~200mg/（m$^2$·d）×7 天。

5）AcA：ACR 20mg/d×7 天，Ara-C 100~200mg/（m$^2$·d）×7 天。

6）TA：VM-26 100~165mg/（m$^2$·d）×3 天，Ara-C 100~200mg/（m$^2$·d）×7 天。

【药学提示】

1. 抗菌药物及抗真菌药物治疗期间注意药物的肝肾毒性及生化指标变化，特别是糖肽类抗菌药物、两性霉素 B 等。三唑类抗真菌药物用药期间应注意患者心功能变化。

2. 注意监测蒽环类药物心脏累积毒性。

3. 中剂量阿糖胞苷：①中枢神经系统毒性：尤其是肾功能损伤的患者接受中剂量阿糖胞苷治疗时应当注意中枢神经系统毒性。每次治疗前应当检查患者是否存在眼球震颤、口齿不清以及不对称运动等。如果患者出现中枢神经系统毒性反应应当立即停药，后续治疗中不应当再次尝试。②发热：部分患者治疗过程中出现非感染相关的发热，可对症应用糖皮质激素。输注前或阿糖胞苷配制液中加入小剂量糖皮质激素可明显降低发热的发生。③结膜炎：部分患者治疗过程中出现结膜炎，多为非感染性。中剂量阿糖胞苷使用过程中常规使用皮质醇类滴眼液可预防和治疗结膜炎。

【注意事项】

AML 患者化疗后骨髓抑制期，因中性粒细胞减少易合并不同部位感染，抗菌药物的合理使用十分重要。巩固治疗前积极控制处理潜在感染，避免骨髓抑制期出现严重感染而影响本路径的实施。

### 三、18~59 岁患者完全缓解的 AML 护理规范

1. 化疗前对患者积极的心理干预，与患者有效交流，详细讲解 AML 的病因、病理变化、治疗方案、治疗不良反应、常见并发症等，帮助患者提高对 AML 的正确认识。

2. 骨髓抑制期优质护理干预，保证环境的卫生至关重要。粒细胞缺乏期患者要戴消毒口罩，病室内定期定时进行消毒，环境保持卫生洁净，减少探视，必要时住层流病房。进食洁净饮食，有效减少感染。提醒患者每日早晚 2 次应用复方氯己定含漱液漱口，防止口腔感染。饮食宜软而细，避免进食粗糙坚硬的食物。穿柔软棉质衣裤，床单位整洁。注意保持大小便通畅，便后坐浴，预防肛周感染。高度警惕患者有无恶心呕吐症状，有无消化道及呼吸道出血情况。经常注意查看患者皮肤有无淤点、淤斑，出现的部位、时间，要有详细记录。一旦出现异常情况，及时积极处理。

### 四、18~59 岁患者完全缓解的 AML 营养治疗规范

1. 注意补充营养，维持水、电解质平衡。

2. 嘱患者少量多餐，进食清淡、易消化食物，避免辛辣刺激、油腻食物，同时营养要充足，合理膳食搭配，要确保蛋白质、维生素、能量的摄入。

3. 骨髓抑制期食用高压无菌饮食以减少肠道感染。

### 五、18~59 岁患者完全缓解的 AML 患者健康宣教

1. AML 是一种基因型、表型、临床特征及预后都表现出异质性的疾病，治疗周期长，需要患者密切合作。与患者有效交流，使患者从原有的社会角色转换到患者角色，帮助患者建立对 AML 的正确认识。

2. 引导患者与医务人员合作，以积极的心态来面对疾病带来的影响。对化疗带来的不良反应，例如疼痛、恶心、呕吐、发热等要有足够的心理准备，引导患者树立战胜疾病的信心，并做好持久战的准备。

3. 加强安全方面的宣传教育，预防摔伤、烫伤、扎伤等不良事件发生。

4. 帮助患者正确应对疾病和治疗所带来的忧伤、沮丧、焦躁等负性情绪。

## 六、推荐表单

### （一）医师表单

#### 18~59 岁患者完全缓解的 AML 临床路径医师表单

适用对象：18~59 岁，第一诊断为急性髓系白血病（非 APL 获 CR 者）（ICD-10：M9840/3；M9861/3；M9867/3；M9870-4/3；M9891-7/3；M9910/3；M9920/3）

拟行巩固化疗

| 患者姓名： | 性别： | 年龄： | 门诊号： | 住院号： |
|---|---|---|---|---|

| 住院日期： 年 月 日 | 出院日期： 年 月 日 | 标准住院日：21 天 |
|---|---|---|

| 时间 | 住院第 1 天 | 住院第 2 天 |
|---|---|---|
| 主要诊疗工作 | □ 患者家属签署输血同意书、骨髓穿刺同意书、腰椎穿刺同意书、静脉插管同意书<br>□ 询问病史及体格检查<br>□ 完成病历书写<br>□ 开实验室检查单<br>□ 上级医师查房与化疗前评估 | □ 上级医师查房<br>□ 完成入院检查<br>□ 骨髓穿刺（骨髓形态学检查、微小残留病变检测）<br>□ 腰椎穿刺+鞘内注射<br>□ 完成必要的相关科室会诊<br>□ 住院医师完成上级医师查房记录等病历书写<br>□ 确定化疗方案和日期 |
| 重点医嘱 | **长期医嘱**<br>□ 血液病二级护理常规<br>□ 饮食：普通饮食/糖尿病饮食/其他<br>□ 健康宣教<br>□ 抗菌药物（必要时）<br>□ 其他医嘱<br>**临时医嘱**<br>□ 血常规、尿常规、粪便常规、血型、血生化、电解质、凝血功能、输血前检查<br>□ X 线胸片、心电图、腹部 B 超<br>□ 超声心动（视患者情况而定）<br>□ 静脉插管术（有条件时）<br>□ 病原微生物培养（必要时）<br>□ 其他医嘱 | **长期医嘱**<br>□ 患者既往基础用药<br>□ 抗菌药物（必要时）<br>□ 其他医嘱<br>**临时医嘱**<br>□ 骨髓穿刺<br>□ 骨髓形态学、微小残留病检测<br>□ 骨髓分子生物学/细胞遗传学检测（有条件时）<br>□ 血常规<br>□ 腰椎穿刺，鞘内注射（MTX 10~15mg，Ara-C 40~50mg，DXM 5mg）<br>□ 脑脊液常规、生化、细胞形态（有条件时）<br>□ 其他医嘱 |
| 病情变异记录 | □ 无 □ 有，原因：<br>1.<br>2. | □ 无 □ 有，原因：<br>1.<br>2. |
| 医师签名 | | |

| 时间 | 住院第 3 天 | 住院第 4~20 天 | 住院第 21 天（出院日） |
|---|---|---|---|
| 主要诊疗工作 | □ 患者家属签署化疗知情同意书<br>□ 住院医师完成病程记录<br>□ 上级医师查房、制订化疗方案<br>□ 化疗<br>□ 重要脏器保护<br>□ 止吐 | □ 上级医师查房，注意病情变化<br>□ 住院医师完成常规病历书写<br>□ 复查血常规<br>□ 注意观察体温、血压、体重等<br>□ 成分输血、抗感染等支持治疗（必要时）<br>□ 造血生长因子（必要时） | □ 上级医师查房，确定有无并发症情况，明确是否出院<br>□ 完成出院记录、病案首页、出院证明书等，向患者交待出院后的注意事项，如返院复诊的时间、地点，发生紧急情况时的处理等 |
| 重点医嘱 | **长期医嘱**<br>□ 化疗医嘱（以下方案选一）<br>□ ID-Ara-C：Ara-C 1.0~2.0g/m², q12h×3 天<br>□ DA：DNR 45mg/(m²·d) ×3 天<br>　　　Ara-C 100~200mg/(m²·d) ×7 天<br>□ MA：MTZ 6~10mg/(m²·d) ×3 天<br>　　　Ara-C 100~200mg/(m²·d) ×7 天<br>□ HA：HHT 2.0~2.5mg/(m²·d) ×7 天<br>　　　Ara-C 100~200mg/(m²·d) ×7 天<br>□ AmA：Amsa 70mg/(m²·d) ×5 天<br>　　　Ara-C 100~200mg/(m²·d) ×7 天<br>□ AcA：ACR 20mg/d×7 天<br>　　　Ara-C 100~200mg/(m²·d) ×7 天<br>□ TA：VM-26 100~165mg/(m²·d) ×3 天<br>　　　Ara-C 100~200mg/(m²·d) ×7 天<br>□ 补液治疗（水化、碱化）<br>□ 止吐、保肝、抗感染等医嘱<br>□ 其他医嘱<br>**临时医嘱**<br>□ 输血医嘱（必要时）<br>□ 心电监测（必要时）<br>□ 每周复查血生化、电解质<br>□ 隔日复查血常规（必要时可每日复查）<br>□ 血培养（高热时）<br>□ 静脉插管维护、换药<br>□ 其他医嘱 | **长期医嘱**<br>□ 洁净饮食<br>□ 抗感染等支持治疗<br>□ 其他医嘱<br>**临时医嘱**<br>□ 血常规、尿常规、粪便常规<br>□ 血生化、电解质<br>□ 输血医嘱（必要时）<br>□ G-CSF 5μg/(kg·d)（必要时）<br>□ 影像学检查（必要时）<br>□ 病原微生物培养（必要时）<br>□ 静脉插管维护、换药<br>□ 其他医嘱 | **出院医嘱**<br>□ 出院带药<br>□ 定期门诊随访<br>□ 监测血常规、血生化、电解质 |
| 病情变异记录 | □ 无　□ 有，原因：<br>1.<br>2. | □ 无　□ 有，原因：<br>1.<br>2. | □ 无　□ 有，原因：<br>1.<br>2. |
| 医师签名 | | | |

### (二)护士表单

## 18~59 岁患者完全缓解的 AML 临床路径护士表单

适用对象:18~59 岁,第一诊断急性髓系白血病(非 APL 获 CR 者)(ICD-10:M9840/3;M9861/3;M9867/3;M9870-4/3;M9891-7/3;M9910/3;M9920/3)
拟行巩固化疗

| 患者姓名: | 性别: 年龄: 门诊号: | 住院号: |
|---|---|---|
| 住院日期: 年 月 日 | 出院日期: 年 月 日 | 标准住院日:21 天 |

| 时间 | 住院第 1 天 | 住院第 2 天 |
|---|---|---|
| 健康宣教 | □ 入院宣教:介绍病房环境、设施、医院相关制度、主管医师和护士<br>□ 告知各项检查、化验的目的及注意事项<br>□ 指导饮食、卫生、活动等<br>□ 指导漱口和坐浴的方法、安全宣教<br>□ 静脉插管介绍(如入院时带管,进行静脉插管评价和宣教)<br>□ 做好心理安慰,减轻患者入院后焦虑、紧张的情绪 | □ 宣教疾病知识<br>□ 指导预防感染和出血<br>□ 静脉插管维护宣教<br>□ 介绍骨髓穿刺、腰椎穿刺的目的、方法和注意事项<br>□ 做好用药指导 |
| 护理处置 | □ 入院护理评估:询问病史、相关查体、检查皮肤黏膜有无出血、营养状况、血管情况等<br>□ 监测和记录生命体征<br>□ 建立护理记录(病危、重患者)<br>□ 卫生处置:剪指(趾)甲、沐浴,更换病号服<br>□ 完成各项化验检查的准备<br>□ 静脉插管术,术前签署静脉插管知情同意书(带管者进行静脉插管维护) | □ 完成各项化验检查标准的留取并及时送检<br>□ 遵医嘱完成相关检查<br>□ 静脉插管维护 |
| 基础护理 | □ 根据患者病情和生活自理能力确定护理级别(遵医嘱执行)<br>□ 晨晚间护理<br>□ 安全护理<br>□ 口腔护理<br>□ 肛周护理 | □ 执行分级护理<br>□ 晨晚间护理<br>□ 安全护理<br>□ 口腔护理<br>□ 肛周护理 |
| 专科护理 | □ 执行血液病护理常规<br>□ 病情观察<br>□ 填写患者危险因素评估表(必要时)<br>□ 感染、出血护理(必要时)<br>□ 心理护理 | □ 观察患者病情变化<br>□ 感染、出血护理(必要时)<br>□ 化疗护理<br>□ 心理护理 |
| 重点医嘱 | □ 详见医嘱执行单 | □ 详见医嘱执行单 |
| 病情变异记录 | □ 无 □ 有,原因:<br>1.<br>2. | □ 无 □ 有,原因:<br>1.<br>2. |
| 护士签名 | | |

| 时间 | 住院第 3 天 | 住院第 4~20 天 | 住院第 21 天（出院日） |
|---|---|---|---|
| 健康宣教 | □ 化疗宣教<br>　告知用药及注意事项<br>　化疗期间患者饮食、卫生<br>　化疗期间嘱患者适当多饮水<br>　对陪护家属健康指导<br>□ 指导预防感染和出血<br>□ 介绍药物作用、不良反应<br>□ 心理指导 | □ 骨髓抑制期宣教：预防感染和出血，维护病室环境清洁、整齐<br>□ 指导进高压无菌饮食（高压锅准备的食物，以达到无菌饮食的目的）<br>□ 心理指导 | □ 出院宣教：用药、饮食、卫生、休息、监测血常规、生化等<br>□ 静脉插管带出院外宣教<br>□ 指导办理出院手续<br>□ 告知患者科室联系电话<br>□ 定期门诊随访 |
| 护理处置 | □ 遵医嘱完成相关化验检查<br>□ 遵照医嘱及时给予对症治疗<br>□ 静脉插管维护<br>□ 执行保护性隔离措施 | □ 遵医嘱完成相关化验检查<br>□ 遵照医嘱及时给予对症治疗<br>□ 静脉插管维护<br>□ 执行保护性隔离措施 | □ 为患者领取出院带药<br>□ 协助整理患者用物<br>□ 床单位终末消毒 |
| 基础护理 | □ 执行分级护理<br>□ 晨晚间护理<br>□ 安全护理<br>□ 口腔护理<br>□ 肛周护理 | □ 执行分级护理<br>□ 晨晚间护理<br>□ 安全护理<br>□ 口腔护理<br>□ 肛周护理 | □ 安全护理（护送出院） |
| 专科护理 | □ 观察患者病情变化，重点观察有无出血倾向、化疗不良反应<br>□ 感染、出血护理<br>□ 化疗护理<br>□ 心理护理 | □ 观察患者病情变化，观察有无感染和出血倾向、有无胸闷憋气、胸痛等<br>□ 感染、出血护理<br>□ 输血护理（需要时）<br>□ 化疗护理<br>□ 心理护理 | □ 预防感染和出血指导<br>□ 心理护理 |
| 重点医嘱 | □ 详见医嘱执行单 | □ 详见医嘱执行单 | □ 详见医嘱执行单 |
| 病情变异记录 | □ 无　□ 有，原因：<br>1.<br>2. | □ 无　□ 有，原因：<br>1.<br>2. | □ 无　□ 有，原因：<br>1.<br>2. |
| 护士签名 | | | |

## （三）患者表单

### 18~59 岁患者完全缓解的 AML 临床路径患者表单

适用对象：18~59 岁，第一诊断急性髓系白血病（非 APL 获 CR 者）（ICD-10：M9840/3；M9861/3；M9867/3；M9870-4/3；M9891-7/3；M9910/3；M9920/3）

拟行巩固化疗

| 患者姓名： | 性别： | 年龄： | 门诊号： | 住院号： |
|---|---|---|---|---|
| 住院日期：　　年　月　日 | 出院日期：　　年　月　日 | | 标准住院日：21 天 | |

| 时间 | 住院第 1 天 | 住院第 2 天 |
|---|---|---|
| 医患配合 | □ 接受询问病史、收集资料，请务必详细告知既往史、用药史、过敏史<br>□ 请明确告知既往用药情况<br>□ 配合进行体格检查<br>□ 有任何不适请告知医师<br>□ 配合进行相关检查<br>□ 签署相关知情同意书 | □ 配合完成相关检查（B 超、心电图、X 线胸片等）<br>□ 配合完成化验：血常规、生化等<br>□ 配合骨髓穿刺、活检<br>□ 配合腰椎穿刺、鞘内注射<br>□ 配合用药<br>□ 有任何不适请告知医师 |
| 护患配合 | □ 配合测量体温、脉搏、呼吸、血压、身高体重<br>□ 配合完成入院护理评估（回答护士询问病史、过敏史、用药史）<br>□ 接受入院宣教（环境介绍、病室规定、探视陪护制度、送餐订餐制度、贵重物品保管等）<br>□ 配合采集血标本<br>□ 配合护士选择静脉通路，接受静脉置管（带管者接受静脉插管评价、宣教与维护）<br>□ 接受用药指导<br>□ 接受预防感染和出血的指导<br>□ 有任何不适请告知护士 | □ 配合测量体温、脉搏、呼吸，询问大便<br>□ 配合各项检查（需要空腹的请遵照执行）<br>□ 配合采集血标本<br>□ 接受疾病知识介绍<br>□ 接受骨髓穿刺、活检宣教<br>□ 接受腰椎穿刺、鞘内注射宣教<br>□ 接受用药指导<br>□ 接受静脉插管维护<br>□ 接受预防感染和出血指导<br>□ 接受心理护理<br>□ 接受基础护理<br>□ 有任何不适请告知护士 |
| 饮食 | □ 遵照医嘱饮食 | □ 遵照医嘱饮食 |
| 排泄 | □ 大、小便异常时及时告知医护人员 | □ 大、小便异常时及时告知医护人员 |
| 活动 | □ 根据病情适度活动<br>□ 有出血倾向者卧床休息，减少活动 | □ 根据病情适度活动<br>□ 有出血倾向者卧床休息，减少活动 |

| 时间 | 住院第 3 天 | 住院第 4~20 天 | 住院第 21 天<br>（出院日） |
|---|---|---|---|
| 医患配合 | □ 配合相关检查<br>□ 配合用药<br>□ 配合化疗<br>□ 有任何不适请告知医师 | □ 配合相关检查<br>□ 配合用药<br>□ 配合各种治疗<br>□ 有任何不适请告知医师 | □ 接受出院前指导<br>□ 遵医嘱出院后用药<br>□ 知道复查时间<br>□ 获取出院诊断书 |
| 护患配合 | □ 配合定时测量生命体征、每日询问大便情况<br>□ 配合各种相关检查<br>□ 配合采集血标本<br>□ 接受疾病知识介绍<br>□ 接受用药指导<br>□ 接受静脉插管维护<br>□ 接受化疗知识指导<br>□ 接受预防感染和出血的指导<br>□ 接受保护性隔离措施<br>□ 接受心理护理<br>□ 接受基础护理<br>□ 有任何不适请告知护士 | □ 配合定时测量生命体征、每日询问大便情况<br>□ 配合各种相关检查<br>□ 配合采集血标本<br>□ 接受疾病知识介绍<br>□ 接受用药指导<br>□ 接受静脉插管维护<br>□ 接受预防感染和出血的指导<br>□ 接受保护性隔离措施<br>□ 接受心理护理<br>□ 接受基础护理<br>□ 有任何不适请告知护士 | □ 接受出院宣教<br>□ 办理出院手续<br>□ 获取出院带药<br>□ 知道服药方法、作用、注意事项<br>□ 知道预防感染、出血措施<br>□ 知道复印病历方法<br>□ 接受静脉插管院外维护指导<br>□ 签署静脉插管院外带管协议 |
| 饮食 | □ 遵照医嘱饮食 | □ 高压饮食（高压锅准备的食物以达到无菌饮食的目的） | □ 普通饮食<br>□ 避免进生、冷、硬、辛辣和刺激饮食 |
| 排泄 | □ 大、小便异常时及时告知医护人员 | □ 大、小便异常时及时告知医护人员 | □ 大、小便异常（出血时）及时就诊 |
| 活动 | □ 根据病情适度活动<br>□ 有出血倾向者卧床休息，减少活动 | □ 根据病情适度活动<br>□ 有出血倾向者卧床休息，减少活动 | □ 适度活动，避免疲劳<br>□ 注意保暖，避免感冒<br>□ 注意安全，减少出血 |

附：原表单（2016 年版）

## 18~59 岁患者完全缓解的 AML 临床路径表单

适用对象：18~59 岁，第一诊断为急性髓系白血病（非 APL 获 CR 者）（ICD-10：M9840/3；
　　　　　M9861/3；M9867/3；M9870-4/3；M9891-7/3；M9910/3；M9920/3）
　　　　　拟行巩固化疗

| 患者姓名： | | 性别： | 年龄： | 门诊号： | 住院号： |
|---|---|---|---|---|---|
| 住院日期： | 年　月　日 | 出院日期： | 年　月　日 | 标准住院日：21 天 | |

| 时间 | 住院第 1 天 | 住院第 2 天 |
|---|---|---|
| 主要诊疗工作 | □ 患者家属签署输血同意书、骨髓穿刺同意书、腰椎穿刺同意书、静脉插管同意书<br>□ 询问病史及体格检查<br>□ 完成病历书写<br>□ 开实验室检查单<br>□ 上级医师查房与化疗前评估 | □ 上级医师查房<br>□ 完成入院检查<br>□ 骨髓穿刺（骨髓形态学检查、微小残留病变检测）<br>□ 腰椎穿刺+鞘内注射<br>□ 根据血象决定是否成分输血<br>□ 完成必要的相关科室会诊<br>□ 住院医师完成上级医师查房记录等病历书写<br>□ 确定化疗方案和日期 |
| 重要医嘱 | **长期医嘱**<br>□ 血液病二级护理常规<br>□ 饮食：普通饮食/糖尿病饮食/其他<br>□ 抗菌药物（必要时）<br>□ 其他医嘱<br>**临时医嘱**<br>□ 血常规、尿常规、粪便常规、血型、血生化、电解质、凝血功能、输血前检查<br>□ X 线胸片、心电图、腹部 B 超<br>□ 超声心动（视患者情况而定）<br>□ 静脉插管术（有条件时）<br>□ 病原微生物培养（必要时）<br>□ 输血医嘱（必要时）<br>□ 其他医嘱 | **长期医嘱**<br>□ 患者既往基础用药<br>□ 抗菌药物（必要时）<br>□ 其他医嘱<br>**临时医嘱**<br>□ 骨髓穿刺<br>□ 骨髓形态学、微小残留病检测<br>□ 血常规<br>□ 腰椎穿刺，鞘内注射（MTX 10~15mg，Ara-C 40~50mg，DXM 5mg）<br>□ 脑脊液常规、生化、细胞形态（有条件时）<br>□ 输血医嘱（必要时）<br>□ 其他医嘱 |
| 主要护理工作 | □ 介绍病房环境、设施和设备<br>□ 入院护理评估 | □ 宣教（血液病知识） |
| 病情变异记录 | □ 无　□ 有，原因：<br>1.<br>2. | □ 无　□ 有，原因：<br>1.<br>2. |
| 护士签名 | | |
| 医师签名 | | |

| 时间 | 住院第 3 天 |
|---|---|
| 主要诊疗工作 | □ 患者家属签署化疗知情同意书<br>□ 住院医师完成病程记录<br>□ 上级医师查房、制订化疗方案<br>□ 化疗<br>□ 重要脏器保护<br>□ 止吐 |
| 重要医嘱 | **长期医嘱**<br>□ 化疗医嘱（以下方案选一）<br>□ DA：DNR 45mg/(m² · d) ×3 天<br>□ ID-Ara-C：Ara-C 100~200mg/(m² · d)×7 天<br>　　　　　　Ara-C 1.0~2.0g/m²，q12h×3 天<br>□ MA：MTZ 6~10mg/(m² · d) ×3 天<br>　　　Ara-C 100~200mg/(m² · d) ×7 天<br>□ HA：HHT 2.0~2.5mg/(m² · d) ×7 天<br>　　　Ara-C 100~200mg/(m² · d) ×7 天<br>□ AmA：Amsa 70mg/(m² · d) ×5 天<br>　　　　Ara-C 100~200mg/(m² · d) ×7 天<br>□ AcA：ACR 20mg/d×7 天<br>　　　　Ara-C 100~200mg/(m² · d) ×7 天<br>□ TA：VM-26 100~165mg/(m² · d) ×3 天<br>　　　Ara-C 100~200mg/(m² · d) ×7 天<br>□ 补液治疗（水化、碱化）<br>□ 止吐、保肝、抗感染等医嘱<br>□ 其他医嘱<br>**临时医嘱**<br>□ 输血医嘱（必要时）<br>□ 心电监护（必要时）<br>□ 每周复查血生化、电解质<br>□ 隔日复查血常规（必要时可每日复查）<br>□ 血培养（高热时）<br>□ 静脉插管维护、换药<br>□ 其他医嘱 |
| 主要护理工作 | □ 随时观察患者病情变化<br>□ 心理与生活护理<br>□ 化疗期间嘱患者多饮水 |
| 病情变异记录 | □ 无 □ 有，原因：<br>1.<br>2. |
| 护士签名 | |
| 医师签名 | |

| 时间 | 住院第 4~20 天 | 住院第 21 天<br>（出院日） |
|---|---|---|
| 主<br>要<br>诊<br>疗<br>工<br>作 | □ 上级医师查房，注意病情变化<br>□ 住院医师完成常规病历书写<br>□ 复查血常规<br>□ 注意观察体温、血压、体重等<br>□ 成分输血、抗感染等支持治疗（必要时）<br>□ 造血生长因子（必要时） | □ 上级医师查房，确定有无并发症情况，明<br>　确是否出院<br>□ 完成出院记录、病案首页、出院证明书<br>　等，向患者交代出院后的注意事项，如返<br>　院复诊的时间、地点，发生紧急情况时的<br>　处理等 |
| 重<br>要<br>医<br>嘱 | **长期医嘱**<br>□ 洁净饮食<br>□ 抗感染等支持治疗<br>□ 其他医嘱<br>**临时医嘱**<br>□ 血常规、尿常规、粪便常规<br>□ 血生化、电解质<br>□ 输血医嘱（必要时）<br>□ G-CSF 5μg/（kg·d）（必要时）<br>□ 影像学检查（必要时）<br>□ 病原微生物培养（必要时）<br>□ 静脉插管维护、换药<br>□ 其他医嘱 | **出院医嘱**<br>□ 出院带药<br>□ 定期门诊随访<br>□ 监测血常规、血生化、电解质 |
| 主要<br>护理<br>工作 | □ 随时观察患者情况<br>□ 心理与生活护理<br>□ 化疗期间嘱患者多饮水 | □ 指导患者办理出院手续 |
| 病情<br>变异<br>记录 | □ 无　□ 有，原因：<br>1.<br>2. | □ 无　□ 有，原因：<br>1.<br>2. |
| 护士<br>签名 | | |
| 医师<br>签名 | | |

# 第四节　60~69岁患者完全缓解的AML（非APL）临床路径释义

## 一、60~69岁患者完全缓解的AML（非APL）临床路径标准住院流程

### （一）临床路径标准住院日

21天内。

### （二）进入路径标准

1. 第一诊断必须符合急性髓系白血病（AML）（非APL）疾病编码（ICD-10：M9840/3；M9861/3；M9867/3；M9870-4/3；M9891-7/3；M9910/3；M9920/3）。

2. 患者年龄60~69岁。

3. 经诱导化疗达CR。

4. 当患者同时具有其他疾病诊断，但在住院期间不需要特殊处理，也不影响第一诊断的临床路径流程实施时，可以进入路径。

> **释义**
>
> ■诊断明确且诱导化疗获得完全缓解的60~69岁AML患者进入本路径，复发患者应退出本路径。

### （三）完善入院常规检查

需2天（指工作日）。

必须的检查项目：

1. 常规化验：血常规、尿常规、粪便常规，血型、血生化、电解质、输血前检查、凝血功能。

2. X线胸片、心电图、腹部B超。

> **释义**
>
> ■除上述检查外，还应包括心脏超声检查。
>
> ■1、2项检查内容的完善指导临床医师正确评价患者主要脏器功能，保证本路径治疗的顺利进行。

3. 发热或疑有某系统感染者可选择：病原微生物培养、影像学检查。

> **释义**
>
> ■巩固治疗前积极控制处理潜在感染，避免巩固治疗后期尤其骨髓抑制期出现严重感染而影响本路径的实施。

4. 骨髓检查（形态学、必要时活检）、微小残留病变检测。

> **释义**
>
> ■骨髓形态学检查明确患者处于完全缓解状态并进入本路径，若骨髓形态提示复发应退出本路径。

5. 患者及家属签署以下同意书：化疗知情同意书、输血知情同意书、骨髓穿刺同意书、腰椎穿刺同意书、静脉插管知情同意书。

> **释义**
>
> ■签署各项知情同意书，加强医患沟通，不仅有利于患者及其家属了解疾病现状及后续治疗，亦有助于保障医疗安全。

### （四）化疗开始时间

入院第 3 天内。

> **释义**
>
> ■前述主要入院检查应于 2 天内完成，入院 3 日内应开始化疗。

### （五）缓解后巩固化疗

可行 2~4 疗程以标准剂量阿糖胞苷为基础的化疗。

1. 标准剂量阿糖胞苷为基础的化疗，具体方案如下：

（1）DA：DNR 45mg/($m^2$·d)×3 天，Ara-C 75~100mg/($m^2$·d)×5~7 天。

（2）MA：MTZ 6~10mg/($m^2$·d)×3 天，Ara-C 75~100mg/($m^2$·d)×5~7 天。

（3）HA：HHT 2.0~2.5mg/($m^2$·d)×7 天，Ara-C 75~100mg/($m^2$·d)×5~7 天。

（4）AmA：Amsa 70mg/($m^2$·d)×5 天，Ara-C 75~100mg/($m^2$·d)×5~7 天。

（5）AcA：ACR 20mg/d×7 天，Ara-C 75~100mg/($m^2$·d)×5~7 天。

（6）TA：VM-26 100~165mg/($m^2$·d)×3 天，Ara-C 75~100mg/($m^2$·d)×5~7 天。

> **释义**
>
> ■临床路径中的治疗方案的选择参照《急性髓系白血病治疗的专家共识》（中华医学会血液学分会白血病学组编著，中华血液学杂志）以及美国癌症综合网（NCCN）指南。巩固强化治疗目的在于进一步清除残留白血病，获得持久的缓解。尽管多个研究表明在 AML 巩固治疗中采用 3~4 个疗程中大剂量阿糖胞苷可改善患者长期生存，降低复发率，考虑到老年患者的耐受性，老年 AML 患者 CR 后的巩固治疗仍以标准剂量阿糖胞苷与蒽环或蒽醌类或鬼臼毒素类、吖啶类等药物联合组成巩固化疗方案为主。若一般情况良好，也可考虑接受 1~2 个疗程的中剂量 Ara-c 方案巩固：Ara-C 1.0~1.5g/$m^2$，q12h×3 天。缓解后总化疗周期 2~4 个疗程。对于细胞遗传学或分子遗传学预后中等或不良组患者，如果身体条件允许，可以考虑行减低预处理剂量的异基因造血干细胞移植。

■ 目前已更新《中国成人急性髓系白血病（非急性早幼粒细胞白血病）诊疗指南（2021 年版）》［中华医学会血液学分会白血病淋巴瘤学组，中华血液学杂志，2021，42 (8)：617-623.]。

年龄≥60 岁的 AML 患者 CR 后治疗的选择：

（1）经过标准剂量诱导化疗达 CR：

1）标准剂量 Ara-C ［75~100mg/(m² · d) ×5~7d] 为基础的方案巩固强化治疗。可与蒽环或蒽醌类（IDA、DNR 或 Mitox 等）、HHT、鬼白类等联合。总的缓解后化疗周期 4-6 个疗程（证据等级 2b）。

2）年龄＜70 岁，一般状况良好、肾功能正常（肌酐清除率≥70ml/min）、预后良好核型或伴有预后良好分子遗传学异常的正常核型患者可接受 Ara-C 0.5~2g/(m² · 12h) ×4~6 个剂量，1~2 个疗程。后改为标准剂量方案治疗，总的缓解后治疗周期 4~6 个疗程（证据等级 2a）。

3）年龄＜70 岁，一般状况良好、重要脏器功能基本正常、伴有预后不良因素、有合适供者的患者，可采用非清髓预处理的异基因造血干细胞移植治疗（证据等级 2a）。

4）去甲基化药物（如阿扎胞苷或地西他滨）治疗，直至疾病进展（证据等级 2b）。

（2）经过低强度诱导化疗达 CR：

对于一些预后良好，达到 CR 后，能够耐受标准剂量化疗的患者，可以按经过标准剂量诱导化疗达 CR 的患者处理。也可以继续前期的低强度治疗方案。

1）维奈克拉（400mg，第 1~28 天）联合阿扎胞苷 ［75mg/(m² · d)，7d] 或地西他滨 ［20mg/(m² · d)，5d]，直至疾病进展（证据等级 1a）。

2）阿扎胞苷 ［75mg/(m² · d)，7d] 或地西他滨 ［20mg/(m² · d)，5d]，直至疾病进展（证据等级 1a）。阿扎胞苷或地西他滨联合小剂量化疗；小剂量化疗±G-CSF（如小剂量 Ara-C 为基础的方案：CAG、CHG、CMG 等）（证据等级 2b）。

（3）维持治疗：

经过诱导和巩固治疗后，患者可用去甲基化药物（如阿扎胞苷或地西他滨）进行维持治疗，直至疾病进展（证据等级 1b）。

2. 中枢神经白血病（CNSL）的防治：CNSL 的预防从患者获得 CR 后开始，每 1~2 个月 1 次，腰椎穿刺及鞘内注射至少 4~6 次，确诊 CNSL 者退出本路径。鞘内注射方案如下：甲氨蝶呤（MTX）10~15mg。Ara-C 40~50mg。地塞米松（DXM）5mg。

释义

■ AML 患者中枢神经系统白血病的发生率明显低于急性淋巴细胞白血病患者，参考 NCCN 指南，不建议在诊断时即对无症状的患者进行腰椎穿刺检查。已达完全缓解的患者，尤其是治疗前 WBC≥100×10⁹/L 或单核细胞白血病（AML-M4 和 M5）患者，建议行腰椎穿刺、鞘内注射化疗药物 1 次，以进行 CNSL 的筛查。如脑脊液检查阳性但无症状者，则给予化疗药物鞘内注射，每周 2 次，直至脑脊液检查正常，以后每周 1 次，共 4~6 次。如脑脊液检查阴性，每个疗程鞘内注射化疗药物 1~2 次，共 4~6 次。

3. 符合条件行减低预处理剂量的造血干细胞移植（HSCT）的患者进行 HSCT。

> **释义**
>
> ■ 预后中等和预后不良组的患者，如有合适供者，患者身体条件允许，缓解后治疗可行减低预处理剂量的异基因造血干细胞移植。进行 HLA 配型，寻找合适供者。

### （六）化疗后恢复期复查的检查项目

1. 血常规、血生化、电解质。

> **释义**
>
> ■ AML 患者接受巩固化疗后将进入骨髓抑制期，定期监测血常规为成分输血等支持治疗提供依据；骨髓恢复期，血常规为疗效判定提供依据。生化、电解质的监测有助于观察化疗相关不良反应，例如肝功能损伤、电解质紊乱等，以便及时处理。

2. 脏器功能评估。

> **释义**
>
> ■ 化疗药物的常见不良反应包括对各脏器功能的损伤，例如肝功能损伤、肾功能损伤、肠道损伤、心功能损伤等，在观察化疗相关不良反应时应及时进行脏器功能评估，以便尽早发现及时处理。

3. 骨髓检查（必要时）。

> **释义**
>
> ■ 巩固治疗中每个疗程均应复查骨髓相关检查，复发患者应退出本路径。

4. 微小残留病变检测（必要时）。

> **释义**
>
> ■ 微小残留病的检测通常采用流式细胞术，伴有重现性染色体异常的 AML 患者，如伴 t（8；21）（q22；q22）/（AML1-ETO）；inv（16）（p13q22）或 t（16；16）（p13；q22）/（CBFβ-MYH11），应同时通过 PCR 检测相应融合基因定量，如单位有条件开展 NPM1 定量，也应检测。

### （七）化疗中及化疗后治疗

1. 感染防治：发热患者建议立即进行病原微生物培养并使用抗菌药物，可选用头孢类（或青霉素类）±氨基糖苷类抗炎治疗，3天后发热不缓解者，可考虑更换碳青霉烯类和/或糖肽类和/或抗真菌治疗；有明确脏器感染患者应根据感染部位及病原微生物培养结果选用相应抗菌药物。

2. 脏器功能损伤的相应防治：止吐、保肝、水化、碱化。

3. 成分输血：Hb $<$ 80g/L，PLT $<$ 20×10$^9$/L 或有活动性出血者，分别输注浓缩红细胞和单采血小板。有心功能不全者可放宽输血适应证。

4. 造血生长因子：化疗后中性粒细胞绝对值（ANC）≤1.0×10$^9$/L者，可使用 G-CSF 5μg/（kg·d）。

> **释义**
>
> ■ 详见初治 AML 患者路径。

### （八）出院标准

1. 一般情况良好。

2. 没有需要住院处理的并发症和/或合并症。

> **释义**
>
> ■ 临床症状改善，ANC≥0.5×10$^9$/L、PLT≥20×10$^9$/L 且脱离输血，不需要静脉输液的患者可出院，出现其他合并症需要治疗者可适当延长住院时间。

### （九）有无变异及原因分析

1. 化疗后有发热、感染、出血或其他合并症者需进行相关的诊断和治疗，可适当延长住院时间。

2. 若腰椎穿刺后脑脊液检查示存在白血病中枢神经系统侵犯，建议隔日腰椎穿刺鞘内注射化疗药物直至脑脊液检查正常，同时退出本路径，进入相关路径。

> **释义**
>
> ■ 治疗过程中因出现各种合并症需要继续住院的患者可适当延长住院日，若出现严重并发症影响本路径实施可退出本路径。若腰椎穿刺显示存在 CNSL，亦应退出此路径，进入相关路径。

## 二、60~69 岁患者完全缓解的 AML 临床路径给药方案

### 【用药选择】

1. 抗菌药物的使用：发热患者建议立即进行血培养并使用抗菌药物，根据患者是否存在咳嗽咳痰，腹泻，尿路感染等症状留取相应的标本送相应病原微生物培养。可选用头孢类（或青霉素类）±氨基糖苷类抗炎治疗，3天后发热不缓解者，可考虑更换碳青霉烯类和/或糖肽类和/或抗真菌治疗；有明确脏器感染患者应根据感染部位及病原微生物培养结果选用相应抗菌药物，同时治疗用药的选择应综合患者病情及抗菌药物特点制订。单一药物可有效治疗的感染，可以不需联合用药。严重感染、单一用药不易控制的混合细菌感染、需长疗程且易产生耐药性的感染可联合用药。中性粒细胞减少患者感染进展快，一旦出现发热应尽早应用

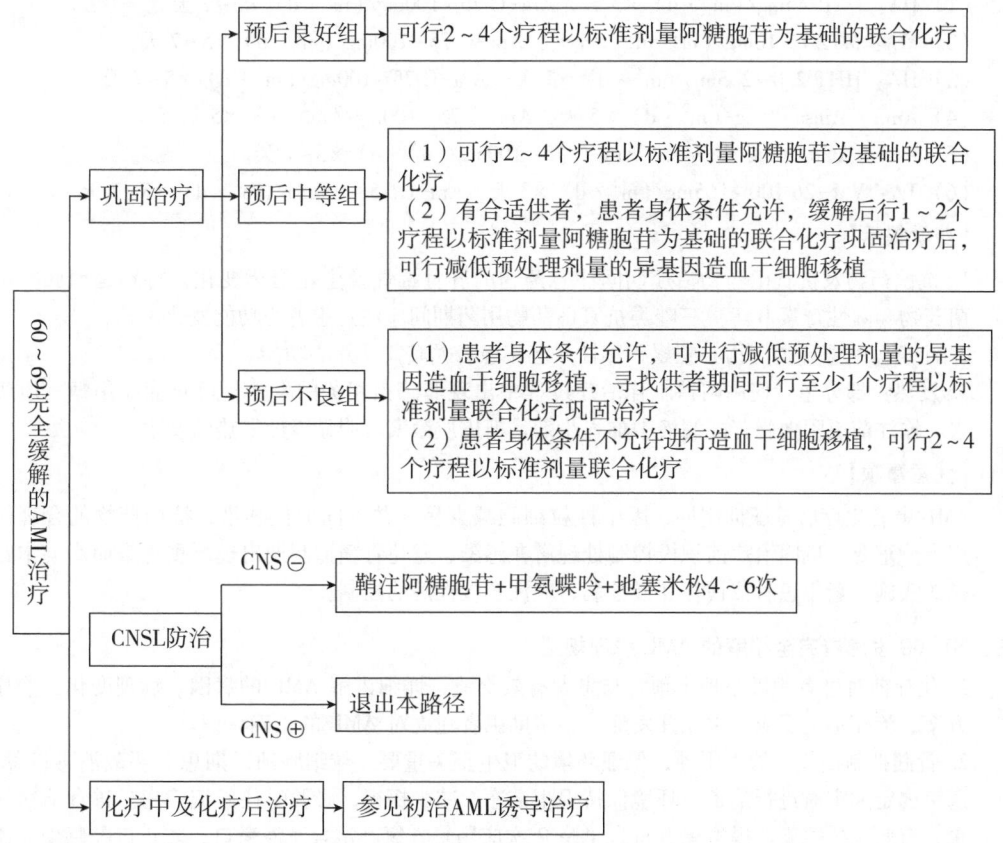

抗菌药物；中性粒细胞减少患者有感染的症状、体征，应早期应用抗菌药物；选择经验性用药时应考虑到本病区（医院）患者目前分离到的细菌种类、发生频率、抗菌药物敏感情况；住院时间较长或反复住院治疗的患者应考虑到其既往感染的致病菌及抗菌药物使用情况；中性粒细胞减少患者，单纯考虑一种病原菌感染而采用窄谱抗菌药物是不够的，必须使用广谱抗菌药物，尽可能选择杀菌药物而非抑菌药物。万古霉素和利奈唑胺不宜单一用药。有持续性发热但无明确感染来源、血流动力学不稳定患者，应将抗菌方案扩展至能够覆盖耐药性革兰阴性菌和革兰阳性菌以及厌氧菌和真菌。抗真菌的经验治疗，一般选择抗菌谱较广的抗真菌药，如伊曲康唑、两性霉素 B、卡泊芬净、米卡芬净、伏立康唑、泊沙康唑等。

2. 化疗期间脏器功能损伤的相应防治：止吐、保肝、水化、碱化、抑酸剂等。

3. 血制品输注：Hb＜80g/L 或贫血症状明显者建议输注浓缩红细胞（拟选择 HSCT 的患者输注辐照血），有心功能不全者可放宽输血适应证；PLT＜20×10⁹/L 或有活动性出血时建议输注单采血小板。

3. 血制品输注：Hb＜80g/L 或贫血症状明显者建议输注浓缩红细胞（拟选择 HSCT 的患者输注辐照血），有心功能不全者可放宽输血适应证；$PLT<20\times10^9/L$ 或有活动性出血时建议输注单采血小板。

4. 造血生长因子：化疗后中性粒细胞绝对值（ANC）$\leqslant1.0\times10^9/L$，可使用粒细胞集落刺激因子（G-CSF）$5\mu g/(kg\cdot d)$。

5. 化疗前后肝炎病毒监测：联合化疗、免疫抑制性治疗均可能激活患者体内肝炎病毒复制，尤其是乙型肝炎病毒的激活可导致爆发性乙型肝炎危及生命。化疗前应常规进行肝炎病毒筛查，对于 HBeAg 阳性或存在 HBV-DNA 复制的慢性乙型肝炎患者或病毒携带者在接受化疗期间应当接受有效的抗病毒治疗。目前常用药物有拉米夫定、恩替卡韦等。治疗期间应当定期监测病毒复制以及肝功能情况。

6. 常用化疗方案：

（1）DA：DNR 45mg/（m$^2$·d）×3 天，Ara-C 75~100mg/（m$^2$·d）×5~7 天。

（2）MA：MTZ 6~10mg/（m$^2$·d）×3 天，Ara-C 75~100mg/（m$^2$·d）×5~7 天。

（3）HA：HHT 2.0~2.5mg/（m$^2$·d）×7 天，Ara-C 75~100mg/（m$^2$·d）×5~7 天。

（4）AmA：Amsa 70mg/（m$^2$·d）×5 天，Ara-C 75~100mg/（m$^2$·d）×5~7 天。

（5）AcA：ACR 20mg/d×7 天，Ara-C 75~100mg/（m$^2$·d）×5~7 天。

（6）TA：VM-26 100~165mg/（m$^2$·d）×3 天，Ara-C 75~100mg/（m$^2$·d）×5~7 天。

【药学提示】

1. 抗菌药物及抗真菌药物治疗期间注意药物的肝肾毒性及生化指标变化，特别是糖肽类抗菌药物、两性霉素 B 等。三唑类抗真菌药物用药期间应注意患者心功能变化。

2. 注意监测蒽环类药物心脏累积毒性，老年患者尤其需注意心功能。

3. 发热：部分患者使用阿糖胞苷治疗过程中出现非感染相关的发热，可对症应用糖皮质激素。输注前或阿糖胞苷配制液中加入小剂量糖皮质激素可明显降低发热的发生。

【注意事项】

AML 患者化疗后骨髓抑制期，因中性粒细胞减少易合并不同部位感染，抗菌药物的合理使用十分重要。巩固治疗前积极控制处理潜在感染，避免骨髓抑制期出现严重感染而影响本路径的实施。老年患者往往存在慢性病，应注意慢性病的控制。

### 三、60~69 岁患者完全缓解的 AML 护理规范

1. 化疗前对患者积极心理干预，与患者有效交流，详细讲解 AML 的病因、病理变化、治疗方案、治疗不良反应、常见并发症等，帮助患者建立对 AML 的正确认识。

2. 骨髓抑制期优质护理干预，保证环境的卫生至关重要。粒细胞缺乏期患者要戴消毒口罩，病室内定期定时进行消毒，环境保持卫生洁净，减少探视，必要时住层流病房。进食洁净饮食，有效减少感染。提醒患者每日早晚 2 次应用复方氯己定含漱液漱口，防止口腔感染。饮食宜软而细，避免进食粗糙坚硬的食物。穿柔软棉质衣裤，床单位整洁。注意保持大小便通畅，便后坐浴，预防肛周感染。高度警惕患者有无恶心呕吐症状，有无消化道及呼吸道出血情况。经常注意查看患者皮肤有无淤点、淤斑，出现的部位、时间，要有详细记录。一旦出现异常情况，及时积极处理。

### 四、60~69 岁患者完全缓解的 AML 营养治疗规范

1. 注意补充营养，维持水、电解质平衡。

2. 嘱患者少量多餐，进食清淡、易消化食物，避免辛辣刺激、油腻食物，同时营养要充足，合理膳食搭配，要确保蛋白质、维生素、能量的摄入。

3. 骨髓抑制期食用高压无菌饮食以减少肠道感染。

### 五、60~69 岁患者完全缓解的 AML 患者健康宣教

1. AML 是一种基因型、表型、临床特征及预后都表现出异质性的疾病，治疗周期长，需要患者密切合作。与患者有效交流，使患者从原有的社会角色转换到患者角色，帮助患者提高对 AML 的正确认识。

2. 引导患者与医务人员合作，以积极的心态来面对疾病带来的影响。对化疗带来的不良反应，例如疼痛、恶心、呕吐、发热等要有足够的心理准备，引导患者树立战胜疾病的信心，并做好持久战的准备。

3. 加强安全方面的宣传教育，预防摔伤、烫伤、扎伤等不良事件发生。

4. 帮助患者正确应对疾病和治疗所带来的忧伤、沮丧、焦躁等负性情绪。

## 六、推荐表单

### （一）医师表单

#### 60~69 岁患者完全缓解的 AML 临床路径医师表单

适用对象：60~69 岁，第一诊断为急性髓系白血病（非 APL 获 CR 者）（ICD-10：M9840/3；M9861/3；M9867/3；M9870-4/3；M9891-7/3；M9910/3；M9920/3）

　　　拟行巩固化疗

| 患者姓名： | 性别： | 年龄： | 门诊号： | 住院号： |
|---|---|---|---|---|
| 住院日期：　年　月　日 | 出院日期：　年　月　日 | | 标准住院日：21 天 | |

| 时间 | 住院第 1 天 | 住院第 2 天 |
|---|---|---|
| 主要诊疗工作 | □ 患者家属签署输血同意书、骨髓穿刺同意书、腰椎穿刺同意书、静脉插管同意书<br>□ 询问病史及体格检查<br>□ 完成病历书写<br>□ 开实验室检查单<br>□ 上级医师查房与化疗前评估 | □ 上级医师查房<br>□ 完成入院检查<br>□ 骨髓穿刺（骨髓形态学检查、微小残留病变检测）<br>□ 腰椎穿刺+鞘内注射<br>□ 完成必要的相关科室会诊<br>□ 住院医师完成上级医师查房记录等病历书写<br>□ 确定化疗方案和日期 |
| 重点医嘱 | **长期医嘱**<br>□ 血液病二级护理常规<br>□ 饮食：普通饮食/糖尿病饮食/其他<br>□ 健康宣教<br>□ 抗菌药物（必要时）<br>□ 其他医嘱<br>**临时医嘱**<br>□ 血常规、尿常规、粪便常规，血型、血生化、电解质、凝血功能、输血前检查<br>□ X 线胸片、心电图、腹部 B 超、超声心动<br>□ 静脉插管术（有条件时）<br>□ 病原微生物培养（必要时）<br>□ 其他医嘱 | **长期医嘱**<br>□ 患者既往基础用药<br>□ 抗菌药物（必要时）<br>□ 其他医嘱<br>**临时医嘱**<br>□ 骨髓穿刺<br>□ 骨髓形态学、微小残留病检测<br>□ 血常规<br>□ 腰椎穿刺，鞘内注射（MTX 10~15mg，Ara-C 40~50mg，DXM 5mg）<br>□ 脑脊液常规、生化、细胞形态（有条件时）<br>□ 其他医嘱 |
| 病情变异记录 | □ 无 □ 有，原因：<br>1.<br>2. | □ 无 □ 有，原因：<br>1.<br>2. |
| 医师签名 | | |

| 时间 | 住院第 3 天 | 住院第 4~20 天 | 出院日 |
|---|---|---|---|
| 主要诊疗工作 | □ 患者家属签署化疗知情同意书<br>□ 住院医师完成病程记录<br>□ 上级医师查房、制订化疗方案<br>□ 化疗<br>□ 重要脏器保护<br>□ 止吐 | □ 上级医师查房，注意病情变化<br>□ 住院医师完成常规病历书写<br>□ 复查血常规<br>□ 注意观察体温、血压、体重等<br>□ 成分输血、抗感染等支持治疗（必要时）<br>□ 造血生长因子（必要时） | □ 上级医师查房，确定有无并发症情况，明确是否出院<br>□ 完成出院记录、病案首页、出院证明书等，向患者交代出院后的注意事项，如返院复诊的时间、地点，发生紧急情况时的处理等 |
| 重点医嘱 | **长期医嘱**<br>□ 化疗医嘱（以下方案选一）<br>□ DA：DNR 45mg/($m^2$·d) ×3 天<br>　　　Ara-C 75~100mg/($m^2$·d) ×5~7 天<br>□ MA：MTZ 6~10mg/($m^2$·d) ×3 天<br>　　　Ara-C 75~100mg/($m^2$·d) ×5~7 天<br>□ HA：HHT 2.0~2.5mg/($m^2$·d) ×7 天<br>　　　Ara-C 75~100mg/($m^2$·d) ×5~7 天<br>□ AmA：Amsa 70mg/($m^2$·d) ×5 天<br>　　　　Ara-C 75~100mg/($m^2$·d) ×5~7 天<br>□ AcA：ACR 20mg/d×7 天<br>　　　　Ara-C 75~100mg/($m^2$·d) ×5~7 天<br>□ TA：VM-26 100~165mg/($m^2$·d) ×3 天<br>　　　Ara-C 75~100mg/($m^2$·d) ×5~7 天<br>□ 补液治疗（水化、碱化）<br>□ 止吐、保肝、抗感染等医嘱<br>□ 其他医嘱<br>**临时医嘱**<br>□ 输血医嘱（必要时）<br>□ 心电监测（必要时）<br>□ 每周复查血生化、电解质<br>□ 隔日复查血常规（必要时可每日复查）<br>□ 血培养（高热时）<br>□ 静脉插管维护、换药<br>□ 其他医嘱 | **长期医嘱**<br>□ 洁净饮食<br>□ 抗感染等支持治疗<br>□ 其他医嘱<br>**临时医嘱**<br>□ 血常规、尿常规、粪便常规<br>□ 血生化、电解质<br>□ 输血医嘱（必要时）<br>□ G-CSF 5μg/(kg·d)（必要时）<br>□ 影像学检查（必要时）<br>□ 病原微生物培养（必要时）<br>□ 静脉插管维护、换药<br>□ 其他医嘱 | **出院医嘱**<br>□ 出院带药<br>□ 定期门诊随访<br>□ 监测血常规、血生化、电解质 |
| 病情变异记录 | □ 无　□ 有，原因：<br>1.<br>2. | □ 无　□ 有，原因：<br>1.<br>2. | □ 无　□ 有，原因：<br>1.<br>2. |
| 医师签名 | | | |

## （二）护士表单

### 60~69 岁患者完全缓解的 AML 临床路径护士表单

适用对象：60~69 岁，第一诊断为急性髓系白血病（非 APL 获 CR 者）（ICD-10：M9840/3；M9861/3；M9867/3；M9870-4/3；M9891-7/3；M9910/3；M9920/3）

拟行巩固化疗

| 患者姓名： | 性别： 年龄： 门诊号： | 住院号： |
| --- | --- | --- |
| 住院日期： 年 月 日 | 出院日期： 年 月 日 | 标准住院日：21 天 |

| 时间 | 住院第 1 天 | 住院第 2 天 |
| --- | --- | --- |
| 健康宣教 | □ 入院宣教：介绍病房环境、设施、医院相关制度、主管医师和护士<br>□ 告知各项检查、化验的目的及注意事项<br>□ 指导饮食、卫生、活动等<br>□ 指导漱口和坐浴的方法、安全宣教<br>□ 静脉插管介绍（如入院时带管，进行静脉插管评价和宣教）<br>□ 做好心理安慰，减轻患者入院后焦虑、紧张的情绪 | □ 宣教疾病知识<br>□ 指导预防感染和出血<br>□ 静脉插管维护宣教<br>□ 介绍骨髓穿刺、腰椎穿刺的目的、方法和注意事项<br>□ 做好用药指导 |
| 护理处置 | □ 入院护理评估：询问病史、相关查体、检查皮肤黏膜有无出血、营养状况、血管情况等<br>□ 监测和记录生命体征<br>□ 建立护理记录（病危、重患者）<br>□ 卫生处置：剪指（趾）甲、沐浴，更换病号服<br>□ 完成各项化验检查的准备<br>□ 静脉插管术，术前签署静脉插管知情同意书（带管者进行静脉插管维护） | □ 完成各项化验检查标准的留取并及时送检<br>□ 遵医嘱完成相关检查<br>□ 静脉插管维护 |
| 基础护理 | □ 根据患者病情和生活自理能力确定护理级别（遵医嘱执行）<br>□ 晨晚间护理<br>□ 安全护理<br>□ 口腔护理<br>□ 肛周护理 | □ 执行分级护理<br>□ 晨晚间护理<br>□ 安全护理<br>□ 口腔护理<br>□ 肛周护理 |
| 专科护理 | □ 执行血液病护理常规<br>□ 病情观察<br>□ 填写患者危险因素评估表（必要时）<br>□ 感染、出血护理（必要时）<br>□ 心理护理 | □ 观察患者病情变化<br>□ 感染、出血护理（必要时）<br>□ 化疗护理<br>□ 心理护理 |
| 重点医嘱 | □ 详见医嘱执行单 | □ 详见医嘱执行单 |
| 病情变异记录 | □ 无 □ 有，原因：<br>1.<br>2. | □ 无 □ 有，原因：<br>1.<br>2. |
| 护士签名 | | |

| 时间 | 住院第 3 天 | 住院第 4~20 天 | 出院日 |
|---|---|---|---|
| 健康宣教 | □ 化疗宣教<br>　告知用药及注意事项<br>　化疗期间患者饮食、卫生<br>　化疗期间嘱患者适当多饮水<br>　对陪护家属健康指导<br>□ 指导预防感染和出血<br>□ 介绍药物作用、不良反应<br>□ 心理指导 | □ 骨髓抑制期宣教：预防感染和出血，维护病室环境清洁、整齐<br>□ 指导进高压无菌饮食（高压锅准备的食物，以达到无菌饮食的目的）<br>□ 心理指导 | □ 出院宣教：用药、饮食、卫生、休息，监测血常规、生化等<br>□ 静脉插管带出院外宣教<br>□ 指导办理出院手续<br>□ 告知患者科室联系电话<br>□ 定期门诊随访 |
| 护理处置 | □ 遵医嘱完成相关化验检查<br>□ 遵照医嘱及时给予对症治疗<br>□ 静脉插管维护<br>□ 执行保护性隔离措施 | □ 遵医嘱完成相关化验检查<br>□ 遵照医嘱及时给予对症治疗<br>□ 静脉插管维护<br>□ 执行保护性隔离措施 | □ 为患者领取出院带药<br>□ 协助整理患者用物<br>□ 床单位终末消毒 |
| 基础护理 | □ 执行分级护理<br>□ 晨晚间护理<br>□ 安全护理<br>□ 口腔护理<br>□ 肛周护理 | □ 执行分级护理<br>□ 晨晚间护理<br>□ 安全护理<br>□ 口腔护理<br>□ 肛周护理 | □ 安全护理（护送出院） |
| 专科护理 | □ 观察患者病情变化，重点观察有无出血倾向、化疗不良反应<br>□ 感染、出血护理<br>□ 输血护理（需要时）<br>□ 化疗护理<br>□ 心理护理 | □ 观察患者病情变化，观察有无感染和出血倾向、有无胸闷憋气、胸痛等<br>□ 感染、出血护理<br>□ 输血护理（需要时）<br>□ 化疗护理<br>□ 心理护理 | □ 预防感染和出血指导<br>□ 心理护理 |
| 重点医嘱 | □ 详见医嘱执行单 | □ 详见医嘱执行单 | □ 详见医嘱执行单 |
| 病情变异记录 | □ 无　□ 有，原因：<br>1.<br>2. | □ 无　□ 有，原因：<br>1.<br>2. | □ 无　□ 有，原因：<br>1.<br>2. |
| 护士签名 | | | |

## （三）患者表单

### 60~69 岁患者完全缓解的 AML 临床路径患者表单

适用对象：60~69 岁，第一诊断急性髓系白血病（非 APL 获 CR 者）（ICD-10：M9840/3；M9861/3；M9867/3；M9870-4/3；M9891-7/3；M9910/3；M9920/3）

拟行巩固化疗

| 患者姓名： | 性别：　　年龄：　　门诊号： | 住院号： |
|---|---|---|
| 住院日期：　　年　月　日 | 出院日期：　　年　月　日 | 标准住院日：21 天 |

| 时间 | 住院第 1 天 | 住院第 2 天 |
|---|---|---|
| 医患配合 | □ 接受询问病史、收集资料，请务必详细告知既往史、用药史、过敏史<br>□ 请明确告知既往用药情况<br>□ 配合进行体格检查<br>□ 有任何不适请告知医师<br>□ 配合进行相关检查<br>□ 签署相关知情同意书 | □ 配合完成相关检查（B 超、心电图、X 线胸片等）<br>□ 配合完成化验：血常规、生化等<br>□ 配合骨髓穿刺、活检<br>□ 配合腰椎穿刺、鞘内注射<br>□ 配合用药<br>□ 有任何不适请告知医师 |
| 护患配合 | □ 配合测量体温、脉搏、呼吸、血压、身高体重<br>□ 配合完成入院护理评估（回答护士询问病史、过敏史、用药史）<br>□ 接受入院宣教（环境介绍、病室规定、探视陪护制度、送餐订餐制度、贵重物品保管等）<br>□ 配合采集血标本<br>□ 配合护士选择静脉通路，接受静脉置管（带管者接受静脉插管评价、宣教与维护）<br>□ 接受用药指导<br>□ 接受预防感染和出血的指导<br>□ 有任何不适请告知护士 | □ 配合测量体温、脉搏、呼吸，询问大便情况<br>□ 配合各项检查（需要空腹的请遵照执行）<br>□ 配合采集血标本<br>□ 接受疾病知识介绍<br>□ 接受骨髓穿刺、活检宣教<br>□ 接受腰椎穿刺、鞘内注射宣教<br>□ 接受用药指导<br>□ 接受静脉插管维护<br>□ 接受预防感染和出血的指导<br>□ 接受心理护理<br>□ 接受基础护理<br>□ 有任何不适请告知护士 |
| 饮食 | □ 遵照医嘱饮食 | □ 遵照医嘱饮食 |
| 排泄 | □ 大、小便异常时及时告知医护人员 | □ 大、小便异常时及时告知医护人员 |
| 活动 | □ 根据病情适度活动<br>□ 有出血倾向者卧床休息，减少活动 | □ 根据病情适度活动<br>□ 有出血倾向者卧床休息，减少活动 |

| 时间 | 住院第 3 天 | 住院第 4~20 天 | 出院日 |
|---|---|---|---|
| 医患配合 | □ 配合相关检查<br>□ 配合用药<br>□ 配合化疗<br>□ 有任何不适请告知医师 | □ 配合相关检查<br>□ 配合用药<br>□ 配合各种治疗<br>□ 有任何不适请告知医师 | □ 接受出院前指导<br>□ 遵医嘱出院后用药<br>□ 知道复查时间<br>□ 获取出院诊断书 |
| 护患配合 | □ 配合定时测量生命体征、每日询问大便情况<br>□ 配合各种相关检查<br>□ 配合采集血标本<br>□ 接受疾病知识介绍<br>□ 接受用药指导<br>□ 接受静脉插管维护<br>□ 接受化疗知识指导<br>□ 接受预防感染和出血的指导<br>□ 接受保护性隔离措施<br>□ 接受心理护理<br>□ 接受基础护理<br>□ 有任何不适请告知护士 | □ 配合定时测量生命体征、每日询问大便情况<br>□ 配合各种相关检查<br>□ 配合采集血标本<br>□ 接受疾病知识介绍<br>□ 接受用药指导<br>□ 接受静脉插管维护<br>□ 接受预防感染和出血的指导<br>□ 接受保护性隔离措施<br>□ 接受心理护理<br>□ 接受基础护理<br>□ 有任何不适请告知护士 | □ 接受出院宣教<br>□ 办理出院手续<br>□ 获取出院带药<br>□ 知道服药方法、作用、注意事项<br>□ 知道预防感染、出血措施<br>□ 知道复印病历方法<br>□ 接受静脉插管院外维护指导<br>□ 签署静脉插管院外带管协议 |
| 饮食 | □ 遵照医嘱饮食 | □ 高压无菌饮食（高压锅准备的食物，以达到无菌饮食的目的） | □ 普通饮食<br>□ 避免进生、冷、硬、辛辣和刺激饮食 |
| 排泄 | □ 大、小便异常时及时告知医护人员 | □ 大、小便异常时及时告知医护人员 | □ 大、小便异常（出血时）及时就诊 |
| 活动 | □ 根据病情适度活动<br>□ 有出血倾向者卧床休息，减少活动 | □ 根据病情适度活动<br>□ 有出血倾向者卧床休息，减少活动 | □ 适度活动，避免疲劳<br>□ 注意保暖，避免感冒<br>□ 注意安全，减少出血 |

附：原表单（2016 年版）

## 60~69 岁患者完全缓解的 AML 临床路径表单

适用对象：60~69 岁，第一诊断急性髓系白血病（非 APL 获 CR 者）（ICD-10：M9840/3；M9861/3；M9867/3；M9870-4/3；M9891-7/3；M9910/3；M9920/3）

　　　　拟行巩固化疗

| 患者姓名： | | 性别： | 年龄： | 门诊号： | 住院号： |
|---|---|---|---|---|---|
| 住院日期： | 年　月　日 | 出院日期： | 年　月　日 | | 标准住院日：21 天 |

| 时间 | 住院第 1 天 | 住院第 2 天 |
|---|---|---|
| 主要诊疗工作 | □ 患者家属签署输血同意书、骨髓穿刺同意书、腰椎穿刺同意书、静脉插管同意书<br>□ 询问病史及体格检查<br>□ 完成病历书写<br>□ 开实验室检查单<br>□ 上级医师查房与化疗前评估 | □ 上级医师查房<br>□ 完成入院检查<br>□ 骨髓穿刺（骨髓形态学检查、微小残留病变检测）<br>□ 腰椎穿刺+鞘内注射<br>□ 根据血象决定是否成分输血<br>□ 完成必要的相关科室会诊<br>□ 住院医师完成上级医师查房记录等病历书写<br>□ 确定化疗方案和日期 |
| 重要医嘱 | **长期医嘱**<br>□ 血液病二级护理常规<br>□ 饮食：普通饮食/糖尿病饮食/其他<br>□ 抗菌药物（必要时）<br>□ 其他医嘱<br>**临时医嘱**<br>□ 血常规、尿常规、粪便常规、血型、血生化、电解质、凝血功能、输血前检查<br>□ X 线胸片、心电图、腹部 B 超<br>□ 超声心动（视患者情况而定）<br>□ 静脉插管术（有条件时）<br>□ 病原微生物培养（必要时）<br>□ 输血医嘱（必要时）<br>□ 其他医嘱 | **长期医嘱**<br>□ 患者既往基础用药<br>□ 抗菌药物（必要时）<br>□ 其他医嘱<br>**临时医嘱**<br>□ 骨髓穿刺<br>□ 骨髓形态学、微小残留病检测<br>□ 血常规<br>□ 腰椎穿刺，鞘内注射（MTX 10~15mg，Ara-C 40~50mg，DXM 5mg）<br>□ 脑脊液常规、生化、细胞形态（有条件时）<br>□ 输血医嘱（必要时）<br>□ 其他医嘱 |
| 主要护理工作 | □ 介绍病房环境、设施和设备<br>□ 入院护理评估 | □ 宣教（血液病知识） |
| 病情变异记录 | □ 无　□ 有，原因：<br>1.<br>2. | □ 无　□ 有，原因：<br>1.<br>2. |
| 护士签名 | | |
| 医师签名 | | |

| 时间 | 住院第 3 天 |
|---|---|
| 主要诊疗工作 | □ 患者家属签署化疗知情同意书<br>□ 住院医师完成病程记录<br>□ 上级医师查房、制订化疗方案<br>□ 化疗<br>□ 重要脏器保护<br>□ 止吐 |
| 重要医嘱 | **长期医嘱**<br>□ 化疗医嘱（以下方案选一）<br>□ DA：DNR 45mg/($m^2 \cdot d$) ×3 天<br>      Ara-C 75~100mg/($m^2 \cdot d$) ×5~7 天<br>□ MA：MTZ 6~10mg/($m^2 \cdot d$) ×3 天<br>      Ara-C 75~100mg/($m^2 \cdot d$) ×5~7 天<br>□ HA：HHT 2.0~2.5mg/($m^2 \cdot d$) ×7 天<br>      Ara-C 75~100mg/($m^2 \cdot d$) ×5~7 天<br>□ AmA：Amsa 70mg/($m^2 \cdot d$) ×5 天<br>      Ara-C 75~100mg/($m^2 \cdot d$) ×5~7 天<br>□ AcA：ACR 20mg/d×7 天<br>      Ara-C 75~100mg/($m^2 \cdot d$) ×5~7 天<br>□ TA：VM-26 100~165mg/($m^2 \cdot d$) ×3 天<br>      Ara-C 75~100mg/($m^2 \cdot d$) ×5~7 天<br>□ 补液治疗（水化、碱化）<br>□ 止吐、保肝、抗感染等医嘱<br>□ 其他医嘱<br>**临时医嘱**<br>□ 输血医嘱（必要时）<br>□ 心电监护（必要时）<br>□ 每周复查血生化、电解质<br>□ 隔日复查血常规（必要时可每日复查）<br>□ 血培养（高热时）<br>□ 静脉插管维护、换药<br>□ 其他医嘱 |
| 主要护理工作 | □ 随时观察患者病情变化<br>□ 心理与生活护理<br>□ 化疗期间嘱患者多饮水 |
| 病情变异记录 | □ 无 □ 有，原因：<br>1.<br>2. |
| 护士签名 | |
| 医师签名 | |

| 时间 | 住院第 4~20 天 | 出院日 |
|---|---|---|
| 主要诊疗工作 | □ 上级医师查房，注意病情变化<br>□ 住院医师完成常规病历书写<br>□ 复查血常规<br>□ 注意观察体温、血压、体重等<br>□ 成分输血、抗感染等支持治疗（必要时）<br>□ 造血生长因子（必要时） | □ 上级医师查房，确定有无并发症情况，明确是否出院<br>□ 完成出院记录、病案首页、出院证明书等，向患者交代出院后的注意事项，如返院复诊的时间、地点，发生紧急情况时的处理等 |
| 重要医嘱 | **长期医嘱**<br>□ 洁净饮食<br>□ 抗感染等支持治疗<br>□ 其他医嘱<br>**临时医嘱**<br>□ 血常规、尿常规、粪便常规<br>□ 血生化、电解质<br>□ 输血医嘱（必要时）<br>□ G-CSF 5μg/（kg·d）（必要时）<br>□ 影像学检查（必要时）<br>□ 病原微生物培养（必要时）<br>□ 静脉插管维护、换药<br>□ 其他医嘱 | **出院医嘱**<br>□ 出院带药<br>□ 定期门诊随访<br>□ 监测血常规、血生化、电解质 |
| 主要护理工作 | □ 随时观察患者情况<br>□ 心理与生活护理<br>□ 化疗期间嘱患者多饮水 | □ 指导患者办理出院手续 |
| 病情变异记录 | □ 无　□ 有，原因：<br>1.<br>2. | □ 无　□ 有，原因：<br>1.<br>2. |
| 护士签名 | | |
| 医师签名 | | |

# 第八章

# 成人急性早幼粒细胞白血病临床路径释义

## 【医疗质量控制指标】

指标一、必须进行细胞遗传学和/或分子生物学检查以明确急性早幼粒细胞白血病诊断，相关实验室应符合实验室质量控制标准。

指标二、临床症状疑似、细胞形态学提示急性早幼粒细胞白血病诊断的患者尽早使用诱导分化剂，改善患者预后。

指标三、诱导治疗期间预防出血、分化综合征和感染，减少早期死亡。

指标四、定期进行微小残留病检测，评估疗效，预防疾病复发。

## 一、成人急性早幼粒细胞白血病编码

疾病名称及编码：急性早幼粒细胞白血病（ICD-10：C92.4，M9866/3）

## 二、临床路径检索方法

C92.4+M9866/3（≥16岁）

## 三、国家医疗保障疾病诊断相关分组（CHS-DRG）

C92.402

## 四、成人急性早幼粒细胞白血病临床路径标准住院流程

### （一）适用对象

第一诊断为急性早幼粒细胞白血病（ICD-10：C92.4，M9866/3）的成人（≥16岁）患者。

> **释义**
>
> ■ 急性早幼粒细胞白血病（APL）是急性髓系白血病（AML）FAB分型中所指的M3型，在初发AML中占10%~15%。在细胞遗传学上以15号和17号染色体平衡易位形成的PML/RARα融合基因为特征。病初临床表现凶险，进展迅速，容易发生出血和栓塞而引起死亡。全反式维A酸（ATRA）和砷剂可以直接作用于PML/RARα，诱导细胞分化和凋亡，开启了血液肿瘤靶向治疗的先河，使APL成为目前可以治愈的白血病之一。

### （二）诊断依据

按《World Health Organization Classification of Tumors. Pathology and Genetic of Tumors of Haematopoietic and Lymphoid Tissue》（SA Hoda 等主编，Advances in Anatomic Pathology）和《血液病诊断及疗效标准（第4版）》（沈悌、赵永强主编，科学出版社）诊断。具体为：

1. 有或无以下症状、体征：发热、皮肤黏膜苍白、皮肤出血点及淤斑、淋巴结及肝脾增大、胸骨压痛等。

2. 血细胞计数及分类发现异常早幼粒细胞和/或幼稚细胞、贫血、血小板减少。

3. 骨髓检查：形态学（包括组化）。

4. 免疫分型。

5. 细胞遗传学：核型分析［t（15；17）及其变异型］，FISH（必要时）。

6. 分子生物学检查检测到 PML/RARα 融合基因，部分可伴有 FLT3-ITD 基因突变（非典型 APL 显示为少见的 PLZF-RARα、NuMA-RARα、NPM-RARα、Stat5b-RARα 等分子改变）。

---

**释义**

■ 本临床路径制订主要依据国内和国际的权威指南，上述临床资料及实验室检查是正确诊断 APL 的主要依据。

■ APL 起病急，出血倾向显著，常易合并弥散性血管内凝血（DIC）及原发性纤维蛋白溶解亢进，早期病死率高。尽早予以维 A 酸治疗可明显降低出血风险，因而早期拟诊并及时干预非常重要。当临床遇有不明原因的出血、贫血、发热、感染，尤以淤点淤斑、鼻出血、牙龈出血、月经过多甚至呼吸道、消化道等出血症状为主要表现时，应高度怀疑 APL，首先检查血常规（包括外周血涂片找异常细胞）和凝血指标。

■ APL 起病时外周血白细胞（WBC）计数不一，可伴有不同程度的血红蛋白（Hb）和血小板（PLT）降低。起病时外周血细胞的检测对预后分析具有重要意义。根据 WBC 和 PLT 水平将初发 APL 患者分为低危（WBC $< 10 \times 10^9$/L，PLT$\geqslant 40 \times 10^9$/L）、中危（WBC $< 10 \times 10^9$/L，PLT $< 40 \times 10^9$/L）、高危（WBC $\geqslant 10 \times 10^9$/L）。其中以中危患者最多，约占 APL 患者的 50%，低危、高危各占 25% 左右。

■ APL 患者骨髓中以异常早幼粒细胞为主，占有核细胞的 30%～90%。按照细胞形态的不同，FAB 分型又将其分为 M3a、M3b 和 M3v 三类。

■ 典型的 APL 表达 CD13、CD33、CD117 和 MPO，不表达或弱表达 CD3、CD7、CD14、CD64、HLA-DR、CD34、CD56。

■ 98% 以上的 APL 有染色体 t（15；17）易位和/或 PML/RARα 融合基因，PML/RARα 融合基因的检测是诊断 APL 最特异、敏感的方法之一，也是 APL 治疗方案选择、疗效分析、预后分析和复发预测最可靠的指标。此外，2% 的 APL 表现为 t（11；17）（q23；q12-21）/PLZF，t（5；17）（q35；q12-21）/NPM，t（11；17）（q13；q21）/NuMA 和 der（17）/STAT5b 等分子改变。文献报道约 30% APL 伴有 FLT3-ITD 突变，可能与预后不良相关。非典型 APL 不进入本临床路径。

---

**（三）选择治疗方案的依据**

根据《中国急性早幼粒细胞白血病诊疗指南（2014 年版）》（中华医学会血液学分会、中国医师协会血液学医师分会编著，中华血液学杂志）确定治疗方案和疗程。

1. 诱导治疗：根据诱导前外周血（WBC、PLT）检查结果进行危险分层。

（1）低/中危组（诱导前外周血 WBC $\leqslant 10 \times 10^9$/L）：①全反式维 A 酸（ATRA）+柔红霉素（DNR）或伊达比星（IDA）；②ATRA+亚砷酸或口服砷剂+蒽环类药物；③ATRA+亚砷酸或口服砷剂。

（2）高危组（诱导前外周血 WBC $> 10 \times 10^9$/L）：①ATRA+亚砷酸或口服砷剂+蒽环类药物；②ATRA+蒽环类药物；③ATRA+蒽环类药物±阿糖胞苷（Ara-C）。

药物使用剂量（根据患者具体情况适当调整）：

ATRA 20mg/（$m^2 \cdot d$）口服至血液学完全缓解（CR）。

亚砷酸 0.16mg/(kg·d) 静脉滴注至 CR。

口服砷剂 60mg/(kg·d) 口服至 CR。

DNR 25~45mg/(m²·d) 静脉注射，第 2、4、6 或第 8 天。

IDA 8~12mg/(m²·d) 静脉注射，第 2、4、6 或第 8 天。

Ara-C 150mg/(m²·d) 静脉注射，第 1~7 天。

诱导阶段评估：诱导治疗后较早行骨髓评价可能不能反映实际情况，一般在第 4~6 周、血细胞恢复后进行骨髓评价。此时，细胞遗传学一般正常。分子学反应一般在巩固 2 个疗程后判断。诱导治疗失败患者退出本临床路径。

> **释义**
>
> ■ 详见初治急性早幼粒细胞白血病治疗路径。

2. 缓解后巩固治疗：依据危险分层 [高危组患者（包括 WBC > 10×10⁹/L 或 FLT3-ITD 阳性）、低/中危组患者（WBC ≤ 10×10⁹/L）] 进行治疗。

（1）ATRA+蒽环类药物达到 CR 者：

1) 低/中危组：ATRA+蒽环类药物×3 天，共 2 个疗程。

2) 高危组：①ATRA+亚砷酸+蒽环类药物×3 天+Ara-C 150mg/(m²·d) ×7 天，共 2~4 个疗程；②ATRA+高三尖杉酯碱（HHT）2mg/(m²·d) ×3 天+ Ara-C 1g/m²，q12h×3 天，1~2 个疗程。

以上每个疗程中 ATRA 用法为 20mg/(m²·d)，口服 14 天。

（2）ATRA+亚砷酸或口服砷剂达到 CR 者：

1) ATRA+亚砷酸×14 天，共巩固治疗 4~6 个疗程。

2) 蒽环类药物×3 天+Ara-C 100mg/(m²·d) ×5 天，共 3 个疗程。

巩固治疗结束后进行骨髓融合基因的定性或定量 PCR 检测。融合基因阴性者进入维持治疗；融合基因阳性者 4 周内复查，复查阴性者进入维持治疗；复查阳性者按复发处理。

> **释义**
>
> ■ 详见完全缓解的急性早幼粒细胞白血病治疗路径。

3. 维持治疗。依据危险度分层进行。

（1）低/中危组：

1) ATRA 20mg/(m²·d) ×14 天，间歇 14 天（第 1 个月）；亚砷酸 0.16mg/(kg·d) ×14 天，间歇 14 天后同等剂量×14 天（第 2~3 个月）；完成 5 个循环周期。

2) ATRA 20mg/(m²·d) ×14 天，间歇 14 天（第 1 个月）；口服砷剂 60m/(kg·d) ×14 天，间歇 14 天后同等剂量×14 天（第 2~3 个月）；完成 8 个循环周期（2 年）。

（2）高危组：

1) ATRA 20 mg/(m²·d) ×14 天，间歇 14 天（第 1 个月）；亚砷酸 0.16mg/(kg·d) ×14 天，间歇 14 天后同等剂量×14 天（第 2~3 个月）或亚砷酸 0.16mg/(kg·d) ×28 天（第 2 个月）；甲氨蝶呤（MTX）15mg/m²，qw×4 次，或者 6-巯基嘌呤（6-MP）50mg/(m²·d) 共 2~4 周（第 3 个月）。完成 5 个循环周期。

2) ATRA 20mg/(m²·d) ×14 天，间歇 14 天（第 1 个月）；口服砷剂 60mg/(kg·d) ×14

天，间歇 14 天后同等剂量×14 天（第 2~3 个月）；完成 8 个循环周期（2 年）。

> **释义**
> ■ 详见完全缓解的急性早幼粒细胞白血病治疗路径。

4. 中枢神经系统白血病（CNSL）的防治：CNSL 的预防，诊断时为低/中危患者，应进行 3 次预防性鞘内治疗；诊断时为高危或复发患者，应进行 6 次预防性鞘内治疗。确诊 CNSL 者退出本路径。鞘内注射方案如下：

甲氨蝶呤（MTX）10~15mg。

Ara-C 40~50mg。

地塞米松（DXM）5mg。

> **释义**
> ■ 详见完全缓解的急性早幼粒细胞白血病治疗路径。

5. 维持治疗期间的随访监测治疗：维持治疗期间应每月复查血细胞计数及分类，如有异常应于 1 周后再次复查，确定为血常规异常的应立即行骨髓穿刺检查。2 年内每 3 个月应用 PCR 检测融合基因，融合基因持续阴性者继续维持治疗，融合基因阳性者 4 周内复查，复查阴性者继续维持治疗，确实阳性者按复发处理。

> **释义**
> ■ 详见完全缓解的急性早幼粒细胞白血病治疗路径。

**（四）根据患者的疾病状态选择路径**

初治急性早幼粒细胞白血病的临床路径和完全缓解的急性早幼粒细胞白血病临床路径（附后）。

> **释义**
> ■ 初治和完全缓解的急性早幼粒细胞白血病患者治疗策略不同，应依照疾病状态进入相应的临床路径。

# 第一节 成人初治急性早幼粒细胞白血病临床路径释义

## 一、成人初治急性早幼粒细胞白血病临床路径标准住院流程

### （一）标准住院日

40 天内。

**释义**

■ APL 细胞对蒽环类药物敏感，95%的初治 APL 患者应用维 A 酸联合蒽环/蒽醌类药物诱导治疗可在 40 天内获得血液学缓解，病情稳定达到出院标准。血液学缓解但因合并症需要进行相关治疗的患者可适当延长住院时间。

■ 20 世纪 90 年代初期开始使用的三氧化二砷（ATO）不仅对难治/复发患者有显著疗效，也可改善初发患者的临床预后。含 ATO 的诱导治疗方案于 2014 年列入美国国立综合癌症网络（NCCN）指南，成为 APL 诱导治疗的 I 类推荐方案。《中国急性早幼粒细胞白血病诊疗指南（2014 年版）》也将砷剂（包括口服砷剂）列为 APL 诱导治疗的一线用药。

■ 诱导治疗 40 天内无法获得血液学缓解需要延长住院时间的患者需要退出本路径。

## （二）进入路径标准

1. 第一诊断必须符合 ICD-10：C92.4，M9866/3 急性早幼粒细胞白血病（APL）疾病编码。
2. 当患者同时具有其他疾病诊断时，但在住院期间不需要特殊处理，也不影响第一诊断的临床路径流程实施时，可以进入路径。

**释义**

■ APL 治疗与其他类型 AML 具有显著的不同，尽早使用诱导分化剂对于改善患者预后具有重要意义。临床症状疑似、细胞形态学提示 APL 诊断的患者可进入本临床路径，5 日内分子/细胞遗传学检测证实 APL 诊断者继续按照本路径制定原则进行治疗。若分子/细胞遗传学检测排除 APL 诊断，应当退出本路径。

## （三）明确诊断及入院常规检查

需 3~5 天（指工作日）。
必须的检查项目：
1. 血常规、尿常规、粪便常规。
2. 肝肾功能、电解质、凝血功能、血型、输血前检查。
3. X 线胸片、心电图、超声检查（包括浅表淋巴结、腹部 B 超、心动超声）、眼底检查。
4. 发热或疑有感染者可选择：病原微生物培养、影像学检查。
5. 骨髓检查（形态学包括组化）、免疫分型、细胞遗传学、白血病相关基因（PML/RARα，或少见的 PLZF-RARα、NuMA-RARα、NPM-RARα、Stsb5-RARα，以及 FLT3-ITD 基因）突变等检测。
6. 根据情况可选择的检查项目：头颅、颈胸腹部 MRI 或 CT、血气分析等。
7. 患者及家属签署以下同意书：授权书、病重或病危通知书、骨髓穿刺同意书、腰椎穿刺及鞘内注射同意书、化疗知情同意书、输血知情同意书、静脉插管同意书（有条件时）等。

**释义**

■ 上述常规化验所有患者均应完成。血常规检查可了解患者危险分层，及时进行成分输血改善患者临床状况；白细胞水平高的患者应及时使用皮质醇激素防治诱导分化综合征；尿粪常规有助于了解是否存在消化系统、泌尿系统的少量出血，若存在严重的泌尿系统出血应避免使用抗纤溶药物；凝血功能检测有助于了解患者出凝血紊乱情况，积极纠正出凝血紊乱有助于改善临床出血症状，减少早期死亡；生化、电解质检测可了解患者是否存在肝肾基础疾病，改善肝肾功能和电解质紊乱对于 APL 治疗的顺利进行具有重要意义；砷剂使用期间注意维持电解质正常，尤其是血钾、血镁及血钙，避免因此而导致的心脏不良事件；输血前病原学检测可为安全输血提供保障。

■ 高白细胞的患者会由于白细胞淤滞而影响心肺功能，胸部 CT、超声心动图检查可评价患者心肺基础疾病。由于正常造血功能受抑以及出血情况的存在，APL 患者就诊时多数存在不同程度的贫血，亦可影响心肺功能，尤其存在心脏基础病变的患者。B 超检查有助于了解有无浅表淋巴结肿大，肝脾大或严重的肝脏疾病。心电图检查提示 QTc 间期显著延长者应避免使用 ATO。眼底检查了解有无眼底出血和浸润。

■ APL 患者中性粒细胞减少，易合并不同部位感染发热，尤其化疗抑制期感染易加重，病原微生物培养以及影像学（CT 等）检查有助于明确感染部位和致病菌，指导抗菌药物的合理使用，有利于后期治疗的顺利进行。存在严重感染可能影响路径实施的患者不宜进入本路径。

■ 相对于其他类型白血病，APL 的细胞形态学以及免疫表型具有鲜明特点，细胞形态学为早期诊断提供依据，但是 APL 诊断最终的确立依靠遗传学检测发现 t（15；17）易位和/或 PML/RARα 融合基因或其变异型，因此上述检查缺一不可。

■ 病程中若出现头痛、剧烈呕吐、口齿不利、肢体活动障碍等情况怀疑脑出血，可行头颅 CT 或 MRI 予以明确诊断。持续发热、感染原因不明，或需要评价肺部感染、腹部疾病时酌情行颈胸、腹盆部 CT/MRI 检查。胸闷、呼吸困难、氧饱和度低下或怀疑存在酸碱平衡紊乱的患者应予以血气分析检查。

■ 签署上述知情同意书时，应告知患者诊断及治疗过程中的相关风险及获益，加强医患沟通，有助于患者及其家属进一步理解病情，积极配合治疗。

## （四）化疗前准备

1. 发热患者立即进行病原微生物培养并使用抗菌药物，可选用头孢类（或青霉素类）±氨基糖苷类抗炎治疗，3 天后发热不缓解者，可考虑更换碳青霉烯类和/或糖肽类和/或抗真菌治疗；有明确脏器感染患者应根据感染部位及病原微生物培养结果选用相应抗菌药物。

释义

■ 发热是白血病患者就诊及治疗过程中最主要的症状之一，由于免疫功能低下，感染症状和体征常不明显，感染部位及病原菌常常难以明确，早期广谱抗菌药物的使用可避免感染进一步加重，保证后期治疗的顺利进行。抗菌药物的选择应当综合评估患者感染危险度、本单位/科室病原学监控数据以及抗菌药物本身等多方面因素，选择具有杀菌活性、抗假单胞菌活性且安全性良好的广谱抗菌药物。

■ 不同感染部位的致病菌谱有明显差异，如血流感染以大肠埃希菌、肺炎克雷伯菌、表皮葡萄球菌、铜绿假单胞菌和白念珠菌为主；肺部感染则以铜绿假单胞菌、嗜麦芽窄食单胞菌、黄曲霉和鲍曼不动杆菌为主。

■ 如果发热和临床症状在 72 小时内无好转，应重新评估并调整广谱抗菌药物，或加用糖肽类药物。

■ 在抗菌药物治疗无效时，应考虑真菌和其他病原菌感染的可能性，参照血液病患者的真菌诊治指南尽早开始抗真菌或抗其他病原菌治疗。

■ 对于明确病原菌的患者，可根据药敏结果采用窄谱抗菌药物治疗；检出细菌如为耐药菌，可酌情选择替加环素、磷霉素、利奈唑胺、达托霉素等药物。

2. 对于 Hb < 80g/L，PLT < $30×10^9$/L 或有活动性出血的患者，分别输浓缩红细胞和单采血小板，若存在弥散性血管内凝血（DIC）倾向，当 PLT < $50×10^9$/L 即应输注单采血小板。有心功能不全者可放宽输血适应证。

> **释义**
>
> ■ 积极成分输血保证 Hb > 80g/L，可明显改善患者一般状况，维持心肺功能的正常，对于心功能基础差的患者，建议维持 Hb 在 90~100g/L 及以上，避免心功能不全的发生或加重，保证化疗的顺利进行；维持 PLT > $30×10^9$/L 可明显降低致命出血的发生；存在 DIC 的患者，血小板消耗增加，血小板输注应更积极并维持适当水平，避免出血症状的恶化；合并内部脏器出血情况应当积极输注血小板维持血小板水平> $50×10^9$/L。

3. 对于有凝血功能异常的患者，输注相应血液制品。纤维蛋白原< 1.5g/L 时，输新鲜血浆或浓缩纤维蛋白原。

> **释义**
>
> ■ APL 患者出血倾向除了与血小板水平低下有关，凝血功能紊乱更加重了临床出血症状。凝血因子以及纤维蛋白原因消耗明显减低，新鲜血浆或浓缩纤维蛋白原/凝血酶原复合物的适当应用可将凝血因子维持在合理、安全的水平，避免致命的出血。应当密切监测凝血功能直至凝血功能紊乱得以纠正。

### （五）化疗起始时间

低危组患者可于 ATRA 诱导治疗 72 小时后开始化疗，高危组患者可考虑与 ATRA 或双诱导治疗同时进行。

> **释义**
>
> ■ 低危患者白细胞水平较低，出血症状相对较轻，应先予以 ATRA 诱导分化，促进异常早幼粒细胞向正常白细胞转化。通常在诱导 3 天以后再考虑化疗。

■ 高危患者白细胞水平高，出血倾向显著，病情危急进展迅速，若不及时处理可能会发生白细胞淤积等严重并发症，故而考虑化疗与 ATRA 或双诱导治疗同时进行。

### （六）化疗方案

1. 诱导治疗：根据诱导前外周血（WBC、PLT）进行危险分层。

（1）低/中危组（诱导前外周血 WBC≤10×10$^9$/L）：

1）全反式维 A 酸（ATRA）+柔红霉素（DNR）或伊达比星（IDA）。

2）ATRA+亚砷酸或口服砷剂+蒽环类药物。

3）ATRA+亚砷酸或口服砷剂。

（2）高危组（诱导前外周血 WBC＞10×10$^9$/L）：

1）ATRA+亚砷酸或口服砷剂+蒽环类药物。

2）ATRA+蒽环类药物。

3）ATRA+蒽环类药物±阿糖胞苷（Ara-C）。

2. 药物使用剂量（根据患者具体情况适当调整）：

ATRA 20mg/（m$^2$·d），口服至血液学完全缓解（CR）。

亚砷酸 0.16mg/（kg·d），静脉滴注至 CR。

口服砷剂 60mg/（kg·d），口服至 CR。

DNR 25～45mg/（m$^2$·d），静脉注射，第 2、4、6 或第 8 天。

IDA 8～12mg/（m$^2$·d），静脉注射，第 2、4、6 或第 8 天。

Ara-C 150mg/（m$^2$·d），静脉注射，第 1～7 天。

---

**释义**

■ 研究表明初始高白的 APL 患者累积复发率高。自 2010 年起，以起病时外周血白细胞计数为标准的分层治疗成为 APL 治疗的国际指南标准，分为低/中危组（诱导前外周血 WBC＜10×10$^9$/L）及高危组（诱导前外周血 WBC≥10×10$^9$/L）。

（1）诱导治疗中单独使用维 A 酸缓解率在 70%～85%，加入蒽环类药物可使缓解率提高至 90% 以上。"上海方案"的结果肯定了砷剂在诱导和维持治疗中的地位。目前国内外指南均推荐维 A 酸、蒽环类药物和砷剂作为 APL 的一线诱导治疗药物。

（2）对于低中危患者，建议三种诱导方案，究其本质实为 ATRA 联合化疗和砷剂。欧洲 APL0406 临床试验结果证实对于非高危患者，ATRA+ATO 的一线治疗方案优于传统的 ATRA+化疗方案。

（3）此外，对于无法耐受蒽环类药物的患者，也推荐使用 ATRA 及砷剂双诱导治疗，治疗过程中可加用羟基脲避免白细胞进一步升高，减少分化综合征的发生。

（4）对于高危患者，建议在以 ATRA+蒽环类药物化疗的基础上加用砷剂或阿糖胞苷。诱导治疗中加入阿糖胞苷的利弊目前还存在着争议，需要进一步探索研究。

（5）在国内，不仅静脉砷剂在临床上广泛使用，口服砷剂经大量的临床验证后也被应用于临床。北京大学人民医院 APL 团队研究结果指出口服砷剂方便经济，疗效和安全性与静脉砷剂相当，可以替代静脉砷剂。

（6）由于 APL 常伴有严重的凝血功能障碍，高白细胞患者一般不推荐白细胞分离术。

**（七）治疗后必须复查的检查项目**

1. 血常规，肝肾功能、电解质，凝血功能。

> **释义**
>
> ■ 对于初诊及治疗过程中白细胞明显升高（尤其白细胞大于 $30×10^9/L$）的患者，及时应用足量糖皮质激素（如地塞米松）防治分化综合征，可明显降低早期死亡率；砷剂会引起肝功能损害，使用期间需注意肝功能，并维持电解质正常，尤其是血钾、血镁及血钙的正常，避免电解质紊乱导致的心脏不良事件；因此必须进行血常规、血生化监测。

2. 脏器功能评估。

> **释义**
>
> ■ 维 A 酸、砷剂、蒽环类药物对患者心肝肾等重要脏器功能可造成不同程度的损伤，诱导分化综合征亦可导致多脏器功能障碍，因此治疗过程中定期评估脏器功能可指导临床对症支持治疗。必要时可暂停使用维 A 酸、砷剂。

3. 骨髓形态学检查，有条件者做微小残留病变和遗传学检测。

> **释义**
>
> ■ 多数患者诱导治疗 30 天可获得完全血液学缓解，少数患者延迟至 40 天左右。PML/RARα 融合基因为 APL 的致病基础，亦是残留病灶检测的最佳指标。

4. 治疗前有白血病细胞浸润改变者的各项检查。

> **释义**
>
> ■ 高白细胞患者起病时可伴有白血病细胞浸润，中枢神经系统、肺部是最常见的浸润部位。头颅、胸部 CT 或 MRI 检查有助于评估白血病浸润范围及治疗疗效。起病时伴中枢神经系统浸润的患者退出本临床路径。

5. 出现感染时，各种体液或分泌物培养、病原学检查、相关影像学检查需多次重复。

> **释义**
>
> ■ 出现感染时，遵循"及时留取合格样本"原则，多次重复进行各种体液或分泌物病原微生物检查，有助于提高致病菌检出率；影像学（CT 等）检查有助于明确感染灶和感染性质，必要时多次检查动态评估病情变化及疗效。上述检查对于抗菌药物的合理使用具有指导作用，以保证后期治疗的顺利进行。

## （八）化疗中及化疗后治疗

1. 感染防治：发热患者建议立即进行病原微生物培养并使用抗菌药物，可选用头孢类（或青霉素类）±氨基糖苷类抗炎治疗；3 天后发热不缓解者，可考虑更换碳青霉烯类和/或糖肽类和/或抗真菌治疗；有明确脏器感染患者应根据感染部位及病原微生物培养结果选用相应抗菌药物。

2. 脏器功能损伤的相应防治：止吐、保肝、水化、碱化、防治尿酸性肾病（别嘌呤醇）、治疗分化综合征（地塞米松）、抑酸剂等。

3. 成分输血：适用于 Hb $<$ 80g/L，PLT $<$ 30×10$^9$/L 或有活动性出血的患者，分别输注浓缩红细胞和单采血小板，若存在 DIC 倾向，则 PLT $<$ 50×10$^9$/L 时即应输注血小板。有心功能不全者可放宽输血适应证。对于有凝血功能异常的患者，输注相应血液制品。纤维蛋白原 $<$ 1.5g/L 时，输注新鲜血浆或浓缩纤维蛋白原。

4. 造血生长因子：诱导治疗期间一般不主张应用粒细胞集落刺激因子（G-CSF），但出现严重粒细胞缺乏伴发感染者也可酌情应用。

> **释义**
>
> ■ 上述支持治疗是顺利完成诱导阶段的重要保障。
>
> （1）抗菌药物、血制品应用意义见"化疗前准备"。预计中性粒细胞减少持续大于 1 周的患者推荐抗真菌预防治疗。
>
> （2）治疗过程中应充分水化、碱化以减轻治疗的不良反应。
>
> （3）G-CSF 使用可缩短化疗后中性粒细胞绝对值低下的时间，减少严重感染的发生，避免住院时间延长。但在诱导治疗期间，除非粒细胞缺乏患者感染，一般不推荐使用粒细胞集落刺激因子（G-CSF）。

## （九）出院标准

1. 一般情况良好。
2. 没有需要住院处理的并发症和/或合并症。

> **释义**
>
> ■ 临床症状改善，获得血液学缓解且不需要静脉输液的患者可出院，超过 40 天仍未获得血液学缓解患者应退出本路径。

## （十）有无变异及原因分析

1. 治疗过程中出现感染、贫血、出血及其他合并症者，需进行相关的诊断和治疗，可适当延长住院时间并致费用增加。
2. 诱导分化治疗 40 天未达完全缓解者退出路径。
3. 若腰椎穿刺后脑脊液检查示存在白血病神经系统侵犯，建议隔日腰椎穿刺鞘内注射化疗药物直至脑脊液检查正常，同时退出此途径，进入相关途径。

释义

■ 治疗过程中因出现各种合并症需要继续住院的患者可适当延长住院日，若出现严重并发症影响本路径实施可退出本路径。

## 二、成人初治急性早幼粒细胞白血病临床路径给药方案

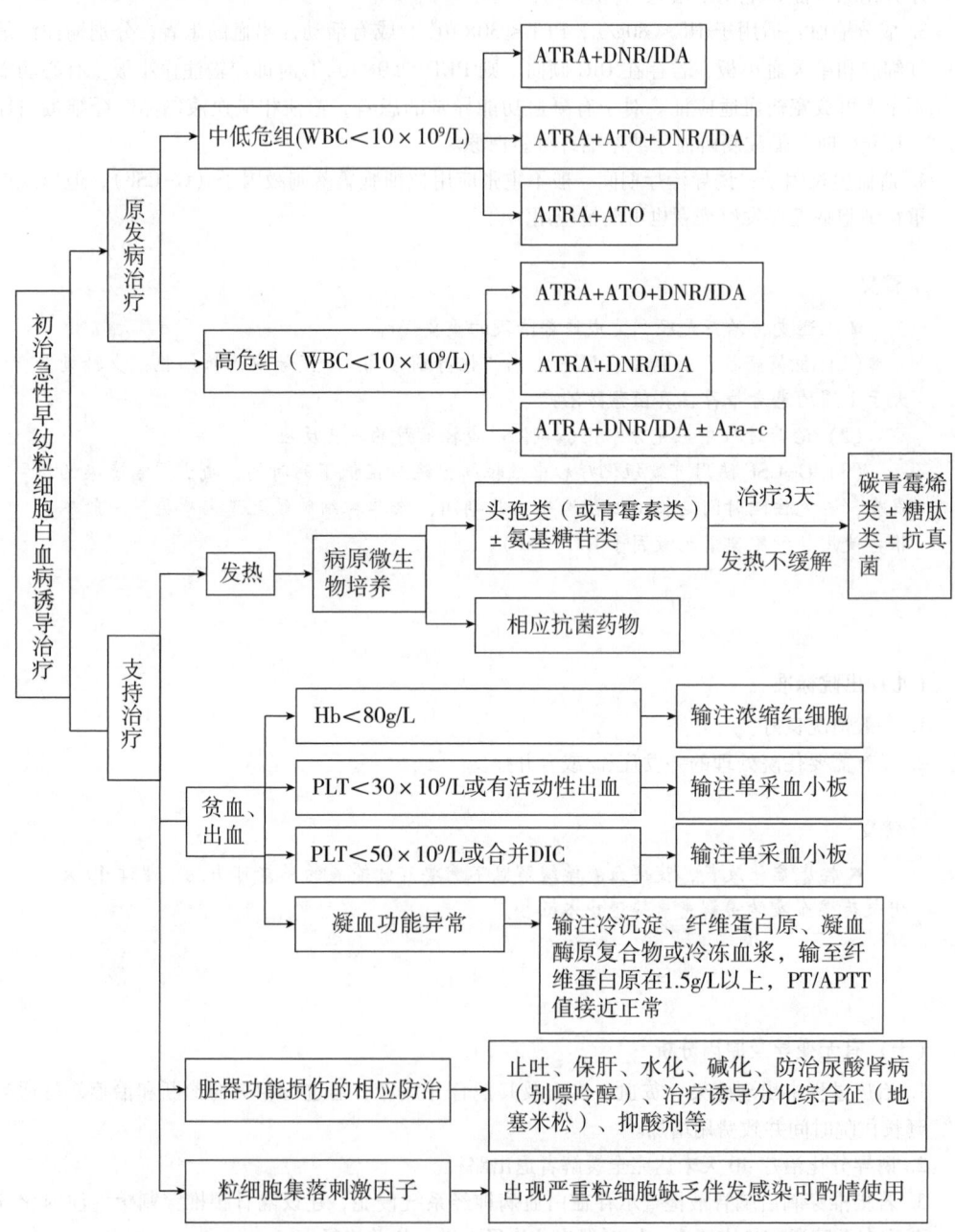

原发病治疗药物具体用法如下：

ATRA 20mg /（m$^2$·d），口服至 CR。

ATO（静脉）0.16mg/（kg · d），静脉滴注至 CR（28~35 天）。

ATO（口服）60mg/（kg · d），口服至 CR。

DNR 25~45mg /（m$^2$· d），静脉滴注，第 2、4、6 或 8 天。

IDA 8~12mg /（m$^2$· d），静脉滴注，第 2、4、6 或 8 天。

Ara-c 150mg /（m$^2$· d），静脉滴注，第 1~7 天。

【用药选择】

1. 临床上疑似 APL 患者应尽早口服维 A 酸，同时密切监测血常规。骨髓形态学明确为 APL 时，可以考虑加用蒽环类化疗药物（DNR/IDA）和/或砷剂。低中危患者可以选择不含化疗的诱导方案；高危患者建议在诱导治疗中加入蒽环类药物化疗。

2. 急性白血病患者免疫功能低下，感染特征不明显，感染相关死亡率高，是一组特殊的疾病人群。严重的感染如败血症会加剧 APL 患者 DIC 的发生发展，早期使用广谱抗菌药物可以避免感染进一步加重，保证后期治疗的顺利进行。临床上引起白血病患者感染发热的常见革兰阴性菌有：大肠埃希菌，肺炎克雷伯菌，铜绿假单胞菌，鲍曼不动杆菌，嗜麦芽窄食单胞菌。有效的经验性治疗应选择具有杀菌活性、抗假单胞菌活性和安全性良好的药物。对于病情较为危重的患者可采取降阶梯策略，药物选择应覆盖可能引起严重并发症、威胁生命的常见和毒力较强病原菌的药物，直至获得准确的病原学培养结果。鉴于耐药菌比例日益增加，疑有耐药菌感染时，也可以经验性选择替加环素、磷霉素等抗菌药物。持续性发热但无明确感染来源、血流动力学不稳定患者，应将抗菌方案扩展至能够覆盖耐药性革兰阴性菌和革兰阳性菌以及厌氧菌和真菌。抗真菌的经验治疗，一般选择抗菌谱较广的抗真菌药，如伊曲康唑、伏立康唑、泊沙康唑、卡泊芬净、米卡芬净及两性霉素 B。

3. 对于发热或化疗后粒细胞缺乏的患者应多次送检血培养。如患者经验性抗菌治疗后仍持续发热，可以每间隔 2 天重复 1 次血培养。此外，根据患者是否存在咳嗽咳痰、腹痛腹泻、尿路感染等症状，及时留取相应标本送相应病原微生物培养。

4. 防治相应脏器功能的损伤选用止吐、保肝、水化、碱化的药物。砷剂治疗期间不推荐使用还原性谷胱甘肽。高白细胞患者化疗时尤其需要充分水化、碱化，监测尿量和肾功能。及时应用地塞米松防治分化综合征。

5. Hb＜80g/L，PLT＜30×10$^9$/L 或有活动性出血者，分别输注浓缩红细胞和单采血小板。若存在 DIC 倾向则 PLT＜50×10$^9$/L 时即应输注血小板。凝血功能异常时，输注血浆冷沉淀物、纤维蛋白原、凝血酶原复合物或冷冻血浆，至纤维蛋白原在 1.5g/L 以上，PT、APTT 值接近正常。如有器官大出血，可试用重组人凝血因子Ⅶa，但目前缺乏较多的证据来支持Ⅶa 的疗效，不推荐作为常规治疗。

6. 诱导治疗期间，除非粒细胞缺乏症患者感染，一般不推荐使用粒细胞集落刺激因子。

【药学提示】

1. 维 A 酸是维生素 A 的衍生物，通过与 PML/RARα 融合蛋白的 RARα 部位结合，引起细胞周期蛋白依赖性激酶活化激酶（CAK）与 RARα 的解离，导致 RARα 的低磷酸化，解除 PML/RARα 融合蛋白的抑制作用，使 RARα 信号通路恢复，最终使 APL 细胞分化成熟。维 A 酸诱导期间应警惕分化综合征的发生，尤其是起病时高白细胞的患者，应尽早使用地塞米松，病情需要时可以暂停维 A 酸的使用。

2. 三氧化二砷的不良反应主要与个体对砷化物的解毒和排泄功能以及对砷的敏感性有关，近期常见不良反应有：分化综合征，体液潴留，肝脏损害，心电图变化或致心律失常。砷剂治疗前应评估有无 QTc 间期延长，治疗期间定期复查心电图监测 QTc 间期。同时监测肝肾功能、电解质，维持水电解质平衡，防止因电解质紊乱引起心脏不良事件。

3. 口服砷剂指为复方黄黛片，主要成分为青黛、雄黄、太子参、丹参。雄黄以毒攻毒，青黛能除热解毒，兼可凉血，协助雄黄增强清热解毒效力。临床和实验研究表明青黛配伍雄黄能显著增强其对白血病细胞的杀伤率，减少雄黄用量，降低毒性。丹参和太子参同用可逐瘀、益气、生血。常见不良反应为恶心、呕吐、腹痛、腹泻等消化道症状。

4. 心脏毒性是蒽环类药物最为严重的不良反应。临床研究和实践观察都显示蒽环类药物导致的心脏毒性往往呈进展性和不可逆性，严重者甚至可能危及生命，因而在治疗前应充分评估患者心脏功能，特别是老年、伴有心脏病、高血压等基础疾病的患者。根据评估结果可适当调整用药剂量或方案，或采用其他剂型（如脂质体剂型），加强心功能监测等。大量循证医学证据表明：右丙亚胺（雷佐生，DZR）是唯一可以有效地预防蒽环类药物所致心脏毒性的药物，建议有条件的患者第一次使用蒽环类药物前就使用右丙亚胺。

5. 选择抗菌药物时应注意不同药物的抗菌特性，根据感染部位及抗菌需求恰当选择。如替加环素抗菌谱广，但在铜绿假单胞菌感染时，需与β-内酰胺酶抑制剂复合制剂联合使用；利奈唑胺在肺、皮肤软组织等的组织穿透性高且肾脏安全性好；达托霉素不适用于肺部感染，但对革兰阳性菌血流感染和导管相关感染作用较强。

6. 抗菌药物及抗真菌药物治疗期间需注意药物的肝肾毒性等不良反应，如糖肽类抗菌药物，肾功能不全患者应根据肌酐清除率减量或延长给药时间。伊曲康唑不可用于充血性心力衰竭以及有充血性心力衰竭病史的患者，对于重度贫血、心功能不全、分化综合征患者应谨慎使用。

【注意事项】

由于 APL 治疗与其他类型 AML 具有显著的不同，尽早使用诱导分化剂对于改善患者预后具有重要意义。

### 三、成人初治急性早幼粒细胞白血病护理规范

1. 监测患者生命体征、意识变化，注意观察有无出血倾向，如皮肤黏膜淤斑、消化道、泌尿道出血、颅内出血，女性月经增多等症状，警惕 DIC 发生。用药过程中加强巡视，注意补液速度；观察化疗的毒性作用及不良反应如黏膜炎、骨髓抑制等。

2. 出血护理：①鼻出血：鼻部冷敷，可用肾上腺素棉球填塞压迫止血，严重时后鼻腔填塞止血；②牙龈出血：保持口腔卫生，禁止用牙签剔牙，饭前后、睡前漱口。如出现牙龈出血可用肾上腺素棉球压迫止血；③消化道出血：少量、无呕吐者可进冷流质饮食，出血停止后可改为营养丰富、易消化无刺激的半流饮食；大量出血时应禁食，给予静脉营养，观察患者的生命体征、意识状态等，出现休克症状时应及时抢救，给予止血和扩容处理；④颅内出血：避免情绪激动、剧烈咳嗽和过度用力排便等容易诱发颅内出血的情况。若突发视力下降、视野缺失、头痛、视物模糊、呼吸急促、喷射性呕吐甚至昏迷，双侧瞳孔变形不等大，对光反射迟钝，提示有颅内出血，应去枕平卧制动，头偏向一侧，及时吸出呕吐物，保持呼吸道通畅，吸氧，建立静脉通道，降低颅内压，观察记录患者生命体征、意识状态及瞳孔变化。

3. 感染护理：①在相对洁净环境中提供优良的环境和保护性隔离措施，严格执行无菌操作，防止院内感染；②保持口腔清洁，饭前后、睡前漱口；保持大便通畅，必要时使用通便剂；③保持呼吸道通畅，及时清理口鼻分泌物；选用物理或遵医嘱药物降温；④如出现感染性休克，应取中凹卧位，合理补液，及时快速补充血容量，先晶后胶，根据患者心肺功能及血压等情况调整补液速度，记录 24 小时出入量。

4. 其他并发症护理：①心力衰竭：宜取半卧位，减少回心血量；吸氧，如咳粉红色泡沫痰，提示急性肺水肿，应立即给予酒精湿化吸氧，降低肺泡表面张力，减轻心脏负担；记录出入

量，控制输液速度；限制活动，减轻心脏负担；②肿瘤溶解综合征：监测电解质、尿素氮、肌酐、尿酸及心电图等的变化；遵医嘱在化疗前给予患者口服别嘌呤醇、碳酸氢钠。化疗时给予利尿、水化、碱化尿液以保护肾功能；指导患者进食碱性食物，如牛奶、苏打饼干等，以增加尿的碱性程度；如上述措施不能有效缓解，遵医嘱在病情允许下积极进行透析。③分化综合征：监测患者体重变化、颜面及下肢水肿情况，注意有无不明原因发热、肌肉骨骼酸痛、呼吸窘迫、低血压等症状，遵医嘱及时行胸部 CT 评估有无胸腔及心包积液、肺间质浸润，给予利尿、地塞米松控制炎症反应。

5. 心理护理：针对患者的心理变化，要及时疏导，让他们了解疾病情况和治疗过程，树立康复的信心，能够更好地配合治疗和护理。

### 四、成人初治急性早幼粒细胞白血病营养治疗规范

1. 少量多餐，可 5~6 次/天，多饮水，防止便秘。

2. 总量控制，每日食物量要均衡，荤素结合，多食富含优质蛋白和维生素的食物。

3. 定时定量，养成良好的定时进餐习惯，不暴饮暴食。

4. 饮食宜清淡忌油腻，洁净易消化，不食辛辣刺激、生冷、坚硬、变质食品。

### 五、成人初治急性早幼粒细胞白血病患者健康宣教

1. 保持良好的生活方式，生活要有规律，保持乐观情绪，尽量避免劳累。

2. 预防感染，加强各种防护措施，注意个人卫生，避免接触有害物质。

3. 骨穿术后按压穿刺点，以免穿刺点出血。72 小时勿沐浴，保持穿刺点干燥，避免感染。

## 六、推荐表单

### （一）医师表单

**成人初治急性早幼粒细胞白血病临床路径医师表单**

适用对象：第一诊断为成人初治急性早幼粒细胞白血病（ICD-10：C92.4，M9866/3）
行诱导缓解化疗

| 患者姓名： | 性别： 年龄： 门诊号： | 住院号： |
|---|---|---|
| 住院日期： 年 月 日 | 出院日期： 年 月 日 | 标准住院日：40天内 |

| 时间 | 住院第 1 天 | 住院第 2 天 |
|---|---|---|
| 主要诊疗工作 | □ 询问病史及体格检查<br>□ 完成病历书写<br>□ 开实验室检查单<br>□ 上级医师查房与化疗前评估<br>□ 根据血象及凝血象决定是否成分输血<br>□ 向家属告知病重或病危并签署病重或病危通知书<br>□ 患者家属签署骨髓穿刺同意书、腰椎穿刺同意书、输血知情同意书、静脉插管同意书（条件允许时）<br>□ 确定治疗方案和日期 | □ 上级医师查房<br>□ 完成入院检查<br>□ 骨髓穿刺：骨髓形态学检查、免疫分型、细胞遗传学、白血病相关基因（PML/RARα 及其变异型）检测<br>□ 根据血象及凝血象决定是否成分输血<br>□ 完成必要的相关科室会诊<br>□ 住院医师完成上级医师查房记录等病历书写<br>□ 患者家属签署化疗知情同意书 |
| 重要医嘱 | **长期医嘱**<br>□ 血液病一级护理常规<br>□ 饮食：普通饮食/糖尿病饮食/其他<br>□ 抗菌药物（必要时）<br>□ 补液治疗（水化、碱化）<br>□ ATRA 20mg/（m$^2$·d）<br>□ 亚砷酸 0.16mg/（kg·d）或口服砷剂 60mg/（kg·d）（可选）<br>□ 重要脏器功能保护：防治尿酸肾病（别嘌呤醇）、保肝等<br>□ 其他医嘱<br>**临时医嘱**<br>□ 血常规、尿常规、粪便常规，血型、肝肾功能、电解质、凝血功能、输血前检查<br>□ X 线胸片、心电图、B 超（多部位）<br>□ 头颅、颈胸腹部 MRI 或 CT、超声心动、血气分析（必要时）<br>□ 静脉插管术（条件允许时）<br>□ 病原微生物培养（必要时）<br>□ 输血医嘱（必要时）<br>□ 眼科会诊（眼底检查）<br>□ 其他医嘱 | **长期医嘱**<br>□ 患者既往基础用药<br>□ 抗菌药物（必要时）<br>□ 补液治疗（水化、碱化）<br>□ ATRA 20mg/（m$^2$·d）<br>□ 亚砷酸 0.16mg/（kg·d）或口服砷剂 60mg/（kg·d）（可选）<br>□ DNR 25~45mg/（m$^2$·d）<br>□ IDA 8~12mg/（m$^2$·d）（高危患者可选）<br>□ Ara-C 150mg/（m$^2$·d）（高危患者可选）<br>□ 重要脏器功能保护：防治尿酸性肾病（别嘌呤醇）、保肝、止吐等<br>□ 地塞米松防治诱导分化综合征（必要时）<br>□ 其他医嘱<br>**临时医嘱**<br>□ 骨髓穿刺<br>□ 骨髓形态学、免疫分型、染色体核型、FISH（必要时）、白血病相关基因（PML/RARα 及其变异型）检测<br>□ 血常规<br>□ 输血医嘱（必要时）<br>□ 其他医嘱 |

续　表

| 时间 | 住院第 1 天 | 住院第 2 天 |
|---|---|---|
| 主要<br>护理<br>工作 | □ 介绍病房环境、设施和设备<br>□ 入院护理评估 | □ 宣教（血液病知识） |
| 病情<br>变异<br>记录 | □ 无　□ 有，原因：<br>1.<br>2. | □ 无　□ 有，原因：<br>1.<br>2. |
| 护士<br>签名 | | |
| 医师<br>签名 | | |

| 时间 | 住院第 3~7 天 | 住院第 8~21 天 |
|---|---|---|
| 主要诊疗工作 | ☐ 根据初步骨髓检查结果制订治疗方案<br>☐ 患者家属签署化疗知情同意书<br>☐ 复查血常规、凝血功能<br>☐ 住院医师完成病程记录<br>☐ 上级医师查房<br>☐ 重要脏器保护 | ☐ 上级医师查房，注意病情变化<br>☐ 住院医师完成病历书写<br>☐ 每日复查血常规<br>☐ 复查凝血功能、肝肾功能、电解质<br>☐ 注意观察体温、血压、体重等，防治并发症<br>☐ 成分输血、抗感染等支持治疗（必要时）<br>☐ 造血生长因子（必要时） |
| 重要医嘱 | **长期医嘱**<br>☐ ATRA 20mg/（$m^2 \cdot d$）<br>☐ 亚砷酸 0.16mg/（kg·d）或口服砷剂 60mg/（kg·d）（可选）<br>☐ DNR 25~45mg/（$m^2 \cdot d$），或 IDA 8~12mg/（$m^2 \cdot d$）qd 或 qod×3~4 次（可选）<br>☐ Ara-C 150mg/（$m^2 \cdot d$）×7 天（可选）<br>☐ 地塞米松防治分化综合征（必要时）<br>☐ 羟基脲（可选）<br>☐ 重要脏器功能保护：防治尿酸性肾病（别嘌呤醇）、止吐、保肝等<br>☐ 抗感染等支持治疗（必要时）<br>☐ 其他医嘱<br>**临时医嘱**<br>☐ 输血医嘱（必要时）<br>☐ 心电监测（必要时）<br>☐ 每周复查血生化、电解质、凝血功能 1~2 次<br>☐ 每天复查血常规<br>☐ 影像学检查（必要时）<br>☐ 血培养（高热时）<br>☐ 病原微生物培养（必要时）<br>☐ 静脉插管维护、换药<br>☐ 其他医嘱<br>☐ 随时观察患者病情变化心理与生活护理 | **长期医嘱**<br>☐ 洁净饮食<br>☐ 羟基脲（可选）<br>☐ 地塞米松（治疗诱导分化综合征）<br>☐ 重要脏器功能保护：保肝、抑酸等<br>☐ 抗感染等支持治疗（必要时）<br>☐ 其他医嘱<br>**临时医嘱**<br>☐ 输血医嘱（必要时）<br>☐ 血常规、尿常规、粪便常规<br>☐ 肝肾功能、电解质、凝血功能<br>☐ 心电图<br>☐ G-CSF 5μg/（kg·d）（必要时）<br>☐ 影像学检查（必要时）<br>☐ 血培养（高热时）<br>☐ 病原微生物培养（必要时）<br>☐ 静脉插管维护、换药<br>☐ 其他医嘱 |
| 主要护理工作 | ☐ 随时观察患者病情变化<br>☐ 心理与生活护理<br>☐ 化疗期间嘱患者多饮水 | ☐ 随时观察患者病情变化<br>☐ 心理与生活护理<br>☐ 化疗期间嘱患者多饮水 |
| 病情变异记录 | ☐ 无　☐ 有，原因：<br>1.<br>2. | ☐ 无　☐ 有，原因：<br>1.<br>2. |
| 护士签名 | | |
| 医师签名 | | |

| 时间 | 住院第 22~39 天 | 出院日 |
|---|---|---|
| 主要诊疗工作 | □ 上级医师查房<br>□ 住院医师完成常规病历书写<br>□ 根据血常规情况，决定是否复查骨髓穿刺 | □ 上级医师查房，进行化疗（根据骨髓穿刺）评估，确定有无并发症情况，明确是否出院<br>□ 完成出院记录、病案首页、出院证明书等<br>□ 向患者交代出院后的注意事项，如返院复诊的时间、地点，发生紧急情况时的处理等 |
| 重要医嘱 | **长期医嘱**<br>□ 洁净饮食<br>□ ATRA 20mg/（m$^2$·d）<br>□ 亚砷酸 0.16mg/（kg·d）或口服砷剂 60mg/（kg·d）（可选）<br>□ 停用抗菌药物（根据体温及症状、体征及影像学）<br>□ 其他医嘱<br>**临时医嘱**<br>□ 骨髓穿刺<br>□ 骨髓形态学、微小残留病检测<br>□ 血、尿、粪便常规<br>□ 肝肾功能、电解质<br>□ 心电图<br>□ 输血医嘱（必要时）<br>□ G-CSF 5μg/（kg·d）（必要时）<br>□ 完全缓解后可行腰椎穿刺，鞘内注射（MTX 10~15mg，Ara-C 40~50mg，DXM 5mg）<br>□ 脑脊液常规、生化、流式、甩片（有条件时）<br>□ 其他医嘱 | **出院医嘱**<br>□ 出院带药<br>□ 定期门诊随访<br>□ 监测血常规、肝肾功能、电解质等 |
| 主要护理工作 | □ 随时观察患者病情变化<br>□ 心理与生活护理<br>□ 化疗期间嘱患者多饮水 | □ 指导患者办理出院手续 |
| 病情变异记录 | □ 无 □ 有，原因：<br>1.<br>2. | □ 无 □ 有，原因：<br>1.<br>2. |
| 护士签名 | | |
| 医师签名 | | |

### （二）护士表单

## 成人初治急性早幼粒细胞白血病临床路径护士表单

适用对象：第一诊断为成人初治急性早幼粒细胞白血病（ICD-10：C92.4，M9866/3）
行诱导缓解化疗

| 患者姓名： | 性别： | 年龄： | 门诊号： | 住院号： |
| --- | --- | --- | --- | --- |

| 住院日期： 年 月 日 | 出院日期： 年 月 日 | 标准住院日：35 天内 |
| --- | --- | --- |

| 时间 | 住院第 1 天 | 住院第 2 天 |
| --- | --- | --- |
| 健康宣教 | □ 入院宣教：介绍病房环境、设施、医院相关制度、主管医师和护士<br>□ 告知各项检查、化验的目的及注意事项<br>□ 指导饮食、卫生、活动等<br>□ 指导漱口和坐浴的方法<br>□ 安全宣教<br>□ PICC 置管介绍<br>□ 化疗宣教<br>□ 口服维 A 酸的作用、不良反应<br>□ 做好心理安慰，减轻患者入院后焦虑、紧张的情绪 | □ 宣教疾病知识<br>□ 指导预防感染和出血<br>□ PICC 维护宣教<br>□ 介绍骨髓穿刺的目的、方法和注意事项<br>□ 做好用药指导<br>□ 化疗宣教 |
| 护理处置 | □ 入院护理评估：询问病史、相关查体、血常规、检查皮肤黏膜有无出血、营养状况、血管情况等<br>□ 监测和记录生命体征<br>□ 建立护理记录（病危、重患者）<br>□ 卫生处置：剪指（趾）甲、沐浴（条件允许时），更换病号服<br>□ 完成各项化验检查的准备（加急化验及时采集标本并送检）<br>□ PICC 置管术（条件允许时），术前签署 PICC 置管知情同意书 | □ 完成各项化验标本的留取并及时送检<br>□ 遵医嘱完成相关检查<br>□ PICC 导管维护<br>□ 遵医嘱准确记录 24 小时出入量 |
| 基础护理 | □ 根据患者病情和生活自理能力，确定护理级别（遵医嘱执行）<br>□ 晨晚间护理<br>□ 安全护理<br>□ 口腔护理<br>□ 肛周护理 | □ 执行分级护理<br>□ 晨晚间护理<br>□ 安全护理<br>□ 口腔护理<br>□ 肛周护理 |
| 专科护理 | □ 执行血液病护理常规<br>□ 观察病情、用药后的不良反应<br>□ 填写患者危险因素评估表（需要时）<br>□ 感染、出血护理<br>□ 输血护理（需要时）<br>□ 化疗护理<br>□ 心理护理 | □ 观察患者病情变化，重点观察有无出血倾向、化疗不良反应<br>□ 感染、出血护理<br>□ 输血护理（需要时）<br>□ 化疗护理<br>□ 心理护理 |
| 重点医嘱 | □ 详见医嘱执行单 | □ 详见医嘱执行单 |
| 病情变异记录 | □ 无 □ 有，原因：<br>1.<br>2. | □ 无 □ 有，原因：<br>1.<br>2. |
| 护士签名 | | |

| 时间 | 住院第 3~7 天 | 住院第 8~21 天 |
|---|---|---|
| 健康宣教 | □ 化疗宣教<br>　告知用药及注意事项<br>　化疗期间患者饮食、卫生<br>　化疗期间嘱患者适当多饮水<br>　对陪护家属健康指导<br>□ 指导预防感染和出血<br>□ 介绍药物作用、不良反应<br>□ 心理指导 | □ 骨髓抑制期宣教：预防感染和出血，维护病室环境清洁、整齐<br>□ 指导进洁净饮食<br>□ 心理指导 |
| 护理处置 | □ 遵医嘱完成相关化验检查<br>□ 遵照医嘱及时给予对症治疗<br>□ PICC 导管维护<br>□ 遵医嘱准确记录 24 小时出入量<br>□ 执行保护性隔离措施 | □ 遵医嘱完成相关化验检查<br>□ 遵照医嘱及时给予对症治疗<br>□ PICC 导管维护<br>□ 执行保护性隔离措施 |
| 基础护理 | □ 执行分级护理<br>□ 晨晚间护理<br>□ 安全护理<br>□ 口腔护理<br>□ 肛周护理 | □ 执行分级护理<br>□ 晨晚间护理<br>□ 安全护理<br>□ 口腔护理<br>□ 肛周护理 |
| 专科护理 | □ 观察患者病情变化，重点观察有无出血倾向、化疗不良反应、有无胸闷憋气、胸痛等<br>□ 感染、出血护理<br>□ 输血护理（需要时）<br>□ 化疗护理<br>□ 心理护理 | □ 观察患者病情变化，观察有无感染和出血倾向、有无胸闷憋气、胸痛等<br>□ 感染、出血护理<br>□ 输血护理（需要时）<br>□ 化疗护理<br>□ 心理护理 |
| 重点医嘱 | □ 详见医嘱执行单 | □ 详见医嘱执行单 |
| 病情变异记录 | □ 无　□ 有，原因：<br>1.<br>2. | □ 无　□ 有，原因：<br>1.<br>2. |
| 护士签名 | | |

| 时间 | 住院第 22~39 天 | 住院第 40 天<br>（出院日） |
|---|---|---|
| 健康宣教 | □ 宣教预防感染和出血<br>□ 指导进高蛋白饮食<br>□ 介绍腰椎穿刺、鞘内注射的目的、方法和注意事项<br>□ 心理指导 | □ 出院宣教：用药、饮食、卫生、休息、监测血常规、血生化等<br>□ PICC 院外维护宣教<br>□ 指导办理出院手续<br>□ 告知患者科室联系电话<br>□ 定期门诊随访 |
| 护理处置 | □ 遵医嘱完成相关化验检查<br>□ 遵照医嘱及时给予对症治疗<br>□ PICC 导管维护<br>□ 执行保护性隔离措施 | □ 为患者领取出院带药<br>□ 协助整理患者用物<br>□ 发放 PICC 院外维护手册<br>□ 床单位终末消毒 |
| 基础护理 | □ 执行分级护理<br>□ 晨晚间护理<br>□ 安全护理<br>□ 口腔护理<br>□ 肛周护理 | □ 安全护理（护送出院） |
| 专科护理 | □ 密切观察病情<br>□ 感染、出血护理<br>□ 输血护理（需要时）<br>□ 化疗护理<br>□ 心理护理 | □ 预防感染和出血指导<br>□ 心理护理 |
| 重点医嘱 | □ 详见医嘱执行单 | □ 详见医嘱执行单 |
| 病情变异记录 | □ 无　□ 有，原因：<br>1.<br>2. | □ 无　□ 有，原因：<br>1.<br>2. |
| 护士签名 | | |

## （三）患者表单

### 成人初治急性早幼粒细胞白血病临床路径患者表单

适用对象：第一诊断为成人初治急性早幼粒细胞白血病（ICD-10：C92.4，M9866/3）
行诱导缓解化疗

| 患者姓名： | 性别： 年龄： 门诊号： | 住院号： |
|---|---|---|
| 住院日期：　年　月　日 | 出院日期：　年　月　日 | 标准住院日：35 天内 |

| 时间 | 住院第 1 天 | 住院第 2 天 |
|---|---|---|
| 医患配合 | □ 接受询问病史、收集资料，请务必详细告知既往史、用药史、过敏史<br>□ 请明确告知既往用药情况<br>□ 配合进行体格检查<br>□ 有任何不适请告知医师<br>□ 配合进行相关检查<br>□ 签署相关知情同意书 | □ 配合完成相关检查（B 超、心电图、X 线胸片等）<br>□ 配合完成化验：血常规、生化等<br>□ 配合骨髓穿刺、活检等<br>□ 配合用药<br>□ 有任何不适请告知医师 |
| 护患配合 | □ 配合测量体温、脉搏、呼吸、血压、身高体重<br>□ 配合完成入院护理评估（回答护士询问病史、过敏史、用药史）<br>□ 接受入院宣教（环境介绍、病室规定、探视陪护制度、送餐订餐制度、贵重物品保管等）<br>□ 配合采集血、尿标本<br>□ 配合护士选择静脉通路，接受 PICC 置管<br>□ 接受用药指导<br>□ 接受化疗知识指导<br>□ 接受预防感染和出血的指导<br>□ 有任何不适请告知护士 | □ 配合测量体温、脉搏、呼吸，询问排便情况<br>□ 配合各项检查（需要空腹的请遵照执行）<br>□ 配合采集血标本<br>□ 接受疾病知识介绍<br>□ 接受骨髓穿刺、活检宣教<br>□ 接受用药指导<br>□ 接受 PICC 维护<br>□ 接受化疗知识指导<br>□ 接受预防感染和出血的指导<br>□ 接受心理护理<br>□ 接受基础护理<br>□ 有任何不适请告知护士 |
| 饮食 | □ 遵照医嘱饮食 | □ 遵照医嘱饮食 |
| 排泄 | □ 尿便异常时及时告知医护人员 | □ 尿便异常时及时告知医护人员 |
| 活动 | □ 根据病情适度活动<br>□ 有出血倾向者卧床休息，减少活动 | □ 根据病情适度活动<br>□ 有出血倾向者卧床休息，减少活动 |

| 时间 | 住院第 3~7 天 | 住院第 8~21 天 |
|---|---|---|
| 医患配合 | □ 配合相关检查<br>□ 配合用药<br>□ 配合化疗<br>□ 有任何不适请告知医师 | □ 配合相关检查<br>□ 配合用药<br>□ 配合各种治疗<br>□ 有任何不适请告知医师 |
| 护患配合 | □ 配合定时测量生命体征、每日询问排便情况<br>□ 配合各种相关检查<br>□ 配合采集血标本<br>□ 接受疾病知识介绍<br>□ 接受用药指导<br>□ 接受 PICC 维护<br>□ 接受化疗知识指导<br>□ 接受预防感染和出血的指导<br>□ 接受保护性隔离措施<br>□ 接受心理护理<br>□ 接受基础护理<br>□ 有任何不适请告知护士 | □ 配合定时测量生命体征、每日询问排便情况<br>□ 配合各种相关检查<br>□ 配合采集血标本<br>□ 接受疾病知识介绍<br>□ 接受用药指导<br>□ 接受 PICC 维护<br>□ 接受预防感染和出血的指导<br>□ 接受保护性隔离措施<br>□ 接受心理护理<br>□ 接受基础护理<br>□ 有任何不适请告知护士 |
| 饮食 | □ 遵照医嘱饮食 | □ 洁净饮食 |
| 排泄 | □ 尿便异常时及时告知医护人员 | □ 尿便异常时及时告知医护人员 |
| 活动 | □ 根据病情适度活动<br>□ 有出血倾向者卧床休息，减少活动 | □ 根据病情适度活动<br>□ 有出血倾向者卧床休息，减少活动 |

| 时间 | 住院第 22~39 天 | 住院第 40 天<br>（出院日） |
|------|------|------|
| 医患配合 | □ 配合相关检查<br>□ 配合用药<br>□ 配合各种治疗<br>□ 配合腰椎穿刺<br>□ 有任何不适请告知医师 | □ 接受出院前指导<br>□ 遵医嘱出院后用药<br>□ 知道复查时间<br>□ 获取出院诊断书 |
| 护患配合 | □ 配合定时测量生命体征、每日询问排便情况<br>□ 配合各种相关检查<br>□ 配合采集血标本<br>□ 接受疾病知识介绍<br>□ 接受用药指导<br>□ 接受腰椎穿刺、鞘内注射宣教<br>□ 接受 PICC 维护<br>□ 接受预防感染和出血的指导<br>□ 接受保护性隔离措施<br>□ 接受心理护理<br>□ 接受基础护理<br>□ 有任何不适请告知护士 | □ 接受出院宣教<br>□ 办理出院手续<br>□ 获取出院带药<br>□ 知道服药方法、作用、注意事项<br>□ 知道预防感染、出血措施<br>□ 知道复印病历方法<br>□ 接受 PICC 院外维护指导<br>□ 签署 PICC 院外带管协议 |
| 饮食 | □ 洁净饮食 | □ 普通饮食<br>□ 避免进生、冷、硬、辛辣和刺激饮食 |
| 排泄 | □ 便尿异常时及时告知医护人员 | □ 便尿异常（出血时）及时就诊 |
| 活动 | □ 根据病情适度活动<br>□ 有出血倾向者卧床休息，减少活动 | □ 适度活动，避免疲劳<br>□ 注意保暖，避免感冒<br>□ 注意安全，减少出血 |

## 附：原表单（2016 年版）

### 成人初治急性早幼粒细胞白血病临床路径表单

适用对象：第一诊断为成人初治急性早幼粒细胞白血病

行诱导缓解化疗

| 患者姓名： | | 性别： | 年龄： | 门诊号： | 住院号： |
|---|---|---|---|---|---|
| 住院日期： | 年 月 日 | 出院日期： | 年 月 日 | 标准住院日：40 天内 | |

| 时间 | 住院第 1 天 | 住院第 2 天 |
|---|---|---|
| 主要诊疗工作 | □ 询问病史及体格检查<br>□ 完成病历书写<br>□ 开实验室检查单<br>□ 上级医师查房与化疗前评估<br>□ 根据血象及凝血象决定是否成分输血<br>□ 向家属告知病重或病危并签署病重或病危通知<br>□ 患者家属签署骨髓穿刺同意书、腰椎穿刺同意书、输血知情同意书、静脉插管同意书（条件允许时）<br>□ 确定治疗方案和日期 | □ 上级医师查房<br>□ 完成入院检查<br>□ 骨髓穿刺：骨髓形态学检查、免疫分型、细胞遗传学、白血病相关基因（PML/RARα 及其变异型）检测<br>□ 根据血象及凝血象决定是否成分输血<br>□ 完成必要的相关科室会诊<br>□ 住院医师完成上级医师查房记录等病历书写<br>□ 患者家属签署化疗知情同意书 |
| 重要医嘱 | **长期医嘱**<br>□ 血液病一级护理常规<br>□ 饮食：普通饮食/糖尿病饮食/其他<br>□ 抗菌药物（必要时）<br>□ 补液治疗（水化、碱化）<br>□ ATRA 20mg/（m² · d）<br>□ 亚砷酸 0.16mg/（kg · d）或口服砷剂 60mg/（kg · d）（可选）<br>□ 重要脏器功能保护：防治尿酸肾病（别嘌呤醇）、保肝等<br>□ 其他医嘱<br>**临时医嘱**<br>□ 血常规、尿常规、粪便常规、血型、肝肾功能、电解质、凝血功能、输血前检查<br>□ X 线胸片、心电图、B 超（多部位）<br>□ 头颅、颈胸腹部 MRI 或 CT、超声心动、血气分析（必要时）<br>□ 静脉插管术（条件允许时）<br>□ 病原微生物培养（必要时）<br>□ 输血医嘱（必要时）<br>□ 眼科会诊（眼底检查）<br>□ 其他医嘱 | **长期医嘱**<br>□ 患者既往基础用药<br>□ 抗菌药物（必要时）<br>□ 补液治疗（水化、碱化）<br>□ ATRA 20mg/（m² · d）<br>□ 亚砷酸 0.16mg/（kg · d）或口服砷剂 60mg/（kg · d）（可选）<br>□ DNR 25~45mg/（m² · d）<br>□ IDA 8~12mg/（m² · d）（高危患者可选）<br>□ Ara-C 150mg/（m² · d）（高危患者可选）<br>□ 重要脏器功能保护：防治尿酸肾病（别嘌呤醇）、保肝、止吐等<br>□ 地塞米松防治诱导分化综合征（必要时）<br>□ 其他医嘱<br>**临时医嘱**<br>□ 骨髓穿刺<br>□ 骨髓形态学、免疫分型、染色体核型、FISH（必要时）、白血病相关基因（PML/RARα 及其变异型）检测<br>□ 血常规<br>□ 输血医嘱（必要时）<br>□ 其他医嘱 |
| 主要护理工作 | □ 介绍病房环境、设施和设备<br>□ 入院护理评估 | □ 宣教（血液病知识） |

续　表

| 时间 | 住院第 1 天 | 住院第 2 天 |
|---|---|---|
| 病情<br>变异<br>记录 | □无　□有，原因：<br>1.<br>2. | □无　□有，原因：<br>1.<br>2. |
| 护士<br>签名 | | |
| 医师<br>签名 | | |

| 时间 | 住院第 3~7 天 | 住院第 8~21 天 |
|---|---|---|
| 主要诊疗工作 | □ 根据初步骨髓结果制订治疗方案<br>□ 患者家属签署化疗知情同意书<br>□ 复查血常规、凝血功能<br>□ 住院医师完成病程记录<br>□ 上级医师查房<br>□ 重要脏器保护 | □ 上级医师查房，注意病情变化<br>□ 住院医师完成病历书写<br>□ 每日复查血常规<br>□ 复查凝血功能、肝肾功能、电解质<br>□ 注意观察体温、血压、体重等，防治并发症<br>□ 成分输血、抗感染等支持治疗（必要时）<br>□ 造血生长因子（必要时） |
| 重要医嘱 | **长期医嘱**<br>□ ATRA 20mg/($m^2$·d)<br>□ 亚砷酸 0.16mg/(kg·d) 或口服砷剂 60mg/(kg·d)（可选）<br>□ DNR 25~45mg/($m^2$·d) 或 IDA 8~12mg/($m^2$·d) qd/qod×3~4 次（可选）<br>□ Ara-C 150mg/($m^2$·d) ×7 天（可选）<br>□ 地塞米松防治诱导分化综合征（必要时）<br>□ 羟基脲（可选）<br>□ 重要脏器功能保护：防治尿酸肾病（别嘌呤醇）、止吐、保肝等<br>□ 抗感染等支持治疗（必要时）<br>□ 其他医嘱<br>**临时医嘱**<br>□ 输血医嘱（必要时）<br>□ 心电监护（必要时）<br>□ 每周复查血生化、电解质、凝血功能 1~2 次<br>□ 每天复查血常规<br>□ 影像学检查（必要时）<br>□ 血培养（高热时）<br>□ 病原微生物培养（必要时）<br>□ 静脉插管维护、换药<br>□ 其他医嘱<br>□ 随时观察患者病情变化心理与生活护理 | **长期医嘱**<br>□ 洁净饮食<br>□ 羟基脲（可选）<br>□ 地塞米松（治疗诱导分化综合征）<br>□ 重要脏器功能保护：保肝、抑酸等<br>□ 抗感染等支持治疗（必要时）<br>□ 其他医嘱<br>**临时医嘱**<br>□ 输血医嘱（必要时）<br>□ 血、尿、粪便常规<br>□ 肝肾功能、电解质、凝血功能<br>□ 心电图<br>□ G-CSF 5μg/(kg·d)（必要时）<br>□ 影像学检查（必要时）<br>□ 血培养（高热时）<br>□ 病原微生物培养（必要时）<br>□ 静脉插管维护、换药<br>□ 其他医嘱 |
| 主要护理工作 | □ 随时观察患者病情变化<br>□ 心理与生活护理<br>□ 化疗期间嘱患者多饮水 | □ 随时观察患者病情变化<br>□ 心理与生活护理<br>□ 化疗期间嘱患者多饮水 |
| 病情变异记录 | □ 无　□ 有，原因：<br>1.<br>2. | □ 无　□ 有，原因：<br>1.<br>2. |
| 护士签名 | | |
| 医师签名 | | |

| 时间 | 住院第 22~39 天 | 出院日 |
|---|---|---|
| 主要诊疗工作 | □ 上级医师查房<br>□ 住院医师完成常规病历书写<br>□ 根据血常规情况，决定复查骨髓穿刺 | □ 上级医师查房，进行化疗（根据骨髓穿刺）评估，确定有无并发症情况，明确是否出院<br>□ 完成出院记录、病案首页、出院证明书等<br>□ 向患者交代出院后的注意事项，如返院复诊的时间、地点，发生紧急情况时的处理等 |
| 重要医嘱 | **长期医嘱**<br>□ 洁净饮食<br>□ ATRA 20mg/（m$^2$·d）<br>□ 亚砷酸 0.16mg/（kg·d）或口服砷剂 60mg/（kg·d）（可选）<br>□ 停用抗菌药物（根据体温及症状、体征及影像学）<br>□ 其他医嘱<br>**临时医嘱**<br>□ 骨髓穿刺<br>□ 骨髓形态学、微小残留病检测<br>□ 血常规、尿常规、粪便常规<br>□ 肝肾功能、电解质<br>□ 心电图<br>□ 输血医嘱（必要时）<br>□ G-CSF 5μg/（kg·d）（必要时）<br>□ 完全缓解后可行腰椎穿刺，鞘内注射（MTX 10~15mg，Ara-C 40~50mg，DXM 5mg）<br>□ 脑脊液常规、生化、流式、甩片（有条件时）<br>□ 其他医嘱 | **出院医嘱**<br>□ 出院带药<br>□ 定期门诊随访<br>□ 监测血常规、肝肾功能、电解质等 |
| 主要护理工作 | □ 随时观察患者病情变化<br>□ 心理与生活护理<br>□ 化疗期间嘱患者多饮水 | □ 指导患者办理出院手续 |
| 病情变异记录 | □ 无 □ 有，原因：<br>1.<br>2. | □ 无 □ 有，原因：<br>1.<br>2. |
| 护士签名 | | |
| 医师签名 | | |

## 第二节 完全缓解的成人急性早幼粒细胞白血病临床路径释义

### 一、完全缓解的成人急性早幼粒细胞白血病临床路径标准住院流程

#### （一）临床路径标准住院日

28 天内。

#### （二）进入路径标准

1. 第一诊断必须符合 ICD-10：C92.4，M9866/3 急性早幼粒细胞白血病（APL）疾病编码。

2. 经诱导化疗达完全缓解（CR）。

3. 当患者同时具有其他疾病诊断时，但在住院期间不需要特殊处理也不影响第一诊断的临床路径流程实施时，可以进入路径。

> **释义**
>
> ■诊断明确且诱导分化治疗获得完全血液学缓解的 APL 患者进入本路径，未达完全缓解或复发患者应退出本路径。

#### （三）完善入院常规检查

需 2 天（指工作日）。

必须的检查项目：

1. 常规化验：血常规、尿常规、粪便常规，血型、肝肾功能、电解质、凝血功能、输血前检查。

2. X 线胸片、心电图、腹部 B 超、超声心动（可选）。

> **释义**
>
> ■1、2 项检查内容的完善指导临床医师正确评价患者主要脏器功能，保证本路径治疗的顺利进行。

3. 发热或疑有某系统感染者可选择：病原微生物培养、影像学检查。

> **释义**
>
> ■巩固治疗前积极控制处理潜在感染，避免巩固治疗后期尤其骨髓抑制期出现严重感染而影响本路径的实施。

4. 骨髓检查（形态学、必要时活检）、微小残留病变检测。

> **释义**
>
> ■骨髓形态学检测明确患者处于完全血液学缓解（CR）状态进入本路径，若骨髓形态学提示未缓解或复发，应退出本路径。

■ 血液学缓解标准：血象：中性粒细胞>1.0×10⁹/L，血小板≥100×10⁹/L。骨髓象：早幼粒细胞<5%，无典型 APL 细胞，无含有 Auer 小体的早幼粒细胞。无髓外白血病证据。

■ 骨髓 PML/RARα 融合基因检测评价患者是否达到分子水平缓解。

5. 患者及家属签署以下同意书：化疗知情同意书、骨髓穿刺同意书、腰椎穿刺同意书、输血知情同意书、静脉插管知情同意书。

---
释义
---

■ 签订各项知情同意书，加强医患沟通，不仅有利于患者及其家属了解疾病现状及后续治疗，亦有助于保障医疗安全。

## （四）治疗开始时间

入院第 3 天内。

---
释义
---

■ 前述主要入院检查于 2 日内完成。

## （五）治疗方案

1. 缓解后依据危险分层［高危组患者（包括 WBC>10×10⁹/L 或 FLT3-ITD 阳性）、低/中危组患者（WBC≤10×10⁹/L）］进行巩固治疗。

（1）ATRA+蒽环类药物达到 CR 者：

1）低/中危组：ATRA+蒽环类药物×3 天，共 2 个疗程。

2）高危组：①ATRA+亚砷酸+蒽环类药物×3 天+Ara-C 150mg/(m² · d) ×7 天，共 2~4 个疗程；②ATRA+高三尖杉酯碱（HHT）2mg/(m² · d) ×3 天+ Ara-C 1g/m²，q12h×3 天，1~2 个疗程。

以上每个疗程中 ATRA 用法为 20mg/(m² · d)，口服 14 天。

（2）ATRA+亚砷酸或口服砷剂达到 CR 者：

1）ATRA+亚砷酸×14 天，共巩固治疗 4~6 个疗程。

2）蒽环类药物×3 天+Ara-C 100mg/(m² · d) ×5 天，共 3 个疗程。

巩固治疗结束后进行骨髓融合基因的定性或定量 PCR 检测。融合基因阴性者进入维持治疗；融合基因阳性者 4 周内复查，复查阴性者进入维持治疗；复查阳性者按复发处理。

---
释义
---

■ 巩固强化治疗目的在于进一步清除残留白血病细胞，获得持久的分子遗传学缓解。

■ 巩固治疗仍按照危险分层进行：低/中危患者巩固治疗方案与诱导治疗方案一致，ATRA 25mg/（m²·d）×2 周，间歇 2 周，为 1 个疗程，共 7 个疗程。ATO 0.16mg/（kg·d）或者复方黄黛片 60mg/（m²·d）×4 周，间歇 4 周，为 1 个疗程，共 4 个疗程，总计约 7 个月。也可选择 HA、MA、DA、IA 方案巩固 2~3 个疗程，详细方案参考《中国急性早幼粒细胞白血病诊疗指南（2018 版）》。高危患者一般采取 HA、MA、DA、IA 方案巩固 3 个疗程，或 ATRA+砷剂巩固 2 个疗程，详细方案参考《中国急性早幼粒细胞白血病诊疗指南（2018 版）》。

2. 中枢神经系统白血病（CNSL）的预防治疗：诊断时为低/中危的患者，应进行 3 次预防性鞘内治疗；诊断时为高危或复发患者，应进行 6 次预防性鞘内治疗。确诊 CNSL 者退出本路径。鞘内注射方案如下：MTX 10~15mg；Ara-C 40~50mg；DXM 5mg。

释义

　　■ 中枢神经系统白血病的出现明显降低 APL 患者长期生存率，上述三联药物的鞘内注射方案对于防治中枢神经系统白血病具有重要作用。

3. 缓解后维持治疗，依据危险度分层进行。
（1）低/中危组：
1）ATRA 20mg/（m²·d）×14 天，间歇 14 天（第 1 个月）；亚砷酸 0.16mg/（kg·d）×14 天，间歇 14 天后同等剂量×14 天（第 2~3 个月）；完成 5 个循环周期。
2）ATRA 20mg/（m²·d）×14 天，间歇 14 天（第 1 个月）；口服砷剂 60mg/（kg·d）×14 天，间歇 14 天后同等剂量×14 天（第 2~3 个月）；完成 8 个循环周期（2 年）。
（2）高危组：
1）ATRA 20mg/（m²·d）×14 天，间歇 14 天（第 1 个月）；亚砷酸 0.16mg/（kg·d）×14 天，间歇 14 天后同等剂量×14 天（第 2~3 个月）或亚砷酸 0.16mg/（kg·d）×28 天（第 2 个月）；甲氨蝶呤（MTX）15mg/m²，qw×4 次，或者 6-巯基嘌呤（6-MP）50mg/（m²·d）共 2~4 周（第 3 个月）。完成 5 个循环周期。
2）ATRA 20mg/（m²·d）×14 天，间歇 14 天（第 1 个月）；口服砷剂 60mg/（kg·d）×14 天，间歇 14 天后同等剂量×14 天（第 2~3 个月）；完成 8 个循环周期（2 年）。

释义

　　■ 巩固治疗结束后获得完全分子遗传学缓解的患者进入维持治疗。巩固治疗结束后未进行维持治疗的 APL 患者复发率高达 35%，特别是高危患者。
　　■ 维持治疗延续了分层治疗模式，在"上海方案"的基础上，为减少药物远期不良反应，在保证疗效的前提下，低中危患者由维持 5 个周期改为 3 个周期，同时去除了维持期间的单药化疗。高危患者维持原来 5 个周期的 ATRA+ATO 联合 MM（6-MP+MTX）方案的序贯治疗。

■ 口服砷剂安全方便，无须住院，可以用来代替静脉砷剂，对维持期患者来说也是一种不错的选择。

■ 维持治疗方案有所调整，详见《中国急性早幼粒细胞白血病诊疗指南（2018年版）》

4. 维持治疗期间的随访监测治疗：维持治疗期间应每月复查血细胞计数及分类，如有异常应于 1 周后再次复查，确定为血常规异常者应立即行骨髓穿刺检查。2 年内每 3 个月应用 PCR 检测融合基因，融合基因持续阴性者继续维持治疗，融合基因持续阳性者 4 周内复查，复查阴性者继续维持治疗，确实阳性者按复发处理。

释义

■ 维持期间定期复查血常规、骨髓融合基因检查，有助于尽早发现问题并进行干预措施。

### （六）治疗后恢复期复查的检查项目

1. 血常规、肝肾功能、电解质。
2. 脏器功能评估。

释义

■ 进一步评估患者主要脏器功能，合并严重脏器功能障碍需要治疗者可退出本路径并进入相应治疗路径。

3. 骨髓检查（必要时）。
4. 微小残留病变检测（必要时）。

释义

■ 巩固治疗中适时复查骨髓，形态学及分子遗传学复发者、三疗程巩固治疗结束后未获得完全分子遗传学缓解者应退出本路径。

### （七）化疗中及化疗后治疗

1. 感染防治：发热患者建议立即进行病原微生物培养并使用抗菌药物，可选用头孢类（或青霉素类）±氨基糖苷类抗炎治疗，3 天后发热不缓解者，可考虑更换碳青霉烯类和/或糖肽类和/或抗真菌治疗；有明确脏器感染患者应根据感染部位及病原微生物培养结果选用相应抗菌药物。
2. 脏器功能损伤的相应防治：止吐、保肝、水化、碱化、防治尿酸性肾病（别嘌呤醇）等。
3. 成分输血：适用于 Hb < 80g/L，PLT < 30×10⁹/L 或有活动性出血的患者，分别输注浓缩红细胞和单采血小板，若存在 DIC 倾向则 PLT < 50×10⁹/L 时即应输注血小板。有心功能不

全者可放宽输血适应证。对于有凝血功能异常的患者，输注相应血液制品。纤维蛋白原
<1.5g/L时，输注新鲜血浆或浓缩纤维蛋白原。

4. 造血生长因子：如化疗后中性粒细胞绝对值（ANC）≤1.0×10$^9$/L，可酌情使用 G-CSF。

> **释义**
>
> ■ 详见初治 APL 患者治疗路径。
> ■ 维 A 酸联合砷剂的巩固治疗方案骨髓抑制程度相对较轻，病程中一般无须成分输血。对于砷剂引起的白细胞减少一般也不推荐使用 G-CSF。
> ■ 不少患者使用砷剂后会出现不同程度的脂代谢异常，建议调整饮食，必要时予以降脂药物治疗。

### （八）出院标准

1. 一般情况良好。
2. 没有需要住院处理的并发症和/或合并症。

> **释义**
>
> ■ 临床症状改善，ANC>0.5×10$^9$/L、PLT>30×10$^9$/L 且停止输血，不需要静脉输液的患者可出院，出现其他合并症需要治疗者可适当延长住院时间。

### （九）有无变异及原因分析

1. 治疗中、后有感染、贫血、出血及其他合并症者进行相关的诊断和治疗，适当延长住院时间并致费用增加。
2. 若腰椎穿刺后脑脊液检查示存在中枢神经白血病，建议隔日腰椎穿刺鞘内注射化疗药物直至脑脊液检查正常，同时退出此途径，进入相关途径。
3. 治疗期间髓内和/或髓外复发者退出此路径。

> **释义**
>
> ■ 治疗过程中因出现各种合并症需要继续住院的患者可适当延长住院日，若出现严重并发症影响本路径实施可退出本路径。

## 二、完全缓解的成人急性早幼粒细胞白血病临床路径给药方案

**【用药选择】**

1. 缓解后患者仍然按照危险分层进行后续治疗，中低危、高危患者分别选择相应的巩固、维持治疗方案。低中危的巩固治疗方案延续诱导治疗方案。高危患者在巩固治疗中可以加入高三尖杉酯碱和/或中剂量阿糖胞苷。维持阶段分别予以 3~5 个周期的维 A 酸+砷剂±（6-MP+MTX）的序贯治疗。
2. 发热患者参照"初治 APL 诱导治疗给药方案"。
3. 防治相应脏器功能的损伤选用止吐、保肝、水化、碱化的药物。砷剂治疗期间不建议使

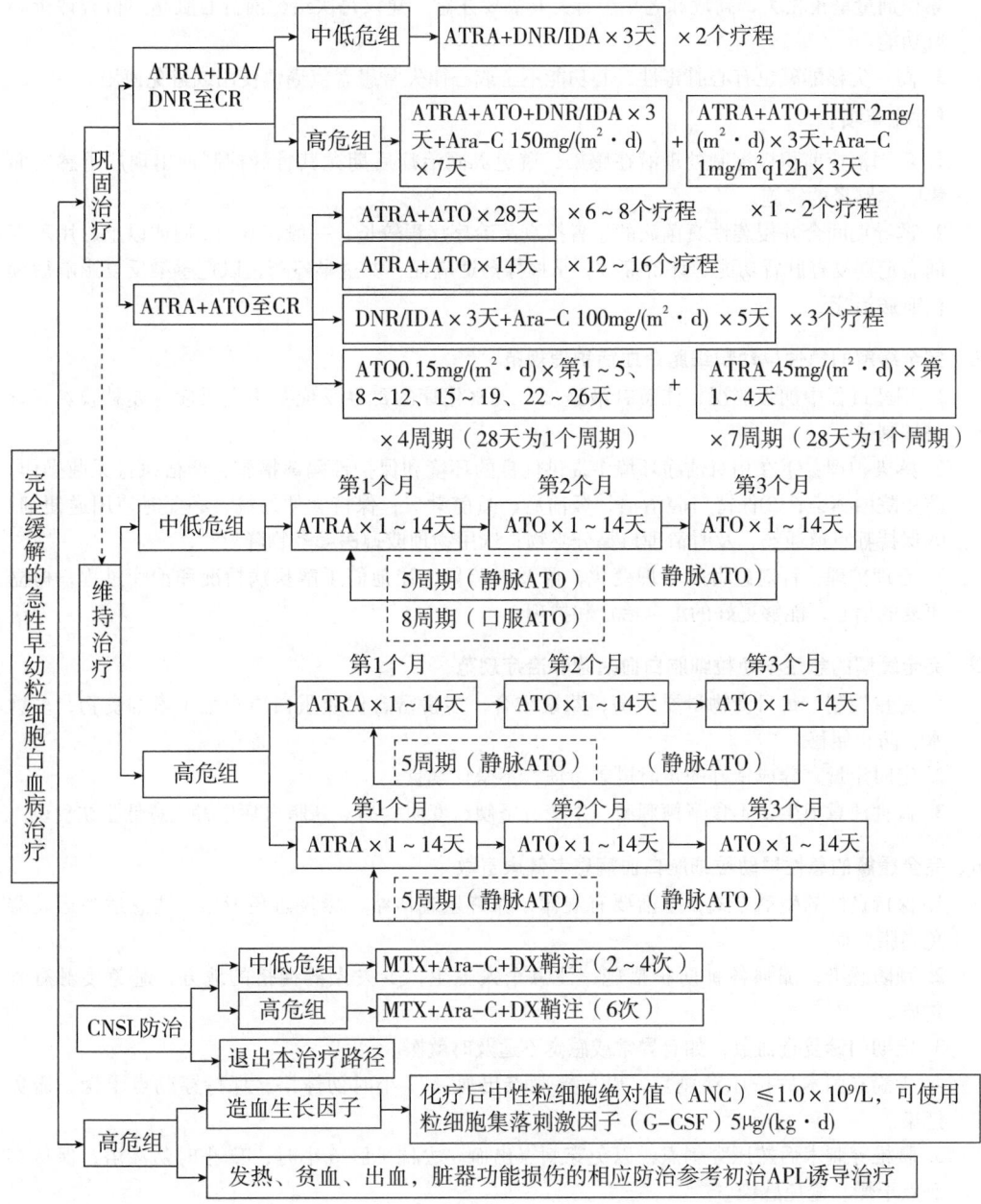

用还原型谷胱甘肽。

4. 蒽环类药物、高三尖杉酯碱、砷剂对心脏均有损伤,酌情选用保护心脏药物。

5. Hb < 80g/L, PLT < 30×10$^9$/L 或有活动性出血者,分别输注浓缩红细胞和单采血小板。

6. 如化疗后中性粒细胞绝对值(ANC)≤1.0×10$^9$/L,可使用 G-CSF 5μg/(kg·d)。

**【药学提示】**

1. 砷剂治疗前与治疗中应监测心电图评估有无 QTc 间期延长。维持水电解质平衡,防止因电解质紊乱(如低钾血症)引起心脏不良事件。

2. 蒽环类药物导致的心脏毒性可以分成急性、慢性和迟发性。慢性和迟发性心脏毒性与其累积剂量呈正相关，高危和老年患者尤其需要注意。建议每次给药前行心脏超声检查评价心脏功能。

3. 高三尖杉酯碱也有心脏毒性，心功能不全或心律失常患者应谨慎使用或避免使用。

**【注意事项】**

1. 巩固治疗前积极控制处理潜在感染，避免巩固治疗后期尤其骨髓抑制期出现严重感染而影响本路径的实施。

2. 诱导期间合并侵袭性真菌病的患者抗真菌治疗疗程较长，一般在6~12周或以上，用药期间需定期复查肝肾功能、评价疗效，掌握停药适应证，勿过早停药，以免感染反复影响后续白血病治疗。

### 三、完全缓解的急性早幼粒细胞白血病护理规范

1. 用药过程中加强巡视，注意补液速度；观察化疗的毒性反应及不良反应，如黏膜炎、骨髓抑制等。

2. 感染护理：①在相对洁净环境中提供优良的环境和保护性隔离措施，严格执行无菌操作，防止院内感染；②保持口腔清洁，饭前后、睡前漱口；保持大便通畅，必要时使用通便剂；③保持呼吸道通畅，及时清理口鼻分泌物；选用物理或遵医嘱药物降温。

3. 心理护理：针对患者的心理变化，要及时疏导，让他们了解疾病情况和治疗过程，树立康复的信心，能够更好的配合治疗和护理。

### 四、完全缓解的急性早幼粒细胞白血病营养治疗规范

1. 总量控制，每日食物量要均衡，荤素结合，多食富含优质蛋白质和维生素的食物，多饮水，防止便秘。

2. 定时定量，养成良好的定时进餐习惯，不暴饮暴食。

3. 饮食注意卫生，不食辛辣刺激、生冷、坚硬、变质食品。高脂血症患者注意低脂饮食。

### 五、完全缓解的急性早幼粒细胞白血病患者健康宣教

1. 保持良好的生活方式，生活要有规律，保持乐观情绪，尽量避免劳累，注意适当运动避免高脂血症。

2. 预防感染，加强各种防护措施，注意个人卫生，少去人群拥挤的地方，避免接触有害物质。

3. 定期门诊复查血象，如有异常或感觉不适及时就医。

4. 骨髓穿刺术后按压穿刺点，以免穿刺点出血。72小时勿沐浴，保持穿刺点干燥，避免感染。

5. 腰椎穿刺术后按压穿刺点，以免穿刺点出血。去枕平卧6小时，72小时勿沐浴，保持穿刺点干燥，避免感染。

6. 携带PICC导管的患者每周一次定期至医院进行导管维护专业护理，维护间隔时间不得超过7天，否则易发生感染、管路堵塞等并发症。以下几种情况发生，应及时去医院就诊：①贴膜出现卷边或破损；②感觉贴膜下皮肤痒、痛、红、肿、炎症或皮疹；③气促或胸闷；④导管体内部分滑出体外；⑤置管侧手臂麻木、肿胀，臂围增大>2cm；⑥输液接头脱落；⑦导管穿刺处渗血、或导管内有回血。

## 六、推荐表单

### (一) 医师表单

#### 完全缓解的成人急性早幼粒细胞白血病临床路径医师表单

适用对象：第一诊断为急性早幼粒细胞白血病达 CR 者

拟行缓解后续治疗

| 患者姓名： | | 性别： 年龄： 门诊号： | 住院号： |
|---|---|---|---|
| 住院日期： 年 月 日 | | 出院日期： 年 月 日 | 标准住院日：21 天内 |

| 时间 | 住院第 1 天 | 住院第 2 天 |
|---|---|---|
| 主要诊疗工作 | □ 询问病史及体格检查<br>□ 完成病历书写<br>□ 开实验室检查单<br>□ 上级医师查房与化疗前评估<br>□ 患者家属签署输血同意书、骨髓穿刺同意书、腰椎穿刺同意书、静脉插管同意书 | □ 上级医师查房<br>□ 完成入院检查<br>□ 骨髓穿刺（骨髓形态学检查、微小残留病变检测）<br>□ 腰椎穿刺+鞘内注射<br>□ 根据血象决定是否成分输血<br>□ 完成必要的相关科室会诊<br>□ 完成上级医师查房记录等病历书写<br>□ 确定化疗方案和日期 |
| 重点医嘱 | **长期医嘱**<br>□ 血液病护理常规<br>□ 二级护理<br>□ 饮食：普通饮食/糖尿病/其他<br>□ 抗菌药物（必要时）<br>□ 其他医嘱<br>**临时医嘱**<br>□ 血常规、尿常规、粪便常规<br>□ 肝肾功能、电解质、血型、凝血功能、输血前检查<br>□ X 线胸片、心电图、腹部 B 超<br>□ 头颅、颈胸腹部 MRI 或 CT、血气分析、超声心动（视患者情况而定）<br>□ 静脉插管术（有条件时）<br>□ 病原微生物培养（必要时）<br>□ 输血医嘱（必要时）<br>□ 其他医嘱 | **长期医嘱**<br>□ 患者既往基础用药<br>□ 抗菌药物（必要时）<br>□ 其他医嘱<br>**临时医嘱**<br>□ 骨髓穿刺<br>□ 骨髓形态学、微小残留病检测<br>□ 腰椎穿刺，鞘内注射（MTX 10~15mg，Ara-C 40~50mg，DXM 5mg）<br>□ 脑脊液常规、生化、流式、细胞形态（有条件时）<br>□ 输血医嘱（必要时）<br>□ 其他医嘱 |
| 主要护理工作 | □ 介绍病房环境、设施和设备<br>□ 入院护理评估 | □ 宣教血液病知识 |
| 病情变异记录 | □ 无 □ 有，原因：<br>1.<br>2. | □ 无 □ 有，原因：<br>1.<br>2. |
| 护士签名 | | |
| 医师签名 | | |

| 时间 | 住院第 3 天 |
|---|---|
| 主要<br>诊疗<br>工作 | □ 患者家属签署化疗知情同意书<br>□ 上级医师查房，制定化疗方案<br>□ 住院医师完成病程记录 |
| 重<br>点<br>医<br>嘱 | **长期医嘱**<br>□ 化疗医嘱（以下方案选一，药物具体剂量详见住院流程）<br>□ ATRA+蒽环类药物达到 CR 者：<br>　低/中危组：ATRA+蒽环类药物×3 天<br>　高危组：ATRA+亚砷酸+蒽环类药物×3 天+Ara-C 150mg/（m² · d）×7 天<br>　ATRA+HHT 2mg/（m² · d）×3 天+ Ara-C 1g/m²，q12h×3 天<br>□ ATRA+亚砷酸或口服砷剂达到 CR 者：<br>　ATRA+亚砷酸×28 天<br>　ATRA+亚砷酸×14 天<br>　蒽环类药物×3 天+Ara-C 100mg/（m² · d）×5 天<br>　亚砷酸 0.15mg/（kg · d），每周 5 天，共 4 周，ATRA 45mg/（m² · d）×14 天<br>□ 补液治疗（水化、碱化）<br>□ 止吐、保肝、抗感染等医嘱<br>□ 其他医嘱<br>**临时医嘱**<br>□ 输血医嘱（必要时）<br>□ 心电监测（必要时）<br>□ 血常规<br>□ 血培养（高热时）<br>□ 静脉插管维护、换药<br>□ 其他医嘱 |
| 主要<br>护理<br>工作 | □ 观察患者病情变化<br>□ 心理与生活护理<br>□ 化疗期间嘱患者多饮水 |
| 病情<br>变异<br>记录 | □ 无　□ 有，原因：<br>1.<br>2. |
| 护士<br>签名 | |
| 医师<br>签名 | |

| 时间 | 住院第 4~20 天 | 住院第 21 天<br>（出院日） |
|---|---|---|
| 主要诊疗工作 | □ 上级医师查房，注意病情变化<br>□ 住院医师完成常规病历书写<br>□ 复查血常规、肝肾功能、电解质、凝血功能<br>□ 注意观察体温、血压、体重等，防治并发症<br>□ 成分输血、抗感染等支持治疗（必要时）<br>□ 造血生长因子（必要时） | □ 上级医师查房，确定有无并发症情况，明确是否出院<br>□ 完成出院记录、病案首页、出院证明书等<br>□ 向患者交代出院后的注意事项，如返院复诊的时间、地点，发生紧急情况时的处理等 |
| 重点医嘱 | **长期医嘱**<br>□ 洁净饮食<br>□ 抗感染等支持治疗<br>□ 其他医嘱<br>**临时医嘱**<br>□ 血常规、尿常规、粪便常规<br>□ 肝肾功能、电解质<br>□ 输血医嘱（必要时）<br>□ G-CSF 5μg/(kg·d)（必要时）<br>□ 影像学检查（必要时）<br>□ 血培养（高热时）<br>□ 病原微生物培养（必要时）<br>□ 静脉插管维护、换药<br>□ 腰椎穿刺，鞘内注射<br>□ 脑脊液常规、生化、流式、细胞形态（有条件时）<br>□ 其他医嘱 | **出院医嘱**<br>□ 出院带药<br>□ 定期门诊随访<br>□ 监测血常规、肝肾功能、电解质等 |
| 主要护理工作 | □ 观察患者情况<br>□ 心理与生活护理<br>□ 化疗期间嘱患者多饮水 | □ 指导患者办理出院手续 |
| 病情变异记录 | □ 无　□ 有，原因：<br>1.<br>2. | □ 无　□ 有，原因：<br>1.<br>2. |
| 护士签名 | | |
| 医师签名 | | |

## （二）护士表单

### 完全缓解的成人急性早幼粒细胞白血病临床路径护士表单

适用对象：第一诊断为急性早幼粒细胞白血病（APL 获 CR 者）
　　　　　拟行巩固化疗

| 患者姓名： | 性别：　　年龄：　　门诊号： | 住院号： |
|---|---|---|
| 住院日期：　　年　月　日 | 出院日期：　　年　月　日 | 标准住院日：21 天 |

| 时间 | 住院第 1 天 | 住院第 2 天 |
|---|---|---|
| 健康宣教 | □ 入院宣教：介绍病房环境、设施、医院相关制度、主管医师和护士<br>□ 告知各项检查、化验的目的及注意事项<br>□ 指导饮食、卫生、活动等<br>□ 指导漱口和坐浴的方法<br>□ 安全宣教<br>□ PICC 置管介绍（如入院时带管，进行 PICC 导管评价和宣教）<br>□ 做好心理安慰，减轻患者入院后焦虑、紧张的情绪 | □ 宣教疾病知识<br>□ 指导预防感染和出血<br>□ PICC 维护宣教<br>□ 介绍骨髓穿刺、腰椎穿刺的目的、方法和注意事项<br>□ 做好用药指导 |
| 护理处置 | □ 入院护理评估：询问病史、相关查体、检查皮肤黏膜有无出血、营养状况、血管情况等<br>□ 监测和记录生命体征<br>□ 建立护理记录（病危、重患者）<br>□ 卫生处置：剪指（趾）甲、沐浴，更换病号服<br>□ 完成各项化验检查的准备<br>□ PICC 置管术，术前签署 PICC 置管知情同意书（带管者进行 PICC 导管维护） | □ 完成各项化验检查标准的留取并及时送检<br>□ 遵医嘱完成相关检查<br>□ PICC 导管维护 |
| 基础护理 | □ 根据患者病情和生活自理能力确定护理级别（遵医嘱执行）<br>□ 晨晚间护理<br>□ 安全护理<br>□ 口腔护理<br>□ 肛周护理 | □ 执行分级护理<br>□ 晨晚间护理<br>□ 安全护理<br>□ 口腔护理<br>□ 肛周护理 |
| 专科护理 | □ 执行血液病护理常规<br>□ 病情观察<br>□ 填写患者危险因素评估表（必要时）<br>□ 感染、出血护理（必要时）<br>□ 输血护理（需要时）<br>□ 心理护理 | □ 观察患者病情变化<br>□ 感染、出血护理（必要时）<br>□ 输血护理（需要时）<br>□ 化疗护理<br>□ 心理护理 |
| 重点医嘱 | □ 详见医嘱执行单 | □ 详见医嘱执行单 |
| 病情变异记录 | □ 无　□ 有，原因：<br>1.<br>2. | □ 无　□ 有，原因：<br>1.<br>2. |
| 护士签名 | | |

| 时间 | 住院第 3 天 | 住院第 4~20 天 | 住院第 21 天<br>（出院日） |
|---|---|---|---|
| 健康宣教 | □ 化疗宣教<br>　告知用药及注意事项<br>　化疗期间患者饮食、卫生<br>　化疗期间嘱患者适当多饮水<br>□ 对陪护家属健康指导<br>□ 指导预防感染和出血<br>□ 介绍药物作用、不良反应<br>□ 指导患者休息与活动<br>□ 心理指导 | □ 骨髓抑制期宣教：预防感染<br>　和出血，维护病室环境清洁、<br>　整齐<br>□ 指导进洁净饮食<br>□ 心理指导 | □ 出院宣教：用药、饮食、<br>　卫生、休息、监测血常<br>　规、生化等<br>□ PICC 带出院外宣教<br>□ 指导办理出院手续<br>□ 告知患者科室联系电话<br>□ 定期门诊随访 |
| 护理处置 | □ 遵医嘱完成相关化验检查<br>□ 遵照医嘱及时给予对症治疗<br>□ PICC 导管维护<br>□ 执行保护性隔离措施 | □ 遵医嘱完成相关化验检查<br>□ 遵照医嘱及时给予对症治疗<br>□ PICC 导管维护<br>□ 执行保护性隔离措施 | □ 为患者领取出院带药<br>□ 协助整理患者用物<br>□ 床单位终末消毒 |
| 基础护理 | □ 执行分级护理<br>□ 晨晚间护理<br>□ 安全护理<br>□ 口腔护理<br>□ 肛周护理 | □ 执行分级护理<br>□ 晨晚间护理<br>□ 安全护理<br>□ 口腔护理<br>□ 肛周护理 | □ 安全护理（护送出院） |
| 专科护理 | □ 观察患者病情变化，注意观<br>　察体温、血压、体重等，防<br>　止并发症发生<br>□ 观察化疗药不良反应<br>□ 感染、出血护理<br>□ 输血护理（需要时）<br>□ 化疗护理<br>□ 心理护理 | □ 观察患者病情变化，注意观<br>　察体温、血压、体重等，防<br>　止并发症发生<br>□ 感染、出血护理<br>□ 输血护理（需要时）<br>□ 化疗护理<br>□ 心理护理 | □ 预防感染和出血的指导<br>□ 心理护理 |
| 重点医嘱 | □ 详见医嘱执行单 | □ 详见医嘱执行单 | □ 详见医嘱执行单 |
| 病情变异记录 | □ 无　□ 有，原因：<br>1.<br>2. | □ 无　□ 有，原因：<br>1.<br>2. | □ 无　□ 有，原因：<br>1.<br>2. |
| 护士签名 | | | |

## （三）患者表单

### 完全缓解的成人急性早幼粒细胞白血病临床路径患者表单

适用对象：第一诊断为急性早幼粒细胞白血病（APL 获 CR 者）

拟行巩固化疗

| 患者姓名： | | 性别： 年龄： 门诊号： | 住院号： |
|---|---|---|---|
| 住院日期： 年 月 日 | | 出院日期： 年 月 日 | 标准住院日：21 天 |

| 时间 | 住院第 1 天 | 住院第 2 天 |
|---|---|---|
| 医患配合 | □ 接受询问病史、收集资料，请务必详细告知既往史、用药史、过敏史<br>□ 请明确告知既往用药情况<br>□ 配合进行体格检查<br>□ 有任何不适请告知医师<br>□ 配合进行相关检查<br>□ 签署相关知情同意书 | □ 配合完成相关检查（B 超、心电图、X 线胸片等）<br>□ 配合完成化验：血常规、生化等<br>□ 配合骨髓穿刺、活检<br>□ 配合腰椎穿刺、鞘内注射<br>□ 配合用药<br>□ 有任何不适请告知医师 |
| 护患配合 | □ 配合测量体温、脉搏、呼吸、血压、身高体重<br>□ 配合完成入院护理评估（回答护士询问病史、过敏史、用药史）<br>□ 接受入院宣教（环境介绍、病室规定、探视陪护制度、送餐订餐制度、贵重物品保管等）<br>□ 配合采集血标本<br>□ 配合护士选择静脉通路，接受 PICC 置管（带管者接受 PICC 导管评价、宣教与维护）<br>□ 接受用药指导<br>□ 接受预防感染和出血的指导<br>□ 有任何不适请告知护士 | □ 配合测量体温、脉搏、呼吸，询问排便情况<br>□ 配合各项检查（需要空腹的请遵照执行）<br>□ 配合采集血标本<br>□ 接受疾病知识介绍<br>□ 接受骨髓穿刺、活检宣教<br>□ 接受腰椎穿刺、鞘内注射宣教<br>□ 接受用药指导<br>□ 接受 PICC 维护<br>□ 接受预防感染和出血的指导<br>□ 接受心理护理<br>□ 接受基础护理<br>□ 有任何不适请告知护士 |
| 饮食 | □ 遵照医嘱饮食 | □ 遵照医嘱饮食 |
| 排泄 | □ 尿便异常时及时告知医护人员 | □ 尿便异常时及时告知医护人员 |
| 活动 | □ 根据病情适度活动<br>□ 有出血倾向者卧床休息，减少活动 | □ 根据病情适度活动<br>□ 有出血倾向者卧床休息，减少活动 |

| 时间 | 住院第 3 天 | 住院第 4~20 天 | 住院第 21 天（出院日） |
|---|---|---|---|
| 医患配合 | □ 配合相关检查<br>□ 配合用药<br>□ 配合化疗<br>□ 有任何不适告知医师 | □ 配合相关检查<br>□ 配合用药<br>□ 配合各种治疗<br>□ 有任何不适告知医师 | □ 接受出院前指导<br>□ 遵医嘱出院后用药<br>□ 明确复查时间<br>□ 获取出院诊断书 |
| 护患配合 | □ 配合定时测量生命体征、每日询问大便情况<br>□ 配合各种相关检查<br>□ 配合采集血标本<br>□ 接受疾病知识介绍<br>□ 接受用药指导<br>□ 接受 PICC 维护<br>□ 接受化疗知识指导<br>□ 接受预防感染和出血的指导<br>□ 接受保护性隔离措施<br>□ 接受心理护理<br>□ 接受基础护理<br>□ 有任何不适请告知护士 | □ 配合定时测量生命体征、每日询问大便情况<br>□ 配合各种相关检查<br>□ 配合采集血标本<br>□ 接受疾病知识介绍<br>□ 接受用药指导<br>□ 接受 PICC 维护<br>□ 接受预防感染和出血的指导<br>□ 接受保护性隔离措施<br>□ 接受心理护理<br>□ 接受基础护理<br>□ 有任何不适请告知护士 | □ 接受出院宣教<br>□ 办理出院手续<br>□ 获取出院带药<br>□ 熟悉服药方法、作用、注意事项<br>□ 掌握预防感染、出血措施<br>□ 指导复印病历方法<br>□ 接受 PICC 院外维护指导<br>□ 签署 PICC 院外带管协议 |
| 饮食 | □ 遵照医嘱饮食 | □ 洁净饮食 | □ 普通饮食<br>□ 避免进生、冷、硬、辛辣和刺激饮食 |
| 排泄 | □ 尿便异常时及时告知医护人员 | □ 尿便异常时及时告知医护人员 | □ 尿便异常（出血时）及时就诊 |
| 活动 | □ 根据病情适度活动<br>□ 有出血倾向者卧床休息，减少活动 | □ 根据病情适度活动<br>□ 有出血倾向者卧床休息，减少活动 | □ 适度活动，避免疲劳<br>□ 注意保暖，避免感冒<br>□ 注意安全，减少出血 |

附：原表单（2016 年版）

## 完全缓解的成人急性早幼粒细胞白血病临床路径表单

适用对象：第一诊断为急性早幼粒细胞白血病（APL 获 CR 者）

拟行巩固化疗

| 患者姓名： | 性别： | 年龄： | 门诊号： | 住院号： |
|---|---|---|---|---|
| 住院日期：　年　月　日 | 出院日期：　年　月　日 | | 标准住院日：21 天 | |

| 时间 | 住院第 1 天 | 住院第 2 天 |
|---|---|---|
| 主要诊疗工作 | □ 询问病史及体格检查<br>□ 完成病历书写<br>□ 开实验室检查单<br>□ 上级医师查房与化疗前评估<br>□ 患者家属签署输血同意书、骨髓穿刺同意书、腰椎穿刺同意书、静脉插管同意书 | □ 上级医师查房<br>□ 完成入院检查<br>□ 骨髓穿刺（骨髓形态学检查、微小残留病变检测）<br>□ 腰椎穿刺+鞘内注射<br>□ 根据血象决定是否成分输血<br>□ 完成必要的相关科室会诊<br>□ 完成上级医师查房记录等病历书写<br>□ 确定化疗方案和日期 |
| 重点医嘱 | **长期医嘱**<br>□ 血液病护理常规<br>□ 二级护理<br>□ 饮食：普通饮食/糖尿病/其他<br>□ 抗菌药物（必要时）<br>□ 其他医嘱<br>**临时医嘱**<br>□ 血常规、尿常规、粪便常规<br>□ 肝肾功能、电解质、血型、凝血功能、输血前检查<br>□ X 线胸片、心电图、腹部 B 超<br>□ 头颅、颈胸腹部 MRI 或 CT、血气分析、超声心动（视患者情况而定）<br>□ 静脉插管术（有条件时）<br>□ 病原微生物培养（必要时）<br>□ 输血医嘱（必要时）<br>□ 其他医嘱 | **长期医嘱**<br>□ 患者既往基础用药<br>□ 抗菌药物（必要时）<br>□ 其他医嘱<br>**临时医嘱**<br>□ 骨髓穿刺<br>□ 骨髓形态学、微小残留病检测<br>□ 腰椎穿刺，鞘内注射（MTX 10~15mg，Ara-C 40~50mg，DXM 5mg）<br>□ 脑脊液常规、生化、流式、细胞形态（有条件时）<br>□ 输血医嘱（必要时）<br>□ 其他医嘱 |
| 主要护理工作 | □ 介绍病房环境、设施和设备<br>□ 入院护理评估 | □ 宣教（血液病知识） |
| 病情变异记录 | □ 无　□ 有，原因：<br>1.<br>2. | □ 无　□ 有，原因：<br>1.<br>2. |
| 护士签名 | | |
| 医师签名 | | |

| 时间 | 住院第 3 天 |
|---|---|
| 主要<br>诊疗<br>工作 | □ 患者家属签署化疗知情同意书<br>□ 上级医师查房，制订化疗方案<br>□ 住院医师完成病程记录 |
| 重<br>点<br>医<br>嘱 | **长期医嘱**<br>□ 化疗医嘱（以下方案选一，药物具体剂量详见住院流程）<br>□ ATRA+蒽环类药物达到 CR 者：<br>　　低/中危组：ATRA+蒽环类药物×3 天<br>　　高危组：ATRA+亚砷酸+蒽环类药物×3 天+Ara-C 150mg/（m² · d）×7 天<br>　　　　　　ATRA+HHT 2mg/（m² · d）×3 天+ Ara-C 1g/m²，q12h×3 天<br>□ ATRA+亚砷酸或口服砷剂达到 CR 者：<br>　　ATRA+亚砷酸×28 天<br>　　ATRA+亚砷酸×14 天<br>　　蒽环类药物×3 天+Ara-C 100mg/（m² · d）×5 天<br>　　亚砷酸 0.15mg/（kg · d），每周 5 天，共 4 周，ATRA 45mg/（m² · d）×14 天<br>□ 补液治疗（水化、碱化）<br>□ 止吐、保肝、抗感染等医嘱<br>□ 其他医嘱<br>**临时医嘱**<br>□ 输血医嘱（必要时）<br>□ 心电监护（必要时）<br>□ 血常规<br>□ 血培养（高热时）<br>□ 静脉插管维护、换药<br>□ 其他医嘱 |
| 主要<br>护理<br>工作 | □ 观察患者病情变化<br>□ 心理与生活护理<br>□ 化疗期间嘱患者多饮水 |
| 病情<br>变异<br>记录 | □ 无　□ 有，原因：<br>1.<br>2. |
| 护士<br>签名 | |
| 医师<br>签名 | |

| 时间 | 住院第 4~20 天 | 住院第 21 天<br>（出院日） |
|---|---|---|
| 主要诊疗工作 | □ 上级医师查房，注意病情变化<br>□ 住院医师完成常规病历书写<br>□ 复查血常规、肝肾功能、电解质、凝血功能<br>□ 注意观察体温、血压、体重等，防治并发症<br>□ 成分输血、抗感染等支持治疗（必要时）<br>□ 造血生长因子（必要时） | □ 上级医师查房，确定有无并发症情况，明确是否出院<br>□ 完成出院记录、病案首页、出院证明书等<br>□ 向患者交代出院后的注意事项，如返院复诊的时间、地点，发生紧急情况时的处理等 |
| 重点医嘱 | **长期医嘱**<br>□ 洁净饮食<br>□ 抗感染等支持治疗<br>□ 其他医嘱<br>**临时医嘱**<br>□ 血常规、尿常规、粪便常规<br>□ 肝肾功能、电解质<br>□ 输血医嘱（必要时）<br>□ G-CSF $5\mu g/(kg \cdot d)$（必要时）<br>□ 影像学检查（必要时）<br>□ 血培养（高热时）<br>□ 病原微生物培养（必要时）<br>□ 静脉插管维护、换药<br>□ 腰椎穿刺，鞘内注射<br>□ 脑脊液常规、生化、流式、细胞形态（有条件时）<br>□ 其他医嘱 | **出院医嘱**<br>□ 出院带药<br>□ 定期门诊随访<br>□ 监测血常规、肝肾功能、电解质等 |
| 主要护理工作 | □ 观察患者情况<br>□ 心理与生活护理<br>□ 化疗期间嘱患者多饮水 | □ 指导患者办理出院手续 |
| 病情变异记录 | □ 无　□ 有，原因：<br>1.<br>2. | □ 无　□ 有，原因：<br>1.<br>2. |
| 护士签名 | | |
| 医师签名 | | |

# 第九章

# 成人 Ph⁻ 急性淋巴细胞白血病临床路径释义

【医疗质量控制指标】

指标一、确诊 ALL 并排除禁忌证后尽快开始诱导化疗，缓解后还需定期进行巩固强化适应证。

指标二、全程做好感染的防范措施，抗菌药物需要有使用适应证。

指标三、输血要有适应证。

## 一、成人 Ph⁻ 急性淋巴细胞白血病编码

1. 原编码：

疾病名称及编码：成人 Ph⁻ 急性淋巴细胞白血病（ALL）（ICD-10：C91.000）

注：在国标库中无法区分"成人 Ph⁺ 急性淋巴细胞白血病（ALL）"和"成人 Ph⁻ 急性淋巴细胞白血病（ALL）"编码都为急性淋巴细胞白血病 C91.0，M9821/3，建议在国标库中扩展。

2. 修改编码：

疾病名称及编码：成人 Ph⁻ 急性淋巴细胞白血病（ALL）（ICD-10：C91.008，M9821/3）

## 二、临床路径检索方法

C91.008（≥16 岁）

## 三、国家医疗保障疾病诊断相关分组（CHS-DRG）

MDCR 骨髓增生疾病和功能障碍，低分化肿瘤

RB1　急性白血病化学治疗和/或其他治疗

## 四、成人 Ph⁻ 急性淋巴细胞白血病临床路径标准住院流程

### （一）适用对象

第一诊断为 Ph⁻ 急性淋巴细胞白血病（ICD-10：C91.000）的成人（≥16 岁）患者。

---

释义

■ 急性淋巴细胞白血病（Acute Lymphoblastic Leukemia，ALL）是一种起源于单克隆 B 或 T 淋巴细胞前体细胞的恶性肿瘤，是最常见的成人急性白血病之一，在成人急性白血病中占 20%~30%。ALL 确切的病因和发病机制尚未明确，可能是由于机体存在遗传易感性，在环境因素作用下导致淋巴前体细胞在某个发育阶段发生多步骤的体细胞突变而改变了细胞的功能，包括自我更新能力的增强、正常增殖失控、分化阻滞以及对死亡信号（凋亡）抵抗增加，引起原始、幼稚淋巴细胞在骨髓内的异常增殖和聚积，使正常造血受抑，最终导致贫血、血小板减少和中性粒细胞减少。现阶段临床工作中，ALL 患者在诊断时必须通过细胞和分子遗传学检查确认是否存在 Ph 染色体和/或 BCR-ABL 融合基因，进而将其区分为 Ph⁺ALL 或 Ph⁻ALL，Ph⁺ALL 在治疗期间联合使用酪氨酸激酶抑制剂类药物可获得更高的缓解率和更长的生

存期，此项靶向治疗对 Ph⁺ALL 具有十分重要的意义，故此类患者需进入 Ph⁺ALL 的特殊临床路径。

■ 尽管成人 ALL 的治疗方案一般是参考儿童 ALL 而制定，但基于儿童良好的耐受性，儿童 ALL 方案在药物的组成、剂量等方面均显示出更高的治疗强度。国内外多中心研究结果一致提示发病年龄越轻的青少年采用儿童 ALL 方案进行治疗能获得更佳的长期生存，故建议 < 16 岁的 ALL 患者应按儿童方案进行治疗，不适合进入成人 ALL 的临床治疗路径。

### （二）诊断依据

按《World Health Organization Classification of Tumors. Pathology and Genetic of Tumors of Haematopoietic and Lymphoid Tissue》（2016）和《血液病诊断及疗效标准（第4版）》（沈悌，赵永强主编，科学出版社）诊断。具体为：

1. 具有以下症状、体征：发热、皮肤黏膜苍白、皮肤出血点及淤斑、淋巴结及肝脾大、胸骨压痛等。
2. 血细胞计数及分类发现原始和幼稚淋巴细胞、贫血、血小板减少。
3. 骨髓细胞形态学和细胞化学染色确定为急性淋巴细胞白血病（原始/幼稚淋巴细胞比例 25%）。
4. 白血病细胞的免疫学分型明确为前体 B 或 T 细胞型。
5. 细胞和分子遗传学检测除外 t（9；22）/BCR-ABL1 融合基因阳性。

> **释义**
>
> ■ ALL 的临床表现不同，症状可能表现比较隐蔽或呈急性，一般反映了骨髓衰竭的程度和髓外浸润的范围。
>
> ■ 新近诊断的 ALL 患者一般伴有贫血、中性粒细胞减少和血小板减少，其严重性反映了白血病细胞替代骨髓的程度。外周血涂片检查提示绝大多数患者的血液循环中有未成熟的白血病细胞。初诊时白细胞计数的范围很广，从（0.1~1500）× $10^9$/L 不等［中位数为（10~12）× $10^9$/L］，初诊时白细胞计数在 B-ALL 患者超过 $30×10^9$/L、T-ALL 患者超过 $100×10^9$/L 时即属于一项高危因素，提示预后不良。
>
> ■ 骨髓穿刺检查：怀疑急性白血病的患者在初次行骨髓穿刺检查时必须完善形态学、免疫学、细胞遗传学及分子生物学四个方面（即 MICM）的项目，初诊时的这些资料对于判断预后、指导治疗及 MRD 的检测均有着十分重要的意义。部分患者在初诊时因骨髓穿刺无法取得足量骨髓液标本而无法完成上述实验室检查，此时若外周血中可见较多的原始和/或幼稚细胞，也可以用外周血标本来替代从而完善上述检查，但此时必须同时加做骨髓的活组织病理检查。
>
> ■ ALL 诊断分型目前采用 WHO 2016 修订标准。最低标准应进行细胞形态学、免疫表型检查，以保证诊断的可靠性。WHO 和国内 ALL 诊疗指南标准认为骨髓中原始、幼稚淋巴细胞比例超过 20% 才可以诊断 ALL；若原始/幼稚细胞比例小于 20%，应积极进行淋巴或骨髓组织活检明确是否为恶性淋巴瘤（尤其是淋巴母细胞淋巴瘤）的骨髓侵犯期（即Ⅳ期）。免疫分型应采用多参数流式细胞术来鉴定，尽管

根据 B 系列（早前 B、普通型 B、前 B 及成熟 B）和 T 系列（早期前 T、前 T、皮质 T 及成熟 T）正常成熟步骤可将病例进一步细分，但现阶段，对临床治疗策略选择有重要意义的主要是前体 B 细胞、成熟 B 细胞及 T 细胞三大类分型。诊断分型目前临床多参考欧洲白血病免疫学分型协作组（EGIL）标准，同时需要参照 WHO 2016 年修订版公布的分类标准排除混合表型急性白血病（需同时具有至少两种系列的抗原表达）（表4）。成熟 B 细胞 ALL 即伯基特淋巴瘤/白血病，由于其高度侵袭性，治疗相对特殊，不适宜本路径的治疗模式，在此不作讨论。

■ 初诊时骨髓液样本，可以通过染色体显带技术、荧光原位杂交（FISH）技术和/或聚合酶链反应（PCR）的方法来确认是否存在 Ph 染色体和/或 BCR-ABL 融合基因。成人 ALL 中约25%~30%的患者系 Ph$^+$ALL，尤其免疫表型已确认为 B 系 ALL 者，可以通过在骨髓液涂片上行 FISH 检测来进行快速（24 小时内可有结果）鉴定。若具有上述特殊异常改变，则不能进入该临床路径。

■ ALL 分型：依照 WHO（2016）造血和淋巴组织肿瘤分类。

1. 原始 B 淋巴细胞白血病（表5）。

2. 原始 T 淋巴细胞白血病：根据抗原表达可以划分为不同的阶段：早期前 T、前 T、皮质 T、髓质 T。建议分类：早期前体 T 淋巴细胞白血病（Early T-cell precursor lymphoblastic leukemia，ETP）。

**表4 混合表型急性白血病的 WHO 2016 年版修订版诊断标准**

| 系列诊断标准 |
| --- |
| 髓系 MPO 阳性（流式、免疫组化或细胞化学）或单核分化特征（NSE、CD11c、CD14、CD64、溶菌酶至少两种阳性） |
| T 细胞系细胞质 CD3（CyCD3，流式或免疫组化）或细胞膜 CD3 阳性（混合型急性白血病中少见） |
| B 细胞系①CD19 强表达，此外 CD79a、CyCD22、CD10 至少一种强阳性（需要多种抗原），②CD19弱表达，此外 CD79a、CyCD22、CD10 至少两种强阳性 |

**表5 WHO 2016 版原始 B 淋巴细胞白血病分型**

| |
| --- |
| 1. 原始 B 淋巴细胞白血病（NOS，非特指型） |
| 2. 伴有重现性遗传学异常的原始 B 淋巴细胞白血病 |
| 伴 t（9；22）（q34.1；q11.2）/BCR-ABL1 的原始 B 淋巴细胞白血病（不能进入本临床路径） |
| 伴 t（v；11q23.3）/KMT2A 重排的原始 B 淋巴细胞白血病 |
| 伴 t（12；21）（p13.2；q22.1）/ETV6-RUNX1 的原始 B 淋巴细胞白血病 |
| 伴超二倍体的原始 B 淋巴细胞白血病 |
| 伴亚二倍体的原始 B 淋巴细胞白血病 |
| 伴 t（5；14）（q31.1；q32.3）/IL3-IGH 的原始 B 淋巴细胞白血病 |
| 伴 t（1；19）（q23；p13.3）/TCF3-PBX1 的原始 B 淋巴细胞白血病 |
| 3. 建议分类： |
| BCR-ABL1 样原始 B 淋巴细胞白血病 |
| 伴 iAMP21 的原始 B 淋巴细胞白血病 |

**（三）选择治疗方案的依据**

根据《中国成人急性淋巴细胞白血病诊断与治疗专家共识》（中华医学会血液学分会、中国抗癌协会血液肿瘤专业委员会编著，中华血液学杂志）确定治疗方案和疗程。

> **释义**
>
> ■ 患者一经确诊，即应尽快开始治疗。化学治疗是 ALL 最主要的治疗方法，分为两大阶段：①诱导缓解治疗：目的是迅速、大量减少体内白血病细胞负荷，恢复正常造血，达到缓解；②缓解后治疗（包括所谓的巩固强化治疗和维持治疗）：目的是消灭体内残存白血病细胞，以预防复发、延长生存期。CNS-L 的防治贯穿 ALL 治疗的整个过程。美国国立癌症研究网络（NCCN）于 2012 年首次公布了 ALL 的诊断治疗指南，我国于 2012 年发表中国第一版《成人 ALL 诊断与治疗的专家共识》，得到了国内同行的认可。再于 2021 年 9 月份在《中华血液学杂志》更新了 2021 新版本。在 2021 版专家共识中，对于 AYA 患者，优先推荐 CALGB 10403 方案，对于非老年 ALL 患者，优先推荐 CALLG-2008 治疗方案

1. 预治疗（CP）：白细胞 $\geqslant 30 \times 10^9$/L 或者髓外肿瘤细胞负荷大（肝脾大、淋巴结肿大明显者）的，建议给予预治疗以防止肿瘤溶解综合征。同时注意水化、碱化和利尿。泼尼松（PDN）1mg/（kg·d），3~5 天，可以和环磷酰胺（CTX）联合应用 [200mg/（m²·d），静脉滴注，3~5天]。

2. 诱导化疗方案：VDCP（长春新碱、柔红霉素、环磷酰胺、泼尼松）、VDLP（长春新碱、柔红霉素、左旋门冬酰胺酶、泼尼松）或 VDCLP（长春新碱、柔红霉素、环磷酰胺、左旋门冬酰胺酶、泼尼松）。

长春新碱（VCR）：1.4mg/（m²·d），最大剂量不超过 2 毫克/次，第 1、8、15、22 天。

柔红霉素（DNR）：40mg/（m²·d），第 1~3 天，第 15~16 天。

环磷酰胺（CTX）：750mg/（m²·d），第 1 天、第 15 天（单次用量超过 1g 的可给予等量美司钠分次解救）。

左旋门冬酰胺酶（L-asp）：6000 IU/m²，第 11、14、17、20、23 和 26 天。

泼尼松（PDN）：1mg/（kg·d），第 1~14 天；0.5 mg/（kg·d），第 15~28 天。

根据当地医院具体情况确定诱导治疗方案（VDCP、VDLP 或 VDCLP）。年龄大于 55 岁的患者左旋门冬酰胺酶治疗获益较少，还可能出现严重不良反应，可用不含左旋门冬酰胺酶的方案。

诱导治疗第 14 天行骨髓穿刺检查预测疗效，必要时调整治疗；如骨髓增生活跃或以上、原始/幼稚淋巴细胞比例达 10% 以上，可于第 15~16 天给予 DNR 40 mg/（m²·d）。诱导治疗第 28（±7）天复查骨髓形态学、流式细胞术检测微小残留病（MRD）和遗传学检测，以判断血液学和分子学疗效。未达形态学 CR 的患者给予挽救治疗，CR 的患者则进入缓解期后巩固强化治疗。

诱导治疗后期，如外周血原始细胞消失、WBC $\geqslant 1 \times 10^9$/L、PLT $\geqslant 50 \times 10^9$/L，可给予 1~2 次诊断性腰椎穿刺和鞘内注射化疗以防治中枢神经系统白血病（CNSL）。

> **释义**
>
> ■ 详见初治成人 Ph⁻ 急性淋巴细胞白血病临床路径。

3. 缓解后治疗：达 CR 患者应尽快接受缓解后的巩固强化治疗。每个疗程之间的间隔时间不宜过久。根据危险度分层和病情判断是否需要进行异基因干细胞移植（Allo-SCT）。需行 Allo-SCT 者应积极寻找合适的供体。

早期强化治疗：

（1）CAM：CTX：750mg/（$m^2$·d），第 1 天，第 8 天（美司钠解救）；阿糖胞苷（Ara-C）：100 mg/（$m^2$·d），第 1~3 天，第 8~10 天；巯嘌呤（6-MP）：60mg/（$m^2$·d），第 1~7 天。血象恢复后（白细胞≥1×$10^9$/L，血小板≥50×$10^9$/L），行预防性三联鞘内注射（MTX 10mg、Ara-C 50mg 和 DEX 10mg）1~2 次。

（2）大剂量甲氨蝶呤（HD-MTX）+L-asp：MTX 3.0g/（$m^2$·d），第 1 天；行三联鞘内注射 1 次。L-asp 6000 IU/（$m^2$·d），第 3、4 天。

（3）MA 方案：米托蒽醌（MTZ）8mg/（$m^2$·d），静脉滴注，第 1~3 天。阿糖胞苷（Ara-C）0.75 g/$m^2$，q12h，静脉滴注，第 1~3 天。

4. 晚期强化治疗：

（1）VDCD 或 VDLD 方案：长春新碱（VCR）：1.4mg/（$m^2$·d），最大剂量不超过 2 毫克/次，第 1、8、15、22 天。柔红霉素（DNR）：40mg/（$m^2$·d），第 1~3 天。CTX：750mg/（$m^2$·d），第 1 天，第 8 天（美司钠解救）；左旋门冬酰胺酶（L-asp）：6000IU/$m^2$，第 11、14、17、20、23 和 26 天。地塞米松（DXM）：8mg/（$m^2$·d），口服或静脉注射，第 1~7 天，第 15~21 天。根据当地医院具体情况确定此次强化治疗方案（VDCD 或 VDLD）。年龄大于 55 岁的患者左旋门冬酰胺酶治疗获益较少，还可能出现严重不良反应，推荐 VDCD 方案。血象恢复后（白细胞≥1×$10^9$/L，血小板≥50×$10^9$/L），行三联鞘内注射（MTX 10mg、Ara-C 50mg 和 Dex 10mg）1~2 次。

（2）COATD 方案：CTX：750mg/（$m^2$·d），第 1 天（美司钠解救）；VCR：1.4mg/（$m^2$·d），最大剂量不超过 2 毫克/次，第 1 天；Ara-C：100mg/（$m^2$·d）（分 2 次），静脉滴注，第 1~7 天；替尼泊苷（VM-26）：100mg/（$m^2$·d），第 1~4 天；地塞米松（DXM）：6mg/（$m^2$·d），口服或静脉滴注，第 1~7 天。血象恢复后（白细胞≥1×$10^9$/L，血小板≥50×$10^9$/L），行三联鞘内注射 1~2 次。

（3）大剂量甲氨碟呤（MTX）+L-asp：MTX：3.0g/（$m^2$·d），第 1 天；行三联鞘内注射 1 次。L-asp 6000IU/（$m^2$·d），第 3、4 天。

（4）TA 方案：替尼泊苷（VM-26）100mg/（$m^2$·d），第 1~4 天；阿糖胞苷（Ara-C）100mg/（$m^2$·d）（分 2 次），静脉滴注，第 1~7 天。血象恢复后（白细胞≥1×$10^9$/L，血小板≥50×$10^9$/L），行三联鞘内注射 1~2 次。

5. 维持治疗：每月 1 个疗程，直到缓解后 3 年。每 6 个月给予 1 次强化治疗。维持治疗期间每 3 个月复查骨髓细胞形态及微小残留病检查。

维持治疗方案：

MM 方案（根据血象和肝功能调整用量和用药时间）：6-MP 60mg/（$m^2$·d），每晚服用，第 1~7 天。MTX 20mg/（$m^2$·d），口服，第 8 天。

维持治疗期间的强化治疗方案：

MOACD 方案：米托蒽醌（MTZ）8mg/（$m^2$·d），静脉滴注，第 1~2 天。VCR 1.4mg/（$m^2$·d），最大剂量不超过 2 毫克/次，第 1 天；阿糖胞苷（Ara-C）100mg/（$m^2$·d）（分 2 次），静脉滴注，第 1~5 天。CTX 600mg/（$m^2$·d），第 1 天；地塞米松（DXM）6mg/（$m^2$·d），口服或静脉滴注，第 1~7 天。

高危组、未行头颅照射的患者，每 6 个月强化治疗的同时，给予三联鞘内注射 1 次。

6. 中枢神经系统白血病（CNSL）预防治疗：任何类型的成人 ALL 均应强调 CNSL 的早期预防。包括鞘内注射化疗、放射治疗、大剂量全身化疗等。低危组共鞘内注射 12 次，高危组

16 次。

（1）三联鞘内注射：三联鞘内注射是 CNSL 的预防及治疗的主要方式。病程中未诊断 CNSL 的低危组患者总共应完成 12 次鞘内注射，高危组为 16 次。诱导治疗后期血象恢复后（中性粒细胞≥1×10$^9$/L，血小板≥50×10$^9$/L，外周血无原始细胞）应进行首次腰椎穿刺及三联（MTX 10mg、Ara-C 50mg 和 Dex 10mg）鞘内注射，并行脑脊液常规、生化和流式细胞术白血病细胞分析。

（2）预防性头颅放疗：拟行 HSCT 者移植前不建议行颅脑放疗预防 CNSL。非移植患者中，18 岁以上的高危组患者或 35 岁以上的患者，可在缓解后的巩固化疗期间进行预防性头颅放疗，照射部位为单纯头颅，总剂量 1800~2000cGy，分次（10~12 次）完成。18 岁以下患者一般不建议预防性头颅放疗。

（3）CNSL 治疗：确诊为 CNSL 者，建议先行腰椎穿刺鞘内注射治疗。应每周鞘内注射 2 次直至症状体征好转、脑脊液检测正常，此后每周 1 次、连续 6 周。也可在鞘内注射化疗至脑脊液白细胞数正常、症状体征好转后再行放疗（头颅+脊髓），头颅放疗剂量为 2000~2400cGy，脊髓放疗剂量为 1800~2000cGy，分 10~12 次完成。进行过预防性头颅放疗的原则上不再进行二次放疗。

7. 维持治疗期间的随访监测治疗：维持治疗期间应每月复查血细胞计数及分类，如有异常应于 1 周后再次复查，确定为血常规异常的应立即行骨髓穿刺检查。每 3 个月复查骨髓细胞形态及微小残留病（如流式细胞术和 PCR）检查。

> **释义**
>
> ■ 详见完全缓解的成人 Ph$^-$急性淋巴细胞白血病临床路径。

# 第一节　初治成人 Ph$^-$急性淋巴细胞白血病临床路径释义

## 【医疗质量控制指标】

指标一、ALL 需采用 MICM（形态学，免疫学，细胞遗传学和分子生物学）的诊断模式。

指标二、确诊并排除禁忌证后尽快开始全身化疗，诱导阶段还需进行定期的腰椎穿刺鞘内注射化疗。

指标三、做好感染的防范措施，抗菌药物需要有使用适应证。

指标四、输血要有适应证。

## 一、初治成人 Ph$^-$急性淋巴细胞白血病编码

疾病名称及编码：ICD-10：C91.000

## 二、临床路径检索方法

C91.000

## 三、国家医疗保障疾病诊断相关分组（CHS-DRG）

MDCR 骨髓增生疾病和功能障碍，低分化肿瘤

RB1 急性白血病化疗治疗和/或其他治疗

#### 四、初治成人 Ph⁻ 急性淋巴细胞白血病临床路径标准住院流程

##### （一）临床路径标准住院日

35 天内。

> **释义**
>
> ■ 90%~95%的初治 Ph⁻ ALL 患者在接受 3~5 种药物组合的诱导化疗后可于入院后 35 天内判断疗效，获得血液学缓解，病情稳定者出院；获得血液学缓解但因合并症需要进行相关的处理者，可适当延长住院时间，并不影响本路径的纳入；未获得缓解者则退出路径。

##### （二）进入路径标准

1. 第一诊断必须符合成人 Ph⁻ 急性淋巴细胞白血病（ALL）疾病编码（ICD-10：C91.000）的患者。
2. 当患者同时具有其他疾病诊断时，但在住院期间不需要特殊处理、也不影响第一诊断的临床路径流程实施时，可以进入路径。

> **释义**
>
> ■ 由于 Ph⁺ ALL 化疗中强调联合应用酪氨酸激酶抑制剂，与其他类型 Ph⁻ ALL 方案具有显著不同，所以必须排除合并 Ph/BCR-ABL 融合基因阳性，确诊为 Ph⁻ ALL 且年龄≥16 岁的成人患者才进入本路径。

##### （三）明确诊断及入院常规检查

需 3~5 天（指工作日）。

必须的检查项目：

1. 血常规、尿常规、粪便常规。
2. 肝肾功能、电解质、血型、凝血功能、输血前检查。
3. X 线胸片、心电图、超声检查（包括颈、腋下、腹股沟、心脏和腹部、睾丸等）、眼底检查。
4. 发热或疑有感染者可选择：病原微生物培养、影像学检查。
5. 骨髓检查（形态学包括组化）、免疫分型、细胞遗传学、白血病相关基因检测。
6. 根据情况可选择的检查项目：头颅、颈、胸、腹、盆部 MRI 或 CT，脊柱侧位片、脑电图、血气分析等。
7. 患者及家属签署以下同意书：授权书、病重或病危通知书、骨髓穿刺同意书、腰椎穿刺及鞘内注射同意书、化疗知情同意书、输血知情同意书、静脉插管同意书（有条件时）等。

> **释义**
>
> ■ 上述常规化验检查所有患者均应积极尽快完善。血常规检查可了解患者血红蛋白、血小板水平，及时进行成分输血改善患者的临床症状；白细胞水平高的患者应及时给予糖皮质激素单药或联合 CTX 预处理以降低肿瘤负荷，若白细胞超过 $100\times10^9/L$

或合并白细胞淤滞表现时也可采用白细胞单采术来迅速减低循环负荷，单采前要关注血小板计数和血细胞聚集指标，评估单采中的出血风险（尽管风险较 AML 相对小）；尿常规、粪便常规有助于了解是否存在泌尿系统和消化系统的少量出血；凝血功能检测有助于了解患者是否存在凝血功能紊乱，发现存在异常时需要积极输注血浆等处理进行纠正；肝肾功能、电解质检测可了解患者是否存在肝肾基础疾病、肿瘤溶解及水电解质紊乱等情况，改善脏器功能及维持水电解质平衡对于本病的治疗顺利进行具有至关重要的意义；输血前感染性疾病的筛查可为安全输血及化疗的顺利进行提供保障。

　　■ 由于正常造血功能受到抑制，ALL 患者就诊时多数存在不同程度的贫血，可能影响心功能，尤其存在心脏基础疾病者。并且 Ph⁻ALL 化疗方案中的部分药物存在心脏毒性，胸部 X 线或 CT、心电图及心脏超声波的检查可评估患者心肺基础疾病。腹部 B 超检查有助于发现严重的肝脏等疾病，若有白血病细胞浸润，还可以评估肝脾大小。

　　■ Ph⁻ALL 患者中性粒细胞减少，易合并不同部位的感染发热，尤其化疗抑制期感染易加重，病原微生物培养和影像学检查（肺部 CT 等）有助于明确感染部位及致病菌，指导抗感染药物的合理应用，有助于后期治疗的顺利进行。存在严重感染可能影响 Ph⁻ALL 的成人患者的化疗，不宜进入本路径。

　　■ 细胞形态学和免疫表型一旦明确，FISH 或 PCR 鉴定排除存在 BCR-ABL 融合基因，则尽早开始按照本路径进行诱导化疗。细胞遗传学、白血病融合基因等检查为进一步的 WHO 诊断及预后危险度分层提供依据，指导缓解后的进一步治疗，因此上述检查缺一不可。有条件的单位可以增加 FISH 等项目筛查 Ph 样 ALL 和伴 21 号染色体内部扩增的 B-ALL。

　　■ 签署上述知情同意书的同时，需要告知患者及其家属在诊断以及治疗过程中的相关风险、获益甚至费用预算，加强医患沟通，有助于患者及其家属进一步理解病情，积极配合治疗，提高依从性。

### （四）治疗前准备

1. 发热患者建议立即进行病原微生物培养并使用抗菌药物经验性抗细菌治疗；根据疗效和病原微生物培养结果合理调整抗菌药物治疗。建议给予抗真菌预防。有侵袭性真菌感染时应及时给予抗真菌治疗。

> 释义

　　■ 发热是白血病患者就诊时和治疗过程中最主要的症状之一。白血病患者任何阶段出现发热，均必须详细评估患者是否存在感染、感染的部位以及病原菌种类，部分患者的感染可能难以明确，细菌培养阳性率较低。这些患者的感染可能进展很快，甚至威胁生命。早期经验性使用抗菌药物可避免感染的进一步加重，保证后期治疗的顺利进行。《中国中性粒细胞缺乏伴发热患者抗菌药物临床应用指南（2016 年版）》（以下简称"中国粒缺指南 2016 年版"）对血液科医师临床实践具有重要的指导意义。Ph⁻ALL 诱导治疗期间由于粒细胞缺乏持续时间一般大于 7 天，一旦出现发热，应按照"中国粒缺指南2016年版"中的高危患者来处理，经验性初始抗菌药物中推荐单一使用的有哌拉西林-他唑巴坦、头孢哌酮-舒巴坦、碳青霉烯类、头孢吡肟和头孢他啶。在一些特定情形下，初始用药中需要加入具有抗革兰阳性菌活性的药物，包括：①血流动力学不稳定或其他严重血流感染证据；②影像学确诊的肺炎；③血培养初步鉴定为革兰阳性菌，但尚未知具体菌种和药敏；④临床疑有严重导管相关感染；⑤任何部位的皮肤或软组织感染；⑥耐甲氧西林金黄色葡萄球菌、耐万古霉素肠球菌或耐青霉素肺炎链球菌定植；⑦已预防应用氟喹诺酮类药物且经验性应用头孢他啶治疗时出现严重黏膜炎。可以选择的药物包括万古霉素、替考拉宁或利奈唑胺。而具体选择应根据院内微生物监测、药敏及耐药的情况而定。

　　■ Ph⁻ALL诱导阶段粒细胞缺乏并同时接受大剂量糖皮质激素治疗，是发生侵袭性真菌感染（IFI）的高危患者，具有预防IFI的适应证，预防性治疗的疗程长短不一，推荐预防治疗的药物有伊曲康唑和氟康唑，而具体选择应根据院内真菌、药敏及耐药的情况而定。

2. 有贫血（Hb＜80g/L）、活动性出血或PLT＜$20×10^9$/L者，应及时给予浓缩红细胞和血小板输注；弥散性血管内凝血（DIC）时，建议PLT维持在$50×10^9$/L以上。心功能不全者可适当放宽输血适应证。

有凝血异常时应及时补充相关血液制品。纤维蛋白原＜1.5g/L时，输新鲜血浆或浓缩纤维蛋白原。必要时肝素抗凝或EACA等抗纤溶治疗。

　　释义

　　■ 积极输注浓缩红细胞成分血保证Hb在70g/L以上，可以改善患者的一般症状，维护基本正常的心肺功能。对于心肺功能差的患者，适当放宽输血适应证。维持PLT在$20×10^9$/L以上可明显降低重要脏器致命性出血的风险。

## （五）治疗开始时间

诊断第1~5天。

　　释义

　　■ 通过细胞形态学和免疫表型确诊，排除合并Ph/BCR-ABL阳性ALL者，即应尽早按本路径开始诱导化疗。

## （六）治疗方案

1. 预治疗（CP）：白细胞≥$30×10^9$/L或者髓外肿瘤细胞负荷大（肝脾大、淋巴结肿大明显者）的，建议给予预治疗以防止肿瘤溶解综合征。同时注意水化、碱化利尿。泼尼松（PDN）1mg/（kg·d），3~5天，可联合环磷酰胺（CTX）200mg/（m²·d），静脉滴注，3~5天。

> **释义**
>
> ■ 鼓励初诊 ALL 患者多饮水，预处理前即可以开始应用别嘌呤醇进行降尿酸处理，防止高尿酸肾病的发生。肿瘤负荷高的患者保证每天入量在 $3L/m^2$ 以上，同时充分碱化尿液 (pH > 7.0)，维持尿量在 100~150ml/h，在给予足够液体后，如果未达到理想尿量，可静脉给予呋塞米 20mg 利尿处理。每天监测一次肾功能、电解质、血糖、血细胞聚集等指标，维持水、电解质的平衡，血凝明显异常者要输注血制品纠正。

2. 诱导化疗方案（VDCP、VDLP 或 VDCLP）：长春新碱（VCR）：$1.4mg/(m^2 \cdot d)$，最大剂量不超过 2 毫克/次，第 1、8、15、22 天。柔红霉素（DNR）：$40mg/(m^2 \cdot d)$，第 1~3 天，第 15~16 天。环磷酰胺（CTX）：$750mg/(m^2 \cdot d)$，第 1 天、第 15 天（单次用量超过 1g 的可给予等量美司钠分次解救）。左旋门冬酰胺酶（L-asp）：$6000 IU/m^2$，第 11、14、17、20、23 和 26 天。泼尼松（PDN）：$1mg/(kg \cdot d)$，第 1~14 天；$0.5mg/(kg \cdot d)$，第 15~28 天。根据当地医院具体情况确定诱导治疗方案（VDCP、VDLP 或 VDCLP）。年龄大于 55 岁的患者左旋门冬酰胺酶治疗获益较少，还可能出现严重不良反应，可用不含左旋门冬酰胺酶方案。

诱导治疗第 14 天行骨髓穿刺检查预测疗效，调整治疗；如骨髓增生活跃或以上，或原始/幼稚淋巴细胞比例达 10% 以上，可于第 15~16 天给予 DNR $40mg/(m^2 \cdot d)$。诱导治疗第 28（±7）天复查骨髓形态学、流式细胞术检查微小残留病（MRD）和遗传学检测，以判断血液学和分子学疗效。未达形态学 CR 的患者给予挽救治疗，CR 的患者则进入缓解后巩固强化治疗。

> **释义**
>
> ■ Ph⁻ ALL 的初次诱导化疗一般以 4 周方案为基础。至少应予长春新碱（VCR）或长春地辛（VDS）、蒽环/蒽醌类药物［如 DNR、IDA、多柔比星（阿霉素，ADM）、MIT 等］、糖皮质激素（如 PDN 或 DXM）为基础的方案（VDP）诱导治疗。推荐采用 VDP 方案联合 CTX 和 L-asp/培门冬酶组成的 VDCLP 方案。也可以采用 hyper-CVAD 方案。

## （七）治疗后必须复查的检查项目

1. 血常规、肝肾功能、血糖、电解质和凝血功能。
2. 脏器功能评估。
3. 化疗第 14 天及诱导化疗后（可选）骨髓形态学，有条件者做微小残留病变和遗传学检测。
4. 治疗前有白血病细胞浸润改变的各项检查。
5. 出现感染时，各种体液或分泌物培养、病原学检查、相关影像学检查需多次重复。

> **释义**
>
> ■ 初诊 Ph⁻ ALL 患者在接受诱导化疗后将进入骨髓抑制期，定期监测血细胞计数为成分输血等支持治疗提供依据；骨髓恢复期，血细胞分析为疗效判定提供依据。化

疗期间定期复查肝肾功能、血糖、电解质和血细胞聚集指标，给予及时的对症支持处理，以利于化疗的顺利进行，是治疗取得成功的重要保障。期间还需要定期评估脏器功能，尤其肝、肾、心和肺的功能。

■ 诱导治疗第 14 天的中期评估可预测疗效，此时多数患者处于重度骨髓抑制期，三系血细胞均为重度低下水平，评估骨髓形态时有时会出现骨髓稀释的现象，此时留取骨髓液采用流式细胞仪分析白血病相关免疫表型（LAIP）来检测残留病灶（MRD）判断疗效显得尤为重要。在诱导治疗结束时除评估骨髓形态和流式 MRD 外，对于有特殊染色体或融合基因异常者（如 E2A-PBX1），可同时检测此类特异标记来判断患者疾病缓解的深度。

■ 如果初诊时患者合并有白血病细胞脏器浸润的表现，在诱导治疗结束时需要同时评估。尤其 T-ALL 患者初诊时部分患者会合并纵隔病变，此部位的疗效判断则依赖胸部 CT 和 PET-CT。完全缓解（CR）：CT 检查纵隔肿大完全消失或 PET 阴性。部分缓解（PR）：肿大的纵隔病变最大垂直直径的乘积（SPD）缩小 50% 以上。疾病进展（PD）：SPD 增加 25% 以上。未缓解（NR）：不满足部分缓解和 PD。复发：取得 CR 的患者又出现纵隔肿大。

■ 出现感染时，病原学和必要的影像学需要全面评估，必要时需要间断多次重复，根据"中国粒缺指南 2016 年版"进行相应处理。

## （八）化疗中及化疗后治疗

1. 感染防治：发热患者建议立即进行病原微生物培养并使用抗菌药物经验性抗细菌治疗；根据疗效和病原微生物培养结果合理调整抗菌药物治疗。建议给予抗真菌预防。有侵袭性真菌感染时应及时给予抗真菌治疗。

2. 脏器功能损伤的相应防治：止吐、保肝、抑酸、水化、碱化、防治尿酸肾病（别嘌呤醇）等。

3. 成分输血：适用于 Hb < 80g/L，PLT < $20\times10^9$/L 或有活动性出血患者，分别输注浓缩红细胞和单采血小板；若存在 DIC 倾向则 PLT < $50\times10^9$/L 时即应输注血小板。有凝血功能异常的患者，输注相应血液制品。纤维蛋白原 < 1.5g/L 时，输注新鲜血浆或浓缩纤维蛋白原。必要时给予肝素抗凝、抗纤溶治疗。有心功能不全者可适当放宽输血适应证。

4. 造血生长因子：诱导治疗骨髓抑制期可给予粒细胞集落刺激因子（G-CSF）。

> **释义**
>
> ■ 上述支持治疗是顺利完成诱导治疗的重要保证。在诱导治疗期间特殊的预防能够减少感染的危险性，特别是对黏膜炎的患者，这一预防包括保护性隔离、空气过滤、去除感染和潜在感染食品、用杀菌剂刷牙和沐浴。抗菌药物、血制品应用意义见前文。G-CSF 的应用能促进中性粒细胞减少症的恢复，减少严重感染的发生，避免住院时间延长。
>
> ■ 成人 Ph⁻ ALL 患者长期生存率明显差于儿童 ALL，尤其是高危 Ph⁻ ALL 患者（如细胞遗传学分析为亚二倍体者；MLL 基因重排阳性者；WBC ≥ $30\times10^9$/L 的前 B-ALL 和 WBC ≥ $100\times10^9$/L 的 T-ALL；获 CR 时间 > 4~6 周），缓解后治疗可行异基因造血干细胞移植，应积极进行 HLA 配型，寻找合适的供者。

### （九）出院标准

1. 一般情况良好。
2. 没有需要住院处理的并发症和/或合并症。

> **释义**
>
> ■ 临床症状改善，获得血液学缓解且不需要静脉输液的患者可出院，诱导化疗结束时未获得 CR 的患者应退出本路径。
>
> ■ 治疗反应的定义
>
> 1. 完全缓解（CR）：①外周血无原始细胞，无髓外白血病；②骨髓三系造血恢复，原始细胞<5%；③外周血 ANC>$1.0×10^9$/L；④外周血 PLT>$100×10^9$/L；⑤4 周内无复发。
>
> 2. CR 伴血细胞不完全恢复（CRi）：PLT<$100×10^9$/L 和/或 ANC<$1.0×10^9$/L。其他应满足 CR 的标准。总反应率（ORR）= CR+CRi。
>
> 3. 难治性疾病：诱导治疗结束时未能取得 CR。

### （十）有无变异及原因分析

1. 治疗期间有感染、贫血、出血及其他合并症者，需进行相关的诊断和治疗，可能延长住院时间并致费用增加。
2. 诱导治疗结束后未达完全缓解者退出路径。

> **释义**
>
> ■ 治疗过程中因出现各种并发症需要继续住院的患者可适当延长住院日，若出现严重并发症影响本路径实施可退出本路径。

## 五、初治成人 Ph⁻ 急性淋巴细胞白血病临床路径给药方案

### 【用药选择】

1. 抗白血病治疗：

（1）蒽环/蒽醌类药物：可以连续应用（连续 2~3 天，第 1、3 周，或仅第一周用药）；也可以每周用药 1 次。若用其他药物替代柔红霉素，参考剂量：IDA 6~10mg/（$m^2$·d）×2~3 天，米托蒽醌 6~10mg/（$m^2$·d）×2~3 天。

（2）长春碱类：用于 Ph⁻ALL 治疗的长春碱类药物主要为长春新碱和长春地辛，二者作用机制相似。此类药物通过与微管蛋白结合，阻止微管装配并阻碍纺锤体形成，使细胞分裂停止于 M 期，因此是 M 期细胞周期特异性药物。大剂量长春新碱亦可杀伤 S 期细胞，长春新碱的骨髓抑制作用相对较轻。

（3）糖皮质激素：ALL 诱导化疗中应用的糖皮质激素包括泼尼松和地塞米松。儿童 ALL 的研究表明地塞米松的抗白血病作用比泼尼松强 7 倍，且半衰期长、血浆浓度高、可透过血脑屏障，因此在诱导治疗期使用有助于防治中枢神经系统白血病，显著降低骨髓及中枢神经系统复发率，但可能增加发生感染的风险。激素诱导试验是在诱导缓解化疗的前一周予以糖皮质激素包括泼尼松（50~60mg/$m^2$）或地塞米松（8~10mg/$m^2$），第 8 天复查外周血幼稚细

胞计数的临床评价方法。目前很多方案均将其作为临床危险度分型的一个重要因素。

（4）左旋门冬酰胺酶（L-Asp）：20世纪70年代开始应用于临床，由于对白血病细胞作用的特异性，已逐步成为治疗儿童ALL中最有效、不可替代的药物。目前主要有两类产品，分别来自大肠杆菌（E. Coli）与欧文菌（Erwinase）。一般在诱导缓解方案中L-Asp 5000~6000U/m², 2~3次/周，共6~8次。到80年代，出现聚乙烯二醇化学修饰L-ASP，开发出新药培门冬酰胺酶（PEG-Asp），儿童ALL一次用量为2500U/m²，鉴于成人的耐受性较儿童差，NCCN推荐成人Ph⁻ALL用量可为2000~2500U/m²，其半衰期较长，只需2周1次，可达到满意疗效，亦可减少抗Asp抗体产生，在目前的NCCN指南中已经取代L-asp成为一线用药，缺点是价格昂贵。

2. 对症支持治疗：包括感染的预防和治疗、输血、保护脏器功能等多种合并症或并发症的处理，用药原则及种类详见前述部分。

**【药学提示】**

1. 蒽环类药物：DNR可使患者左心肌肉顺应性降低，左室壁变薄，收缩期末室壁张力增高。急性或亚急性心脏毒性可发生在单次DNR治疗后或一个疗程结束后，多表现为心电图的异常，如非特异性ST-T改变、QT间期延长、短暂的心律失常等，极少数可有心肌炎、心包炎综合征、急性左心衰竭等严重表现。大量的临床研究表明，DNR引起的心脏毒性与其累积剂量有关，但个体对DNR的敏感性不同，故引起心脏毒性的剂量也存在着很大差异。成人使用DNR出现心脏毒性的累积剂量界限为400~500mg/m²。

2. L-Asp：由于L-Asp为异体蛋白制剂及其独特的作用机制，使用过程中常可致多种不良反应，部分具有致死性。其不良反应主要包括以下几方面：①L-Asp本身为异体蛋白制剂，介导变态反应主要包括过敏性休克、荨麻疹等过敏反应和由于抗体产生而导致的L-Asp活性降低；②具有阻碍蛋白合成的作用，故影响蛋白合成丰富的肝脏、胰腺等器官功能，导致低蛋白（白蛋白、纤维蛋白原等）血症、胰腺炎、凝血系统异常（血栓或出血）、肝功能障碍、高脂血症和糖耐量异常等；③抑制凝血与抗凝系统中多种因子的合成，如凝血因子Ⅱ、Ⅶ、Ⅸ、Ⅹ或纤维蛋白原、AT-Ⅲ、蛋白S的合成，导致凝血障碍，表现为出血倾向或高凝血栓形成，尤其中央静脉插管、使用泼尼松和蒽环类药物可增加血栓发生的可能。积极预防L-Asp不良反应尤为关键，一般应用L-Asp的3天前开始改为低脂饮食，直至停药后1周。用药过程中应密切监测血象、肝功能、凝血机制、血和尿淀粉酶、血糖和尿糖等，尽早发现异常，及时处理。

3. 糖皮质激素：Ph⁻ALL诱导化疗期间激素应用剂量大，且时间长，必须高度重视并积极防治其可能造成的相应不良反应，包括诱发或加重感染、水及电解质代谢紊乱、心血管系统（钠、水潴留和血脂升高，可诱发高血压和动脉粥样硬化）、消化系统（诱发或加剧消化性溃疡导致出血和穿孔，少数还可以诱发胰腺炎或脂肪肝）、骨质疏松或骨折和股骨头坏死、精神异常等。

**【注意事项】**

1. 蒽环/蒽醌类药物使用时应警惕蒽环类药物的心脏毒性，用药前应测定心脏功能，包括心电图、心肌酶谱、心脏超声等，动态监测LVEF（左室射血分数）和PEP与LVEF之比，对了解心功能最为有效，有条件的可行心肌活检。

2. 单次应用CTX剂量较大时（超过1g）可予以美司钠解救。

3. 长春碱类主要不良反应为末梢神经炎和便秘，ALL诱导化疗期间应慎用唑类抗真菌药物，以防增加肠道并发症或低钠血症的发生风险。

4. 尽早开始腰椎穿刺和鞘内注射预防CNSL（可选择在血细胞计数达安全水平时进行）。

## 六、初治成人 Ph⁻急性淋巴细胞白血病护理规范

1. 基础护理：观察体温，脉率，口腔、鼻腔、皮肤有无出血，血常规、骨髓象变化，以及肺等部位感染征象，贫血加重的征象及昏迷等颅内出血征象。据患者体力，活动和休息可以交替进行，以卧床休息为主。每天睡眠 7~9 小时。

2. 预防感染：严格无菌操作，加强口腔护理，会阴护理，做好保护性隔离，防止交叉感染。

3. 围化疗期的护理：

（1）化疗前，告知化疗目的、方法、药物作用及副作用。

（2）化疗中嘱多饮水（每天在 3000ml 以上）。监测患者的体重及尿量，必要时遵医嘱记 24 小时出入量。

（3）密切观察化疗不良反应：①局部反应：某些化疗药物，如柔红霉素，伊达比星，表柔比星等多次静脉注射可引起静脉炎，药物滴注速度要慢，在静脉滴注后要用生理盐水冲洗静脉，以减轻刺激。若发生静脉炎需及时使用普鲁卡因局部封闭，或冷敷。静脉滴注时，注意血管要轮换使用。有条件的中心最好能通过植入的 PICC 等中心静脉进行化疗。②骨髓抑制：在化疗中及结束后定期查血象和骨髓象，以便观察疗效及骨髓受抑制情况。③胃肠道反应：某些化疗药物可以引起恶心，呕吐，食欲缺乏等反应。除遵循营养原则外，必要时可用止吐镇静类药物。④脏器毒性：如肝和肾功能损害，抽血监测生化等指标，遵医嘱在化疗的同时给予保护肝肾功能等药物的处理，或者遵医嘱减少化疗剂量甚至暂停化疗。⑤其他：长春碱类会引起末梢神经炎，手足麻木感，停药后可逐渐消失。柔红霉素等蒽环类药物可引起心肌和心脏传导损害，用药时要缓慢静脉滴注，注意听心率，心律，复查心电图。CTX 可引起出血性膀胱炎所致的血尿，嘱患者多饮水，必要时停药。

4. 输血护理：患者全血减少或贫血明显时，遵医嘱给予输血支持，以恢复抵抗力及体力。

5. 穿刺后的护理：骨髓穿刺点局部按压止血，局部在 2~3 天内防水，有渗血渗液时及时更换，保持敷料干燥。腰椎穿刺后去枕平卧 4~6 小时。中心静脉置入后做好静脉导管的观察和维护，防止导管源性感染的发生。

## 七、初治成人 Ph⁻急性淋巴细胞白血病营养治疗规范

给予高蛋白，高维生素，高热量饮食。饮食营养的总原则：新鲜、卫生、易消化、富有营养，避免坚硬、粗糙、辛辣食物。对恶心，呕吐者，应在停止呕吐后指导患者进行深呼吸和有意识的吞咽，以减轻恶心症状，可少量多次进食。使用特殊药物有特别的饮食要求，如门冬酰胺酶需要低脂肪及低糖饮食时需严格遵守医嘱。同时保证每天饮水量。

## 八、初治成人 Ph⁻急性淋巴细胞白血病患者健康宣教

1. 生活指导：饮食、休息和活动、皮肤自护。避免进一步接触有损造血系统的药物及环境。

2. 用药指导：按医嘱坚持定期复诊，并按医嘱定期进行抗白血病和支持治疗，不可随意停药。

3. 预防感染和出血：加强个人防护，讲究个人卫生，定期复查血象，发现出血、发热及骨、关节疼痛及时就医。

4. 做好心理疏导，帮助患者面对现状，保持心情舒畅，树立战胜疾病的信心。

## 九、推荐表单

### （一）医师表单

#### 初治成人 Ph⁻ 急性淋巴细胞白血病临床路径医师表单

适用对象：第一诊断为初治成人 Ph⁻ 急性淋巴细胞白血病（ICD-10：C91.000）
拟行诱导化疗

| 患者姓名： | 性别： | 年龄： | 门诊号： | 住院号： |
|---|---|---|---|---|
| 住院日期：　　年　月　日 | 出院日期：　　年　月　日 | | 标准住院日：35 天内 | |

| 时间 | 住院第 1 天 | 住院第 2 天 |
|---|---|---|
| 主要诊疗工作 | □ 询问病史及体格检查<br>□ 完成病历书写<br>□ 开实验室检查单<br>□ 上级医师查房与化疗前评估<br>□ 根据血象及凝血象决定是否成分输血<br>□ 向家属告知病重或病危并签署病重或病危通知书<br>□ 患者家属签署授权书、骨髓穿刺同意书、腰椎穿刺同意书、输血知情同意书、静脉插管同意书（条件允许时）<br>□ 根据血象决定是否白细胞单采、是否使用 CTX/激素预治疗 | □ 上级医师查房<br>□ 完成入院检查<br>□ 骨髓穿刺：骨髓形态学检查、免疫分型、细胞遗传学、和白血病相关基因及突变检测（有条件时）<br>□ 根据血象及凝血象决定是否成分输血<br>□ 控制感染等对症支持治疗<br>□ 完成必要的相关科室会诊<br>□ 住院医师完成上级医师查房记录等病历书写<br>□ 根据血象决定是否白细胞单采、是否使用 CTX/激素预治疗 |
| 重要医嘱 | **长期医嘱**<br>□ 血液病一级护理<br>□ 饮食：普通饮食/其他<br>□ 抗菌药物（必要时）<br>□ 补液治疗（水化、碱化）<br>□ 其他医嘱<br>**临时医嘱**<br>□ 血常规、尿常规、粪便常规<br>□ 肝肾功能、电解质、血型、凝血、输血前检查<br>□ X 线胸片、心电图、B 超（多部位）<br>□ 头颅、颈胸部 MRI 或 CT、脊柱侧位片、脑电图、血气分析（必要时）<br>□ 静脉插管术（条件允许时）<br>□ 病原微生物培养（必要时）<br>□ 输血医嘱（必要时）<br>□ 眼底检查<br>□ 白细胞单采术（必要时）<br>□ CTX、激素（必要时）<br>□ 其他医嘱 | **长期医嘱**<br>□ 患者既往基础用药<br>□ 防治尿酸性肾病（别嘌呤醇）<br>□ 抗菌药物（必要时）<br>□ 补液治疗（水化、碱化）<br>□ 其他医嘱<br>**临时医嘱**<br>□ 骨髓穿刺<br>□ 骨髓形态学、免疫分型、细胞遗传学、和白血病相关基因及突变检测（有条件时）血常规<br>□ 输血医嘱（必要时）<br>□ 白细胞单采术（必要时）<br>□ CTX、激素（必要时）<br>□ 其他医嘱 |
| 病情变异记录 | □ 无　□ 有，原因：<br>1.<br>2. | □ 无　□ 有，原因：<br>1.<br>2. |
| 医师签名 | | |

| 时间 | 住院第 3~5 天 |
|---|---|
| 主要<br>诊疗<br>工作 | ☐ 根据初步骨髓结果制订治疗方案　☐ 化疗<br>☐ 患者家属签署化疗知情同意书　☐ 重要脏器保护<br>☐ 住院医师完成病程记录　☐ 止吐<br>☐ 上级医师查房 |
| 重要<br>医嘱 | **长期医嘱**<br>☐ 化疗医嘱（以下方案选一）<br>☐ 预治疗：CP：CTX 200mg/（m²·d），第-4 天~第 0 天；PDN 1mg/（kg·d），第-4 天~第 0 天<br>☐ VDCLP：VCR 1.4mg/（m²·d），最大剂量不超过 2 毫克/次，第 1、8、15、22 天<br>　　　　　DNR 40mg/（m²·d），第 1~3 天，第 15~16 天（可选）<br>　　　　　CTX 750mg/（m²·d），第 1 天（减去预治疗剂量），第 15 天（美司钠解救）<br>　　　　　L-asp 6000IU/m²，第 11、14、17、20、23 和 26 天<br>　　　　　PDN 1mg/（kg·d），第 1~14 天，第 15~28 天减量 1/2<br>☐ VDLP：VCR 1.4mg/（m²·d），最大剂量不超过 2 毫克/次，第 1、8、15、22 天<br>　　　　　DNR 40mg/（m²·d），第 1~3 天，第 15~16 天（可选）<br>　　　　　L-asp 6000IU/m²，第 11、14、17、20、23 和 26 天（减少用药次数）<br>　　　　　PDN 1mg/（kg·d），第 1~14 天，第 15~28 天减量 1/2<br>☐ VDCP：VCR 1.4mg/（m²·d），最大剂量不超过 2 毫克/次，第 1、8、15、22 天（≥55 岁）<br>　　　　　DNR 40mg/（m²·d），第 1~3 天，第 15~16 天（可选）<br>　　　　　CTX 750mg/（m²·d），第 1 天（减去预治疗剂量），第 15 天（美司钠解救）<br>　　　　　PDN 1mg/（kg·d），第 1~14 天，第 15~28 天减量 1/2<br>☐ 止吐、抗感染等对症支持治疗医嘱　☐ 补液治疗（水化、碱化）<br>☐ 重要脏器功能保护：防治尿酸性肾病　☐ 其他医嘱<br>　　（别嘌呤醇）、保肝、抑酸等<br>**临时医嘱**<br>☐ 输血医嘱（必要时）<br>☐ 心电监测（必要时）<br>☐ 复查肝肾功能、电解质<br>☐ 隔日复查血常规（必要时可每天复查）<br>☐ 血培养（高热时）<br>☐ 出现感染时，各种体液或分泌物病原学检查及相关影像学检查需多次重复<br>☐ 静脉插管维护、换药<br>☐ 腰椎穿刺，鞘内注射（具体剂量见住院流程）<br>☐ 脑脊液常规、生化和细胞形态学检查<br>☐ 其他医嘱 |
| 病情<br>变异<br>记录 | ☐ 无　☐ 有，原因：<br>1.<br>2. |
| 医师<br>签名 | |

| 时间 | 住院第 6~34 天 | 住院第 35 天<br>（出院日） |
|---|---|---|
| 主要诊疗工作 | □ 上级医师查房，注意病情变化<br>□ 住院医师完成病历书写<br>□ 复查血常规<br>□ 注意观察体温、血压、体重等，防治并发症<br>□ 成分输血、抗感染等支持治疗（必要时）<br>□ 造血生长因子（必要时）<br>□ 骨髓检查<br>□ 腰椎穿刺，鞘内注射 | □ 上级医师查房，进行化疗（根据骨髓穿刺）评估，确定有无并发症情况，明确是否出院<br>□ 完成出院记录、病案首页、出院证明书等<br>□ 向患者交代出院后的注意事项，如返院复诊的时间、地点，发生紧急情况时的处理等 |
| 重要医嘱 | **长期医嘱**<br>□ 洁净饮食<br>□ 抗感染等支持治疗（必要时）<br>□ 其他医嘱<br>**临时医嘱**<br>□ 血常规、尿常规、粪便常规<br>□ 肝肾功能、电解质、凝血功能<br>□ 输血医嘱（必要时）<br>□ 第 14 天骨髓形态学、残留病检测<br>□ 诱导治疗后骨髓形态学、残留病检测（可选）<br>□ 腰椎穿刺，鞘内注射（具体剂量见住院流程）<br>□ 脑脊液常规、生化和细胞形态学检查<br>□ 复查治疗前有白血病细胞浸润改变的各项检查<br>□ G-CSF 5μg/（kg·d）（必要时）<br>□ 影像学检查（必要）<br>□ 病原微生物培养（必要时）<br>□ 血培养（高热时）<br>□ 静脉插管维护、换药<br>□ 其他医嘱 | **出院医嘱**<br>□ 出院带药<br>□ 定期门诊随访<br>□ 监测血常规、肝肾功能、电解质等 |
| 病情变异记录 | □ 无 □ 有，原因：<br>1.<br>2. | □ 无 □ 有，原因：<br>1.<br>2. |
| 医师签名 | | |

### （二）护士表单

**初治成人 Ph⁻急性淋巴细胞白血病临床路径护士表单**

适用对象：第一诊断为初治成人 Ph⁻急性淋巴细胞白血病（ICD-10：C91.000）
拟行诱导化疗

| 患者姓名： | | 性别： 年龄： 门诊号： | 住院号： |
| --- | --- | --- | --- |
| 住院日期： 年 月 日 | | 出院日期： 年 月 日 | 标准住院日：35 天内 |

| 时间 | 住院第 1~3 天 | 住院第 4~34 天 | 住院第 35 天（出院日） |
| --- | --- | --- | --- |
| 健康宣教 | □ 介绍主管医师、护士<br>□ 介绍环境、设施<br>□ 介绍住院注意事项<br>□ 向患者宣教健康基本常识<br>□ 指导患者正确留取标本<br>□ 告知检查及操作前后饮食、活动及探视注意事项及应对方式 | □ 主管护士与患者沟通，了解并指导心理应对<br>□ 宣教疾病知识、用药知识<br>□ 指导患者化疗期间饮食、作息和活动<br>□ 告知用药期间加强个人卫生，并宣教相关知识<br>□ 告知患者化疗期间多饮水 | □ 康复和锻炼<br>□ 定时复查<br>□ 出院带药服用方法<br>□ 饮食等注意事项 |
| 护理处置 | □ 核对患者姓名，佩戴腕带<br>□ 建立入院护理病历<br>□ 卫生处置：剪指（趾）甲、沐浴、更换病号服 | □ 随时观察患者病情变化<br>□ 遵医嘱<br>□ 协助患者完成各项检查化验 | □ 办理出院手续 |
| 基础护理 | □ 一级护理<br>□ 患者安全管理 | □ 一级护理<br>□ 晨晚间护理<br>□ 患者安全管理 | □ 患者安全管理 |
| 专科护理 | □ 护理查体<br>□ 需要时填写跌倒及压疮防范表<br>□ 需要时请家属陪护<br>□ 心理护理 | □ 遵医嘱完成相关检查<br>□ 心理护理<br>□ 遵医嘱正确给药<br>□ 静脉置管的维护<br>□ 提供并发症依据 | □ 病情观察：评估患者生病体征<br>□ 心理护理 |
| 重点医嘱 | □ 详见医嘱执行单 | □ 详见医嘱执行单 | □ 详见医嘱执行单 |
| 病情变异记录 | □ 无 □ 有，原因：<br>1.<br>2. | □ 无 □ 有，原因：<br>1.<br>2. | □ 无 □ 有，原因：<br>1.<br>2. |
| 护士签名 | | | |

### （三）患者表单

#### 初治成人 Ph⁻ 急性淋巴细胞白血病临床路径患者表单

适用对象：第一诊断为初治成人 Ph⁻ 急性淋巴细胞白血病（ICD-10：C91.000）
　　　　　拟行诱导化疗

| 患者姓名： | 性别： | 年龄： | 门诊号： | 住院号： |
|---|---|---|---|---|
| 住院日期： 年 月 日 | 出院日期： 年 月 日 | | | 标准住院日：35 天内 |

| 时间 | 住院 1~3 天 | 住院第 4~34 天 | 住院第 35 天<br>（出院日） |
|---|---|---|---|
| 医患配合 | □ 配合医师询问病史、既往史、用药史及过敏史收集资料<br>□ 配合医师进行体格检查<br>□ 有任何不适告知医师<br>□ 配合完善如采血、留尿、心电图、X 线等相关检查等 | □ 医师向患者及家属介绍病情，如有异常结果需进一步检查<br>□ 配合用药及治疗<br>□ 配合医师调整用药<br>□ 有任何不适告知医师 | □ 接受出院指导<br>□ 了解复查程序及下次治疗时间<br>□ 获得出院小结和诊断证明 |
| 护患配合 | □ 配合测量体重、体温、脉搏、呼吸、血压、血氧饱和度等<br>□ 配合护士完成护理评估单<br>□ 接受入院宣教（环境介绍、病室规定、贵重物品管理、病区管理等）<br>□ 有不适随时告诉护士 | □ 配合测量体温、脉搏、呼吸、血压、询问每日排便情况等<br>□ 接受相关化验检查宣教，正确留取标本，配合检查<br>□ 接受输液、服药治疗<br>□ 注意活动安全，避免跌倒或坠床<br>□ 配合执行探视及陪护制度<br>□ 接受疾病及用药等相关知识指导<br>□ 有不适随时告诉护士 | □ 接受出院宣教<br>□ 办理出院手续<br>□ 获取出院带药<br>□ 知道服药方法、作用、注意事项<br>□ 知道复印病历的方法 |
| 饮食 | □ 洁净、易消化饮食 | □ 洁净、易消化饮食 | □ 洁净饮食 |
| 排泄 | □ 正常排尿便，必要时床上或床边进行 | □ 正常排尿便，必要时床上或床边进行 | □ 正常排尿便 |
| 活动 | □ 遵医嘱及护理指导 | □ 遵医嘱及护理指导 | □ 适度活动 |

## 附：原表单（2016 年版）

### 初治成人 Ph⁻ALL 急性淋巴细胞白血病临床路径表单

适用对象：第一诊断为初治成人 Ph⁻急性淋巴细胞白血病（ICD-10：C91.000）
　　　　　拟行诱导化疗

| 患者姓名： | 性别： | 年龄： | 门诊号： | 住院号： |
| --- | --- | --- | --- | --- |
| 住院日期：　　年　月　日 | 出院日期：　　年　月　日 | | 标准住院日：35 天内 | |

| 时间 | 住院第 1 天 | 住院第 2 天 |
| --- | --- | --- |
| 主要诊疗工作 | □ 询问病史及体格检查<br>□ 完成病历书写<br>□ 开实验室检查单<br>□ 上级医师查房与化疗前评估<br>□ 根据血象及凝血象决定是否成分输血<br>□ 向家属告知病重或病危并签署病重或病危通知书<br>□ 患者家属签署授权书、骨髓穿刺同意书、腰椎穿刺同意书、输血知情同意书、静脉插管同意书（条件允许时）<br>□ 根据血象决定是否白细胞单采、是否使用 CTX/激素预治疗 | □ 上级医师查房<br>□ 完成入院检查<br>□ 骨髓穿刺：骨髓形态学检查、免疫分型、细胞遗传学、和白血病相关基因及突变检测（有条件时）<br>□ 根据血象及凝血象决定是否成分输血<br>□ 控制感染等对症支持治疗<br>□ 完成必要的相关科室会诊<br>□ 住院医师完成上级医师查房记录等病历书写<br>□ 根据血象决定是否白细胞单采、是否使用 CTX/激素预治疗 |
| 重要医嘱 | **长期医嘱**<br>□ 血液病护理常规<br>□ 饮食：普通饮食/其他<br>□ 抗菌药物（必要时）<br>□ 补液治疗（水化、碱化）<br>□ 其他医嘱<br>**临时医嘱**<br>□ 血常规、尿常规、粪便常规<br>□ 肝肾功能、电解质、血型、凝血、输血前检查<br>□ X 线胸片、心电图、B 超（多部位）<br>□ 头颅、颈胸部 MRI 或 CT、脊柱侧位片、脑电图、血气分析（必要时）<br>□ 静脉插管术（条件允许时）<br>□ 病原微生物培养（必要时）<br>□ 输血医嘱（必要时）<br>□ 眼底检查<br>□ 白细胞单采术（必要时）<br>□ CTX、激素（必要时）<br>□ 其他医嘱 | **长期医嘱**<br>□ 患者既往基础用药<br>□ 防治尿酸肾病（别嘌呤醇）<br>□ 抗菌药物（必要时）<br>□ 补液治疗（水化、碱化）<br>□ 其他医嘱<br>**临时医嘱**<br>□ 骨髓穿刺<br>□ 骨髓形态学、免疫分型、细胞遗传学、和白血病相关基因及突变检测（有条件时）<br>□ 血常规<br>□ 输血医嘱（必要时）<br>□ 白细胞单采术（必要时）<br>□ CTX、激素（必要时）<br>□ 其他医嘱 |
| 主要护理工作 | □ 介绍病房环境、设施和设备<br>□ 入院护理评估 | □ 宣教（血液病知识） |

续　表

| 时间 | 住院第 1 天 | 住院第 2 天 |
|---|---|---|
| 病情<br>变异<br>记录 | □无　□有，原因：<br>1.<br>2. | □无　□有，原因：<br>1.<br>2. |
| 护士<br>签名 | | |
| 医师<br>签名 | | |

| 时间 | 住院第 3~5 天 |
|---|---|

| 主要诊疗工作 | ☐ 根据初步骨髓结果制定治疗方案　☐ 化疗<br>☐ 患者家属签署化疗知情同意书　☐ 重要脏器保护<br>☐ 住院医师完成病程记录　☐ 止吐<br>☐ 上级医师查房 |
|---|---|
| 重要医嘱 | **长期医嘱**<br>☐ 化疗医嘱（以下方案选一）<br>☐ 预治疗：CP：CTX 200mg/(m² · d)，3~5 天；PDN 1mg/(kg · d)，第-4 天~第 0 天<br>☐ VDCLP：VCR 1.4mg/(m² · d)，最大剂量不超过 2 毫克/次，第 1、8、15、22 天<br>　　　　　DNR 40mg/(m² · d)，第 1~3 天，第 15~16 天（可选）<br>　　　　　CTX 750mg/(m² · d)，第 1 天（减去预治疗剂量），第 15 天（美司钠解救）<br>　　　　　L-asp 6000IU/m²，第 11、14、17、20、23 和 26 天<br>　　　　　PDN 1mg/(kg · d)，第 1~14 天，第 15~28 天减量 1/2<br>☐ VDLP：VCR 1.4mg/(m² · d)，最大剂量不超过 2 毫克/次，第 1、8、15、22 天<br>　　　　　DNR 40mg/(m² · d)，第 1~3 天，第 15~16 天（可选）<br>　　　　　L-asp 6000IU/m²，第 11、14、17、20、23 和 26 天（减少用药次数）<br>　　　　　PDN 1mg/(kg · d)，第 1~14 天，第 15~28 天减量 1/2<br>☐ VDCP：VCR 1.4mg/(m² · d)，最大剂量不超过 2 毫克/次，第 1、8、15、22 天（≥55 岁）<br>　　　　　DNR 40mg/(m² · d)，第 1~3 天，第 15~16 天（可选）<br>　　　　　CTX 750mg/(m² · d)，第 1 天（减去预治疗剂量），第 15 天（美司钠解救）<br>　　　　　PDN 1mg/(kg · d)，第 1~14 天，第 15~28 天减量 1/2<br>☐ 止吐、抗感染等对症支持治疗医嘱　☐ 补液治疗（水化、碱化）<br>☐ 重要脏器功能保护：防治尿酸肾病　☐ 其他医嘱<br>　　（别嘌呤醇）、保肝、抑酸等<br>**临时医嘱**<br>☐ 输血医嘱（必要时）<br>☐ 心电监测（必要时）<br>☐ 复查肝肾功能、电解质<br>☐ 隔日复查血常规（必要时可每天复查）<br>☐ 血培养（高热时）<br>☐ 出现感染时，各种体液或分泌物病原学检查及相关影像学检查需多次重复<br>☐ 静脉插管维护、换药<br>☐ 腰椎穿刺，鞘内注射（具体剂量见住院流程）<br>☐ 脑脊液常规、生化和细胞形态学检查<br>☐ 其他医嘱 |
| 主要护理工作 | ☐ 随时观察患者病情变化<br>☐ 心理与生活护理<br>☐ 化疗期间嘱患者多饮水 |
| 病情变异记录 | ☐ 无　☐ 有，原因：<br>1.<br>2. |
| 护士签名 | |
| 医师签名 | |

| 时间 | 住院第 6~34 天 | 住院第 35 天<br>（出院日） |
|---|---|---|
| 主要诊疗工作 | □ 上级医师查房，注意病情变化<br>□ 住院医师完成病历书写<br>□ 复查血常规<br>□ 注意观察体温、血压、体重等，防治并发症<br>□ 成分输血、抗感染等支持治疗（必要时）<br>□ 造血生长因子（必要时）<br>□ 骨髓检查<br>□ 腰椎穿刺，鞘内注射 | □ 上级医师查房，进行化疗（根据骨髓穿刺）评估，确定有无并发症情况，明确是否出院<br>□ 完成出院记录、病案首页、出院证明书等<br>□ 向患者交代出院后的注意事项，如返院复诊的时间、地点，发生紧急情况时的处理等 |
| 重要医嘱 | **长期医嘱**<br>□ 洁净饮食<br>□ 抗感染等支持治疗（必要时）<br>□ 其他医嘱<br>**临时医嘱**<br>□ 血常规、尿常规、粪便常规<br>□ 肝肾功能、电解质、凝血功能<br>□ 输血医嘱（必要时）<br>□ 第 14 天骨髓形态学、残留病检测<br>□ 诱导治疗后骨髓形态学、残留病检测（可选）<br>□ 腰椎穿刺，鞘内注射（具体剂量见住院流程）<br>□ 脑脊液常规、生化和细胞形态学检查<br>□ 复查治疗前有白血病细胞浸润改变的各项检查<br>□ G-CSF 5μg/（kg·d）（必要时）<br>□ 影像学检查（必要）<br>□ 病原微生物培养（必要时）<br>□ 血培养（高热时）<br>□ 静脉插管维护、换药<br>□ 其他医嘱 | **出院医嘱**<br>□ 出院带药<br>□ 定期门诊随访<br>□ 监测血常规、肝肾功能、电解质等 |
| 主要护理工作 | □ 随时观察患者情况<br>□ 心理与生活护理<br>□ 化疗期间嘱患者多饮水 | □ 指导患者办理出院手续 |
| 病情变异记录 | □ 无　□ 有，原因：<br>1.<br>2. | □ 无　□ 有，原因：<br>1.<br>2. |
| 护士签名 | | |
| 医师签名 | | |

## 第二节　完全缓解的成人 Ph⁻ 急性淋巴细胞白血病临床路径释义

**【医疗质量控制指标】**

指标一、确诊疾病缓解并排除禁忌证后开始巩固强化和维持治疗。

指标二、做好感染的防范措施，抗菌药物需要有使用适应证。

指标三、输血要有适应证。

### 一、完全缓解的成人 Ph⁻ 急性淋巴细胞白血病编码

疾病名称及编码：成人 Ph⁻ 急性淋巴细胞白血病（ALL）（ICD-10：C91.000）

### 二、临床路径检索方法

C91.000

### 三、国家医疗保障疾病诊断相关分组（CHS-DRG）

MDCR　骨髓增生疾病和功能障碍，低分化肿瘤

RB1　急性白血病化疗治疗和/或其他治疗

### 四、完全缓解的成人 Ph⁻ 急性淋巴细胞白血病临床路径标准住院流程

**（一）临床路径标准住院日**

21~28 天内。

**（二）进入路径标准**

1. 第一诊断必须符合成人 Ph⁻ 急性淋巴细胞白血病（ALL）疾病编码（ICD-10：C91.000）的患者。

2. 经诱导化疗达完全缓解（CR）。

3. 当患者同时具有其他疾病诊断、在住院期间不需特殊处理也不影响第一诊断临床路径流程的实施时，可以进入路径。

> **释义**
>
> ■ 诊断明确且诱导化疗获得 CR 的成人（≥16 岁）Ph⁻ALL 患者进入本路径，未获得 CR 或复发患者不宜进入本路径。

**（三）完善入院常规检查**

需 2 天（指工作日）。

必须的检查项目：

1. 血常规、尿常规、粪便常规。

2. 肝肾功能、电解质、血型、凝血功能、输血前检查。

> **释义**
>
> ■ 主要为指导临床医师正确评价患者主要脏器的功能，保证本路径治疗的顺利进行。

3. X线胸片、心电图、腹部B超。

4. 发热或疑有某系统感染者可选择：病原微生物培养、影像学检查。

> **释义**
>
> ■ 巩固治疗前应积极控制处理潜在的感染，避免巩固治疗后骨髓抑制期出现感染扩散、加重而影响本路径的顺利实施。

5. 骨髓涂片或/及活检（必要时）、微小残留病变检测（有条件时）。

6. 复查治疗前有白血病细胞浸润改变的各项检查。

> **释义**
>
> ■ 骨髓形态学检查明确患者处于CR状态并进入本路径，若骨髓形态提示复发应退出本路径。
>
> ■ 影像学或超声检查评估治疗前有白血病浸润的病变，便于评估骨髓外病灶的转归。

7. 患者及家属签署以下同意书：授权书、化疗知情同意书、骨髓穿刺同意书、腰椎穿刺及鞘内注射同意书、输血知情同意书、静脉插管知情同意书。

> **释义**
>
> ■ 签署各项知情同意书，加强医患沟通，不仅有利于患者及其家属了解疾病现状及后续治疗，亦有助于保障医疗安全。

### （四）治疗开始时间

入院第3天内。

> **释义**
>
> ■ 前述主要入院检查于3天内完成。

### （五）治疗方案

1. 早期巩固强化化疗：

（1）CAM：CTX：750 mg/（$m^2 \cdot d$），第1天，第8天（美司钠解救）；阿糖胞苷（Ara-C）：100mg/（$m^2 \cdot d$）（分2次），第1~3天，第8~10天；巯嘌呤（6-MP）：60mg/（$m^2 \cdot d$），第1~7天。

血象恢复后（白细胞≥$1×10^9$/L，血小板≥$50×10^9$/L），行预防性三联鞘内注射1~2次。

（2）大剂量甲氨蝶呤（HD-MTX）+L-asp：MTX 3.0g/（$m^2 \cdot d$），第1天；行三联鞘内注射1次。

L-asp 6000 IU（$m^2 \cdot d$），第3、4天。

（3）MA 方案：米托蒽醌（MTZ）8mg/（m² · d），静脉滴注，第 1~3 天。阿糖胞苷（Ara-C）0.75 g/m²，q12h，静脉滴注，第 1~3 天。

2. 晚期巩固强化化疗：

（1）VDCD 或 VDLD 方案：长春新碱（VCR）：1.4mg/（m² · d），最大剂量不超过 2 毫克/次，第 1、8、15、22 天。柔红霉素（DNR）：40mg/（m² · d），第 1~3 天。环磷酰胺（CTX）：750mg/（m² · d），第 1、8 天；或左旋门冬酰胺酶（L-asp）：6000IU/m²，第 11、14、17、20、23 和 26 天。地塞米松（DXM）：8mg/（m² · d），口服或静脉注射，第 1~7 天，第 15~21 天。血象恢复后（白细胞≥1×10⁹/L，血小板≥50×10⁹/L），行三联鞘内注射 1~2 次。

（2）COATD 方案：CTX：750mg/（m² · d），第 1 天（美司钠解救）；VCR：1.4mg/（m² · d），最大剂量不超过 2 毫克/次，第 1 天；Ara-C：100mg/（m² · d）（分 2 次），静脉滴注，第 1~7 天；替尼泊苷（VM-26）100mg/（m² · d），第 1~4 天；地塞米松（DXM）6mg/（m² · d），口服或静脉滴注，第 1~7 天。血象恢复后（白细胞≥1×10⁹/L，血小板≥50×10⁹/L），行三联鞘内注射 1~2 次。

（3）大剂量甲氨碟呤（MTX）+L-asp：MTX：3.0g/（m² · d），第 1 天；行三联鞘内注射 1 次。L-asp 6000IU/（m² · d），第 3、4 天。

（4）TA 方案：替尼泊苷（VM-26）100mg/（m² · d），第 1~4 天；阿糖胞苷（Ara-C）：100/（m² · d）（分 2 次），静脉滴注，第 1~7 天。血象恢复后（白细胞≥1×10⁹/L，血小板≥50×10⁹/L），行三联鞘内注射 1~2 次。

3. 维持治疗：每月 1 个疗程，直到缓解后 3 年。每 6 个月给予 1 次强化治疗。维持治疗期间每 3 个月复查骨髓细胞形态及 MRD 检查。

维持治疗方案：

MM 方案（根据血象和肝功能调整用量和用药时间）：6-MP：60mg/（m² · d），每晚服用，第 1~7 天。MTX：20mg/（m² · d），口服，第 8 天。

维持治疗期间的强化治疗方案：

MOACD 方案：米托蒽醌（MTZ）8mg/（m² · d），静脉滴注，第 1~2 天。VCR：1.4mg/（m² · d），最大剂量不超过 2 毫克/次，第 1 天；阿糖胞苷（Ara-C）100mg/（m² · d）（分 2 次），静脉滴注，第 1~5 天。CTX：600mg/（m² · d），第 1 天；地塞米松（DXM）：6mg（m² · d），口服或静脉滴注，第 1~7 天。

---

释义

■ 缓解后的治疗一般分强化巩固和维持治疗两个阶段。强化巩固治疗主要有化疗和 HSCT 两种方式，目前化疗多数采用间歇重复原诱导方案，并定期给予强化治疗。强化治疗时化疗药物剂量宜大，不同种类要交替轮换使用以避免蓄积毒性，如高剂量甲氨蝶呤（HD-MTX）、Ara-C、6-巯基嘌呤（6-MP）和 L-ASP。

对于 Ph⁻ ALL，即使经过强烈诱导和巩固治疗，仍必须给予维持治疗。口服 6-MP 和 MTX 的同时间断给予 VP 方案化疗是普遍采用的有效维持治疗方案。如未行异基因 HSCT，ALL 在缓解后的巩固维持治疗一般需持续 3 年，定期检测 MRD 并根据 ALL 亚型决定巩固和维持治疗的强度和时间。

ALL 整个治疗期间应强调规范的 MRD 监测，并根据 MRD 监测结果进行危险度和治疗调整。MRD 检测方法有：①Ig/TCR 的定量 PCR 检测；②流式细胞术 MRD 检测：4~6 色或≥8 色的二代流式细胞检测技术；③特异融合基因转录本的定量 PCR。

早期监测：诱导治疗期间（第 14 天）和/或结束时（第 28 天左右），用于预后的判断。

缓解后定期监测：应保证治疗第 16、22 周左右的 MRD 监测。缓解后 MRD 水平高的患者具有较高的复发风险，应进行较强的缓解后治疗，如 HSCT，以改善长期疗效。

HSCT 对治愈成人 ALL 至关重要。allo-HSCT 可使 40%~65% 的患者长期存活。主要适应证为：①复发难治 ALL；②CR2 期 ALL；③CR1 期高危 ALL：Ph⁻ ALL 患者中细胞遗传学分析为亚二倍体者；MLL 基因重排阳性者；WBC≥30×10⁹/L 的前 B-ALL 和 WBC≥100×10⁹/L 的 T-ALL；获 CR 时间>4~6 周；CR 后在巩固维持治疗期间 MRD 持续存在或仍不断升高者。

4. 中枢神经系统白血病（CNSL）预防治疗：任何类型的成人 ALL 均应强调 CNSL 的早期预防。包括鞘内注射化疗、放射治疗、大剂量全身化疗等。低危组共鞘内注射 12 次，高危组 16 次。

（1）三联鞘内注射：三联鞘内注射是 CNSL 的预防及治疗的主要方式。病程中未诊断 CNSL 的低危组患者总共应完成 12 次鞘内注射，高危组为 16 次。诱导治疗后期血象恢复后（中性粒细胞≥1×10⁹/L，血小板≥50×10⁹/L，外周血无原始细胞）应进行首次腰椎穿刺及三联鞘内注射，并行脑脊液常规、生化和流式细胞术白血病细胞分析。

（2）预防性头颅放疗：拟行 HSCT 者移植前不建议行颅脑放疗预防 CNSL。非移植患者中，18 岁以上的高危组患者或 35 岁以上的患者，可在缓解后的巩固化疗期间进行预防性头颅放疗，照射部位为单纯头颅，总剂量 1800~2000cGy，分次（10~12 次）完成。18 岁以下患者一般不建议预防性头颅放疗。

（3）CNSL 治疗：确诊为 CNSL 者，建议先行腰椎穿刺鞘内注射治疗。应每周鞘内注射 2 次直至症状体征好转、脑脊液检测正常，此后每周 1 次，连续 4~6 周。也可在鞘内注射化疗至脑脊液白细胞数正常、症状体征好转后再行放疗（头颅+脊髓），头颅放疗剂量为 2000~2400cGy，脊髓放疗剂量为 1800~2000cGy，分次（10~12 次）完成。进行过预防性头颅放疗的原则上不再进行二次放疗。

> **释义**
>
> ■ "庇护所"白血病的预防是 ALL 治疗必不可少的环节。CNSL 的防治措施包括颅脊椎照射、鞘内注射化疗（如 MTX、Ara-C、糖皮质激素）和/或高剂量的全身化疗（如 HD-MTX、Ara-C）。颅脊椎照射疗效确切，但其不良反应如认知障碍、继发肿瘤、内分泌受损和神经毒性（如白质脑病）限制了应用。现在多采用早期强化全身治疗和鞘内注射化疗预防 CNSL 发生，而颅脊椎照射作为 CNSL 发生时的挽救治疗。对于睾丸白血病患者，即使仅有单侧睾丸白血病也要进行双侧照射和全身化疗。

5. 巩固治疗结束后的随访监测治疗：患者维持治疗期间定期检测血象、骨髓形态、染色体及流式残留病检测，每 3 月复查 1 次。

**（六）治疗后恢复期复查的检查项目**

1. 血常规、肝肾功能、电解质。

2. 脏器功能评估。

3. 骨髓检查（必要时）。

4. 微小残留病变检测（必要时）。

> **释义**
>
> ■ 监测血细胞和脏器功能为成分输血和保护脏器功能处理提供依据，同时也可评估下一疗程用药开始的时间。
>
> ■ 巩固维持治疗中适时复查骨髓，复发患者应退出本路径。

### （七）化疗中及化疗后治疗

1. 感染防治：发热患者建议立即进行病原微生物培养并使用抗菌药物经验性抗细菌治疗；根据疗效和病原微生物培养结果合理调整抗菌药物治疗。建议给予抗真菌预防。有侵袭性真菌感染时应及时给予抗真菌治疗。
2. 脏器功能损伤的相应防治：止吐、保肝、抑酸、水化、碱化、防治尿酸性肾病（别嘌呤醇）等。
3. 成分输血：适用于 Hb＜80g/L，PLT＜20×10$^9$/L 或有活动性出血患者，分别输注浓缩红细胞和单采血小板；若存在 DIC 倾向则 PLT＜50×10$^9$/L 时即应输注血小板。有凝血功能异常的患者，输注相应血液制品。纤维蛋白原＜1.5g/L 时，输注新鲜血浆或浓缩纤维蛋白原。必要时给予肝素抗凝、抗纤溶治疗。有心功能不全者可适当放宽输血适应证。
4. 造血生长因子：化疗后骨髓抑制期可给予粒细胞集落刺激因子（G-CSF）。

> **释义**
>
> ■ 详见初治成人 Ph⁻ 急性淋巴细胞白血病临床路径。

### （八）出院标准

1. 一般情况良好。
2. 没有需要住院处理的并发症和/或合并症。

> **释义**
>
> ■ 临床症状改善，ANC≥0.5×10$^9$/L、PLT≥20×10$^9$/L，不需要静脉输液的患者可以出院，出现其他合并症需要治疗者可适当延长住院时间。

### （九）有无变异及原因分析

1. 治疗中、后出现感染、贫血、出血及其他合并症者进行相关的诊断和治疗，可能延长住院时间并致费用增加。
2. 若治疗过程中出现 CNSL，退出此路径，进入相关路径。
3. 治疗期间髓内和/或髓外复发者退出此路径。

> **释义**
>
> ■ 治疗过程中因出现各种合并症需要继续住院的患者可适当延长住院日，若出现严重并发症影响本路径可退出本路径。

■ CNS-L 状态分类：

CNS-1：白细胞分类无原始淋巴细胞（不考虑脑脊液白细胞计数）。

CNS-2：脑脊液白细胞计数＜5 个/微升，可见原始淋巴细胞。

CNS-3：脑脊液白细胞计数≥5 个/微升，可见原始淋巴细胞。

CNSL 诊断标准：目前 CNSL 尚无统一诊断标准。1985 年在罗马讨论关于 ALL 预后差的危险因素是提出下列 CNSL 诊断标准：脑脊液白细胞计数≥5 个/微升，离心标本证明细胞为原始细胞者，即可诊断 CNSL。

髓内/外复发：已取得 CR 的患者外周血或骨髓又出现原始细胞（比例＞5%），或出现髓外疾病如 CNSL 或新发髓外浸润包块。

## 五、完全缓解的成人 Ph⁻ 急性淋巴细胞白血病临床路径给药方案

【用药选择】

1. 甲氨蝶呤：属于抗叶酸类抗肿瘤药，选择性地作用于 S 期，属细胞周期特异性药物。主要通过对二氢叶酸还原酶的抑制而阻碍肿瘤细胞 DNA 的合成，而抑制肿瘤细胞的生长与繁殖。使用大剂量 MTX 时，对嘌呤核苷酸的合成也有影响，由于正常人体细胞利用嘌呤的功能远较肿瘤细胞为强，因此建议大剂量 MTX（一次量＞1g，一般用 3~10g）静脉滴注。

2. 巯嘌呤：属于抑制嘌呤合成途径的细胞周期特异性药物，化学结构与次黄嘌呤相似，因而能竞争性地抑制次黄嘌呤的转变过程，本品进入体内，在细胞内必须由磷酸核糖转移酶转为 6-巯基嘌呤核糖核苷酸后才具有活性。6-MP 晚上用药效果更好，可以用硫鸟嘌呤（6-TG）替代 6-MP。

3. 替尼泊苷：为表鬼白毒素的半合成衍生物，是一种周期特异性细胞毒药物。主要作用于细胞周期 S 期和 G₂ 期，使细胞不能进行有丝分裂。其作用机制主要与抑制拓扑异构酶Ⅱ从而导致 DNA 单链或双链断裂有关。本品与依托泊苷（VP-16）具有交叉耐药性。由于该药物可以透过血脑脊液屏障，常与其他药物联合应用进行 ALL 患者的巩固或再诱导治疗。

【药学提示】

大剂量（HD）：MTX 的主要不良反应为黏膜炎，肝肾功能损害。所用 MTX 剂量的大小、静脉滴注时间长短、开始用 CF 等药解救的迟早均与疗效和毒性相关：静脉滴注时间愈长毒性愈大；开始用 CF 愈迟毒性愈大；有胸腹腔等积液时也会增加大剂量 MTX 治疗的毒性。有条件的单位可以在使用 HD-MTX 前检测患者甲氨蝶呤的基因多态性，来预测患者对 MTX 药物的代谢，若为代谢缓慢型，必要时可适当下调 MTX 用量以降低治疗 TRM 风险。

【注意事项】

1. HD-MTX 治疗时需要充分水化、碱化，推荐在使用 HD-MTX 前 12 小时即开始进行水化和碱化，以降低 MTX 发生严重肝肾毒性的风险。

2. CNSL 的预防要贯穿于 ALL 治疗的整个过程。

## 六、完全缓解的成人 Ph⁻ 急性淋巴细胞白血病护理规范

1. 基础护理：同初治成人 Ph⁻ 急性淋巴细胞白血病。

2. 预防感染：同初治成人 Ph⁻ 急性淋巴细胞白血病。

3. 围化疗期的护理：MTX 可引起口腔黏膜溃疡，可用 0.5% 普鲁卡因溶液含漱，减轻疼痛，便于进食和休息。亚叶酸钙可对抗其毒性作用，可遵医嘱使用。余同初治成人 Ph⁻ 急性淋巴细胞白血病。

4. 输血护理：同初治成人 Ph⁻急性淋巴细胞白血病。

5. 穿刺后的护理：同初治成人 Ph⁻急性淋巴细胞白血病。

## 七、完全缓解的成人 Ph⁻急性淋巴细胞白血病营养治疗规范

同初治成人 Ph⁻急性淋巴细胞白血病。

## 八、完全缓解的成人 Ph⁻急性淋巴细胞白血病患者健康宣教

按医嘱坚持定期巩固强化和维持治疗，不可自行更改或停用，定期复诊。余同初治成人 Ph⁻急性淋巴细胞白血病。

## 九、推荐表单

### （一）医师表单

**完全缓解的成人 Ph⁻ 急性淋巴细胞白血病临床路径医师表单**

适用对象：第一诊断为成人 Ph⁻ 急性淋巴细胞白血病达 CR 者（ICD-10：C91.000）
拟行缓解后续化疗

| 患者姓名： | 性别： | 年龄： | 门诊号： | 住院号： |
|---|---|---|---|---|
| 住院日期：　年　月　日 | 出院日期：　年　月　日 | | | 标准住院日：21 天内 |

| 时间 | 住院第 1 天 | 住院第 2 天 |
|---|---|---|
| 主要诊疗工作 | □ 询问病史及体格检查<br>□ 完成病历书写<br>□ 开实验室检查单<br>□ 上级医师查房与化疗前评估<br>□ 患者家属签署授权书、输血同意书、骨髓穿刺同意书、腰椎穿刺同意书、静脉插管同意书 | □ 上级医师查房<br>□ 完成入院检查<br>□ 骨髓穿刺（骨髓形态学检查、微小残留病变检测）<br>□ 腰椎穿刺+鞘内注射<br>□ 根据血象决定是否成分输血<br>□ 完成必要的相关科室会诊<br>□ 完成上级医师查房记录等病历书写<br>□ 确定化疗方案和日期 |
| 重要医嘱 | **长期医嘱**<br>□ 血液病护理常规<br>□ 饮食：普通饮食/其他<br>□ 抗菌药物（必要时）<br>□ 其他医嘱<br>**临时医嘱**<br>□ 血常规、尿常规、粪便常规<br>□ 肝肾功能、电解质、血型、凝血功能、输血前检查<br>□ X 线胸片、心电图、腹部 B 超<br>□ 头颅、颈胸部 MRI 或 CT、脊柱侧位片、脑电图、血气分析、超声心动（视患者情况而定）<br>□ 复查治疗前有白血病细胞浸润改变的各项检查<br>□ 静脉插管术（有条件时）<br>□ 病原微生物培养（必要时）<br>□ 输血医嘱（必要时）<br>□ 其他医嘱 | **长期医嘱**<br>□ 患者既往基础用药<br>□ 抗菌药物（必要时）<br>□ 其他医嘱<br>**临时医嘱**<br>□ 骨髓穿刺（需要时）<br>□ 骨髓形态学、染色体、微小残留病检测<br>□ 腰椎穿刺，鞘内注射（具体剂量见住院流程）<br>□ 脑脊液常规、生化、细胞形态<br>□ 输血医嘱（必要时）<br>□ 其他医嘱 |
| 病情变异记录 | □ 无　□ 有，原因：<br>1.<br>2. | □ 无　□ 有，原因：<br>1.<br>2. |
| 医师签名 | | |

| 时间 | 住院第 3 天 |
|---|---|
| 主要<br>诊疗<br>工作 | ☐ 患者家属签署化疗知情同意书　　☐ 化疗<br>☐ 上级医师查房，制定化疗方案　　☐ 重要脏器保护<br>☐ 住院医师完成病程记录　　☐ 止吐 |

重
要
医
嘱

**长期医嘱**

☐ 化疗医嘱（以下方案选一）

☐ CAM：

CTX 750mg/（m² · d），第 1、8 天（美司钠解救）

Ara-C 100mg/（m² · d），第 1~3 天，第 8~10 天

6-MP 60mg/（m² · d），第 1~7 天

☐ COATD：

CTX 750mg/（m² · d），第 1 天（美司钠解救）

VCR 1.4mg/（m² · d）（不超过 2mg），第 1 天

Ara-C 100mg/（m² · d），第 1~7 天

VM-26 100mg/（m² · d），第 1~4 天

DXM 6mg/（m² · d），第 1~7 天

☐ HD-MTX + L-asp：

MTX 3.0g/（m² · d）

CF 15mg/m²，6 小时 1 次，3~8 次，根据 MTX 血药浓度给予调整

L-asp 6000IU/（m² · d），第 3、4 天

☐ MA：

MTZ 8mg/（m² · d）（5 毫克/支），第 1~3 天

AraC 0.75g/m²，q12h，第 1~3 天

☐ VDLD：

VCR 1.4mg/（m² · d）（不超过 2 mg），第 1、8、15、22 天

DNR 40mg/（m² · d），第 1~3 天

L-asp 6000IU/（m² · d），第 11、14、17、20、23 和 26 天

DXM 8mg/（m² · d），第 1~7 天，第 15~21 天

☐ VDCD：

VCR 1.4mg/（m² · d）（不超过 2 mg），第 1、8、15、22 天

DNR 40mg/（m² · d），第 1~3 天

CTX 750mg/（m² · d），第 1、8 天

DXM 8mg/（m² · d），第 1~7 天，第 15~21 天

☐ TA：

VM-26 100mg/（m² · d），第 1~4 天

Ara-C 100mg/（m² · d），第 1~7 天

☐ 补液治疗（水化、碱化）　　☐ 止吐、保肝、抗感染等医嘱　　☐ 其他医嘱

**临时医嘱**

☐ 输血医嘱（必要时）　　　　　　☐ 血常规

☐ 心电监测（必要时）　　　　　　☐ 血培养（高热时）

☐ 静脉插管维护、换药　　　　　　☐ 其他医嘱

| 病情<br>变异<br>记录 | ☐ 无　☐ 有，原因：<br>1.<br>2. |
|---|---|
| 医师<br>签名 | |

| 时间 | 住院第 4~20 天 | 住院第 21 天<br>（出院日） |
|---|---|---|
| 主要诊疗工作 | □ 上级医师查房，注意病情变化<br>□ 住院医师完成常规病历书写<br>□ 复查血常规、肝肾功能、电解质、凝血功能<br>□ 注意血药浓度监测（必要时）<br>□ 注意观察体温、血压、体重等，防治并发症<br>□ 成分输血、抗感染等支持治疗（必要时）<br>□ 造血生长因子（必要时） | □ 上级医师查房，确定有无并发症情况，明确是否出院<br>□ 完成出院记录、病案首页、出院证明书等，向患者交代出院后的注意事项，如返院复诊的时间、地点，发生紧急情况时的处理等 |
| 重要医嘱 | **长期医嘱**<br>□ 洁净饮食<br>□ 抗感染等支持治疗<br>□ 其他医嘱<br>**临时医嘱**<br>□ 血常规、尿常规、粪便常规<br>□ 肝肾功能、电解质<br>□ 输血医嘱（必要时）<br>□ G-CSF $5\mu g/(kg \cdot d)$（必要时）<br>□ 血培养（高热时）<br>□ 出现感染时，各种体液或分泌物病原学检查及相关影像学检查需多次重复<br>□ 血药浓度监测（必要时）<br>□ 静脉插管维护、换药<br>□ 腰椎穿刺，鞘内注射（具体剂量见住院流程）<br>□ 脑脊液常规、生化、细胞形态<br>□ 其他医嘱 | **出院医嘱**<br>□ 出院带药<br>□ 定期门诊随访<br>□ 监测血常规、肝肾功能、电解质等 |
| 病情变异记录 | □ 无　□ 有，原因：<br>1.<br>2. | □ 无　□ 有，原因：<br>1.<br>2. |
| 医师签名 | | |

## （二）护士表单

### 完全缓解的成人 Ph⁻ 急性淋巴细胞白血病临床路径护士表单

适用对象：第一诊断为成人 Ph⁻ 急性淋巴细胞白血病达 CR 者（ICD-10：C91.000）
拟行缓解后续化疗

| 患者姓名： | 性别： 年龄： 门诊号： | 住院号： |
|---|---|---|
| 住院日期： 年 月 日 | 出院日期： 年 月 日 | 标准住院日：21 天内 |

| 时间 | 住院第 1~2 天 | 住院第 3~20 天 | 住院第 21 天<br>（出院日） |
|---|---|---|---|
| 健康宣教 | □ 介绍主管医师、护士<br>□ 介绍环境、设施<br>□ 介绍住院注意事项<br>□ 向患者宣教健康基本常识<br>□ 指导患者正确留取标本<br>□ 告知检查及操作前后的饮食、活动、体位等注意事项 | □ 主管护士与患者沟通，了解并指导心理应对<br>□ 宣教疾病知识、用药知识<br>□ 指导化疗期间多饮水<br>□ 告知化疗期间及化疗后加强个人卫生管理，并宣教相关知识 | □ 康复和锻炼<br>□ 定时复查<br>□ 出院带药服用方法<br>□ 饮食等注意事项 |
| 护理处置 | □ 核对患者姓名，佩戴腕带<br>□ 建立入院护理病历<br>□ 卫生处置：剪指（趾）甲、沐浴、更换病号服 | □ 随时观察患者病情变化<br>□ 遵医嘱<br>□ 协助患者完成各项检查化验 | □ 办理出院手续 |
| 基础护理 | □ 二级护理<br>□ 患者安全管理 | □ 一级护理<br>□ 晨晚间护理<br>□ 患者安全管理<br>□ 静脉置管的维护 | □ 患者安全管理 |
| 专科护理 | □ 护理查体<br>□ 需要时填写跌倒及压疮防范表<br>□ 需要时请家属陪护<br>□ 心理护理 | □ 遵医嘱完成相关检查<br>□ 心理护理<br>□ 遵医嘱正确给药<br>□ 提供并发症依据 | □ 病情观察：评估患者生病体征<br>□ 心理护理 |
| 重点医嘱 | □ 详见医嘱执行单 | □ 详见医嘱执行单 | □ 详见医嘱执行单 |
| 病情变异记录 | □ 无 □ 有，原因：<br>1.<br>2. | □ 无 □ 有，原因：<br>1.<br>2. | □ 无 □ 有，原因：<br>1.<br>2. |
| 护士签名 | | | |

### （三）患者表单

#### 完全缓解的成人 Ph⁻ 急性淋巴细胞白血病临床路径患者表单

适用对象：第一诊断为成人 Ph⁻ 急性淋巴细胞白血病达 CR 者（ICD-10：C91.000）

　　　　　拟行缓解后续化疗

| 患者姓名： | 性别：　　　年龄：　　　门诊号： | 住院号： |
|---|---|---|
| 住院日期：　　年　月　日 | 出院日期：　　年　月　日 | 标准住院日：21 天内 |

| 时间 | 住院第 1~2 天 | 住院第 3~20 天 | 住院第 21 天<br>（出院日） |
|---|---|---|---|
| 医患配合 | □ 配合医师询问病史、既往史、用药史及过敏史收集资料<br>□ 配合医师进行体格检查<br>□ 有任何不适告知医师<br>□ 配合完善如采血、留尿、心电图、X 线等相关检查等 | □ 医师向患者及家属介绍病情，如有异常结果需进一步检查<br>□ 配合用药及治疗<br>□ 配合医师调整用药<br>□ 有任何不适告知医师 | □ 接受出院指导<br>□ 了解复查程序及下次治疗时间<br>□ 获得出院小结和诊断证明 |
| 护患配合 | □ 配合测量体重、体温、脉搏、呼吸、血压、血氧饱和度等<br>□ 配合护士完成护理评估单<br>□ 接受入院宣教（环境介绍、病室规定、贵重物品管理、病区管理等）<br>□ 有不适随时告诉护士 | □ 配合测量体温、脉搏、呼吸、血压、询问每日排便情况等<br>□ 接受相关化验检查宣教，正确留取标本，配合检查<br>□ 接受输液、服药治疗<br>□ 注意活动安全，避免跌倒或坠床<br>□ 配合执行探视及陪护制度<br>□ 接受疾病及用药等相关知识指导<br>□ 有不适随时告诉护士 | □ 接受出院宣教<br>□ 办理出院手续<br>□ 获取出院带药<br>□ 知道服药方法、作用、注意事项<br>□ 知道复印病历的程序 |
| 饮食 | □ 洁净饮食 | □ 洁净、易消化饮食 | □ 洁净饮食 |
| 排泄 | □ 正常排尿便，必要时床上或床边进行 | □ 正常排尿便，必要时床上或床边进行 | □ 正常排尿便 |
| 活动 | □ 遵医嘱及护理指导 | □ 遵医嘱及护理指导 | □ 适度活动 |

## 附：原表单（2016 年版）

### 完全缓解的成人 Ph⁻急性淋巴细胞白血病临床路径表单

适用对象：第一诊断为成人 Ph⁻急性淋巴细胞白血病达 CR 者（ICD-10：C91.000）

拟行缓解后续化疗

| 患者姓名： | 性别： | 年龄： | 门诊号： | 住院号： |
|---|---|---|---|---|

| 住院日期： 年 月 日 | 出院日期： 年 月 日 | 标准住院日：21 天内 |
|---|---|---|

| 时间 | 住院第 1 天 | 住院第 2 天 |
|---|---|---|
| 主要诊疗工作 | □ 询问病史及体格检查<br>□ 完成病历书写<br>□ 开实验室检查单<br>□ 上级医师查房与化疗前评估<br>□ 患者家属签署授权书、输血同意书、骨髓穿刺同意书、腰椎穿刺同意书、静脉插管同意书 | □ 上级医师查房<br>□ 完成入院检查<br>□ 骨髓穿刺（骨髓形态学检查、微小残留病变检测）<br>□ 腰椎穿刺+鞘内注射<br>□ 根据血象决定是否成分输血<br>□ 完成必要的相关科室会诊<br>□ 完成上级医师查房记录等病历书写<br>□ 确定化疗方案和日期 |
| 重要医嘱 | 长期医嘱<br>□ 血液病护理常规<br>□ 饮食：普通饮食/其他<br>□ 抗菌药物（必要时）<br>□ 其他医嘱<br>临时医嘱<br>□ 血常规、尿常规、粪便常规<br>□ 肝肾功能、电解质、血型、凝血功能、输血前检查<br>□ X 线胸片、心电图、腹部 B 超<br>□ 头颅、颈胸部 MRI 或 CT、脊柱侧位片、脑电图、血气分析、超声心动（视患者情况而定）<br>□ 复查治疗前有白血病细胞浸润改变的各项检查<br>□ 静脉插管术（有条件时）<br>□ 病原微生物培养（必要时）<br>□ 输血医嘱（必要时）<br>□ 其他医嘱 | 长期医嘱<br>□ 患者既往基础用药<br>□ 抗菌药物（必要时）<br>□ 其他医嘱<br>临时医嘱<br>□ 骨髓穿刺（需要时）<br>□ 骨髓形态学、染色体、微小残留病检测<br>□ 腰椎穿刺，鞘内注射（具体剂量见住院流程）<br>□ 脑脊液常规、生化、细胞形态<br>□ 输血医嘱（必要时）<br>□ 其他医嘱 |
| 主要护理工作 | □ 介绍病房环境、设施和设备<br>□ 入院护理评估 | □ 宣教（血液病知识） |
| 病情变异记录 | □ 无 □ 有，原因：<br>1.<br>2. | □ 无 □ 有，原因：<br>1.<br>2. |
| 护士签名 | | |
| 医师签名 | | |

| 时间 | 住院第 3 天 |
|---|---|
| 主要<br>诊疗<br>工作 | □ 患者家属签署化疗知情同意书　　□ 化疗<br>□ 上级医师查房，制订化疗方案　　□ 重要脏器保护<br>□ 住院医师完成病程记录　　　　　□ 止吐 |

**重要医嘱**

**长期医嘱**

□ 化疗医嘱（以下方案选一）

□ CAM：
CTX 750 mg/(m² · d)，第 1、8 天（美司钠解救）
Ara-C 100mg/(m² · d)，第 1~3 天，第 8~10 天
6-MP 60mg/(m² · d)，第 1~7 天

□ HD-MTX + L-asp：
MTX 3.0g/(m² · d)　DXM 6mg/(m² · d)，第 1~7 天
CF 15mg/m²，6 小时 1 次，3~8 次
根据 MTX 血药浓度给予调整
L-asp 6000IU/(m² · d)，第 3，4 天

□ MA：
MTZ 8mg/(m² · d)（5 毫克/支），第 1~3 天
AraC-0.75g/m²，q12h，第 1~3 天

□ VDLD：
VCR 1.4mg/(m² · d)（不超过 2mg），第 1、8、15、22 天
DNR 40mg/(m² · d)，第 1~3 天
L-asp 6000IU/(m² · d)，第 11、14、17、20、23 和 26 天
DXM 8mg/(m² · d)，第 1~7 天，第 15~21 天

□ VDCD：
VCR 1.4mg/(m² · d)（不超过 2mg），第 1、8、15、22 天
DNR 40mg/(m² · d)，第 1~3 天
CTX 750mg/(m² · d)，第 1，8 天
DXM 8mg/(m² · d)，第 1~7 天，第 15~21 天

□ TA：
VM-26 100mg/(m² · d)，第 1~4 天
Ara-C 100mg/(m² · d)，第 1~7 天

□ COATD：
CTX 750mg/(m² · d)，第 1 天（美司钠解救）
VCR 1.4mg/(m² · d)（不超过 2 mg），第 1 天
Ara-C 100mg/(m² · d)，第 1~7 天
VM-26 100mg/(m² · d)，第 1~4 天

□ 补液治疗（水化、碱化）　□ 止吐、保肝、抗感染等医嘱　□ 其他医嘱

**临时医嘱**

□ 输血医嘱（必要时）　　　　□ 血常规
□ 心电监护（必要时）　　　　□ 血培养（高热时）
□ 静脉插管维护、换药　　　　□ 其他医嘱

| 主要<br>护理<br>工作 | □ 随时观察患者病情变化<br>□ 心理与生活护理<br>□ 化疗期间嘱患者多饮水 |
|---|---|
| 病情<br>变异<br>记录 | □ 无　□ 有，原因：<br>1.<br>2. |
| 护士<br>签名 |  |
| 医师<br>签名 |  |

| 时间 | 住院第 4~20 天 | 住院第 21 天<br>（出院日） |
|---|---|---|
| 主要诊疗工作 | □ 上级医师查房，注意病情变化<br>□ 住院医师完成常规病历书写<br>□ 复查血常规、肝肾功能、电解质、凝血功能<br>□ 注意血药浓度监测（必要时）<br>□ 注意观察体温、血压、体重等，防治并发症<br>□ 成分输血、抗感染等支持治疗（必要时）<br>□ 造血生长因子（必要时） | □ 上级医师查房，确定有无并发症情况，明确是否出院<br>□ 完成出院记录、病案首页、出院证明书等，向患者交代出院后的注意事项，如返院复诊的时间、地点，发生紧急情况时的处理等 |
| 重要医嘱 | **长期医嘱**<br>□ 洁净饮食<br>□ 抗感染等支持治疗<br>□ 其他医嘱<br>**临时医嘱**<br>□ 血常规、尿常规、粪便常规<br>□ 肝肾功能、电解质<br>□ 输血医嘱（必要时）<br>□ G-CSF 5μg/(kg·d)（必要时）<br>□ 血培养（高热时）<br>□ 出现感染时，各种体液或分泌物病原学检查及相关影像学检查需多次重复<br>□ 血药浓度监测（必要时）<br>□ 静脉插管维护、换药<br>□ 腰椎穿刺，鞘内注射（具体剂量见住院流程）<br>□ 脑脊液常规、生化、细胞形态<br>□ 其他医嘱 | **出院医嘱**<br>□ 出院带药<br>□ 定期门诊随访<br>□ 监测血常规、肝肾功能、电解质等 |
| 主要护理工作 | □ 随时观察患者情况<br>□ 心理与生活护理<br>□ 化疗期间嘱患者多饮水 | □ 指导患者办理出院手续 |
| 病情变异记录 | □ 无　□ 有，原因：<br>1.<br>2. | □ 无　□ 有，原因：<br>1.<br>2. |
| 护士签名 | | |
| 医师签名 | | |

# 第十章

# 成人 Ph$^+$ 急性淋巴细胞白血病临床路径释义

【医疗质量控制指标】

指标一、诊断需结合病史、临床表现和血常规、血分类及骨髓检测。

指标二、确诊依赖骨髓流式免疫表型、细胞遗传学及分子生物学特征性结果

指标三、确诊患者尽早标准诱导及巩固化疗，积极 HLA 配型，择期接受造血干细胞移植

## 一、成人 Ph$^+$ 急性淋巴细胞白血病编码

疾病名称及编码：成人 Ph$^+$ 急性淋巴细胞白血病（ALL）（ICD-10：C91.007，M9821/3）

注：在国标库中无法区分"成人 Ph$^+$ 急性淋巴细胞白血病（ALL）"和"成人 Ph$^-$ 急性淋巴细胞白血病（ALL）"，二者编码都为急性淋巴细胞白血病 C91.0，M9821/3，建议在国标库中扩展。

## 二、临床路径检索方法

C91.007（≥16 岁）

## 三、国家医疗保障疾病诊断相关分组（CHS-DRG）

MDCR 骨髓增生疾病和功能障碍，低分化肿瘤

RB1 急性白血病化学治疗和/或其他治疗

## 四、成人 Ph$^+$ 急性淋巴细胞白血病临床路径标准住院流程

### （一）适用对象

第一诊断成人 Ph$^+$ 急性淋巴细胞白血病患者。

> 释义
>
> ■ 急性淋巴细胞白血病（acute lymphoblastic leukemia；ALL），是最常见的成人急性白血病之一，以骨髓、外周血或其他器官或组织中淋巴系原始和幼稚细胞克隆性增殖为主要的临床疾病特点，包括 B-ALL 及 T-ALL，其中 B-ALL 中 20%~30%患者伴 t（9；22）（q34；q11.2）/BCR/ABL 重现性遗传学异常，称为 Ph$^+$ALL。

### （二）诊断依据

根据《World Health Organization Classification of Tumors. Pathology and Genetic of Tumors of Haematopoietic and Lymphoid Tissue》（2016），《血液病诊断及疗效标准（第 4 版）》（沈悌、赵永强主编，科学出版社）。

1. 体检有或无以下体征：发热、皮肤黏膜苍白、皮肤出血点及淤斑、淋巴结及肝脾大、胸骨压痛等。

2. 血细胞计数及分类。

3. 骨髓检查：形态学（包括组化检查）。

4. 免疫分型。

5. 遗传学：核型分析发现 t（9；22）Ph 染色体，FISH（必要时）。

6. 白血病相关基因（BCR/ABL 融合基因）。

> **释义**
>
> ■ 本临床路径制订主要依据国内《血液病诊断及疗效标准（第 4 版）》（沈悌、赵永强主编，科学出版社）和国际的权威诊断标准《WHO Classification of Tumors of Haematopoietic and Lymphoid Tissues》（2016），上述临床资料及实验室检查是正确诊断 Ph$^+$ALL 的主要依据。
>
> ■ 诊断要点：Ph$^+$急性淋巴细胞白血病诊断主要根据临床症状、体征及实验室检查来确定，其中最主要的是骨髓/外周血细胞形态学及分子生物学（BCR/ABL 融合基因）、细胞遗传学 t（9；22）改变。骨髓或外周血淋系原始和幼稚细胞比例 20% 以上即可明确急性淋巴细胞白血病的诊断。
>
> ■ 临床表现：所有临床表现系由于正常骨髓造血受抑及白血病细胞浸润所引起的相关症状，包括贫血、出血、感染及髓外浸润等相关症状和体征。
>
> ■ 实验室检查：
>
> 血常规：多数患者存在不同程度的贫血、白细胞增高及血小板减少。多数患者外周血白细胞分类可见不同比例原始细胞和/或幼稚细胞。
>
> 骨髓形态学：多数病例骨髓象有核细胞显著增多，主要是白血病性的原幼细胞，偶有患者先表现为全血细胞减少，骨髓增生低下，但细胞成分以淋巴系原始幼稚细胞为主。组织化学染色示：原始幼稚细胞 POX 阴性；PAS 阳性。
>
> 细胞免疫学：Ph$^+$ALL 流式细胞学呈 B-ALL 免疫表型，如 CD19$^+$和 TDT$^+$。部分病例同时表达髓系相关抗原 CD13 和 CD33，而不表达 CD117。成人 CD25 与伴 t（9；22）的 B-ALL 密切相关。极少的 t（9；22）ALL 有前驱 T 细胞表型。
>
> 分子生物学与细胞遗传学：t（9；22）导致 22q11.2 上的 BCR 基因和 9q34 上的胞质酪氨酸激酶基因 ABL 发生融合，从而产生 BCR/ABL 融合蛋白，形成 Ph 染色体。大约 1/2 的成人 Ph$^+$ALL 病例中，产生 p210KD 的融合蛋白，其余者产生 p190。两种不同的基因产物并没有产生明显的临床差异。

## （三）选择治疗方案的依据

根据《中国成人急性淋巴细胞白血病诊断与治疗专家共识》（中华医学会血液学分会、中国抗癌协会血液肿瘤专业委员会编著，中华血液学杂志）。

1. 预治疗（CP）：环磷酰胺（CTX）200mg/（m$^2$·d），第-2~0 天，泼尼松（PDN）1mg/（kg·d）第-2~0 天。白细胞大于 30×10$^9$/L 或者髓外肿瘤细胞负荷大（肝脾、淋巴结增大明显者）的患者建议接受预治疗，以避免肿瘤溶解综合征。同时注意水化、碱化和利尿。

> **释义**
>
> ■ 详见初治成人 Ph$^+$急性淋巴细胞白血病临床路径释义。

2. 诱导化疗方案（VDCP+IM）：长春新碱（VCR）：1.4mg/（m$^2$·d），最大剂量不超过 2 毫

克/次，第1、8、15、22天。柔红霉素（DNR）：30~40mg/（m²·d），第1~3天，第15~16天（依照血常规、第14天骨髓情况以及患者临床情况进行调整）。环磷酰胺（CTX）：750~1000mg/（m²·d），第1天、第15天（美司钠解救）。泼尼松（PDN）：1mg/（kg·d），第1~14天，0.5mg/（kg·d），第15~28天。伊马替尼（IM）400~600mg/d，第8天或第15天开始加用。

若诱导治疗获得完全缓解则持续应用至造血干细胞移植（HSCT）；若诱导治疗未缓解，行BCR/ABL突变分析，调整TKI的使用，进入挽救治疗。诱导治疗缓解患者行巩固治疗。

若患者年龄≥55岁或有严重的脏器功能不良或合并疾病时，可选用IM联合VP（VCR+PDN）或VDP（VCR+DNR+PDN）方案作为诱导方案，剂量及使用方法同前述VDCP+IM方案。

诱导治疗疗效的判断：所有患者诱导治疗第14天行骨髓穿刺，预测疗效，调整治疗，28~35天行骨髓形态学、遗传学检测，判断血液学和分子学疗效。诱导治疗缓解者尽快行三联鞘内注射1~2次。

> **释义**
>
> ■ 详见初治成人Ph⁺急性淋巴细胞白血病临床路径释义。

3. 早期巩固强化化疗（巩固强化期间应持续应用伊马替尼）：

（1）CAM：CTX：750mg/（m²·d），第1天，第8天（美司钠解救）；阿糖胞苷（Ara-C）：75~100mg/（m²·d），第1~3天，第8~10天；巯嘌呤（6-MP）：60mg/（m²·d），第1~7天，血象恢复后（白细胞≥1×10⁹/L，血小板≥50×10⁹/L）行三联鞘内注射1~2次。

（2）大剂量甲氨蝶呤（HD-MTX）：MTX：2.0~3.0g/（m²·d），第1、8、22天；第1、8、22天行三联鞘内注射；前次用药后肝功能仍异常、血细胞计数仍处于抑制状态者可适当顺延用药。

> **释义**
>
> ■ 详见完全缓解的成人Ph⁺急性淋巴细胞白血病临床路径释义。

4. 晚期强化：治疗分层：有条件进行异基因HSCT者早期强化结束后尽早接受移植。

（1）异基因干细胞移植（allo-HSCT）：有HLA配型相合同胞供者或无关供者，HLA部分相合的家族供者，行异基因HSCT，伊马替尼400~600mg/d，持续服用至预处理方案开始（估计用药周期为5~6个月）。在治疗过程中，每疗程均监测BCR/ABL融合基因水平，有继续下降趋势的可在完成3个疗程的强化治疗后行干细胞移植；若融合基因表达呈上升趋势则直接进行移植。不能行干细胞移植治疗者，继续接受巩固强化化疗和伊马替尼的联合治疗。不能使用伊马替尼的患者按计划化疗，化疗结束后予干扰素维持治疗。

（2）联合化疗/自体干细胞移植：

1）COATD方案：CTX：750mg/（m²·d），第1天（美司钠解救）；VCR：1.4mg/（m²·d），最大剂量不超过2毫克/次，第1天；Ara-C：75~100mg/（m²·d），第1~5天；替尼泊苷（VM-26）：100mg/（m²·d），第1~3天；地塞米松（DXM）：6~8mg/（m²·d），第1~7天（口服或静脉滴注）。

血象恢复后（白细胞≥1×10⁹/L，血小板≥50×10⁹/L），行三联鞘内注射1~2次。

2）自体干细胞移植（auto-HSCT）：COATD 方案治疗结束后分子学检查阴性的患者可选择 auto-HSCT，auto-HSCT 后的患者可予继续伊马替尼+VP 方案维持治疗 2 年，不再进行剩余疗程的化疗。

未接受 allo-SCT 或 auto-HSCT 的患者接受以下方案治疗：

3）VDCD 方案：VCR：1.4mg/（$m^2$·d），最大剂量不超过 2 毫克/次，第 1、8、15、22 天；DNR：30mg/（$m^2$·d），第 1~3 天；CTX：750mg/（$m^2$·d），第 1、15 天（美司钠解救）；DXM：6~8mg/（$m^2$·d），第 1~7 天，第 15~21 天（口服或静脉滴注）。

血象恢复后（白细胞≥$1×10^9$/L，血小板≥$50×10^9$/L），行三联鞘内注射 1~2 次。

4）TA 方案：VM-26：100mg/（$m^2$·d），第 1~3 天；Ara-C：75~100mg/（$m^2$·d），第 1~5 天。

血象恢复后（白细胞≥$1×10^9$/L，血小板≥$50×10^9$/L），行三联鞘内注射 1~2 次。

> **释义**
>
> ■ 详见完全缓解的成人 $Ph^+$ 急性淋巴细胞白血病临床路径释义。

5. 维持治疗：

（1）含伊马替尼维持治疗方案：未行 allo-HSCT 者建议使用伊马替尼联合 VP 方案作为维持治疗，伊马替尼 400~600mg/d 持续应用，VP 方案每月 1 次，持续至完全缓解后 2 年。

VP 方案：VCR：1.4mg/（$m^2$·d），最大剂量不超过 2 毫克/次，第 1 天。Pred：1mg/（kg·d），第 1~5 天。

（2）不包含伊马替尼的维持治疗方案：无条件使用伊马替尼者采用干扰素维持治疗，300 万单位/次，隔日 1 次，可联合 VP 方案（同上）每月 1 次，持续至缓解后至少 2 年。

> **释义**
>
> ■ 详见完全缓解的成人 $Ph^+$ 急性淋巴细胞白血病临床路径释义。

6. 中枢神经系统白血病（CNSL）预防治疗：

（1）三联鞘内注射：三联鞘内注射为 CNSL 的预防及治疗的主要方式，病程中未诊断 CNSL 的患者，应完成鞘内注射 8~12 次。诱导治疗结束血象恢复后（白细胞≥$1×10^9$/L，血小板≥$50×10^9$/L，外周血无原始细胞）进行首次鞘内注射（三联，每周鞘内注射不超过 2 次）并用流式细胞术进行脑脊液白血病细胞分析。

病程中出现 CNSL 者，应每周鞘内注射 2 次直至症状体征好转、脑脊液检测正常，此后每周 1 次连续4~6周，未行颅脑放射预防者行颅脑脊髓分次放疗 24Gy。

鞘内注射方案如下：液体量不足时用生理盐水补充；MTX 10~15mg+Ara-C 30~50mg+DXM 10mg。

（2）颅脑/脊髓放疗：拟行 HSCT 者移植前不建议行颅脑放疗预防 CNSL，无移植条件的 30 岁以上的患者一般巩固强化治疗全部结束后进行颅脑分次（10~12 次）照射，总量 18~20Gy；如行脊髓照射，剂量为 12Gy。有 CNSL 的证据者头颅照射剂量为 20~24Gy，脊髓照射剂量为 18~20Gy，分次完成。进行过预防性头颅放疗的患者原则上不进行二次放疗。

7. 诱导以及巩固治疗结束后的随访监测治疗：患者维持治疗期间定期检测血象、骨髓形态、染色体、BCR/ABL 融合基因及流式残留病，每 3 个月复查 1 次。

# 第一节　初治成人 Ph⁺急性淋巴细胞白血病临床路径释义

## 一、初治成人 Ph⁺急性淋巴细胞白血病临床路径标准住院流程

### （一）临床路径标准住院日

35 天内。

### （二）进入路径标准

1. 第一诊断必须符合成人 Ph⁺急性淋巴细胞白血病（ALL）疾病编码的患者。
2. 当患者同时具有其他疾病诊断时，但在住院期间不需要特殊处理、也不影响第一诊断的临床路径流程实施时，可以进入路径。

### （三）明确诊断及入院常规检查

需 3~5 天（指工作日）。

必须的检查项目：

1. 血常规、尿常规、粪便常规。
2. 肝肾功能、电解质、血型、凝血功能、输血前检查。
3. X 线胸片、心电图、超声检查（包括颈部、纵隔、心脏和腹部、睾丸等）、眼底检查。
4. 发热或疑有感染者可选择：病原微生物培养、影像学检查。
5. 骨髓检查（形态学包括组化）、免疫分型、细胞遗传学、白血病相关基因检测。
6. 根据情况可选择的检查项目：头颅、颈胸部 MRI 或 CT、脊柱侧位片、脑电图、血气分析等。
7. 患者及家属签署以下同意书：授权书、病重或病危通知书、骨髓穿刺同意书、腰椎穿刺

及鞘内注射同意书、化疗知情同意书、输血知情同意书、静脉插管同意书（有条件时）等。

> **释义**
>
> ■ 上述常规化验检查所有患者均须完成。血常规检查可了解患者血红蛋白、血小板水平必要时则及时进行成分输血改善患者临床症状；白细胞水平高的患者应及时给予糖皮质激素±环磷酰胺降低肿瘤负荷；有高白细胞淤滞表现时可进行白细胞分离术协助颅处理化疗迅速降低肿瘤负荷；尿常规、粪便常规有助于了解是否存在消化系统、泌尿系统的小量出血；凝血功能有助于了解患者是否存在凝血功能紊乱；肝肾功能、电解质检测可了解患者是否存在肝肾基础疾病及电解质紊乱，改善肝肾功能状况和电解质紊乱对于 $Ph^+$ ALL 本病的治疗得以顺利进行具有重要意义；输血前感染性疾病的筛查可为安全输血及化疗的顺利进行提供保障。
>
> ■ 由于正常造血功能受抑制，$Ph^+$ ALL 患者就诊时多数存在不同程度的贫血可能影响心功能，尤其存在心脏基础疾病者，并且 $Ph^+$ ALL 化疗方案中部分药物具有心脏毒性，X 线胸片/胸部 CT、心电图、超声心动图检查可评价患者心肺基础疾病。腹部 B 超检查有助于发现严重的肝脏疾病。
>
> ■ $Ph^+$ ALL 患者中性粒细胞减少，易合并不同部位感染发热，尤其化疗抑制期感染易加重，病原微生物培养和影像学检查（CT 等）有助于明确感染部位及致病菌，指导抗菌药物的合理使用，有利于后期治疗的顺利进行。存在严重感染、可能影响路径实施的患者不宜进入本路径。
>
> ■ 免疫表型提供免疫学分型的依据，细胞遗传学、白血病融合基因和基因突变等检查为预后危险度分组提供依据，指导今后的治疗。
>
> ■ 签署上述知情同意书的同时，告知患者诊断及治疗过程中的相关风险及获益，加强医患沟通，有助于患者及家属进一步了解病情，积极配合治疗。

## （四）治疗前准备

1. 发热患者建议立即进行病原微生物培养并使用抗菌药物，可选用头孢类（或青霉素类）±氨基糖苷类抗炎治疗，3 天后发热不缓解者，可考虑更换碳青霉烯类和/或糖肽类和/或抗真菌治疗；有明确脏器感染患者应根据感染部位及病原微生物培养结果选用相应抗菌药物。

> **释义**
>
> ■ 发热是白血病患者就诊时及治疗过程中最主要的症状之一，部分患者感染部位及病原菌均难以明确，早期经验性使用广谱抗菌药物可避免感染的进一步加重，保证后期治疗的顺利进行。抗菌药物的选择应当参照所在医院病原学监控数据。

2. Hb < 80g/L，PLT < $20×10^9$/L 或有活动性出血者，分别输注浓缩红细胞和单采或多采血小板，若存在弥散性血管内凝血（DIC）倾向，则 PLT < $50×10^9$/L 时即应输注单采或多采血小板并使用肝素等其他 DIC 治疗药物。有心功能不全者可放宽输血适应证。

> **释义**
>
> ■ 积极成分输血保证 Hb＞80g/L，可明显改善患者一般状况，维持心肺功能的正常；对于心功能基础差的患者，应当维持 Hb 在 90~100g/L 及以上，避免心功能不全的发生或加重，保证化疗的顺利进行；维持 PLT＞20×10$^9$/L 可明显降低致命性出血的发生率。

3. 有凝血异常，输相关血液制品。纤维蛋白原＜1.5g/L，输新鲜血浆或浓缩纤维蛋白原。

**（五）治疗开始时间**

诊断第 1~5 天。

> **释义**
>
> ■ 通过细胞形态学和免疫表型确定诊断后，即应尽早开始诱导化疗。

**（六）治疗方案**

1. 预治疗（CP）：环磷酰胺（CTX）200mg/（m$^2$·d），第-2~0 天，泼尼松（PDN）1mg/（kg·d）第-2~0 天。白细胞大于 30×10$^9$/L 或者髓外肿瘤细胞负荷大（肝脾、淋巴结肿大明显者）的患者建议接受预治疗避免肿瘤溶解综合征。同时注意水化、碱化和利尿。

> **释义**
>
> ■ 预治疗可避免因肿瘤负荷过大而发生肿瘤溶解综合征，预治疗过程中需监测血常规、电解质、肾功能、LDH 等。《中国成人急性淋巴细胞白血病诊断与治疗指南 2016 版》中推荐：Ph$^+$ALL 患者，若 WBC≥30×10$^9$/L，或者肝脾大、淋巴结肿大明显或有发生肿瘤溶解特征时可采用预治疗方案。具体为：糖皮质激素（如泼尼松、地塞米松等）口服或静脉给药，连续 3~5 天。可以和环磷酰胺（CTX）联合应用 [200mg/（m$^2$·d），连续 3~5 天]。有高白细胞淤滞表现时可进行白细胞分离术。

2. 诱导化疗方案（VDCP+IM）：长春新碱（VCR）：1.4mg/（m$^2$·d），最大剂量不超过 2 毫克/次，第 1、8、15、22 天。柔红霉素（DNR）：30~40mg/（m$^2$·d），第 1~3 天，第 15~16 天（依照血常规、第 14 天骨髓情况以及患者临床情况进行调整）。环磷酰胺（CTX）：750~1000mg/（m$^2$·d）第 1 天、第 15 天（美司钠解救）。泼尼松（PDN）：1mg/（kg·d），第 1~14 天，0.5mg/（kg·d），第 15~28 天。伊马替尼（IM）400~600mg/d，第 8 天或第 15 天开始加用。

若诱导治疗获得完全缓解则伊马替尼持续应用至造血干细胞移植（HSCT）；若诱导治疗未缓解，行 BCR/ABL 突变分析，调整 TKI 的使用，进入挽救治疗。诱导治疗缓解患者行巩固治疗。

若患者年龄≥55 岁或有严重的脏器功能不良或合并疾病时，可选用 IM 联合 VP（VCR+PDN）或 VDP（VCR+DNR+PDN）方案作为诱导方案，剂量及使用方法同前述 VDCP+IM 方案。

> **释义**
>
> ■成人 Ph⁺ALL 患者常规化疗的疗效很差，既往单纯化疗完全缓解（CR）率虽然可达 50%~80%，但大多于 1 年内复发，长期无病生存（DFS）率不足 10%。联合 TKI 治疗，可提高疗效。
>
> ■《中国成人急性淋巴细胞白血病诊断与治疗指南（2016 版）》中建议：非老年 Ph⁺ALL 患者（<60 岁），诱导缓解治疗多推荐：①临床试验；②多药化疗+TKI 治疗，诱导治疗和一般 Ph⁻ALL 一样，建议予 VCR 或长春地辛、蒽环类/蒽醌类药物、糖皮质激素为基础的方案（VDP）诱导治疗，鼓励进行临床研究。老年 Ph⁺ALL 患者（≥60 岁），诱导缓解治疗多推荐：①临床试验；②TKI+糖皮质激素；③TKI+多药化疗。
>
> ■诱导治疗治疗中注意事项：①蒽环类/蒽醌类药物：可以连续应用（连续 2~3 天，第 1，3 周，或仅第 1 周用药）。用药参考剂量 DNR 30~45mg/（m²·d）×2~3 天，IDA 6~10mg/（m²·d）×2~3 天，米托蒽醌 6~10mg/（m²·d）×2~3 天；②单次应用 CTX 剂量较大时（超过 1g）可予美司钠解救。
>
> ■一旦融合基因（PCR 技术）或染色体核型分析/FISH 证实为 Ph 或 BCR/ABL 阳性 ALL，则进入 Ph⁺ALL 诊疗序列，可以不再应用 L-ASP。自确诊之日起即可加用（或酌情于第 8 或第 15 天开始）TKI，推荐剂量为伊马替尼 400~600mg/d，达沙替尼 100~140mg/d；优先推荐 TKI 持续应用。若粒细胞缺乏 [尤其是中性粒细胞绝对计数（ANC）<$0.2×10^9$/L] 持续时间较长（超过 1 周），出现发热感染等并发症时，可以临时停用 TKI，以减少患者的风险。
>
> ■美国国立综合癌症网络（NCCN，2020）指南中提出，第二代 TKI 达沙替尼和尼洛替尼效果优于伊马替尼，对于 T315I 突变的患者可选择三代 TKI 普纳替尼。

### （七）治疗后必须复查的检查项目

1. 血常规、肝肾功能、电解质和凝血功能。
2. 脏器功能评估。
3. 化疗第 14 天及诱导化疗后（可选）骨髓形态学，有条件者做微小残留病变检测。
4. 治疗前有白血病细胞浸润改变的各项检查。
5. 出现感染时，各种体液或分泌物培养、病原学检查、相关影像学检查需多次重复。

> **释义**
>
> ■诱导治疗第 14 天复查骨髓，根据骨髓情况调整第 3 周的治疗。诱导治疗 28（±7）天判断疗效，同时复查骨髓和细胞遗传学（诊断时有异常者）、BCR/ABL 融合基因，判断疗效。有异基因因造血干细胞移植（allo-HSCT）条件者，行 HLA 配型，寻找供者。
>
> ■尽早行腰椎穿刺、鞘内注射，以预防中枢神经系统白血病（CNSL），可选择血细胞计数达安全水平时进行。

### （八）化疗中及化疗后治疗

1. 感染防治：发热患者建议立即进行病原微生物培养并使用抗菌药物，可选用头孢类（或青霉素类）±氨基糖苷类抗炎治疗；3 天后发热不缓解者，可考虑更换碳青霉烯类和/或糖肽类和/或抗真菌治疗；有明确脏器感染的患者，应根据感染部位及病原微生物培养结果选用相应抗菌药物。

2. 脏器功能损伤的相应防治：止吐、保肝、水化、碱化、防治尿酸性肾病（别嘌呤醇）、治疗分化综合征（地塞米松）、抑酸剂等。

3. 成分输血：适用于 Hb < 80g/L，PLT < $20×10^9$/L 或有活动性出血患者，分别输注浓缩红细胞和单采血小板；若存在 DIC 倾向则 PLT < $50×10^9$/L 时即应输注血小板。对于有凝血功能异常的患者，输注相应血液制品。纤维蛋白原< 1.5g/L 时，输注新鲜血浆或浓缩纤维蛋白原。有心功能不全者可适当放宽输血适应证。

4. 造血生长因子：化疗后中性粒细胞绝对值（ANC）≤$1.0×10^9$/L，可使用 G-CSF 5μg/（kg·d）。

> **释义**
>
> ■上述支持治疗是顺利完成诱导治疗的重要保证。治疗过程中应充分水化、碱化以减轻治疗的不良反应。G-CSF 使用可缩短化疗后中性粒细胞缺乏的时间，减少严重感染的发生，避免住院时间延长。

## （九）出院标准

1. 一般情况良好。
2. 没有需要住院处理的并发症和/或合并症。

> **释义**
>
> ■临床症状改善，获得血液学缓解且不需要静脉输液的患者可出院，1 个疗程诱导化疗未达完全缓解的患者应退出本路径。
>
> ■治疗反应的定义：
>
> 1. 完全缓解（CR）：①外周血无原始细胞，无髓外白血病；②骨髓三系造血功能恢复，原始细胞< 5%；③外周血 ANC > $1.0×10^9$/L；④外周血 PLT > $100×10^9$/L；⑤4 周内无复发。
>
> 2. CR 伴血细胞不完全恢复（CRi）：①PLT < $100×10^9$/L 和/或 ANC < $1.0×10^9$/L。其他应满足 CR 的标准。总反应率（ORR）= CR+CRi。
>
> 3. 难治性疾病：诱导治疗结束未能取得 CR。
>
> 4. 疾病进展（PD）：外周血或骨髓细胞绝对值数增加25%，或出现髓外病灶。
>
> 5. 疾病复发：已取得 CR 的患者外周血或骨髓又出现原始细胞（比例≥5%），或出现髓外病灶。

## （十）有无变异及原因分析

1. 治疗前、中、后有感染、贫血、出血及其他合并症者，需进行相关的诊断和治疗，可能延长住院时间并致费用增加。
2. 诱导缓解治疗未达完全缓解者退出路径。

> 释义
>
> ■ 治疗过程中因出现各种合并症需要继续住院的患者可适当延长住院日，若出现严重并发症影响本路径实施或未达完全缓解可退出本路径。

### 二、初治成人 Ph⁺ 急性淋巴细胞白血病临床路径给药方案

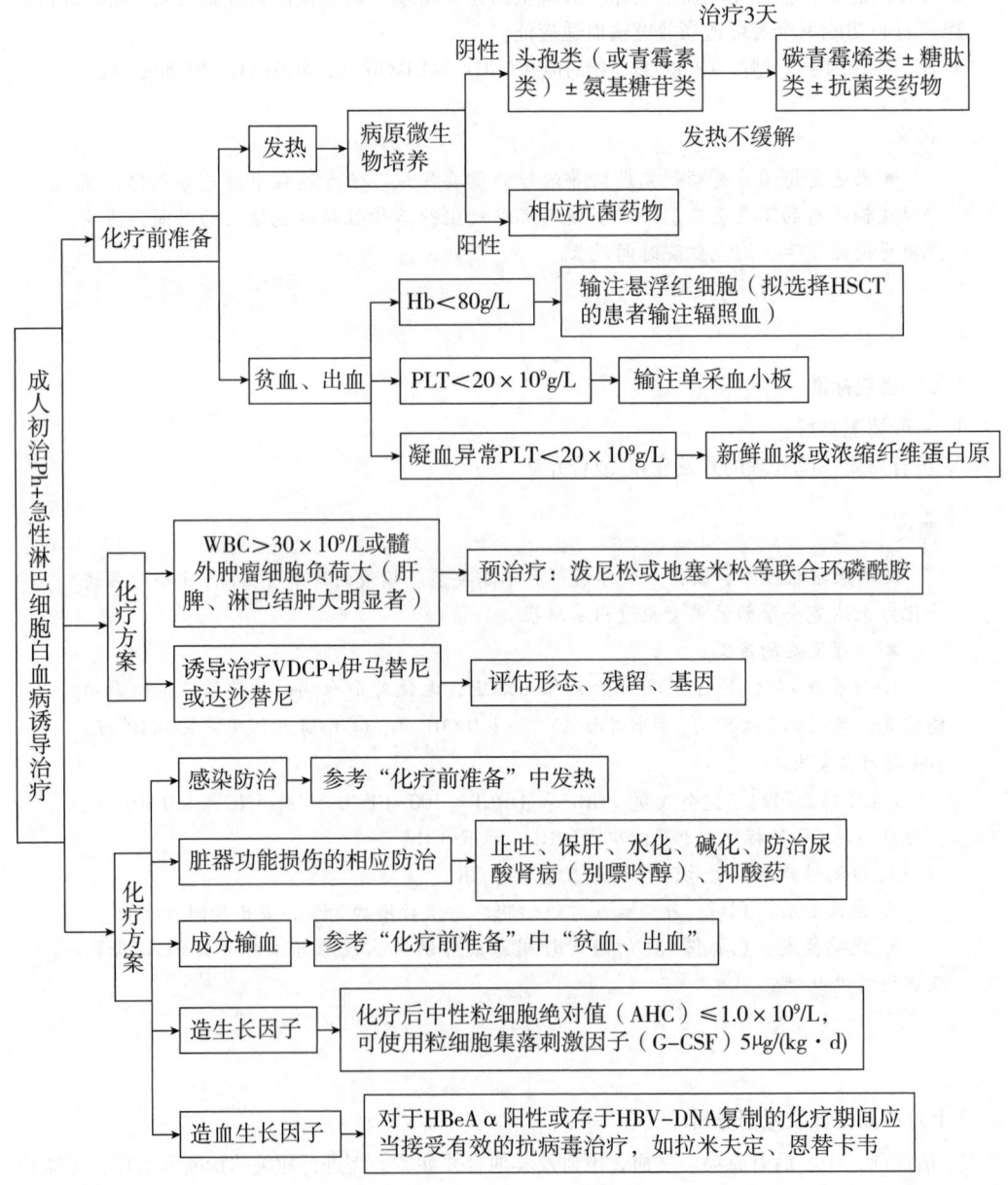

### 【用药选择】

1. 抗菌药物的使用：发热患者建议立即进行血培养并使用抗菌药物，根据患者是否存在咳嗽、咳痰，腹泻，尿路感染等症状留取相应的标本进行病原微生物培养。可选用头孢类（或

青霉素类）±氨基糖苷类治疗，3 天后发热不缓解者，可考虑碳青霉烯类和/或糖肽类和/或抗真菌治疗；有明确脏器感染患者应根据感染部位及病原微生物培养结果选用相应抗菌药物，同时治疗用药的选择应综合患者病情及抗菌药物特点制订。对于单一药物可有效治疗的感染，可以不联合用药。严重感染、单一用药不易控制的混合细菌感染、需要长疗程治疗且已产生耐药性的感染可联合用药。中性粒细胞减少患者感染进展快，一旦出现发热应尽早应用抗菌药物；中性粒细胞减少患者如有感染的症状、体征，应早期应用抗菌药物；选择经验性用药时应考虑到本病区（医院）患者目前分离到的细菌种类、发生频率、抗菌药物敏感情况；住院时间较长或反复住院治疗的患者应考虑到其既往感染的致病菌及抗菌药物使用情况；中性粒细胞减少患者，单纯考虑一种病原菌感染而采用窄谱抗菌药物是不够的，必须使用广谱抗菌药物，尽可能选择杀菌药物而非抑菌药物。万古霉素和利奈唑胺不宜单一用药。有持续性发热但无明确感染来源、血流动力学不稳定患者，应将抗菌方案扩展至能够覆盖耐药性革兰阴性菌和革兰阳性菌及厌氧菌和真菌。抗真菌的经验治疗，一般选择菌谱较广的抗真菌药，如伊曲康唑、两性霉素 B、卡泊芬净、米卡芬净及伏立康唑等。

2. 化疗期间脏器功能损害的相应防治：止吐、保肝、水化、碱化、防治尿酸性肾病（别嘌呤醇）、抑酸药。

3. 血制品输注：Hb ＜80g/L 或贫血症状明显者建议输注浓缩红细胞（拟选择 HSCT 的患者输注辐照血），有心功能不全者可放宽输血适应证；PLT ＜20×10^9/L 或有活动性出血时建议输注单采血小板；有 DIC 异常时，根据情况输注新鲜血浆、纤维蛋白原、凝血酶原复合物。

4. 肿瘤溶解综合征的预防：在利尿的同时加强水化及碱化，注意水电解质的平衡。白血病细胞计数量升高迅速、高尿酸、出现肾功能损伤迹象的患者在化疗期间可考虑使用降尿酸药物。

5. 造血生长因子：化疗后中性粒细胞绝对值（ANC）≤1.0×10^9/L，可使用集落刺激因子。如 ANC≤0.2×10^9/L 或合并严重感染，可停用 TKI。

6. 化疗前后肝炎病毒监测：联合化疗、免疫抑制性治疗均可能激活患者体内肝炎病毒复制，尤其是乙型肝炎病毒的激活可导致暴发性异性肝炎危及生命。化疗前应常规进行肝炎病毒筛查，对于 HBeAg 阳性或存在 HBV-DNA 复制的慢性乙型肝炎患者或病毒携带者在接受化疗期间应当接受有效的抗病毒治疗。目前常用药物有拉米夫定、恩替卡韦等。治疗期间应当定期监测病毒复制和肝功能情况。

【药学提示】

1. 抗菌药物及抗真菌药物治疗期间注意药物的肝肾毒性，特别是糖肽类抗菌药物、两性霉素 B 等。

2. 高白细胞的处理：多数患者在诊断明确后通过药物可迅速降低白血病细胞负荷，但少数患者因高白细胞淤滞导致生命危险时可行白细胞分离术。

3. 大剂量甲氨蝶呤（HD-MTX）：大剂量静脉 MTX 常用剂量为 1000～3000mg/m^2，其中 1/5 药物于 1 小时内输入，其余药物于 23 小时内输入。该药可致巨幼细胞贫血，并有骨髓抑制作用。口腔及消化道黏膜溃疡是 MTX 常见不良反应。多为剂量依赖性，需密切检测血药浓度，必要时提前应用或加大亚叶酸钙用量解救以避免严重溃疡发生。既往肾功能不全者 MTX 代谢延迟，病毒性肝炎患者 MTX 的肝脏毒性增加，因此用药前应监测肝肾情况以保证用药安全。既往接受颅脑放疗患者应用 MTX 有引起坏死性脑白质的报道，鞘内注射 MTX 相关严重神经损害包括化学性脑膜炎、运动麻痹伴脑神经损伤、癫痫发作、昏迷及慢性脱髓鞘综合征等，既往脊髓照射患者上述症状可能加重。

4. 甲磺酸伊马替尼推荐剂量为 400～600mg/d，为每日 1 次口服，宜在进餐时服药，并饮一大杯水。甲磺酸伊马替尼是 CYP3A4 的底物，又是 CYP3A4、CYP2D6、CYP2C9 和 CYP2C19 的抑制剂，因此，可影响同时给予药物的代谢。合并用药时，应注意药物间相互作用。

甲磺酸伊马替尼的清除半衰期为 18 小时，其活性代谢产物半衰期为 40 小时，7 天内约可排泄所给药物剂量的 81%，其中从大便中排泄 68%，尿中排泄 13%。约 25% 为原药（尿中 5%，大便中 20%），其余为代谢产物，大便和尿中活性代谢产物和原药的比例相似。

5. 与伊马替尼不同，达沙替尼服药不受进餐限制。达沙替尼是细胞色素 CYP3A 的底物和抑制剂，是一种较弱的时间依赖性抑制剂，不能抑制 CYP1A2、2A6、2B6、2C8、2C9、2C19、2D6 或 2E1。不是人类 CYP 酶的诱导剂。总体平均终末半衰期大约为 5~6 小时。主要通过粪便清除，大部分是已代谢产物的形式，大约 89% 剂量在 10 天内清除（尿中 4%，大便中 85%）。原形的达沙替尼分别占尿液和粪便中剂量的 0.1% 和 19%，其余的剂量为代谢产物。

**【注意事项】**

1. Ph$^+$ALL 患者初诊及化疗抑制期，因中性粒细胞减少易合并不同部位感染，抗菌药物的合理使用十分重要。

2. 达沙替尼与酮康唑、伊曲康唑同时使用可增强达沙替尼的暴露，因此在接受达沙替尼治疗的患者中，不推荐经全身给予强效的 CYP3A4 抑制剂。地塞米松能诱导 CYP3A4 活性，可能也会增加达沙替尼代谢并降低达沙替尼的血浆浓度。长期使用 H$_2$ 受体阻断剂或质子泵抑制剂（如法莫替丁和奥美拉唑）抑制胃酸分泌很可能会降低达沙替尼的血药浓度。因此不推荐同时使用 H$_2$ 受体阻断剂和质子泵抑制剂，同时氢氧化铝/镁制剂应在给予达沙替尼前至少 2 小时，或 2 小时后给药。

3. 甲磺酸伊马替尼最常见与药物治疗相关的不良事件有轻度恶心（50%~60%）、呕吐、腹泻、肌痛及肌痉挛，这些不良事件均容易处理。所有相关研究中均报道有水肿和水钠潴留，发生率分别为 47%~59% 和 7%~13%，其中严重者分别为 1%~3% 和 1%~2%。

4. 达沙替尼不良反应与伊马替尼不同的是浆膜腔积液、肺动脉高压、QT 间期延长及心脏不良反应（包括充血性心力衰竭/心功能不全导致心肌梗死，其中心肌梗死相对多见）。

### 三、初治成人 Ph$^+$ 急性淋巴细胞白血病护理规范

1. 护理评估：

（1）一般评估：评估内容包括患者生命体征、意识状态、自理能力、皮肤、饮食、睡眠、清洁情况、潜在护理风险及心理、社会状况等。

（2）专科评估：

1）贫血：观察患者面色、睑结膜、甲床、口唇颜色。

2）出血：评估患者皮肤黏膜淤血及淤斑情况；静脉穿刺后皮肤渗血情况；头痛、眼结膜出血、呕血、黑便、血尿情况。

3）易感部位：静脉导管穿刺点及周围皮肤有无红肿、渗血、渗液；穿刺部位的敷料有无卷曲、松动、潮湿；眼睛有无充血、干涩、分泌物、口腔黏膜有无颜色异常、破溃、疼痛；鼻腔黏膜有无破溃；肛周、会阴皮肤黏膜有无红、肿、痛、分泌物、完整性及清洁程度。

4）全血细胞分析。

5）用药情况。

6）疾病相关知识掌握情况。

2. 入院指导：

（1）按照《患者入院的护理服务规范》的规章与流程进行入院指导。

（2）告知患者饮食原则：新鲜、干净、卫生。进食清淡易消化食物，避免过热、过硬、刺激性食物；根据病情指导患者饮水。

（3）患者血小板计数 ≤20×10$^9$/L，绝对卧床休息。

（4）告知患者用药相关知识。

3. 护理措施：

（1）监测患者的生命体征，如有异常及时通知医师。

（2）观察有无并发症的发生，常见并发症有贫血、感染、出血。

（3）患者出现恶心、呕吐及时通知医师予以处理，遵医嘱用药。

（4）尽量避免或减少侵入性操作，侵入性操作后延长按压时间至出血停止。

（5）遵医嘱用药、合理选择血管通路，调节输液速度。

（6）遵医嘱输注血制品。

（7）在一般护理记录单上记录患者的护理问题、采取的措施及患者对化疗的反应。

### 四、初治成人 Ph⁺急性淋巴细胞白血病营养治疗规范

1. 饮食原则：新鲜、干净、卫生。进食清淡易消化食物，避免过热、过硬、刺激性食物。

2. 种类：高蛋白、高热量、高维生素类食物，如鸡蛋、牛奶、豆制品、新鲜蔬菜及水果。

3. 化疗粒细胞缺乏期，尽量避免食用生冷食物，水果宜加热后食用。

### 五、初治成人 Ph⁺急性淋巴细胞白血病患者健康宣教

1. 告知患者饮食原则，详见"四、初治成人 Ph⁺急性淋巴细胞白血病营养治疗规范"。

2. 根据日常活动情况指导活动，病情允许下床活动时以不感到疲乏、心悸、气促为宜。

3. 告知患者所用药物的用法、剂量、不良反应及注意事项。

4. 告知患者限制探视人数，开窗通风。

5. 告知患者手卫生的维护方法、时机及重要性。

6. 告知患者易感部位的护理方法；保持 PICC 穿刺点局部清洁干燥，不可自行撕下半透膜敷料，若有卷曲、松动、潮湿时及时通知护士；避免揉眼，避免抠、挖鼻孔，遵医嘱使用滴眼液滴眼、滴鼻液滴鼻；进食前后、晨起、睡前，遵医嘱使用漱口液漱口，每次含漱时间需达到 3 分钟；排便后或睡前用 0.005% 碘伏水坐浴 15~20 分钟，水温 39~41℃。经期患者禁止坐浴。

7. 告知患者预防出血的措施：血小板≤20×10⁹/L 时，绝对卧床休息；血小板计数≥50×10⁹/L 者使用软毛刷刷牙。保持大便通畅，避免用力排便。

8. 根据患者血小板数值指导患者床边、床上活动，示教并反示教"三步起床法"。当血小板≥20×10⁹/L 嘱患者床边活动，如原地踏步；当血小板≤20×10⁹/L 指导患者床上锻炼，如床上伸展、屈膝。

9. 告知患者出现发热、出血、头痛、恶心、呕吐或意识不清时，立即报告医师，予以处理。

## 六、推荐表单

### （一）医师表单

#### 初治成人 Ph⁺急性淋巴细胞白血病临床路径医师表单

适用对象：第一诊断为初治成人 Ph⁺急性淋巴细胞白血病（ICD-10：C91.007，M9821/3）
　　　　　拟行诱导化疗

| 患者姓名： | 性别：　年龄：　门诊号： | 住院号： |
|---|---|---|
| 住院日期：　　年　月　日 | 出院日期：　　年　月　日 | 标准住院日：35 天内 |

| 时间 | 住院第 1 天 | 住院第 2 天 |
|---|---|---|
| 主要诊疗工作 | □ 向患者家属告知病情危重通知并签署病重或病危通知书<br>□ 患者家属签署授权书、输血同意书、骨髓穿刺及腰椎穿刺同意书、静脉插管同意书（条件允许时）<br>□ 询问病史及体格检查<br>□ 完成病历书写<br>□ 开实验室检查单<br>□ 上级医师查房与化疗前评估<br>□ 根据血象和凝血象决定是否成分输血<br>□ 根据血象和症状决定是否白细胞单采、是否使用 CTX/激素预治疗 | □ 上级医师查房<br>□ 完成入院检查<br>□ 骨髓穿刺：骨髓形态学（包括组化）检查、免疫分型、细胞遗传学、和白血病相关融合基因及突变检测<br>□ 根据血象及凝血象决定是否成分输血<br>□ 控制感染等对症支持治疗<br>□ 完成必要的相关科室会诊<br>□ 住院医师完成上级医师查房记录等病历书写<br>□ 根据血象和症状决定是否白细胞单采、是否使用 CTX/激素预治疗 |
| 重点医嘱 | **长期医嘱**<br>□ 血液病一级护理常规<br>□ 饮食：普通饮食/其他<br>□ 抗菌药物（必要时）<br>□ 补液治疗（水化、碱化）<br>□ 其他医嘱<br>**临时医嘱**<br>□ 血常规、尿常规、粪便常规<br>□ 肝肾功能、电解质、血型、凝血、输血前检查<br>□ X 线胸片、心电图、B 超（多部位）<br>□ 头颅、颈胸部 MRI 或 CT，脊柱侧位 X 线片、脑电图、血气分析（必要时）<br>□ 静脉插管术（必要时）<br>□ 病原微生物培养（必要时）<br>□ 输血医嘱（必要时）<br>□ 眼底检查<br>□ 超声心动（视患者情况而定）<br>□ 白细胞单采术（必要时）<br>□ CTX、激素（必要时）<br>□ 其他医嘱 | **长期医嘱**<br>□ 患者既往基础用药<br>□ 抗菌药物（必要时）<br>□ 防治尿酸性肾病（别嘌呤醇）<br>□ 补液治疗（碱化、水化）<br>□ 其他医嘱<br>**临时医嘱**<br>□ 骨髓穿刺<br>□ 骨髓形态学、免疫分型、细胞遗传学和白血病相关融合基因和突变检测<br>□ 血常规<br>□ 输血医嘱（必要时）<br>□ 白细胞单采术（必要时）<br>□ CTX、激素（必要时）<br>□ 其他医嘱 |
| 病情变异记录 | □ 无　□ 有，原因：<br>1.<br>2. | □ 无　□ 有，原因：<br>1.<br>2. |
| 医师签名 | | |

| 时间 | 住院第 3~5 天 | |
|---|---|---|
| 主要<br>诊疗<br>工作 | □ 根据初步骨髓结果制定治疗方案<br>□ 患者家属签署化疗知情同意书<br>□ 住院医师完成病程记录<br>□ 上级医师查房 | □ 化疗<br>□ 重要脏器保护<br>□ 止吐、输血、抗炎等对支持治疗 |
| 重<br>点<br>医<br>嘱 | **长期医嘱**<br>□ 化疗医嘱（以下方案选一）<br>□ 预治疗：CP：CTX 200mg/（m$^2$·d），第-2~第0天<br>　　　　　　　　PDN 1mg/（kg·d），第-2~第0天<br>□ VDCP+IM：VCR 1.4mg/（m$^2$·d），最大剂量不超过2毫克/次，第1、8、15、22天<br>　　　　　　DNR 30~40mg/（m$^2$·d），第1~3天，第15~16天（可选）<br>　　　　　　CTX 750~1000mg/（m$^2$·d），第1天（减去预治疗剂量），第15天（美司钠解救）<br>　　　　　　PDN 1mg/（kg·d），第1~14天，第15~28天逐步减量1/2至停用<br>　　　　　　IM 400~600mg/d，第8天或第15天开始持续至HSCT前或治疗结束时<br>□ VDP+IM：VCR 1.4mg/（m$^2$·d），最大剂量不超过2毫克/次，第1、8、15、22天<br>　　　　　　（≥55岁）DNR 30~40mg/（m$^2$·d），第1~3天，第15~16天（可选）<br>　　　　　　PDN 1mg/（kg·d），第1~14天，第15~28天逐步减量1/2至停用<br>　　　　　　IM 400~600mg/d，第8天或第15天开始持续至HSCT前或治疗结束时<br>□ VP+IM：VCR 1.4mg/（m$^2$·d），最大剂量不超过2毫克/次，第1、8、15、22天<br>　　　　　　（≥55岁）PDN 1mg/（kg·d），第1~14天，第15~28天逐步减量1/2至停用<br>　　　　　　IM 400~600mg/d，第8天或第15天开始持续至HSCT前或治疗结束时<br>□ 止吐、抗感染等对症支持治疗医嘱　　□ 补液治疗（水化、碱化）<br>□ 重要脏器功能保护：防治尿酸性肾病　　□ 其他医嘱<br>　（别嘌呤醇）、保肝、抑酸等<br>**临时医嘱**<br>□ 输血医嘱（必要时）<br>□ 心电监测（必要时）<br>□ 复查肝肾功能、电解质<br>□ 隔日复查血常规（必要时可每天复查）<br>□ 血培养（高热时）<br>□ 出现感染时，各种体液或分泌物病原学检查及相关影像学检查需多次重复<br>□ 静脉插管维护、换药<br>□ 腰椎穿刺，鞘内注射（具体剂量见住院流程）<br>□ 脑脊液常规、生化和细胞形态学检查<br>□ 其他医嘱 | |
| 病情<br>变异<br>记录 | □ 无　□ 有，原因：<br>1.<br>2. | □ 无　□ 有，原因：<br>1.<br>2. |
| 医师<br>签名 | | |

| 时间 | 住院第 6~34 天 | 住院第 35 天<br>（出院日） |
|---|---|---|
| 主要诊疗工作 | □ 上级医师查房，注意病情变化<br>□ 住院医师完成病历书写<br>□ 复查血常规<br>□ 注意观察体温、血压、体重等，防治并发症<br>□ 成分输血、抗感染等支持治疗（必要时）<br>□ 造血生长因子（必要时）<br>□ 骨髓检查<br>□ 腰椎穿刺，鞘内注射 | □ 上级医师查房，进行化疗（根据骨髓穿刺）评估，确定有无并发症情况，明确是否出院<br>□ 完成出院记录、病案首页、出院证明书等<br>□ 向患者交代出院后的注意事项，如返院复诊的时间、地点，发生紧急情况时的处理等 |
| 重要医嘱 | **长期医嘱**<br>□ 洁净饮食<br>□ 抗感染等支持治疗（必要时）<br>□ 其他医嘱<br>**临时医嘱**<br>□ 血常规、尿常规、粪便常规<br>□ 肝肾功能、电解质、凝血功能<br>□ 输血医嘱（必要时）<br>□ 第 14 天骨髓形态学、残留病检测<br>□ 诱导治疗后骨髓形态学、残留病检测以及染色体和 BCR-ABL 融合基因定量检测<br>□ 腰椎穿刺，鞘内注射（具体剂量见住院流程）<br>□ 脑脊液常规、生化和细胞形态学检查<br>□ 复查治疗前有白血病细胞浸润改变的各项检查<br>□ G-CSF 5μg/（kg·d）（必要时）<br>□ 影像学检查（必要）<br>□ 病原微生物培养（必要时）<br>□ 血培养（高热时）<br>□ 静脉插管维护、换药<br>□ 其他医嘱 | **出院医嘱**<br>□ 出院带药<br>□ 定期门诊随访<br>□ 监测血常规、肝肾功能、电解质等 |
| 病情变异记录 | □ 无　□ 有，原因：<br>1.<br>2. | □ 无　□ 有，原因：<br>1.<br>2. |
| 医师签名 | | |

## （二）护士表单

### 初治成人 Ph$^+$ 急性淋巴细胞白血病临床路径护士表单

适用对象：第一诊断为初治成人 Ph$^+$ 急性淋巴细胞白血病（ICD-10：C91.007，M9821/3）
拟行诱导化疗

| 患者姓名： | 性别： | 年龄： | 门诊号： | 住院号： |
|---|---|---|---|---|
| 住院日期：　　年　月　日 | 出院日期：　　年　月　日 | | | 标准住院日：35 天内 |

| 时间 | 住院第 1 天 | 住院第 2 天 |
|---|---|---|
| 健康宣教 | □ 入院宣教：介绍病房环境、设施、医院相关制度、主管医师和护士<br>□ 告知各项检查、化验的目的及注意事项<br>□ 指导饮食、卫生、活动等<br>□ 指导漱口和坐浴的方法<br>□ 安全宣教、化疗宣教<br>□ PICC 置管介绍<br>□ 做好心理安慰，减轻患者入院后焦虑、紧张的情绪 | □ 宣教疾病知识<br>□ 指导预防感染和出血<br>□ PICC 维护宣教<br>□ 介绍骨髓穿刺的目的、方法和注意事项<br>□ 介绍白细胞单采的目的和概要流程（必要时）<br>□ 做好用药指导<br>□ 化疗宣教 |
| 护理处置 | □ 入院护理评估：询问病史、相关查体、血常规、检查皮肤黏膜有无出血、营养状况、血管情况等<br>□ 监测和记录生命体征<br>□ 建立护理记录（病危、重患者）<br>□ 卫生处置：剪指（趾）甲、沐浴（条件允许时），更换病号服<br>□ 完成各项化验检查的准备（加急化验及时采集标本并送检）<br>□ PICC 置管术（条件允许时），术前签署 PICC 置管知情同意书 | □ 完成各项化验标本的留取并及时送检<br>　遵医嘱完成相关检查<br>□ PICC 导管维护<br>□ 遵医嘱准确记录 24 小时出入量 |
| 基础护理 | □ 根据患者病情和生活自理能力确定护理级别（遵医嘱执行）<br>□ 晨晚间护理<br>□ 安全护理<br>□ 口腔护理<br>□ 肛周护理 | □ 执行分级护理<br>□ 晨晚间护理<br>□ 安全护理<br>□ 口腔护理<br>□ 肛周护理 |
| 专科护理 | □ 执行血液病护理常规<br>□ 观察病情、用药后的不良反应<br>□ 填写患者危险因素评估表（需要时）<br>□ 感染、出血护理<br>□ 输血护理（需要时）<br>□ 化疗护理、心理护理 | □ 观察患者病情变化，重点观察有无出血倾向、化疗不良反应<br>□ 感染、出血护理<br>□ 输血护理（需要时）<br>□ 化疗护理<br>□ 心理护理 |
| 重点医嘱 | □ 详见医嘱执行单 | □ 详见医嘱执行单 |
| 病情变异记录 | □ 无　□ 有，原因：<br>1.<br>2. | □ 无　□ 有，原因：<br>1.<br>2. |
| 护士签名 | | |

| 时间 | 住院第 3~5 天 |
|---|---|
| 健康宣教 | □ 化疗宣教<br>　　告知用药及注意事项<br>　　化疗期间患者饮食、卫生<br>　　化疗期间嘱患者适当多饮水<br>　　对陪护家属健康指导<br>□ 指导预防感染和出血<br>□ 介绍药物作用、服用方法、时机及不良反应<br>□ 心理指导 |
| 护理处置 | □ 遵医嘱完成相关化验检查<br>□ 遵照医嘱及时给予对症治疗<br>□ PICC 导管维护<br>□ 遵医嘱准确记录 24 小时出入量<br>□ 执行保护性隔离措施 |
| 基础护理 | □ 执行分级护理<br>□ 晨晚间护理<br>□ 安全护理<br>□ 口腔护理<br>□ 肛周护理 |
| 专科护理 | □ 观察患者病情变化，重点观察有无出血倾向、化疗不良反应、有无胸闷、憋气、胸痛等<br>□ 感染、出血护理<br>□ 输血护理（需要时）<br>□ 化疗护理<br>□ 心理护理 |
| 重点医嘱 | □ 详见医嘱执行单 |
| 病情变异记录 | □ 无　□ 有，原因：<br>1.<br>2. |
| 护士签名 | |

| 时间 | 住院第 6~34 天 | 住院第 35 天<br>（出院日） |
|---|---|---|
| 健康宣教 | □ 骨髓抑制期宣教：预防感染和出血<br>□ 指导进高压无菌饮食（高压锅准备的食物，以达到无菌饮食的目的）<br>□ 介绍腰椎穿刺、鞘内注射的目的、方法和注意事项<br>□ 心理指导 | □ 出院宣教：用药、饮食、卫生、休息、监测血常规、生化等<br>□ PICC 带出院外宣教<br>□ 指导办理出院手续<br>□ 告知患者科室联系电话<br>□ 定期门诊随访 |
| 护理处置 | □ 遵医嘱完成相关化验检查<br>□ 遵照医嘱及时给予对症治疗<br>□ PICC 导管维护<br>□ 执行保护性隔离措施 | □ 为患者领取出院带药<br>□ 协助整理患者用物<br>□ 发放 PICC 院外维护手册<br>□ 床单位终末消毒 |
| 基础护理 | □ 执行分级护理<br>□ 晨晚间护理<br>□ 安全护理<br>□ 口腔护理<br>□ 肛周护理 | □ 安全护理（护送出院） |
| 专科护理 | □ 密切观察病情观察，观察有无感染和出血倾向，有无胸闷、憋气、胸痛<br>□ 感染、出血护理<br>□ 输血护理（需要时）<br>□ 化疗护理<br>□ 心理护理 | □ 预防感染和出血的指导<br>□ 心理护理 |
| 重点医嘱 | □ 详见医嘱执行单 | □ 详见医嘱执行单 |
| 病情变异记录 | □ 无　□ 有，原因：<br>1.<br>2. | □ 无　□ 有，原因：<br>1.<br>2. |
| 护士签名 | | |

## （三）患者表单

### 初治成人 Ph⁺急性淋巴细胞白血病临床路径患者表单

适用对象：第一诊断为初治成人 Ph⁺急性淋巴细胞白血病（ICD-10：C91.007，M9821/3）
　　　　拟行诱导化疗

| 患者姓名： | 性别：　　年龄：　　门诊号：　　住院号： | |
|---|---|---|
| 住院日期：　　年　月　日 | 出院日期：　　年　月　日 | 标准住院日：35 天内 |

| 时间 | 住院第 1 天 | 住院第 2 天 |
|---|---|---|
| 医患配合 | □ 接受询问病史、收集资料，请务必详细告知既往史、用药史、过敏史<br>□ 请明确告知既往用药情况<br>□ 配合进行体格检查<br>□ 有任何不适请告知医师<br>□ 配合进行相关检查<br>□ 签署相关知情同意书 | □ 配合完成相关检查（B 超、心电图、X 线胸片等）<br>□ 配合完成化验：血常规、生化等<br>□ 配合骨髓穿刺、活检等<br>□ 配合用药<br>□ 有任何不适请告知医师 |
| 护患配合 | □ 配合测量体温、脉搏、呼吸、血压、身高体重<br>□ 配合完成入院护理评估（回答护士询问病史、过敏史、用药史）<br>□ 接受入院宣教（环境介绍、病室规定、探视陪护制度、送餐订餐制度、贵重物品保管等）<br>□ 配合采集血、尿标本<br>□ 配合护士选择静脉通路，接受 PICC 置管<br>□ 接受用药指导<br>□ 接受化疗知识指导<br>□ 接受预防感染和出血的指导<br>□ 有任何不适请告知护士 | □ 配合测量体温、脉搏、呼吸，询问大便情况<br>□ 配合各项检查（需要空腹的请遵照执行）<br>□ 配合采集血标本<br>□ 接受疾病知识介绍<br>□ 接受骨髓穿刺、活检宣教<br>□ 接受用药指导<br>□ 接受 PICC 维护<br>□ 接受化疗知识指导<br>□ 接受预防感染和出血的指导<br>□ 接受心理护理<br>□ 接受基础护理<br>□ 有任何不适请告知护士 |
| 饮食 | □ 遵照医嘱饮食 | □ 遵照医嘱饮食 |
| 排泄 | □ 大、小便异常时及时告知医护人员 | □ 大、小便异常时及时告知医护人员 |
| 活动 | □ 根据病情适度活动<br>□ 有出血倾向者卧床休息，减少活动 | □ 根据病情适度活动<br>□ 有出血倾向者卧床休息，减少活动 |

| 时间 | 住院第 3~5 天 |
|------|------|
| 医患配合 | □ 配合相关检查<br>□ 配合用药<br>□ 配合化疗<br>□ 有任何不适请告知医师 |
| 护患配合 | □ 配合定时测量生命体征、每日询问大便情况<br>□ 配合各种相关检查<br>□ 配合采集血标本<br>□ 接受疾病知识介绍<br>□ 接受用药指导<br>□ 接受 PICC 维护<br>□ 接受化疗知识指导<br>□ 接受预防感染和出血的指导<br>□ 接受保护性隔离措施<br>□ 接受心理护理<br>□ 接受基础护理<br>□ 有任何不适请告知护士 |
| 饮食 | □ 遵照医嘱饮食 |
| 排泄 | □ 大、小便异常时及时告知医护人员 |
| 活动 | □ 根据病情适度活动<br>□ 有出血倾向者卧床休息，减少活动 |

| 时间 | 住院第 6~34 天 | 住院第 35 天<br>（出院日） |
|---|---|---|
| **医患配合** | □ 配合相关检查<br>□ 配合用药<br>□ 配合各种治疗<br>□ 配合腰椎穿刺<br>□ 有任何不适请告知医师 | □ 接受出院前指导<br>□ 遵医嘱出院后用药<br>□ 知道复查时间<br>□ 获取出院诊断书 |
| **护患配合** | □ 配合定时测量生命体征、每日询问大便情况<br>□ 配合各种相关检查<br>□ 配合采集血标本<br>□ 接受疾病知识介绍<br>□ 接受用药指导<br>□ 接受腰椎穿刺、鞘内注射宣教<br>□ 接受 PICC 维护<br>□ 接受预防感染和出血的指导<br>□ 接受保护性隔离措施<br>□ 接受心理护理<br>□ 接受基础护理<br>□ 有任何不适请告知护士 | □ 接受出院宣教<br>□ 办理出院手续<br>□ 获取出院带药<br>□ 知道服药方法、作用、注意事项<br>□ 知道预防感染、出血措施<br>□ 知道复印病历方法<br>□ 接受 PICC 院外维护指导<br>□ 签署 PICC 院外带管协议 |
| **饮食** | □ 高压无菌饮食（高压锅准备的食物，以达到无菌饮食的目的） | □ 普通饮食<br>□ 避免进生、冷、硬、辛辣和刺激饮食 |
| **排泄** | □ 大、小便异常时及时告知医护人员 | □ 大、小便异常（出血时）及时就诊 |
| **活动** | □ 根据病情适度活动<br>□ 有出血倾向者卧床休息，减少活动 | □ 适度活动，避免疲劳<br>□ 注意保暖，避免感冒<br>□ 注意安全，减少出血 |

附：原表单（2016 年版）

## 初治成人 Ph⁺急性淋巴细胞白血病临床路径表单

适用对象：第一诊断为初治成人 Ph⁺急性淋巴细胞白血病（ICD-10：C91.007，M9821/3）

拟行诱导化疗

| 患者姓名： | | 性别： | 年龄： | 门诊号： | 住院号： |
|---|---|---|---|---|---|
| 住院日期： 年 月 日 | | 出院日期： 年 月 日 | | | 标准住院日：35 天 |

| 时间 | 住院第 1 天 | 住院第 2 天 |
|---|---|---|
| 主要诊疗工作 | □ 询问病史及体格检查<br>□ 完成病历书写<br>□ 开实验室检查单<br>□ 上级医师查房与化疗前评估<br>□ 根据血象及凝血象决定是否成分输血<br>□ 向家属告知病重或病危并签署病重或病危通知书<br>□ 患者家属签署授权书、骨髓穿刺同意书、腰椎穿刺同意书、输血知情同意书、静脉插管同意书（条件允许时）<br>□ 根据血象决定是否白细胞单采、是否使用 CTX/激素预治疗 | □ 上级医师查房<br>□ 完成入院检查<br>□ 骨髓穿刺：骨髓形态学检查、免疫分型、细胞遗传学和白血病相关基因及突变检测（有条件时）<br>□ 根据血象及凝血象决定是否成分输血<br>□ 控制感染等对症支持治疗<br>□ 完成必要的相关科室会诊<br>□ 住院医师完成上级医师查房记录等病历书写<br>□ 根据血象决定是否白细胞单采、是否使用 CTX/激素预治疗 |
| 重要医嘱 | **长期医嘱**<br>□ 血液病护理常规<br>□ 饮食：普通饮食/其他<br>□ 抗菌药物（必要时）<br>□ 补液治疗（水化、碱化）<br>□ 其他医嘱<br>**临时医嘱**<br>□ 血常规、尿常规、粪便常规<br>□ 肝肾功能、电解质、血型、凝血、输血前检查<br>□ X 线胸片、心电图、B 超（多部位）<br>□ 头颅、颈胸部 MRI 或 CT、脊柱侧位片、脑电图、血气分析（必要时）静脉插管术（条件允许时）<br>□ 病原微生物培养（必要时）<br>□ 输血医嘱（必要时）<br>□ 眼底检查<br>□ 白细胞单采术（必要时）<br>□ CTX、激素（必要时）<br>□ 其他医嘱 | **长期医嘱**<br>□ 患者既往基础用药<br>□ 防治尿酸肾病（别嘌呤醇）<br>□ 抗菌药物（必要时）<br>□ 补液治疗（水化、碱化）<br>□ 其他医嘱<br>**临时医嘱**<br>□ 骨髓穿刺<br>□ 骨髓形态学、免疫分型、细胞遗传学、和白血病相关基因及突变检测（有条件时）<br>□ 血常规<br>□ 输血医嘱（必要时）<br>□ 白细胞单采术（必要时）<br>□ CTX、激素（必要时）<br>□ 其他医嘱 |
| 主要护理工作 | □ 介绍病房环境、设施和设备<br>□ 入院护理评估 | □ 宣教（血液病知识） |

| 时间 | 住院第 1 天 | 住院第 2 天 |
|---|---|---|
| 病情<br>变异<br>记录 | □无 □有，原因：<br>1.<br>2. | □无 □有，原因：<br>1.<br>2. |
| 护士<br>签名 | | |
| 医师<br>签名 | | |

| 时间 | 住院第 3~5 天 | |
|---|---|---|
| 主要<br>诊疗<br>工作 | □ 根据初步骨髓结果制定治疗方案<br>□ 患者家属签署化疗知情同意书<br>□ 住院医师完成病程记录<br>□ 上级医师查房 | □ 化疗<br>□ 重要脏器保护<br>□ 止吐 |
| 重<br>要<br>医<br>嘱 | **长期医嘱**<br>化疗医嘱（以下方案选一）<br>□ 预治疗：CP：CTX 200mg/（m²·d），第-2~第 0 天<br>　　　　　　　PDN 1mg/（kg·d），第-2~第 0 天<br>□ VDCP+IM：VCR 1.4mg/（m²·d），最大剂量不超过 2 毫克/次，第 1、8、15、22 天<br>　　　　　　　DNR 30~40mg/（m²·d），第 1~3 天，第 15~16 天（可选）<br>　　　　　　　CTX 750~1000mg/（m²·d），第 1 天（减去预治疗剂量），第 15 天（美司钠解救）<br>　　　　　　　PDN 1mg/（kg·d），第 1~14 天，第 15~28 天减量 1/2<br>　　　　　　　IM 400~600mg/d，第 8 天或第 15 天开始持续至 HSCT 前或治疗结束时<br>□ VDP+IM：VCR 1.4mg/（m²·d），最大剂量不超过 2 毫克/次，第 1、8、15、22 天<br>　　　　　　（≥55 岁）DNR 30~40mg/（m²·d），第 1~3 天，第 15~16 天（可选）<br>　　　　　　PDN 1mg/（kg·d），第 1~14 天，第 15~28 天减量 1/2<br>　　　　　　IM 400~600mg/d，第 8 天或第 15 天开始持续至 HSCT 前或治疗结束时<br>□ VP+IM：VCR 1.4mg/（m²·d），最大剂量不超过 2 毫克/次，第 1、8、15、22 天<br>　　　　　　（≥55 岁）PDN 1mg/（kg·d），第 1~14 天，第 15~28 天减量 1/2<br>　　　　　　IM 400~600mg/d，第 8 天或第 15 天开始持续至 HSCT 前或治疗结束时<br>□ 止吐、抗感染等对症支持治疗医嘱　　□ 补液治疗（水化、碱化）<br>□ 重要脏器功能保护：防治尿酸肾病　　□ 其他医嘱<br>　（别嘌呤醇）、保肝、抑酸等<br>**临时医嘱**<br>□ 输血医嘱（必要时）<br>□ 心电监测（必要时）<br>□ 复查肝肾功能、电解质<br>□ 隔日复查血常规（必要时可每天复查）<br>□ 血培养（高热时）<br>□ 出现感染时，各种体液或分泌物病原学检查及相关影像学检查需多次重复<br>□ 静脉插管维护、换药<br>□ 腰椎穿刺，鞘内注射（具体剂量见住院流程）<br>□ 脑脊液常规、生化和细胞形态学检查<br>□ 其他医嘱 | |
| 主要<br>护理<br>工作 | □ 随时观察患者病情变化<br>□ 心理与生活护理<br>□ 化疗期间嘱患者多饮水 | |
| 病情<br>变异<br>记录 | □ 无　□ 有，原因：<br>1.<br>2. | |
| 护士<br>签名 | | |
| 医师<br>签名 | | |

| 时间 | 住院第 6~34 天 | 住院第 35 天<br>（出院日） |
|---|---|---|
| 主要诊疗工作 | □ 上级医师查房，注意病情变化<br>□ 住院医师完成病历书写<br>□ 复查血常规<br>□ 注意观察体温、血压、体重等，防治并发症<br>□ 成分输血、抗感染等支持治疗（必要时）<br>□ 造血生长因子（必要时）<br>□ 骨髓检查<br>□ 腰椎穿刺，鞘内注射 | □ 上级医师查房，进行化疗（根据骨髓穿刺）评估，确定有无并发症情况，明确是否出院<br>□ 完成出院记录、病案首页、出院证明书等<br>□ 向患者交代出院后的注意事项，如返院复诊的时间、地点，发生紧急情况时的处理等 |
| 重要医嘱 | **长期医嘱**<br>□ 洁净饮食<br>□ 抗感染等支持治疗（必要时）<br>□ 其他医嘱<br>**临时医嘱**<br>□ 血常规、尿常规、粪便常规<br>□ 肝肾功能、电解质、凝血功能<br>□ 输血医嘱（必要时）<br>□ 第 14 天骨髓形态学、残留病检测<br>□ 诱导治疗后骨髓形态学、残留病检测（可选）<br>□ 腰椎穿刺，鞘内注射（具体剂量见住院流程）<br>□ 脑脊液常规、生化和细胞形态学检查<br>□ 复查治疗前有白血病细胞浸润改变的各项检查<br>□ G-CSF 5μg/（kg·d）（必要时）<br>□ 影像学检查（必要）<br>□ 病原微生物培养（必要时）<br>□ 血培养（高热时）<br>□ 静脉插管维护、换药<br>□ 其他医嘱 | **出院医嘱**<br>□ 出院带药<br>□ 定期门诊随访<br>□ 监测血常规、肝肾功能、电解质等 |
| 主要护理工作 | □ 随时观察患者情况<br>□ 心理与生活护理<br>□ 化疗期间嘱患者多饮水 | □ 指导患者办理出院手续 |
| 病情变异记录 | □ 无　□ 有，原因：<br>1.<br>2. | □ 无　□ 有，原因：<br>1.<br>2. |
| 护士签名 | | |
| 医师签名 | | |

## 第二节　完全缓解的成人 $Ph^+$ 急性淋巴细胞白血病临床路径释义

### 一、完全缓解的成人 $Ph^+$ 急性淋巴细胞白血病临床路径标准住院流程

#### （一）临床路径标准住院日

21 天内。

#### （二）进入路径标准

1. 第一诊断必须符合成人 $Ph^+$ 急性淋巴细胞白血病（ALL）疾病编码的患者。

2. 经诱导化疗达完全缓解（CR）。

3. 当患者同时具有其他疾病诊断时，但在住院期间不需要特殊处理、也不影响第一诊断的临床路径流程实施时，可以进入路径。

> **释义**
>
> ■ 诊断明确且经诱导化疗获得完全缓解的 $Ph^+$ALL 患者进入本路径，复发患者应退出本路径。

#### （三）完善入院常规检查

需 2 天（指工作日）。

必须的检查项目：

1. 血常规、尿常规、粪便常规。

2. 肝肾功能、电解质、血型、凝血功能、输血前检查。

3. X 线胸片、心电图、腹部 B 超。

> **释义**
>
> ■ 上述检查内容的完善指导临床医师正确评价患者主要脏器功能，保证本路径治疗的顺利进行。

4. 发热或疑有某系统感染者可选择：病原微生物培养、影像学检查。

> **释义**
>
> ■ 巩固治疗前积极控制处理潜在感染，避免巩固治疗后期尤其骨髓抑制期出现严重感染而影响本路径的实施。

5. 骨髓涂片或/及活检（必要时）、微小残留病变检测（有条件时），若残留病水平较前升高，应及时检测 ABL 激酶突变。

> **释义**
>
> ■骨髓形态学检查明确患者处于完全缓解状态并进入本路径，若骨髓形态提示复发应退出本路径。ABL激酶突变检测对于后期TKI药物更换提供依据。

6. 复查治疗前有白血病细胞浸润改变的各项检查。
7. 患者及家属签署以下同意书：授权书、化疗知情同意书、骨髓穿刺同意书、腰椎穿刺及鞘内注射同意书、输血知情同意书、静脉插管知情同意书。

> **释义**
>
> ■签署各项知情同意书，加强医患沟通，不仅有利于患者及其家属了解疾病现状及后续治疗，亦有助于保障医疗安全。

### （四）治疗开始时间

入院第3天内。

> **释义**
>
> ■前述主要入院检查与2天内完成。

### （五）治疗方案

1. 早期巩固强化化疗（巩固强化期间应持续应用伊马替尼）：
(1) CAM：CTX：750mg/($m^2$·d)，第1天，第8天（美司钠解救）；阿糖胞苷（Ara-C）：75~100mg/($m^2$·d)，第1~3天，第8~10天；巯嘌呤（6-MP）：60mg/($m^2$·d)，第1~7天，血象恢复后（白细胞≥$1×10^9$/L，血小板≥$50×10^9$/L）行三联鞘内注射1~2次。
(2) 大剂量甲氨蝶呤（HD-MTX）：MTX：2.0~3.0g/($m^2$·d)，第1、8、22天；第1、8、22天行三联鞘内注射；前次用药后肝功能仍异常、血细胞计数仍处于抑制状态者可适当顺延用药。

> **释义**
>
> ■缓解后强烈的巩固治疗可清除残存的白血病细胞、提高疗效，但是巩固治疗方案在不同的研究组、不同的人群并不相同。一般应给予多疗程的治疗，药物组合包括诱导治疗使用的药物（如长春碱类药物、蒽环类药物、糖皮质激素等）、HD-MTX、Ara-C、6-巯嘌呤（6-MP）、门冬酰胺酶等。因此，缓解后治疗包括1~2个疗程再诱导方案，2~4个疗程HD-MTX和Ara-C为主的方案。
>
> ■成人$Ph^+$ALL缓解后治疗可不再使用L-ASP，TKI优先推荐持续应用，直至维持治疗结束（无条件应用TKI的患者按一般ALL的治疗方案进行）。

■ 在整个治疗过程中应强调参考儿童 ALL 方案的设计，强调非骨髓抑制性药物（包括糖皮质激素、长春碱类）的应用。

1. 一般应含有 HD-MTX 方案。MTX 1~3g/m²。应用 HD-MTX 时应争取进行血清 MTX 浓度监测，注意给予甲酰四氢叶酸钙解救，至血清 MTX 浓度 < 0.1μmol/L（或低于 0.25μmol/L）时结合临床情况可以停止解救。

2. 应含有 Ara-C 为基础的方案。Ara-C 可以为标准剂量、分段应用（如 CTX、Ara-C、6-MP 为基础的方案），或中大剂量 Ara-C 为基础的方案。

3. 缓解后 6 个月左右参考诱导方案给予再诱导强化 1 次。

2. 晚期巩固强化化疗：

治疗分层：有条件进行异基因 HSCT 者早期强化结束后尽早接受移植。

（1）异基因干细胞移植（allo-HSCT）：有 HLA 配型相合同胞供者或无关供者，HLA 部分相合的家族供者，行异基因 HSCT，伊马替尼 400~600mg/d 持续服用至预处理方案开始（估计用药周期为 5~6 个月）。在治疗过程中，每疗程均监测 BCR/ABL 融合基因水平，有继续下降趋势的可在完成 3 个疗程的强化治疗后行干细胞移植；若融合基因表达呈上升趋势则直接进行移植。异基因 HSCT 后不再使用伊马替尼，除非存在分子生物学或血液学复发的证据。不能行干细胞移植治疗者，继续接受巩固强化化疗和伊马替尼的联合治疗。不能使用伊马替尼患者按计划化疗，化疗结束后予干扰素维持治疗。

（2）联合化疗/自体干细胞移植：

1）COATD 方案：CTX：750mg/(m²·d)，第 1 天（美司钠解救）；VCR：1.4mg/(m²·d)，最大剂量不超过 2 毫克/次，第 1 天；Ara-C：7~100mg/(m²·d)，第 1~5 天；替尼泊苷（VM-26）100mg/(m²·d)，第 1~3 天；地塞米松（DXM）6~8mg/(m²·d)，第 1~7 天（口服或静脉滴注）。

血象恢复后（白细胞≥1×10⁹/L，血小板≥50×10⁹/L），行三联鞘内注射 1~2 次。

2）自体干细胞移植（auto-HSCT）：COATD 方案治疗结束后分子学阴性的患者可选择 auto-HSCT，auto-HSCT 后的患者可予继续伊马替尼+VP 方案维持治疗 2 年，不再进行剩余疗程的化疗。

未接受 allo-SCT 或 auto-HSCT 的患者接受以下方案治疗。

3）VDCD 方案：VCR：1.4mg/(m²·d)，最大剂量不超过 2 毫克/次，第 1、8、15、22 天；DNR：30mg/(m²·d)，第 1~3 天；CTX：750mg/(m²·d)，第 1、15 天（美司钠解救）；DXM：6~8mg/(m²·d)，第 1~7 天，第 15~21 天（口服或静脉滴注）。

血象恢复后（白细胞≥1×10⁹/L，血小板≥50×10⁹/L），行三联鞘内注射 1~2 次。

4）TA 方案：VM-26：100mg/(m²·d)，第 1~3 天；Ara-C：75~100mg/(m²·d)，第 1~5天。

血象恢复后（白细胞≥1×10⁹/L，血小板≥50×10⁹/L），行三联鞘内注射 1~2 次。

释义

■ 考虑行 allo-HSCT 的患者，应在一定的巩固强化治疗后尽快移植。《中国成人急性淋巴细胞白血病诊断与治疗指南（2016 版）》中建议，allo-HSCT 后可以用 TKI 维持。无合适供者的患者，按计划继续多药化疗联合 TKI；无合适供者、BCR/

> ABL 融合基因转阴者（尤其是 3~6 个月内转阴者），可以考虑自体干细胞移植，移植后予 TKI 维持。
>
> ■ 应定期检测 BCR/ABL 融合基因水平，CNSL 的预防治疗参考一般 ALL 患者。

**3. 维持治疗：**

含伊马替尼维持治疗方案：未行 allo-HSCT 者建议使用伊马替尼联合 VP 方案作为维持治疗，伊马替尼 400~600mg/d 持续应用，VP 方案每月 1 次，持续至完全缓解后 2 年。

VP 方案：VCR：1.4mg/(m² · d)，最大剂量不超过 2 毫克/次，第 1 天。Pred：1mg/(kg · d)，第 1~5 天。

释义

■ 也可以给予 6-MP、MTX 或干扰素联合 TKI 维持治疗，6-MP 60~75mg/m²，每日 1 次，MTX 15~20mg/m²，每周 1 次。注意：①6-MP 晚上用药效果较好。可以用硫鸟嘌呤（6-TG）替代 6-MP。维持治疗期间应注意检测血常规和肝肾功能，调整药剂量。②维持治疗既可以在完成巩固强化治疗之后单独连续进行，也可与强化巩固方案交替序贯进行。维持治疗期间应尽量保证 3~6 个月复查 1 次骨髓象、BCR/ABL 融合基因定量和/或流式细胞术 MRD。③自获得 CR 后总的治疗周期至少 2 年。④不包含 TKI 的维持治疗方案：无条件使用 TKI 者采用干扰素维持治疗，300 万单位/次，隔日 1 次，可联合 VCR、糖皮质激素和/或 6-MP、MTX 每个月 1 次，持续至缓解后至少 2 年。

**4. 中枢神经系统白血病（CNSL）预防治疗：**

（1）三联鞘内注射：三联鞘内注射为 CNSL 的预防及治疗的主要方式，病程中未诊断 CNSL 的患者应完成鞘内注射 8~12 次。诱导治疗结束血象恢复后（中性粒细胞≥1×10⁹/L，血小板≥50×10⁹/L，外周血无原始细胞）进行首次鞘内注射（三联，每周鞘内注射不超过 2 次）并用流式细胞术进行脑脊液白血病细胞分析。

病程中出现 CNSL 者，应每周鞘内注射 2 次直至症状体征好转、脑脊液检测正常，此后每周 1 次连续4~6周，未行颅脑放射预防者行颅脑脊髓分次放疗24Gy。

鞘内注射方案如下：液体量不足时用生理盐水补充；MTX10~15mg+Ara-C 30~50mg+DXM10mg。

（2）颅脑/脊髓放疗：拟行 HSCT 者移植前不建议行颅脑放疗预防 CNSL，无移植条件的 30 岁以上患者一般巩固强化治疗全部结束后进行颅脑分次（10~12 次）照射，总量 18~20Gy；如行脊髓照射，剂量为 12Gy。有 CNSL 的证据者头颅照射剂量为 20~24Gy，脊髓照射剂量为 18~20Gy，分次完成。进行过预防性头颅放疗的患者原则上不进行二次放疗。

释义

■ CNSL 是急性白血病（尤其是 ALL）复发的主要根源之一，严重影响白血病治疗的效果。诊断有 CNS 症状者先进行 CT 或 MRI，排除出血或占位病变后再考虑腰椎穿刺，无 CNS 症状者按计划进行 CNSL 的预防。

■ CNSL 尚无统一标准。1985 年在罗马讨论关于 ALL 预后差的危险因素时提出下列 CNSL 诊断标准：脑脊液白细胞计数 > $0.005×10^9/L$（5 个/μl），离心标本证明细胞为原始细胞者，即可诊断 CNSL。

■ 流式细胞术检测脑脊液在 CNSL 中的诊断意义尚无一致意见，但出现阳性应按 CNSL 对待。

■ 鞘内注射治疗或预防 CNSL 时，可二联用药，也可选用三联用药。

■《中国成人急性淋巴细胞白血病诊断与治疗指南 2016 版》中建议：①鞘内注射可两联或三联用药。②对于成人高危组 ALL，CNSL 预防治疗也可达 12 次以上。18 岁以上的高危组患者或 35 岁以上的患者可进行预防性头颅放疗，放疗在缓解后的巩固化疗期或维持治疗期进行。预防性照射部位为单纯头颅，总剂量 18~20Gy，分次完成。③确诊 CNSL 的患者，尤其是症状和体征较明显者，建议先进行腰椎穿刺、鞘内注射，也可在鞘内注射化疗药物至脑脊液白细胞计数正常、症状好转后再进行放疗（头颅+脊髓）。

5. 诱导以及巩固治疗结束后的随访监测治疗：患者维持治疗期间定期检测血象、骨髓形态、染色体、BCR/ABL 融合基因及流式残留病检测，每 3 月复查 1 次。

### （六）治疗后恢复期复查的检查项目

1. 血常规、肝肾功能、电解质。

> **释义**
>
> ■ Ph$^+$ALL 患者巩固化疗后进入骨髓抑制期，定期监测全血细胞分析，为成分输血等支持治疗提供依据；骨髓恢复期，血细胞分析为疗效判定提供依据；肝肾功能及时了解化疗后是否存在脏器药物损伤。

2. 脏器功能评估。
3. 骨髓检查（必要时）。
4. 微小残留病变检测（必要时）。

> **释义**
>
> ■ 巩固治疗实时复查骨髓形态及微小残留病变（包括流式残留病灶和 BCR/ABL 融合基因定量检测），复发患者应退出本路径，及时根据情况调整治疗方案。

### （七）化疗中及化疗后治疗

1. 感染防治：发热患者建议立即进行病原微生物培养并使用抗菌药物，可选用头孢类（或青霉素类）±氨基糖苷类抗炎治疗；3 天后发热不缓解者，可考虑更换碳青霉烯类和/或糖肽类和/或抗真菌治疗；有明确脏器感染的患者，应根据感染部位及病原微生物培养结果选用相应抗菌药物。
2. 防治其他脏器功能损伤：止吐、保肝、水化、碱化。

3. 成分输血：适用于 Hb＜80g/L，PLT＜20×10$^9$/L 或有活动性出血的患者，分别输注浓缩红细胞和单采血小板。有心功能不全者可放宽输血适应证。

4. 造血生长因子：化疗后中性粒细胞绝对值（ANC）≤1.0×10$^9$/L者，可使用 G-CSF 5μg/（kg·d）。

> **释义**
>
> ■ 详见初治 Ph$^+$ 急性淋巴细胞白血病患者路径释义。

### （八）出院标准

1. 一般情况良好。
2. 没有需要住院处理的并发症和/或合并症。

> **释义**
>
> ■ 临床症状改善，ANC≥0.5×10$^9$/L，PLT＞20×10$^9$/L 且停止输血，不需要静脉输液的患者可出院，出院时有其他合并症需要治疗者可适当延长住院时间。

### （九）有无变异及原因分析

1. 治疗中、后有感染、贫血、出血及其他合并症者进行相关的诊断和治疗，可能延长住院时间并致费用增加。
2. 若治疗过程中出现 CNSL，退出此路径，进入相关路径。
3. 治疗期间髓内和/或髓外复发者退出此路径。

## 二、完全缓解的成人 Ph$^+$ 急性淋巴细胞白血病诱导治疗临床路径给药方案

### 【用药选择】

1. 抗菌药物的使用：发热患者建议立即进行血培养并使用抗菌药物，根据患者是否存在咳嗽、咳痰、腹泻、尿路感染等症状留取相应的标本病原微生物培养。可选用头孢类（或青霉素类）±氨基糖苷类治疗，3 天后发热不缓解者，可考虑碳青霉烯类和/或糖肽类和/或抗真菌治疗；有明确脏器感染患者应根据感染部位及病原微生物培养结果选用相应抗菌药物，同时治疗用药的选择应综合患者病情及抗菌药物特点制订。单一药物可有效治疗的感染，可以不联合用药。严重感染、单一用药不易控制的混合细菌感染、需要长疗程且以产生耐药性的感染可联合用药。中性粒细胞减少患者感染进展快，一旦出现发热应尽早应用抗菌药物；中性粒细胞减少者如有感染的症状、体征，应早期应用抗菌药物；选择经验性用药时应考虑到本病区（医院）患者目前分离到的细菌种类、发生频率、抗菌药物敏感情况；住院时间较长或反复住院治疗的患者应考虑到其既往感染的致病菌及抗菌药物使用情况；中性粒细胞减少患者，单纯考虑一种病原菌感染而采用窄谱抗菌药物是不够的，必须使用广谱抗菌药物，尽可能选择杀菌药物而非抑菌药物。万古霉素和利奈唑胺不宜单一用药。有持续性发热但无明确感染来源、血流动力学不稳定患者，应将抗菌方案扩展至能够覆盖耐药性革兰阴性菌和革兰阳性菌及厌氧菌和真菌。抗真菌的经验治疗，一般选择菌谱较广的抗真菌药，如伊曲康唑、两性霉素 B、卡泊芬净、米卡芬净及伏立康唑等。

2. 化疗期间脏器功能损害的相应防治：止吐、保肝、水化、碱化、防治尿酸性肾病（别嘌呤醇）、抑酸药。

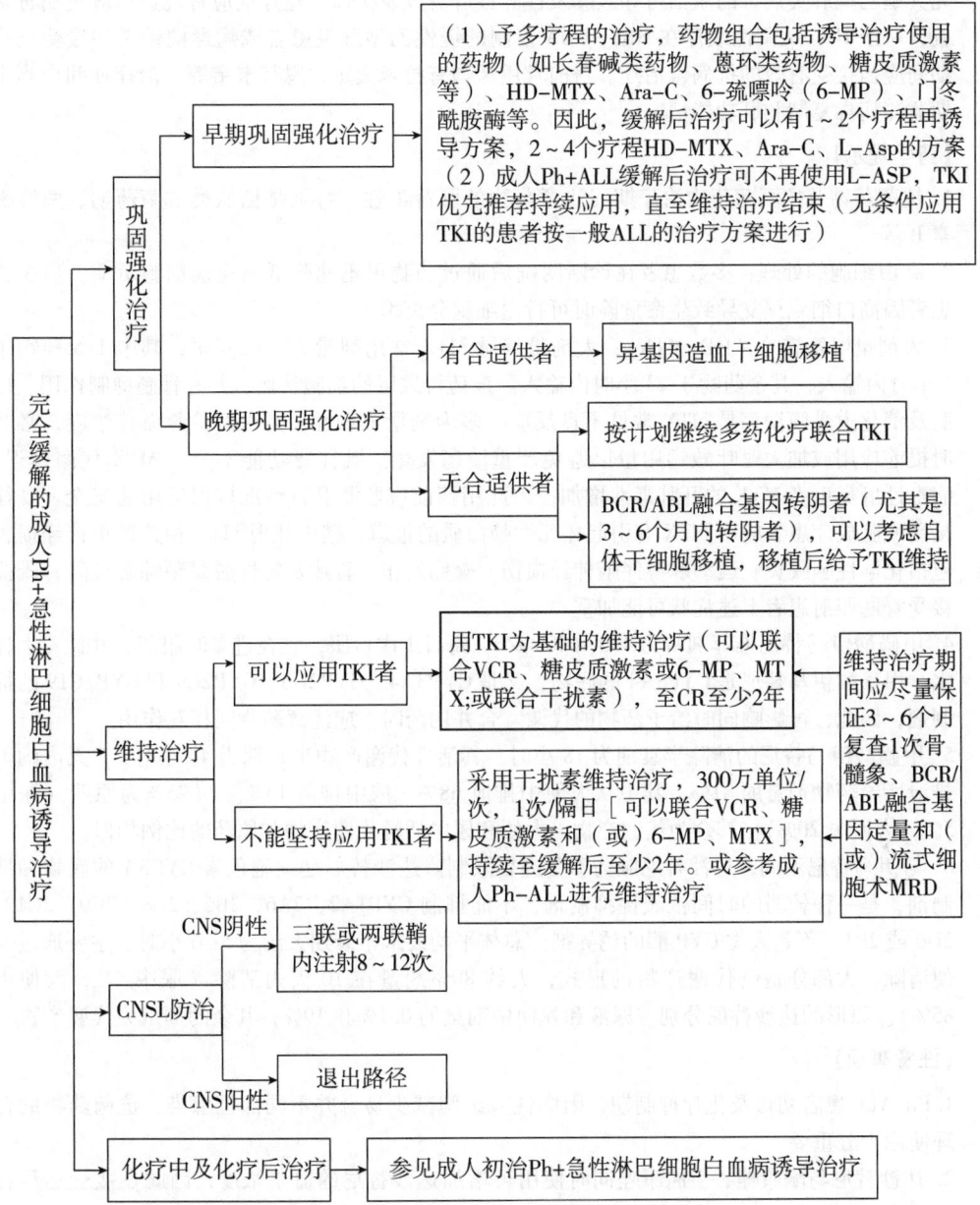

3. 血制品输注：Hb＜80g/L 或贫血症状明显者建议输注浓缩红细胞（拟选择 HSCT 的患者输注辐照血），有心功能不全者可放宽输血适应证；PLT＜$20\times10^9$/L 或有活动性出血时建议输注单采血小板；有 DIC 异常时，根据情况输注新鲜血浆、纤维蛋白原、凝血酶原复合物。

4. 肿瘤溶解综合征的预防：在利尿的同时加强水化及碱化，注意水电解质的平衡。白血病细胞计数量升高迅速、高尿酸、出现肾功能损伤迹象的患者在化疗期间可考虑使用别嘌呤醇。

5. 造血生长因子：化疗后中性粒细胞绝对值（ANC）≤$1.0\times10^9$/L，可使用集落刺激因子。如 ANC≤$0.2\times10^9$/L 或合并严重感染，可停用 TKI。

6. 化疗前后肝炎病毒监测：联合化疗、免疫抑制性治疗均可能激活患者体内肝炎病毒复制，尤其是乙型肝炎病毒的激活可导致暴发性异性肝炎危及生命。化疗前应常规进行肝炎病毒筛查，对于 HBeAg 阳性或存在 HBV-DNA 复制的慢性乙型肝炎患者或病毒携带者在接受化疗期间应当接受有效的抗病毒治疗。目前常用药物有拉米夫定、恩替卡韦等。治疗期间应当定期监测病毒复制和肝功能情况。

【药学提示】

1. 抗菌药物及抗真菌药物治疗期间注意药物的肝肾毒性，特别是糖肽类抗菌药物、两性霉素 B 等。

2. 高白细胞的处理：多数患者在诊断明确后通过药物可迅速降低白血病细胞负荷，但少数患者因高白细胞预支导致生命危险时可行白细胞分离术。

3. 大剂量甲氨蝶呤（HD-MTX）：大剂量静脉 MTX 常用剂量为 $1\sim3g/m^2$，其中 1/5 药物于 1 小时内输入，其余药物于 23 小时内输入。该药可致巨幼细胞贫血，并有骨髓抑制作用。口腔及消化道黏膜溃疡是 MTX 常见不良反应。多为剂量依赖性，需密切检测血药浓度，必要时提前应用或加大亚叶酸钙用量以避免严重溃疡发生。既往肾功能不全者 MTX 代谢延迟，病毒性肝炎患者 MTX 的肝脏毒性增加，因此用药前应监测肝肾情况以保证用药安全。既往接受颅脑放疗患者应用 MTX 有引起坏死性脑白质的报道，鞘内注射 MTX 相关严重神经损害包括化学性脑膜炎、运动麻痹伴脑神经损伤、癫痫发作、昏迷及慢性脱髓鞘综合征等，既往接受脊髓照射患者上述症状可能加重。

4. 甲磺酸伊马替尼推荐剂量为 $400\sim600mg/d$，每日 1 次口服，宜在进餐时服药，并饮一大杯水。甲磺酸伊马替尼是 CYP3A4 的底物，又是 CYP3A4、CYP2D6、CYP2C9 和 CYP2C19 的抑制剂，因此，可影响同时给予药物的代谢。合并用药时，应注意药物间相互作用。

5. 甲磺酸伊马替尼的清除半衰期为 18 小时，其活性代谢产物半衰期为 40 小时，7 天内约可排泄所给药物剂量的 81%，其中从大便中排泄 68%，尿中排泄 13%。约 25% 为原药（尿中 5%，大便中 20%），其余为代谢产物，大便和尿中活性代谢产物和原药的比例相似。

6. 与伊马替尼不同，达沙替尼服药不受进餐限制。达沙替尼是细胞色素 CYP3A 的底物和抑制剂，是一种较弱的时间依赖性抑制剂，不能抑制 CYP1A2、2A6、2B6、2C8、2C9、2C19、2D6 或 2E1。不是人类 CYP 酶的诱导剂。总体平均终末半衰期大约为 $5\sim6$ 小时。主要通过粪便清除，大部分是已代谢产物的形式，大约 89% 剂量在 10 天内清除（尿中 4%，大便中 85%）。原形的达沙替尼分别占尿液和粪便中剂量的 0.1% 和 19%，其余的剂量为代谢产物。

【注意事项】

1. Ph$^+$ALL 患者初诊及化疗抑制期，因中性粒细胞减少易合并不同部位感染，抗菌药物的合理使用十分重要。

2. 达沙替尼与酮康唑、伊曲康唑同时使用可增加达沙替尼的血浆浓度，因此在接受达沙替尼治疗的患者中，不推荐全身性给予强效的 CYP3A4 抑制剂。地塞米松能诱导 CYP3A4 活性，可能也会增加达沙替尼代谢并降低达沙替尼的血浆浓度。长期使用 $H_2$ 受体阻断剂或质子泵抑制剂（如法莫替丁和奥美拉唑）抑制胃酸分泌很可能会降低达沙替尼的暴露。因此不推荐同时使用 $H_2$ 受体阻断剂和质子泵抑制剂，同时氢氧化铝/镁制剂应在给予达沙替尼前至少 2 小时，或 2 小时后给药。

3. 甲磺酸伊马替尼最常见与药物治疗相关的不良事件有轻度恶心（$50\%\sim60\%$）、呕吐、腹泻、肌痛及肌痉挛，这些不良事件均容易处理。所有相关研究中均报道有水肿和水钠潴留，发生率分别为 $47\%\sim59\%$ 和 $7\%\sim13\%$，其中严重者分别为 $1\%\sim3\%$ 和 $1\%\sim2\%$。

4. 达沙替尼不良反应与伊马替尼的不同之处是浆膜腔积液、肺动脉高压、QT 间期延长及心脏不良反应（包括充血性心力衰竭/心功能不全导致心肌梗死）。

5. 推荐方案：

GMALL 06/99 和 07/03 方案（Wassmann B. Blood，2006，108：1469-1477）

Hyper-CVAD 方案联合伊马替尼或达沙替尼（Thomas DA. Blood，2004，103：4396-4407；Ravandi F. Blood，2010，116：2070-2077）（MDACC）

Northern Italy Leukemia Group Protocol 09/00（Bassan R. J Clin Oncol，2010，28：3644）

JALSG ALL202（Yanada M. Br J Haematol，2008，143：503-510）

GIMEMA LAL0201-B（Vignetti M. Blood，2007，109：367）

## 三、完全缓解的成人 Ph$^+$ 急性淋巴细胞白血病护理规范

详见初治成人 Ph$^+$ 急性淋巴细胞白血病临床路径释义。

## 四、完全缓解的成人 Ph$^+$ 急性淋巴细胞白血病营养治疗规范

详见初治成人 Ph$^+$ 急性淋巴细胞白血病临床路径释义。

## 五、完全缓解的成人 Ph$^+$ 急性淋巴细胞白血病患者健康宣教

详见初治成人 Ph$^+$ 急性淋巴细胞白血病临床路径释义。

## 六、推荐表单

### （一）医师表单

**完全缓解的成人 Ph⁺急性淋巴细胞白血病临床路径医师表单**

适用对象：第一诊断为成人 Ph⁺急性淋巴细胞白血病达 CR 者
拟行缓解后续化疗

| 患者姓名： | | 性别： | 年龄： | 门诊号： | 住院号： |
|---|---|---|---|---|---|
| 住院日期： 年 月 日 | | 出院日期： 年 月 日 | | | 标准住院日：21 天内 |

| 时间 | 住院第 1 天 | 住院第 2 天 |
|---|---|---|
| 主要诊疗工作 | □ 患者家属签署授权书、输血同意书、骨髓穿刺及腰椎穿刺同意书、静脉插管同意书<br>□ 询问病史及体格检查<br>□ 完成病历书写<br>□ 开实验室检查单<br>□ 上级医师查房与化疗前评估 | □ 上级医师查房<br>□ 完成入院检查<br>□ 骨髓穿刺：骨髓形态学检查、流式残留病灶、细胞遗传学、和 BCR-ABL 融合基因定量检测<br>□ 根据血象及凝血象决定是否成分输血<br>□ 完成必要的相关科室会诊<br>□ 住院医师完成上级医师查房记录等病历书写 |
| 重点医嘱 | **长期医嘱**<br>□ 血液病护理常规<br>□ 饮食：普通饮食/其他<br>□ 抗菌药物（必要时）<br>□ 伊马替尼 400~600mg/d<br>□ 其他医嘱<br>**临时医嘱**<br>□ 血常规、尿常规、粪便常规<br>□ 肝肾功能、电解质、血型、凝血、输血前检查<br>□ X 线胸片、心电图、腹部 B 超<br>□ 头颅、颈胸部 MRI 或 CT, 脊柱侧位 X 线片、脑电图、血气分析、超声心动图（必要时）<br>□ 复查治疗前有白血病细胞浸润改变的各项检查<br>□ 静脉插管术（必要时）<br>□ 病原微生物培养（必要时）<br>□ 输血医嘱（必要时）<br>□ 其他医嘱 | **长期医嘱**<br>□ 患者既往基础用药<br>□ 抗菌药物（必要时）<br>□ 其他医嘱<br>**临时医嘱**<br>□ 骨髓穿刺（必要时）<br>□ 骨髓形态学、流式残留病灶、细胞遗传学和 BCR-ABL 融合基因定量检测<br>□ 腰椎穿刺，鞘内注射（具体剂量见住院流程）<br>□ 脑脊液常规、生化、细胞形态<br>□ 输血医嘱（必要时）<br>□ 其他医嘱 |
| 病情变异记录 | □ 无 □ 有，原因：<br>1.<br>2. | □ 无 □ 有，原因：<br>1.<br>2. |
| 医师签名 | | |

| 时间 | 住院第 3 天 | |
|---|---|---|
| 主要<br>诊疗<br>工作 | □ 患者家属签署化疗知情同意书<br>□ 上级医师查房，制定化疗方案<br>□ 住院医师完成病程记录 | □ 化疗<br>□ 重要脏器保护<br>□ 止吐 |
| 重点医嘱 | **长期医嘱**<br>化疗医嘱（以下方案选一）<br>□ CAM：<br>CTX 750mg/（$m^2$·d），第 1、8 天（美司钠解救）<br>Ara-C 75～100mg/（$m^2$·d），第 1～3 天，第 8～10 天<br>6-MP 60mg/（$m^2$·d），第 1～7 天<br><br>□ HD-MTX：<br>MTX 3.0g/（$m^2$·d）　DXM 6～8mg/（$m^2$·d），第 1～7 天<br>CF 15mg/$m^2$，6 小时 1 次，3～8 次<br>根据 MTX 血药浓度给予调整<br>□ VDCD：<br>VCR 1.4mg/（$m^2$·d）（不超过 2mg），第 1、8、15、22 天<br>DNR 30mg/（$m^2$·d），第 1～3 天<br>CTX 750mg/（$m^2$·d），第 1、15 天（美司钠解救）<br>DXM 6～8mg/（$m^2$·d），第 1～7 天，第 15～21 天<br>□ TA：<br>VM-26 100mg/（$m^2$·d），第 1～3 天<br>Ara-C 75～100mg/（$m^2$·d），第 1～5 天<br>□ 补液治疗（水化、碱化）<br>□ 止吐、保肝、抗感染等医嘱<br>□ 其他医嘱<br>**临时医嘱**<br>□ 输血医嘱（必要时）<br>□ 心电监测（必要时）<br>□ 血常规<br>□ 血培养（高热时）<br>□ 静脉插管维护、换药<br>□ 其他医嘱 | □ COATD：<br>CTX 750mg/（$m^2$·d），第 1 天（美司钠解救）<br>VCR 1.4mg/（$m^2$·d）（不超过 2mg），第 1 天<br>Ara-C 75～100mg/（$m^2$·d），第 1～5 天<br>VM-26 100mg/（$m^2$·d），第 1～3 天 |
| 病情<br>变异<br>记录 | □ 无　□ 有，原因：<br>1.<br>2. | □ 无　□ 有，原因：<br>1.<br>2. |
| 医师<br>签名 | | |

| 时间 | 住院第 4~20 天 | 住院第 21 天<br>（出院日） |
|---|---|---|
| 主要诊疗工作 | □ 上级医师查房，注意病情变化<br>□ 住院医师完成病历书写<br>□ 复查血常规、肝肾功能、电解质、凝血功能<br>□ 注意药物浓度监测（必要时）<br>□ 注意观察体温、血压、体重等，防治并发症<br>□ 成分输血、抗感染等支持治疗（必要时）<br>□ 造血生长因子（必要时） | □ 上级医师查房，确定有无并发症情况，明确是否出院<br>□ 完成出院记录、病案首页、出院证明书等<br>□ 向患者交代出院后的注意事项，如返院复诊的时间、地点，发生紧急情况时的处理等 |
| 重要医嘱 | **长期医嘱**<br>□ 洁净饮食<br>□ 抗感染等支持治疗（必要时）<br>□ 其他医嘱<br>**临时医嘱**<br>□ 血常规、尿常规、粪便常规<br>□ 肝肾功能、电解质、凝血功能<br>□ 输血医嘱（必要时）<br>□ 诱导治疗后骨髓形态学、残留病检测（可选）<br>□ 腰椎穿刺，鞘内注射（具体剂量见住院流程）<br>□ 脑脊液常规、生化和细胞形态学检查<br>□ 复查治疗前有白血病细胞浸润改变的各项检查<br>□ G-CSF 5$\mu$g/（kg·d）（必要时）<br>□ 影像学检查（必要）<br>□ 病原微生物培养（必要时）<br>□ 血培养（高热时）<br>□ 血药浓度监测（必要时）<br>□ 静脉插管维护、换药<br>□ 其他医嘱 | **出院医嘱**<br>□ 出院带药<br>□ 定期门诊随访<br>□ 监测血常规、肝肾功能、电解质等 |
| 病情变异记录 | □ 无　□ 有，原因：<br>1.<br>2. | □ 无　□ 有，原因：<br>1.<br>2. |
| 医师签名 | | |

## （二）护士表单

### 完全缓解的成人 Ph⁺ 急性淋巴细胞白血病临床路径护士表单

适用对象：第一诊断为成人 Ph⁺ 急性淋巴细胞白血病达 CR 者

拟行缓解后续化疗

| 患者姓名： | 性别： 年龄： 门诊号： | 住院号： |
|---|---|---|
| 住院日期： 年 月 日 | 出院日期： 年 月 日 | 标准住院日：21 天内 |

| 时间 | 住院第 1 天 | 住院第 2 天 |
|---|---|---|
| 健康宣教 | □ 入院宣教：介绍病房环境、设施、医院相关制度、主管医师和护士<br>□ 告知各项检查、化验的目的及注意事项<br>□ 指导饮食、卫生、活动等<br>□ 指导漱口和坐浴的方法<br>□ 安全宣教、化疗宣教<br>□ PICC 置管介绍<br>□ 做好心理安慰，减轻患者入院后焦虑、紧张的情绪 | □ 宣教疾病知识<br>□ 指导预防感染和出血<br>□ PICC 维护宣教<br>□ 介绍骨髓穿刺的目的、方法和注意事项<br>□ 做好用药指导<br>□ 化疗宣教 |
| 护理处置 | □ 入院护理评估：询问病史、相关查体、血常规、检查皮肤黏膜有无出血、营养状况、血管情况等<br>□ 监测和记录生命体征<br>□ 建立护理记录（病危、重患者）<br>□ 卫生处置：剪指（趾）甲、沐浴（条件允许时），更换病号服<br>□ 完成各项化验检查的准备（加急化验及时采集标本并送检）<br>□ PICC 置管术（条件允许时），术前签署 PICC 置管知情同意书 | □ 完成各项化验标本的留取并及时送检<br>□ 遵医嘱完成相关检查<br>□ PICC 导管维护<br>□ 遵医嘱准确记录 24 小时出入量 |
| 基础护理 | □ 根据患者病情和生活自理能力确定护理级别（遵医嘱执行）<br>□ 晨晚间护理<br>□ 安全护理<br>□ 口腔护理<br>□ 肛周护理 | □ 执行分级护理<br>□ 晨晚间护理<br>□ 安全护理<br>□ 口腔护理<br>□ 肛周护理 |
| 专科护理 | □ 执行血液病护理常规<br>□ 观察病情、用药后的不良反应<br>□ 填写患者危险因素评估表（需要时）<br>□ 感染、出血护理<br>□ 输血护理（需要时）<br>□ 化疗护理、心理护理 | □ 观察患者病情变化，重点观察有无出血倾向、化疗不良反应<br>□ 感染、出血护理<br>□ 输血护理（需要时）<br>□ 化疗护理<br>□ 心理护理 |
| 重点医嘱 | □ 详见医嘱执行单 | □ 详见医嘱执行单 |
| 病情变异记录 | □ 无 □ 有，原因：<br>1.<br>2. | □ 无 □ 有，原因：<br>1.<br>2. |
| 护士签名 | | |

| 时间 | 住院第 3 天 |
|---|---|
| 健康宣教 | ☐ 化疗宣教<br>☐ 告知用药及注意事项<br>☐ 化疗期间患者饮食、卫生<br>☐ 化疗期间嘱患者适当多饮水<br>☐ 对陪护家属健康指导<br>☐ 指导预防感染和出血<br>☐ 介绍药物作用、不良反应<br>☐ 心理指导 |
| 护理处置 | ☐ 遵医嘱完成相关化验检查<br>☐ 遵照医嘱及时给予对症治疗<br>☐ PICC 导管维护<br>☐ 遵医嘱准确记录 24 小时出入量<br>☐ 执行保护性隔离措施 |
| 基础护理 | ☐ 执行分级护理<br>☐ 晨晚间护理<br>☐ 安全护理<br>☐ 口腔护理<br>☐ 肛周护理 |
| 专科护理 | ☐ 观察患者病情变化，重点观察有无出血倾向、化疗不良反应、有无胸闷、憋气、胸痛等<br>☐ 感染、出血护理<br>☐ 输血护理（需要时）<br>☐ 化疗护理<br>☐ 心理护理 |
| 重点医嘱 | ☐ 详见医嘱执行单 |
| 病情变异记录 | ☐ 无　☐ 有，原因：<br>1.<br>2. |
| 护士签名 | |

| 时间 | 住院第 4~20 天 | 住院第 21 天<br>（出院日） |
|---|---|---|
| 健康宣教 | □ 骨髓抑制期宣教：预防感染和出血<br>□ 指导进高压无菌饮食（高压锅准备的食物，以达到无菌饮食的目的）<br>□ 介绍腰椎穿刺、鞘内注射的目的、方法和注意事项<br>□ 心理指导 | □ 出院宣教：用药、饮食、卫生、休息、监测血常规、生化等<br>□ PICC 带出院外宣教<br>□ 指导办理出院手续<br>□ 告知患者科室联系电话<br>□ 定期门诊随访 |
| 护理处置 | □ 遵医嘱完成相关化验检查<br>□ 遵照医嘱及时给予对症治疗<br>□ PICC 导管维护<br>□ 执行保护性隔离措施 | □ 为患者领取出院带药<br>□ 协助整理患者用物<br>□ 发放《PICC 院外维护手册》<br>□ 床单位终末消毒 |
| 基础护理 | □ 执行分级护理<br>□ 晨晚间护理<br>□ 安全护理<br>□ 口腔护理<br>□ 肛周护理 | □ 安全护理（护送出院） |
| 专科护理 | □ 密切观察病情观察，观察有无感染和出血倾向，有无胸闷、憋气、胸痛<br>□ 感染、出血护理<br>□ 输血护理（需要时）<br>□ 化疗护理<br>□ 心理护理 | □ 预防感染和出血的指导<br>□ 心理护理 |
| 重点医嘱 | □ 详见医嘱执行单 | □ 详见医嘱执行单 |
| 病情变异记录 | □ 无 □ 有，原因：<br>1.<br>2. | □ 无 □ 有，原因：<br>1.<br>2. |
| 护士签名 | | |

### （三）患者表单

**完全缓解的成人 Ph⁺ 急性淋巴细胞白血病临床路径患者表单**

适用对象：第一诊断为成人 Ph⁺ 急性淋巴细胞白血病达 CR 者

拟行缓解后续化疗

| 患者姓名： | | 性别： | 年龄： | 门诊号： | 住院号： |
|---|---|---|---|---|---|
| 住院日期： 年 月 日 | | 出院日期： 年 月 日 | | | 标准住院日：21 天内 |

| 时间 | 住院第 1 天 | 住院第 2 天 |
|---|---|---|
| 医患配合 | □ 接受询问病史、收集资料，请务必详细告知既往史、用药史、过敏史<br>□ 请明确告知既往用药情况<br>□ 配合进行体格检查<br>□ 有任何不适请告知医师<br>□ 配合进行相关检查<br>□ 签署相关知情同意书 | □ 配合完成相关检查（B 超、心电图、X 线胸片等）<br>□ 配合完成化验：血常规、生化等<br>□ 配合骨髓穿刺、活检等<br>□ 配合用药<br>□ 有任何不适请告知医师 |
| 护患配合 | □ 配合测量体温、脉搏、呼吸、血压、身高体重<br>□ 配合完成入院护理评估（回答护士询问病史、过敏史、用药史）<br>□ 接受入院宣教（环境介绍、病室规定、探视陪护制度、送餐订餐制度、贵重物品保管等）<br>□ 配合采集血、尿标本<br>□ 配合护士选择静脉通路，接受 PICC 置管<br>□ 接受用药指导<br>□ 接受化疗知识指导<br>□ 接受预防感染和出血的指导<br>□ 有任何不适请告知护士 | □ 配合测量体温、脉搏、呼吸，询问大便情况<br>□ 配合各项检查（需要空腹的请遵照执行）<br>□ 配合采集血标本<br>□ 接受疾病知识介绍<br>□ 接受骨髓穿刺、活检宣教<br>□ 接受用药指导<br>□ 接受 PICC 维护<br>□ 接受化疗知识指导<br>□ 接受预防感染和出血的指导<br>□ 接受心理护理<br>□ 接受基础护理<br>□ 有任何不适请告知护士 |
| 饮食 | □ 遵照医嘱饮食 | □ 遵照医嘱饮食 |
| 排泄 | □ 大、小便异常时及时告知医护人员 | □ 大、小便异常时及时告知医护人员 |
| 活动 | □ 根据病情适度活动<br>□ 有出血倾向者卧床休息，减少活动 | □ 根据病情适度活动<br>□ 有出血倾向者卧床休息，减少活动 |

| 时间 | 住院第 3 天 |
|---|---|
| 医患配合 | □ 配合相关检查<br>□ 配合用药<br>□ 配合化疗<br>□ 有任何不适请告知医师 |
| 护患配合 | □ 配合定时测量生命体征、每日询问大便情况<br>□ 配合各种相关检查<br>□ 配合采集血标本<br>□ 接受疾病知识介绍<br>□ 接受用药指导<br>□ 接受 PICC 维护<br>□ 接受化疗知识指导<br>□ 接受预防感染和出血的指导<br>□ 接受保护性隔离措施<br>□ 接受心理护理<br>□ 接受基础护理<br>□ 有任何不适请告知护士 |
| 饮食 | □ 遵照医嘱饮食 |
| 排泄 | □ 大、小便异常时及时告知医护人员 |
| 活动 | □ 根据病情适度活动<br>□ 有出血倾向者卧床休息，减少活动 |

| 时间 | 住院第 4~20 天 | 住院第 21 天<br>（出院日） |
|---|---|---|
| 医患配合 | ☐ 配合相关检查<br>☐ 配合用药<br>☐ 配合各种治疗<br>☐ 配合腰椎穿刺<br>☐ 有任何不适请告知医师 | ☐ 接受出院前指导<br>☐ 遵医嘱出院后用药<br>☐ 知道复查时间<br>☐ 获取出院诊断书 |
| 护患配合 | ☐ 配合定时测量生命体征、每日询问大便情况<br>☐ 配合各种相关检查<br>☐ 配合采集血标本<br>☐ 接受疾病知识介绍<br>☐ 接受用药指导<br>☐ 接受腰椎穿刺、鞘内注射宣教<br>☐ 接受 PICC 维护<br>☐ 接受预防感染和出血的指导<br>☐ 接受保护性隔离措施<br>☐ 接受心理护理<br>☐ 接受基础护理<br>☐ 有任何不适请告知护士 | ☐ 接受出院宣教<br>☐ 办理出院手续<br>☐ 获取出院带药<br>☐ 知道服药方法、作用、注意事项<br>☐ 知道预防感染、出血措施<br>☐ 知道复印病历方法<br>☐ 接受 PICC 院外维护指导<br>☐ 签署 PICC 院外带管协议 |
| 饮食 | ☐ 高压饮食（高压锅准备的食物以达到无菌饮食的目的） | ☐ 普通饮食<br>☐ 避免进生、冷、硬、辛辣和刺激饮食 |
| 排泄 | ☐ 大、小便异常时及时告知医护人员 | ☐ 大、小便异常（出血时）及时就诊 |
| 活动 | ☐ 根据病情适度活动<br>☐ 有出血倾向者卧床休息，减少活动 | ☐ 适度活动，避免疲劳<br>☐ 注意保暖，避免感冒<br>☐ 注意安全，减少出血 |

## 附：原表单（2016 年版）

### 完全缓解的成人 Ph⁺ 急性淋巴细胞白血病临床路径表单

适用对象：第一诊断为成人 Ph⁺ 急性淋巴细胞白血病达 CR 者

拟行缓解后续化疗

| 患者姓名： | | 性别： | 年龄： | 门诊号： | 住院号： |
|---|---|---|---|---|---|
| 住院日期： | 年　月　日 | 出院日期： | 年　月　日 | | 标准住院日：21 天内 |

| 时间 | 住院第 1 天 | 住院第 2 天 |
|---|---|---|
| 主要诊疗工作 | □ 询问病史及体格检查<br>□ 完成病历书写<br>□ 开实验室检查单<br>□ 上级医师查房与化疗前评估<br>□ 患者家属签署授权书、输血同意书、骨髓穿刺同意书、腰椎穿刺同意书、静脉插管同意书 | □ 上级医师查房<br>□ 完成入院检查<br>□ 骨髓穿刺（骨髓形态学检查、微小残留病变检测）<br>□ 腰椎穿刺+鞘内注射<br>□ 根据血象决定是否成分输血<br>□ 完成必要的相关科室会诊<br>□ 完成上级医师查房记录等病历书写<br>□ 确定化疗方案和日期 |
| 重要医嘱 | **长期医嘱**<br>□ 儿科血液病护理常规<br>□ 饮食：普通饮食/其他<br>□ 抗菌药物（必要时）<br>□ 伊马替尼 400~600mg/d<br>□ 其他医嘱<br>**临时医嘱**<br>□ 血常规、尿常规、粪便常规<br>□ 肝肾功能、电解质、血型、凝血功能、输血前检查<br>□ X 线胸片、心电图、腹部 B 超<br>□ 头颅、颈胸部 MRI 或 CT、脊柱侧位片、脑电图、血气分析、超声心动（视患者情况而定）<br>□ 复查治疗前有白血病细胞浸润改变的各项检查<br>□ 静脉插管术（有条件时）<br>□ 病原微生物培养（必要时）<br>□ 输血医嘱（必要时）<br>□ 其他医嘱 | **长期医嘱**<br>□ 患者既往基础用药<br>□ 抗菌药物（必要时）<br>□ 其他医嘱<br>**临时医嘱**<br>□ 骨髓穿刺（需要时）<br>□ 骨髓形态学、微小残留病检测、ABL 激酶突变检测（有条件并需要时）<br>□ 腰椎穿刺，鞘内注射（具体剂量见住院流程）<br>□ 脑脊液常规、生化、细胞形态<br>□ 输血医嘱（必要时）<br>□ 其他医嘱 |
| 主要护理工作 | □ 介绍病房环境、设施和设备<br>□ 入院护理评估 | □ 宣教（血液病知识） |
| 病情变异记录 | □ 无　□ 有，原因：<br>1.<br>2. | □ 无　□ 有，原因：<br>1.<br>2. |
| 护士签名 | | |
| 医师签名 | | |

| 时间 | 住院第 3 天 | |
|---|---|---|
| 主要<br>诊疗<br>工作 | □ 患者家属签署化疗知情同意书<br>□ 上级医师查房，制定化疗方案<br>□ 住院医师完成病程记录 | □ 化疗<br>□ 重要脏器保护<br>□ 止吐 |
| 重<br>要<br>医<br>嘱 | **长期医嘱**<br>□ 化疗医嘱（以下方案选一）<br>□ CAM：<br>　CTX 750mg/（m²·d），第 1、8 天（美司钠解救）<br>　Ara~C 75~100mg/（m²·d），第 1~3 天，第 8~10 天<br>　6~MP 60mg/（m²·d），第 1~7 天<br>□ HD-MTX：<br>　MTX 3.0g/（m²·d）<br>　CF 15mg/m²，6 小时 1 次，3~8 次<br>　根据 MTX 血药浓度给予调整<br>□ VDCD：<br>　VCR 1.4mg/（m²·d）（不超过 2mg），第 1、8、15、22 天<br>　DNR 30mg/（m²·d），第 1~3 天<br>　CTX 750mg/（m²·d），第 1、15 天（美司钠解救）<br>　DXM 6~8mg/（m²·d），第 1~7 天，第 15~21 天<br>□ TA：<br>　VM~26 100mg/（m²·d），第 1~3 天<br>　Ara~C 75~100mg/（m²·d），第 1~5 天<br>□ 补液治疗（水化、碱化）<br>□ 止吐、保肝、抗感染等医嘱<br>□ 其他医嘱<br>**临时医嘱**<br>□ 输血医嘱（必要时）<br>□ 心电监测（必要时）<br>□ 血常规<br>□ 血培养（高热时）<br>□ 静脉插管维护、换药<br>□ 其他医嘱 | □ COATD：<br>　CTX 750mg/（m²·d），第 1 天（美司钠解救）<br>　VCR 1.4mg/（m²·d）（不超过 2 mg），第 1 天<br>　Ara~C 75~100mg/（m²·d），第 1~5 天<br>　VM-26 100mg/（m²·d），第 1~3 天<br>　DXM 6~8mg/（m²·d），第 1~7 天 |
| 主要<br>护理<br>工作 | □ 随时观察患者病情变化<br>□ 心理与生活护理<br>□ 化疗期间嘱患者多饮水 | |
| 病情<br>变异<br>记录 | □ 无　□ 有，原因：<br>1.<br>2. | |
| 护士<br>签名 | | |
| 医师<br>签名 | | |

| 时间 | 住院第 4~20 天 | 住院第 21 天<br>（出院日） |
|---|---|---|
| 主要诊疗工作 | □ 上级医师查房，注意病情变化<br>□ 住院医师完成常规病历书写<br>□ 复查血常规、肝肾功能、电解质、凝血功能<br>□ 注意血药浓度监测（必要时）<br>□ 注意观察体温、血压、体重等，防治并发症<br>□ 成分输血、抗感染等支持治疗（必要时）<br>□ 造血生长因子（必要时） | □ 上级医师查房，确定有无并发症情况，明确是否出院<br>□ 完成出院记录、病案首页、出院证明书等，向患者交代出院后的注意事项，如返院复诊的时间、地点，发生紧急情况时的处理等 |
| 重要医嘱 | **长期医嘱**<br>□ 洁净饮食<br>□ 抗感染等支持治疗<br>□ 其他医嘱<br>**临时医嘱**<br>□ 血常规、尿常规、粪便常规<br>□ 肝肾功能、电解质<br>□ 输血医嘱（必要时）<br>□ G-CSF 5μg/（kg·d）（必要时）<br>□ 血培养（高热时）<br>□ 出现感染时，各种体液或分泌物病原学检查及相关影像学检查需多次重复<br>□ 血药浓度监测（必要时）<br>□ 静脉插管维护、换药<br>□ 腰椎穿刺，鞘内注射（具体剂量见住院流程）<br>□ 脑脊液常规、生化、细胞形态<br>□ 其他医嘱 | **出院医嘱**<br>□ 出院带药<br>□ 定期门诊随访<br>□ 监测血常规、肝肾功能、电解质等 |
| 主要护理工作 | □ 随时观察患者情况<br>□ 心理与生活护理<br>□ 化疗期间嘱患者多饮水 | □ 指导患者办理出院手续 |
| 病情变异记录 | □ 无　□ 有，原因：<br>1.<br>2. | □ 无　□ 有，原因：<br>1.<br>2. |
| 护士签名 | | |
| 医师签名 | | |

# 第十一章

# 慢性粒细胞白血病（慢性期）临床路径释义

【医疗质量控制指标】

指标一、诊断需结合病史、临床表现和血常规、血分类及骨髓检测。

指标二、确诊依赖骨髓细胞遗传学及分子生物学特征性结果。

指标三、确诊患者尽早应用酪氨酸激酶抑制剂治疗。

指标四、酪氨酸激酶抑制剂选择要结合患者共患疾病及药物不良反应。

## 一、慢性粒细胞白血病（慢性期）编码

疾病名称及编码：慢性粒细胞白血病（ICD-10：C92.1，M9863/3）

## 二、临床路径检索方法

C92.1+M9863/3

## 三、国家医疗保障疾病诊断相关分组（CHS-DRG）

MDCR 骨髓增生疾病和功能障碍，低分化肿瘤

RS1 淋巴瘤及其他类型白血病

## 四、慢性粒细胞白血病（慢性期）临床路径标准住院流程

### （一）适用对象

第一诊断为慢性粒细胞白血病（CML，慢性期）。

> **释义**
>
> ■慢性粒细胞白血病（chronic myeloid leukemia，CML）属于骨髓增殖性肿瘤（myeloproliferative neoplasm，MPN），是骨髓造血干细胞克隆性增殖形成的恶性肿瘤。Ph 染色体（Philadelphia 染色体）和 BCR/ABL 融合基因为其特征性遗传学及分子学标志。绝大多数患者缓慢起病，多表现为外周血中晚幼粒细胞显著增多伴成熟障碍，嗜碱性粒细胞增多，伴有明显脾大，甚至巨脾。自然病程分为慢性期、加速期和急变期。
>
> ■Ph 染色体，其实质为 9 号染色体上 c-ABL 原癌基因移位至 22 号染色体，与 22 号染色体断端的断裂点集中区（BCR）连接，即 t（9；22）（q34；q11），形成 BCR/ABL 融合基因。其编码的 BCR/ABL 融合蛋白（P210、P230、P190）具有极强的酪氨酸激酶活性，使一系列信号蛋白发生持续性磷酸化，影响细胞的增殖分化、凋亡及黏附，导致 CML 的发生。

### （二）诊断依据

根据《血液病诊断和疗效标准（第4版）》（沈悌、赵永强主编，科学出版社）、根据《World Health Organization Classification of Tumors. Pathology and Genetic of Tumors of Haematopoietic and Lymphoid Tissue》（2016）。

临床表现及体征：常见的临床症状包括乏力、头晕、腹部不适，也可出现全身不适、耐力减低、恶心等症状。

实验室检查：

（1）外周血：白细胞数增多是本病的显著特征，分类中可见到各阶段原始及幼稚粒细胞，大多数患者嗜酸和嗜碱性粒细胞增多，贫血多为正细胞正色素性，血小板多数增高或正常，增高程度与白细胞水平无相关性。

（2）骨髓：骨髓细胞显著或极度增生且以粒系增生为主。

（3）遗传学/分子生物学：是确诊 CML 的必备条件，细胞遗传学检查发现 Ph 染色体或分子生物学检查证实 BCR/ABL 融合基因存在均可确诊为 CML。

分期：

（1）慢性期（CP）：①外周血或骨髓中原始细胞＜10%；②没有达到诊断加速期或急变期的标准。

（2）加速期（AP）：①白细胞计数进行性增高和/或进行性脾大；②与治疗不相关的持续血小板减少（＜$100×10^9$/L）或增高（＞$1000×10^9$/L）；③克隆演变；④PB 中嗜碱性粒细胞≥20%；⑤PB 或 BM 中原始细胞 10%～19%。

（3）急变期（BP）：①PB 或 BM 中原始细胞≥20%；②骨髓活检原始细胞集聚；③髓外原始细胞浸润。

**释义**

■ 上述诊断依据及分期标准参照张志南、沈悌主编的第 3 版《血液病诊断和疗效标准》及 2008 年 WHO 诊断标准。典型的 CML 为三期：慢性期、加速期、急变期。大约 90% 的患者初诊时为慢性期。2016 年 WHO 诊断标准修订版对加速期的诊断标准做了补充，明确在原有诊断标准基础上还需考虑对 TKI 的反应（表 5）。沈悌、赵永强主编的第 4 版《血液病诊断和疗效标准》也做了相应说明。

表 6　2016 年 WHO 关于 CML 加速期诊断标准

| 符合下列一项或多项血液学/遗传学标准或对 TKI 反应的标准 | |
| --- | --- |
| 持续或增加的 WBC 计数（＞$10×10^9$/L），对治疗无反应 | 暂定的抗 TKI 标准 |
| 持续或进行性的脾脏增大，对治疗无反应 | 对第一代 TKI 血液学耐药（或第一代 TKI 未获得 CHR） |
| 持续性血小板增多（＞$1000×10^9$/L），对治疗无反应 | 对 2 种序贯 TKIs 出现血液学或细胞遗传学或分子学的耐药 |
| 与治疗不相关的持续血小板减少（＜$100×10^9$/L） | TKI 治疗中出现 2 个以上的 ABL 激酶域点突变 |
| PB 中嗜碱细胞≥20% | |
| PB 或 BM 中原始细胞 10%～19% | |
| 诊断时具有 Ph⁺ 染色体附加克隆异常（包括+Ph、+8、i17p、+19）、复杂核型异常、3q26.3 异常 | |
| 治疗中新出现任何伴 Ph⁺ 的核型异常 | |
| 骨髓活检中呈现大丛或小片的异常巨核细胞，伴有明显的网银染色蛋白或胶原纤维可考虑 AP 证据 | |

■ 诊断中的临床表现：本病起病缓慢，早期常无自觉症状，通常在常规检查时发现外周血白细胞（WBC）升高或脾大而进一步检查确诊。慢性期表现：①一般症状：常见乏力、低热、食欲减退、腹胀、多汗、体重减轻等。②肝脾大：40%～70%

的 CML 患者有脾大。部分患者首次就诊时已达脐或脐下，甚至伸入盆腔，质地坚硬，常无压痛；脾梗死时出现剧烈腹痛。＜10%患者有肝大。③其他表现：有贫血症状、胸骨中下段压痛等，多见于加速器及急变期。白细胞计数常＞$100×10^9$/L，并且可能导致视网膜出血和高黏滞血症的症状，如阴茎异常勃起、脑血管意外、耳鸣、精神症状及昏迷。加速期/急变期表现：如出现不明原因的发热、虚弱、腹痛、脾大、其他髓外器官浸润表现、贫血加重或出血，以及原来有效的药物失效，则提示进入加速期或急变期。急变期为 CML 终末期，约 10%患者就诊时呈急变期表现。急变主要分为急髓变和急淋变。

■ 实验室检查时诊断 CML 的关键指标

1. 血象：慢性期，WBC 明显增多，多高于 $50×10^9$/L，有时可达 $500×10^9$/L，可见各阶段粒细胞，以中、晚幼和杆状核粒细胞为主，原始细胞＜10%，嗜酸性粒细胞、嗜碱性粒细胞增多。疾病早期血小板正常或增高，晚期减少，可出现贫血。中性粒细胞碱性磷酸酶（NAP）活性减低或呈阴性，治疗有效时活性恢复，复发时下降。

2. 骨髓象：表现为增生明显活跃或极度活跃，以髓系细胞为主，粒：红比例可增至（10～30）：1，中性中幼、晚幼及杆状粒细胞明显增多。慢性期原始粒细胞＜10%；嗜酸、嗜碱性粒细胞增多；红细胞相对减少；巨核细胞正常或增多，晚期减少。WHO 标准：进展到加速期时原始细胞 10%～19%；急变期≥20%。骨髓活检可见不同程度的纤维化。

3. 细胞遗传学及分子生物学：Ph 染色体是 CML 的特征性细胞遗传学改变，它是由于 9 号染色体上 q34.1 的 3'端的 ABL 基因片段和 22 号染色体 q11.21 的 5'端的 BCR 基因片段相互易位后形成的 t（9；22）（q34.1；q11.21），结果产生 BCR/ABL 融合基因，该基因编码具有异常酪氨酸激酶活性 BCR/ABL 融合蛋白。CML 进展为加速期和急变期，可出现附加染色体异常，例如+8、双 Ph 染色体、i（17q）、+21 等。Ph 染色体阴性而临床怀疑 CML 者，行荧光原位杂交技术（FISH）或反转录聚合酶链反应（RT-PCR）可发现 BCR/ABL 融合基因。实时定量 PCR（RQ-PCR）定量分析 BCR/ABL 融合基因，对微小残留病灶（MRD）的动态监测及治疗有指导意义。

■ 典型的临床表现，合并 Ph 染色体和/或 BCR-ABL 融合基因阳性即可确定诊断。

■ 2020 年版《慢性髓系白血病中国诊断与治疗指南》明确指出 Ph 染色体阴性和 BCR/ABL 阴性可除外 CML。

（三）标准住院日

7~10 天。

> 释义
>
> ■ 如果患者条件允许，住院时间可低于上述天数。

## （四）进入路径标准

1. 第一诊断必须符合（ICD-10：C92.101）慢性粒细胞白血病编码。

2. 处于慢性期。

3. 当患者同时具有其他疾病诊断，但住院期间不需要特殊处理、也不影响第一诊断的临床路径流程实施时，可以进入路径。

> **释义**
>
> ■ 患者同时具有其他疾病影响第一诊断的路径流程实施时，不适合进入本临床路径。
>
> ■ CML加速期及急变期的患者不适合进入本临床路径。

## （五）住院期间检查项目

1. 必须的检查项目：

（1）血常规及分类、尿常规、粪便常规+隐血、血型。

（2）肝肾功能、电解质、输血前检查，凝血功能。

（3）骨髓细胞形态学检查、骨髓活检+网状纤维染色、细胞遗传学和分子生物学（包括JAK2 V617F突变，BCR/ABL P210、P190融合基因）检测。

（4）X线胸片、心电图、腹部B超。

2. 根据患者情况可选择：病毒学检测、BCR/ABL P230、JAK2 V617、JAK2 exon 12突变筛查，伴血小板增多者行MPL W515L/K，CALR exon 9突变筛查，FIP1L1/PDGFRα、PDGFRβ重排。

> **释义**
>
> ■ 部分检查可以在门诊完成。
>
> ■ 骨髓检查项目：至少包括骨髓形态学检查，染色体G显带和BCR-ABL基因检测。如无法抽出骨髓液，可行外周血检测替代，并行骨髓活检。
>
> ■ 根据病情部分检查可以不进行。

## （六）治疗开始时间

诊断第1天。

## （七）治疗方案与药物选择

1. 酪氨酸激酶抑制剂（TKI）：一线选择伊马替尼400mg，口服qd；二线选择尼洛替尼或达沙替尼。

> **释义**
>
> ■ TKI治疗：慢性期患者首选治疗为TKI，美国食品药品监督管理局（FDA）批准且NCCN指南、ELN指南推荐慢性期患者一线治疗TKI包括伊马替尼、尼洛替尼、达沙替尼、波舒替尼。我国自主研发的氟马替尼用于新诊断CML慢性期患者一线治疗获得成功，被中国食品药品监督管理局（CFDA）批准用于新诊断CML慢性期患

者一线治疗。参照 NCCN、ELN 指南，结合药物的可及性，2020 中国 CML 指南推荐一线治疗包括：伊马替尼 400mg，每日 1 次；尼洛替尼 300mg，每日 2 次；氟马替尼 600mg，每日 1 次；达沙替尼 100mg，每日 1 次。CML 基本治疗目标是阻止疾病进展，延长生存期。中高危患者疾病进展风险高于低危组患者。相对于标准伊马替尼一线治疗，二代 TKI 一线治疗可减少疾病进展，尤其是中高危患者无进展生存率得以改善。不同预后分组的患者接受二代 TKI 一线治疗时，早期治疗反应以及 DMR 均具有显著优势。因此一线 TKI 选择应当在明确治疗目标基础上，依据患者初诊预后分层、个体状况、基础疾病、合并用药选择恰当的一线治疗药物。目前伊马替尼、尼洛替尼及氟马替尼均获得 CFDA 批准用于慢性期患者一线治疗 TKI 治疗，由于缺乏中国新诊断 CML 慢性期患者达沙替尼、波舒替尼一线治疗相关数据，CFDA 未批准达沙替尼及波舒替尼用于 CML 慢性期患者的一线治疗。高剂量伊马替尼不推荐用于新诊断慢性期患者一线治疗，相对于标准剂量伊马替尼，高剂量伊马替尼早期治疗反应具有一定优势，但长期随访生存无获益，长期的 DMR 无显著优势，且出现更多的治疗相关不良事件，导致治疗中断。治疗期间定期检测血液学、细胞遗传学及分子生物学反应，定期评估患者 TKI 治疗耐受性，参照符合中国特色的 CML 患者治疗反应评价标准（表 7）进行治疗反应评估，结合患者耐受性随时调整治疗方案。早期的分子学反应至关重要，特别是 TKI 治疗 3 个月后的 BCR/ABL 融合基因水平。临床治疗反应包括最佳反应、治疗失败以及警告。治疗失败以及警告的患者在评价治疗依从性、患者的药物耐受性、合并用药的基础上及时进行 BCR/ABL 激酶突变区检测，适时更换其他 TKI。伊马替尼一线治疗耐药或不耐受患者推荐及时更换二代 TKI 治疗，二代 TKI 针对 T315I 以外的多数伊马替尼耐药的 ABL 激酶区突变有效。高剂量伊马替尼能够克服部分标准剂量伊马替尼耐药，但是往往疗效短暂。与高剂量伊马替尼相比，更换尼洛替尼或达沙替尼可获得更佳的细胞遗传学和分子学反应。尽管缺乏长期生存获益的相关数据，二代 TKI 一线治疗反应不佳的患者可依照突变情况更换其他二代 TKI 或进入临床试验。三代 TKI 泊那替尼获得 FDA 批准用于既往 TKI 治疗耐药或不耐受患者的治疗，尤其是合并 T315I 突变的患者，但目前并未在中国上市。二线 TKI 治疗患者反应评估参照表（表 8）。二线 TKI 治疗失败的患者可考虑行 allo-HSCT。频繁、长期的 TKI 治疗中断以及患者服药依从性差可能导致不良临床结果，一线 TKI 耐受不佳的患者及时更换 TKI。良好的治疗依从性教育以及严密监测对于获得最佳临床疗效非常重要。

**表 7　一线酪氨酸激酶抑制剂（TKI）治疗慢性髓性白血病慢性期患者治疗反应评价标准**

| 时间 | 最佳反应 | 警告 | 治疗失败 |
|---|---|---|---|
| 3 个月 | 达到 CHR 基础上至少达到 PCyR（Ph⁺细胞≤35%）BCR/ABL^IS ≤10% | 达到 CHR 基础上未达到 PCyR（Ph⁺细胞 36%~95%）BCR/ABL^IS >10% | 未达到 CHR 无任何 CyR（Ph⁺细胞 >95%） |
| 6 个月 | 至少达到 CCyR（Ph⁺细胞=0）BCR/ABLIS <1% | 达到 PCyR 但未达到 CCyR（Ph⁺细胞 1%~35%）BCR/ABLIS 1%~10% | 未达到 PCyR（Ph⁺细胞 >35%）BCR/ABLIS >10% |
| 12 个月 | BCR/ABLIS≤0.1% | BCR/ABLIS > 0.1% 且 ≤1% | 未达到 CCyR（Ph⁺细胞>0）BCR/ABLIS >1% |

续　表

| 时间 | 最佳反应 | 警告 | 治疗失败 |
|---|---|---|---|
| 任何时间 | 稳定或达到 MMR | CCA/Ph⁻（-7 或 7q-） | 丧失 CHR 或 CCyR 或 MMR<br>出现伊马替尼或其他 TKI 耐药性突变<br>出现 CCA/Ph⁺ |

注：最佳反应和警告中的评价标准均指在达到完全血液学反应（CHR）的基础上；CyR：细胞遗传学反应；PCyR：部分细胞遗传学反应；CCyR：完全细胞遗传学反应；MMR：主要分子学反应；IS：国际标准化；CCA/Ph⁻：Ph⁻细胞基础上的其他克隆性染色体异常；CCA/Ph⁺：Ph⁺细胞基础上的其他克隆性染色体异常。

表 8　尼洛替尼或达沙替尼二线治疗慢性髓性白血病慢性期患者治疗反应评价标准

| 时间 | 最佳反应 | 警告 | 治疗失败 |
|---|---|---|---|
| 3 个月 | 至少达到 mCyR（Ph⁺细胞≤65%）<br>BCR/ABL$^{IS}$≤10% | 未达到 mCyR（Ph⁺细胞66%~95%）<br>BCR/ABL$^{IS}$>10% | 无 CHR<br>无任何 CyR（Ph⁺细胞>95%）<br>新发突变 |
| 6 个月 | 至少达到 PCyR（Ph⁺细胞≤35%）<br>BCR/ABL$^{IS}$≤10% | 达到 mCyR 但未达到 PCyR（Ph⁺细胞35%~65%） | 未达到 mCyR（Ph⁺细胞>65%）<br>BCR/ABL$^{IS}$>10%<br>新发突变 |
| 12 个月 | 达到 CCyR<br>BCR/ABL$^{IS}$<1% | BCR/ABL$^{IS}$1%~10%<br>达到 PCyR（Ph⁺细胞1%~35%） | 未达到 PCyR（Ph⁺细胞>35%）<br>BCR/ABL$^{IS}$>10%<br>新发突变 |
| 任何时间 | 稳定或达到 MMR | CCA/Ph⁻（-7 或 7q-）<br>BCR/ABL$^{IS}$>0.1% | 丧失 CHR 或 CCyR 或 PCyR 或 MMR<br>新发耐药性突变<br>出现 CCA/Ph⁺ |

注：最佳反应和警告中的评价标准均指在达到完全血液学反应（CHR）的基础上；mCyR：次要细胞遗传学反应；CyR：细胞遗传学反应；PCyR：部分细胞遗传学反应；CCyR：完全细胞遗传学反应；MMR：主要分子学反应；IS：国际标准化；CCA/Ph⁻：Ph⁻细胞基础上的其他克隆性染色体异常；CCA/Ph⁺：Ph⁺细胞基础上的其他克隆性染色体异常。

■ 二代 TKI 的应用，包括尼洛替尼、达沙替尼，特点如下：①较伊马替尼具有更强的细胞增殖、激酶活性抑制作用；②对野生型和大部分突变型 BCR/ABL 细胞株均有效，但对某些突变型（如 T315I）细胞株无效；③常见不良反应有骨髓抑制、胃肠道反应、皮疹、水钠潴留、胆红素升高、胸腔积液等，尼洛替尼和达沙替尼在欧美已被批准用于 CML 慢性期的一线初始治疗及伊马替尼耐药或不耐受的 CML 治疗。我国尼洛替尼已被批准为一线治疗。

■ 尼洛替尼作为二代 TKI，对 BCR/ABL 抑制作用比伊马替尼强 30 倍。作为二线治疗其用法为 400mg 口服，每天 2 次，可使 40%~50% 的伊马替尼耐药的慢性期患者达到 CCyR；预计治疗伊马替尼治疗失败后的 2 年生存率是 91%。

■ 尼洛替尼的不良反应包括 20%~30% 患者出现骨髓抑制，10%~15% 肝功能异常，10%~15% 脂肪酶和淀粉酶水平的升高（通常无症状）。有少数胰腺炎（<1%）的报道。患者有 QTc 间期延长>450ms 或有严重心脏问题时不建议使用尼洛替尼治疗。尼洛替尼治疗期间应避免导致 QT 间期延长的药物。

■ 达沙替尼是一种 SRC 与 ABL 激酶的双重抑制药，它在体外抑制 BCR/ABL 的能力比伊马替尼强 300 倍。在 CML 慢性期患者，达沙替尼可使 50%~60% 的患者获得 CCyR；治疗伊马替尼失败后的 CML-CP 患者 2 年生存率是 90%。达沙替尼用于慢性期的标准剂量为每日口服 100mg。

■ BCR/ABL 激酶域点突变是伊马替尼耐药的主要原因之一，根据不同 BCR/ABL 激酶突变，目前以下 7 种类型突变对于达沙替尼或尼洛替尼选择具有较为明确的指导意义：①T315I：二者均耐药，有条件者可进入临床试验，或选择恰当的治疗方案；②F317L/V/I/C、V299L、T315A：采用尼洛替尼治疗更易获得临床疗效；③Y253H、E255K/V、F359C/V/I：采用达沙替尼治疗更易获得临床疗效。

■ 自从 20 世纪末伊马替尼应用于 CML 的治疗，TKI 逐渐取代 allo-HSCT 成为 CML 治疗的一线方案。但 allo-HSCT 仍是目前唯一可治愈 CML 的治疗方法。与其他亚洲国家一样，CML 在中国的发病年龄较西方国家显著偏低，年轻患者对疾病的治愈率有更高的需求。在 TKI 治疗时代，allo-HSCT 不再是 CML 慢性期患者的一线治疗选择，原则上至少二线 TKI 治疗（两种以上 TKI）不耐受或耐药的患者考虑 allo-HSCT。因此 allo-HSCT 作为二线 TKI 治疗失败后的三线的治疗选择。2020 年版《慢性髓性白血病中国诊断与治疗指南》的 allo-HSCT 的适应证为：①二线 TKI 治疗失败的慢性期患者；②治疗任何时候出现 ABL 基因 T315I 突变的患者；③对多种 TKI 治疗不耐受的患者；④加速期或急变期的患者，尤其是 TKI 治疗期间疾病进展的患者。

2. 无条件使用 TKI 者：

（1）羟基脲片。

（2）干扰素-α 300 万~500 万 U/（m² · d）±阿糖胞苷 15~20mg/（m² · d），每月 7~10 天。

（3）高三尖杉酯碱 2.5mg/（m² · d），7~14 天。

释义

■ IFN-α 具有抗肿瘤细胞增殖、诱导肿瘤细胞凋亡和免疫调节等作用。在 CML 的 TKI 治疗时代前，IFN-α 曾经是 allo-HSCT 以外的最佳治疗选择。现今，干扰素为基础的治疗方案逐步成为二、三线选择。结合中国的实际情况，IFN-α 的适应证为：①TKI 耐药、不耐受且不适合 allo-HSCT 的 CML 慢性期患者；②各种原因暂时无法应用 TKI 治疗，或无法坚持长期使用 TKI 的慢性期患者。

3. 临床试验。

**（八）出院标准**

1. 一般情况良好。

2. 没有需要住院处理的并发症和/或合并症。

释义

■ 药物治疗后病情稳定，且无严重不良反应。

## （九）变异及原因分析

1. 治疗中或治疗后有感染、出血及其他合并症者，进行相关的诊断和治疗，并适当延长住院时间或退出路径。

2. 疾病进展期的患者退出路径。

> **释义**
>
> ■ 微小变异：因为医院检验项目目的及时性未保证，不能按照要求完成检查；因为节假日不能按要求完成检查；患者不愿配合完成相应检查，短期不愿按照要求出院随诊。
>
> ■ 重大变异：因基础疾病需要进一步诊断和治疗；因各种原因需要其他治疗措施；医院与患者或家属发生医疗纠纷，家属要求离院或转院；不愿按照要求出院随诊而导致入院时间明显延长。

## 五、慢性粒细胞白血病（慢性期）临床路径给药方案

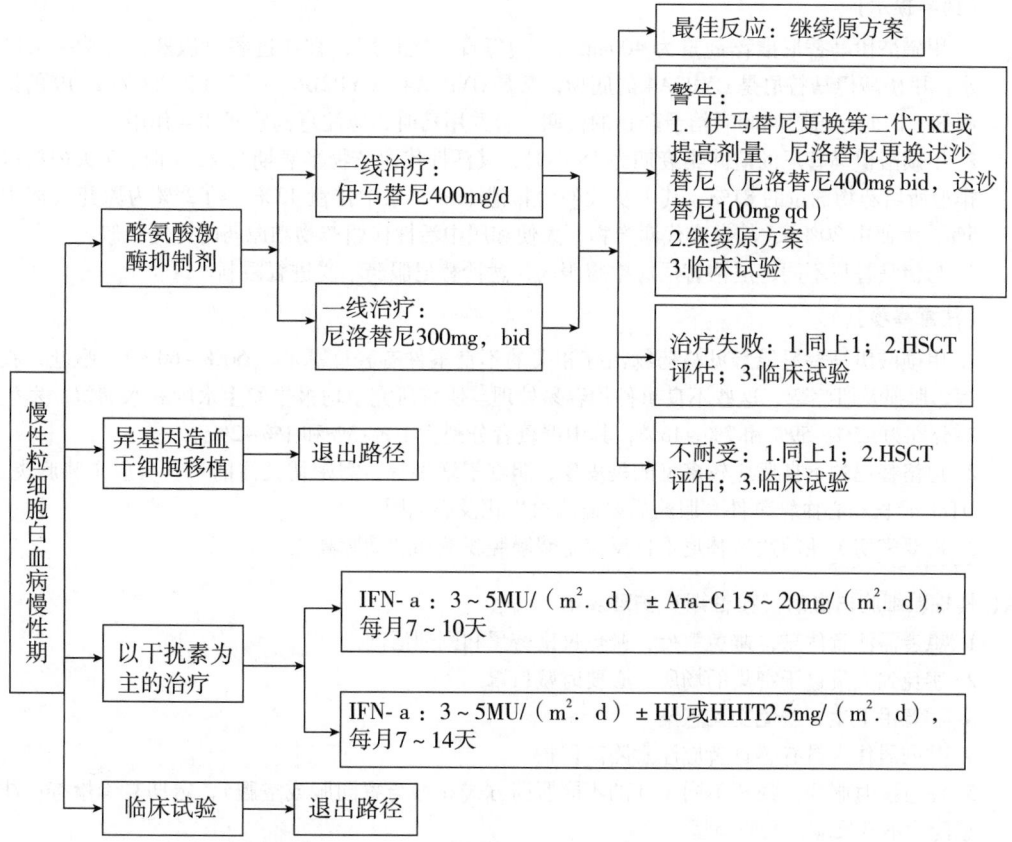

注：HSCT：造血干细胞移植。评价疗效为警告、治疗失败的患者需对患者的依从性、药物相互作用、BCR/ABL 激酶区域突变进行评估。

**【用药选择】**

1. 慢性期患者首选治疗为 TKI，推荐首选伊马替尼或尼洛替尼。治疗期间应定期监测血液学、细胞及分子遗传学反应，参照 CML 患者治疗反应标准进行治疗反应评估，结合患者耐受性随时调整治疗方案。早期的分子学反应至关重要，特别是 TKI 治疗 3 个月后的 BCR/ABL 融合基因水平。骨髓染色体检查同样重要，需在接受 TKI 治疗后每 3 个月检查直至达到 CCyR。临床治疗反应包括最佳反应、警告以及治疗失败。

2. 二代 TKI，如尼洛替尼或达沙替尼。适用于在评价治疗依从性、患者的药物耐受性及合并用药的基础上对伊马替尼疗效反应欠佳、失败或不耐受的患者。

3. 根据不同 BCR-ABL 激酶突变对不同二代 TKI 的敏感性不同，药物选择原则为：①T315I：二者均耐药，有条件者可进入临床试验，或选择恰当的治疗方案；②F317L/V/I/C、V299L、T315A：采用尼洛替尼治疗更易获得临床疗效；③Y253H、E255K/V、F359C/V/I：采用达沙替尼治疗更易获得临床疗效；④有文献报道二代 TKI 与诱发二次突变相关，选药时亦应考虑。

4. 干扰素为基础的治疗方案，结合中国的实际情况，IFN 的适应证为：①TKI 耐药、不耐受且不适合 allo-HSCT 的 CML 慢性期患者；②各种原因暂时无法应用 TKI 治疗的或无法坚持长期使用 TKI 的慢性期患者。

**【药学提示】**

1. 甲磺酸伊马替尼推荐剂量为 400mg/d，为每日 1 次口服，宜在进餐时服药，并饮一大杯水。甲磺酸伊马替尼是 CYP3A4 的底物，又是 CYP3A4、CYP2D6、CYP2C9 和 CYP2C19 的抑制剂，因此，可影响同时给予药物的代谢。合并用药时，应注意药物间相互作用。

2. 甲磺酸伊马替尼的清除半衰期为 18 小时，其活性代谢产物半衰期为 40 小时，7 天内约可排泄所给药物剂量的 81%，其中从大便中排泄 68%，尿中排泄 13%。约 25% 为原药（尿中 5%，大便中 20%），其余为代谢产物，大便和尿中活性代谢产物和原药的比例相似。

3. 与伊马替尼不同，尼洛替尼应空腹服药，达沙替尼服药不受进餐限制。

**【注意事项】**

1. 甲磺酸伊马替尼最常见与药物治疗相关的不良事件有轻度恶心（50%~60%），呕吐，腹泻、肌痛及肌痉挛，这些不良事件均容易处理。所有研究中均报告发生水肿和水潴留，发生率分别为 47%~59% 和 7%~13%，其中严重者分别为 1%~3% 和 1%~2%。

2. 尼洛替尼的不良反应较多见的是皮疹，胆红素增多等。需密切关注的不良反应是胰腺炎、QTcF 延长和心血管事件。服药后要监测血生化及心电图。

3. 需要密切关注的达沙替尼不良反应是浆膜腔积液和肺动脉高压。

## 六、慢性粒细胞白血病（慢性期）护理规范

1. 患者需注意休息，避免熬夜，避免过度劳累和剧烈活动。

2. 避免到人员过于密集的场所，必要时戴口罩。

3. 注意手卫生，避免交叉感染。

4. 共同居住人员有感冒者应注意隔离保护。

5. 注意按时服药，强调不同 TKI 的不同服药方式（如与餐同服或空腹），定期复诊检查；注意药物不良反应，及时就医。

## 七、慢性粒细胞白血病（慢性期）营养治疗规范

1. CML 患者消耗相对较大，饮食要营养丰富，多吃瘦肉、鸡蛋、牛奶、鱼肉等高蛋白食物，新鲜蔬菜水果也要适当进食。

2. 饮食要清洁卫生，避免过于辛辣、刺激食物。

3. 服用 TKI 患者，避免进食葡萄柚、杨桃和塞利维亚柑橘。

## 八、慢性粒细胞白血病（慢性期）患者健康宣教

1. 慢性粒细胞白血病虽然是血液系统恶性肿瘤，但目前有靶向药物（酪氨酸激酶抑制剂，TKI）治疗情况下，绝大部分患者可获得长期生存，应对患者进行心理支持，以解除对本病的焦虑、树立战胜疾病的信心。

2. 在治疗过程中，患者需要严格遵照医嘱，认真按时足剂量服药，定期门诊复诊做监测，这样才能取得较好的治疗效果。

3. TKI 药物在服用过程中可能会出现各种不良反应，需要及时就医对治疗进行调整，或者通过规律复诊化验来发现某些不良反应。

4. 虽然患者需要长期服药，但只要能坚持认真治疗，就能正常地学习、生活、工作，甚至正常生育，且有可能获得无治疗缓解，成功停用药物治疗。

## 九、推荐表单

### （一）医师表单

#### 慢性粒细胞白血病（慢性期）临床路径医师表单

适用对象：第一诊断为慢性粒细胞白血病，且分期为慢性期

| 患者姓名： | | 性别： | 年龄： | 门诊号： | 住院号： |
|---|---|---|---|---|---|
| 住院日期： 年 月 日 | | 出院日期： 年 月 日 | | | 标准住院日：7~10天 |

| 时间 | 住院第1~3天 | 住院第3~9天 | 住院第7~10天（出院日） |
|---|---|---|---|
| 主要诊疗工作 | □ 询问病史及体格检查<br>□ 进行病情初步评估<br>□ 开实验室检查单，完成病历书写<br>□ 对症支持治疗<br>□ 病情告知，包括TKI作为一线治疗的疗效及各项检查的频率，必要时向患者家属告知病重或病危，并签署病重或病危通知书<br>□ 患者家属签署输血知情同意书、骨髓穿刺同意书<br>□ 骨髓穿刺术 | □ 上级医师查房<br>□ 每日体格检查脾脏大小<br>□ 复查血常规及白细胞分类<br>□ 核查辅助检查的结果是否有异常<br>□ 病情评估，维持原有降白细胞治疗并继续对症支持治疗<br>□ 制定TKI或羟基脲+IFN-α治疗方案<br>□ 观察并记录药物不良反应<br>□ 住院医师书写病程记录并完成上级医师查房记录<br>□ 向患者及家属交代病情及注意事项 | □ 完成出院小结<br>□ 向患者交代出院后注意事项<br>□ 预约复诊日期 |
| 重点医嘱 | **长期医嘱**<br>□ 细胞毒药物降低白细胞及血小板<br>□ 别嘌呤醇<br>□ 碳酸氢钠片碱化尿液<br>□ 补液水化<br>□ 伊马替尼或其他TKI（如在住院期间能够明确诊断CML）<br>□ IFN<br>□ 血液病护理常规<br>□ 二级护理<br>□ 饮食<br>□ 视病情通知病重或病危<br>□ 对症支持药物治疗<br>**临时医嘱**<br>□ 血常规（含分类）、尿常规、粪便常规+隐血<br>□ 血型、输血前检查、肝肾功能、电解质、红细胞沉降率、凝血功能<br>□ X线胸片、心电图、腹部B超，建议增加心脏彩超，（如果要选择达沙替尼则必须进行）<br>□ 头颅CT、血管超声（疑诊血栓）<br>□ 输注红细胞或血小板（有指征时）<br>□ 对症处理<br>□ 骨髓穿刺及活检术<br>□ 骨髓形态学、细胞/分子遗传学、骨髓病理、BCR/ABL基因定量、突变检测（需要时）<br>□ 白细胞单采术（必要时） | **长期医嘱**<br>□ 伊马替尼或其他TKI（如在住院期间能够明确诊断CML）<br>□ IFN<br>□ 血液病护理常规<br>□ 二级护理<br>□ 饮食<br>□ 细胞毒药物降低白细胞及血小板<br>□ 别嘌呤醇<br>□ 碳酸氢钠片碱化尿液<br>□ 补液水化<br>**临时医嘱**<br>□ 对症处理<br>□ 定期复查血常规<br>□ 异常指标复查，如对HBVsAg阳性患者需检测拷贝数等 | **出院医嘱**<br>□ 出院带药<br>□ 门诊随诊 |

| 时间 | 住院第 1~3 天 | 住院第 3~9 天 | 住院第 7~10 天<br>（出院日） |
|---|---|---|---|
| 病情<br>变异<br>记录 | □无 □有，原因：<br>1.<br>2. | □无 □有，原因：<br>1.<br>2. | □ 无 □ 有，<br>原因：<br>1.<br>2. |
| 医师<br>签名 | | | |

## （二）护士表单

### 慢性粒细胞白血病（慢性期）临床路径护士表单

适用对象：第一诊断为慢性粒细胞白血病，且分期为慢性期

| 患者姓名： | 性别： 年龄： 门诊号： | 住院号： |
|---|---|---|
| 住院日期：　年　月　日 | 出院日期：　年　月　日 | 标准住院日：7~10天 |

| 时间 | 住院第1~3天 | 住院第3~9天 | 住院第7~10天 |
|---|---|---|---|
| 健康宣教 | □ 介绍主管医师、护士长、责任护士<br>□ 介绍环境、设施<br>□ 介绍住院注意事项<br>□ 向患者宣教戒烟、戒酒的重要性，及减少二手烟的吸入 | □ 指导患者正确留取尿、便标本<br>□ 主管护士与患者沟通，了解并指导心理应对<br>□ 宣教疾病知识、用药知识及特殊检查操作过程<br>□ 告知检查及操作前后饮食、活动及探视注意事项及应对方式 | □ 康复和锻炼<br>□ 定时复查<br>□ 出院带药服用方法<br>□ 饮食休息等注意事项指导<br>□ 讲解增强体质的方法，减少感染、出血的发生 |
| 护理处置 | □ 核对患者姓名、佩戴腕带<br>□ 建立入院护理病历<br>□ 卫生处置：剪指（趾）甲、沐浴、更换病号服<br>□ 入院评估 | □ 随时观察患者病情变化<br>□ 遵医嘱准确使用化疗药物<br>□ 协助医师完成各项检查化验<br>□ 协助医师完成骨髓活检<br>□ 遵医嘱输注血制品 | □ 办理出院手续<br>□ 出院评估<br>□ 征求意见表<br>□ 摘除腕带 |
| 基础护理 | □ 二级护理<br>□ 晨晚间护理<br>□ 患者安全管理 | □ 二级护理<br>□ 晨晚间护理<br>□ 患者安全管理 | □ 三级护理<br>□ 晨晚间护理<br>□ 患者安全管理 |
| 专科护理 | □ 护理查体<br>□ 生命体征、血氧饱和度监测<br>□ 需要时填写跌倒及压疮防范表<br>□ 需要时请家属陪护<br>□ 心理护理 | □ 生命体征、血氧饱和度监测<br>□ 遵医嘱完成各项治疗<br>□ 必要时吸氧、心电监测<br>□ 遵医嘱正确给药<br>□ 遵医嘱记录出入量<br>□ 监测患者输注化疗药物时注意药物外渗发生<br>□ 提供并发症征象的依据<br>□ 心理护理 | □ 生命体征、血氧饱和度监测<br>□ 遵医嘱完成各项治疗<br>□ 必要时吸氧、心电监测<br>□ 遵医嘱正确给药<br>□ 遵医嘱记录出入量<br>□ 监测患者输注化疗药物时注意药物外渗发生<br>□ 提供并发症征象的依据<br>□ 心理护理 |
| 重点医嘱 | □ 详见医嘱执行单 | □ 详见医嘱执行单 | □ 详见医嘱执行单 |
| 病情变异记录 | □ 无　□ 有，原因：<br>1.<br>2. | □ 无　□ 有，原因：<br>1.<br>2. | □ 无　□ 有，原因：<br>1.<br>2. |
| 护士签名 | | | |

## （三）患者表单

### 慢性粒细胞白血病（慢性期）临床路径患者表单

适用对象：第一诊断为慢性粒细胞白血病，且分期为慢性期

| 患者姓名： | 性别： 年龄： 门诊号： | 住院号： |
|---|---|---|
| 住院日期： 年 月 日 | 出院日期： 年 月 日 | 标准住院日：7~10 天 |

| 时间 | 住院第1~3天 | 住院第3~9天<br>（住院期间） | 住院第7~10天<br>（出院日） |
|---|---|---|---|
| 医患配合 | □ 配合询问病史、收集资料，请务必详细告知既往史、用药史、过敏史<br>□ 配合进行体格检查<br>□ 有任何不适告知医师 | □ 配合完善相关检查、化验，如采血、留尿、心电图、X线胸片等<br>□ 医师向患者及家属介绍病情，了解CML疾病知识、治疗方式及疗效，了解治疗反应及常见的药物不良反应，如有异常检查结果需进一步检查<br>□ 配合用药及治疗<br>□ 配合医师调整用药<br>□ 有任何不适告知医师 | □ 接受出院前指导<br>□ 知道复查程序<br>□ 获取出院诊断书 |
| 护患配合 | □ 配合测量体温、脉搏、呼吸、血压、血氧饱和度、体重<br>□ 配合完成入院护理评估单（简单询问病史、过敏史、用药史）<br>□ 接受入院宣教（环境介绍、病室规定、订餐制度、贵重物品保管等）<br>□ 有任何不适告知护士 | □ 配合测量体温、脉搏、呼吸，询问每日排便情况<br>□ 接受相关化验检查宣教，正确留取标本，配合检查<br>□ 有任何不适告知护士<br>□ 接受输液、服药治疗<br>□ 注意活动安全，避免坠床或跌倒<br>□ 配合执行探视及陪护<br>□ 接受疾病及用药等相关知识的指导 | □ 接受出院宣教<br>□ 办理出院手续<br>□ 获取出院带药<br>□ 知道服药方法、作用、注意事项<br>□ 知道复印病历方法 |
| 饮食 | □ 普通饮食 | □ 普通饮食 | □ 普通饮食 |
| 排泄 | □ 正常排尿便 | □ 正常排尿便 | □ 正常排尿便 |
| 活动 | □ 适度活动 | □ 适度活动 | □ 适度活动 |

附：原表单（2016 年版）
## 慢性粒细胞白血病（慢性期）临床路径表单
适用对象：第一诊断为慢性粒细胞白血病，且分期为慢性期

| 患者姓名： | 性别： | 年龄： | 门诊号： | 住院号： |
|---|---|---|---|---|

| 住院日期：　　年　月　日 | 出院日期：　　年　月　日 | 标准住院日：7~10 天 |
|---|---|---|

| 时间 | 住院第 1 天 | 住院第 2 天 |
|---|---|---|
| 主要诊疗工作 | □ 询问病史及体格检查<br>□ 完成病历书写<br>□ 开实验室检查单<br>□ 对症支持治疗<br>□ 病情告知，必要时向患者家属告知病重或病危，并签署病重或病危通知书<br>□ 患者家属签署白细胞单采知情同意书、骨髓穿刺同意书 | □ 上级医师查房<br>□ 完成入院检查<br>□ 骨髓穿刺术<br>□ 继续对症支持治疗<br>□ 完成必要的相关科室会诊<br>□ 完成上级医师查房记录等病历书写<br>□ 向患者及家属交代病情及注意事项 |
| 重点医嘱 | **长期医嘱**<br>□ 血液病护理常规<br>□ 二级护理<br>□ 饮食<br>□ 视病情通知病重或病危<br>□ 其他医嘱<br>**临时医嘱**<br>□ 血常规（含分类）、尿常规、粪便常规+隐血<br>□ 血型、输血前检查、肝肾功能、电解质、凝血功能<br>□ 病毒学检测<br>□ X 线胸片、心电图、腹部 B 超<br>□ 头颅 CT、血管超声（疑诊血栓）<br>□ 白细胞单采术（必要时）<br>□ 其他医嘱 | **长期医嘱**<br>□ 患者既往基础用药<br>□ 其他医嘱<br>**临时医嘱**<br>□ 血常规<br>□ 骨髓穿刺及活检术<br>□ 骨髓形态学、细胞/分子遗传学、骨髓病理、基因突变检测<br>□ 其他医嘱 |
| 主要护理工作 | □ 介绍病房环境、设施和设备<br>□ 入院护理评估<br>□ 宣教 | □ 观察患者病情变化 |
| 病情变异记录 | □ 无 □ 有，原因：<br>1.<br>2. | □ 无 □ 有，原因：<br>1.<br>2. |
| 护士签名 | | |
| 医师签名 | | |

| 时间 | 住院第 3~9 天<br>（根据具体情况可第 2 天开始） | 住院第 10 天<br>（出院日，根据具体情况可第 7 天） |
|---|---|---|
| 主要诊疗工作 | □ 上级医师查房<br>□ 复查血常规<br>□ 根据体检、骨髓检查结果和既往资料，进行鉴别诊断和确定诊断<br>□ 根据其他检查结果进行鉴别诊断，判断是否合并其他疾病<br>□ 开始治疗<br>□ 保护重要脏器功能<br>□ 注意观察药物的不良反应，并对症处理<br>□ 完成病程记录 | □ 上级医师查房，进行评估，确定有无并发症情况，明确是否出院<br>□ 完成出院记录、病案首页、出院证明书等<br>□ 向患者交代出院后的注意事项，如返院复诊的时间、地点，发生紧急情况时的处理等 |
| 重点医嘱 | **长期医嘱**（视情况可第 2 天起开始治疗），根据 HCT 水平调整<br>□ 羟基脲<br>□ 干扰素<br>□ 阿糖胞苷<br>□ 高三尖杉酯碱<br>□ 伊马替尼或其他 TKI<br>□ 白细胞单采术（必要时）<br>□ 其他医嘱<br>**临时医嘱**<br>□ 复查血常规<br>□ 复查血生化、电解质<br>□ 对症支持<br>□ 其他医嘱 | **出院医嘱**<br>□ 出院带药<br>□ 定期门诊随访<br>□ 监测血常规 |
| 主要护理工作 | □ 观察患者病情变化 | □ 指导患者办理出院手续 |
| 病情变异记录 | □ 无 □ 有，原因：<br>1.<br>2. | □ 无 □ 有，原因：<br>1.<br>2. |
| 护士签名 | | |
| 医师签名 | | |

# 第十二章
# 真性红细胞增多症临床路径释义

## 【医疗质量控制指标】

指标一、诊断应结合临床表现及实验室检查。

指标二、病史采集应重视有无血管栓塞病史，有无心血管高危因素。

指标三、对有血管塞栓并发症的患者需多学科讨论评估病情并制订治疗方案。

指标四、静脉放血、红细胞单采术风险评估及处理措施。

指标五、合理选择治疗药物，并对药物不良反应及并发症有处理措施或预案。

## 一、真性红细胞增多症编码

1. 原编码：

疾病名称及编码：真性红细胞增多症（ICD-10：M99500/1）

2. 修改编码：

疾病名称及编码：真性红细胞增多症（ICD-10：D45，M9950/1）

## 二、临床路径检索方法

D45

## 三、国家医疗保障疾病诊断相关分组（CHS-DRG）

MDCR 骨髓增生疾病和功能障碍，低分化肿瘤

RA1 淋巴瘤、白血病等伴重大手术

RA2 淋巴瘤、白血病等伴其他手术

RB1 急性白血病化学治疗和/或其他治疗

RR1 急性白血病

## 四、真性红细胞增多症临床路径标准住院流程

### （一）适用对象

第一诊断为真性红细胞增多症（ICD-10：45. M99500/1）。

> 释义
>
> ■ 真性红细胞增多症（polycythemia vera，PV）是起源于造血干细胞的克隆性骨髓增殖性肿瘤（MPN）。PV起病隐匿，进展缓慢，通常经历以下两个进展阶段：①增殖期或红细胞增多期，常表现为红细胞增多；②红细胞增多后期，表现为全血细胞减少、髓外造血、肝脾大、脾功能亢进和骨髓纤维化。出血和血栓是PV的两个主要临床表现，少数患者可进展为急性白血病。

### （二）诊断依据

根据《World Health Organization Classification of Tumors. Pathology and Genetic of Tumors of

Haematopoietic and Lymphoid Tissue》（2016），《Response criteria for essential thrombocythemia and polycythemia vera: result of a European LeukemiaNet consensus conference》（Blood，2009，113：4829-4833）。

1. 主要标准：

（1）男性 Hb > 185g/L，女性 Hb > 165g/L，或其他红细胞容积增高的证据（血红蛋白或 HCT 大于按年龄、性别和居住海拔高度测定方法特异参考范围百分度的第 99 位，或如果 Hb 比在无缺铁情况下基础值确定持续增高至少 20g/L 的前提下男性 Hb > 170g/L，女性 Hb > 150g/L）。

（2）有 JAK2V617F 突变或其他功能相似的突变，如 JAK2 第 12 外显子突变。

2. 次要标准：

（1）骨髓活检示按患者年龄来说为高度增生，三系生长（全髓造血）以红系、粒系和巨核细胞增生为主。

（2）血清 EPO 水平低于正常参考值水平。

（3）骨髓细胞体外培养有内源性红细胞集落形成。

符合 2 条主要标准和 1 条次要标准，或第 1 条主要标准和 2 条次要标准则可诊断真性红细胞增多症。

---

**释义**

■ 建议采用 WHO（2016）PV 诊断标准：

主要标准：①男性 Hb > 185g/L，女性 Hb > 165g/L，或其他红细胞容积增高的证据 [Hb 或红细胞比容（HCT）大于按年龄、性别和居住地海拔高度测定方法特异参考范围百分度的第 99 位，或如果血红蛋白比在无缺铁情况下的基础值肯定且持续增高至少 20g/L 的前提下男性 Hb > 170g/L，女性 Hb > 150g/L]；②有 JAK2 V617F 突变或其他功能相似的突变（如 JAK2 第 12 外显子突变）。

次要标准：①骨髓活检：按患者年龄来说为高度增生，以红系、粒系和巨核细胞增生为主；②血清 EPO 水平低于正常参考值水平；③骨髓细胞体外培养有内源性红系集落形成。

符合 2 条主要标准和 1 条次要标准，或第 1 条主要标准和 2 条次要标准则可诊断 PV。

■ 在 WHO（2016）诊断标准的基础上提出修订建议标准如下：

主要标准：①男性 Hb > 165g/L、女性 Hb > 160g/L，或红细胞容积增高（男性 HCT > 49%、女性 HCT > 48%）；②骨髓病理提示相对于年龄而言的高增生（全髓），包括显著的红系、粒系增生和多形性、大小不等的成熟的巨核细胞增殖；③存在 JAK2V617F 突变或 JAK2 第 12 外显子突变。

次要标准：血清 EPO 水平低于正常参考值水平。

符合 3 条主要标准或前 2 条主要标准和次要标准可诊断真性红细胞增多症。

---

**（三）标准住院日**

10 天内。

> **释义**
>
> ■ 真性红细胞增多症患者入院后，完善外周血及骨髓等检查需要 1~2 日，尽量同时开始治疗，3~10 日继续给予相应治疗，其间监测血常规，如 HCT 控制在 45% 以下，同时症状明显改善，可于 10 日内出院。

### (四) 进入路径标准

1. 第一诊断必须符合 ICD-10：M99500/1 真性红细胞增多症疾病编码。
2. 当患者同时具有其他疾病诊断，但住院期间不需要特殊处理、也不影响第一诊断的临床路径流程实施时，可以进入路径。

> **释义**
>
> ■ 患者同时具有其他疾病影响第一诊断的临床路径流程实施时不适合进入临床路径。
>
> ■ 本路径适用对象为真性红细胞增多症，不包括继发性红细胞增多症。
>
> ■ 对于真性红细胞增多症并发血栓患者，视病情的急缓和严重程度明确是否进入路径，例如出现新发脑栓塞、心肌梗死等严重并发症，不适合进入临床路径，但如果血栓并发症得到稳定控制，可酌情考虑。
>
> ■ 对于既往已诊断真性红细胞增多症，但因为治疗引起外周血细胞明显减少或有骨髓抑制，或其他脏器因治疗严重受损的患者，不适合进入临床路径。
>
> ■ 对于既往已诊断真性红细胞增多症，但已发生较严重真性红细胞增多症后骨髓纤维化 (post-PV MF) 或转化为急性白血病患者，不适合进入临床路径。
>
> ■ 经入院常规检查发现以往未发现疾病，而该疾病可能对患者健康影响更为严重，或该疾病可能影响本路径实施的，暂不宜进入路径。如既往患有上述疾病，经合理治疗后达稳定，抑或目前需要持续用药，但不影响本病预后和路径实施的，则可进入路径。但可能会增加医疗费用，延长住院时间。

### (五) 住院期间检查项目

1. 必须的检查项目：
(1) 血常规及分类、尿常规、粪便常规+隐血。
(2) 骨髓细胞形态学检查、骨髓活检+网状纤维染色、细胞遗传学和 JAK2 V617F 突变检测。
(3) 肝肾功能、电解质、促红细胞生成素、血型、输血前检查，凝血功能、动脉血气分析。
(4) X 线胸片、心电图、腹部 B 超。
2. 根据患者情况可选择：造血祖细胞培养（±EPO）、JAK2 exon 12 突变筛查，伴血小板增多者行 MPL W515L/K，CALR exon 9 突变筛查。

> **释义**
>
> ■ 部分检查可以在门诊完成。
>
> ■ 根据病情部分检查可以不进行。
>
> ■ 如果进行了胸部 CT 检查可以不进行胸部 X 线正侧位片检查。

■ 有家族病史者建议筛查 EPOR、VHL、EGLN1/PHD2、EPAS1/HIF2α、HGBB、HGBA 和 BPGM 等基因突变。

■ 有条件单位可行骨髓细胞体外 BFU-E（±EPO）和 CFU-E（±EPO）培养确认是否有内源性红系集落形成。

### （六）治疗开始时间

诊断第 1 天

### （七）治疗方案与药物选择

1. 血栓风险分级：

（1）低危：年龄＜60 岁，并且无血栓病史。

（2）高危：年龄≥60 岁，伴或不伴血栓病史。

2. 治疗目标：

（1）减少血栓或出血的风险。

（2）降低向白血病及骨髓纤维化转化的风险。

3. 治疗方案：

（1）低危组：

1）小剂量阿司匹林：75~100mg/d，口服，但既往有出血病史或血小板＞1000×10⁹/L 者避免应用。

2）避免容易诱发血栓形成的心血管危险因素：如吸烟、高血压、高胆固醇血症、肥胖等。

3）静脉放血治疗：开始阶段间隔 2~4 天放血 400~500ml，达到 HCT＜45% 后延长间隔，维持 HCT＜45%。

（2）高危组：

1）小剂量阿司匹林：75~100mg/d，口服，但既往有出血病史或血小板＞1000×10⁹/L 者避免应用。

2）避免容易诱发血栓形成的心血管危险因素：如吸烟、高血压、高胆固醇血症、肥胖等。

3）骨髓抑制药物治疗：①年龄＜40 岁，一线治疗为干扰素 300 万 U/次，皮下注射，每周 3 次；二线治疗可以应用羟基脲，起始剂量 30mg/（kg·d），口服；1 周后减至 5~20mg/（kg·d），依血常规调整药物剂量。对干扰素或羟基脲治疗不能耐受或耐药者，可以换用羟基脲或干扰素治疗；②年龄在 40~75 岁之间，一线治疗为羟基脲，二线治疗可应用干扰素；③年龄大于 75 岁者，一线治疗为羟基脲，二线治疗为 32p（2~4mCi，静脉给药）。

---

**释义**

■ 治疗目标：PV 的治疗目标是避免初发或复发的血栓形成、控制疾病相关症状、预防 post-PV MF 和/或急性白血病转化。多血症期治疗目标是控制 HCT＜45%。

■ 低剂量阿司匹林：所有 PV 患者在排除禁忌证后均建议使用低剂量阿司匹林。

■ 放血治疗：静脉放血治疗或红细胞单采术可在短时间内快速降低 HCT。

■ 降细胞治疗：所有高危组患者均应接受降细胞治疗，无法耐受放血或放血频率过高、有症状或脾脏进行性增大、伴有严重的疾病相关症状、PLT＞1,500×10⁹/L 及进行性白细胞增多均为降细胞治疗适应证。羟基脲：所有高危组 PV 患者在接受阿司匹林及放血治疗的同时均应接受羟基脲治疗以降低血栓出血风险，为高危组患者的一线治疗方案。IFN-α：不耐受羟基脲或对其耐药的患者可采用 IFN-α 治疗，ELN 将其与羟基脲并列为高危组 PV 患者的一线治疗选择。对羟基脲耐药或不耐受及对干扰素不耐受的二线方案可根据情况选择 $^{32}$P 静脉注射、白消安、芦可替尼。

### （八）出院标准

1. 一般情况良好。
2. 没有需要住院处理的并发症和/或合并症。

> **释义**
>
> ■ 如果出现并发症，例如外周血细胞治疗后明显减少，是否需要继续住院治疗或观察，由主管医师根据具体情况决定。

### （九）变异及原因分析

1. 治疗中或治疗后有血栓、出血及其他合并症者，进行相关的诊断和治疗，并适当延长住院时间或退出路径。
2. 疾病进展期的患者退出路径。

> **释义**
>
> ■ 微小变异：因为医院检验项目的及时性，不能按照要求完成检查；因为节假日不能按照要求完成检查；患者不愿配合完成相应检查，短期不愿按照要求出院随诊。
>
> ■ 重大变异：因基础疾病需要进一步诊断和治疗；因各种原因需要其他治疗措施；医院与患者或家属发生医疗纠纷，患者要求离院或转院；不愿按照要求出院随诊而导致入院时间明显延长。

### 五、真性红细胞增多症临床路径给药方案

真性红细胞增多疗效标准（欧洲白血病网和骨髓增殖性肿瘤研究和治疗国际工作组 2013 年修订，表9）。

表9　真性红细胞增多症疗效标准

| 疗效标准 | 定义 |
| --- | --- |
| 完全缓解（CR） | 以下4条必须全部符合 |
| | （1）包括可触及的肝脾大等疾病相关症状体征消失（≥12周），症状显著改善（MPN-SAF TSS 积分下降≥10分） |

续　表

| 疗效标准 | 定义 |
|---|---|
| | （2）外周血细胞计数持续缓解（≥12 周），未行静脉放血情况下 HCT＜45%，血小板≤400× $10^9$/L，白细胞≤10×$10^9$/L |
| | （3）无疾病进展，无任何出血或血栓事件 |
| | （4）骨髓组织学缓解，按年龄校正后的骨髓增生程度正常，三系高度增生消失，和无＞1 级的网状纤维（欧洲分级标准） |
| 部分缓解（PR） | 以下 4 条必须全部符合 |
| | （1）可触及的肝脾大等疾病相关症状体征消失（≥12 周），症状显著改善（MPN-SAF TSS 积分下降≥10 分） |
| | （2）外周血细胞计数持续缓解（≥12 周），未行静脉放血情况 HCT＜45%，血小板≤400× $10^9$/L，白细胞≤10×$10^9$/L |
| | （3）无疾病进展和任何出血或血栓事件 |
| | （4）未达到骨髓组织学缓解，存在三系高度增生 |
| 无效（NR） | 疗效未达到 PR |
| 疾病进展（PD） | 演进为真性红细胞增多症后骨髓纤维化（post-PV MF）、骨髓增生异常综合征或急性白血病 |

## 【用药选择】

IFN-α 可有效降低患者的放血治疗频次、缓解瘙痒症状、改善血小板增多、脾大及减少血栓出血事件发生，且无致畸、致白血病作用，妊娠期妇女亦可安全使用。聚乙二醇 IFN-α（pegylated IFN-α，peg-IFN-α）具有耐受性好及给药频率低（每周 1 次）的特点，主要有peg-IFN-α-2a 及 peg-IFN-α-2b 两种类型。

## 【注意事项】

目前，PV 的治疗仍以预防血栓、出血并发症为主要目标，暂时缺乏能够改变 PV 自然病程、阻止疾病向 MF/AML 进展的药物。

## 【药学提示】

1. 羟基脲的不良反应主要有发热、肺炎、皮肤/黏膜损害等，部分患者对羟基脲不耐受或耐药而不得不终止治疗。

2. IFN-α 主要不良反应包括流感样症状、疲劳、肌肉骨骼疼痛、神经精神症状。

## 六、真性红细胞增多症护理规范

1. 评估患者精神状态、并发症、以及真性红细胞增多症相关临床表现。

2. 关注血常规、血生化以及其它血液系统相关检查结果。

3. 心理指导：向患者讲解真性红细胞增多症病程长，需长期服药，病情缓解后仍能正常生活和工作，增强战胜疾病的信心。

4 饮食指导：应给予适量优质蛋白、高纤维素、低盐、低脂、清淡、易消化的食物，多饮水，多吃新鲜蔬菜和水果，避免辛辣刺激的食物。

5. 运动指导：指导患者进行适当运动和锻炼，以不感疲劳为主。生活不能自理者，预防失用性萎缩。

6. 药物治疗相关不良反应需密切观察并及时处理，如干扰素 α 引起的过敏反应等。

7. 静脉放血治疗和红细胞单采术过程中应密切观察并监测患者生命体征，及时处理相关不良反应。

### 七、真性红细胞增多症营养治疗规范

1. 合理膳食，以达到理想体重。

2. 低盐、低脂、清淡饮食，适量高蛋白质、碳水化合物、高纤维素饮食。

3. 多饮水，坚持少食多餐，定时、定量、定餐。

### 八、真性红细胞增多症患者健康宣教

1. 真性红细胞增多症可演变为急性白血病，如发现贫血（面色苍白、疲乏、困倦无力等）、出血、发热等疑似白血病症状，应立即就医。

2. 本病患者因血液黏滞度高，易发生血栓栓塞，采取低脂饮食、增加饮水量等可有效降低其发生率，应在充分了解收益的前提下努力改善生活习惯。

3. 预防并发症：日常生活中需注意观察有无说话不流利、四肢活动障碍、肢体水肿、麻木、发凉、疼痛等血栓栓塞症状，如出现上述症状或皮肤黏膜出血、瘀斑，应及时就医。

4. 随访：本病病程长、进展缓慢，控制良好者生存期长，故患者应坚持长期治疗，定期门诊随访，遵医嘱服药，同时控制好血压，以争取更佳生活质量。

## 九、推荐表单

### （一）医师表单

**真性红细胞增多症临床路径医师表单**

适用对象：第一诊断为真性红细胞增多症

| 患者姓名： | 性别： | 年龄： | 门诊号： | 住院号： |
|---|---|---|---|---|
| 住院日期：　　年　月　日 | 出院日期：　　年　月　日 | | 标准住院日：10天内 | |

| 时间 | 住院第 1 天 | 住院第 2 天 |
|---|---|---|
| 主要诊疗工作 | □ 询问病史及体格检查<br>□ 完成病历书写<br>□ 开实验室检查单<br>□ 对症支持治疗<br>□ 病情告知，必要时向患者家属告知病重或病危，并签署病重或病危通知书<br>□ 患者家属签署红细胞单采知情同意书、骨髓穿刺同意书 | □ 上级医师查房<br>□ 完成入院检查<br>□ 骨髓穿刺术<br>□ 继续对症支持治疗<br>□ 完成必要的相关科室会诊<br>□ 完成上级医师查房记录等病历书写<br>□ 向患者及家属交代病情及注意事项 |
| 重点医嘱 | **长期医嘱**<br>□ 血液病护理常规<br>□ 二级护理<br>□ 饮食<br>□ 视病情通知病重或病危<br>□ 其他医嘱<br>**临时医嘱**<br>□ 血常规（含分类）、尿常规、粪便常规+隐血<br>□ 血型、输血前检查、肝肾功能、电解质、凝血功能、动脉血气分析、EPO、铁蛋白、血清铁<br>□ X线胸片、心电图、腹部B超<br>□ 头颅CT、血管超声（疑诊血栓）<br>□ 红细胞单采术（必要时）<br>□ 其他医嘱 | **长期医嘱**<br>□ 患者既往基础用药<br>□ 其他医嘱<br>**临时医嘱**<br>□ 血常规<br>□ 骨髓穿刺及活检术<br>□ 骨髓形态学、细胞/分子遗传学、骨髓病理、基因突变检测<br>□ 其他医嘱 |
| 主要护理工作 | □ 介绍病房环境、设施和设备<br>□ 入院护理评估<br>□ 宣教 | □ 观察患者病情变化 |
| 病情变异记录 | □ 无　□ 有，原因：<br>1.<br>2. | □ 无　□ 有，原因：<br>1.<br>2. |
| 护士签名 | | |
| 医师签名 | | |

| 时间 | 住院第 3~9 天 | 住院第 10 天<br>（出院日） |
|---|---|---|
| 主要诊疗工作 | □ 上级医师查房<br>□ 复查血常规<br>□ 根据体检、骨髓检查结果和既往资料，进行鉴别诊断和确定诊断<br>□ 根据其他检查结果进行鉴别诊断，判断是否合并其他疾病<br>□ 开始治疗<br>□ 保护重要脏器功能<br>□ 注意观察药物的不良反应，并对症处理<br>□ 完成病程记录 | □ 上级医师查房，进行评估，确定有无并发症情况，明确是否出院<br>□ 完成出院记录、病案首页、出院证明书等<br>□ 向患者交代出院后的注意事项，如返院复诊的时间、地点，发生紧急情况时的处理等 |
| 重点医嘱 | **长期医嘱（视情况可第 2 天起开始治疗），根据 HCT 水平调整**<br>□ 阿司匹林<br>□ 羟基脲<br>□ 干扰素<br>□ $^{32}$P<br>□ 红细胞单采或静脉放血<br>□ 其他医嘱<br>**临时医嘱**<br>□ 复查血常规<br>□ 复查血生化、电解质<br>□ 对症支持<br>□ 其他医嘱 | 出院医嘱<br>□ 出院带药<br>□ 定期门诊随访<br>□ 监测血常规 |
| 主要护理工作 | □ 观察患者病情变化 | □ 指导患者办理出院手续 |
| 病情变异记录 | □ 无　□ 有，原因：<br>1.<br>2. | □ 无　□ 有，原因：<br>1.<br>2. |
| 护士签名 | | |
| 医师签名 | | |

（二）护士表单

## 真性红细胞增多症临床路径护士表单

适用对象：第一诊断为真性红细胞增多症

| 患者姓名： | 性别：　年龄：　门诊号： | 住院号： |
|---|---|---|
| 住院日期：　　年　月　日 | 出院日期：　　年　月　日 | 标准住院日：10天内 |

| 时间 | 住院第1~2天 | 住院第3~7天 | 住院8~10天 |
|---|---|---|---|
| 健康教育 | □ 介绍主管医师、护士<br>□ 介绍环境、设施<br>□ 介绍住院注意事项<br>□ 向患者宣教戒烟、戒酒的重要性，及减少二手烟的吸入<br>□ 预防血栓<br>□ 预防感染<br>□ 饮食建议 | □ 指导患者正确留取标本<br>□ 主管护士与患者沟通，了解并指导心理应对<br>□ 宣教疾病知识、用药知识及特殊检查操作过程<br>□ 告知检查及操作前后饮食、活动及探视注意事项及应对方式 | □ 定时复查<br>□ 出院带药服用方法<br>□ 饮食休息等注意事项指导<br>□ 讲解增强体质的方法，减少感染的机会 |
| 护理处置 | □ 核对患者姓名，佩戴腕带<br>□ 建立入院护理病历<br>□ 卫生处置：剪指（趾）甲、沐浴、更换病号服<br>□ 必要时吸氧 | □ 随时观察患者病情变化<br>□ 遵医嘱服药（阿司匹林、羟基脲等）<br>□ 协助医师完成各项检查化验 | □ 办理出院手续<br>□ 书写出院小结 |
| 基础护理 | □ 二级或三级护理<br>□ 晨晚间护理<br>□ 患者安全管理 | □ 二级或三级护理<br>□ 晨晚间护理<br>□ 患者安全管理 | □ 三级护理<br>□ 晨晚间护理<br>□ 患者安全管理 |
| 专科护理 | □ 护理查体<br>□ 心率、血压、血氧饱和度监测<br>□ 需要时填写跌倒及压疮防范表<br>□ 需要时请家属陪护<br>□ 心理护理<br>□ 必要时吸氧 | □ 遵医嘱完成相关检查<br>□ 心理护理<br>□ 提供并发症征象的依据 | □ 病情观察：评估患者生命体征<br>□ 心理护理 |
| 重点遗嘱 | □ 详见医嘱执行单 | □ 详见医嘱执行单 | □ 详见医嘱执行单 |
| 病情变异记录 | □ 无　□ 有，原因：<br>1.<br>2. | □ 无　□ 有，原因：<br>1.<br>2. | □ 无　□ 有，原因：<br>1.<br>2. |
| 护士签名 | | | |

## （三）患者表单

### 真性红细胞增多症临床路径患者表单

适用对象：第一诊断为真性红细胞增多症

| 患者姓名： | | 性别： 年龄： 门诊号： | 住院号： |

| 住院日期： 年 月 日 | 出院日期： 年 月 日 | 标准住院日：10 天内 |

| 时间 | 住院第 1 天 | 住院第 2~8 天 | 住院 8~10 天 |
|---|---|---|---|
| 医患配合 | □ 配合询问病史、收集资料，请务必详细告知既往史、用药史、过敏史<br>□ 配合进行体格检查<br>□ 有任何不适告知医师 | □ 配合完善相关检查、化验，如采血、骨髓穿刺、留尿、心电图、X 线胸片等<br>□ 医师向患者及家属介绍病情，如有异常检查结果需进一步检查<br>□ 配合用药及治疗<br>□ 配合医师调整用药<br>□ 有任何不适告知医师 | □ 接受出院前指导<br>□ 知道复查程序<br>□ 获取出院诊断书 |
| 护患配合 | □ 配合测量体温、脉搏、呼吸、血压、血氧饱和度、体重<br>□ 配合完成入院护理评估单（简单询问病史、过敏史、用药史）<br>□ 接受入院宣教（环境介绍、病室规定、订餐制度、贵重物品保管等）<br>□ 有任何不适告知护士 | □ 随时观察患者病情变化<br>□ 遵医嘱正确使用抗菌药物<br>□ 协助医师完成各项检查化验<br>□ 术前准备<br>□ 禁食、禁水 | □ 接受出院宣教<br>□ 管理出院手续<br>□ 出院带药<br>□ 知道服药方法、作用、注意事项<br>□ 知道复印病历方法 |
| 饮食 | □ 普通饮食 | □ 普通饮食 | □ 普通饮食 |
| 排泄 | □ 正常排尿便 | □ 正常排尿便 | □ 正常排尿便 |
| 活动 | □ 适度活动 | □ 适度活动 | □ 适度活动 |

附：原表单（2016 年版）

## 真性红细胞增多症临床路径表单

适用对象：第一诊断为真性红细胞增多症

| 患者姓名： | | 性别： 年龄： 门诊号： | 住院号： |
| --- | --- | --- | --- |
| 住院日期： 年 月 日 | 出院日期： 年 月 日 | 标准住院日：10 天内 | |

| 时间 | 住院第 1 天 | 住院第 2 天 |
| --- | --- | --- |
| 主要诊疗工作 | □ 询问病史及体格检查<br>□ 完成病历书写<br>□ 开实验室检查单<br>□ 对症支持治疗<br>□ 病情告知，必要时向患者家属告知病重或病危，并签署病重或病危通知书<br>□ 患者家属签署红细胞单采知情同意书、骨髓穿刺同意书 | □ 上级医师查房<br>□ 完成入院检查<br>□ 骨髓穿刺术<br>□ 继续对症支持治疗<br>□ 完成必要的相关科室会诊<br>□ 完成上级医师查房记录等病历书写<br>□ 向患者及家属交代病情及注意事项 |
| 重点医嘱 | **长期医嘱**<br>□ 血液病护理常规<br>□ 二级护理<br>□ 饮食<br>□ 视病情通知病重或病危<br>□ 其他医嘱<br>**临时医嘱**<br>□ 血常规（含分类）、尿常规、粪便常规+隐血<br>□ 血型、输血前检查、肝肾功能、电解质、凝血功能、动脉血气分析、EPO、铁蛋白、血清铁<br>□ X 线胸片、心电图、腹部 B 超<br>□ 头颅 CT、血管超声（疑诊血栓）<br>□ 红细胞单采术（必要时）<br>□ 其他医嘱 | **长期医嘱**<br>□ 患者既往基础用药<br>□ 其他医嘱<br>**临时医嘱**<br>□ 血常规<br>□ 骨髓穿刺及活检术<br>□ 骨髓形态学、细胞/分子遗传学、骨髓病理、基因突变检测<br>□ 其他医嘱 |
| 主要护理工作 | □ 介绍病房环境、设施和设备<br>□ 入院护理评估<br>□ 宣教 | □ 观察患者病情变化 |
| 病情变异记录 | □ 无 □ 有，原因：<br>1.<br>2. | □ 无 □ 有，原因：<br>1.<br>2. |
| 护士签名 | | |
| 医师签名 | | |

| 时间 | 住院第 3~9 天 | 住院第 10 天（出院日） |
|---|---|---|
| 主要诊疗工作 | □ 上级医师查房<br>□ 复查血常规<br>□ 根据体检、骨髓检查结果和既往资料，进行鉴别诊断和确定诊断<br>□ 根据其他检查结果进行鉴别诊断，判断是否合并其他疾病<br>□ 开始治疗<br>□ 保护重要脏器功能<br>□ 注意观察药物的不良反应，并对症处理<br>□ 完成病程记录 | □ 上级医师查房，进行评估，确定有无并发症情况，明确是否出院<br>□ 完成出院记录、病案首页、出院证明书等<br>□ 向患者交代出院后的注意事项，如返院复诊的时间、地点，发生紧急情况时的处理等 |
| 重点医嘱 | 长期医嘱（视情况可第 2 天起开始治疗），根据 HCT 水平调整<br>□ 阿司匹林<br>□ 羟基脲<br>□ 干扰素<br>□ $^{32}P$<br>□ 红细胞单采或静脉放血<br>□ 其他医嘱<br>临时医嘱<br>□ 复查血常规<br>□ 复查血生化、电解质<br>□ 对症支持<br>□ 其他医嘱 | 出院医嘱<br>□ 出院带药<br>□ 定期门诊随访<br>□ 监测血常规 |
| 主要护理工作 | □ 观察患者病情变化 | □ 指导患者办理出院手续 |
| 病情变异记录 | □ 无　□ 有，原因：<br>1.<br>2. | □ 无　□ 有，原因：<br>1.<br>2. |
| 护士签名 | | |
| 医师签名 | | |

# 第十三章

## 骨髓增殖性肿瘤临床路径释义

【医疗质量控制指标】

指标一、诊断需结合临床表现、骨髓病理、遗传学和分子学检查。

指标二、治疗方案选择需结合疾病危险度分层。

指标三、抗凝治疗需有相应的适应证。

指标四、慢性病程，强调患者的全程管理。

### 一、骨髓增殖性肿瘤编码

诊断名称及编码：骨髓增殖性肿瘤（ICD-10：D47）

注：骨髓增殖性肿瘤（myeloproliferative neoplasm，MPN）是一类以一系或多系髓系细胞（包括红系、粒系和巨核系）增殖为主要特征的克隆性造血干细胞疾病。包括慢性髓系白血病（CML）、慢性中性粒细胞白血病（CNL）、真性红细胞增多症（PV）、骨髓纤维化（MF）、原发性血小板增多症（ET）、非特指性慢性嗜酸粒细胞白血病（CEL，NOS）和未分类的骨髓增殖性肿瘤，该病种与多个临床路径存在包含关系，故骨髓增殖性肿瘤不适合单独作为临床路径，并且该病无法给出准确编码。

### 二、临床路径检索方法

D47

### 三、国家医疗保障疾病诊断相关分组（CHS-DRG）

MDCR 骨髓增生疾病和功能障碍，低分化肿瘤

RA3 骨髓增生性疾患或低分化肿瘤等伴重大手术

RA4 骨髓增生性疾患或低分化肿瘤等伴其他手术

### 四、骨髓增殖性肿瘤临床路径标准住院流程

#### （一）适用对象

第一诊断为骨髓增殖性肿瘤。

> **释义**
>
> ■ 骨髓增殖性肿瘤（myeloproliferative neoplasm，MPN）是一类以一系或多系髓系细胞（包括红系、粒系和巨核系）增殖为主要特征的克隆性造血干细胞疾病。主要包括慢性髓系白血病（CML）、慢性中性粒细胞白血病（CNL）、真性红细胞增多症（PV）、骨髓纤维化（MF）、原发性血小板增多症（ET）、非特指性慢性嗜酸粒细胞白血病（CEL，NOS）和未分类的骨髓增殖性肿瘤。其特点是骨髓有核细胞增多，增殖的细胞可向终末分化成熟，多不伴发育异常。外周血出现一种或多种血细胞质和量的异常，可伴有肝脾大、出血倾向、血栓形成等临床表现。后期出现骨髓纤维化、骨髓衰竭及转化为急性白血病。

## （二）诊断依据

1. 血细胞 1~3 系增多，骨髓增生明显至极度活跃，粒系、红系、巨核系明显增生
2. JAK2V617F，MPL，CALR，JAK2 外显子等相关的分子学突变。

**释义**

■ 上述诊断为 MPN 综合诊断，每个亚型还各有具体诊断标准。
■ CML：

根据白细胞增多、脾大、NAP 积分明显减低、Ph 染色体和/或 BCR-ABL 融合基因阳性可做出诊断。对于临床上符合 CML 而 Ph 染色体阴性者，应进一步做荧光原位杂交（FISH）和实时定量聚合酶链反应（RT-PCR）检测 BCR-ABL 融合基因，如阴性则可排除 CML。CML 临床上可分为慢性期（CP）、加速期（AP）和急变期（BP 或 BC）。CML 的预后评估可根据 Sokal 积分和 Hasford 积分系统将初诊患者分为低危、中危、高危组。

■ CNL：

1. 外周血白细胞 ≥25×10$^9$/L，中性分叶核和杆状核细胞 > 80%，幼稚细胞（包括早幼粒、中幼粒和晚幼粒细胞）< 10%，原始粒细胞罕见，单核细胞 < 1%，中性粒细胞无病态造血。

2. 骨髓穿刺活检细胞数显著增生，中性粒细胞数量和百分数增高，成熟中性粒细胞形态正常，骨髓有核细胞计数原始粒细胞 < 5%。

3. 无 Ph 染色体和/或 BCR/ABL1 融合基因。不符合 WHO 诊断为真性红细胞增多症、原发性血小板增多症或原发性骨髓纤维化。

4. 无 PDGFRA、PDGFRB、FGFR1 或 PCM1-JAK2 等基因重组。

5. 存在 CSF3R T618I 8 突变或其他激活 CSF3R 的突变。或缺乏 CSFR3R 突变的情况下，持续性中性粒细胞增多症（至少 3 个月），脾大，而缺乏反应性中性粒细胞增多的诱因，也可诊断为 CNL。若有反应性中性粒细胞增多的诱因，但有遗传学或分子学证据表明中性粒细胞为克隆性增殖，也可诊断为 CNL。

■ PV：

确诊需要满足 3 项主要标准，或者前 2 项主要标准及 1 项次要标准。

1. 主要标准：①Hb > 16.5g/dl（男性），Hb > 16.0g/dl（女性）或 HCT > 49%（男性），HCT > 48%（女性）或者红细胞比容在正常预测均值的基础上升高 > 25%；②骨髓病理提示相对于年龄而言的高增生（全髓），包括显著的红系、粒系增生和多形性、大小不等的成熟的巨核细胞增殖；③存在 JAK2 V617F 突变或者 JAK2 外显子 12 的突变。

2. 次要标准：血清 EPO 水平低于正常参考值。

主要标准②（骨髓病理）在以下情况不必要求：如果主要标准③和次要标准同时满足，且 Hb > 18.5g/dl（男性），Hb > 16.5g/dl（女性）或 HCT > 55%（男性），HCT > 49.5%（女性）。但是诊断时骨髓纤维化仅能通过骨髓病理发现（约占诊断 PV 时的 20%），而这类患者将明显更快地进展至 post-PV MF。

■ PMF：

诊断 prePMF 需符合 3 条主要标准及至少 1 条次要标准。

1. 主要标准：①有巨核细胞增生和异型巨核细胞，无显著的网状纤维增多（MF-1），巨核细胞改变必须伴有以粒细胞增生且常有红系造血减低为特征的、按年龄调整后的骨髓增生程度增高；②不能满足PV、慢性髓系白血病（Ph$^+$）、MDS或其他髓系肿瘤的WHO诊断标准；③有JAK2 V617F、CALR、MPL基因突变。如果没有以上突变，需有其他克隆性增殖的证据，如有ASX1，EZH2，TET2，IDH1/IDH2，SRSF2，SF3B1基因突变。或不满足反应性骨髓网状纤维增生的最低标准。

2. 次要标准（以下检查需要重复一次）：①贫血非其他疾病伴发；②白细胞计数＞11×10$^9$/L；③可触及的脾大；④LDH增高。

■ overt PMF：

诊断overt PMF需符合3条主要标准及至少1条次要标准。

1. 主要标准：①有巨核细胞增生和异型巨核细胞，伴有网状纤维增多（MF 2~3级）；②不能满足PV、慢性髓系白血病（Ph$^+$）、MDS或其他髓系肿瘤的WHO诊断标准；③有JAK2 V617F、CALR、MPL基因突变。如果没有以上突变，需有其他克隆性增殖的证据，ASX1，EZH2，TET2，IDH1/IDH2，SRSF2，SF3B1基因突变。或不满足反应性骨髓网状纤维增生的最低标准。

2. 次要标准（以下检查需要重复一次）：①贫血非其他疾病伴发；②WBC＞11×10$^9$/L；③可触及的脾大；④LDH增高；⑤骨髓病性贫血。

\* 诊断prePMF和overt PMF应除外感染（主要是结核）、自身免疫性疾病或其他慢性炎症疾病、毛细胞白血病或其他淋系肿瘤、骨髓转移瘤或中毒性（慢性）骨髓疾患等引起继发性MF的疾病。

■ ET：

诊断ET需满足全部4个主要标准，或前3个主要标准及次要标准。

1. 主要标准：①血小板计数持续≥450×10$^9$/L；②骨髓活检示巨核细胞系增生，胞体大而形态成熟的巨核细胞增多。没有明显的中性粒细胞增多或核左移，或红细胞生成增多。偶见低级别（1级）网状纤维增多；③不符合WHO关于PV、PMF、BCR-ABL阳性CML或MDS或其他髓系肿瘤的诊断标准；④存在JAK2V617F、CALR或MPL突变。

2. 次要标准：有克隆性标志或无反应性血小板增多的证据。

■ CEL，NOS：

诊断标准：①嗜酸性粒细胞≥1.5×10$^9$/L；②无Ph染色体或BCR-ABL融合基因或其他MPN（PV，ET，PMF，系统性肥大细胞增多症）或MDS/MPN（CMML或不典型CML）；③无染色体t（5；12）或其他PDGFRB基因重排；④无FIP1L1-PDGFRA融合基因或其他PDGFRA的重排；⑤无FGFR1重排；⑥外周血和骨髓原始细胞＜20%；无inv（16）（p13q22）或t（16；16）（p13；q22）或其他符合AML的依据；⑦有克隆性细胞遗传学或分子遗传学异常或外周血或骨髓原始细胞分别＞2%或5%。

## （三）进入路径标准

确诊骨髓增殖性肿瘤。

> **释义**
>
> - 第一诊断必须是骨髓增殖性肿瘤，或其中的一个亚型。
> - 患者同时具有其他疾病影响第一诊断的临床路径流程实施时不适合进入本临床路径。
> - 急变期骨髓增殖性肿瘤，按照急性髓细胞白血病处理，不适合进入临床路径。

**(四) 标准住院日**

10 天。

> **释义**
>
> - 如果患者条件允许，住院时间可以低于上述天数，建议为 7~10 天。

**(五) 住院期间的检查项目**

1. 必须的检查项目：骨髓穿刺、JAK2V617F，MPL，CALR，JAK2 外显子突变。
2. 根据患者情况进行：骨髓活检。

> **释义**
>
> - 必须的检查项目：血常规、骨髓形态及免疫组织化学染色、免疫分型、染色体核型分析、融合基因检测、骨髓病理及网状纤维染色。融合基因检测、二代测序检测髓系肿瘤相关的突变谱。
> - 部分检查可以在门诊完成。
> - 凝血功能、血生化、心电图、胸部 CT 等与后续治疗选择药物有关的检查。
> - 根据患者情况进行：EPO、脑利钠肽、降钙素原、肝炎病毒 DNA 定量。

**(六) 治疗方案的选择**

羟基脲，干扰素，必要且条件许可时加用芦可替尼。

> **释义**
>
> - 减细胞治疗：羟基脲，干扰素，糖皮质激素、定期放血治疗。
> - 靶向治疗：酪氨酸激酶抑制剂、芦可替尼。
> - 抗凝治疗。
> - MPN 患者高白细胞时如出现白细胞淤滞症状，或诊断时即为 CML 急变期或 PMF 急变期伴白细胞极度增高首选白细胞分离术紧急降低细胞负荷。而降白细胞药物首选 Hu。
> - CML 治疗主要目标是可更快获得更高比例的完全细胞遗传学反应（CCyR）、主要分子学反应（MMR）以及更深层次的分子学反应、预防疾病进展、延长生存期、提高生活质量和治愈疾病。因此，在确诊后应尽快选择 TKI 治疗。

■ PMF 的治疗首先要改善全身症状，严重贫血者需输注红细胞。有症状的脾大患者的首选药物是芦可替尼，可使大部分患者达到快速而持续的缩脾效果，其次可选用羟基脲。

■ ET 和 PV 抗血小板治疗：每天 100mg 的阿司匹林（ASP）安全有效，主要益处在于降低心血管原因死亡事件，以及非致命性心肌梗死、非致命性卒中和静脉血栓等事件的发生率，而不会增加出血的风险。

■ 有怀孕需求或正处于孕期的 MPN 患者可选择 IFN-α，该药物不通过胎盘。

## （七）预防性抗菌药物选择与使用时机

释义

一般不需要预防性使用抗菌药物。

## （八）出院标准

血象基本正常，无发热、肌肉疼痛等不良反应。

## （九）变异原因及分析

严重感染，重要脏器功能不全，治疗周期延长。

释义

■ 急变期骨髓增殖性肿瘤，按照急性髓细胞白血病处理，应终止本路径，转入相应流程。

■ 严重感染，重要脏器功能不全，治疗周期延长。

■ 微小变异：因为医院检验项目的及时性，不能按照要求完成检查；因为节假日不能按照要求完成检查；患者不愿配合完成相应检查，短期不愿按照要求出院随诊。

■ 重大变异：因其他基础疾病迫切需要进一步诊断和治疗；因各种原因需要其他治疗措施；医院与患者或家属发生医疗纠纷，患者要求离院或转院；不愿按照要求出院随诊而导致入院时间明显延长。

## 五、骨髓增殖性肿瘤临床路径给药方案

【用药选择】

1. CML 药物：NCCN 和 ELN 指南已推荐达沙替尼 100mg 每日 1 次和尼洛替尼 300mg 每日 2 次作为 CML-CP 的一线治疗，我国指南将氟马替尼 600mg 每日 1 次纳入 CML-CP 的一线治疗。目前数据表明 Sokal 或 Hasford 评分为中、高危的患者从二代 TKI 中获益更多。

2. 进展期 CML 患者或 TKI 治疗失败需行 BCR-ABL 突变检测，T315I 突变者对三种 TKI 均耐药；超过一半的突变型对伊马替尼耐药；V299L、F317L/V/I/C 和 T315A 突变者对达沙替尼耐药；Y253F/H、E255K/V 和 F359V/I/C 突变者对尼洛替尼耐药；对于以上突变类型选择合适的治疗策略和 TKI。对于其他突变类型，可以参考已报道的 IC50 数据及患者自身情况选择 TKI。

3. PMF 药物：患者在以下情况首选芦可替尼治疗：①症状性脾大；②影响生活质量的 MF 相关症状；③MF 导致的肝大和门脉高压。

4. EPO 对输血依赖及血清 EPO > 125 U/L 的患者无益处，同时可能加重脾大，不推荐用于脾脏中重度肿大的患者（左肋缘下可触及的脾脏> 5cm）。

【药学提示】

1. 芦可替尼：前 4 周不应增加剂量，调整剂量间隔至少 2 周，最大用量为 25mg 每日 2 次。治疗过程中 PLT < $100×10^9$/L 应考虑减量；PLT < $50×10^9$/L 或中性粒细胞绝对值< $0.5×10^9$/L 应停药。芦可替尼最常见的血液学不良反应为 3/4 级的贫血、血小板减少以及中性粒细胞减少，但极少导致治疗中断。治疗过程中出现贫血的患者可加用 EPO 或达那唑。停药应在 7 ~ 10 天内逐渐减停，应避免突然停药，推荐停药过程中加用泼尼松 20 ~ 30mg/d。

2. 临床试验表明与 Hu 相比，尽管血小板计数相当，阿那格雷治疗的患者动脉血栓发生率、严重出血及发展为 MF 的比率增高，且耐受性相对较差。在 JAK2V617F 突变的 ET 患者中，阿那格雷与 Hu 相比降低血栓发生率的作用有限。充血性心力衰竭者及孕妇禁用阿那格雷，年老及心脏病史患者慎用。

【注意事项】

1. PV 患者放血后维持疗效 1 个月以上，年轻患者如无血栓并发症可单独采用，但放血后有引起红细胞及血小板反跳性增高的可能，注意反复放血有加重缺铁的倾向。PV 患者缺铁为出血或红系细胞过度增殖而造成的相对缺铁（也可引起 PLT 增高），这种情况一般不需补充铁剂，但是如有严重的缺铁症状，可以短期补铁治疗 5 ~ 10 天。因放血可能引发栓塞并发症，老年及有心血管疾病患者应慎用，每次不宜超过 200 ~ 300ml，间隔期可稍延长。

2. ET 患者行外科手术存在围术期血栓及出血风险，在重大手术或重要脏器手术前 7 ~ 10 天停用阿司匹林，并在外科医师确定已经止血后尽早恢复抗凝治疗。

3. 妊娠合并 ET 有流产及宫内发育迟缓等危险，建议使用阿司匹林，避免使用 Hu 和阿那格雷，可选择 IFN。如既往有血栓病史，预防血栓的治疗至少维持到产后 6 周。

4. Post-ET MF 的治疗同 PMF，进展为 AML 者预后很差，诱导治疗获得缓解的年轻患者应尽早进行 allo-SCT。

5. 沙利度胺及来那度胺避免用于育龄妇女，沙利度胺禁用于外周神经病变的患者，来那度胺骨髓抑制作用较强，避免用于中重度中性粒细胞减少和血小板减少的患者，应用时密切监测血常规。对于二者所引起的血栓并发症可予阿司匹林预防，但需注意血小板计数> $50×10^9$/L 时才可应用。

6. 糖皮质激素应避免用于糖尿病及骨质疏松患者；雄激素避免用于血清前列腺特异抗原升高及前列腺癌的患者。

7. 伊马替尼治疗非特指性 CEL 反应出现较快，但受累心脏常不能恢复。伊马替尼治疗可能发生治疗相关性心功能不全甚至心源性休克。

## 六、骨髓增殖性肿瘤护理规范

1. 一般护理：

（1）活动：根据患者情况适当限制其活动，有发热、严重贫血及明显出血时应卧床休息。

（2）饮食：给予高热量、高蛋白、高维生素等富有营养、易消化饮食，注意食物卫生，勿食用辛辣、坚硬、带骨/刺的食物。

（3）评估患者和家属的需求，做好健康教育。

2. 用药护理：做好用药指导，观察药物不良反应的观察和护理。

3. 症状护理：做好贫血、出血、发热症状的护理。

4. 动态病情观察：

（1）观察皮肤黏膜苍白情况，评估其贫血程度。

（2）密切观察患者的生命体征，注意各系统可能出现的感染症状。

（3）注意观察患者有无出血症状，包括出血部位、出血量、范围；头痛者警惕颅内出血。

（4）密切观察化疗毒性反应，及时做好相应处理。

（5）监测血象，骨髓象报告，注意心理护理，评估患者对疾病的认知程度。

5. 并发症：做好骨髓抑制的护理。

6. 输血的护理：输血操作应严格按照输血规范及流程进行，并观察有无输血反应。

### 七、骨髓增殖性肿瘤营养治疗规范

1. 初发病患者宜均衡饮食，避免食用高油脂含量的食物，以免增加血液黏滞程度，并适当增加饮水量，利于肿瘤代谢产物排泄。

2. 稳定期患者根据长期服药的药物选择避开进食的食物种类，防止血药浓度波动。

### 八、骨髓增殖性肿瘤患者健康宣教

1. 保持良好的个人卫生习惯。

2. 骨髓增殖性肿瘤为慢性病程，需要定期随访。按医嘱定期做血常规、血生化、心电图、胸部 CT、心脏超声等检查。根据病种按需定期骨髓检查。

3. 骨髓增殖性肿瘤患者如果合并其他系统疾患，如急腹症、骨折、妇科疾患等，治疗前需告知专科医师相关的病史和长期使用的治疗、药物，由两个专业医师共同评估风险后再处理。

## 九、推荐表单

### (一) 医师表单

#### 骨髓增殖性肿瘤临床路径医师表单

适用对象：第一诊断为骨髓增殖性肿瘤

| 患者姓名： | | 性别： | 年龄： | 门诊号： | 住院号： |
|---|---|---|---|---|---|
| 住院日期： | 年 月 日 | 出院日期： | 年 月 日 | 标准住院日：10天内 | |

| 时间 | 住院第1天 | 住院第2天 |
|---|---|---|
| 主要诊疗工作 | □ 询问病史及体格检查<br>□ 完成病历书写<br>□ 开实验室检查单<br>□ 对症支持治疗<br>□ 病情告知，必要时向患者家属告知病重或病危，并签署病重或病危通知书<br>□ 患者家属签署红细胞单采知情同意书、骨髓穿刺同意书 | □ 上级医师查房<br>□ 完成入院检查<br>□ 骨髓穿刺术<br>□ 继续对症支持治疗<br>□ 完成必要的相关科室会诊<br>□ 完成上级医师查房记录等病历书写<br>□ 向患者及家属交代病情及注意事项 |
| 重点医嘱 | **长期医嘱**<br>□ 血液病护理常规<br>□ 二级护理<br>□ 饮食<br>□ 视病情通知病重或病危<br>□ 其他医嘱<br>**临时医嘱**<br>□ 血常规（含分类）、尿常规、粪便常规+隐血<br>□ 血型、输血前检查、肝肾功能、电解质、凝血功能、动脉血气分析、EPO、铁蛋白、血清铁<br>□ X线胸片、心电图、腹部B超<br>□ 头颅CT、血管超声（疑诊血栓）<br>□ 红细胞单采术（必要时）<br>□ 其他医嘱 | **长期医嘱**<br>□ 患者既往基础用药<br>□ 其他医嘱<br>**临时医嘱**<br>□ 血常规<br>□ 骨髓穿刺及活检术<br>□ 骨髓形态学、细胞/分子遗传学、骨髓病理、基因突变检测<br>□ 其他医嘱 |
| 病情变异记录 | □ 无　□ 有，原因：<br>1.<br>2. | □ 无　□ 有，原因：<br>1.<br>2. |
| 医师签名 | | |

| 时间 | 住院第 3~9 天 | 住院第 10 天<br>（出院日） |
|---|---|---|
| 主要诊疗工作 | □ 上级医师查房<br>□ 复查血常规<br>□ 根据体检、骨髓检查结果和既往资料，进行鉴别诊断和确定诊断<br>□ 根据其他检查结果进行鉴别诊断，判断是否合并其他疾病<br>□ 开始治疗<br>□ 保护重要脏器功能<br>□ 注意观察药物的不良反应，并对症处理<br>□ 完成病程记录 | □ 上级医师查房，进行评估，确定有无并发症情况，明确是否出院<br>□ 完成出院记录、病案首页、出院证明书等<br>□ 向患者交代出院后的注意事项，如返院复诊的时间、地点，发生紧急情况时的处理等 |
| 重点医嘱 | **长期医嘱（视情况可第 2 天起开始治疗），根据 HCT 水平调整**<br>□ 阿司匹林<br>□ 羟基脲<br>□ 干扰素<br>□ $^{32}P$<br>□ 红细胞单采或静脉放血<br>□ 其他医嘱<br>**临时医嘱**<br>□ 复查血常规<br>□ 复查血生化、电解质<br>□ 对症支持<br>□ 其他医嘱 | **出院医嘱**<br>□ 出院带药<br>□ 定期门诊随访<br>□ 监测血常规 |
| 病情变异记录 | □ 无　□ 有，原因：<br>1.<br>2. | □ 无　□ 有，原因：<br>1.<br>2. |
| 医师签名 | | |

### （二）护士表单

## 骨髓增殖性肿瘤临床路径护士表单

适用对象：第一诊断为骨髓增殖性肿瘤

| 患者姓名： | | 性别：　　年龄：　　门诊号：　 | 住院号： |
|---|---|---|---|
| 住院日期：　　年　月　日 | | 出院日期：　　年　月　日 | 标准住院日：10 天内 |

| 时间 | 住院第 1 天 | 住院第 2 天 |
|---|---|---|
| 健康宣教 | □ 介绍主管医师、护士<br>□ 介绍环境、设施<br>□ 介绍住院注意事项 | □ 介绍骨髓穿刺术后注意事项<br>□ 主管护士与患者沟通，了解并指导心理应对<br>□ 宣教疾病知识、用药知识及特殊检查操作过程<br>□ 告知检查及操作前后饮食、活动及探视注意事项及应对方式 |
| 护理处置 | □ 核对患者姓名，佩戴腕带<br>□ 建立入院护理病历<br>□ 卫生处置：剪指（趾）甲、沐浴、更换病号服 | □ 随时观察患者病情变化<br>□ 遵医嘱正确使用药物<br>□ 协助医师完成各项检查化验 |
| 基础护理 | □ 二级护理<br>□ 晨晚间护理<br>□ 患者安全管理 | □ 二级护理<br>□ 晨晚间护理<br>□ 患者安全管理 |
| 专科护理 | □ 护理查体<br>□ 检测生命体征，特别是心率、脉搏<br>□ 需要时填写跌倒及压疮防范表<br>□ 需要时请家属陪护<br>□ 心理护理 | □ 遵医嘱完成相关检查<br>□ 检测生命体征，特别是心率、脉搏<br>□ 心理护理<br>□ 必要时吸氧<br>□ 遵医嘱正确给药<br>□ 指导患者咳嗽并观察痰液性状<br>□ 提供并发症征象的依据 |
| 重点医嘱 | □ 详见医嘱执行单 | □ 详见医嘱执行单 |
| 病情变异记录 | □ 无　□ 有，原因：<br>1.<br>2. | □ 无　□ 有，原因：<br>1.<br>2. |
| 护士签名 | | |

| 时间 | 住院第 3~9 天 | 住院第 10 天<br>（出院日） |
|------|------|------|
| 健康宣教 | □ 观察患者骨髓穿刺创口<br>□ 主管护士与患者沟通，了解并指导心理应对<br>□ 宣教疾病知识、用药知识及特殊检查操作过程<br>□ 告知检查及操作前后饮食、活动及探视注意事项及应对方式 | □ 康复和锻炼宣教<br>□ 嘱定时复查<br>□ 出院带药服用方法宣教<br>□ 饮食休息等注意事项指导<br>□ 讲解增强体质的方法，减少感染的机会 |
| 护理处置 | □ 随时观察患者病情变化<br>□ 遵医嘱正确使用药物<br>□ 协助医师完成各项检查化验 | □ 办理出院手续<br>□ 书写出院小结 |
| 基础护理 | □ 二级护理<br>□ 晨晚间护理<br>□ 患者安全管理 | □ 二级护理<br>□ 晨晚间护理<br>□ 患者安全管理 |
| 专科护理 | □ 遵医嘱完成相关检查<br>□ 检测生命体征，特别是心率、脉搏<br>□ 心理护理<br>□ 必要时吸氧<br>□ 遵医嘱正确给药<br>□ 指导患者咳嗽并观察痰液性状<br>□ 提供并发症征象的依据 | □ 病情观察：评估患者生命体征，特别是心率、脉搏及行动能力<br>□ 心理护理 |
| 重点医嘱 | □ 详见医嘱执行单 | □ 详见医嘱执行单 |
| 病情变异记录 | □ 无 □ 有，原因：<br>1.<br>2. | □ 无 □ 有，原因：<br>1.<br>2. |
| 护士签名 | | |

## （三）患者表单

### 骨髓增殖性肿瘤临床路径患者表单

适用对象：第一诊断为骨髓增殖性肿瘤

| 患者姓名： | | 性别： | 年龄： | 门诊号： | 住院号： |
|---|---|---|---|---|---|
| 住院日期： 年 月 日 | | 出院日期： 年 月 日 | | | 标准住院日：10 天内 |

| 时间 | 住院第 1 天 | 住院第 2 天 |
|---|---|---|
| 医患配合 | □ 配合询问病史、收集资料，请务必详细告知既往史、用药史、过敏史<br>□ 配合进行体格检查<br>□ 有任何不适告知医师 | □ 配合完善相关检查、化验，如采血、留尿、心电图、X 线胸片等<br>□ 医师向患者及家属介绍病情，如有异常检查结果需进一步检查<br>□ 配合用药及治疗<br>□ 配合医师调整用药<br>□ 有任何不适告知医师 |
| 护患配合 | □ 配合测量体温、脉搏、呼吸、血压、血氧饱和度、体重<br>□ 配合完成入院护理评估单（简单询问病史、过敏史、用药史）<br>□ 接受入院宣教（环境介绍、病室规定、订餐制度、贵重物品保管等）<br>□ 有任何不适告知护士 | □ 配合测量体温、脉搏、呼吸，询问每日排便情况<br>□ 接受相关化验检查宣教，正确留取标本，配合检查<br>□ 有任何不适告知护士<br>□ 接受输液、服药治疗<br>□ 注意活动安全，避免坠床或跌倒<br>□ 配合执行探视及陪护<br>□ 接受疾病及用药等相关知识 |
| 饮食 | □ 普通饮食 | □ 普通饮食 |
| 排泄 | □ 正常排尿便 | □ 正常排尿便 |
| 活动 | □ 适度活动 | □ 适度活动 |

| 时间 | 住院第 3~9 天 | 住院第 10 天<br>（出院日） |
|---|---|---|
| 医患配合 | □ 配合完善相关检查、化验，如采血、留尿、心电图、<br>　 X 线胸片等<br>□ 医师向患者及家属介绍病情，如有异常检查结果需<br>　 进一步检查<br>□ 配合用药及治疗<br>□ 配合医师调整用药<br>□ 有任何不适告知医师 | □ 接受出院前指导<br>□ 知道复查程序<br>□ 获取出院诊断书 |
| 护患配合 | □ 配合测量体温、脉搏、呼吸，询问每日排便情况<br>□ 接受相关化验检查宣教，正确留取标本，配合检查<br>□ 有任何不适告知护士<br>□ 接受输液、服药治疗<br>□ 注意活动安全，避免坠床或跌倒<br>□ 配合执行探视及陪护<br>□ 接受疾病及用药等相关知识指导 | □ 接受出院宣教<br>□ 办理出院手续<br>□ 获取出院带药<br>□ 知道服药方法、作用、注意事项<br>□ 知道复印病历方法 |
| 饮食 | □ 普通饮食 | □ 普通饮食 |
| 排泄 | □ 正常排尿便 | □ 正常排尿便 |
| 活动 | □ 适度活动 | □ 适度活动 |

## 附：原表单（2016 版）

### 骨髓增殖性肿瘤临床路径表单

适用对象：第一诊断为骨髓增殖性肿瘤

| 患者姓名： | 性别： | 年龄： | 门诊号： | 住院号： |
| --- | --- | --- | --- | --- |

| 住院日期： 年 月 日 | 出院日期： 年 月 日 | 标准住院日：10 天内 |
| --- | --- | --- |

| 时间 | 住院第 1 天 | 住院第 2 天 |
| --- | --- | --- |
| 主要诊疗工作 | □ 询问病史及体格检查<br>□ 完成病历书写<br>□ 开实验室检查单<br>□ 对症支持治疗<br>□ 病情告知，必要时向患者家属告知病重或病危，并签署病重或病危通知书<br>□ 患者家属签署红细胞单采知情同意书、骨髓穿刺同意书 | □ 上级医师查房<br>□ 完成入院检查<br>□ 骨髓穿刺术<br>□ 继续对症支持治疗<br>□ 完成必要的相关科室会诊<br>□ 完成上级医师查房记录等病历书写<br>□ 向患者及家属交代病情及注意事项 |
| 重点医嘱 | **长期医嘱**<br>□ 血液病护理常规<br>□ 二级护理<br>□ 饮食<br>□ 视病情通知病重或病危<br>□ 其他医嘱<br>**临时医嘱**<br>□ 血常规（含分类）、尿常规、粪便常规+隐血<br>□ 血型、输血前检查、肝肾功能、电解质、凝血功能、动脉血气分析、EPO、铁蛋白、血清铁<br>□ X 线胸片、心电图、腹部 B 超<br>□ 头颅 CT、血管超声（疑诊血栓）<br>□ 红细胞单采术（必要时）<br>□ 其他医嘱 | **长期医嘱**<br>□ 患者既往基础用药<br>□ 其他医嘱<br>**临时医嘱**<br>□ 血常规<br>□ 骨髓穿刺及活检术<br>□ 骨髓形态学、细胞/分子遗传学、骨髓病理、基因突变检测<br>□ 其他医嘱 |
| 主要护理工作 | □ 介绍病房环境、设施和设备<br>□ 入院护理评估<br>□ 宣教 | □ 观察患者病情变化 |
| 病情变异记录 | □ 无 □ 有，原因：<br>1.<br>2. | □ 无 □ 有，原因：<br>1.<br>2. |
| 护士签名 | | |
| 医师签名 | | |

| 时间 | 住院第 3~9 天 | 住院第 10 天<br>（出院日） |
|---|---|---|
| 主要诊疗工作 | □ 上级医师查房<br>□ 复查血常规<br>□ 根据体检、骨髓检查结果和既往资料，进行鉴别诊断和确定诊断<br>□ 根据其他检查结果进行鉴别诊断，判断是否合并其他疾病<br>□ 开始治疗<br>□ 保护重要脏器功能<br>□ 注意观察药物的不良反应，并对症处理<br>□ 完成病程记录 | □ 上级医师查房，进行评估，确定有无并发症情况，明确是否出院<br>□ 完成出院记录、病案首页、出院证明书等<br>□ 向患者交代出院后的注意事项，如返院复诊的时间、地点，发生紧急情况时的处理等 |
| 重点医嘱 | **长期医嘱**（视情况可第 2 天起开始治疗），根据 HCT<br>**水平调整**<br>□ 阿司匹林<br>□ 羟基脲<br>□ 干扰素<br>□ $^{32}$P<br>□ 红细胞单采或静脉放血<br>□ 其他医嘱<br>**临时医嘱**<br>□ 复查血常规<br>□ 复查血生化、电解质<br>□ 对症支持<br>□ 其他医嘱 | **出院医嘱**<br>□ 出院带药<br>□ 定期门诊随访<br>□ 监测血常规 |
| 主要护理工作 | □ 观察患者病情变化 | □ 指导患者办理出院手续 |
| 病情变异记录 | □ 无　□ 有，原因：<br>1.<br>2. | □ 无　□ 有，原因：<br>1.<br>2. |
| 护士签名 | | |
| 医师签名 | | |

# 第十四章

# 原发性骨髓纤维化临床路径释义

## 【医疗质量控制指标】

指标一、诊断时应充分结合临床症状、骨髓活检结果等，注意与相似疾病相鉴别，并注意由其他疾病转归产生的原发性骨髓纤维化。

指标二、根据患者实际情况制订治疗方案，中、低危患者应积极争取治愈或降低不良结局发生率，高危患者力求改善生活质量。

指标三、密切关注药物不良反应，当不良反应影响治疗时，应充分考虑患者风险与收益后慎重决定。

## 一、原发性骨髓纤维化编码

1. 原编码：

疾病名称及编码：原发性骨髓纤维化（ICD-10：M99610/1）

2. 修改编码：

疾病名称及编码：原发性骨髓纤维化（ICD-10：D47.1，M9961/1）

## 二、临床路径检索方法

D47.1+M9961/1

## 三、国家医疗保障疾病诊断相关分组（CHS-DRG）

MDCR 骨髓增生疾病和功能障碍，低分化肿瘤

RS1 淋巴瘤及其他类型白血病

## 四、原发性骨髓纤维化临床路径标准住院流程

### （一）适用对象

第一诊断为原发性骨髓纤维化（ICD-10：M99610/1）。

> **释义**
>
> ■ 原发性骨髓纤维化（primary myelofibrosis，PMF）是一种起源于造血干细胞的克隆性骨髓增殖性肿瘤（myeloproliferative neoplasms，MPNs），其特征是外周血涂片可见幼稚粒细胞、红细胞，髓外造血引起的脏器肿大以及骨髓纤维化，主要发病机制是基因突变导致 JAK-STAT 信号通路异常活化。
>
> ■ PMF 在国内尚没有确切的流行病学数据，据统计欧洲的发病率约为 0.65/10 万人，中位诊断年龄约为 69~76 岁。MF 整体中位生存时间 5.7 年，高危患者仅 2.3 年。死亡原因主要为伴或不伴有白血病的疾病进展以及血栓形成和心血管事件。

### （二）诊断依据

根据中国《原发性骨髓纤维化诊治指南》（2015），《World Health Organization Classification of

Tumors. Pathology and Genetic of Tumors of Haematopoietic and Lymphoid Tissue》（2016），《An overview on CALR and CSF3R mutations and a proposal for revision of WHO diagnostic criteria for myeloproliferativeneoplasms》（Leukemia，2014；28：1407-1413）进行诊断。

1. 主要标准：

（1）有巨核细胞增生和异型巨核细胞，常伴有网状纤维或胶原纤维增生，如缺乏显著的网状纤维增多，巨核细胞改变需伴有粒系增殖且常有红系早阶段细胞减少为特征的骨髓高增殖性表现。

（2）不符合 WHO 诊断标准关于 PV、CML、ET、MDS（粒、红系，无病态造血）或其他髓系肿瘤的诊断。

（3）证实有 JAK2 V617F 突变或者其他克隆性标志（如 MPL W515K/L、CALR 第 9 号外显子插入缺失突变），如缺乏克隆性标志，需除外可导致继发性骨髓纤维化的原发疾病，如感染、自身免疫性疾病、慢性炎性反应、毛细胞白血病或其他淋系肿瘤、恶性转移瘤、慢性/毒性脊髓炎等。

2. 次要标准：

（1）骨髓病性贫血（幼红、幼粒血象）。

（2）乳酸脱氢酶水平升高。

（3）贫血。

（4）可触及的脾脏增大。

确诊原发性骨髓纤维化，需满足 3 项主要指标和 2 项次要标准。

**释义**

■ 根据 2016 年 WHO 诊断标准进行诊断，包括纤维化前、早期 PMF 和明显纤维化期 PMF。

■ 主要标准：

1. 有巨核细胞增生和异形巨核细胞，无明显网状纤维增多≤MF-1，骨髓增生程度年龄调整后呈增高，粒系细胞增殖而红系细胞常减少（纤维化前/早期原发性骨髓纤维）/巨核细胞增生和异形巨核细胞，常伴有网状纤维或胶原纤维 MF-2 或 MF-3（明显纤维化期）。

2. 不符合 WHO 诊断标准关于真性红细胞增多症、BCR-ABL⁺慢性髓系白血病、骨髓增生异常综合征或其他髓系肿瘤的诊断。

3. 有 JAK2 V617F、CALR、MPL 基因突变或无上述突变但有其他克隆性标志，无继发性骨髓纤维化证据。

■ 次要标准：

1. 贫血，非合并症的贫血。

2. 白细胞计数≥11×10⁹/L。

3. 可触及的脾脏增大。

4. 血清乳酸脱氢酶水平增高。

确诊 PMF 需满足 3 项主要标准和 1 项次要标准。

■ PMF 的诊断要结合病史、临床表现、血常规、骨髓活检和基因突变检查。

1. 病史：必须仔细询问患者年龄、有无栓塞病史、有无心血管高危因素（如高血压、高血脂、糖尿病、吸烟和充血性心力衰竭），有无疲劳、早饱感、腹部不适、皮肤瘙痒、骨痛、倦怠，有无注意力不集中、发热、体重减轻、盗汗等。建议采用骨髓增殖性肿瘤总症状评估量表（MPN-SAF-TSS）对患者进行症状负荷评估。

2. 临床表现：脾大、全身症状和贫血是三大主要临床表现。90%患者存在不同程度的脾大，巨脾是本病的特征性表现，可有脾大导致的腹部明显不适、早饱感、梗塞引起疼痛，腹水和门脉高压。提示预后不佳的全身症状可有低热，体重下降/恶病质，盗汗以及贫血相应症状。

3. 血常规：PMF 患者全血细胞计数常常表现为贫血，可有血小板、白细胞增多，也可有全血细胞减少，外周血可见异常细胞包括原始粒细胞或幼稚粒细胞或幼稚红细胞。

4. 骨髓活检：骨髓活检非常重要，为了保证准确病理分析，活检组织长度至少应 1.5cm，采用石蜡包埋，切片厚度为 3~4μm。骨髓切片嗜银染色应列入常规检查。骨髓纤维组织增生应进行分级，可采用欧洲骨髓纤维化分级共识标准（表10），该标准较既往类似标准更具有可操作性和可重复性，并且有很好的临床预后价值。

表10 欧洲骨髓纤维化（MF）分级共识标准

| 分级 | 标准 |
| --- | --- |
| MF-0 | 散在线性网状纤维，无交叉，相当于正常骨髓 |
| MF-1 | 疏松的网状纤维，伴有很多交叉，特别是血管周围区 |
| MF-2 | 弥漫而且浓密的网状纤维增多，伴有广泛交叉，偶仅有局灶性胶原纤维和/或局灶性骨硬化 |
| MF-3 | 弥漫且浓密的网状纤维增多，伴有广泛交叉，有粗胶原纤维束，常伴有显著的骨硬化 |

5. 基因突变：80%~90%的 PMF 患者有 JAK2 V617F、CALR 或 MPL 基因突变，这些基因突变对 MPN 患者来说相对具有特异性。2016 版 WHO 将 PMF 第 3 条主要标准正式修订为"有 JAK2，CALR 或 MPL 突变，或有其他克隆性标志，或无反应性骨髓纤维化证据"。反应性骨髓纤维增生可见于感染、自身免疫性疾病或其他慢性炎性疾病、毛细胞白血病或其他淋系肿瘤、转移性肿瘤或中毒性（慢性）骨髓疾患。

6. 克隆性标志：染色体核型异常或存在 ASXL1、EZH2、TET2、IDH1/2、SF3B1、DNMT3A、SRSF2、U2AF1、TP53 和 CBL 等。

■ PMF 的诊断难点是纤维化前期 PMF 与 ET 的鉴别。二者的鉴别主要是依据巨核细胞的形态，PMF 巨核细胞体积小至巨大，成簇分布，细胞核低分叶呈云朵状；ET 患者的巨核细胞体积大至巨大，细胞核高度分叶（鹿角状）。

■ 此外，有血细胞减少的纤维化前期和纤维化期 PMF 应与骨髓增生异常综合征（MDS）合并骨髓纤维化进行鉴别诊断：近 50%的 MDS 患者骨髓中有轻至中度网状纤维增多，其中 10%~15%的患者有明显纤维化，与 PMF 不同的是，MDS 合并 MF 外周血常为全血细胞减少，异形和破碎红细胞较少见，骨髓常规检查常显示明显三系细胞发育异常，胶原纤维形成十分少见，而且常无肝脾增大。

■ 部分真性红细胞增多症（PV）和原发性血小板增多症（ET）患者在其病程演进过程中会出现骨髓纤维化，这些患者则诊断为 PV 后 MF（post-PV MF）和 ET 后 MF（post-ET MF）。

（三）标准住院日

10 天内。

　　■ 如果患者条件允许，住院时间可以低于上述住院天数。

## （四）进入路径标准

1. 第一诊断必须符合 ICD-10：M99610/1 原发性骨髓纤维化疾病编码。
2. 当患者同时具有其他疾病诊断，但住院期间不需要特殊处理、也不影响第一诊断的临床路径流程实施时，可以进入路径。

　　■ 患者同时具有其他疾病影响第一诊断的临床路径流程实施时不适合进入本临床路径。

　　■ post-PV MF 和 post-ET MF 患者不适合进入本临床路径。

## （五）住院期间检查项目

1. 必须的检查项目：
（1）血常规及分类、尿常规、粪便常规+隐血。
（2）骨髓细胞形态学检查、骨髓活检+网状纤维染色（必要时行免疫组织化学染色）、细胞遗传学和 JAK2 V617F、MPL W515L/K、CALR 第 9 号外显子插入缺失突变、白血病融合基因 BCR/ABL（P210，P190，P230）检测。
（3）肝肾功能、电解质、促红细胞生成素、血型、输血前检查，凝血功能。
（4）X 线胸片、心电图、腹部 B 超。
2. 根据患者情况可选择：造血祖细胞培养（±EPO）、基因突变：JAK2 第 12 外显子、ASXL1 第 12 外显子、TET2 全部外显子、IDH1/2 第 4 外显子、EZH2 全部外显子、DNMT3A R882、SRSF2 第 2 外显子、SETBP1 第 4 外显子、TCR/ IgH/ IgK 重排、蛋白 C，蛋白 S、细胞因子、ENA 抗体谱、抗核抗体、肿瘤标志物检测。

　　■ 必需检查项目：
　　（1）血常规及分类、尿常规、粪便常规+隐血。
　　（2）骨髓细胞形态学检查、外周血涂片分类计数、骨髓活检病理细胞学分析+网状纤维（嗜银）染色（必要时行免疫组织化学染色）、常规染色体核型分析和 JAK2 V617F、MPL、CALR 基因突变、BCR/ABL（P210，P190，P230）检测。
　　（3）肝肾功能、电解质、促红细胞生成素、血型、乙肝三系，凝血功能。
　　（4）X 线胸片、心电图、腹部 B 超或 CT 检查。
　　■ 根据患者情况可选择：造血祖细胞培养（±EPO）、基因突变：JAK2 第 12 外显子、ASXL1、TET2、IDH1/2、EZH2、DNMT3A、SRSF2、SETBP1、抗核抗体、肿瘤标志物检测。
　　■ 部分检查可以在门诊完成。
　　■ 根据病情部分检查可以不进行。

**（六）治疗开始时间**

诊断第 1 天。

**（七）治疗方案与药物选择**

1. 治疗目标：

（1）改善生活质量。

（2）缓解相关症状，减低向白血病转化的风险。

2. 治疗策略：依据预后危险度分组的分层治疗策略。

3. 治疗方案：

（1）低危组（IPSS、DIPSS 或 DIPSS-plus 低危和中危-1 组）：

1）无明显临床症状的患者可密切观察，不需积极治疗干预。

2）纠正贫血治疗：沙利度胺常与泼尼松联合应用。①沙利度胺 50～200mg，po qn；②泼尼松 0.5mg/（kg·d）po qd；③康力龙 2mg，po tid；④达那唑 100～200mg，po tid；⑤重组 EPO 初始剂量 10000U，ih tiw，1～2 个月后如无效剂量加倍，3～4 个月后仍无效者停用。

3）骨髓抑制药物治疗：对疾病早期骨髓呈"高增生性"，白细胞、血小板数明显升高伴脾大压迫症状或全身症状明显者适用：①羟基脲 1～2g/d，po；②白消安 2mg，po qod；③干扰素 300 万 U，ih qod。

（2）高危组（IPSS、DIPSS 或 DIPSS-plus 中危-2 和高危组）：

1）异基因造血干细胞移植（ALLO-HSCT）：为目前唯一可能达到治愈本病的治疗方案，鉴于较高的移植相关死亡率（TRM）及植活失败率，年龄小于 50 岁的高危患者可考虑清髓方案移植治疗，大于 50 岁的高危患者如一般情况较好，重要脏器功能无损伤，可考虑减低预处理强度（RIC）移植方案治疗。最佳移植时间尚无定论。

2）卢索替尼（Ruxolitinib）：适用于伴有严重脾大或明显体质性症状的高危组患者。

3）脾切除术及脾区放射治疗：巨脾或脾脏疼痛，有严重全身症状、不能控制的溶血发作、严重贫血需输血支持、严重的血小板减少经其他治疗无效、并发明显的门脉高压，可考虑脾切除治疗。有脾切除术适应证但存在手术禁忌情况者，可选择脾区放疗。

4）支持治疗：同低危组患者。

---

**释义**

■ 根据为《原发性骨髓纤维化诊断与治疗中国专家共识》（2019）。

■ 治疗目标：短期治疗目标是缓解症状，改善生活质量；长期治疗目标是改善/逆转骨髓纤维化，延长生存，甚至治愈。

■ 治疗策略：依据预后危险度分组的分层治疗策略。PMF 患者确诊后应根据国际预后积分系统（IPSS）、动态国际预后积分系统（DIPSS）或 DIPSS-Plus 预后积分系统对患者进行预后分组（表 11、表 12）。IPSS 适合初诊患者，而 DIPSS 和 DIPSS-Plus 则适合患者病程中任一时间的预后判定。

**表 11　国际预后积分系统（IPSS）和动态国际预后积分系统（DIPSS）**

| 预后因素 | IPSS 积分 | DIPSS 积分 | DIPSS-Plus 积分 |
|---|---|---|---|
| 年龄＞65 岁 | 1 | 1 | – |
| 体质性症状 | 1 | 1 | – |
| Hb＜100g/L | 1 | 2 | – |
| WBC＞$25×10^9$/L | 1 | 1 | – |
| 外周血原始细胞＞1% | 1 | 1 | – |

续 表

| 预后因素 | IPSS 积分 | DIPSS 积分 | DIPSS-Plus 积分 |
|---|---|---|---|
| PLT < 100×10⁹/L | - | - | 1 |
| 需要红细胞输注 | - | - | 1 |
| 预后不良染色体核型* | - | - | 1 |
| DIPSS 中危-1 | - | - | 1 |
| DIPSS 中危-2 | - | - | 2 |
| DIPSS 高危 | - | - | 3 |

注:* 不良预后染色体核型包括复杂核型或涉及+8、-7/7q-、i(17q)、-5/5q-、12p-、inv(3)或11q23重排的单个或2个异常。

表 12 IPSS 积分、DIPSS 积分、DIPSS-Plus 积分预后危险度分组

| 预后危险度分组 | IPSS 积分 | DIPSS 积分 | DIPSS-Plus 积分 |
|---|---|---|---|
| 低危 | 0 | 0 | 0 |
| 中危-1 | 1 | 1~2 | 1 |
| 中危-2 | 2 | 3~4 | 2~3 |
| 高危 | ≥3 | 5~6 | ≥4 |

■ 除3个国际通用的预后评分系统外,中国《原发性骨髓纤维化诊断与治疗中国指南》(2019)推荐了针对中国 PMF 患者特征修订的 IPSS-Chinese 或 DIPSS-Chinese 积分(表13)。

表 13 IPSS-Chinese 或 DIPSS-Chinese 积分系统

| 预后因素 | IPSS-Chinese 或 DIPSS-Chinese 积分 |
|---|---|
| IPSS 或 DIPSS 低危 | 0 |
| IPSS 或 DIPSS 中危-1 | 1 |
| 触诊脾大 | 1 |
| PLT < 100×10⁹/L | 1 |
| IPSS 或 DIPSS 中危-2 | 2 |
| IPSS 或 DIPSS 高危 | 3 |

注:依据积分分为低危(0~1分)、中危(2~3分)和高危(4~5分)三组。

■ 治疗方案:

1. 低危组(IPSS、DIPSS 或 DIPSS-plus 低危和中危-1组):

(1)无明显临床症状的患者可密切观察,不需积极治疗干预。

(2)纠正贫血治疗:①沙利度胺;②糖皮质激素;③司坦唑醇;④达那唑;⑤重组人红细胞刺激因子(EPO)。

(3)骨髓抑制药物治疗:①羟基脲;②干扰素。

(4)JAK2 抑制剂:①芦可替尼(Ruxolitinib);②临床试验。

2. 高危组(IPSS、DIPSS 或 DIPSS-plus 中危-2 和高危组):

(1)异基因造血干细胞移植(ALLO-HSCT)。

(2)JAK2 抑制剂。

(3)脾切除术及脾区放射治疗。

(4)对症支持治疗同低危组患者。

■ PMF 患者确诊后应进行预后危险度分层,根据预后分层和临床症状选择相应的治疗方案。PMF 患者临床症状治疗方案如下:

1. 贫血：Hb＜100g/L 时可开始贫血治疗。现今已证实糖皮质激素、雄激素、免疫调节剂和 EPO 对 PMF 贫血有效。①伴贫血和/或血小板减少的患者初治时可联合雄激素和糖皮质激素［泼尼松 0.5mg/（kg·d）］，若疗效好，继续使用雄激素，糖皮质激素逐渐减量；②小剂量沙利度胺（50mg/d）联合泼尼松［0.5mg/（kg·d）］较单用沙利度胺能提高疗效并减少不良反应。来那度胺（10mg/d，连续使用 21 天，停 7 天，28 天为一疗程）单药治疗以及联合泼尼松治疗也有效；③EPO 主要适用于血清 EPO＜200U/L 的贫血患者，有效率 30%~40%。

2. 有症状的脾大：①JAK2 抑制剂，芦可替尼可作为有脾大的 IPSS/DIPSS/DIPSS-Plus 中危-2 和高危患者的一线治疗，对那些有严重症状性脾大（如左上腹疼或由于早饱而影响进食量）的中危-1 患者亦可以作为一线治疗，或参加 JAK 抑制剂临床试验；②其他患者首选药物为羟基脲，有效率约为 40%，该药也用于控制有症状的血小板增多和/或白细胞增多；③羟基脲治疗无效可改用其他骨髓抑制剂，如美法仑、白消安；④干扰素-α 的缩脾疗效一般，多数患者不易耐受；⑤脾切除术仅用于药物治疗无效且有明显压迫症状的脾脏肿大者；⑥脾区照射只能暂时获益。

3. 体质性症状：针对脾脏肿大的治疗常可部分缓解体质性症状，JAK2 抑制剂如芦可替尼可显著改善 PMF 的体质性症状。

4. 非肝脾内的造血（EMH）：可采用低剂量病灶局部放疗（0.1~1.0 Gy，分为 5~10 次照射）。

■对于预计中位生存期短于 5 年且符合移植条件者，可考虑异基因造血干细胞移植，移植前应权衡 allo-HSCT 相关并发症的风险。

■脾切除术适应证包括：有症状的门脉高压（如静脉曲张出血、腹水），药物无效的显著脾大伴疼痛或合并严重恶病质，以及依赖输血的贫血。考虑脾切除的患者须体能状况良好且无弥漫性血管内凝血的临床或实验室证据。严重的血小板减少是即将向白血病转化的标志，切脾对此类患者的总体预后不会有良好的影响。此外，应注意切脾后血小板可能急剧上升。

■JAK2 抑制剂：芦可替尼是强效 JAK1/2 抑制剂，可抑制 JAK-STAT 信号通路异常活化。2010 年首次报道芦可替尼对 MF 患者有效。芦可替尼治疗的适应证为：①症状性脾大；②影响生活质量的 MF 相关症状；③MF 导致的肝脏增大和门脉高压。

■对于急变期患者，任何治疗效果都很差，应考虑试验性或姑息性治疗。

### （八）出院标准

1. 一般情况良好。

2. 没有需要住院处理的并发症和/或合并症。

释义

■治疗后病情稳定，且无严重不良反应。

## （九）变异及原因分析

1. 治疗中或治疗后有血栓、出血及其他合并症者，进行相关的诊断和治疗，并适当延长住院时间或退出本路径。

2. 疾病进展期的患者退出本路径。

> **释义**
>
> ■ 微小变异：因为医院检验项目的及时性，不能按照要求完成检查；因为节假日不能按照要求完成检查；患者不愿配合完成相应检查，短期不愿按照要求出院随诊。
>
> ■ 重大变异：因基础疾病需要进一步诊断和治疗；因各种原因需要其他治疗措施；医院与患者或家属发生医疗纠纷，患者要求离院或转院；不愿按照要求出院随诊而导致入院时间明显延长。

## 五、原发性骨髓纤维化临床路径给药方案

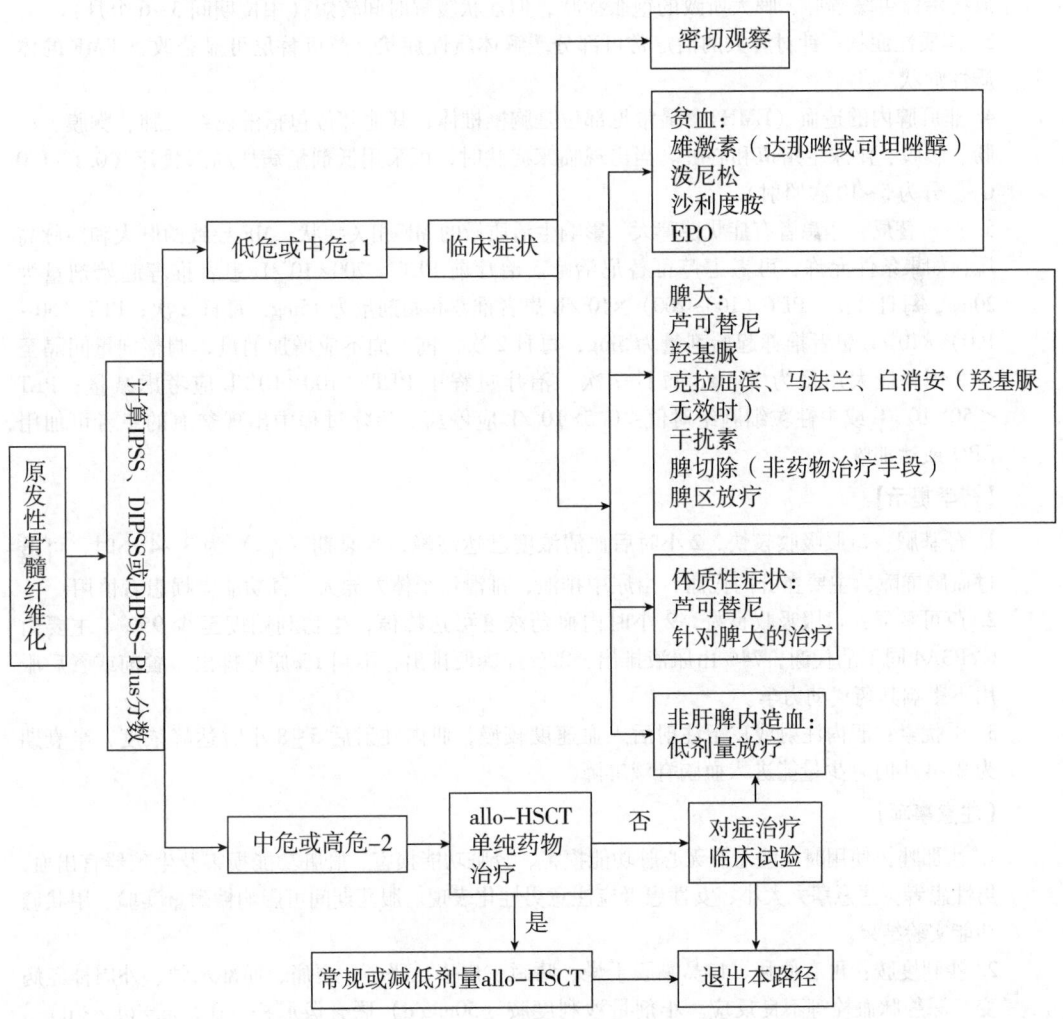

**【用药选择】**

根据中国《原发性骨髓纤维化诊治指南》(2019),PMF 患者的临床症状治疗方案如下:

1. 贫血:Hb < 100g/L 时应开始贫血治疗。①伴贫血和/或血小板减少的患者初治时可联合雄激素(司坦唑醇 6mg/d 或达那唑 200mg,每日 3 次口服)和糖皮质激素(泼尼松 30mg/d),至少 3 个月。若疗效好,继续使用雄激素,糖皮质激素逐渐减量。②沙利度胺单药用量为100~400mg/d。小剂量沙利度胺(50mg/d)联合泼尼松 [0.5mg/(kg·d)] 较单用沙利度胺能提高疗效并减少不良反应。来那度胺单药治疗 MF 的 Ⅱ 期临床试验结果表明,对于贫血、脾大和血小板减少的有效率分别为 22%、33% 和 50%,联合泼尼松能提高对 MF 贫血和脾大的疗效。③EPO 主要适用于血清 EPO < 100 U/L 的贫血患者,常用剂量为每周 30000~50000U。④药物治疗无效时可选择脾切除术,但需谨慎评估。

2. 有症状的脾大:①符合适应证患者首选 JAK2 抑制剂如芦可替尼或临床试验;②其他患者首选羟基脲,有效率约 40%,该药也用于控制有症状的血小板增多和/或白细胞增多;③羟基脲治疗无效可改用其他骨髓抑制剂,如静脉给予克拉屈滨 [5mg/($m^2$·d),输注 2 小时,连用 5 天,1 个月为 1 个疗程,重复 4~6 个疗程]、口服马法兰(2mg,每周 3 次)或口服白消安(2~6mg/d,密切监测血常规);④相对而言,在 PMF 治疗中干扰素-α 的耐受性差且疗效有限;⑤脾切除术是药物治疗无效、有明显症状的脾大患者的一种治疗选择;⑥受累区放射治疗可缓解肝、脾大所致的饱胀症状,但症状缓解时间较短(中位期间 3~6 个月)。

3. 体质性症状:针对脾大的治疗常可部分缓解体质性症状,芦可替尼可显著改善 PMF 的体质性症状。

4. 非肝脾内的造血(EMH):最常见部位是胸椎椎体,其他部位包括淋巴结、肺、胸膜、小肠、腹膜、泌尿生殖道和心脏。当出现临床症状时,可采用低剂量病灶局部放疗(0.1~1.0 Gy,分为 5~10 次照射)。

5. 芦可替尼:当患者有症状性脾大、影响生活质量的 MF 相关症状、MF 导致的肝大和门脉高压,如果条件允许,可考虑芦可替尼治疗。治疗前 PLT > 200×$10^9$/L 患者推荐起始剂量为20mg,每日 2 次;PLT(100~200)×$10^9$/L 患者推荐起始剂量为 15mg,每日 2 次;PLT(50~100)×$10^9$/L 患者推荐起始剂量为 5mg,每日 2 次。前 4 周不应增加剂量,调整剂量间隔至少 2 周,最大用量为 25mg,每日 2 次。治疗过程中 PLT < 100×$10^9$/L 应考虑减量;PLT < 50×$10^9$/L 或中性粒细胞绝对值< 0.5×$10^9$/L 应停药。治疗过程中出现贫血的患者可加用EPO 或达那唑。

**【药学提示】**

1. 羟基脲:口服吸收较快,2 小时后血清浓度已达高峰,半衰期($t_{1/2}$)为 3~4 小时,可透过血脑屏障,主要在肝内代谢,由尿中排泄,排泄量个体差异大,肾功能受损患者慎用。

2. 芦可替尼:口服吸收良好,2 小时内血药浓度可达峰值,生物利用度至少 95%。主要由CYP3A4 同工酶代谢,74% 由尿液排出,22% 经粪便排出,不到 1% 原形排出。餐前或餐后服用不影响其药代动力学。

3. 干扰素:肌内注射或皮下注射后入血速度较慢,肌内注射后 5~8 小时达峰浓度,半衰期为 2~4 小时,少量能进入血脑脊液屏障。

**【注意事项】**

1. 达那唑:使用时应注意有无心脏功能损害、肾脏功能损害、肝脏功能损害及生殖器官出血,男性患者应注意睾丸大小,女性患者应注意男性化表现。服药期间可影响糖耐量实验、甲状腺功能实验结果。

2. 沙利度胺:可有便秘、口鼻黏膜干燥、嗜睡、皮疹、恶心、腹痛、面部水肿、外周神经病变、深静脉血栓等不良反应。小剂量沙利度胺(50mg/d)联合泼尼松 [0.5 mg/(kg·d)]

较单用沙利度胺能提高疗效并减少不良反应。由于沙利度胺有致畸作用，年轻患者使用时应注意避孕。

3. 羟基脲：对中枢神经系统有抑制作用，可使患者的血尿素氮、血尿酸及肌酐浓度暂时性增高，应适量增加液体摄入量，以增加尿量及尿酸的排出。使用时应严密观察患者血象，并依此适当调节本品用量。使用期间应避免接受疫苗的免疫接种。

4. 芦可替尼最常见的血液学不良反应为 3/4 级的贫血、血小板减少以及中性粒细胞减少，但极少导致治疗中断。停药应在 7~10 天内逐渐减停，应避免突然停药，推荐停药过程中加用泼尼松 20~30 mg/d。

## 六、原发性骨髓纤维化护理规范

1. 对于血小板减少患者，有创操作后应延长按压时间，并密切关注是否出现淤斑、出血点等出血症状。同时应使用软毛牙刷，穿着宽松棉质衣物，动作宜轻柔，避免磕碰。

2. 对于白细胞减少患者，应严格执行无菌操作原则，限制人员探视及陪护。同时密切注意体温变化，异常时及时报告医师。

3. 水肿严重者应保持皮肤清洁、干燥，密切观察是否发生压疮或皮肤破损，必要时使用气垫。

4. 对于体质虚弱者，应加强活动陪护，必要时使用护栏，以免发生跌倒、坠床等。

## 七、原发性骨髓纤维化营养治疗规范

1. 避免进食刺激性、硬质及易引发过敏反应的食物，消化道出血者应禁食，出血停止后给予冷、温流质饮食，此后根据病情逐步过度至半流质饮食、软质饮食或普通饮食。

2. 加强营养，注意补充蛋白质及各种维生素。

3. 存在贫血、虚弱等症状或化疗后骨髓抑制者可适当补充补肾、养血食物，如核桃、红枣、花生等。

## 八、原发性骨髓纤维化患者健康宣教

1. 适当加强锻炼，增强体质，以降低感染的发生率。

2. 本病经积极干预预后相对良好，不必紧张、焦虑，应保持乐观，充分树立战胜疾病的信心。

3. 适当锻炼，增强体质，注意作息、饮食规律。

## 九、推荐表单

### （一）医师表单

#### 原发性骨髓纤维化临床路径医师表单

适用对象：第一诊断为原发性骨髓纤维化

| 患者姓名： | | 性别： | 年龄： | 门诊号： | 住院号： |
|---|---|---|---|---|---|
| 住院日期： 年 月 日 | | 出院日期： 年 月 日 | | | 标准住院日：10天内 |

| 时间 | 住院第1天 | 住院第2天 |
|---|---|---|
| 主要诊疗工作 | □ 询问病史及体格检查<br>□ 进行病情初步评估<br>□ 完成病历书写<br>□ 开实验室检查单<br>□ 对症支持治疗<br>□ 病情告知，必要时向患者家属告知病重或病危，并签署病重或病危通知书<br>□ 患者家属签署骨髓穿刺同意书，必要时签署输血同意书 | □ 上级医师查房<br>□ 完成入院检查<br>□ 骨髓穿刺术<br>□ 继续对症支持治疗<br>□ 完成必要的相关科室会诊<br>□ 完成上级医师查房记录等病历书写<br>□ 向患者及家属交代病情及注意事项 |
| 重点医嘱 | **长期医嘱**<br>□ 血液病护理常规<br>□ 二级护理<br>□ 饮食<br>□ 视病情通知病重或病危<br>□ 其他医嘱<br>**临时医嘱**<br>□ 血常规（含分类）、尿常规、粪便常规+隐血<br>□ 血型、输血前检查（HIV-Ab、TP-Ab、肝炎全项）、肝肾功能、电解质、凝血功能<br>□ X线胸片、心电图、腹部B超<br>□ 对症处理 | **长期医嘱**<br>□ 患者既往基础用药<br>□ 其他医嘱<br>**临时医嘱**<br>□ 血常规<br>□ 外周血涂片分类计数<br>□ 骨髓穿刺及活检术<br>□ 骨髓形态学、细胞/分子遗传学、骨髓病理<br>□ 其他医嘱 |
| 病情变异记录 | □ 无 □ 有，原因：<br>1.<br>2. | □ 无 □ 有，原因：<br>1.<br>2. |
| 医师签名 | | |

| 时间 | 住院第 3~9 天 | 住院第 10 天（出院日） |
|---|---|---|
| 主要诊疗工作 | □ 上级医师查房<br>□ 复查血常规<br>□ 每日体格检查脾脏大小<br>□ 根据体检、骨髓检查结果和既往资料，进行鉴别诊断和确定诊断<br>□ 根据其他检查结果进行鉴别诊断，判断是否合并其他疾病<br>□ 病情评估，是否需要行 allo-HSCT<br>□ 开始治疗<br>□ 保护重要脏器功能<br>□ 疗效评估，是否维持原有对症治疗方案，评估是否需要行脾切除术或脾区放疗<br>□ 注意观察药物的不良反应，并对症处理<br>□ 完成病程记录 | □ 上级医师查房，进行评估，确定有无并发症情况，明确是否出院<br>□ 完成出院记录、病案首页、出院证明书等<br>□ 向患者交代出院后的注意事项，如返院复诊的时间、地点，发生紧急情况时的处理等 |
| 重点医嘱 | **长期医嘱**（视情况可第 2 天起开始治疗），根据 HGB、WBC、PLT 水平和脾大程度调整<br>□ 沙利度胺<br>□ 泼尼松<br>□ 司坦唑醇<br>□ 达那唑<br>□ 羟基脲<br>□ 美法仑<br>□ 重组人 EPO<br>□ 干扰素<br>□ 芦可替尼<br>□ 其他医嘱<br>**临时医嘱**<br>□ 复查血常规<br>□ 复查血生化、电解质<br>□ 对症支持<br>□ 异常指标复查<br>□ 其他医嘱 | **出院医嘱**<br>□ 出院带药<br>□ 定期门诊随访<br>□ 监测血常规 |
| 病情变异记录 | □ 无　□ 有，原因：<br>1.<br>2. | □ 无　□ 有，原因：<br>1.<br>2. |
| 医师签名 | | |

## （二）护士表单

### 原发性骨髓纤维化临床路径护士表单

适用对象：第一诊断为原发性骨髓纤维化

| 患者姓名： | | 性别： | 年龄： | 门诊号： | 住院号： |

| 住院日期： 年 月 日 | 出院日期： 年 月 日 | 标准住院日：10天内 |

| 时间 | 住院第1~2天 | 住院第3~9天 | 住院第10天<br>（出院日） |
|---|---|---|---|
| 健康宣教 | □ 介绍主管医师、护士长、责任护士<br>□ 介绍环境、设施<br>□ 介绍住院注意事项<br>□ 向患者宣教戒烟、戒酒的重要性，及减少二手烟的吸入 | □ 指导患者正确留取尿、便标本<br>□ 主管护士与患者沟通，了解并指导心理应付<br>□ 宣教疾病知识、用药知识及特殊检查操作过程<br>□ 告知检查及操作前后饮食、活动及探视注意事项及应对方式 | □ 康复和锻炼<br>□ 定时复查<br>□ 出院带药服用方法<br>□ 饮食、休息等注意事项指导<br>□ 讲解增强体质的方法，减少感染、出血的发生 |
| 护理处置 | □ 核对患者姓名，佩戴腕带<br>□ 建立入院护理病历<br>□ 卫生处置：剪指（趾）甲、沐浴、更换病号服<br>□ 入院评估<br>□ 协助医师完成骨髓穿刺、活检<br>□ 遵医嘱输注血制品 | □ 随时观察患者病情变化<br>□ 遵医嘱准确使用骨髓抑制药物<br>□ 协助医师完成各项检查化验<br>□ 遵医嘱输注血制品 | □ 办理出院手续<br>□ 出院评估<br>□ 征求意见表<br>□ 摘除腕带 |
| 基础护理 | □ 二级护理<br>□ 晨晚间护理<br>□ 患者安全管理 | □ 二级护理<br>□ 晨晚间护理<br>□ 患者安全管理 | □ 三级护理<br>□ 晨晚间护理<br>□ 患者安全管理 |
| 专科护理 | □ 护理查体<br>□ 生命体征、血氧饱和度监测<br>□ 需要时请家属陪护<br>□ 心理护理 | □ 生命体征、血氧饱和度监测<br>□ 遵医嘱完成各项治疗<br>□ 必要时吸氧、心电监测<br>□ 遵医嘱正确给药<br>□ 遵医嘱记录出入量<br>□ 提供并发症征象的依据<br>□ 提供药物不良反应征象的依据<br>□ 心理护理 | □ 生命体征、血氧饱和度监测<br>□ 遵医嘱完成各项治疗<br>□ 必要时吸氧、心电监测<br>□ 遵医嘱正确给药<br>□ 遵医嘱记录出入量<br>□ 提供并发症征象的依据<br>□ 提供药物不良反应征象的依据<br>□ 心理护理 |
| 重点医嘱 | □ 详见医嘱执行单 | □ 详见医嘱执行单 | □ 详见医嘱执行单 |
| 病情变异记录 | □ 无 □ 有，原因：<br>1.<br>2. | □ 无 □ 有，原因：<br>1.<br>2. | □ 无 □ 有，原因：<br>1.<br>2. |
| 护士签名 | | | |

## （三）患者表单

### 原发性骨髓纤维化临床路径患者表单

适用对象：第一诊断为原发性骨髓纤维化

| 患者姓名： | 性别： 年龄： 门诊号： | 住院号： |
|---|---|---|
| 住院日期： 年 月 日 | 出院日期： 年 月 日 | 标准住院日：10 天内 |

| 时间 | 住院第 1~2 天 | 住院第 3~9 天 | 住院第 10 天（出院日） |
|---|---|---|---|
| 医患配合 | □ 配合询问病史、收集资料，请务必详细告知既往史、用药史、过敏史<br>□ 配合进行体格检查<br>□ 有任何不适告知医师 | □ 配合完善相关检查、化验，如采血、留尿、心电图、X 线胸片等<br>□ 医师向患者及家属介绍病情，了解 PMF 疾病知识、治疗方式及疗效，了解治疗反应及常见的药物不良反应，如有异常检查结果需要进一步检查<br>□ 配合用药及治疗<br>□ 配合医师调整用药<br>□ 有任何不适告知医师 | □ 接受出院前指导<br>□ 知道复查程序<br>□ 获取出院诊断书 |
| 护患配合 | □ 配合测量体温、脉搏、呼吸、血压、血氧饱和度、体重<br>□ 配合完成入院护理评估单（简单询问病史、过敏史、用药史）<br>□ 接受入院宣教（环境介绍、病室规定、订餐制度、贵重物品保管等）<br>□ 有任何不适告知护士 | □ 配合测量体温、脉搏、呼吸，询问每日排便情况<br>□ 接受相关化验检查宣教，正确留取标本、配合检查<br>□ 有任何不适告知护士<br>□ 接受输液、服药治疗<br>□ 注意活动安全、避免坠床或跌倒<br>□ 配合执行探视及陪护<br>□ 接受疾病及用药等相关知识指导 | □ 接受出院宣教<br>□ 办理出院手续<br>□ 获取出院带药<br>□ 知道服药方法、作用、注意事项<br>□ 知道复印病历方法 |
| 饮食 | □ 普通饮食 | □ 普通饮食 | □ 普通饮食 |
| 排泄 | □ 正常排尿便 | □ 正常排尿便 | □ 正常排尿便 |
| 活动 | □ 适度活动 | □ 适度活动 | □ 适度活动 |

附：原表单（2016 年版）

## 原发性骨髓纤维化临床路径表单

适用对象：第一诊断为原发性骨髓纤维化

| 患者姓名： | 性别： | 年龄： | 门诊号： | 住院号： |
|---|---|---|---|---|
| 住院日期： 年 月 日 | 出院日期： 年 月 日 | | 标准住院日：10 天内 | |

| 时间 | 住院第 1 天 | 住院第 2 天 |
|---|---|---|
| 主要诊疗工作 | □ 询问病史及体格检查<br>□ 完成病历书写<br>□ 开实验室检查单<br>□ 对症支持治疗<br>□ 病情告知，必要时向患者家属告知病重或病危，并签署病重或病危通知书<br>□ 患者家属签署骨髓穿刺同意书 | □ 上级医师查房<br>□ 完成入院检查<br>□ 骨髓穿刺术<br>□ 继续对症支持治疗<br>□ 完成必要的相关科室会诊<br>□ 完成上级医师查房记录等病历书写<br>□ 向患者及家属交代病情及注意事项 |
| 重点医嘱 | **长期医嘱**<br>□ 血液病护理常规<br>□ 二级护理<br>□ 饮食<br>□ 视病情通知病重或病危<br>□ 其他医嘱<br>**临时医嘱**<br>□ 血常规（含分类）、尿常规、粪便常规+隐血<br>□ 血型、输血前检查、肝肾功能、电解质、凝血功能<br>□ X 线胸片、心电图、腹部 B 超<br>□ 其他医嘱 | **长期医嘱**<br>□ 患者既往基础用药<br>□ 其他医嘱<br>**临时医嘱**<br>□ 血常规<br>□ 骨髓穿刺及活检术<br>□ 骨髓形态学、细胞/分子遗传学、骨髓病理<br>□ 其他医嘱 |
| 主要护理工作 | □ 介绍病房环境、设施和设备<br>□ 入院护理评估<br>□ 宣教 | □ 观察患者病情变化 |
| 病情变异记录 | □ 无 □ 有，原因：<br>1.<br>2. | □ 无 □ 有，原因：<br>1.<br>2. |
| 护士签名 | | |
| 医师签名 | | |

| 时间 | 住院第 3~9 天 | 住院第 10 天<br>（出院日） |
|---|---|---|
| 主要诊疗工作 | □ 上级医师查房<br>□ 复查血常规<br>□ 根据体检、骨髓检查结果和既往资料，进行鉴别诊断和确定诊断<br>□ 根据其他检查结果进行鉴别诊断，判断是否合并其他疾病<br>□ 开始治疗<br>□ 保护重要脏器功能<br>□ 注意观察药物的不良反应，并对症处理<br>□ 完成病程记录 | □ 上级医师查房，进行评估，确定有无并发症情况，明确是否出院<br>□ 完成出院记录、病案首页、出院证明书等<br>□ 向患者交代出院后的注意事项，如返院复诊的时间、地点，发生紧急情况时的处理等 |
| 重点医嘱 | **长期医嘱（视情况可第 2 天起开始治疗），根据 HGB、WBC、PLT 水平和脾大程度调整**<br>□ 沙利度胺<br>□ 甲泼尼松龙<br>□ 司坦唑醇<br>□ 达那唑<br>□ 羟基脲<br>□ 美法仑<br>□ 重组人 EPO<br>□ 干扰素<br>□ 其他医嘱<br>**临时医嘱**<br>□ 复查血常规<br>□ 复查血生化、电解质<br>□ 对症支持<br>□ 其他医嘱 | **出院医嘱**<br>□ 出院带药<br>□ 定期门诊随访<br>□ 监测血常规 |
| 主要护理工作 | □ 观察患者病情变化 | □ 指导患者办理出院手续 |
| 病情变异记录 | □ 无　□ 有，原因：<br>1.<br>2. | □ 无　□ 有，原因：<br>1.<br>2. |
| 护士签名 | | |
| 医师签名 | | |

# 第十五章

# 原发性血小板增多症临床路径释义

## 【医疗质量控制指标】

指标一、本病起病隐匿、症状多样，临床应注意结合骨髓象、分子生物学检测等结果综合诊断，避免漏诊。

指标二、制订用药方案时应结合基因型、既往病史等进行选择。

## 一、原发性血小板增多症编码

1. 原编码：

疾病名称及编码：原发性血小板增多症（ICD-10：M99500/1）

2. 修改编码：

疾病名称及编码：原发性血小板增多症（ICD-10：D47.3，M9962/1）

## 二、临床路径检索方法

D47.3

## 三、国家医疗保障疾病诊断相关分组（CHS-DRG）

MDCR 骨髓增生疾病和功能障碍，低分化肿瘤

RS1 淋巴瘤及其他类型白血病

## 四、原发性血小板增多症临床路径标准住院流程

### （一）适用对象

第一诊断为原发性血小板增多症（ICD-10：M99500/1）。

> **释义**
>
> ■ 原发性血小板增多症（essential thrombocythemia，ET）是一种克隆性造血干细胞疾病，其特征为外周血中血小板的过度增生，骨髓中大型、成熟巨核细胞数增多和相关的 JAK2、CARL 或 MPL 基因突变。ET 是骨髓增殖性疾病的一种，常有自发出血倾向或及血栓形成，部分患者可发生骨髓纤维化或白血病转化。
>
> ■ ET 年发病率为（0.6~2.5）/10 万人，女性多见。高峰发病年龄 65~70 岁。

### （二）诊断依据

根据《World Health Organization Classification of Tumors. Pathology and Genetic of Tumors of Haematopoietic and Lymphoid Tissue》（2016），《Response criteria for essential thrombocythemia and polycythemia vera：result of a European LeukemiaNet consensus conference》（Blood，2009；113：4829-4833）。

诊断需符合以下四条标准：

1. 持续性血小板计数≥450×10^9/L。

2. 骨髓活检示巨核细胞高度增生，主要呈大型的成熟巨核细胞数增多，粒系或红系无显著增生或核左移。

3. 不能满足真性红细胞增多症、慢性粒细胞白血病、慢性特发性骨髓纤维化、骨髓增生异常综合征（无粒系和红系病态造血）或其他髓系肿瘤的 WHO 标准。

4. 有 JAK2V617F 突变或其他克隆性标志，或没有克隆性标志，无已知反应性血小板增多的证据（如铁缺乏、脾切除术后、外科手术、感染、炎症、结缔组织病、转移瘤、淋巴细胞增殖性疾病等）。

**释义**

■ 建议根据 2016 年 WHO 诊断标准进行诊断：符合 4 条主要标准或前 3 条主要标准和次要标准即可诊断 ET。

■ 诊断必须排除其他伴血小板增多的血液系统疾病（PV、PMF、慢性髓性白血病、慢性粒-单核细胞白血病、骨髓增生异常综合征中的 5q-综合征、骨髓增生异常综合征/骨髓增殖性肿瘤伴环状铁粒幼红细胞和血小板增多（MDS/MPN-RS-T）等）及其他引起继发性血小板增多的疾病（如铁缺乏，脾切除术后，外科手术，感染，炎症，结缔组织病，转移瘤，淋巴细胞增殖性疾病等）。BCR-ABL 融合基因阳性可排除 ET。骨髓病理对于鉴别 ET 与隐匿性 PV（masked-PV）和纤维化前期（prefi-britic）骨髓纤维化至关重要。

■ 主要标准：

1. 持续性血小板计数≥450×10⁹/L。

1. 持续性血小板计数 $\geqslant 450 \times 10^9$/L。

2. 骨髓活检示巨核细胞高度增生，胞体大、核分叶过多的成熟巨核细胞数量增多，粒系或红系无显著增生或核左移，且网状纤维极少轻度（1 级）增多。

3. 不能满足 BCR-ABL⁺慢性髓系白血病、真性红细胞增多症、原发性骨髓纤维化、骨髓增生异常综合征或其他髓系肿瘤的 WHO 诊断标准。

4. 有 JAK2、CALR 或 MPL 基因突变。

■ 次要标准：有克隆性标志或无反应性血小板增多的证据（如铁缺乏，脾切除术后，外科手术，感染，炎症，结缔组织病，转移瘤，淋巴细胞增殖性疾病等）。

■ ET 的诊断需要结合临床表现、基因突变和组织学评估。

■ 临床表现：起病隐匿，症状多样，没有特异性，与 MPN 其他亚组临床表现相似，又有差异。症状轻者可无症状或表现为疲劳，腹痛，淤斑，盗汗，瘙痒，骨痛，体重减轻。由于血小板极度增多，血小板黏附性增高，易形成动静脉血栓。静脉血栓可见于深静脉，肺静脉及脾、肝、肠系膜静脉等。动脉血栓可见于中枢神经系统（卒中、短暂性脑缺血发作）和心血管系统（心肌梗死、不稳定心绞痛、外周动脉闭塞）。由于血小板功能缺陷可导致患者出血，小血栓形成继发纤溶亢进可加重出血。出血以鼻黏膜、口腔黏膜和胃肠道为主。50%~60%患者诊断时可出现脾大，多为轻度肿大，如脾脏明显肿大需注意与其他 MPN 疾病鉴别。

■ 实验室检查：

1. 血象：血细胞计数显示血小板水平增高，PLT≥450×10⁹/L，白细胞水平通常正常或轻度升高，血红蛋白正常。ET 患者常因偶然发现血小板计数增高被确诊。血涂片可见血小板体积增大、聚集成堆、大小不一。

2. 骨髓象：ET 骨髓增生程度正常，以巨核细胞增生为主，粒系和红系细胞增生正常且无核左移，巨核细胞呈随机分布或呈松散簇，巨核细胞体积大或巨大，胞核分叶过多（鹿角状），胞质成熟正常。骨髓活检增生活跃或明显活跃，典型表现为巨核细胞明显增生并且成簇存在，细胞核分叶多，缺乏明显的网状纤维。

3. 分子生物学检测：目前认为80%~90%的ET患者有JAK2V617F、CALR exon 9或MPL exon 10基因突变。其中约55%的ET患者有JAK2V617F突变，约29%的ET患者有CALR基因突变，约5%的ET患者有MPL突变。另有10%左右的患者缺乏这三个基因突变，称为"三阴患者"。目前认为相较于CALR基因突变阳性的ET患者，JAK2 V617F基因突变阳性的ET患者具有更高的白细胞计数及血栓事件发生率，和更差的预后。

## （三）标准住院日

10天内。

> **释义**
>
> ■ 如果患者条件允许，住院时间可以低于上述住院天数，建议标准住院日为7天内。

## （四）进入路径标准

1. 第一诊断必须符合 ICD-10：M99500/1 原发性血小板增多症疾病编码。

2. 当患者同时具有其他疾病诊断，但住院期间不需要特殊处理，也不影响第一诊断的临床路径流程实施时，可以进入路径。

> **释义**
>
> ■ 患者同时具有其他疾病影响第一诊断的临床路径流程实施时均不适合进入临床路径。
>
> ■ ET发生骨髓纤维化、骨髓增生异常综合征和急性白血病转化的患者不适合进入本临床路径。

## （五）住院期间检查项目

1. 必须的检查项目：

（1）血常规及分类、尿常规、粪便常规+隐血。

（2）骨髓细胞形态学检查、骨髓活检及嗜银染色、骨髓组织细胞化学染色（N-ALP、铁染色、CD41巨核细胞酶标）、细胞遗传学和 JAK2/V617F、CALR exon9、BCR/ABL（P190、P210、P230）基因突变检测。

（3）肝肾功能、电解质、心肌酶谱、乳酸脱氢酶及同工酶、血型、输血前检查（HIV-Ab、TP-Ab、肝炎全项）、血清铁四项、凝血功能。

（4）X线胸片、心电图、腹部B超。

2. 根据患者情况可选择：铁蛋白、ENA抗体谱、免疫球蛋白定量、血小板黏附和聚集试验、蛋白C、蛋白S、叶酸、维生素 $B_{12}$、淋巴细胞亚群、细胞因子、转铁蛋白及受体、促红细胞生成素（EPO）、JAK2exon12、MPL W515L/K 基因突变筛查。

> **释义**
>
> ■ 必需检查项目：
>
> 1. 血常规及分类、尿常规、粪便常规+隐血。
>
> 2. 骨髓细胞形态学检查、骨髓活检及嗜银染色、骨髓组织细胞化学染色、JAK2/V617F、CALR exon9、MPL exon10、BCR/ABL 基因突变检测和染色体检测。
>
> 3. 凝血功能、肝肾功能、电解质、心肌酶谱、乳酸脱氢酶及同工酶、血型、输血前检查（HIV-Ab、TP-Ab、肝炎全项）、血清铁四项。
>
> 4. X 线胸片、心电图、腹部 B 超。
>
> ■ 根据患者情况可选择：铁蛋白、ENA 抗体谱、免疫球蛋白定量、血小板黏附和聚集试验、蛋白 C、蛋白 S、叶酸、维生素 $B_{12}$、淋巴细胞亚群、细胞因子、转铁蛋白及受体、促红细胞生成素（EPO）、JAK2exon12 基因突变筛查。
>
> ■ 部分检查可以在门诊完成。
>
> ■ 关于基因突变筛查建议 BCR-ABL 融合基因的检测应列为所有 JAK2、CARL 和 MPL 突变阴性疑似 ET 患者的必测项目。
>
> ■ 根据病情部分检查可以不进行。

### （六）治疗开始时间

诊断第 1 天。

### （七）治疗方案与药物选择

1. 患者分类：

（1）低危：年龄＜60 岁且无血栓病史。

（2）高危：年龄≥60 岁和/或伴有血栓病史。

2. 治疗目标：

（1）减少血栓或出血的风险。

（2）降低向白血病及骨髓纤维化转化的风险。

3. 治疗方案：

（1）低危组：

1）不伴血小板高于 $1000×10^9$/L 者给予低剂量阿司匹林 75~100mg/d 口服，但既往有出血病史或血小板＞$1000×10^9$/L 者避免应用。

2）避免容易诱发血栓形成的心血管危险因素：如吸烟、高血压、高胆固醇血症、肥胖等。

（2）高危组：

1）小剂量阿司匹林：75~100mg/d，口服，但既往有出血病史或血小板＞$1000×10^9$/L 者避免应用。

2）避免容易诱发血栓形成的心血管危险因素：如吸烟、高血压、高胆固醇血症、肥胖等。

3）骨髓抑制药物治疗：①年龄＜40 岁，一线治疗为干扰素 300wu iH 每周 3 次；二线治疗可以应用羟基脲，起始剂量 30mg/（kg·d）口服，一周后减至 5~20mg/（kg·d），依血常规检查结果调整药物剂量。对干扰素、羟基脲治疗不能耐受或耐药者，可应用阿那格雷。②年龄 40~75 岁患者，一线治疗为羟基脲，二线治疗可应用干扰素、阿那格雷。

**释义**

■ 根据《原发性血小板增多症诊断与治疗中国专家共识》（2016），治疗方案主要依据患者血栓风险分组来加以制订，血小板计数应控制在 $< 600 \times 10^9/L$，理想目标值为 $400 \times 10^9/L$。对于所有患者均要控制心血管危险因素（CVR）包括吸烟、高血压、高血脂及肥胖等。对于低危患者，可根据个体情况选择单用阿司匹林或观察随访，对于中危患者，因予以低剂量阿司匹林治疗，如有其他 CVR 存在可考虑加用降细胞药物，对于高危患者，使用阿司匹林及降细胞药物。

■ ET 短期目标为减少血栓和出血事件发生或复发风险，长期目标为降低向骨髓纤维化、骨髓增生异常综合征和急性白血病转化的风险。

■ ET 血栓国际预后积分（IPSET-thrombosis）系统，Barbui 等在 2012 年提出 ET 血栓国际预后积分（IPSET-thrombosis）系统，根据年龄>60 岁（1分）、血栓史（2分）、心血管危险因素（CVF）（1分）及 JAK2 V617F 突变阳性（2分）将 ET 分为低危（0~1分）、中危（2分）或高危（≥3分）组，各危度组患者血栓的年发生率分别为 1.03%、2.35% 和 3.56%。是目前普遍使用的血栓风险模型。

■ ET 国际预后积分（IPSET）系统，建议采用 IWG-MRT 的（IPSET）系统对 ET 患者总体生存预后进行评估：年龄（<60 岁 0分；≥60 岁 2分；白细胞计数（$<11 \times 10^9/L$ 0分，$\geq 11 \times 10^9/L$ 1分）；血栓病史（无0分，有1分）。依据累计积分预后危度分组：低危组（0分）、中危组（1~2分）、高危组（≥3分）。各危度组患者中位生存期依次为没有达到、24.5 年和 13.8 年。

■ 抗血小板治疗：①阿司匹林；②氯吡格雷。

抗血小板治疗在无阿司匹林禁忌证的情况下，推荐使用低剂量阿司匹林（100mg/d），可降低心血管意外及血栓风险，对于阿司匹林不耐受的患者可选择氯吡格雷（75mg/d），但应注意出血的风险。对于 PLT 在（1000~1500）$\times 10^9/L$ 的患者需慎用阿司匹林，可能增加出血风险。PLT $> 1500 \times 10^9/L$ 者不推荐阿司匹林治疗。如有静脉血栓形成，可采用系统抗凝治疗。

■ 细胞抑制治疗：①羟基脲（HU）；②干扰素；③阿那格雷；④其他：白消安、双溴丙哌嗪、放射性磷；⑤血细胞分离。

1. 一线降细胞治疗药物：

（1）羟基脲：15~20mg/（kg·d）。依血常规调整药物剂量。对羟基脲耐药或不耐受的患者可换用干扰素或阿那格雷等二线药物。

（2）干扰素：300 万 U/d 皮下注射，1 周 3 次，用药开始可以减半剂量，无明显不良反应后改足量，起效后调整剂量。醇化干扰素起始剂量为 0.5μg/kg，每周 1 次，12 周后如无疗效可增至 1.0μg/kg，每周 1 次。

2. 二线降细胞治疗药物：

（1）阿那格雷：起始剂量为 0.5mg 每日 2 次口服，至少 1 周后开始调整剂量，维持 PLT $< 600 \times 10^9/L$。剂量增加每周不超过 0.5 mg/d，最大单次剂量为 2.5mg，每日最大剂量为 10mg，PLT 维持在（150~400）$\times 10^9/L$ 为最佳。

（2）白消安、双溴丙哌嗪和 $^{32}$P：由于这些药物最严重不良反应是治疗相关白血病或骨髓增生异常综合征及肿瘤，目前仅作为老年患者二线药物选择。

降细胞治疗，年龄<40 岁患者，首选干扰素，起始剂量为 300 万 U/d 皮下注射，起效后调整剂量，最低维持剂量为 300 万 U 每周 1 次。部分患者在使用干扰素后可出现发热，流感样症状，甲状腺功能减低及抑郁等精神症状。羟基脲可作为老年患者

的一线治疗药物，起始剂量为 $15 \sim 20 \, \text{mg}/(\text{kg} \cdot \text{d})$，8 周内 80% 患者的血小板计数可降至 $500 \times 10^9/\text{L}$ 以下，然后给予适当的维持剂量治疗。血常规监测：治疗的前 2 个月每周 1 次，以后每月 1 次，血象稳定后每 3 个月 1 次。对于羟基脲不耐受或抵抗的高危 ET 患者，可选用干扰素或阿那格雷作为二线治疗。

血小板分离技术用于急性胃肠道出血、分娩、降细胞药物不耐受或耐药患者，可迅速减少血小板量，改善症状。

■ JAK2 抑制剂。

原发性血小板增多症的疗效标准见表 14。

**表 14　原发性血小板增多症的疗效标准**

| 疗效标准 | 定义 |
| --- | --- |
| 完全缓解（CR） | 以下 4 条必须全部符合：<br>包括可触及的肝脾增大等疾病相关体征持续（≥12 周）消失，症状显著改善（MPN-SAF TSS 积分下降≥10 分）；<br>外周血细胞计数持续（≥12 周）缓解：$\text{PLT} \leqslant 400 \times 10^9/\text{L}$，$\text{WBC} < 10 \times 10^9/\text{L}$，无血象<br>无疾病进展，无任何出血和血栓事件<br>骨髓组织学缓解，巨核细胞高度增生消失，无>1 级的网状纤维（欧洲分级标准） |
| 部分缓解（PR） | 以下 4 条必须全部符合：<br>包括可触及的肝脾增大等疾病相关体征持续（≥12 周）消失，症状显著改善（MPN-SAF TSS 积分下降≥10 分）<br>外周血细胞计数持续（≥12 周）缓解：$\text{PLT} \leqslant 400 \times 10^9/\text{L}$，$\text{WBC} < 10 \times 10^9/\text{L}$，无幼粒幼红细胞<br>无疾病进展，无任何出血或血栓事件<br>无骨髓组织学缓解，有巨核细胞高度增生 |
| 无效（NR） | 疗效没有达到 PR |
| 疾病进展（PD） | 演进为 post-ET MF、骨髓增生异常综合征或急性白血病 |

注：MPN-SAF TSS：骨髓增殖性肿瘤总症状评估量表；post-ET MF：原发性血小板增多症后骨髓纤维化。

■ 调整心血管危险因素：确定 ET 患者是否存在心血管疾病的危险因素（吸烟、高血压、高脂血症及肥胖），并予以相应的治疗。

## （八）出院标准

1. 一般情况良好。

2. 没有需要住院处理的并发症和/或合并症。

释义

■ 药物治疗后病情稳定，且无严重不良反应。

## （九）变异及原因分析

1. 治疗中或治疗后有血栓、出血及其他合并症者，进行相关的诊断和治疗，并适当延长住院时间或退出路径。

2. 疾病进展期的患者退出路径。

> **释义**
>
> ■ 微小变异：因为医院检验项目的及时性，不能按照要求完成检查；因为节假日不能按照要求完成检查；患者不愿配合完成相应检查，短期不愿按照要求出院随诊。
>
> ■ 重大变异：因基础疾病需要进一步诊断和治疗；因各种原因需要其他治疗措施；医院与患者或家属发生医疗纠纷，患者要求离院或转院；不愿按照要求出院随诊而导致入院时间明显延长。

### 五、原发性血小板增多症临床路径给药方案

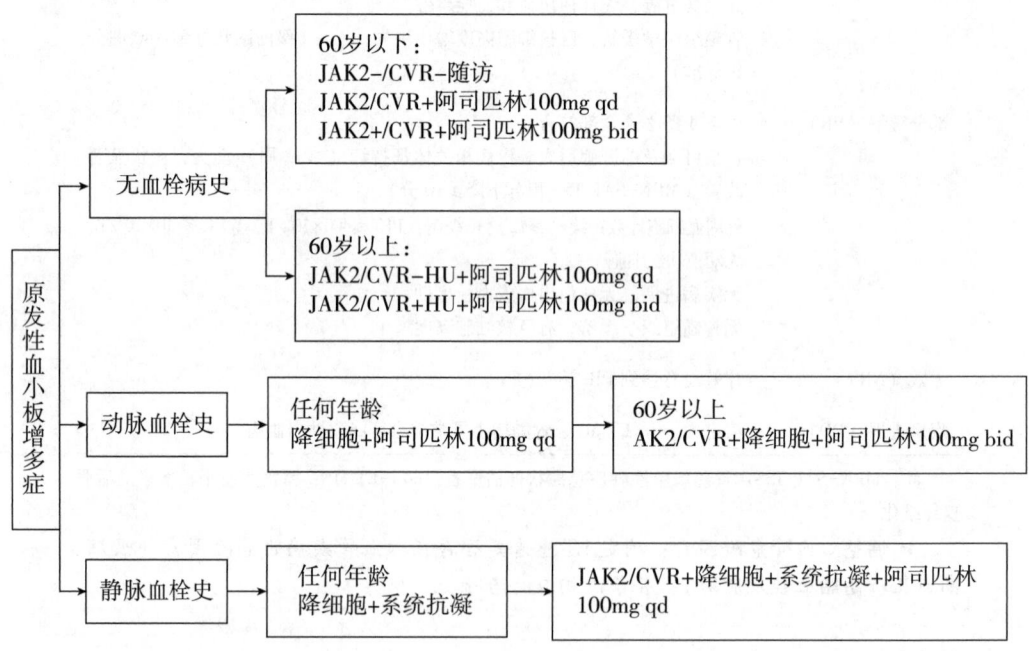

### 【用药选择】

1. 根据中国《原发性血小板增多症诊断与治疗中国专家共识》（2016）及《血液学临床处方手册》选择用药，病程过程中进行动态评估并根据评估结果调整治疗选择。

2. 对于无血栓史且年龄＜60岁患者，若无CVR或JAK2V617突变可采用观察随诊策略，否则予低剂量阿司匹林治疗。无血栓史且年龄≥60岁，建议降细胞联合阿司匹林治疗，如同时存在CVR或JAK2V617突变，阿司匹林加量为100mg bid。

3. 有动脉血栓史任何年龄都建议降细胞联合阿司匹林治疗，如同时存在CVR或JAK2V617突变，阿司匹林加量为100mg bid。

4. 有静脉血栓史者任何年龄都建议降细胞联合加用抗凝治疗，如同时存在CVR或JAK2V617

突变, 加阿司匹林 100mg qd。

【药学提示】

1. 羟基脲: 口服吸收较快, 2 小时后血清浓度可达高峰, 半衰期为 3~4 小时, 可透过血脑屏障, 主要在肝内代谢, 由尿中排泄。

2. 干扰素: 肌内注射或皮下注射后入血速度较慢, 肌内注射后 5~8 小时达峰浓度, 半衰期为 2~4 小时, 少量能进入血脑屏障。

3. 阿那格雷: 口服 2.3~6.9 周起效, 1 小时达血药浓度峰值, 生物利用度为 75%, 主要通过肝脏代谢, 肾脏排泄。

【注意事项】

1. 羟基脲不良反应有口腔和小腿足踝部溃疡、肺炎、发热、脱发、中枢神经系统症状以及对血象的影响, 服用本品时应适当增加液体的摄入量, 以增加尿量及尿酸的排泄, 定期监测血象、尿酸、肾功能。

2. 干扰素不良反应包括情绪低落、易疲劳、类似感冒表现、自身免疫性疾病和肝及甲状腺功能紊乱等, 如出现发热等不良反应可予以解热镇痛药物对症治疗。

3. 阿那格雷不良反应包括头痛和腹泻、心脏并发症、肝肾损害等, 需定期肝功能、肾功能监测。

### 六、原发性血小板增多症护理规范

1. 评估患者精神状态、并发症、以及原发性血小板增多症相关临床表现。

2. 关注血常规、血生化以及其它血液系统相关检查结果。

3. 心理指导: 向患者讲解原发性血小板增多症病程长, 需长期服药, 病情缓解后仍能从事正常的生活和工作, 增强战胜疾病的信心。

4. 饮食指导: 应给予适量优质蛋白、高纤维素、低盐、低脂、清淡、易消化的食物, 多饮水, 多吃新鲜蔬菜和水果, 避免辛辣刺激的食物。

5. 运动指导: 指导患者进行适当运动和锻炼, 以不感疲劳为主。生活不能自理者, 预防失用性萎缩。

6. 需密切观察并及时处理药物治疗相关的不良反应。

### 七、原发性血小板增多症营养治疗规范

1. 合理膳食, 以达到理想体重。

2. 低盐、低脂、清淡饮食, 适量高蛋白质、碳水化合物、高纤维素饮食。

3. 多饮水, 坚持少食多餐, 定时、定量、定餐。

### 八、原发性血小板增多症患者健康宣教

1. 本病患者易发生血栓栓塞, 采取低脂饮食、增加饮水量等可有效降低其发生率, 应在充分了解收益的前提下努力改善生活习惯。

2. 预防并发症: 原发性血小板增多症患者因血液黏滞性高而易形成血栓, 常见于脑、四肢、冠状动脉等, 故日常生活中需注意观察有无说话不流利、四肢活动障碍、肢体水肿、麻木、发凉、疼痛等血栓栓塞的症状, 出现上述症状或应用抗血小板药物者出现皮肤黏膜出血、瘀斑时, 应及时就医。

3. 随访: 本病病程长、进展缓慢, 控制良好者生存期长, 故应坚持长期治疗, 定期门诊随访, 遵医嘱服药, 同时控制好血压, 以争取更佳生活质量。

## 九、推荐表单

### （一）医师表单

**原发性血小板增多症临床路径医师表单**

适用对象：第一诊断为原发性血小板增多症

| 患者姓名： | | 性别： | 年龄： | 门诊号： | 住院号： |
|---|---|---|---|---|---|
| 住院日期： | 年 月 日 | 出院日期： | 年 月 日 | | 标准住院日：7天内 |

| 时间 | 住院第 1 天 | 住院第 2 天 |
|---|---|---|
| 主要诊疗工作 | □ 询问病史及体格检查<br>□ 进行病情初步评估<br>□ 完成病历书写<br>□ 开实验室检查单<br>□ 对症支持治疗<br>□ 病情告知，必要时向患者家属告知病重或病危，并签署病重或病危通知书<br>□ 患者家属签署骨髓穿刺同意书，必要时签署输血同意书 | □ 上级医师查房<br>□ 完成入院检查<br>□ 骨髓穿刺术<br>□ 继续对症支持治疗<br>□ 完成必要的相关科室会诊<br>□ 完成上级医师查房记录等病历书写<br>□ 向患者及家属交代病情及注意事项 |
| 重点医嘱 | **长期医嘱**<br>□ 血液病护理常规<br>□ 二级护理<br>□ 饮食<br>□ 视病情通知病重或病危<br>□ 其他医嘱<br>**临时医嘱**<br>□ 血常规（含分类）、尿常规、粪便常规+隐血<br>□ 血型、输血前检查、肝肾功能、电解质、凝血功能、血清铁四项<br>□ X 线胸片、心电图、腹部 B 超<br>□ 头颅 CT、血管超声（疑似动、静脉血栓时）<br>□ 对症处理 | **长期医嘱**<br>□ 患者既往基础用药<br>□ 其他医嘱<br>**临时医嘱**<br>□ 血常规<br>□ 外周血涂片分类计数<br>□ 骨髓穿刺及活检术<br>□ 骨髓形态学、细胞/分子遗传学、骨髓病理（包括嗜银染色）、组化<br>□ 其他医嘱 |
| 病情变异记录 | □ 无　□ 有，原因：<br>1.<br>2. | □ 无　□ 有，原因：<br>1.<br>2. |
| 医师签名 | | |

| 时间 | 住院第 3~7 天 | 住院第 5~7 天<br>（出院日） |
|---|---|---|
| 主要诊疗工作 | □ 上级医师查房<br>□ 复查血常规<br>□ 根据体检、骨髓检查结果和既往资料，进行鉴别诊断和确定诊断<br>□ 根据其他检查结果进行鉴别诊断，判断是否合并其他疾病<br>□ 开始治疗<br>□ 保护重要脏器功能<br>□ 疗效评估，是否维持原有对症治疗方案<br>□ 注意观察药物的不良反应，并对症处理<br>□ 完成病程记录 | □ 上级医师查房，进行评估，确定有无并发症情况，明确是否出院<br>□ 完成出院记录、病案首页、出院证明书等<br>□ 向患者交代出院后的注意事项，如返院复诊的时间、地点，发生紧急情况时的处理等 |
| 重点医嘱 | **长期医嘱（视情况可第 2 天起开始治疗），根据血小板水平调整**<br>□ 羟基脲<br>□ 干扰素<br>□ 阿司匹林<br>□ 阿那格雷<br>□ 其他医嘱<br>**临时医嘱**<br>□ 复查血常规<br>□ 复查血生化、电解质<br>□ 对症支持<br>□ 异常指标复查<br>□ 其他医嘱 | **出院医嘱**<br>□ 出院带药<br>□ 定期门诊随访<br>□ 监测血常规 |
| 病情变异记录 | □ 无　□ 有，原因：<br>1.<br>2. | □ 无　□ 有，原因：<br>1.<br>2. |
| 医师签名 | | |

## （二）护士表单

### 原发性血小板增多症临床路径护士表单

适用对象：第一诊断为原发性血小板增多症

| 患者姓名： | 性别： 年龄： 门诊号： | 住院号： |
| --- | --- | --- |
| 住院日期： 年 月 日 | 出院日期： 年 月 日 | 标准住院日：7天内 |

| 时间 | 住院第1~2天 | 住院第3~6天 | 住院第5~7天（出院日） |
| --- | --- | --- | --- |
| 健康宣教 | □ 介绍主管医师、护士长、责任护士<br>□ 介绍环境、设施<br>□ 介绍住院注意事项<br>□ 向患者宣教戒烟、戒酒的重要性，及减少二手烟的吸入 | □ 指导患者正确留取尿、便标本<br>□ 主管护士与患者沟通，了解并指导心理应付<br>□ 宣教疾病知识、用药知识及特殊检查操作过程<br>□ 告知检查及操作前后饮食、活动及探视注意事项及应对方式 | □ 康复和锻炼<br>□ 定时复查<br>□ 出院带药服用方法<br>□ 饮食、休息等注意事项指导<br>□ 讲解增强体质的方法，减少感染、出血的发生 |
| 护理处置 | □ 核对患者姓名，佩戴腕带<br>□ 建立入院护理病历<br>□ 卫生处置：剪指（趾）甲、沐浴、更换病号服<br>□ 入院评估<br>□ 协助医师完成骨髓活检<br>□ 遵医嘱输注血制品 | □ 随时观察患者病情变化<br>□ 遵医嘱准确使用骨髓抑制药物<br>□ 协助医师完成各项检查化验<br>□ 协助医师完成骨髓穿刺<br>□ 遵医嘱输注血制品 | □ 办理出院手续<br>□ 出院评估<br>□ 征求意见表<br>□ 摘除腕带 |
| 基础护理 | □ 二级护理<br>□ 晨晚间护理<br>□ 患者安全管理 | □ 二级护理<br>□ 晨晚间护理<br>□ 患者安全管理 | □ 三级护理<br>□ 晨晚间护理<br>□ 患者安全管理 |
| 专科护理 | □ 护理查体<br>□ 生命体征、血氧饱和度监测<br>□ 需要时请家属陪护<br>□ 心理护理 | □ 生命体征、血氧饱和度监测<br>□ 遵医嘱完成各项治疗<br>□ 必要时吸氧、心电监测<br>□ 遵医嘱正确给药<br>□ 遵医嘱记录出入量<br>□ 提供并发症征象的依据<br>□ 提供药物不良反应征象的依据<br>□ 心理护理 | □ 生命体征、血氧饱和度监测<br>□ 遵医嘱完成各项治疗<br>□ 必要时吸氧、心电监测<br>□ 遵医嘱正确给药<br>□ 遵医嘱记录出入量<br>□ 提供并发症征象的依据<br>□ 提供药物不良反应征象的依据<br>□ 心理护理 |
| 重点医嘱 | □ 详见医嘱执行单 | □ 详见医嘱执行单 | □ 详见医嘱执行单 |
| 病情变异记录 | □ 无 □ 有，原因：<br>1.<br>2. | □ 无 □ 有，原因：<br>1.<br>2. | □ 无 □ 有，原因：<br>1.<br>2. |
| 护士签名 | | | |

## （三）患者表单

### 原发性血小板增多症临床路径患者表单

适用对象：第一诊断为原发性血小板增多症

| 患者姓名： | 性别：　　年龄：　　门诊号： | 住院号： |
|---|---|---|
| 住院日期：　　年　月　日 | 出院日期：　　年　月　日 | 标准住院日：7天内 |

| 时间 | 住院第1~2天 | 住院第3~6天 | 住院第5~7天<br>（出院日） |
|---|---|---|---|
| 医患配合 | □ 配合询问病史、收集资料，请务必详细告知既往史、用药史、过敏史<br>□ 配合进行体格检查<br>□ 有任何不适告知医师 | □ 配合完善相关检查、化验，如采血、留尿、心电图、X线胸片等<br>□ 医师向患者及家属介绍病情，了解PMF疾病知识、治疗方式及疗效，了解治疗反应及常见的药物不良反应，如有异常检查结果需要进一步检查<br>□ 配合用药及治疗<br>□ 配合医师调整用药<br>□ 有任何不适告知医师 | □ 接受出院前指导<br>□ 知道复查程序<br>□ 获取出院诊断书 |
| 护患配合 | □ 配合测量体温、脉搏、呼吸、血压、血样饱和度、体重<br>□ 配合完成入院护理评估单（简单询问病史、过敏史、用药史）<br>□ 接受入院宣教（环境介绍、病室规定、订餐制度、贵重物品保管等）<br>□ 有任何不适告知护士 | □ 配合测量体温、脉搏、呼吸，询问每日排便情况<br>□ 接受相关化验检查宣教，正确留取标本、配合检查<br>□ 有任何不适告知护士<br>□ 接受输液、服药治疗<br>□ 注意活动安全、避免坠床或跌倒<br>□ 配合执行探视及陪护<br>□ 接受疾病及用药等相关知识指导 | □ 接受出院宣教<br>□ 办理出院手续<br>□ 出院带药<br>□ 知道服药方法、作用、注意事项<br>□ 知道复印病历方法 |
| 饮食 | □ 普通饮食 | □ 普通饮食 | □ 普通饮食 |
| 排泄 | □ 正常排尿便 | □ 正常排尿便 | □ 正常排尿便 |
| 活动 | □ 适度活动 | □ 适度活动 | □ 适度活动 |

附：原表单（2016 年版）

## 原发性血小板增多症临床路径表单

适用对象：第一诊断为原发性血小板增多症

| 患者姓名： | 性别： | 年龄： | 门诊号： | 住院号： |
|---|---|---|---|---|
| 住院日期：　　年　月　日 | 出院日期：　　年　月　日 | | 标准住院日：10 天内 | |

| 时间 | 住院第 1 天 | 住院第 2 天 |
|---|---|---|
| 主要诊疗工作 | □ 询问病史及体格检查<br>□ 完成病历书写<br>□ 开实验室检查单<br>□ 对症支持治疗<br>□ 病情告知，必要时向患者家属告知病重或病危，并签署病重或病危通知书<br>□ 患者家属签署骨髓穿刺同意书 | □ 上级医师查房<br>□ 完成入院检查<br>□ 骨髓穿刺术<br>□ 继续对症支持治疗<br>□ 完成必要的相关科室会诊<br>□ 完成上级医师查房记录等病历书写<br>□ 向患者及家属交代病情及注意事项 |
| 重点医嘱 | **长期医嘱**<br>□ 血液病护理常规<br>□ 二级护理<br>□ 饮食<br>□ 视病情通知病重或病危<br>□ 其他医嘱<br>**临时医嘱**<br>□ 血常规（含分类）、尿常规、粪便常规+隐血<br>□ 血型、输血前检查、肝肾功能、电解质、凝血功能、血清铁四项<br>□ X 线胸片、心电图、腹部 B 超<br>□ 头颅 CT、血管超声（疑似动、静脉血栓时）<br>□ 其他医嘱 | **长期医嘱**<br>□ 患者既往基础用药<br>□ 其他医嘱<br>**临时医嘱**<br>□ 血常规<br>□ 骨髓穿刺及活检术<br>□ 骨髓形态学、细胞/分子遗传学、骨髓病理（包括嗜银染色）、组化<br>□ 其他医嘱 |
| 主要护理工作 | □ 介绍病房环境、设施和设备<br>□ 入院护理评估<br>□ 宣教 | □ 观察患者病情变化 |
| 病情变异记录 | □ 无　□ 有，原因：<br>1.<br>2. | □ 无　□ 有，原因：<br>1.<br>2. |
| 护士签名 | | |
| 医师签名 | | |

| 时间 | 住院第 3~9 天 | 住院第 10 天<br>（出院日） |
|---|---|---|
| 主要诊疗工作 | □ 上级医师查房<br>□ 复查血常规<br>□ 根据体检、骨髓检查结果和既往资料，进行鉴别诊断和确定诊断<br>□ 根据其他检查结果进行鉴别诊断，判断是否合并其他疾病<br>□ 开始治疗<br>□ 保护重要脏器功能<br>□ 注意观察药物的不良反应，并对症处理<br>□ 完成病程记录 | □ 上级医师查房，进行评估，确定有无并发症情况，明确是否出院<br>□ 完成出院记录、病案首页、出院证明书等<br>□ 向患者交代出院后的注意事项，如返院复诊的时间、地点，发生紧急情况时的处理等 |
| 重点医嘱 | **长期医嘱（视情况可第 2 天起开始治疗），根据血小板水平调整**<br>□ 羟基脲<br>□ 干扰素<br>□ 阿司匹林<br>□ 阿那格雷<br>□ 其他医嘱<br>**临时医嘱**<br>□ 复查血常规<br>□ 复查血生化、电解质<br>□ 对症支持<br>□ 其他医嘱 | **出院医嘱**<br>□ 出院带药<br>□ 定期门诊随访<br>□ 监测血常规 |
| 主要护理工作 | □ 观察患者病情变化 | □ 指导患者办理出院手续 |
| 病情变异记录 | □ 无　□ 有，原因：<br>1.<br>2. | □ 无　□ 有，原因：<br>1.<br>2. |
| 护士签名 | | |
| 医师签名 | | |

# 第十六章

## 骨髓增生异常综合征伴原始细胞增多临床路径释义

**【医疗质量控制指标】**

指标一、诊断需结合病史、临床表现和骨髓形态、细胞遗传、基因、免疫分型等检查。

指标二、对临床诊断病例和确诊病例尽早给予合适治疗。

指标三、适龄高危患者尽早建议进行异基因造血干细胞移植治疗。

指标四、药物化疗可作为移植前的桥接治疗。

### 一、骨髓增生异常综合征伴原始细胞增多编码

疾病名称及编码：骨髓增生异常综合征伴原始细胞增多（ICD-10：D46.201）

### 二、临床路径检索方法

D46.201

### 三、国家医疗保障疾病诊断相关分组（CHS-DRG）

RA3 骨髓增生性疾患或低分化肿瘤等伴重大手术

RE1 恶性增生性疾患的化学和/或靶向、生物治疗

### 四、骨髓增生异常综合征伴原始细胞增多临床路径标准住院流程

#### （一）适用对象

第一诊断为骨髓增生异常综合征伴原始细胞增多（MOS-EB）（ICD-10：D46.201）。

> **释义**
>
> ■ 骨髓增生异常综合征（myelodysplastic syndromes，MDS）是一组异质性克隆性造血干细胞疾病，其生物学特征为一系或多系髓系细胞发育异常和无效造血，可以伴有原始细胞增多。EB 是伴有较为明显的原始细胞增多的类型，向急性髓系白血病转化的危险性明显增高。

#### （二）诊断依据

根据《血液病诊断及疗效标准（第 4 版）》（沈悌、赵永强主编，科学出版社）、《World Health Organization Classification of Tumors. Pathology and Genetic of Tumors of Haematopoietic and Lymphoid Tissue》（2016）、《NCCN clinical practice guidelines in oncology：myelodysplastic syndromes》（V1.2019）。

诊断标准：

1. MDS-EB-1：

（1）外周血：①血细胞减少；②原始细胞＜5%；③无 Auer 小体；④单核细胞＜$1 \times 10^9$/L。

（2）骨髓：①一系或多系发育异常；②原始细胞 5%~9%；③无 Auer 小体。

2. MDS-EB-2

（1）外周血：①血细胞减少；②原始细胞 5%~19%；③有或无 Auer 小体；④单核细胞 $< 1 \times 10^9$/L。

（2）骨髓：①一系或多系发育异常；②原始细胞 10%~19%；③有或无 Auer 小体。

**释义**

■ 根据《骨髓增生异常综合征中国诊断与治疗指南》（中华医学会血液学分会编著，中华血液学杂志，2019），MDS 的诊断标准需要满足以下 2 个必要条件和 1 个主要标准。

（1）必要条件：①持续 4 个月一系或多系血细胞减少（如检出原始细胞增多或 MDS 相关细胞遗传学异常，无须等待即可诊断 MDS）。其中血细胞减少的标准为：中性粒细胞绝对值 $< 1.8 \times 10^9$/L，血红蛋白 $< 100$g/L，血小板计数 $< 100 \times 10^9$/L。②排除其他可以导致血细胞减少和发育异常的造血及非造血系统疾病。

（2）MDS 相关（主要）标准（至少满足一条）：①骨髓涂片中红细胞系、粒细胞系、巨核细胞系中发育异常细胞的比例≥10%；②环状铁粒幼红细胞占有核红细胞比例≥15%，或≥5%且同时伴有 SF3B1 突变；③原始细胞：骨髓涂片原始细胞达 5%~19%（或外周血涂片 2%~19%）；④常规核型分析或 FISH 检出有 MDS 诊断意义的染色体异常。

（3）辅助标准（对于符合必要条件、未达主要标准、存在输血依赖的大细胞性贫血等常见 MDS 临床表现的患者，如符合≥2 条辅助标准，诊断为疑似 MDS）：①骨髓活检切片的形态学或免疫组化结果支持 MDS 诊断；②骨髓细胞的流式细胞术检测发现多个 MDS 相关的表型异常，并提示红系和/或髓系存在单克隆细胞群；③基因测序检出 MDS 相关基因突变，提示存在髓系细胞的克隆群体。

2. MDS-REAB 在 FAB 分型中是以骨髓中原始细胞比例增高为特征的一种 MDS 类型，WHO 分型根据骨髓及外周血中原始细胞的比例不同以及是否存在 Auer 小体进一步区分为-Ⅰ型和-Ⅱ型，骨髓及外周血中原始细胞的具体数值如诊断标准中所描述。根据 2008 年 WHO 修订的 MDS 诊断标准，①如果外周血原始细胞达 2%~4%，即使骨髓中原始细胞 $< 5$%，也诊断为 RAEB-Ⅰ型；②如果骨髓原始细胞未达到 10%~19%，但是外周血原始细胞达到 5%~19%或骨髓/外周血中出现 Auer 小体，也可诊断 RAEB-Ⅱ型。另据 2016 年 WHO 髓系肿瘤和急性白血病分类修订版和 2017 年 NCCN-MDS指南，目前均已将 MDS-RAEB 改为 MDS-EB（excess blasts），相应的 RAEB-Ⅰ型和 RAEB-Ⅱ型亦改为 EB-1 型和 EB-2 型。其中 MDS-EB-1 型的诊断标准中外周血原始细胞修改为 2%~4%，其余同前。

3. 血细胞发育异常，也即病态造血是诊断 MDS 的基本依据，但是对于细胞形态学改变的辨认和程度判断受涂片制备和计数影响，因此建议制片标本需新鲜获得，接触抗凝剂不超过 2 小时。对所计数细胞的具体要求为骨髓细胞分类须计数 500 个，外周血须计数 200 个。上述诊断标准中发育异常的定义：有发育异常形态学表现的细胞占该系细胞的 10%或以上。

4. 诊断 MDS-EB 时，还应注意外周血中单核细胞的数值，需与慢性粒-单细胞白血病相鉴别，后者根据 WHO 分型已归入新的骨髓增生异常/骨髓增殖综合征（MDS/MPD）类型。

### （三）治疗方案的选择

根据《邓家栋临床血液学》（邓家栋主编，上海科学技术出版社，2001年，第1版），《内科学》（叶任高、陆再英主编，人民卫生出版社，2004年，第6版），《内科学》（王吉耀主编，人民卫生出版社，2010年，第2版），NCCN clinical practiceguidelines in oncology：myelodysplastic syndromes（V1.2020）。

首先进行诊断分型，然后根据MDS国际预后积分系统（IPSS）（表15）进行预后分组。

**表15  评价MDS预后的国际积分系统（IPSS）**

| 预后相关变量 | 评分值 | | | | |
|---|---|---|---|---|---|
| | 0 | 0.5 | 1.0 | 1.5 | 2.0 |
| 骨髓原始细胞（%） | <5 | 5~10 | – | 11~20 | 21~30 |
| 染色体核型 | 好 | 中等 | 差 | – | – |
| 血细胞减少系列 | 0~1 | 2~3 | – | – | – |

1. 不同危险组的积分：

（1）低危：0。

（2）中危-1：0.5~1.0。

（3）中危-2：1.5~2.0。

（4）高危：≥2.5。

2. 核型：

（1）好、正常或有以下几种核型改变之一：-Y，del（5q），del（20q）。

（2）差：复杂（≥3种异常核型改变）或7号染色体异常。

（3）中等：其余异常。

3. 细胞减少：

（1）血红蛋白<100g/L。

（2）中性粒细胞绝对计数<1.8×10⁹/L。

（3）血小板<100×10⁹/L。

> **释义**
>
> ■ 预后风险危险度分组是制订MDS患者治疗策略的主要依据之一，目前常用的包括：国际预后评分系统（IPSS）以及2011年修订的基于WHO分型标准提出的WPSS积分系统（WPSS-2011）。
>
> 1. 国际预后评分系统（IPSS）：IPSS基于FAB分型，可评估患者的自然病程。危险度的分级根据以下3个因素确定：原始细胞百分比、血细胞减少的系列数和骨髓的细胞遗传学特征，具体分级如上文所述。目前对MDS的治疗多依据IPSS预后分组，但是IPSS仅适合初诊患者的预后判断。
>
> 2. 基于WHO分类的预后评分系统（WPSS）：红细胞输注依赖及铁超负荷不仅导致器官损害，也可直接损害造血系统功能，从而可能影响MDS患者的自然病程。因此根据患者的WHO分型、IPSS细胞遗传学分组以及红细胞输注依赖情况，形成了WPSS评分（表16）。分组如下：极低危组（0分）、低危组（1分）、中危组（2分）、高危组（3~4分）、极高危组（5~6分）。WPSS为一动态评价系统，可于患者生命中的任何阶段对预后进行评估。因输血的标准不易统一，且发现血红蛋白水平在男性<90g/L，女性<80g/L，对预后有显著影响，故2011年修订的WPSS对输血按上述标准加以限定，亚组评分不变。

表16 WHO分型预后积分系统（WPSS, 2011）

| 预后变量 | 积分 | | | |
|---|---|---|---|---|
| | 0 | 1 | 2 | 3 |
| WHO分型 | RCUD, RARS, MDS伴单纯5q- | RCMD | RAEB-I | RAEB-II |
| 染色体核型（分组同IPSS） | 好 | 中 | 差 | - |
| 贫血（男性＜90g/L，女性＜80g/L） | 无 | 有 | - | - |

注：RCUD：难治性血细胞减少伴单系发育异常；RARS：难治性贫血伴环状铁粒幼红细胞；RCMD：难治性血细胞减少伴多系发育异常；RAEB：难治性贫血伴原始细胞增多。

1. 随着对疾病的进一步认识，近年对细胞遗传学预后分组进行了修订，分为五组：①非常好：del（11q），-Y；②好：正常，der（1；7），del（5q），del（12p），del（20q），伴del（5q）的两种异常；③中等：del（7q），+8，i（17q），+19，任何其他单独异常或2个独立的克隆；④差：del（7），inv（3）/t（3q）/del（3q），包含del（7）/del（7q）的两种异常，3种异常；⑤非常差：3种以上异常。

2. 2012年提出了修订的IPSS（IPSS-R）：对原始细胞比例、血细胞减少程度进行了进一步细化分组，同时采用了前述染色体核型预后5组分法（表17）进行评分。IPSS-R预后危度分组分为极低危（≤1.5）、低危（1.5~3）、中危（3~4.5）、高危（4.5~6）和极高危（＞6）五组，其未治疗中位生存期分别为8.8、5.3、3、1.6和0.8年，25%的病例发生AML转化的中位时间分别为未达到、10.8、3.2、1.4和0.7年。

表17 修订的IPSS预后积分系统（IPSS-R, 2012）

| 预后变量 | 积分 | | | | | |
|---|---|---|---|---|---|---|
| | 0 | 0.5 | 1 | 1.5 | 2 | 3 |
| 细胞遗传学 | 非常好 | - | 好 | - | 中等 | 差 |
| 骨髓原始细胞（%） | ≤2 | - | 2~5 | - | 5~10 | ＞10 |
| 血红蛋白（g/L） | ≥100 | - | 80~100 | ＜80 | - | - |
| 血小板（×10⁹/L） | ≥100 | 50~100 | ＜50 | - | - | - |
| 中性粒细胞（×10⁹/L） | ≥0.8 | ＜0.8 | - | - | - | - |

注：①极好：-Y，11q⁻；②好：正常核型，5q⁻，12p⁻，20q⁻，5q⁻附加另一种异常；③中等7q⁻，+8，+19，i（19q），其他1个或2个独立克隆的染色体异常；④差：-7，inv（3）/t（3q）/del（3q），-7/7q⁻附加另一种异常，复杂异常（3个）；⑤极差：复杂异常（＞3个）

## （四）标准住院日

30天内。

释义

■ 如患者条件允许，住院时间可低于上述住院天数。

**（五）进入临床路径标准**

1. 第一诊断必须符合 ICD-10：D46.201 骨髓增生异常综合征伴原始细胞增多（MDS-EB）疾病编码。

2. 当患者同时具有其他疾病诊断，但住院期间不需要特殊处理也不影响第一诊断的临床路径流程实施时，可以进入路径。

> **释义**
>
> ■ 患者同时具有其他疾病影响第一诊断的临床路径流程实施时均不适合进入临床路径。
>
> ■ 患者如选择造血干细胞移植治疗不适合进入临床路径。

**（六）住院期间检查项目**

1. 必须的检查项目：

（1）血常规+血涂片形态学分析、网织红细胞、尿常规、粪便常规+隐血。

（2）骨髓穿刺：形态学、细胞化学、免疫表型分析、细胞/分子遗传学。

（3）骨髓活检：形态学、病理免疫组织化学。

（4）肝肾功能、电解质、输血前检查、血型。

（5）X 线胸片、心电图、腹部 B 超、心脏超声。

2. 根据患者情况可选择的检查项目：白血病相关基因检测、MDS 相关基因突变筛查、骨髓祖细胞培养、HLA 配型、凝血功能、溶血相关检查、叶酸、维生素 $B_{12}$、铁蛋白、铁代谢相关检查、感染部位病原菌培养等。

> **释义**
>
> 1. 部分检查可以在门诊完成。
>
> 2. 白血病相关基因检查，如存在 AML1-ETO，PML/RARα，CBFβ-MYH11 融合基因，或者染色体检查提示存在 t（8；21），t（15；17），以及 inv（16），均应诊断 AML。
>
> 3. 诊断 MDS 需排除其他可以导致血细胞减少和发育异常的造血及非造血系统疾患，可根据情况行相关检查：如流式细胞术检测 $CD55^+$、$CD59^+$ 细胞比例，及测定嗜水气单胞菌溶素变异体（Flaer）可发现 GPI 锚定蛋白缺失与 PNH 鉴别；甲状腺功能检查除外甲状腺疾病；自身抗体谱等除外自身免疫性疾病。
>
> 4. 所有怀疑 MDS 的患者均应进行染色体核型检测，通常需分析 ≥20 个骨髓细胞的中期分裂象，并按照《人类细胞遗传学国际命名体制（ISCN）2013》进行核型描述。40%~60% 的 MDS 患者具有非随机的染色体异常，其中以-5/5q-、-7/7q-、+8、20q-和-Y 最为多见。MDS 患者常见的染色体异常中，部分异常具有特异性诊断价值，包括-7/7q-、-5/5q-、i（17q）/t（17p）、-13/13q-、11q-、12p-/t（12p）、9q-、idic（X）（q13）、t（11；16）（q23；p13.3）、t（3；21）（q26.2；q22.1）、t（1；3）（p36.3；q21.2）、t（2；11）（p21；q23）、inv（3）（q21；q26.2）和 t（6；9）（p23；q34）。而+8、20q-和-Y 亦可见于再生障碍性贫血及其他非克隆性血细胞减少疾病，部分伴有单纯+8、20q-或-Y 的患者免疫抑制治疗有效，且长期随访未出现提示 MDS 的形态学依据。形态学未达到标准（一系或多系细

胞发育异常比例＜10％）、但同时伴有持续性血细胞减少的患者，如检出具有 MDS 诊断价值的细胞遗传学异常，应诊断为 MDS 不能分类（MDS-U）。应用针对 MDS 常见异常的组套探针进行 FISH 检测，可提高部分 MDS 患者细胞遗传学异常检出率。因此，对疑似 MDS 者，无法抽出骨髓液、无中期分裂象、分裂象质量差或可分析中期分裂象＜20 个时，可进行 FISH 检测，通常探针应包括：5q31、CEP7、7q31、CEP8、20q、CEPY 和 p53。

5. 分子遗传学检测：单核苷酸多态性微阵列（SNP-array）等基因芯片技术可以在多数 MDS 患者中检测出 DNA 拷贝数异常和单亲二倍体，从而进一步提高 MDS 患者细胞遗传学异常的检出率。在有条件的单位，SNP-array 可作为常规核型分析的有益补充。随着基因芯片、第二代基因测序等高通量技术的广泛应用，多数 MDS 患者中可检出体细胞性基因突变，常见突变包括 TET2、RUNX1、ASXL1、DNMT3A、EZH2、N-RAS/K-RAS、SF3B1 等。对常见基因突变进行检测对于 MDS 的诊断有潜在的应用价值。

6. 合并感染的患者，根据情况行感染部位病原学检查及药敏、红细胞沉降率、C 反应蛋白（CRP）、血培养、血气分析、胸部 CT、血氧饱和度或有创性检查等。

7. 分子遗传学检测：新一代基因测序技术可以在绝大多数 MDS 患者中检出至少一个基因突变。MDS 常见基因突变包括 TET2、RUNX1、ASXL1、DNMT3A、EZH2、SF3B1 等。常见基因突变检测对 MDS 的诊断有潜在的应用价值，如 SF3B1 基因突变对 MDS 伴环状铁粒幼红细胞（MDS-RS）亚型有重要诊断和鉴别诊断价值，应为必检基因。部分基因的突变状态对 MDS 的鉴别诊断和危险度分层中有一定的价值，推荐作为选做检测项目，包括：TP53、TET2、DNMT3A、IDH1/2、EZH2、ASXL1、SRSF2、RUNX1、U2AF1、SETBP1 等。基因测序报告的正确解读对于充分体现基因突变检测的价值、避免结果误导临床诊疗极为重要。测序结果应参考 OMIM、HGMD、ACMG 和 COSMIC 等数据库分析其病理意义，对于未在主要数据库或参考文献中描述的新序列变异可使用口腔黏膜、唾液、指甲或毛囊鉴别其为体细胞获得性还是胚系来源。胚系来源基因突变在 MDS 及遗传易感髓系肿瘤患者中可能具有病理意义。此外，有基因突变并不代表能够确立 MDS 诊断，对于基因突变在 MDS 诊断中的价值应结合其他指标审慎判断。单核苷酸多态性-微阵列比较基因组杂交技术（SNP-array）等基因芯片技术可以在多数 MDS 患者中检测出 DNA 拷贝数异常和单亲二倍体，进一步提高 MDS 患者细胞遗传学异常的检出率，在有条件的单位可作为常规核型分析的有益补充。

## （七）治疗开始时间

诊断明确后第 1 天。

## （八）治疗方案与药物选择

1. 支持对症治疗。

2. 化疗：可选择下列药物进行单药或联合化疗。如高三尖杉酯碱、阿糖胞苷、蒽环类药物或预激化疗等。

3. 去甲基化治疗或去甲基化联合治疗。

4. 可选择沙利度胺或来那度胺治疗。

**释义**

■ MDS 治疗主要解决两大问题：骨髓病态造血及并发症和向 AML 转化。应根据预后积分并结合患者年龄、体能状况、依从性等进行综合评定，选择个体化治疗方案。低危组以支持治疗及免疫调节剂、表观遗传学药物治疗为主，一般不推荐化疗及异基因造血干细胞移植（allo-HSCT），高危组预后较差，易转化为 AML，需要高强度治疗，RAEB 患者多数评分处于中高危组。NCCN-MDS 指南（2017）建议 IPSS 积分-中危 2 及以上，IPSS-R 积分中危及以上，以及 WPSS 积分-高危及以上者，如患者能耐受且有合适的供者，可首选 allo-HSCT；如无合适供者可选，推荐选择去甲基化药物、高强度化疗或进入临床试验等；如果患者不能耐受高强度治疗，可选择去甲基化药物或临床试验。

1. Allo-HSCT：是可能治愈 MDS 的治疗，但随年龄增加移植相关并发症也有所增加。《中国 MDS 诊断和治疗专家共识（2014）》提出适应证为：①FAB 分类中 RAEB，RAEB-转化型（RAEB-t）、慢性粒-单核细胞白血病（CMML）及 MDS 转化的 AML 患者；②IPSS 系统中的中危-2 及高危 MDS 患者，IPSS 高危染色体核型的患者；③严重输血依赖，且有明确克隆证据的低危组患者，应该在器官功能受损前进行 allo-HSCT；④有强烈移植意愿者。

2. 细胞毒性化疗：可以选择 AML 样的联合化疗方案，如阿糖胞苷（Ara-C）$100mg/m^2 \times 7$ 天，联合柔红霉素或伊达比星等，完全缓解率为 $40\% \sim 60\%$，但是缓解时间短暂，化疗相关合并症发生率高，高龄患者常难以耐受。预激方案为小剂量阿糖胞苷（Ara-C）（$10mg/m^2$，每 12 小时 1 次，$\times 14$ 天）基础上加用 G-CSF，并联合阿柔比星（$5 \sim 7mg/m^2$，静脉注射 $\times 8$ 天）或高三尖杉酯碱（$2mg/d$，静脉注射 $\times 8$ 天）或伊达比星，粒细胞集落刺激因子（G-CSF）每天 $200\mu g/m^2$，皮下注射 $\times 14$ 天，完全缓解率约为 $40\% \sim 60\%$，有效率为 $60\% \sim 70\%$。预激方案较为适合老年、机体状况较差、伴有基础心肺疾病及糖尿病等不适于强化疗的患者，可延长生存期、改善生活质量。

3. 表观遗传学修饰治疗（即去甲基化药物）：5-阿扎胞苷（Azacitidine，AZA）和 5-阿扎-2-脱氧胞苷（Decitabine，地西他滨）可降低细胞内 DNA 总体甲基化程度，并引发基因表达改变。两种药物低剂量时有去甲基化作用，高剂量时有细胞毒作用。AZA 和地西他滨在 MDS 治疗中的具体剂量方案仍在优化中。高危 MDS 患者以及低危合并严重血细胞减少和/或输血依赖的患者是应用去甲基化药物的适宜对象，增加疗程可提高治疗的有效率。这类药物也可以与小剂量化疗联合应用。

（1）AZA：推荐方案为每天 $75mg/m^2$ 皮下注射或静脉输注共 7 天，28 天为 1 个疗程为目前。AZA 可明显改善患者生活质量，减少输血需求，明显延迟高危 MDS 患者向 AML 转化或死亡的时间。即使患者未达完全缓解，AZA 也能改善生存。在毒性能耐受及外周血常规提示病情无进展的前提下，AZA 治疗 6 个疗程无改善者，换用其他药物。

（2）地西他滨：推荐方案为每天静脉输注 $20mg/m^2$，共 5 天，4 周为 1 个疗程。多数患者在第 2 个疗程结束起效，并且在 $3 \sim 4$ 疗程达到最佳效果。因此建议足量应用地西他滨 $3 \sim 4$ 个疗程无效再考虑终止治疗。

4. 支持治疗：包括输血、红细胞生成素（EPO）、G-CSF 等，主要目的是改善症状、预防感染、出血和提高生活质量。

（1）输血：除 MDS 自身疾病可导致贫血外，其他多种因素如营养不良、出血、溶血和感染等也可加重贫血，应注意予以相应解决。一般在 $Hb < 60g/L$，或伴有明显贫血症状时输注红细胞。老年、合并心肺基础疾病、代偿反应能力受限、需氧量增加者，可放宽输血标准。

（2）血小板输注：建议存在血小板消耗危险因素者［感染、出血、使用抗菌药物或抗人胸腺细胞球蛋白（ATG）等］输注点为 PLT $20 \times 10^9$/L，而病情稳定者输注点为 PLT $10 \times 10^9$/L。

（3）促中性粒细胞治疗：中性粒细胞缺乏者，可给予 G-CSF 和/或 GM-CSF 治疗，以使中性粒细胞＞$1.0 \times 10^9$/L。不推荐 MDS 患者常规使用抗菌药物预防感染。

（4）促红细胞生成素（EPO）：是 IPSS 低危和中危-Ⅰ型中，输血依赖、血清 EPO 水平＜500U/L、非 5q-综合征的患者的首选治疗。EPO 1 万 U，每日或隔日，可联合应用 G-CSF（GM-CSF），连续 6~8 周后根据疗效调整剂量，对无效者，可加量应用 EPO，继续治疗 6 周。取得最大疗效后，逐渐减少细胞因子剂量，以最小剂量维持原疗效。对于血清 EPO 水平＞500U/L 的患者疗效不佳，每月红细胞输注量＜4U 和≥4U 的患者，有效率分别仅为 23% 和 7%。

（5）祛铁治疗：研究发现 MDS 患者体内铁负荷是患者总体生存期、无白血病生存和造血干细胞移植疗效的一个独立预后因素。铁超负荷可增加心脏、肝脏和胰腺等重要脏器的并发症的死亡率，可导致总生存期缩短。血清铁蛋白（SF）能间接反映机体铁负荷，但易受感染、炎症、肿瘤、肝病及酗酒等影响，如条件允许，可进行肝脏铁沉积的磁共振成像定量。对于红细胞输注依赖患者，应定期监测（每年 3~4 次）。SF 降至 500μg/L 以下且脱离输血时可终止祛铁治疗。常用药物有祛铁胺、祛铁酮、地拉罗司。

5. 免疫调节治疗：常用的免疫调节药物包括沙利度胺和来那度胺等。沙利度胺治疗患者后血液学改善以红系为主，疗效持久，但中性粒细胞和血小板改善罕见。未能证实剂量与反应率间的关系，长期应用耐受性差。来那度胺推荐用于治疗 5q-伴或不伴附加细胞遗传学异常的输血依赖性低危和中危-Ⅰ患者，剂量为 10mg/d（共 21 天，1 个疗程 28 天），骨髓抑制比例较高，可根据血常规检查结果调整剂量。也有采用低剂量 5mg/d 治疗，同样有效。深静脉血栓的发生率在标准剂量和低剂量治疗的患者中发生率不高，分别为 6% 和 1%。对于非 5q-MDS 患者，来那度胺也有一定疗效，NCCN 推荐用于输血依赖、非 5q-、低危和中危-Ⅰ患者对初始治疗无效时。

**（九）出院标准**

1. 一般情况良好。

2. 没有需要住院处理的并发症和/或合并症。

**（十）变异及原因分析**

1. 治疗中、后有感染、贫血、出血及其他合并症者，进行相关的诊断和治疗，可适当延长住院时间或退出路径。

2. 已明确诊断并决定进行造血干细胞移植的患者退出此路径。

### 五、骨髓增生异常综合征伴原始细胞增多临床路径给药方案

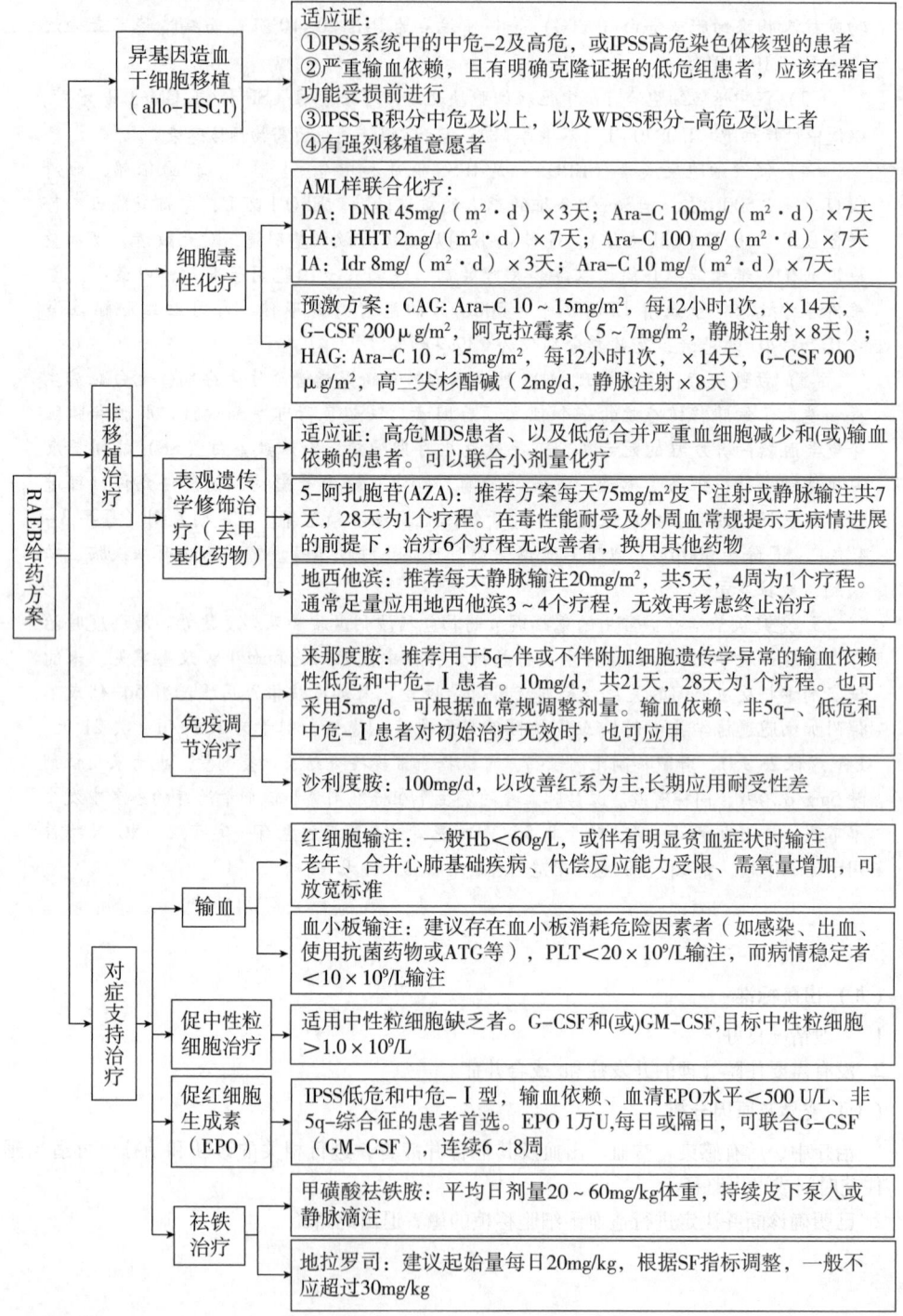

**RAEB给药方案**

**异基因造血干细胞移植（allo-HSCT）**

适应证：
①IPSS系统中的中危-2及高危，或IPSS高危染色体核型的患者
②严重输血依赖，且有明确克隆证据的低危组患者，应该在器官功能受损前进行
③IPSS-R积分中危及以上，以及WPSS积分-高危及以上者
④有强烈移植意愿者

**非移植治疗**

**细胞毒性化疗**

AML样联合化疗：
DA：DNR 45mg/（m²·d）×3天；Ara-C 100mg/（m²·d）×7天
HA：HHT 2mg/（m²·d）×7天；Ara-C 100 mg/（m²·d）×7天
IA：Idr 8mg/（m²·d）×3天；Ara-C 10 mg/（m²·d）×7天

预激方案：CAG：Ara-C 10~15mg/m²，每12小时1次，×14天，G-CSF 200μg/m²，阿克拉霉素（5~7mg/m²，静脉注射×8天）；HAG：Ara-C 10~15mg/m²，每12小时1次，×14天，G-CSF 200μg/m²，高三尖杉酯碱（2mg/d，静脉注射×8天）

**表观遗传学修饰治疗（去甲基化药物）**

适应证：高危MDS患者、以及低危合并严重血细胞减少和(或)输血依赖的患者。可以联合小剂量化疗

5-阿扎胞苷（AZA）：推荐方案每天75mg/m²皮下注射或静脉输注共7天，28天为1个疗程。在毒性能耐受及外周血常规提示无病情进展的前提下，治疗6个疗程无改善者，换用其他药物

地西他滨：推荐每天静脉输注20mg/m²，共5天，4周为1个疗程。通常足量应用地西他滨3~4个疗程，无效再考虑终止治疗

**免疫调节治疗**

来那度胺：推荐用于5q-伴或不伴附加细胞遗传学异常的输血依赖性低危和中危-Ⅰ患者。10mg/d，共21天，28天为1个疗程。也可采用5mg/d。可根据血常规调整剂量。输血依赖、非5q-、低危和中危-Ⅰ患者对初始治疗无效时，也可应用

沙利度胺：100mg/d，以改善红系为主，长期应用耐受性差

**对症支持治疗**

**输血**

红细胞输注：一般Hb<60g/L，或伴有明显贫血症状时输注老年、合并心肺基础疾病、代偿反应能力受限、需氧量增加，可放宽标准

血小板输注：建议存在血小板消耗危险因素者（如感染、出血、使用抗菌药物或ATG等），PLT<20×10⁹/L输注，而病情稳定者<10×10⁹/L输注

**促中性粒细胞治疗**

适用中性粒细胞缺乏者。G-CSF和(或)GM-CSF,目标中性粒细胞>1.0×10⁹/L

**促红细胞生成素（EPO）**

IPSS低危和中危-Ⅰ型，输血依赖、血清EPO水平<500 U/L、非5q-综合征的患者首选。EPO 1万U，每日或隔日，可联合G-CSF（GM-CSF），连续6~8周

**祛铁治疗**

甲磺酸祛铁胺：平均日剂量20~60mg/kg体重，持续皮下泵入或静脉滴注

地拉罗司：建议起始量每日20mg/kg，根据SF指标调整，一般不应超过30mg/kg

**【用药选择】**

1. 细胞毒性化疗：AML样联合化疗完全缓解率为40%~60%，但是缓解时间短暂，化疗相关合并症高，高龄患者常难以耐受。预激方案较为适合老年、机体状况较差、伴有基础心肺疾病及糖尿病等不适于强化疗的患者，延长生存期、改善生活质量。

2. 表观遗传学修饰治疗（即去甲基化药物）：包括 5-阿扎胞苷（Azacitidine，AZA）和 5-阿扎-2-脱氧胞苷（Decitabine，地西他滨）。高危 MDS 患者、以及低危合并严重血细胞减少和/或输血依赖的患者是应用去甲基化药物的适宜对象，增加疗程可提高治疗的有效率。通常治疗 3~4 个疗程无效者，换用其他药物。

3. 来那度胺：用于 5q-伴或不伴附加细胞遗传学异常的输血依赖性低危和中危-Ⅰ患者，但骨髓抑制比例较高，可根据血常规调整剂量，低剂量同样有效。应注意治疗过程中深静脉血栓的发生。对于非 5q-患者，也可用于对初始治疗无效的输血依赖、低危和中危-Ⅰ患者。

4. 促红细胞生成素（EPO）：是 IPSS 低危和中危-Ⅰ型中，输血依赖、血清 EPO 水平 <500U/L、非 5q-综合征的患者的首选治疗。对于血清 EPO 水平>500U/L 的患者疗效不佳。

5. 铁超负荷过载、红细胞输注依赖患者，应进行祛铁治疗，并监测血清铁蛋白水平。当血清铁蛋白降至 500μg/L 以下且停止输血时可终止祛铁治疗。

【药学提示】

1. 化疗：可引起骨髓抑制、胃肠道反应、肝肾功能损害、心功能不全、心律失常等，并易合并感染、出血等，应注意给予相应防治措施。还可引起性腺功能抑制、致突变作用等。蒽环类药物累积剂量超过一定范围，可引起明确的心脏损害。大剂量环磷酰胺可致出血性膀胱炎。

2. 沙利度胺治疗 MDS 属超适应证用药。

## 六、骨髓增生异常综合征护理规范

1. 对于 MDS-EB 需要进行化学治疗的患者，在化学治疗期间患者如出现恶心、呕吐等症状，要给予相应的处理。

2. 病情严重时要卧床休息，限制活动，注意安全。

3. 化疗后患者出现血象下降，做好血常规监测，预防出血，注意佩戴口罩、避免感染。

4. 对于较高危组的患者，身体情况允许时，部分患者要进行异基因造血干细胞移植，在移植前，做好相关的宣教，在清空骨髓过程中要注意无菌、层流室内外的东西要分清、注意清洁，听从医师、护士的指导，在清洁病房中度过骨髓移植的过程。

5. 移植以后要定期的在门诊进行复诊、定期复查。整个治疗过程中需要医师跟护士密切配合、良好沟通。

## 七、骨髓增生异常综合征营养治疗规范

1. 治疗期间，注意营养合理调配饮食，对肉类、蛋类、新鲜蔬菜的摄取要全面，不要偏食。

2. 食欲缺乏及感染发热患者，可以适量补液。

## 八、骨髓增生异常综合征患者健康宣教

1. 保持良好的个人卫生习惯，勤洗手，保持环境清洁和通风。

2. 避免接触有毒、有害化学物质及放射性物质。

3. 少去人群密集的公共场所，避免感染流感病毒。

4. 适当锻炼，增强体质，稳定病情，促进治愈。

5. 均衡饮食。

6. 保持良好、平和的心理状态。

7. 加强疾病知识教育，预防感染和出血，坚持治疗，不擅自停药，按时复诊。

## 九、推荐表单

### （一）医师表单

#### 骨髓增生异常综合征伴原始细胞增多临床路径医师表单

适用对象：第一诊断为骨髓增生异常综合征伴原始细胞增多（ICD-10：D46.201）

| 患者姓名： | 性别： 年龄： 门诊号： | 住院号： |
|---|---|---|
| 住院日期： 年 月 日 | 出院日期： 年 月 日 | 标准住院日：30天 |

| 时间 | 住院第 1 天 | 住院第 2 天 |
|---|---|---|
| 主要诊疗工作 | □ 询问病史及体格检查<br>□ 进行并且初步评估<br>□ 完成病历书写<br>□ 开实验室检查单<br>□ 对症支持治疗<br>□ 病情告知，必要时向患者家属告知病重或病危，并签署病重或病危通知书<br>□ 患者家属签署输血知情同意书、骨髓穿刺同意书<br>□ 如存在感染，完善相关检查，并予初始经验性抗感染治疗 | □ 上级医师查房<br>□ 完成入院检查<br>□ 骨髓穿刺术（形态学、病理、免疫分型、细胞、分子遗传学检查等）<br>□ 继续对症支持治疗<br>□ 完成必要的相关科室会诊<br>□ 完成上级医师查房记录等病历书写<br>□ 向患者及家属交代病情及其注意事项 |
| 重点医嘱 | **长期医嘱**<br>□ 血液病护理常规<br>□ 一级或二级护理<br>□ 饮食<br>□ 视病情通知病重或病危<br>□ 其他医嘱<br>**临时医嘱**<br>□ 血常规、尿常规、粪便常规+隐血<br>□ 肝肾功能、电解质、凝血功能、血型、输血前检查<br>□ X 线胸片、心电图、腹部 B 超、心脏超声<br>□ 输注红细胞或血小板（有适应证时）<br>□ 溶血相关检查<br>□ 感染部位病原学检查（必要时）<br>□ 其他医嘱 | **长期医嘱**<br>□ 患者既往基础用药<br>□ 其他医嘱<br>**临时医嘱**<br>□ 血常规<br>□ 骨髓穿刺<br>□ 骨髓相关检查<br>□ 输注红细胞或血小板（有适应证时）<br>□ 其他医嘱 |
| 病情变异记录 | □ 无 □ 有，原因：<br>1.<br>2. | □ 无 □ 有，原因：<br>1.<br>2. |
| 医师签名 | | |

| 时间 | 住院第 3~5 天 | 住院第 6~21 天 |
|---|---|---|
| 主要诊疗工作 | □ 上级医师查房<br>□ 复查血常规，观察血红蛋白、白细胞、血小板计数变化<br>□ 根据体检、骨髓检查结果和既往资料，进行鉴别诊断和确定诊断<br>□ 根据其他检查结果进行鉴别诊断，判断是否合并其他疾病<br>□ 开始治疗<br>□ 保护重要脏器功能<br>□ 注意观察药物的不良反应，并对症处理，完成病程记录 | □ 上级医师查房，注意病情变化<br>□ 住院医师完成病历书写<br>□ 复查血常规<br>□ 注意观察体温、血压、体重等<br>□ 成分输血、抗感染等支持治疗（必要时）<br>□ 造血生长因子治疗（必要时） |
| 重点医嘱 | **长期医嘱（视情况可第 2 天起开始治疗）**<br>□ 其他医嘱<br>**临时医嘱**<br>□ 复查血常规<br>□ 复查血生化、电解质<br>□ 输血医嘱（有适应证时）<br>□ 对症支持<br>□ 其他医嘱<br>□ CAG 方案：ACR 7~12mg/m$^2$，第 1~8 天；Ara-C 每次 10~15mg/m$^2$，q12h，第 1~14 天；G-CSF 200μg/（m$^2$·d），第 1~14 天。当中性粒细胞绝对值计数（ANC）>5×10$^9$/L 或白细胞（WBC）>20×10$^9$/L 时，G-CSF 暂停或减量<br>□ HAG 方案：HHT 2mg/d，第 1~8 天；Ara-C 每次 10~15mg/m$^2$，q12h，第 1~14 天；G-CSF 200μg/（m$^2$·d），第 1~14 天。当中性粒细胞绝对值计数（ANC）>5×10$^9$/L 或白细胞（WBC）>20×10$^9$/L 时，G-CSF 暂停或减量<br>□ DA：DNR 45mg/（m$^2$·d）×3 天；Ara-C 100mg/（m$^2$·d）×7 天<br>□ HA：HHT 2mg/（m$^2$·d）×7 天；Ara-C 100mg/（m$^2$·d）×7 天<br>□ IA：Idr 8mg/（m$^2$·d）×3 天；Ara-C 100mg/（m$^2$·d）×7 天<br>□ 去甲基化药物：<br>地西他滨，20mg/（m$^2$·d），静脉输注，第 1~5 天<br>阿扎胞苷，75mg/（m$^2$·d），皮下注射，第 1~7 天<br>□ 沙利度胺：50~100mg/d；来那度胺：5~10mg/d，第 1~21 天，28 天为 1 个病程 | **长期医嘱**<br>□ 洁净饮食<br>□ 抗感染等支持治疗（必要时）<br>□ 其他医嘱<br>**临时医嘱**<br>□ 血常规、尿常规、粪便常规<br>□ 血生化、电解质<br>□ 输血医嘱（必要时）<br>□ G-CSF 5μg/（kg·d）（必要时）<br>□ 影像学检查（必要）<br>□ 病原微生物培养（必要时）<br>□ 血培养（高热时）<br>□ 静脉插管维护、换药<br>□ 骨髓穿刺（可选）<br>□ 骨髓形态学（可选）<br>□ 其他医嘱 |
| 病情变异记录 | □ 无 □ 有，原因：<br>1.<br>2. | □ 无 □ 有，原因：<br>1.<br>2. |
| 医师签名 | | |

| 时间 | 住院第 22~29 天 | 住院第 30 天<br>（出院日） |
|---|---|---|
| 主要诊疗工作 | □ 上级医师查房<br>□ 住院医师完成常规病历书写<br>□ 根据血常规情况，决定复查骨髓穿刺 | □ 上级医师查房，进行评估，确定有无并发症情况，明确是否出院<br>□ 完成出院记录、病案首页、出院证明书等<br>□ 向患者交代出院后的注意事项，如返院复诊的时间、地点、发生紧急情况时的处理等 |
| 重点医嘱 | **长期医嘱**<br>□ 洁净饮食<br>□ 停用抗菌药物（根据体温及症状、体征及影像学）<br>□ 其他医嘱<br>**临时医嘱**<br>□ 骨髓穿刺<br>□ 骨髓形态学、微小残留病检测<br>□ 血常规、尿常规、粪便常规<br>□ HLA 配型（符合造血干细胞移植条件者）<br>□ G-CSF 5μg/（kg·d）（必要时）<br>□ 输血医嘱（必要时）<br>□ 其他医嘱 | **出院医嘱**<br>□ 出院带药<br>□ 定期门诊随访<br>□ 监测血常规 |
| 病情变异记录 | □ 无　□ 有，原因：<br>1.<br>2. | □ 无　□ 有，原因：<br>1.<br>2. |
| 医师签名 | | |

## （二）护士表单

### 骨髓增生异常综合征伴原始细胞增多临床路径护士表单

适用对象：第一诊断为骨髓增生异常综合征伴原始细胞增多（ICD-10：D46.201）

| 患者姓名： | | 性别： | 年龄： | 门诊号： | 住院号： |
|---|---|---|---|---|---|
| 住院日期： | 年　月　日 | 出院日期： | 年　月　日 | 标准住院日：30天 | |

| 时间 | 住院第1天 | 住院第2天 |
|---|---|---|
| 健康宣教 | □ 介绍病房环境、设施和设备<br>□ 介绍主管医师、护士<br>□ 介绍环境、设施<br>□ 介绍住院注意事项 | □ 指导患者正确留取尿、粪便标本<br>□ 责任护士与患者沟通，了解并指导心理应对<br>□ 宣教疾病相关知识及饮食注意事项<br>□ 宣教骨髓穿刺术相关内容<br>□ 进行输血相关健康教育 |
| 护理处置 | □ 核对患者姓名，佩戴腕带<br>□ 入院护理评估<br>□ 建立入院护理记录<br>□ 卫生处置：剪指（趾）甲、沐浴、更换病号服<br>□ 根据实验室检查单、检查单完成相关检查 | □ 密切观察患者病情变化<br>□ 协助医师完成入院各项辅助检查化验<br>□ 遵医嘱继续对症支持治疗<br>□ 完善护理记录 |
| 基础护理 | □ 一级护理<br>□ 晨晚间护理<br>□ 患者安全管理 | □ 一级护理<br>□ 晨晚间护理<br>□ 患者安全管理 |
| 专科护理 | □ 护理查体，询问病史及体格检查<br>□ 需要时填写跌倒及压疮防范表、自理能力评估表<br>□ 需要时请家属陪护<br>□ 心理护理<br>□ 辅助患者完成化验检查（血、尿、便等）及其他检查<br>□ 确认血型、输血（有适应证时） | □ 遵医嘱完成相关检查<br>□ 观察患者病情变化<br>□ 心理护理<br>□ 指导患者骨髓穿刺术后穿刺点的观察及处理<br>□ 输注红细胞或血小板（有适应证时）<br>□ 根据病情指导患者活动等，注意出血倾向、预防感染等<br>□ 如患者开始化疗，介绍化疗相关注意事项<br>□ 如有需要，进行深静脉插管及进行相关护理 |
| 重点医嘱 | □ 详见医嘱执行单 | □ 详见医嘱执行单 |
| 病情变异记录 | □ 无　□ 有，原因：<br>1.<br>2. | □ 无　□ 有，原因：<br>1.<br>2. |
| 护士签名 | | |

| 时间 | 住院第3~5天 | 住院第6~21天 |
|---|---|---|
| 健康宣教 | □ 宣教应用化疗或去甲基化等药物的作用与不良反应<br>□ 责任护士与患者沟通，了解并指导心理应对<br>□ 宣教患者复查血常规、网织红细胞、肝功能的必要性 | □ 根据医师开出的医嘱，对患者进行出院评估<br>□ 定时复查<br>□ 出院带药服用方法<br>□ 完成出院宣教，向患者交代出院后的注意事项，如返院复诊的时间、地点、发生紧急情况时的处理等 |
| 护理处置 | □ 密切观察患者病情变化<br>□ 遵医嘱正确给予化疗等药物<br>□ 遵医嘱正确予输血等支持治疗（需要时）<br>□ 完善护理记录 | □ 密切观察患者病情变化<br>□ 继续遵医嘱正确应用化疗等药物<br>□ 遵医嘱正确予输血等支持治疗（需要时）<br>□ 完善护理记录 |
| 基础护理 | □ 一级护理<br>□ 晨晚间护理<br>□ 患者安全管理 | □ 二级护理<br>□ 晨晚间护理<br>□ 患者安全管理 |
| 专科护理 | □ 遵医嘱完成相关检查<br>□ 心理护理<br>□ 如患者开始化疗，介绍化疗相关注意事项<br>□ 辅助患者进行口腔、鼻腔、肛周等部位护理（有适应证时）<br>□ 化疗期间嘱患者多饮水、注意尿量<br>□ 如有需要，进行深静脉插管相关护理<br>□ 根据血常规完成成分血输注（必要时）<br>□ 根据病情指导患者饮食、活动等，注意出血倾向、预防感染等<br>□ 注意观察药物的不良反应，并对症处理 | □ 遵医嘱完成相关检查<br>□ 病情观察：评估患者生命体征、血常规、网织红细胞、肝功能<br>□ 心理护理<br>□ 化疗期间嘱患者多饮水、注意尿量<br>□ 指导处于骨髓抑制期患者的饮食、活动等，如白细胞降低时遵医嘱进行洁净饮食，预防感染等，血小板降低时注意出血倾向<br>□ 根据血常规完成成分血输注（必要时）<br>□ 注意观察药物的不良反应，并对症处理<br>□ 造血生长因子（必要时）<br>□ 静脉插管维护、换药<br>□ 病原微生物培养（必要时） |
| 重点医嘱 | □ 详见医嘱执行单 | □ 详见医嘱执行单 |
| 病情变异记录 | □ 无　□ 有，原因：<br>1.<br>2. | □ 无　□ 有，原因：<br>1.<br>2. |
| 护士签名 | | |

| 时间 | 住院第 22~29 天 | 住院第 30 天<br>（出院日） |
|---|---|---|
| 健康宣教 | □ 责任护士与患者沟通，了解并指导心理应对<br>□ 宣教骨髓抑制期患者的饮食、活动、预防感染等相关事项 | □ 根据医师开出的医嘱，对患者进行出院评估<br>□ 定时复查<br>□ 出院带药服用方法<br>□ 完成出院宣教，向患者交代出院后的注意事项，如返院复诊的时间、地点、发生紧急情况时的处理等 |
| 护理处置 | □ 密切观察患者病情变化<br>□ 遵医嘱正确予输血等支持治疗（需要时）<br>□ 完善护理记录 | □ 办理出院手续<br>□ 书写出院小结<br>□ 完成床单终末消毒 |
| 基础护理 | □ 一级护理<br>□ 晨晚间护理<br>□ 患者安全管理 | □ 二级护理<br>□ 晨晚间护理<br>□ 患者安全管理 |
| 专科护理 | □ 观察患者病情变化<br>□ 遵医嘱完成相关检查<br>□ 心理护理<br>□ 指导患者骨髓穿刺术后穿刺点的观察及处理<br>□ 输血前后护理（需要时） | □ 病情观察：评估患者生命体征、血常规、肝功能<br>□ 心理护理 |
| 重点医嘱 | □ 详见医嘱执行单 | □ 详见医嘱执行单 |
| 病情变异记录 | □ 无 □ 有，原因：<br>1.<br>2. | □ 无 □ 有，原因：<br>1.<br>2. |
| 护士签名 | | |

## （三）患者表单

### 骨髓增生异常综合征伴原始细胞增多临床路径患者表单

适用对象：第一诊断为骨髓增生异常综合征伴原始细胞增多（ICD-10：D46.201）

| 患者姓名： | 性别： 年龄： 门诊号： | 住院号： |
|---|---|---|
| 住院日期： 年 月 日 | 出院日期： 年 月 日 | 标准住院日：30天 |

| 时间 | 住院第1天 | 住院第2天 |
|---|---|---|
| 医患配合 | □ 协助医师完成病史采集，请务必详细告知既往史、用药史、过敏史<br>□ 配合进行体格检查<br>□ 在医师指导下完成入院相关检查、化验，如采血、心电图、X线胸片、超声心动图等检查等<br>□ 患者家属签署输血知情同意书、骨髓穿刺同意书及化疗同意书等<br>□ 了解病情，必要时需签署病重或病危通知书<br>□ 有任何不适告知医师 | □ 配合完成入院辅助检查<br>□ 医师向患者及家属介绍病情及其注意事项<br>□ 配合完成骨髓穿刺术检查<br>□ 完成必要的相关科室会诊<br>□ 配合继续各项治疗<br>□ 配合完成输血治疗（需要时）<br>□ 有任何不适告知医师 |
| 护患配合 | □ 配合测量体温、脉搏、呼吸、血压、体重<br>□ 配合完成入院护理评估单（简单询问病史、过敏史、用药史）<br>□ 接受入院宣教（环境介绍、病室规定、探视制度、贵重物品保管、相关设施和设备应用等）<br>□ 接受相关化验检查宣教<br>□ 配合完成医嘱实验室检查单、相关检查<br>□ 有任何不适告知护士 | □ 配合测量生命体征<br>□ 接受疾病相关知识、饮食、活动等注意事项的指导<br>□ 接受相关化验检查宣教，正确留取标本，配合检查<br>□ 接受骨髓穿刺术相关内容的宣教<br>□ 接受输血、化疗等相关宣教<br>□ 接受输液、服药治疗<br>□ 注意活动安全，避免坠床或跌倒<br>□ 配合执行探视及陪护<br>□ 有任何不适告知护士 |
| 饮食 | □ 软食 | □ 软食 |
| 排泄 | □ 正常排尿便 | □ 正常排尿便 |
| 活动 | □ 床上活动 | □ 床上活动 |

| 时间 | 住院第3~5天 | 住院第6~21天 |
|---|---|---|
| 医患配合 | □ 开始化疗、去甲基化药物等治疗<br>□ 配合必要的检查、复查<br>□ 配合医师调整用药<br>□ 接受必要的输血支持治疗<br>□ 如有感染，需接受抗感染治疗<br>□ 有不适及时告知医师 | □ 完成化疗等用药及治疗<br>□ 配合医师调整用药<br>□ 根据病情变化，调整饮食、活动等注意事项的指导<br>□ 必要时进行相关化验检查的复查<br>□ 接受必要的输血支持治疗<br>□ 如有感染，需接受抗感染治疗<br>□ 注意活动安全，避免坠床或跌倒<br>□ 有任何不适告知医师 |
| 护患配合 | □ 配合测量生命体征<br>□ 开始化疗等输液、服药治疗<br>□ 化疗期间注意多饮水、排尿、清淡饮食、必要时记录出入量<br>□ 配合接受生活、活动等指导<br>□ 有任何不适告知护士 | □ 配合测量生命体征<br>□ 接受输液、服药治疗<br>□ 注意活动安全，避免坠床或跌倒<br>□ 配合执行探视及陪护<br>□ 有任何不适告知护士 |
| 饮食 | □ 清洁软食 | □ 清洁软食 |
| 排泄 | □ 正常排尿便 | □ 正常排尿便 |
| 活动 | □ 骨髓抑制期，卧床休息 | □ 骨髓抑制期，卧床休息床上活动 |

| 时间 | 住院第 22~29 天 | 住院第 30 天<br>（出院日） |
|---|---|---|
| 医患配合 | □ 继续完成治疗<br>□ 配合必要的检查、复查<br>□ 协助完成各项检查及化验<br>□ 配合医师调整用药<br>□ 有不适及时告知医师 | □ 接受出院前指导<br>□ 知道复查程序<br>□ 获取出院诊断书及出院记录 |
| 护患配合 | □ 配合测量生命体征<br>□ 接受输液、服药治疗<br>□ 配合接受生活、活动等指导<br>□ 有任何不适告知护士 | □ 接受出院宣教<br>□ 办理出院手续<br>□ 获取出院带药<br>□ 接受服药方法、作用、注意事项指导<br>□ 知道复印病历方法 |
| 饮食 | □ 软食 | □ 软食 |
| 排泄 | □ 正常排尿便 | □ 正常排尿便 |
| 活动 | □ 骨髓抑制期卧床休息 | □ 适度活动 |

附：原表单（2019 年版）

**骨髓增生异常综合征伴原始细胞增多临床路径表单**

适用对象：第一诊断为骨髓增生异常综合征伴原始细胞增多（ICD-10：D46.201）

| 患者姓名： | 性别： 年龄： 门诊号： | 住院号： |
|---|---|---|
| 住院日期： 年 月 日 | 出院日期： 年 月 日 | 标准住院日：30 天 |

| 时间 | 住院第 1 天 | 住院第 2 天 |
|---|---|---|
| 主要诊疗工作 | □ 询问病史及体格检查<br>□ 完成病历书写<br>□ 开实验室检查单<br>□ 对症支持治疗<br>□ 病情告知，必要时向患者家属告知病重或病危，并签署病重或病危通知书<br>□ 患者家属签署输血知情同意书、骨髓穿刺同意书 | □ 上级医师查房<br>□ 完成入院检查<br>□ 骨髓穿刺术（形态学、病理、免疫分型、细胞、分子遗传学检查等）<br>□ 继续对症支持治疗<br>□ 完成必要的相关科室会诊<br>□ 完成上级医师查房记录等病历书写<br>□ 向患者及家属交代病情及其注意事项 |
| 重点医嘱 | **长期医嘱**<br>□ 血液病护理常规<br>□ 一级护理<br>□ 饮食<br>□ 视病情通知病重或病危<br>□ 其他医嘱<br>**临时医嘱**<br>□ 血常规、尿常规、粪便常规+隐血<br>□ 肝肾功能、电解质、凝血功能、血型、输血前检查<br>□ X 线胸片、心电图、腹部 B 超、心脏超声<br>□ 输注红细胞或血小板（有指征时）<br>□ 溶血相关检查<br>□ 感染部位病原学检查（必要时）<br>□ 其他医嘱 | **长期医嘱**<br>□ 患者既往基础用药<br>□ 其他医嘱<br>**临时医嘱**<br>□ 血常规<br>□ 骨髓穿刺<br>□ 骨髓相关检查<br>□ 输注红细胞或血小板（有指征时）<br>□ 其他医嘱 |
| 主要护理工作 | □ 介绍病房环境、设施和设备<br>□ 入院护理评估<br>□ 宣教 | □ 观察患者病情变化 |
| 病情变异记录 | □ 无 □ 有，原因：<br>1.<br>2. | □ 无 □ 有，原因：<br>1.<br>2. |
| 护士签名 | | |
| 医师签名 | | |

| 时间 | 住院第 3~5 天 | 住院第 6~21 天 |
|---|---|---|
| 主要诊疗工作 | □ 上级医师查房<br>□ 复查血常规<br>□ 观察血红蛋白、白细胞、血小板计数变化<br>□ 根据体检、骨髓检查结果和既往资料，进行鉴别诊断和确定诊断<br>□ 根据其他检查结果进行鉴别诊断，判断是否合并其他疾病<br>□ 开始治疗<br>□ 保护重要脏器功能<br>□ 注意观察药物的不良反应，并对症处理，完成病程记录 | □ 上级医师查房，注意病情变化<br>□ 住院医师完成病历书写<br>□ 复查血常规<br>□ 注意观察体温、血压、体重等<br>□ 成分输血、抗感染等支持治疗（必要时）<br>□ 造血生长因子（必要时） |
| 重点医嘱 | **长期医嘱**（视情况可第 2 天起开始治疗）<br>□ 其他医嘱<br>**临时医嘱**<br>□ 复查血常规<br>□ 复查血生化、电解质<br>□ 输血医嘱（有适应证时）<br>□ 对症支持<br>□ 其他医嘱<br>□ CAG 方案：ACR 7~12mg/m², 第 1~8 天；Ara-C 每次 10mg~15mg/m²，每 12 小时 1 次，第 1~14 天；G-CSF 200μg/（m²·d），第 1~14 天。当中性粒细胞绝对值计数（ANC）>5×10⁹/L 或白细胞（WBC）>20×10⁹/L 时，G-CSF 暂停或减量<br>□ HAG 方案：HHT 2mg/d，第 1~8 天；Ara-C 每次 10~15mg/m²，每 12 小时 1 次，第 1~14 天；G-CSF 200μg/（m²·d），第 1~14 天。当中性粒细胞绝对值计数（ANC）>5×10⁹/L 或白细胞（WBC）>20×10⁹/L 时，G-CSF 暂停或减量<br>□ DA：DNR 45mg/（m²·d），3 天；Ara-C 100mg/（m²·d），7 天<br>□ HA：HHT 2mg/（m²·d），7 天；Ara-C 100mg/（m²·d），7 天<br>□ IA：Idr 8mg/（m²·d），3 天；Ara-C 100mg/（m²·d），7 天<br>□ 去甲基化药物<br>□ 地西他滨：20mg/（m²·d），静脉输注，第 1~5 天<br>阿扎胞苷，75mg/（m²·d）皮下注射，第 1~7 天<br>□ 沙利度胺：50~100mg/d；来那度胺：5~10mg/d，第 1~21 天，28 天为 1 个疗程 | **长期医嘱**<br>□ 洁净饮食<br>□ 抗感染等支持治疗（必要时）<br>□ 其他医嘱<br>**临时医嘱**<br>□ 血常规、尿常规、粪便常规<br>□ 血生化、电解质<br>□ 输血医嘱（必要时）<br>□ G-CSF 5μg/（kg·d）（必要时）<br>□ 影像学检查（必要）<br>□ 病原微生物培养（必要时）<br>□ 血培养（高热时）<br>□ 静脉插管维护、换药<br>□ 骨髓穿刺（可选）<br>□ 骨髓形态学（可选）<br>□ 其他医嘱 |
| 主要护理工作 | □ 随时观察患者病情变化<br>□ 心理与生活护理<br>□ 化疗期间嘱患者多饮水 | □ 随时观察患者情况<br>□ 心理与生活护理<br>□ 化疗期间嘱患者多饮水 |
| 病情变异记录 | □ 无 □ 有，原因：<br>1.<br>2. | □ 无 □ 有，原因：<br>1.<br>2. |
| 护士签名 | | |
| 医师签名 | | |

| 时间 | 住院第 22~29 天 | 住院第 30 天<br>（出院日） |
|---|---|---|
| 主要<br>诊疗<br>工作 | □ 上级医师查房<br>□ 住院医师完成常规病历书写<br>□ 根据血常规情况，决定复查骨髓穿刺 | □ 上级医师查房，进行评估，确定有无并发症情况，明确是否出院<br>□ 完成出院记录、病案首页、出院证明书等<br>□ 向患者交代出院后的注意事项，如返院复诊的时间、地点、发生紧急情况时的处理等 |
| 重<br>点<br>医<br>嘱 | **长期医嘱**<br>□ 洁净饮食<br>□ 停用抗菌药物（根据体温及症状、体征及影像学）<br>□ 其他医嘱<br>**临时医嘱**<br>□ 骨髓穿刺<br>□ 骨髓形态学、微小残留病检测<br>□ 血常规、尿常规、粪便常规<br>□ HLA 配型（符合造血干细胞移植条件者）<br>□ G-CSF 5μg/（kg·d）（必要时）<br>□ 输血医嘱（必要时）<br>□ 其他医嘱 | **出院医嘱**<br>□ 出院带药<br>□ 定期门诊随访<br>□ 监测血常规 |
| 主要<br>护理<br>工作 | □ 观察患者病情变化 | □ 指导患者办理出院手续 |
| 病情<br>变异<br>记录 | □ 无 □ 有，原因：<br>1.<br>2. | □ 无 □ 有，原因：<br>1.<br>2. |
| 护士<br>签名 | | |
| 医师<br>签名 | | |

# 第十七章

# 成人免疫性血小板减少症临床路径释义

**【医疗质量控制指标】**

指标一、诊断本病时应注意结合各项检查结果排除其他原因引起的血小板减少。

指标二、治疗过程中仍应持续关注治疗效果及其他症状，如怀疑存有其他原因，应及时检查、排除。

指标三、本病易复发，应向患者进行充分宣教，以降低日常生活中不良事件的发生率。

## 一、成人免疫性血小板减少症编码

疾病名称及编码：成人免疫性血小板减少症（ICD-10：D69.3）

## 二、临床路径检索方法

D69.3

## 三、国家医疗保障疾病诊断相关分组（CHS-DRG）

MDCQ 血液、造血器官及免疫疾病和功能障碍

QT1 凝血功能障碍

## 四、成人免疫性血小板减少症临床路径标准住院流程

### （一）适用对象

第一诊断为免疫性血小板减少症（ITP）（ICD-10：D69.3）。

> 释义
>
> ■ 适用对象编码参见第一部分。
> ■ 本路径适用对象为临床诊断为新诊断的原发性免疫性血小板减少症，即确诊后3个月以内的原发性免疫性血小板减少症，不包括继发性血小板减少症患者。
> ■ 合并轻度缺铁性贫血的患者，如果是因为血小板减少所致慢性出血，除外其他系统严重疾病，不影响第一诊断者可以进入本路径。

### （二）诊断依据

根据《血液病诊断及疗效标准（第4版）》（沈悌、赵永强主编，科学出版社）和《临床诊疗指南·血液病学分册》（中华医学会编著，人民卫生出版社）。

1. 病史。
2. 多次检查血小板计数减少（包括血涂片）。
3. 脾脏不大或轻度增大。
4. 骨髓检查巨核细胞数增多或正常，有成熟障碍。
5. 排除血小板减少的其他原因。

■ 近年来ITP的诊断标准有所更新，目前的诊断标准是根据《成人原发免疫性血小板减少症诊断与治疗中国指南（2020年版）》［中国医学会血液学分会血栓与止血学组，中华血液学杂志，2020，41（08）：617-623］。

■ 目前的诊断标准：①至少2次血常规检查示血小板计数减少，血细胞形态无异常；②脾脏一般不增大；③骨髓检查：巨核细胞数增多或正常、有成熟障碍；④须排除其他继发性血小板减少症。

■ 血细胞减少一般为单纯性血小板减少，有时可能伴有缺铁性贫血，如伴有白细胞减少等异常，需考虑其他血液系统疾病可能。如果没有任何出血倾向，注意除外假性血小板减少的可能。血涂片注意观察是否存在细胞形态的异常，这是与其他血液系统疾病鉴别最简单便捷的筛选方法。

■ 查体或B超检查如果发现脾脏明显增大，则患者诊断ITP的可能性不大，需要进一步除外其他疾病的可能。

■ 目前巨核细胞数量的正常标准是每张骨髓涂片上巨核细胞数量7~35个，但是血涂片的厚薄、涂片面积大小都可能影响结果。注意只有部分患者巨核细胞明显增多，亦即巨核细胞数量正常不能除外ITP的诊断，但是如果巨核细胞数量明显减少，则诊断为ITP的可能性较低，需要仔细排查其他血液系统疾病，如再生障碍性贫血等。

■ 其他导致血小板减少的原因很多，需要仔细的甄别和排查，包括：自身免疫性疾病、甲状腺疾病、淋巴系统增殖性疾病、骨髓增生异常（再生障碍性贫血和骨髓增生异常综合征）、恶性血液病、慢性肝病脾功能亢进、常见变异性免疫缺陷病（CVID）以及人类免疫缺陷病毒（HIV）及其他感染等所致的继发性血小板减少，血小板消耗性减少，药物诱导的血小板减少，同种免疫性血小板减少，妊娠所致血小板减少，假性血小板减少以及先天性血小板减少等。

## （三）选择治疗方案的依据

根据《邓家栋临床血液学》（邓家栋主编，上海科学技术出版社）和《临床诊疗指南·血液病学分册》（中华医学会编著，人民卫生出版社）。

1. 糖皮质激素作为首选治疗：可常规剂量或短疗程大剂量给药。

2. 紧急治疗：适用于严重、广泛出血；可疑或明确颅内出血；需要紧急手术或分娩者。

（1）静脉输注免疫球蛋白。

（2）输注血小板。

■ 近年来ITP的治疗有很大进展，目前的治疗依据为《成人原发免疫性血小板减少症诊断与治疗中国指南（2020年版）》［中国医学会血液学分会血栓与止血学组，中华血液学杂志，2020，41（08）：617-623］。

■ 新诊断ITP的一线治疗药物包括糖皮质激素和免疫球蛋白。大部分患者对激素治疗能出现治疗反应，缺点是疗效一般不能持续，多数终将复发。常规剂量激素疗程一般不大于1个月，以避免严重的激素不良反应。

■ 免疫球蛋白是目前已知的能够快速起效，提高血小板计数的药物，同样很少有持久疗效，而且价格昂贵，因此一般不常规使用，多用于紧急情况需要尽快提高血小板计数、使患者尽快脱离严重出血风险的情况。

■ 血小板输注一般效果较差，需要从严掌握适应证，多在出现危及生命的出血或术前需要立即提高血小板计数的情况下应用。

■ ITP的急症治疗还包括大剂量甲泼尼龙，1.0g/d ×3天。

■ ITP的急症治疗还包括促血小板生成药物。

■ 对于出血较重、静脉输注免疫球蛋白、大剂量甲泼尼龙和输注血小板无效的患者，急症治疗可行脾切除，应用长春碱类药物、抗纤溶药物。病情危急可联合应用以上治疗措施。

### (四) 临床路径标准住院日

14天内。

**释义**

■ ITP患者入院后，第1~2天完善外周血及骨髓检查，尽量同时开始给予治疗；在第3~13天继续给予相应治疗，期间复查血小板计数；第14天左右血小板计数恢复后出院。总住院时间不超过14天均符合路径要求。

### (五) 进入路径标准

1. 第一诊断必须符合ICD-10：D69.3免疫性血小板减少症疾病编码。

2. 血液检查指标符合需要住院适应证：血小板数 $< 20×10^9/L$，或伴有出血表现或出血危险（如高血压、消化性溃疡等）。

3. 当患者同时具有其他疾病诊断，但在住院期间不需要特殊处理，也不影响第一诊断的临床路径流程实施时，可以进入路径。

**释义**

■ 血小板计数 $> 20×10^9/L$ 的年轻患者（年龄 $< 60$ 岁），如果不伴有血小板功能异常，很少单纯因为血小板数量的减少发生危及生命的出血，因此将该标准作为住院治疗的标准。需要注意的是，老年患者因血管弹性差，合并症多，有可能在血小板计数 $> 20×10^9/L$ 时仍出现严重的出血。存在高血压、消化性溃疡等可能导致严重出血的合并症时，应积极治疗和处理相应疾病，减少出血风险。

■ 经入院常规检查发现以往所没有发现的疾病，而该疾病可能对患者健康影响更为严重，或者该疾病可能影响本路径实施的，暂不宜进入本路径。若既往患有疾病，经合理治疗后达到稳定，亦或目前尚需要持续用药，但不影响该病预后和路径实施的，则可进入本路径。但可能会增加医疗费用，延长住院时间。

**（六）明确诊断及入院常规检查**

需 2~3 天（指工作日）。

1. 必须的检查项目：

（1）血常规、尿常规、粪便常规+隐血。

（2）肝肾功能、电解质、凝血功能、输血前检查、红细胞沉降率、血涂片、血型、自身免疫系统疾病筛查。

（3）X 线胸片、心电图、腹部 B 超。

2. 发热或疑有感染者可选择：病原微生物培养、影像学检查。

3. 骨髓形态学检查。

---

**释义**

■ 三大常规检查中血常规有助于判断是否为单纯性血小板减少，是否合并小细胞低色素性贫血，如果合并白细胞减少，则诊断为 ITP 可能性不大。尿便常规有助于判断是否患者存在泌尿道及胃肠道出血，用以评估患者的出血情况。

■ 肝肾功能及电解质用于判断患者是否合并其他疾病，并了解患者一般情况。凝血功能检查有助于判断患者是否合并凝血功能异常，明确患者出血风险。患者住院期间可能需要输注血小板或来源于血液的免疫球蛋白，因此需要进行输血前检查和血型检查备用。需要输注血小板时，签署输血同意书、进行血型及输血前检查。

■ 病毒学检查主要包括人类免疫缺陷病毒，乙型、丙型肝炎病毒及巨细胞病毒，主要用于排除病毒感染所致的继发性血小板减少。

■ 自身免疫系统疾病的筛查主要包括 ENA 抗体谱、抗双链 DNA 抗体、抗核抗体、抗心磷脂抗体等，主要用于除外可能导致血小板减少的自身免疫性疾病，因为 ITP 目前仍为排除性诊断，因此为避免误诊，本类检查为必须检查项目。

■ X 线胸片有助于明确肺部情况，是否合并肺部感染；心电图用于筛查患者是否合并心脏疾病；腹部 B 超则用于明确患者是否合并肝脾大及其他腹部脏器的异常，这也是 ITP 诊断诊断标准的重要组成部分。

■ 发热或疑有感染者可选择：病原微生物培养、影像学检查。很多 ITP 患者发病前有细菌或病毒感染的症状和体征，如果患者存在发热或疑有感染，需要进行病原微生物培养和影像学检查，明确感染情况，为后续抗感染治疗提供依据。

■ 骨髓形态学检查是 ITP 国内诊断标准之一，有助于鉴别患者是否为其他的血液系统疾病，其中巨核细胞的数量和成熟情况尤为重要。

---

**（七）治疗开始时间**

诊断第 1 天。

**（八）治疗选择**

1. 糖皮质激素作为首选治疗：注意检测血糖、血压，观察皮质激素的不良反应并对症处理；防治脏器功能损伤，包括抑酸、补钙等。

（1）常规剂量［泼尼松 1mg/（kg·d）］。

（2）短疗程大剂量给药（地塞米松 40mg/d×4 天）。

2. 急症治疗：适用于严重、广泛出血；可疑或明确颅内出血；需要紧急手术或分娩者。

（1）静脉输注丙种球蛋白：0.4g/（kg·d）×5 天或 1.0g/（kg·d）×2 天。

（2）甲泼尼龙 1.0g/d×3 天。

（3）输注血小板。

> **释义**
>
> ■糖皮质激素是 ITP 患者的一线首选治疗方案，常规剂量激素的使用疗程不宜过长，以减少或避免不良反应的发生。如果应用大剂量给药方案，需要注意按照疗程用毕后直接停药，不用逐渐减量。
>
> ■关于急症治疗，大剂量甲泼尼龙能够迅速提高患者血小板计数，减轻出血症状，可用于 ITP 的急症治疗。免疫球蛋白能够较快地提高血小板计数。而血小板输注的适应证需要从严把握，因其疗效有限。此外，可使用重组人白细胞介素-11、重组人血小板生成素等促血小板生长因子，以维持血小板计数，避免出血风险。如上述方法无效，伴有危及生命的出血需要积极治疗的情况，还可考虑应用长春碱类药物或进行紧急切脾术。

### （九）出院标准

不输注血小板情况下，血小板 > $20×10^9$/L 并且持续 3 天以上。

> **释义**
>
> ■糖皮质激素治疗 ITP 多数有效，但是最终多将复发。达到出院标准后，需告知患者激素逐渐减量，并在 6 周内减停。如需小剂量激素维持，每日用量不超过 5mg/d，以避免激素不良反应的出现。如果血小板计数再次下降到 $20×10^9$/L 以下，可考虑二线治疗，如血小板生成素及血小板生成素受体激动剂［重组人血小板生成素（rhTPO）、艾曲波帕、罗米司亭］、抗 CD20 单克隆抗体等。
>
> ■告知患者避免感染，因其可能导致患者血小板计数迅速降低至危险水平。

### （十）变异及原因分析

经治疗后，血小板仍持续低于 $20×10^9$/L 并大于 2 周，则退出该路径。

> **释义**
>
> ■如患者疗效欠佳，首先需要重新评估病情，明确是否为 ITP。
>
> ■如仍确诊 ITP，合并明显出血倾向，可建议二线治疗，如血小板生成素及血小板生成素受体激动剂［重组人血小板生成素（rhTPO）、艾曲波帕、罗米司亭］、抗 CD20 单克隆抗体等。
>
> ■治疗过程中出现任何严重不良事件者，退出本路径。
>
> ■治疗过程中患者出现其他疾病，需要紧急处理时，退出本路径。
>
> ■患者自愿退出路径。

**五、成人免疫性血小板减少症临床路径给药方案**

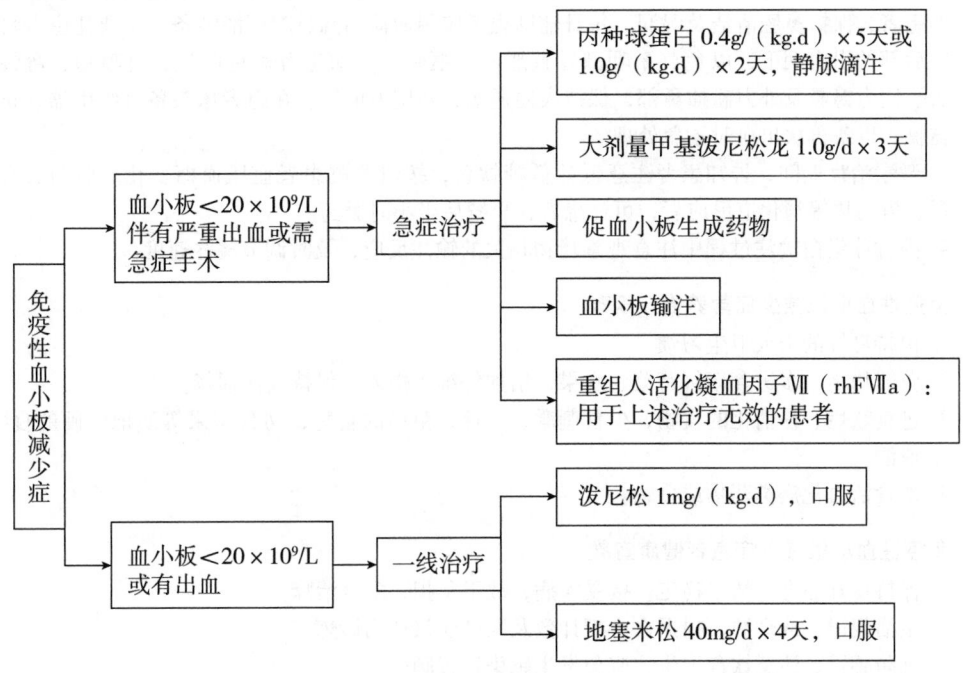

**【药学提示】**

1. 免疫球蛋白：用药相对安全，不良反应包括：①过敏反应：多发生在 IgA 缺乏症患者再次输注静脉免疫球蛋白时；②全身反应：少数患者在输注过程中出现发热、寒战、皮疹、恶心、头痛、胸闷等，多发生在输注初期，速度过快易发生，亦可在输注多日后发生，可能与Ⅲ型过敏反应有关；③神经系统不良反应：常见有头痛，与输注速度过快有关；④部分患者可出现短暂的无症状的血肌酐，尿素氮的升高，另外少数患者可发生溶血。

2. 糖皮质激素治疗的不良反应包括：①部分患者，尤其老年患者可出现高血压、高血糖；②消化道不良反应：包括胃和十二指肠溃疡、出血、穿孔，少数患者可出现胰腺炎、肝功能损害；③精神神经系统：多表现为兴奋、失眠，少数可出现谵妄、癫痫发作、定向力障碍、抑郁甚至明显的精神病表现；④水钠潴留、水肿、低钠血症、低钙血症等，少数患者可出现眼压升高、青光眼、肱骨或股骨头坏死。此外，长期使用可导致骨质疏松、皮质醇增多症、肌无力、肌萎缩，增加感染、病理性骨折的风险。

**【注意事项】**

1. 长期应用糖皮质激素治疗可导致骨质疏松、皮质醇增多症、肌无力、肌萎缩，增加感染、病理性骨折的风险。

2. 大剂量糖皮质激素治疗患者，少数患者可出现撤药反应：包括头晕、晕厥、低热、腰背痛、食欲减退、恶心、呕吐、肌肉关节痛、乏力等。

3. 丙种球蛋白的半衰期大约 3 周左右，因此，单药应用静脉丙种球蛋白治疗的患者疗效持续一般较短。

**六、免疫性血小板减少症护理规范**

1. 血小板低于 $20 \times 10^9/L$ 或有活动性出血时，应绝对卧床休息。

2. 鼻出血、牙龈出血及口腔血疱为 ITP 患者最常见的出血症状。发生时首先安抚患者及家属，做好心理疏导。牙龈出血或口腔血疱时鼓励患者进食温凉的流质或半流质饮食，可少量多餐。协助患者进行口腔护理，指导患者进行简易的牙龈压迫止血。对于进行鼻腔填塞止血的患者，保持鼻腔清洁及湿润，每日辅助患者应用薄荷油滴鼻腔润滑纱条；不要让患者将鼻腔后部的出血咽下，以免刺激咽部导致恶心、呕吐。告知患者避免咳嗽、打喷嚏、弯腰低头、用力擤鼻及外力碰撞鼻部，保持大便通畅，勿用力屏气。在患者床头备好吸引器、止血器械，以备再次出血时紧急处理。

3. 激素治疗期间，告知患者注意低盐低糖饮食，按时监测患者血压血糖变化。服药后有胃酸、胃灼热等消化道反应者，可让患者在早餐后半小时服药。

4. 丙种球蛋白输注过程中注意观察药物相关的输注反应，及时调节输注速度。

### 七、免疫性血小板减少症营养治疗规范

1. 保持良好的个人卫生习惯。

2. 营养均衡，多进食新鲜蔬菜、水果，增加纤维素摄入，保持大便通畅。

3. 进食软烂、易消化的食物，少食刺激、辛辣、粗糙的食物，勿食坚果等质地坚硬的食物。

4. 戒酒。

5. 勿食活血化瘀类药物或食物。

### 八、免疫性血小板减少症患者健康宣教

1. 保持良好心态，情绪稳定。接受疾病，放下负担，配合治疗。

2. 生活规律，戒烟酒，根据血小板计数及医师建议适当锻炼。

3. 预防感冒、注意饮食卫生，避免发生感染性胃肠炎。

4. 勿服用抗凝药及影响血小板功能的药物或食物。

5. 积极控制血压。

6. 建议使用软毛牙刷刷牙，不要使用牙线、牙签。

7. 推荐使用电动剃须刀。

8. 可用薄荷脑滴鼻，不要用力擤鼻涕，不要挖鼻孔。

9. 沐浴时水温适中，不要用力搓洗皮肤。

10. 减少利器使用，指甲不宜剪得过短。

11. 进行口腔检查或操作时需前往正规医院，并告知医师疾病状况。

## 九、推荐表单

### （一）医师表单

#### 免疫性血小板减少症临床路径医师表单

适用对象：第一诊断为免疫性血小板减少症（ICD-10：D69.3）

| 患者姓名： | 性别： 年龄： 门诊号： | 住院号： |
|---|---|---|
| 住院日期： 年 月 日 | 出院日期： 年 月 日 | 标准住院日：14 天内 |

| 时间 | 住院第 1 天 | 住院第 2 天 |
|---|---|---|
| 主要诊疗工作 | □ 询问病史及体格检查<br>□ 完成病历书写<br>□ 开实验室检查单<br>□ 上级医师查房，初步确定诊断<br>□ 对症支持治疗<br>□ 向患者家属告知病重或病危，并签署病重或病危通知书（必要时）<br>□ 患者家属签署输血知情同意书、骨髓穿刺同意书 | □ 上级医师查房<br>□ 完成入院检查<br>□ 骨髓穿刺术（形态学检查）<br>□ 继续对症支持治疗<br>□ 完成必要的相关科室会诊<br>□ 完成上级医师查房记录等病历书写<br>□ 向患者及家属交代病情及其注意事项 |
| 重点医嘱 | **长期医嘱**<br>□ 血液病护理常规<br>□ 一级护理<br>□ 饮食<br>□ 视病情通知病重或病危<br>□ 其他医嘱<br>**临时医嘱**<br>□ 血常规、尿常规、粪便常规+隐血<br>□ 肝肾功能、电解质、血糖、红细胞沉降率、凝血功能、血涂片、血型、输血前检查、病毒筛查、自身免疫系统疾病筛查<br>□ X 线胸片、心电图、腹部 B 超<br>□ 输注血小板（有适应证时）<br>□ 其他医嘱 | **长期医嘱**<br>□ 患者既往基础用药<br>□ 其他医嘱<br>**临时医嘱**<br>□ 血常规<br>□ 骨髓穿刺<br>□ 骨髓形态学<br>□ 输注血小板（有适应证时）<br>□ 其他医嘱 |
| 病情变异记录 | □ 无 □ 有，原因：<br>1.<br>2. | □ 无 □ 有，原因：<br>1.<br>2. |
| 医师签名 | | |

| 时间 | 住院第 3~13 天 | 住院第 14 天<br>（出院日） |
|---|---|---|
| 主要诊疗工作 | □ 上级医师查房<br>□ 复查血常规<br>□ 观察血小板变化<br>□ 根据体检、骨髓检查结果和既往资料，进行鉴别诊断和确定诊断<br>□ 根据其他检查结果进行鉴别诊断，判断是否合并其他疾病<br>□ 开始治疗<br>□ 保护重要脏器功能<br>□ 注意检测血糖、血压，观察皮质激素的不良反应，并对症处理<br>□ 完成病程记录 | □ 上级医师查房，进行评估，确定有无并发症情况，明确是否出院<br>□ 完成出院记录、病案首页、出院证明书等<br>□ 向患者交代出院后的注意事项，如返院复诊的时间、地点，发生紧急情况时的处理等 |
| 重点医嘱 | **长期医嘱（视情况可第 2 天起开始治疗）**<br>□ 糖皮质激素：常规剂量［泼尼松 1mg/（kg·d）］或短疗程大剂量给药（甲泼尼龙 1.0g/d×3 天或地塞米松 40mg/d×4 天）<br>□ 丙种球蛋白 0.4g/（kg·d）×5 天或 1.0g/（kg·d）×2 天（必要时）<br>□ 重要脏器保护：抑酸、补钙等<br>□ 其他医嘱<br>**临时医嘱**<br>□ 复查血常规<br>□ 复查血生化、电解质、血糖<br>□ 输注血小板（有适应证时）<br>□ 对症支持<br>□ 其他医嘱 | **出院医嘱**<br>□ 出院带药<br>□ 定期门诊随访<br>□ 监测血常规 |
| 病情变异记录 | □ 无 □ 有，原因：<br>1.<br>2. | □ 无 □ 有，原因：<br>1.<br>2. |
| 医师签名 | | |

## （二）护士表单

### 免疫性血小板减少症临床路径护士表单

适用对象：第一诊断为免疫性血小板减少症（ICD-10：D69.3）

| 患者姓名： | 性别：　　年龄：　　门诊号： | 住院号： |
|---|---|---|
| 住院日期：　　年　月　日 | 出院日期：　　年　月　日 | 标准住院日：14天内 |

| 时间 | 住院第 1 天 | 住院第 2 天 |
|---|---|---|
| 健康宣教 | □ 入院宣教：介绍病房环境、设施、医院相关制度、主管医师和护士<br>□ 告知各种检查、化验的目的及注意事项<br>□ 指导饮食、卫生、活动等<br>□ 安全宣教<br>□ 做好心理安慰，减轻患者入院后焦虑、紧张的情绪 | □ 宣教疾病知识<br>□ 介绍骨髓穿刺的目的、方法、注意事项<br>□ 做好用药指导 |
| 护理处置 | □ 入院护理评估：询问病史、相关查体、血常规、检查皮肤黏膜有无出血、营养状况等<br>□ 检测和记录生命体征<br>□ 建立护理记录（病危、重患者）<br>□ 卫生处置：剪指（趾）甲、沐浴，更换病号服<br>□ 完成各项化验检查的准备 | □ 完成各项化验检查标本的留取并及时送检<br>□ 遵医嘱完成相关检查 |
| 基础护理 | □ 根据患者病情和生活自理能力确定护理级别（遵医嘱执行）<br>□ 晨晚间护理<br>□ 安全护理 | □ 执行分级护理<br>□ 晨晚间护理<br>□ 安全护理 |
| 专科护理 | □ 执行血液病护理常规<br>□ 病情观察<br>□ 填写患者危险因素评估表（需要时）<br>□ 心理护理 | □ 观察患者病情变化<br>□ 出血的观察<br>□ 心理护理 |
| 重点医嘱 | □ 详见医嘱执行单 | □ 详见医嘱执行单 |
| 病情变异记录 | □ 无　□ 有，原因：<br>1.<br>2. | □ 无　□ 有，原因：<br>1.<br>2. |
| 护士签名 | | |

| 时间 | 住院第 3~13 天 | 住院第 14 天<br>（出院日） |
|---|---|---|
| 健康宣教 | □ 介绍疾病治疗、护理知识<br>□ 告知活动时注意事项，减少出血<br>□ 介绍药物作用、不良反应及注意事项<br>□ 指导患者输液、采血等拔针后按压至出血停止 | □ 出院宣教：用药、饮食、休息、检测血常规、复查日期等<br>□ 指导办理出院手续<br>□ 告知患者科室联系电话<br>□ 定期门诊随访 |
| 护理处置 | □ 遵医嘱完成相关检查<br>□ 遵照医嘱及时给予对症治疗<br>□ 注意保护静脉，做好静脉选择 | □ 为患者领取出院带药<br>□ 协助整理患者用物<br>□ 床单位终末消毒 |
| 基础护理 | □ 执行分级护理<br>□ 晨晚间护理<br>□ 安全护理 | □ 安全护理（护送出院） |
| 专科护理 | □ 密切观察病情变化，尤其注意出血情况<br>□ 生命体征检测，必要时做好重症记录<br>□ 心理护理 | □ 预防出血指导<br>□ 心理护理 |
| 重点医嘱 | □ 详见医嘱执行单 | □ 详见医嘱执行单 |
| 病情变异记录 | □ 无　□ 有，原因：<br>1.<br>2. | □ 无　□ 有，原因：<br>1.<br>2. |
| 护士签名 | | |

## （三）患者表单

### 免疫性血小板减少症临床路径患者表单

适用对象：第一诊断为免疫性血小板减少症（ICD-10：D69.3）

| 患者姓名： | 性别：　　年龄：　　门诊号： | 住院号： |
| --- | --- | --- |
| 住院日期：　　年　月　日 | 出院日期：　　年　月　日 | 标准住院日：14 天内 |

| 时间 | 住院第 1 天 | 住院第 2 天 |
| --- | --- | --- |
| 医患配合 | □ 接受询问病史、收集资料、请务必详细告知既往史、用药史、过敏史<br>□ 请明确告知既往用药情况<br>□ 配合进行体格检查<br>□ 有任何不适请告知医师<br>□ 配合进行相关检查<br>□ 签署相关知情同意书 | □ 配合完成相关检查（B 超、心电图、X 线胸片等）<br>□ 配合完成化验：血常规、血生化及出凝血检查等<br>□ 配合骨髓穿刺、活检等<br>□ 配合用药<br>□ 有任何不适请告知医师 |
| 护患配合 | □ 配合测量体温、脉搏、呼吸、血压、身高、体重<br>□ 配合完成入院护理评估（回答护士询问病史、过敏史、用药史）<br>□ 接受入院宣教（环境介绍、病房规定、探视陪护制度、送餐订餐制度、贵重物品保管等）<br>□ 有任何不适请告知护士 | □ 配合测量体温、脉搏、呼吸、询问排便情况<br>□ 配合各项检查（需要空腹的请遵嘱执行）<br>□ 配合采集血标本<br>□ 接受疾病知识介绍<br>□ 接受用药指导<br>□ 接受出血预防指导<br>□ 接受心理护理<br>□ 接受基础护理<br>□ 有任何不适请告知护士 |
| 饮食 | □ 遵照医嘱饮食<br>□ 有消化道出血倾向者进流质饮食或禁食，避免生、硬食物 | □ 遵照医嘱饮食<br>□ 有消化道出血倾向者进流质饮食或禁食，避免生、硬食物 |
| 排泄 | □ 尿便异常时及时告知医护人员 | □ 尿便异常时及时告知医护人员 |
| 活动 | □ 根据病情适度活动<br>□ 有出血倾向者卧床休息，减少活动 | □ 根据病情适度活动<br>□ 有出血倾向者卧床休息，减少活动 |

| 时间 | 住院第 3~13 天 | 住院第 14 天<br>（出院日） |
|------|---------------|-------------------------|
| 医患<br>配合 | □ 配合进行相关检查<br>□ 配合用药<br>□ 配合各种治疗<br>□ 有任何不适请告知医师 | □ 接受出院前指导<br>□ 遵医嘱出院后用药<br>□ 明确复查时间<br>□ 获取出院诊断书 |
| 护<br>患<br>配<br>合 | □ 配合定时检测生命体征、每日询问排便情况<br>□ 配合各种相关检查<br>□ 配合采集血标本<br>□ 配合选择静脉输液途径<br>□ 接受输液、服药等治疗<br>□ 接受疾病知识介绍和用药指导<br>□ 接受预防出血措施<br>□ 接受基础护理<br>□ 接受心理护理<br>□ 有任何不适请告知护士 | □ 接受出院宣教<br>□ 办理出院手续<br>□ 获取出院带药<br>□ 熟悉服药方法、作用、注意事项<br>□ 掌握预防出血措施<br>□ 知道复印病历方法 |
| 饮食 | □ 遵照医嘱饮食<br>□ 有消化道出血倾向者进流质饮食或禁食，避免生、<br>硬食物 | □ 正常饮食<br>□ 避免进生、冷、硬、辛辣和刺激食物 |
| 排泄 | □ 尿便异常时及时告知医护人员 | □ 尿便异常时及时告知医护人员 |
| 活动 | □ 根据病情适度活动<br>□ 有出血倾向者卧床休息，减少活动 | □ 适度活动，避免疲劳<br>□ 注意安全，减少出血 |

附：原表单（2016 年版）

## 免疫性血小板减少症临床路径表单

适用对象：第一诊断为免疫性血小板减少症（ICD-10：D69.3）

| 患者姓名： | 性别： | 年龄： | 门诊号： | 住院号： |
| --- | --- | --- | --- | --- |

| 住院日期： 年 月 日 | 出院日期： 年 月 日 | 标准住院日：14 天内 |
| --- | --- | --- |

| 时间 | 住院第 1 天 | 住院第 2 天 |
| --- | --- | --- |
| 主要诊疗工作 | □ 询问病史及体格检查<br>□ 完成病历书写<br>□ 开实验室检查单<br>□ 上级医师查房，初步确定诊断<br>□ 对症支持治疗<br>□ 向患者家属告知病重或病危，并签署病重或病危通知书（必要时）<br>□ 患者家属签署输血知情同意书、骨髓穿刺同意书 | □ 上级医师查房<br>□ 完成入院检查<br>□ 骨髓穿刺术（形态学检查）<br>□ 继续对症支持治疗<br>□ 完成必要的相关科室会诊<br>□ 完成上级医师查房记录等病历书写<br>□ 向患者及家属交代病情及其注意事项 |
| 重点医嘱 | **长期医嘱**<br>□ 血液病护理常规<br>□ 一级护理<br>□ 饮食<br>□ 视病情通知病重或病危<br>□ 其他医嘱<br>**临时医嘱**<br>□ 血常规、尿常规、粪便常规+隐血<br>□ 肝肾功能、电解质、血沉、凝血功能、血涂片、血型、输血前检查、自身免疫系统疾病筛查<br>□ X 线胸片、心电图、腹部 B 超<br>□ 输注血小板（有适应证时）<br>□ 其他医嘱 | **长期医嘱**<br>□ 患者既往基础用药<br>□ 其他医嘱<br>**临时医嘱**<br>□ 血常规<br>□ 骨髓穿刺<br>□ 骨髓形态学<br>□ 输注血小板（有适应证时）<br>□ 其他医嘱 |
| 主要护理工作 | □ 介绍病房环境、设施和设备<br>□ 入院护理评估<br>□ 宣教 | □ 观察患者病情变化 |
| 病情变异记录 | □ 无 □ 有，原因：<br>1.<br>2. | □ 无 □ 有，原因：<br>1.<br>2. |
| 护士签名 | | |
| 医师签名 | | |

| 时间 | 住院第 3~13 天 | 住院第 14 天<br>（出院日） |
|---|---|---|
| 主要诊疗工作 | □ 上级医师查房<br>□ 复查血常规<br>□ 观察血小板变化<br>□ 根据体检、骨髓检查结果和既往资料，进行鉴别诊断和确定诊断<br>□ 根据其他检查结果进行鉴别诊断，判断是否合并其他疾病<br>□ 开始治疗<br>□ 保护重要脏器功能<br>□ 注意观察皮质激素的不良反应，并对症处理<br>□ 完成病程记录 | □ 上级医师查房，进行评估，确定有无并发症情况，明确是否出院<br>□ 完成出院记录、病案首页、出院证明书等<br>□ 向患者交代出院后的注意事项，如返院复诊的时间、地点，发生紧急情况时的处理等 |
| 重点医嘱 | **长期医嘱（视情况可第 2 天起开始治疗）**<br>□ 糖皮质激素：常规剂量 +［泼尼松 1mg/（kg·d）］或短疗程大剂量给药（甲基泼尼松龙 1.0g/d×3 天或地塞米松 40mg/d×4 天）<br>□ 丙种球蛋白 0.4g（kg·d）×5 天或 1.0g/（kg·d）×2 天（必要时）<br>□ 重要脏器保护：抑酸、补钙等<br>□ 其他医嘱<br>**临时医嘱**<br>□ 复查血常规<br>□ 复查血生化、电解质<br>□ 输注血小板（有适应证时）<br>□ 对症支持<br>□ 其他医嘱 | **出院医嘱**<br>□ 出院带药<br>□ 定期门诊随访<br>□ 监测血常规 |
| 主要护理工作 | □ 观察患者病情变化 | □ 指导患者办理出院手续 |
| 病情变异记录 | □ 无　□ 有，原因：<br>1.<br>2. | □ 无　□ 有，原因：<br>1.<br>2. |
| 护士签名 | | |
| 医师签名 | | |

# 第十八章

# 血友病 A 临床路径释义

【医疗质量控制指标】

指标一、治疗前必须充分评估患者的临床分型、FⅧ：C 基础水平。

指标二、急性出血者需依照 RICE 原则配合 FⅧ 替代治疗并进行康复治疗，以尽可能减少关节和肌肉肿痛。

指标三、多次输注 FⅧ 制剂后患者出血症状无改善、FⅧ 水平无提升者需要进行 FⅧ 抑制物筛选和滴度测定。

## 一、血友病 A 编码

疾病名称及编码：血友病 A（ICD-10：D66.x01）

## 二、临床路径检索方法

D66.x01

## 三、国家医疗保障疾病诊断相关分组（CHS-DRG）

MDCQ 血液、造血器官及免疫疾病和功能障碍

QT1 凝血功能障碍

## 四、血友病 A 临床路径标准住院流程

### （一）适用对象

第一诊断为血友病 A（ICD-10：D66.x01）。

> 释义
>
> ■ 适用对象编码参见第一部分。
> ■ 本路径适用对象为临床诊断为血友病 A 的成人及儿童患者，不包括血友病 B 及血管性血友病患者。

### （二）诊断依据

根据《血液病诊断及疗效标准（第 4 版）》（沈悌、赵永强主编，科学出版社，2018），《血友病诊断与治疗中国专家共识》（2017 版）［中华医学会血液学分会血栓与止血学组、中国血友病协作组编著，中华血液学杂志，2017，38（05）：364-370］，《血友病（第 2 版）》（杨仁池、王鸿利主编，上海科学技术出版社，2017）。

1. 患者几乎均为男性（女性患者为纯合子，极罕见），有或无家族史，有家族史者符合 X 性联隐性遗传规律。

2. 关节、肌肉等深部组织出血，外伤或手术后延迟性出血为其特点，但也可自发性出血。反复出血者可见关节畸形和假性肿瘤。

3. 实验室检查：

（1）凝血酶原时间（PT）、凝血酶时间（TT）和纤维蛋白原定量正常，活化的部分凝血活酶时间（APTT）延长，能被正常新鲜血浆及吸附血浆纠正，不能被血清纠正。血小板计数正常。

（2）凝血因子Ⅷ活性（FⅧ：C）减少，FⅧ：C＞5%~40%为轻型，1%~5%为中型，＜1%为重型。

（3）血管性血友病因子（vWF）抗原正常。

---

**释义**

■ 本路径的制订主要参考国内权威参考书籍和诊疗指南，更多参考文献见：《血友病（第2版）》（杨仁池、王鸿利主编，上海科学技术出版社）；《血友病诊断与治疗中国专家共识》（2017版）[中华医学会血液学分会血栓与止血学组、中国血友病协作组编著，中华血液学杂志，2017，38（05）]。

■ 血友病的出血多为自发性或轻度外伤、小手术后（如拔牙、扁桃体切除）出血不止，且具备下列特点：①生来具有，伴随终生：多数血友病A患者自幼有自发性出血，部分患者在成年后无意中才被发现和诊断；②常表现为软组织或深部肌肉内血肿；③负重关节如膝、踝关节等反复出血甚为突出，最终可致关节肿胀、僵硬、畸形，可伴骨质疏松、关节骨化及相应肌肉萎缩（血友病性关节病）；④重要脏器出血严重时可危及生命。

---

### （三）治疗方案的选择

根据《血友病（第2版）》（杨仁池、王鸿利主编，上海科学技术出版社，2017），《血友病诊断与治疗中国专家共识（2017年版）》[中华医学会血液学分会血栓与止血学组，中国血友病协作组编著，中华血液学杂志，2017，38（05）：364-370]和《血液病诊疗规范》（王建祥主编，中国协和医科大学出版社，2014）。

1. 局部止血措施和注意事项：包括制动、局部压迫包扎和放置冰袋、局部用止血粉、凝血酶或明胶海绵贴敷等。口腔出血可含服氨甲环酸或6-氨基己酸。避免肌肉注射、外伤和手术，如必须手术，需行充分凝血因子替代治疗。禁服阿斯匹林或其他非甾体抗炎药及所有可能影响血小板聚集的药物。

2. 替代疗法

（1）FⅧ制剂：首选基因重组FⅧ制剂或病毒灭活的血源性FⅧ制剂。FⅧ半衰期8~12小时，常需每日输注2~3次（对于因子可能消耗过多的情况下，如大型手术，首次输注后2~4小时需重复，后8~12小时重复）。

（2）冷沉淀物：含FⅧ、纤维蛋白原等凝血因子，FⅧ较新鲜血浆高5~10倍，用于无条件使用FⅧ制剂者。

（3）新鲜冰冻血浆：含所有的凝血因子等血浆蛋白，仅用于无条件使用FⅧ制剂和冷沉淀者。

3. 去氨基-D-精氨酸血管加压素：用于轻型和部分中间型患者，建议使用前行DDAVP输注试验，即DDAVP 1~2h之后FⅧ较基础值增加2~3倍，大于0.3IU/dl视为有效。

4. 小剂量肾上腺皮质激素：可改善毛细血管通透性，对控制血尿、加速急性关节积血的吸收有一定疗效，可短期与替代治疗合用。

5. 抗纤溶药物：常用6-氨基己酸或氨甲环酸，有肉眼血尿者禁用，避免与凝血酶原复合物同时使用。

**释义**

■ 治疗方案更多参考文献见：《血友病（第2版）》（杨仁池、王鸿利主编，上海科学技术出版社，2011），《血友病诊断与治疗中国专家共识（2017年版）》[中华医学会血液学分会血栓与止血学组，中国血友病协作组编著，中华血液学杂志，2017，38（05）]，《中国血友病管理指南（2021年版）》（杨仁池主编，中国协和医科大学出版社，2021），《血友病治疗中国指南（2020年版）》[中华医学会血液学分会血栓与止血学组，中国血友病协会编著，中华血液学杂志，2020，41（04）：265-271]。

■ 血友病A治疗原则是综合治疗，以替代治疗为主，包括按需治疗和预防治疗：①加强自我保护，预防损伤出血极为重要；②尽早有效地处理患者出血，避免并发症的发生和发展；③禁用阿司匹林、非甾体抗炎药及其他可能干扰血小板聚集的药物；④家庭治疗、预防治疗及综合性血友病诊治中心的定期随访；⑤物理治疗和康复训练：在非出血期积极、适当的运动对维持身体肌肉功能正常并保持身体平衡以预防出血至关重要，应该在专业医师指导下进行。

■ 急性出血者需依照RICE原则配合FⅧ替代治疗进行康复治疗，包括休息（rest）、冰敷（ice）、压迫（compression）、抬高（elevation），以尽可能减少关节和肌肉肿痛。

■ 替代治疗是预防血友病出血最重要的措施。主要制剂有基因重组的FⅧ、FⅧ浓缩制剂、新鲜冷冻血浆、血浆冷沉淀物（FⅧ浓度较血浆高5~10倍）等。人基因重组FⅧ制剂具有更好的安全性和便利性，但目前尚无法完全取代血源性FⅧ制剂，因此，在FⅧ制剂的选择中，有条件者可优先选用人基因重组FⅧ制剂。

■ 临床分型：治疗前必须充分了解患者的临床分型，分型是决定凝血因子制品用量的基础之一。①重度出血，包括特殊部位出血，如中枢神经系统（颅内）和软气道（咽喉、颈部）出血：消化道、泌尿道、呼吸道出血；腹腔内/腹膜后出血及眼底出血等；②中度出血，包括关节出血、肌肉出血、口腔出血、软组织血肿等；③轻度出血，包括皮肤淤斑、皮下血肿、鼻出血等。

■ 预防治疗是血友病规范治疗的重要组成部分。可以降低出血频率，延缓关节病变的进展并提高生活质量。应根据患者年龄、静脉通道、出血表现以及凝血因子制剂的供应情况制订个体化方案。对于反复出血（尤其是靶关节出血）的患者，可进行4~8周的短期预防治疗以阻断出血的恶性循环。这种治疗可以结合强化物理治疗或放射性滑膜切除术。

■ 血友病A患者反复输注血液制品后会产生FⅧ抑制物，其发生率大约为10%。通过检测患者血浆FⅧ抑制物滴度可确定，主要通过免疫抑制治疗及旁路治疗来改善出血，后者包括使用凝血酶原复合物及重组人活化因子Ⅶ（rFⅦa）。如出现FⅧ抑制物则退出临床路径。

## （四）标准住院日

10天内。

> **释义**
>
> ■ 如果患者出血症状消失，FⅧ：C明显提升，住院时间可以低于上述住院天数。

### (五) 进入路径标准

1. 第一诊断必须符合 ICD-10：D66. x01 血友病 A 疾病编码。

2. 有关节、肌肉、软组织或内脏急性出血表现。

3. 当患者同时具有其他疾病诊断，但在住院期间不需要特殊处理，也不影响第一诊断的临床路径流程实施时，可以进入路径。

> **释义**
>
> ■ 血友病 A 患者的首次确诊通常需要住院诊治。
>
> ■ 已经确诊的血友病 A 患者，无论该患者的分型如何，应根据其出血的轻重程度及治疗的效果决定患者是否需要住院进行治疗，如皮肤黏膜等表浅部位出血、经过家庭治疗无法止血，需要住院诊治。
>
> ■ 患者同时合并其他疾病，合并疾病如需要进行干预治疗时不适合进入临床路径。
>
> ■ 有危及生命的严重出血患者（如颅内出血等）不适合进入临床路径。
>
> ■ 需要外科手术干预止血的患者不适合进入临床路径。
>
> ■ 发生合并 FⅧ 抑制物形成的患者不适合进入临床路径。
>
> ■ 预防治疗不适合进入临床路径。

### (六) 住院期间检查项目

1. 必须的检查项目：

(1) 血常规、尿常规、粪便常规+隐血。

(2) 肝肾功能、电解质、输血前检查、血型、凝血功能、APTT 纠正试验。

(3) FⅧ：C。

(4) VWF：Ag、vWF 活性、FIX：C 检测（既往未确诊者进行此项检查）。

2. 根据患者情况可选择的检查项目：

(1) FⅧ抑制物滴度测定。

(2) FⅧ抑制物筛选和滴度测定。

(3) X 线胸片、心电图、血肿部位、脏器 B 超、关节 X 线平片或 MRI、头颅 CT 等。

> **释义**
>
> ■ 部分检查可以在门诊完成。
>
> ■ 每次住院均需行输血前检查以监测是否为病毒感染者。
>
> ■ 如具备检测条件，每次入院时均应检测 FⅧ 抑制物；如住院治疗期间多次输注 FⅧ 制剂后患者出血症状无改善，FⅧ 水平无提升者需要进行 FⅧ 抑制物筛选和滴度测定。

## （七）治疗开始时间

入院前血友病 A 诊断明确者入院后即刻开始。

## （八）治疗方案及药物选择

血友病急性出血时应立刻输注 FⅧ制剂，行替代治疗，以降低关节、组织和脏器功能受损的程度。

FⅧ制剂使用剂量可按如下公式计算：需要 FⅧ：C 总量 =（希望达到的 FⅧ：C 水平%-当前血浆 FⅧ：C 水平%）×0.5×患者体重（kg）。

FⅧ的半衰期为 8~12 小时，要使血中 FⅧ保持在一定水平，需每 8~12 小时输注 1 次，最佳在 2 小时内完成输注。具体替代治疗方案（表18）。

表18 替代治疗方案

| 出血部位 | 希望达到的因子水平（%） | FⅧ剂量（IU/kg 体重） | 疗程（天） |
| --- | --- | --- | --- |
| 关节 | 40~60 | 20~30 | 1~2 |
| 肌肉 | 40~60 | 20~30 | 2~3 |
| 胃肠道 | | | |
| 　起始 | 80~100 | 40~50 | 7~14 |
| 　维持 | 50 | 25 | |
| 口腔黏膜 | 30~50 | 15~25 | 直至出血消退 |
| 鼻出血 | 30~50 | 15~25 | 直至出血消退 |
| 血尿 | 30~100 | 15~50 | 直至出血消退 |
| CNS | | | |
| 　起始 | 80~100 | 40~50 | 1~7 |
| 　维持 | 50 | 25 | 8~21 |
| 腹膜后 | 50~100 | 25~50 | 7~10 |
| 损伤或手术 | 50~100 | 25~50 | 直至出血消退 |

> **释义**
>
> ■ 替代治疗药物剂量确定因素：①患者 FⅧ：C 的基础水平；②出血部位及严重程度；③是否存在抑制物；④所用制品的效价。

## （九）出院标准

出血症状改善或消退。

> **释义**
>
> ■ 如果出现并发症，是否需要继续住院处理，由主管医师具体决定。

## （十）变异及原因分析

初诊时或诊治过程中具有下列情况者退出此路径：

1. FⅧ抑制物阳性。

2. 患者合并感染。

3. 危及生命的重要脏器出血，如咽部出血、腹膜后出血、中枢神经系统出血等，出现神志模糊，血压、血氧下降等生命体征不稳定的情况。

4. 出血需要外科手术干预。

---

**释义**

■ 血友病A患者血浆中检测到FⅧ抑制物，或者住院期间伴随感染，或者住院期间需要手术治疗，FⅧ所需剂量大，或者需要本路径外的其他医疗干预措施，需退出本路径。

---

### 五、血友病A临床路径给药方案

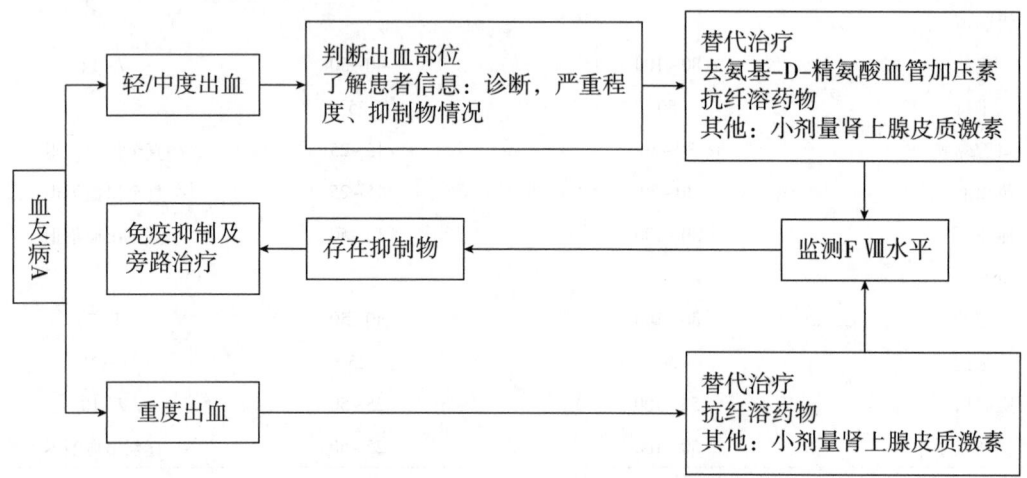

【**用药选择**】

1. 首选人基因重组FⅧ制剂或病毒灭活的血源性FⅧ制剂。重组人凝血因子Ⅷ为人工合成，病毒等病原污染的可能性更低，且容易实施家庭注射治疗，有条件者优先选用。仅在无法获得以上药物时选用血浆冷沉淀物和新鲜血浆或新鲜冷冻血浆。

2. 轻型血友病A患者使用去氨基-D-精氨酸血管加压素可以使FⅧ水平提高到基础水平的2~8倍。

3. 连续使用5~10天抗纤溶药物（如氨甲苯酸，氨基己酸）可以有效地治疗黏膜出血（如鼻出血，口腔出血），以减少凝血因子的使用量。

4. 用药前后需要监测凝血功能及FⅧ水平变化，以期达到最佳治疗疗效。

【**药学提示**】

抗纤溶药物应该避免在肾脏出血时使用，以防止在肾盂和输尿管中形成不溶解的血块，导致绞痛和梗阻性肾病。

【**注意事项**】

多次输注FⅧ制剂后患者出血症状无改善，FⅧ水平无提升者需进行FⅧ抑制物筛选和滴度测定。

### 六、血友病 A 护理规范

1. 动态监测生命体征，注意患者自主感觉，仔细观察原出血部位情况，及时发现新发出血。

2. 成分输血护理：①严格遵医嘱为患者输血，体温不超过 38℃ 的情况下进行输血治疗；②核准患者的配血报告，保证输血成分、血型、数量、输血时间和处理措施无误；③核查患者的个人资料，遵医嘱输血；④输血过程及时输血后仔细观察患者有无输血不良反应。

3. 输注 FⅧ制剂护理：严格按照医嘱及说明书要求输注相关凝血因子。

4. 生活护理：执行各项操作动作应轻柔，避免引起新发出血或加重原发部位出血。

5. 心理护理：主动询问患者的感受，安抚其焦虑或抑郁情绪，加强护患交流，帮助患者增强治疗信心。

### 七、血友病 A 营养治疗规范

均衡饮食。

### 八、血友病 A 患者健康宣教

1. 加强自我保护，预防损伤出血。

2. 告知家庭治疗、预防治疗及综合性血友病诊治中心的定期随访重要性。

3. 在专业医师指导下进行适当的物理治疗和康复训练。

## 九、推荐表单

### (一) 医师表单

#### 血友病 A 临床路径医师表单

适用对象：第一诊断为血友病 A （ICD-10：D66.x01）

| 患者姓名： | | 性别： 年龄： 门诊号： | 住院号： |
| --- | --- | --- | --- |
| 住院日期： 年 月 日 | | 出院日期： 年 月 日 | 标准住院日：10 天 |

| 时间 | 住院第 1 天 | 住院第 2 天 |
| --- | --- | --- |
| 主要诊疗工作 | □ 询问病史及体格检查<br>□ 完成病历书写<br>□ 开实验室检查单<br>□ 结合化验检查初步确定诊断<br>□ 对症支持治疗<br>□ 病情告知，必要时向患者家属告知病重或病危，并签署病重或病危通知书<br>□ 患者家属签署输血知情同意书 | □ 上级医师查房<br>□ 继续完成入院检查<br>□ 继续对症支持治疗<br>□ 完成必要的相关科室会诊<br>□ 完成上级医师查房记录等病历书写<br>□ 向患者及家属交代病情及其注意事项 |
| 重点医嘱 | **长期医嘱**<br>□ 血液病护理常规<br>□ 一级或二级护理（根据病情）<br>□ 饮食<br>□ 视病情通知病重或病危<br>□ 其他医嘱<br>**临时医嘱**<br>□ 血常规及分类、尿常规、粪便常规+隐血<br>□ 肝肾功能、电解质、凝血功能、APTT 纠正试验、血型、输血前检查、FⅧ：C 及 vWF：Ag 测定、FⅨ：C，如有条件做 FⅧ抑制物滴度测定<br>□ X 线胸片、心电图、血肿或脏器 B 超、关节 X 线平片、头颅 CT、MRI 等<br>□ 输注基因重组 FⅧ或血源性 FⅧ制剂<br>□ 冷沉淀<br>□ 新鲜冷冻血浆<br>□ 肾上腺皮质激素<br>□ 抗纤溶药物<br>□ 局部止血治疗<br>□ 去氨基-D-精氨酸血管加压素<br>□ 其他医嘱 | **长期医嘱**<br>□ 患者既往基础用药<br>□ 其他医嘱<br>**临时医嘱**<br>□ 凝血分析<br>□ 输注基因重组 FⅧ或血源性 FⅧ制剂<br>□ 冷沉淀<br>□ 新鲜冷冻血浆<br>□ 去氨基-D-精氨酸血管加压素<br>□ 肾上腺皮质激素<br>□ 抗纤溶药物<br>□ 局部止血治疗<br>□ 其他医嘱 |
| 病情变异记录 | □ 无 □ 有，原因：<br>1.<br>2. | □ 无 □ 有，原因：<br>1.<br>2. |
| 医师签名 | | |

| 时间 | 住院第 3~9 天 | 住院第 10 天<br>（出院日） |
|---|---|---|
| 主要诊疗工作 | □ 上级医师查房<br>□ 复查凝血功能、FⅧ<br>□ 观察出血变化<br>□ 根据体检、辅助检查结果和既往资料，进行鉴别诊断和确定诊断<br>□ 根据其他检查结果进行鉴别诊断，判断是否合并其他疾病<br>□ 开始治疗<br>□ 保护重要脏器功能<br>□ 注意观察血制品的不良反应，并对症处理<br>□ 完成病程记录 | □ 上级医师查房，进行评估，确定有无并发症情况，明确是否出院<br>□ 完成出院记录、病案首页、出院证明书等<br>□ 向患者交代出院后的注意事项，如返院复诊的时间、地点，发生紧急情况时的处理等 |
| 重点医嘱 | **长期医嘱（诊断明确即刻开始治疗）**<br>□ 输注基因重组 FⅧ或血源性 FⅧ制剂<br>□ 冷沉淀<br>□ 新鲜冷冻血浆<br>□ 去氨基-D-精氨酸血管加压素<br>□ 肾上腺皮质激素<br>□ 抗纤溶药物<br>□ 局部止血治疗及护理<br>□ 其他医嘱<br>**临时医嘱**<br>□ 复查血常规<br>□ 复查血生化、凝血功能、FⅧ：C 水平<br>□ 对症支持<br>□ 其他医嘱 | **出院医嘱**<br>□ 出院带药<br>□ 定期门诊随访<br>□ 监测凝血功能 |
| 病情变异记录 | □ 无　□ 有，原因：<br>1.<br>2. | □ 无　□ 有，原因：<br>1.<br>2. |
| 医师签名 | | |

## （二）护士表单

### 血友病 A 临床路径护士表单

适用对象：第一诊断为血友病 A（ICD-10：D66.x01）

| 患者姓名： | | 性别： 年龄： 门诊号： | 住院号： |
| 住院日期： 年 月 日 | | 出院日期： 年 月 日 | 标准住院日：10 天 |

| 时间 | 住院第 1~3 天 | 住院第 4~6 天 | 住院第 7~10 天 |
| --- | --- | --- | --- |
| 健康宣教 | □ 介绍主管医师、护士<br>□ 介绍环境、设施<br>□ 介绍住院注意事项<br>□ 向患者介绍血友病 A 的遗传规律<br>□ 向患者介绍血友病的出血表现 | □ 向患者宣教实验室检查的必要性及意义<br>□ 主管护士与患者沟通，了解并指导心理应对<br>□ 宣教疾病知识、用药知识及"RICE"法<br>□ 向患者宣教替代疗法的必要性 | □ 指导患者随身携带"血友病"卡片<br>□ 指导患者明确禁忌用药种类及禁忌肌内注射<br>□ 饮食、休息等注意事项指导<br>□ 指导患者条件允许时预防治疗<br>□ 制订患者康复和锻炼计划 |
| 护理处置 | □ 核对患者姓名、住院号，佩戴腕带<br>□ 建立入院护理病历<br>□ 卫生处置：剪指（趾）甲、沐浴、更换病号服<br>□ 开放性伤口处理 | □ 随时观察患者病情变化<br>□ 遵医嘱正确使用凝血因子<br>□ 协助医师完成各项检查化验<br>□ 必要时术前准备 | □ 办理出院手续<br>□ 书写出院小结 |
| 基础护理 | □ 二级护理<br>□ 晨晚间护理<br>□ 患者安全管理 | □ 二级护理<br>□ 晨晚间护理<br>□ 患者安全管理 | □ 三级护理<br>□ 晨晚间护理<br>□ 患者安全管理 |
| 专科护理 | □ 护理查体<br>□ 评估、记录出血情况<br>□ RICE 处置<br>□ 需要时请家属陪护<br>□ 心理护理 | □ 遵医嘱完成相关检查<br>□ 心理护理<br>□ 必要时吸氧<br>□ 遵医嘱准确及时输注因子<br>□ 观察有无新增出血情况 | □ 病情观察：观察患者出血征象，预防颅内出血<br>□ 心理护理 |
| 重点医嘱 | □ 详见医嘱执行单 | □ 详见医嘱执行单 | □ 详见医嘱执行单 |
| 病情变异记录 | □ 无 □ 有，原因：<br>1.<br>2. | □ 无 □ 有，原因：<br>1.<br>2. | □ 无 □ 有，原因：<br>1.<br>2. |
| 护士签名 | | | |

## （三）患者表单

### 血友病 A 临床路径患者表单

适用对象：第一诊断为血友病 A（ICD-10：D66.x01）

| 患者姓名： | 性别：　　年龄：　　门诊号： | 住院号： |
|---|---|---|
| 住院日期：　　年　月　日 | 出院日期：　　年　月　日 | 标准住院日：10 天 |

| 时间 | 住院第 1 天 | 住院第 2~6 天<br>（住院期间） | 住院第 7~10 天<br>（出院日） |
|---|---|---|---|
| 医患配合 | □ 配合询问病史、收集资料，请务必详细告知既往史、用药史、过敏史<br>□ 配合进行体格检查<br>□ 有任何不适告知医师 | □ 配合完善相关检查、化验，如采血、留尿、B 超、X 线片等<br>□ 医师向患者及家属介绍病情，如有异常检查结果需要进一步检查<br>□ 配合用药及治疗<br>□ 配合医师调整用药<br>□ 有任何不适告知医师 | □ 接受出院前指导<br>□ 知道复查程序<br>□ 获取出诊断书 |
| 护患配合 | □ 配合测量体温、脉搏、呼吸、血压、血氧饱和度、体重<br>□ 配合完成入院护理评估单（简单询问病史、过敏史、用药史）<br>□ 接受入院宣教（环境介绍、病室规定、订餐制度、贵重物品保管等）<br>□ 有任何不适告知护士 | □ 配合测量体温、脉搏、呼吸，询问每日排便情况<br>□ 接受相关化验检查宣教，正确留取标本，配合检查<br>□ 有任何不适告知护士<br>□ 接受输液、服药治疗<br>□ 注意活动安全，避免坠床或跌倒<br>□ 配合执行探视及陪护<br>□ 接受疾病及用药等相关知识指导 | □ 接受出院宣教<br>□ 办理出院手续<br>□ 出院带药<br>□ 知道用药方法、作用、注意事项<br>□ 知道复印病历方法 |
| 饮食 | □ 普通饮食 | □ 普通饮食 | □ 普通饮食 |
| 排泄 | □ 正常排尿便 | □ 正常排尿便 | □ 正常排尿便 |
| 活动 | □ 适度活动 | □ 适度活动 | □ 适度活动 |

附：原表单（2019 年版）

## 血友病 A 临床路径表单

适用对象：第一诊断为血友病 A（ICD-10：D66.x01）

| 患者姓名： | 性别： | 年龄： | 门诊号： | 住院号： |
|---|---|---|---|---|

| 住院日期： 年 月 日 | 出院日期： 年 月 日 | 标准住院日：10 天 |
|---|---|---|

| 时间 | 住院第 1 天 | 住院第 2 天 |
|---|---|---|
| 主要诊疗工作 | □ 询问病史及体格检查<br>□ 完成病历书写<br>□ 开实验室检查单<br>□ 结合化验检查初步确定诊断<br>□ 对症支持治疗<br>□ 病情告知，必要时向患者家属告知病重或病危，并签署病重或病危通知书<br>□ 患者家属签署输血知情同意书 | □ 上级医师查房<br>□ 继续完成入院检查<br>□ 继续对症支持治疗<br>□ 完成必要的相关科室会诊<br>□ 完成上级医师查房记录等病历书写<br>□ 向患者及家属交代病情及其注意事项 |
| 重点医嘱 | **长期医嘱**<br>□ 血液病护理常规<br>□ 一级护理<br>□ 饮食<br>□ 视病情通知病重或病危<br>□ 其他医嘱<br>**临时医嘱**<br>□ 血常规及分类、尿常规、粪便常规+隐血<br>□ 肝肾功能、电解质、凝血功能、APTT 纠正试验、血型、输血前检查、FⅧ：C 及 vWF：Ag 测定、FIX：C，如有条件做 FⅧ 抑制物滴定测定<br>□ X 线胸片、心电图、血肿或脏器 B 超、关节平片、头颅 CT、MRI 等<br>□ 输注基因重组 FⅧ或血源性 FⅧ制剂<br>□ 冷沉淀<br>□ 新鲜冷冻血浆<br>□ 肾上腺皮质激素<br>□ 抗纤溶药物<br>□ 局部止血治疗<br>□ 去氨基-D-精氨酸血管加压素<br>□ 其他医嘱 | **长期医嘱**<br>□ 患者既往基础用药<br>□ 其他医嘱<br>**临时医嘱**<br>□ 凝血分析<br>□ 输注基因重组 FⅧ或血源性 FⅧ制剂<br>□ 冷沉淀<br>□ 新鲜冷冻血浆<br>□ 去氨基-D-精氨酸血管加压素<br>□ 肾上腺皮质激素<br>□ 抗纤溶药物<br>□ 局部止血治疗<br>□ 其他医嘱 |
| 主要护理工作 | □ 介绍病房环境、设施和设备<br>□ 入院护理评估<br>□ 宣教 | □ 察患者病情变化 |
| 病情变异记录 | □ 无 □ 有，原因：<br>1.<br>2. | □ 无 □ 有，原因：<br>1.<br>2. |
| 护士签名 | | |
| 医师签名 | | |

| 时间 | 住院第 3~9 天 | 住院第 10 天<br>（出院日） |
|---|---|---|
| 主要诊疗工作 | □ 上级医师查房<br>□ 复查凝血功能、FⅧ因子<br>□ 观察出血变化<br>□ 根据体检、辅助检查结果和既往资料，进行鉴别诊断和确定诊断<br>□ 根据其他检查结果进行鉴别诊断，判断是否合并其他疾病<br>□ 开始治疗<br>□ 保护重要脏器功能<br>□ 注意观察血制品的不良反应，并对症处理<br>□ 完成病程记录 | □ 上级医师查房，进行评估，确定有无并发症情况，明确是否出院<br>□ 完成出院记录、病案首页、出院证明书等<br>□ 向患者交代出院后的注意事项，如返院复诊的时间、地点、发生紧急情况时的处理等 |
| 重点医嘱 | **长期医嘱（诊断明确即刻开始治疗）**<br>□ 输注基因重组 FⅧ或血源性 FⅧ制剂<br>□ 冷沉淀<br>□ 新鲜冷冻血浆<br>□ 去氨基-D-精氨酸血管加压素<br>□ 肾上腺皮质激素<br>□ 抗纤溶药物<br>□ 局部止血治疗及护理<br>□ 其他医嘱<br>**临时医嘱**<br>□ 复查血常规<br>□ 复查血生化、凝血功能、FⅧ：C 水平<br>□ 对症支持<br>□ 其他医嘱 | **出院医嘱**<br>□ 出院带药<br>□ 定期门诊随访<br>□ 监测凝血功能 |
| 主要护理工作 | □ 观察患者病情变化 | □ 指导患者办理出院手续 |
| 病情变异记录 | □ 无　□ 有，原因：<br>1.<br>2. | □ 无　□ 有，原因：<br>1.<br>2. |
| 护士签名 | | |
| 医师签名 | | |

# 第十九章

# 慢性淋巴细胞白血病（初诊）临床路径释义

## 【医疗质量控制指标】

指标一、对慢性淋巴细胞白血病及其他类型 B 细胞慢性淋巴增殖性疾病建立完善诊断及鉴别诊断流程。

指标二、对进入临床路径的慢性淋巴细胞白血病患者进行规范的预后评估及分层治疗。

指标三、对常用治疗方案及不良反应进行规范处理。

指标四、建立慢性淋巴细胞白血病患者对应护理规范及营养规范。

## 一、慢性淋巴性白血病（初诊）编码

1. 原编码：

疾病名称及编码：慢性淋巴细胞性白血病（CLL）（ICD-10：C91.1）

2. 修改编码：

疾病名称及编码：B 细胞型慢性淋巴细胞白血病（ICD-10：C91.100）

## 二、临床路径检索方法

C91.100

## 三、国家医疗保障疾病诊断相关分组（CHS-DRG）

MDCR 骨髓增生疾病和功能障碍，低分化肿瘤

RS1 淋巴瘤及其他类型白血病

## 四、慢性淋巴细胞白血病（初诊）临床路径标准住院流程

### （一）适用对象

第一诊断为慢性淋巴细胞白血病（CLL）（ICD-10：C91.100）。

> **释义**
>
> ■ 本路径适用对象为慢性淋巴细胞白血病（初诊），不包括经治的患者。
>
> ■ 若合并自身免疫性溶血性贫血或免疫性血小板减少症，不影响第一诊断的治疗即可进入本路径。
>
> ■ 年龄及合并症不影响进入本路径。

### （二）诊断依据

根据中国慢性淋巴细胞白血病工作组（cwCLL）及国际慢性淋巴细胞白血病工作组（iwCLL）制定的标准，包括：中国慢性淋巴细胞白血病/小淋巴细胞淋巴瘤的诊断与治疗指南（2018年版）（中华血液学杂志，2018，39：353-358.）；B 细胞慢性淋巴增殖性疾病诊断与鉴别诊断中国专家共识（2018 年版）（中华血液学杂志，2018，39：359-365.）；Guidelines for diagnosis, indications for treatment, response assessment and supportive management of chronic lymphocytic leukemia（Blood，2018，131：2745-2760.）。

主要诊断依据有：

1. 外周血单克隆 B 淋巴细胞持续≥5×10⁹/L。

2. 外周血涂片特征性的表现为小的、形态成熟的淋巴细胞显著增多，其细胞质少、核致密、核仁不明显、染色质部分聚集，并易见涂抹细胞；外周血淋巴细胞中不典型淋巴细胞及幼稚淋巴细胞＜55%（典型 CLL，后者比例＜10%，≥10% 且＜55% 时为伴幼稚淋巴细胞增多的 CLL）。

3. 免疫分型：膜表面 Ig 弱阳性，呈 κ 或 λ 单克隆轻链型；CD5、CD19、CD23、CD43 阳性；CD20、CD22 弱阳性；FMC7、CD10 阴性；免疫组织化学检测 Cyclin D1、SOX11 阴性，LEF1 阳性。根据流式细胞术检测的免疫表型积分（表19），典型 CLL 积分在 4~5 分，0~2 分可排除 CLL，而 3 分者需要排除其他类型 B 细胞慢性淋巴增殖性疾病。

表 19　诊断 CLL 的免疫表型积分系统

| 标记 | 积分 | |
|:---:|:---:|:---:|
| | 1 | 0 |
| CD5 | 阳性 | 阴性 |
| CD23 | 阳性 | 阴性 |
| FMC7 | 阴性 | 阳性 |
| sIg | 弱阳性 | 中等/强阳性 |
| CD22/CD79b | 弱阳性/阴性 | 中等/强阳性 |

**释义**

■ 慢性淋巴细胞白血病（CLL）是一种成熟 B 淋巴细胞克隆增殖性疾病，以形态学成熟的小淋巴细胞在外周血、骨髓、脾脏和淋巴结聚集为特征。小淋巴细胞淋巴瘤（SLL）与 CLL 是同一种疾病的不同表现，主要累及淋巴结及骨髓。世界卫生组织（WHO）分型中，CLL 仅限于肿瘤性 B 细胞疾病，而以前的 T 细胞 CLL（T-CLL）现称为 T 幼稚淋巴细胞白血病（T-PLL），不归入本疾病。典型的 CLL 细胞骨髓浸润引起血细胞减少，若单克隆 B 淋巴细胞＜5×10⁹/L，根据 2016 版 WHO 分型，若淋巴结、肝脾不增大，不应诊断为 CLL，而 2018 年更新的 iwCLL 仍将此种情况诊断为 CLL；国内绝大多数专家也认为这种情况在排除其他原因导致的血细胞减少后，其临床意义及治疗同 CLL，因此应诊断为 CLL。约 20% 的患者就诊时有贫血或血小板减少，贫血为正细胞、正血色素贫血，中性粒细胞比例明显减低，但初诊患者罕见粒细胞缺乏（约 0.5%）。血细胞减少与脾大、免疫及骨髓浸润等因素相关。

■ 最新的 2021 年第 4 版《NCCN Clinical Practice Guidelines in oncology, chronic lymphocytic leukemia/small lymphocytic lymphoma》（2021 年 4 月 29 日发布）中，典型的 CLL 外周血幼稚淋巴细胞占淋巴细胞的比例应≤10%，10%~55% 为伴幼稚淋巴细胞增多的 CLL（CLL/PL），是 CLL 的一种变异型。

■ 血涂片常见到 CLL 特征性的涂抹细胞（smudge cell）或称为篮细胞（basket cell），即所谓的 Gumprecht 现象，此现象在高白细胞患者中更常见，而在其他 B 细胞疾病即使淋巴细胞增多也罕见。

■ CLL 经外周血检查即可明确诊断，持续的淋巴细胞增多、典型形态学及免疫表型特征是 CLL 诊断的关键。CLL 特征性免疫表型为：CD5 阳性，CD9 阳性，CD20 弱阳性，CD23 阳性，具有 kappa 或 lambda 的轻链限制性表述。对拟诊 CLL 的患者，尤其是免疫表型不典型的患者（CD23 弱表达或阴性、CD20 强表达、sIg 强表达），通过额外的免疫标记特点诊断：CD43 阳性，CD79b 弱阳性，CD81 弱阳性，CD200 阳性，CD10 阳性，RDR1 阳性，以及免疫组化 LEF-1 阳性，以及 CCND1 阴性或荧光原位杂交（FISH）检测 t（11；14）阴性等进行诊断。诊断中有两个相近的疾病要注意排除，即小淋巴细胞淋巴瘤（SLL）和单克隆 B 淋巴细胞增多症（MBL）。SLL 为 CLL 的同一疾病在不同组织中表现形式，若单克隆 B 淋巴细胞$<5×10^9$/L，无贫血及血小板减少，存在肝脾增大或淋巴结肿大（$>1.5cm$），且经组织病理活检确诊，则诊断为 SLL。若单克隆 B 淋巴细胞$<5×10^9$/L，且无肝脾增大或淋巴结肿大，无血细胞减少，诊断为 MBL。

■ 其他小 B 细胞淋巴瘤需要仔细鉴别（图 1），包括 MCL、毛细胞白血病（HCL）、滤泡淋巴瘤（FL）、边缘区淋巴瘤（MZL）、淋巴浆细胞淋巴瘤（LPL）／瓦氏巨球蛋白血症（WM）等。除阳性率外，免疫表型表达的强弱在鉴别诊断上有重要意义，临床医师需要给予重视。CLL 细胞不表达 CCND1 与 CD10，sIg 弱表达，FMC7、CD22 和 CD79b 常阴性或弱表达，CD200 与 LEF1 均阳性、SOX11 阴性。CD5、CD23 及 CD27 随 B 淋巴细胞活化表达增高，阳性则显示其为活化 B 细胞，CD11b、CD13 等髓系标志可在 CD5 阴性慢性淋巴增殖性疾病（CD5-CLPD）表达，但 CLL 细胞为阴性。MCL 的 CD5、CD19 也是阳性，但 FMC7 阳性、CD23 阴性（但 25%的患者可弱阳性），SOX11 阳性，CD200 阴性（少部分患者部分表达或弱表达），LEF1 阴性，sIg 表达强，且特征性的表达 CCND1 或存在 t（11；14），所以拟诊 CLL 患者至少需检测 CCND1 或 t（11；14）以排除 MCL。FL 则 CD5 阴性，而 CD10 常阳性，且大多存在 t（14；18），少数 CLL 等 B-CLPD 也可能出现 t（14；18），故 t（14；18）不能排除 CLL 等的诊断。脾边缘区淋巴瘤（SMZL）以脾大为主要表现，脾门淋巴结常肿大，浅表淋巴结常不大，脾脏切除病理检查可确诊，但临床上通常可以根据典型的外周血及骨髓形态学+免疫表型+骨髓病理进行诊断；以脾大为主要表现的 CD5-CLPD 大多为 SMZL。HCL 除典型的细胞形态学外，临床常表现为全血细胞减少、单核细胞减少，骨髓活检骨髓纤维化，单个细胞特征性的表现为"煎鸡蛋样"。95%的 HCL 细胞酸性磷酸酶抗酒石酸试验阳性，几乎所有 HCL 都表达 CD11c、CD103、CD25、HC2，sIg 表达中等至强阳性，CD200 表达呈强阳性，而 CD5 和 CD43 阴性。90%以上的 HCL 存在 BRAF V600E 突变，而其他成熟 B 细胞肿瘤（包括 HCL-V）均阴性，利用 Sanger 测序的方法，或敏感性更高的等位基因特异性 PCR 方法或免疫组化的方法检测 BRAF V600E 突变，有助于确诊 HCL。90%以上的 WM 以及部分 IgG 或 IgA 型的 LPL 患者具有 MYD88 L265P 的突变，因此 MYD88 L265P 检测有助于 LPL/WM 的诊断。

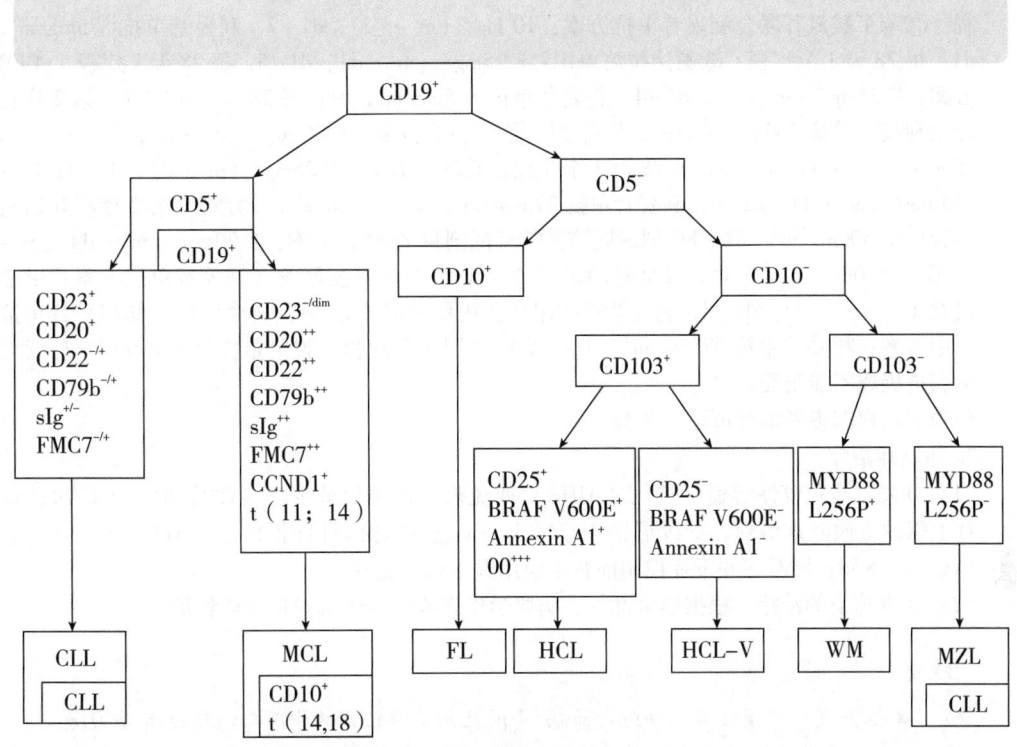

图 1 小 B 细胞淋巴瘤的鉴别诊断

## （三）治疗方案的选择

根据《中国慢性淋巴细胞白血病/小淋巴细胞淋巴瘤的诊断与治疗指南（2018 年版）》（中华血液学杂志，2018，39：353 - 358.）及 NCCN Clinical Practice Guidelines in Oncology，Chronic Lymphocytic Leukemia/Small Lymphocytic Lymphoma，V1. 2019。

1. 判断治疗指征：早期无症状的患者无需治疗，每 2~3 个月随访 1 次；进展期患者需要治疗。治疗指征有（至少满足以下 1 个条件）。

（1）进行性骨髓衰竭的证据，表现为贫血和/或血小板减少进展或恶化。轻度的贫血或血小板减少而疾病无进展时可以观察。

（2）巨脾（左肋缘下 > 6cm）或进行性/有症状的脾大。

（3）巨块型淋巴结肿大（最长直径 > 10cm）或进行性/有症状的淋巴结肿大。

（4）进行性淋巴细胞增多，如 2 个月内增多 > 50%，或淋巴细胞倍增时间（LDT）< 6 个月。淋巴细胞计数 ≥ 30（$10^9$/L 开始计算淋巴细胞倍增时间。

（5）自身免疫性贫血和/或血小板减少对皮质类固醇或其他标准治疗反应不佳。

（6）至少存在下列一种疾病相关症状：①在以前 6 月内无明显原因的体重下降 ≥ 10%；②严重疲乏（如 ECOG 体能状态 ≥ 2；不能工作或不能进行常规活动）；③无感染证据，发热 > 38.0℃，≥ 2 周；④无感染证据，夜间盗汗 > 1 个月。

（7）有症状或影响功能的结外病灶（如皮肤、肾脏、肺脏、脊柱等），尤其对症治疗不能缓解时；或白细胞过高（如 > 200×$10^9$/L）导致淤滞症状。

2. 若存在治疗指征可选择以下治疗：

（1）治疗药物：包括苯丁酸氮芥、环磷酰胺（CTX）、氟达拉滨（F）、肾上腺糖皮质激素、利妥昔单抗（R）、伊布替尼等药物。

(2) 常用一线化疗方案：①苯丁酸氮芥单用方案：10mg/（m²·d），d1~7，每28天1个疗程。②苯丁酸氮芥联合利妥昔单抗方案：10 mg/（m²·d），d1~7，利妥昔单抗375mg/m²，d1；每28天1个疗程。③氟达拉滨单用：F 25mg/（m²·d），d1~5，每28天1疗程。④FR方案：F 25mg/（m²·d），d2~4，利妥昔单抗375mg/m²，d1；每28天1个疗程，第2疗程开始利妥昔单抗500mg/m²，d1，F剂量同前。⑤FC方案：F 25 mg/（m²·d），d1~3；CTX 250mg/（m²·d），d1~3，每28天1个疗程。⑥FCR方案：F 25mg/（m²·d），d2~4；CTX 250 mg/（m²·d），d2~4，利妥昔单抗375mg/m²，d1；每28天1个疗程，第2疗程开始利妥昔单抗500mg/m²，d1，FC剂量同前。⑦减低剂量的FCR方案：F 20mg/（m²·d），d1~3；CTX 150mg/（m²·d），其余同FCR方案。⑧大剂量甲泼尼龙（利妥昔单抗方案：甲泼尼龙1g/（m²·d），d1~5，利妥昔单抗用法及用量同前，每28天1个疗程。⑨利妥昔单抗单用方案：利妥昔单抗375mg/m²，d1；每1~2周1个疗程。⑩伊布替尼420mg/d，持续至疾病进展或不能耐受。

药物剂量根据患者情况可适当调整。

3. 并发症治疗：

(1) 并发自身免疫性溶血性贫血（AIHA）或免疫性血小板减少症（ITP）时，可依次选择肾上腺糖皮质激素治疗，如泼尼松1mg/（kg·d）；静脉丙种球蛋白（IVIG）：IVIG 0.4 g/（kg·d）×5d；同时在并发症控制前暂不应用氟达拉滨化疗。

(2) 并发感染的治疗：根据感染部位、病原学检查或经验性选择抗菌药物治疗。

---

**释义**

■ 根据《中国慢性淋巴细胞白血病/小淋巴细胞淋巴瘤的诊断与治疗指南（2018年版）》（中华血液学杂志，2018，39：353-358.）、国际慢性淋巴细胞白血病工作组（iwCLL）制定的标准（Blood，2018，131：2745-2760.）及NCCN Clinical Practice Guidelines in Oncology，Chronic Lymphocytic Leukemia/Small Lymphocytic Lymphoma，V1.2021。

■ 判断治疗指征：早期无症状的患者无需治疗，每2~6个月随访1次，随访内容包括临床症状及体征，肝、脾、淋巴结肿大情况和血常规等；进展期患者需要治疗。治疗指征有（至少满足以下1个条件）。

1. 进行性骨髓衰竭的证据，表现为贫血和/或血小板减少进展或恶化。轻度的贫血或血小板减少而疾病无进展时可以观察。

2. 巨脾（左肋缘下>6cm）或进行性/有症状的脾大。

3. 巨块型淋巴结肿大（最长直径>10cm）或进行性/有症状的淋巴结肿大。

4. 进行性淋巴细胞增多，如2个月内增多>50%，或淋巴细胞倍增时间（LDT）<6个月。淋巴细胞计数≥30（10⁹/L开始计算淋巴细胞倍增时间。

5. 自身免疫性贫血和/或血小板减少对皮质类固醇治疗反应不佳。

6. 至少存在下列一种疾病相关症状：①在以前6月内无明显原因的体重下降≥10%；②严重疲乏（如ECOG体能状态≥2；不能工作或不能进行常规活动）；③无感染证据，发热>38.0℃，≥2周；④无感染证据，夜间盗汗>1个月。

7. 有症状或影响功能的结外病灶（如皮肤、肾脏、肺脏、脊柱等），尤其对症治疗不能缓解时。

■ 若存在治疗指征可选择以下治疗：

1. 治疗药物：包括苯丁酸氮芥、环磷酰胺（CTX）、氟达拉滨（F）、肾上腺糖皮质激素、利妥昔单抗（R）、BTK抑制剂等药物。

2. 常用一线化疗方案：①苯丁酸氮芥单用方案：10mg/（m²·d），d1~7，每28天1个疗程。②苯丁酸氮芥联合CD20单抗方案：苯丁酸氮芥10 mg/（m²·d），d1~7；利妥昔单抗375mg/m²，d1，第1疗程，此后500mg/m²；或奥妥珠单抗：第1疗程：100mg d1，900mg d2，1000mg d8、15；第2~6疗程：1000mg d1；每28天1个疗程。③氟达拉滨单用：F 25mg/（m²·d），d1~5，每28天1疗程。④FR方案：F 25mg/（m²·d），d2~4；利妥昔单抗375mg/m²，d1，此后500 mg/m²；每28天1个疗程，F剂量同前。⑤FC方案：F 25 mg/（m²·d），d1~3；CTX 250mg/（m²·d），d1~3，每28天1个疗程。⑥FCR方案：F 25mg/（m²·d），d2~4；CTX 250 mg/（m²·d），d2~4；利妥昔单抗375mg/m²，d1，此后500mg/m²；每28天1个疗程。⑦减低剂量的FCR方案：F 20mg/（m²·d），d1~3；CTX 150mg/（m²·d），其余同FCR方案。⑧大剂量甲泼尼龙（利妥昔单抗方案：甲泼尼龙1g/（m²·d），d1~5；利妥昔单抗用法及用量同前，每28天1个疗程。⑨苯达莫司汀联合CD20单抗方案：70mg/（m²·d），d2~3，如可耐受，下一疗程加至90mg/（m²·d）；利妥昔单抗375mg/m²，d1，此后500mg/m²；或奥妥珠单抗：第1疗程：100mg d1，900mg d2，1000mg d8、15；第2~6疗程：1000mg d1；每28天1个疗程。⑩伊布替尼420mg/d，持续至疾病进展或不能耐受。⑪泽布替尼160mg bid，持续至疾病进展或不能耐受。⑫奥布替尼150mg/d，持续至疾病进展或不能耐受。⑬伊布替尼联合奥妥珠单抗方案：伊布替尼：420mg/d，奥妥珠单抗用法用量同前，28天一个疗程，共6疗程。⑭维奈克拉+奥妥珠单抗方案：维奈克拉：从第1疗程d22开始口服，经过5周剂量爬坡后（20、50、100、200、400mg/d各1周），奥妥珠单抗用法用量同前。⑮CD20单抗：利妥昔单抗单用：利妥昔单抗375mg/m²，d1；每1~2周1个疗程；奥妥珠单抗单用：第1疗程：100mg d1，900mg d2，1000mg d8、15；第2~8疗程：1000mg d1。28天一个疗程，共8疗程。药物剂量根据患者情况可适当调整。

■并发症治疗：

1. 并发自身免疫性溶血性贫血（AIHA）或免疫性血小板减少症（ITP）时，可依次选择肾上腺糖皮质激素治疗，如泼尼松1mg/（kg·d）；静脉丙种球蛋白（IVIG）：IVIG 0.4 g/（kg·d）×5d；同时在并发症控制前暂不应用氟达拉滨化疗。

2. 并发感染的治疗：根据感染部位、病原学检查或经验性选择抗菌药物治疗。

■CLL属于进展缓慢的疾病，约40%的患者未经治疗自然病程达10年以上，多数达5年以上。必须强调的是，CLL诊断确定后，首要问题不是选择方案，而是考虑是否需要治疗、何时开始治疗。法国CLL协作组先后对609例和926例Binet A期CLL患者随机分为治疗组和对照组，治疗组分别采用小剂量苯丁酸氮芥（CLB）合用泼尼松持续或间断给药，而对照组不予治疗直到病情发展为B/C期。结果发现早期治疗虽然可以延缓病情的进展，但对总的生存期（OS）并无影响。CLL12随机研究显示，与安慰剂相比，伊布替尼显著改善了未经治疗的早期无症状BinetA期有中高危进展风险的CLL患者的无事件生存时间（EFS）、无进展存活时间（PFS）和下一次治疗时间（TTNT），但尚未见到总体生存获益证据。而药物相关的不良反应及早期药物暴露下获得性耐药风险不容忽视。因此，目前仍建议所有CLL患者达到活动性慢淋标准时方启动治疗。

■ 对于治疗指征的把握，路径中列出了 6 种情况开始治疗，其中贫血和血小板减少达到一定深度：HB＜100g/L，PLT＜100x10$^9$/L，排除骨髓浸润以外其他诱因，且血细胞减少呈进行性。轻度减少患者不必急于治疗，建议密切随访观察。淋巴结和脾大是否需要接受治疗取决于症状及大小，即有症状或者巨脾（如左肋缘下 6cm）或巨块型淋巴结肿大（如最长直径 10cm）需要治疗。在以倍增时间作为治疗依据时，注意外周血淋巴细胞＜30×10$^9$/L 不可应用此参数，即应从≥30×10$^9$/L 开始计算。而且，淋巴细胞增多或淋巴结肿大的因素除 CLL 外，还应排除其他原因（如感染、激素治疗等）。症状性的慢性淋巴细胞白血病的器官浸润需要抗慢淋治疗。合并自身免疫性血细胞减少的患者对一线免疫抑制剂包括：糖皮质激素及丙种球蛋白反应不良者可以启动抗慢性淋巴细胞白血病治疗。淋巴细胞绝对数高低不是治疗指征。全身症状作为治疗指征时要明确具体每个指标的界定值和持续时间，这样才能达到 CLL 的规范化治疗，如"盗汗（drenching night sweet）"，即湿透性夜间出汗，为比较严重的出汗。

■ 除此之外，NCCN 最新版的指南中，患者出现终末期的器官功能损害或符合临床试验的入组标准，均为治疗指征。符合所参加临床试验的入组条件。鼓励参加临床试验。

■ 选择合适的治疗策略取决于患者的年龄、体能状态、伴随疾病，以及荧光原位杂交（FISH）、常规核型分析（CpG 寡核苷酸 DSP30 联合 IL2 等刺激）、基因测序检查结果。细胞遗传学的异常直接反映肿瘤细胞的本质特征，采用 FISH 可以分析分裂间期的细胞，异常检出率明显提高。IGHV 基因无突变状态的 CLL 患者预后较差。具有染色体复杂核型异常、del（17p）和/或 Tp53 基因突变的患者预后最差，del（11q）也是一个预后不良标志。血清 LDH、β2-MG、TK1 水平升高者预后较差。可以应用 CLL 国际预后指数（CLL-IPI）进行需要治疗的 CLL 患者综合预后评估。由于 BTK 抑制剂、BCL-2 抑制剂等小分子药物的推广应用，传统预后危险因素的意义也在发生变化。

■ 根据 Tp53 缺失和/或突变、年龄及身体状态进行分层治疗。患者的体能状态和实际年龄均为重要的参考因素；治疗前评估患者的 CIRS 评分和身体适应性极其重要。身体状态良好定义包括体力活动尚可、肌酐清除率≥70ml/min 及 CIRS≤6 分。一般采用累积疾病评价量表（CIRS）评估合并症情况（参考 Salvi F, Miller MD, Grilli A, et al. A manual of guidelines to score the modified cumulative illness rating scale and its validation in acute hospitalized elderly patients. J Am Geriatr Soc. 2008；56：1926）。

■ 无 del（17p）（17p）/Tp53 基因突变 CLL 患者的治疗方案推荐：身体状态良好的患者：优先推荐：①年龄＜65 岁：氟达拉滨 +环磷酰胺 ±利妥昔单抗（RTX）（FCR 方案）或伊布替尼；②年龄≥65 岁：苯达莫汀±RTX 或伊布替尼。其他推荐：①氟达拉滨±RTX；②苯丁酸氮芥±RTX。IGHV 基因无突变的患者可以考虑伊布替尼。身体状态欠佳的患者：优先推荐：①苯丁酸氮芥±RTX；②伊布替尼。其他推荐：①RTX；②苯达莫司汀（70mg/m$^2$）±RTX。伴 del（17p）/Tp53 基因突变 CLL 患者的治疗方案推荐：身体状态良好的患者：优先推荐：①临床试验；②伊布替尼。其他推荐：①大剂量甲泼尼龙（HDMP）±RTX；②调整的 Hyper-CVAD±RTX；③氟达拉滨+环磷酰胺（FC）± RTX；④苯达莫司汀 ±RTX。如果获得缓解可以考虑行异基因造血干细胞移植（allo-HSCT）。身体状态欠佳的患者：优先推荐：①临床试验；②伊布替尼。其他推荐：①HDMP±RTX；②苯丁酸氮芥±RTX；③RTX；④苯达莫司汀（70mg/m$^2$）±RTX。染色体复杂核型异常建议参照 del（17p）（17p）/Tp53 基因突变的治疗方案推荐。此外，泽布替尼、奥布替尼为中国自主研发的 BTK 抑制剂，靶点选择性高，脱靶效应低，暂未获批 CLL 一线治疗适应征，但可为临床治疗选择。BCL-2 抑制剂维奈克拉已在我国上市但未获批 CLL 治疗适应征，但是，CLL14 研究显示维奈克拉联合奥妥珠单抗 12 周期治疗一线 CLL 尤其是伴 del（17p）或 Tp53 基因突变患者不能充分获益；在 CLL11 研究中其联合苯丁酸氮芥后 PFS 较联合利妥昔单抗获益，在 iLLUMINATE、CLL14 等临床研究中奥托珠单抗联合伊布替尼、维纳克拉等小分子靶向药物显示较好疗效，作为新型 CD20 单抗，可考虑选择联合上述其他药物用于 CLL 治疗。值得注意的是：目前 CLL 治疗已进入无化疗时代，但对于 BTK 抑制剂单药治疗，仍需考虑长期服药后药物不良反应、耐药发生、经济负担、依从性及患者治疗意愿等因素综合考虑后选择，不可随意停药。以 BTK 抑制剂靶向药物联合化学免疫治疗、BTK 抑制剂联合 BCL-2 抑制剂加或不加 CD20 单抗，BCL-2 抑制剂联合 CD20 单抗等有限疗程方案是当前临床研究范畴中 CLL 治疗的热点研究方向。

## （四）标准住院日

14 天内。

> **释义**
>
> ■ 根据患者一般情况、合并症以及治疗选择，住院时间可以低于或高于上述住院天数。

## （五）进入路径标准

1. 第一诊断必须符合 ICD-10：C91.100 慢性淋巴细胞白血病疾病编码。

2. 当患者同时具有其他疾病诊断，但住院期间不需要特殊处理、也不影响第一诊断的临床路径流程实施时，可以进入路径。

> **释义**
>
> ■ 患者同时具有其他疾病影响第一诊断的临床路径流程实施时均不适合进入临床路径。
>
> ■ 本路径仅针对初诊 CLL，对经治患者不适合进入本路径。

## （六）住院期间检查项目

1. 必须的检查项目：

（1）血常规及分类、尿常规、粪便常规+隐血。

（2）外周血：免疫表型。

（3）肝肾功能、电解质、输血前检查、血沉、血型、自身免疫系统疾病筛查、心电图。

（4）影像学检查：X 线胸片、腹部 B 超。

2. 根据患者情况可选择：治疗前（如无治疗指征可以不做）需要进行的检查包括细胞遗传学（CpG 刺激的染色体核型分析）/分子遗传学［荧光原位杂交（FISH）］、Tp53 基因突变、免疫球蛋白重链可变区（IGHV）基因突变状态、β₂-微球蛋白。库姆斯试验（Coombs test）、骨髓形态及病理（包括免疫组织化学）、心脏超声、心肌酶谱、凝血功能、CT。

> **释义**
>
> ■ 部分检查可以在门诊完成。治疗前而非诊断后需要完善重要器官功能评估以及 CLL 遗传学危险度评估。
>
> ■ 血常规（包括血涂片观察淋巴细胞形态）是重要检查项目，且需要和既往检查结果进行对照，以判断淋巴细胞增殖情况。免疫表型、细胞遗传学及分子生物学检查建议取外周血进行检查，不必采用骨髓细胞，染色体检查细胞培养应采用 CpG 等刺激以提高异常检出率（可达 80%）。对于育龄期妇女，治疗前应进行妊娠筛查。
>
> ■ 细胞遗传学是判断预后及指导治疗的重要检查项目，建议治疗前通过 FISH 或染色体检查检测 CLL 预后及治疗相关的 CLL 异常。一般无须做免疫球蛋白重链（IgH）基因重排检测，特别是不用做 T 细胞受体（TCR）基因重排检测。检测 p53 基因突变，其与 del（17p）预后意义相似，即使亚克隆也有预后意义。免疫球蛋白重链可变区基因（IGHV）突变状态与 FCR 疗效显著相关，IGHV 突变（M-IGHV）患者的缓解率、微小残留病灶（MRD）阴性、无进展生存期（PFS）及总生存期（OS）显著优于 IGHV 无突变（U-IGHV）患者，推荐常规检测。影像学检查是以后疗效判断的重要依据，建议治疗前必须完成。PET-CT 不作为常规检查，但临床上怀疑有怀疑 Richter 转化 PET-CT 检查可以指导活检部位。由于患者合并症状态与进一步治疗风险以及药物选择密切相关，因此需要充分评估心、肝、肾等重要器官功能。治疗前强制进行 2 型病毒性肝炎相关检查。除此之外，可以选择性地进行免疫球蛋白定量、β₂-微球蛋白、乳酸脱氢酶（LDH）、尿酸等血液检查。

### （七）治疗开始时间

患者诊断明确并有治疗适应证后。

### （八）选择用药

1. 并发症治疗：反复感染者可静脉注射丙种球蛋白，伴自身免疫性溶血性贫血或血小板减少性症者，可用糖皮质激素治疗。

2. 治疗：常用药物为苯丁酸氮芥、氟达拉滨、环磷酰胺、糖皮质激素、利妥昔单抗、伊布替尼等。

> **释义**
>
> ■ 治疗一定要开始于有治疗适应证后。化疗应兼顾患者的年龄、体能状态、伴随疾病、经济情况、肿瘤细胞生物学特征等因素。
>
> ■ 支持治疗和并发症治疗在指南中也提到了较高的位置。CLL 患者感染风险较高，为：①疾病影响：CLL 可引起低丙种球蛋白血症、中性粒细胞减少，低补体血

症，及 T 细胞功能异常。随疾病分期增高及低丙种球蛋白血症严重程度的加重，感染发生率增高。②化疗影响：糖皮质激素、核苷类似物（降低 CD4$^+$细胞）、单克隆抗体。正常淋巴细胞减少。由于免疫系统缺陷，特别是接受利妥昔单抗治疗的患者，B 细胞在大约治疗 9 个月时恢复，在 B 细胞恢复前接种多无反应，为无效接种。反复细菌感染（近 1 年内两次及以上需要住院或静脉使用抗菌药物的感染）的低丙种球蛋白血症患者应该输注静脉用丙种球蛋白（IVIG），如血清 IgG＜500mg/dl，则每月给予 IVIG 0.3~0.5g/kg，维持谷浓度＞500~700mg/dl，细菌感染可减少 50% 左右（特别是肺炎链球菌与流感嗜血杆菌引起的感染）。

■ 对于接受 CD20 抗体治疗的患者，如果治疗前 HBV 表面抗原（HBsAg）或 HBV 核心抗体（HBcAb）阳性，则推荐使用恩替卡韦预防 HBV 再激活。但对于 HBsAg 阴性且 HBcAb 阳性的患者，如果存在高滴度的 HBV 表面抗体，可以不进行预防性抗 HBV 治疗，但需要连续监测 HBV 病毒载量。需要注意的是，接受 IVIG 治疗的患者，会出现 HBcAb 抗体阳性。

■ 肌酐清除率（CrCl）＜30ml/min 者禁用氟达拉滨，30~70ml/min 者氟达拉滨减量。对于接受氟达拉滨治疗的患者，推荐治疗期间及接受治疗后预防性使用阿昔洛韦和复方磺胺甲噁唑片分别预防疱疹病毒和肺孢子菌感染，至最后 1 剂氟达拉滨后 6 个月。氟达拉滨使用期间直至最后 1 剂后 1 年，为防止输血相关移植物抗宿主病，需要时输注辐照血。氟达拉滨可能引起致命的 AIHA，一旦发生立刻停用、此后禁用；非氟达拉滨引起的 AIHA 仍可使用氟达拉滨为基础的治疗如 FCR，但应密切观察，一旦溶血加重及时停药。

■ 使用时 BTK 抑制剂伊布替尼、泽布替尼、奥布替尼时，需考虑：①患者合并疾病：包括出血倾向和对抗凝药物的需求，手术的需求，心房颤动、高血压等心血管疾病，肝、肾损伤及 HBV 感染：根据用药说明书调整剂量。②食物药物相互作用：避免与葡萄柚、西柚、维多利亚橘、杨桃及相关果汁、维生素 E 同服；尽量避免与强效 CYP3A4 抑制剂（如抗真菌药物三唑类、抗心律失常药物胺碘酮等同时使用。③应用最初几周内，多数患者会出现一过性淋巴细胞计数升高并将持续数周，并不意味疾病进展。④BTK 抑制剂导致的出血事件多为 1~2 级，发生率会随着用药时间延长而降低，；对于同时需要抗血小板或抗凝治疗的患者需谨慎联合并观察出血时间，特别需要注意的是：BTK 抑制剂禁忌与华法林同时使用，抗凝药物可选择阿哌沙班、利伐沙班；如患者必须使用维生素 K 拮抗剂类抗凝药物，则需更换 CLL 治疗方案。此外，微创手术及大手术前后分别需停用 3 天及 7 天。⑤BTK 抑制剂有引发心房颤动的可能，发生率会随着用药时间延长而降低。原有心房颤动不是使用 BK 抑制剂的禁忌证，但须参考 CHA2DS2VASc 评分评估患者卒中风险，如有高危风险且需要维生素 K 拮抗剂抗凝治疗的患者则禁用 BTK 抑制剂。对使用 BTK 抑制剂后出现新发心房颤动的患者应密切监测，考虑非华法林的抗凝药物；如心房颤动仍未控制，应考虑停用该药，更换方案。⑥BTK 抑制剂应用过程中出现疾病进展时，应避免突然停用伊布替尼导致疾病进展加速，应在继续用药基础上尽快转换为其他治疗方案。

■ 肿瘤溶解综合征预防及处理：对于伴有高 LDH/高尿酸血症及大包块患者，治疗后应警惕肿瘤溶解综合征，注意充分水化并加强电解质等指标监测随访。在应用 Bcl-2 抑制剂维奈克拉治疗前，需严格评估患者 TLS 风险并进行充分的口服或静脉水化（低危：通过影像学评估任何可测量的淋巴结最大直径＜5cm 且 ALC＜25×10⁹/L；中危：通过影像学评估任何可测量的淋巴结≥5cm 但＜10cm 或 ALC≥25×10⁹/L，且所有可测量淋巴结的最大直径＜5cm；高危：通过影像学评估任何可测量的淋巴结≥10cm 或 ALC≥25×10⁹/L，且通过影像学评估任何可测量的淋巴结≥5cm 但＜10cm）。

### （九）出院标准

1. 一般情况良好。
2. 没有需要住院处理的并发症和/或合并症。

> 释义
>
> ■ 如果出现并发症，由主管医师具体决定是否需要继续住院处理。

### （十）变异及原因分析

1. 治疗中或治疗后有感染、贫血、出血及其他合并症者，进行相关的诊断和治疗，并适当延长住院时间。
2. 病情进展或合并严重并发症需要进行其他诊断和治疗者退出路径。

> 释义
>
> ■ 微小变异：因为医院检验项目的及时性未保证，不能按照要求完成检查；因为节假日不能按照要求完成检查；患者不愿配合完成相应检查，短期不愿按照要求出院随诊。
>
> ■ 重大变异：因基础疾病需要进一步诊断和治疗；因各种原因需要其他治疗措施；医院与患者或家属发生医疗纠纷，患者要求离院或转院，不愿按照要求出院随诊而导致入院时间明显延长。

### 五、慢性淋巴细胞白血病（初诊）临床路径给药方案

目前的一线方案包括：对于无 del（17p）/p53 突变的患者：①具有严重合并症的患者：单药伊布替尼，苯丁酸氮芥+利妥昔单抗，单药苯丁酸氮芥，单药利妥昔单抗，单药环磷酰胺等；②年龄≥65 岁的患者或年龄＜65 岁但有较多合并症的患者：均可使用①中的治疗方案，除此之外，还可以使用：苯达莫司汀±利妥昔单抗［苯达莫司汀第 1 个疗程为 70mg/（m²·d），如果可以耐受第 2 个疗程增量为 90mg/（m²·d）］；③年龄＜65 岁且无合并症或合并症较轻的患者：FCR 方案、FR 方案［不适合 del（11q）患者］，苯达莫司汀±利妥昔单抗，单药伊布替尼。

由于伊布替尼等新药的出现，对于一线治疗有效的伴 del（17p）或 Tp53 突变的患者并不考虑异基因造血干细胞移植。伊布替尼可以克服 del（11q）的不良预后，即使一线治疗失败，亦暂不考虑异基因造血干细胞移植。

在疗效评估中，因为新的靶向药物的使用，增加了 PR-L（PR 伴淋巴细胞增多）。

【用药选择】

CLL 的治疗应个体化治疗，依据年龄、体能状态、细胞遗传学异常及患者自身经济特点等因素综合考虑，制订具体化疗方案。

【药学提示】

1. 利妥昔单抗是 B 细胞淋巴肿瘤中的靶向药物，开创了肿瘤治疗新纪元。应用此类药物除积极预防过敏等并发症外，还需要警惕乙型肝炎病毒再激活。因此，拟用利妥昔单抗患者应常规检测乙型肝炎两对半，必要时测乙型肝炎 DNA。携带者或感染者须同时进行抗病毒治疗。

2. 氟达拉滨为强免疫抑制药，用药后若涉及输血，建议使用辐照红细胞及血小板。

3. 化疗后可出现骨髓抑制，定期复查血常规，及时使用造血因子刺激血细胞恢复，减少并发症。出现粒细胞缺乏伴感染，积极使用抗菌药物治疗。

4. 当与 CYP3A4 抑制剂同时给药或者患者合并肝损害时，BTK 抑制剂需按照用药说明书进行剂量调整，并尽量避免与强效 CYP3A4 抑制剂同时给药。

【注意事项】

1. 疗效随访中首先规定了评估时间为化疗结束至少 2 个月，且应常规进行骨髓活检检查。

2. 疗效有 CR、CRi、PR、SD 及 PD 几种。对随访患者，首先确定为获得 CR 或 PR 患者，同时无既定治疗适应证。随访时间为每 3 个月随访血细胞计数及肝脾、淋巴结触诊等。应该特别注意出现免疫性血细胞减少症（AIHA、ITP）、继发恶性肿瘤包括骨髓增生异常综合征、急性髓系白血病及实体瘤等。

## 六、慢性淋巴细胞白血病护理规范

1. 护理评估：

（1）常规护理评估：①病程与诊治经过、发病诱因；②既往病史、过敏史及家族史等；③生活习惯：平时饮食、睡眠、排泄、日常活动与自理程度、嗜好，近期有无改变；④健康意识、心理状况及家庭支持情况。

（2）专科护理评估：①全身症状：发热、盗汗、疲乏、消瘦等情况；②全身皮肤瘙痒情况：全身皮肤损害（包括瘙痒、色素沉着、红斑、丘疹、结节等）；③全身营养状况，近 3 个月体重减轻情况，计算减轻体重的比例；④全身淋巴结及肝脾情况：全身性无痛性淋巴结增大，常累及颈部、锁骨上、腋下及腹股沟等处，半数患者轻度至中度肝脾肿大，伴有腹部饱胀感；⑤组织器官浸润相应症状体征：评估呼吸频率节律、深浅度、胸闷、气急、咳嗽咳痰，呼吸困难情况，有无心脏压塞症状体征，有无吞咽困难、鼻塞、鼻出血、腹痛、腹泻、便血、腹部肿块、肠梗阻、注意肠穿孔的症状体征，有无骨骼损害、黄疸、皮肤肿块、结节、溃疡等；⑥评估活动情况及安全措施。心理活动和情绪波动；⑦实验室检查：血常规、尿常规、生化全套、凝血功能、淋巴活检、骨髓穿刺、骨髓活检结果等；⑧辅助检查：X 线胸片、心电图、心脏超声、CT、磁共振、PET-CT；⑨评估既往治疗效果。

2. 常见护理问题：①体温过高；②营养失调；③舒适的改变；④活动无耐力；⑤有组织完整性受损的危险；⑥有感染的危险；⑦低效型呼吸形态；⑧知识缺乏；⑨预感性悲哀；⑩照顾者角色困难。

3. 护理措施：

（1）一般护理：

1）休息和活动：可视体力情况鼓励活动，以不产生疲劳感为宜；高热患者卧床休息，血小板低于 $20 \times 10^9/L$ 时绝对卧床休息；鼓励患者深呼吸、有效咳嗽；保持病室的安静和整洁，避免受凉、潮湿。

2）饮食：加强营养，增强机体抵抗力，进食高热量、高蛋白质、维生素丰富、清淡易消化饮食，如鱼、鸡、鸭肉、牛奶、瘦肉、新鲜水果和蔬菜等；必要时予全胃肠道外营养支持。

3）心理支持：保持安静，精神愉快；正确对待疾病，消除紧张、恐惧心理，树立战胜疾病的信心；建立良好的家庭支持系统。

（2）用药护理：

1）伊布替尼与泽布替尼：服药期间应将口服时间大致固定，用温水送服，切忌弄破或者咀嚼胶囊（漏服要求：如果未按计划时间内服用本品，可以在当天内尽快服用，第2天继续在正常计划时间内服用，不可私自弥补漏服剂量）。服用本品时，避免摄入西柚、葡萄柚、塞维利亚橙/橘、杨桃及其相关果汁，以及鱼油和维生素E制剂。指导患者服用本药品期间，注意观察血象，定期监测，避免发生感染；全身出现皮疹或出血点及淤斑，以及骨骼肌肉疼痛时都应立即告知医师，不可擅自停用本药品，遵医嘱调整服药剂量，在医师的指导下做好自我病情观察并及时复诊。

2）利妥昔单抗：使用前30分钟给予静脉注射地塞米松5mg、肌内注射异丙嗪25mg预防过敏。单独通路输注，以免影响药效，用输液泵控制输注速度，使药液输入维持5～8小时以上。治疗过程中可用心电监测了解生命体征情况，观察患者有无发热、寒战、心律失常、血压异常、头痛、头晕、呕心、呕吐等不良反应，若发生不良反应，应暂时停止滴注，并给予抗过敏治疗，必要时给予支气管扩张剂。

3）氟达拉滨：氟达拉滨有较强的骨髓抑制作用，使用后注意预防感染。接受氟达拉滨方案治疗的患者，应输注经辐照后血制品，直至细胞免疫恢复正常。

4）环磷酰胺：使用该药静脉滴注时，注意观察泌尿道反应（膀胱刺激症、少尿、血尿及蛋白尿等），治疗过程中嘱患者多饮水，多排尿。

（3）症状护理：贫血、出血、发热的护理要点：

1）贫血的护理：①了解患者的血红蛋白、网织红细胞及红细胞计数，判断贫血程度；②观察患者贫血的症状，如面色、睑结膜、口唇、甲床苍白程度，注意有无头晕目眩、耳鸣、困倦等中枢缺氧症状，注意有心悸气促、心前区疼痛等；③轻症者可下床活动，重症患者应卧床休息，避免突然改变体位后发生晕厥，注意安全；④评估患者营养状况，给予高热量、高蛋白，高维生素饮食，清淡易消化；⑤严重贫血患者应给予氧气吸入，以改善组织缺氧症状；⑥遵医嘱输注红细胞悬液改善贫血症状。做好患者输血的护理；⑦遵医嘱给予治疗贫血的药物，并观察药物的疗效及不良反应。⑧注意预防感染。

2）出血的护理：①了解患者血小板计数，凝血功能。②观察患者出血的症状、体征、部位、范围，注意患者皮肤、黏膜有无损伤，紫癜出现的时间、部位、数量及形态的变化；有无鼻腔出血；口腔有无血疱、牙龈出血等，与饮食、药物的关系；观察患者有无咯血、呕血、便血、血尿等，如有应观察出血时间、部位、范围、出血量及有无伴随症状，尤其要注意有无新发的出血倾向。女患者还应评估经血量；有无内脏或颅内出血的症状和体征，嘱患者安静卧床休息。③出血严重者，遵医嘱及时输注血小板和凝血因子，做好输血和成分输血的护理。④指导患者掌握预防或避免出血加重的自我防护措施。出血的预防及护理：PLT＜20×$10^9$/L时应密切观察患者有无出血倾向，指导患者保持皮肤清洁，避免搔抓皮肤而发生皮肤出血、紫癜加重或造成皮肤感染。避免不必要的穿刺和侵入性检查，各种穿刺后延长按压时间；保持大便通畅，避免激动和剧烈咳嗽，防止诱发和加重出血；刷牙用软毛牙刷，忌用牙签剔牙，以防损伤牙龈；不可用手指挖鼻孔，不要用力擤鼻涕，以防鼻腔黏膜出血。口腔黏膜或牙龈出血时可用干棉球压迫止血，做好口腔护理，预防感染；鼻腔少量出血时可冷敷鼻部，出血不止时应让患者卧床休息，汇报医师，给予棉球填塞止血。⑤做好患者心理护理。⑥动态病情观察。

3）发热的护理：①动态观察体温的变化，注意发热的过程、热型、持续时间、伴随症状；

②采取有效的降温措施，有出血倾向的患者严禁酒精擦浴降温，应用药物降温时，注意观察，防止患者大汗导致虚脱；③高热患者大量出汗后，要注意保暖，及时更换衣物，保持皮肤清洁、干燥；④加强口腔护理，指导患者饭后、睡前漱口；⑤视病情给予高热量，高维生素、易消化的饮食。退热出汗时，及时补充足够的水分；⑥指导患者注意休息，高热患者应卧床休息，以减少耗氧量；⑦定期开窗通风，保持空气清新和流通。

（4）动态病情观察：

1）观察皮肤黏膜苍白程度，有无牙龈肿胀，肝脾大、淋巴结肿大。

2）观察体温，注意各系统可能出现的感染症状。

3）观察全身皮肤皮疹以及皮肤黏膜淤点淤斑，消化道、泌尿道出血、颅内出血及女性月经过多症状。

4）观察骨骼肌肉疼痛、腹泻、心房颤动等口服用药不良反应。

5）观察血常规、骨髓象、电解质、肝肾功能变化。

4. 出院指导：

（1）指导出院患者学会自我观察，宣教自我防护，避免接触有毒物质。

（2）坚持用药，定期强化治疗，巩固和维持疗效。定期复诊，如化疗后血常规、肝功能监测，病情变化应及时就诊。

（3）根据气候变化及时增减衣服，预防感冒，避免前往人群拥挤的公共场合。

（4）注意劳逸结合，戒烟戒酒。

（5）树立战胜疾病的信心，保持乐观的心态，保持身心舒畅，建立良好的生活态度。

（6）饮食卫生教育，营养的基本原则为高热量、高蛋白、高维生素，避免刺激性食物，多饮水。

## 七、慢性淋巴细胞白血病营养治疗规范

1. 患者入院第一天进行营养风险筛查（NRS2002），总分小于 3 分者予以营养教育，总分大于三分者，予以营养不良评定（PG-SGA）。

2. 根据营养不良评定结果予以营养干预。

3. 注意饮食卫生，不吃生冷：过夜食物，不吃辛辣刺激食物，进食高蛋白、易消化、均衡饮食。

4. 化疗期间胃肠反应严重时应以清淡流质饮食为主，并重新进行营养风险筛查，必要时启动人工营养支持。

5. 住院期间定期评估营养状况。

## 八、慢性淋巴细胞白血病患者健康宣教

1. 用药指导：

（1）伊布替尼与泽布替尼：

1）服药方法：服药期间应将口服时间大致固定，用温水送服，切忌弄破或者咀嚼胶囊。

2）漏服要求：如果未按计划时间内服用药物，可以在当天内尽快服用，第 2 天继续在正常计划时间内服用，不可私自弥补漏服剂量。

3）药物不良反应：中性粒细胞减少、血小板减少、贫血、腹泻、骨骼肌肉疼痛、恶心、皮疹、青肿、乏力、发热、出血、心房颤动等症状。

4）服药注意事项：服用本品时，避免摄入西柚、葡萄柚、塞维利亚橙/橘、杨桃及其相关果汁（因为此类食物与药品结合，会增加药物的血浆浓度，增加药物相关毒性的风险），以及鱼油和维生素 E 制剂（因为此类补充剂与药物结合会增加出血的风险）。指导患者服用本药品期间，注意观察血象，定期监测，避免发生感染；全身出现皮疹或出血点及淤斑，以及骨骼肌肉疼痛或者心房颤动时都应立即告知医师，不可擅自停用药物，遵医嘱调整服药剂量，

在医师的指导下做好自我病情观察并及时复诊。

2. 营养指导:

（1）每周称体重 1 次，并且留存记录，如有不明原因的体重明显下降，及时告知医师或下次入院后告知医护人员体重波动情况，以便观察其营养状况。

（2）节制能量，每餐七八分饱最好，不要每餐摄入过量，也不要过少，非肥胖者以体重不下降为标准，但是切忌饥饿。

（3）增加蛋白质摄入量，牛奶、鸡蛋、鱼虾、肉类、大豆都是优质蛋白质来源。总体上说，动物蛋白质优于植物蛋白质，乳清蛋白优于酪蛋白。保证荤素搭配，控制红肉（猪肉、牛肉、羊肉）及加工肉（如香肠、火腿）的摄入，切忌恢复期大量食用高脂肪肉类，例如猪头肉、猪蹄、腌制的咸肉等，以免食用后诱发胰腺炎，肉类以瘦肉为宜，切忌盲目大量进补，食补要适量。

（4）增加水果蔬菜摄入量，每日蔬菜+水果共要求摄入 5 份（例如蔬菜 3 份＝300g，每份蔬菜＝100g，水果 2 份＝2 个），要求色彩种类多，增加全谷物，少量豆制品摄入。

（5）改变生活习惯：戒烟草，戒饮酒，保证充足睡眠。不能以保健品替代营养素，避免进食含糖高的食物及饮料，避免进食过咸食物及盐加工食物（如腌制肉类、腌制咸菜）。

3. 休息与活动指导:

（1）平时注意休息，保证充足的睡眠；体能状况好的情况下不可长时间卧床，避免肌肉萎缩，平日轻体力运动有助于疾病恢复。

（2）平日避免剧烈运动，居家时可以从事一般家务劳动，可以进行慢走、瑜伽等运动，但是避免去人群聚集地方活动以防感染。

（3）当出现乏力、全身有出血点等症状时，主要以卧床休息为主，更换体位时动作要慢，避免发生跌倒磕碰，结合自身体能恢复情况再行活动。

（4）平时外出时做好个人防护，冬季注意保暖避免着凉，夏季出行注意防晒，出门打伞以及戴好墨镜；外出使用交通工具时应避免乘坐公交车或者地铁等人流量大的交通工具，可选择出租车或者开车出行。

4. 自我病情观察:

（1）定期监测血象、肝肾功能、凝血功能指标，并及时告知医师。

（2）当出现贫血及全身乏力时注意多休息，避免活动不当造成头晕而发生跌倒等危险情况。

（3）指导患者保持皮肤清洁，避免搔抓皮肤而发生皮肤出血、紫癜加重或造成皮肤感染。

（4）避免不必要的穿刺和侵入性检查，各种穿刺后延长按压时间。

（5）保持大便通畅，避免激动和剧烈咳嗽，防止诱发颅内出血。

（6）刷牙用软毛牙刷，忌用牙签剔牙，以防损伤牙龈；不可用手指挖鼻孔，不要用力擤鼻涕，以防鼻腔黏膜出血，鼻腔少量出血时可冷敷鼻部。口腔黏膜或牙龈出血时可用干棉球压迫止血，做好口腔护理，预防感染。

（7）女性患者注意自我观察月经量，如果出血量大及时汇报医师予以处理。

5. 导管维护:

（1）PICC 导管维护：每周可以预约管道护理门诊并携带好 PICC 维护册，该管道必须每周维护一次，更换贴膜敷料及正压接头；如果出汗较多或者贴膜边缘卷起需要及时更换；平时注意观察针眼处有无红肿、渗血、化脓等症状，应及时换药避免发生局部感染。置管肢体平时可以从事轻体力活动，避免大幅度运动例如引体向上，避免拎重物等；洗澡时注意用保鲜膜包裹好置管肢体，避免贴膜处潮湿。

（2）输液港维护：每月可以预约管道护理门诊，该管道必须每月冲洗 1 次；平时可以从事一般体力活动，应避免大幅度运动例如引体向上；港体拔针后满 24 小时就可以正常沐浴，但是应避免用力搓揉港体，以免港体翻转；港体处发生疼痛、红肿等症状时应及时前往门诊进行维护。

## 九、推荐表单

### （一）医师表单

**慢性淋巴细胞白血病临床路径医师表单**

适用对象：第一诊断为慢性淋巴细胞白血病（ICD-10：C91.100）

| 患者姓名： | 性别： 年龄： | 门诊号： | 住院号： |
|---|---|---|---|
| 住院日期： 年 月 日 | 出院日期： 年 月 日 | | 标准住院日：14 天内 |

| 时间 | 住院第 1 天 | 住院第 2 天 |
|---|---|---|
| 主要诊疗工作 | □ 询问病史及体格检查<br>□ 完成病历书写<br>□ 开实验室检查单<br>□ 对症支持治疗<br>□ 病情告知，必要时向患者家属告知病重或病危，并签署病重或病危通知书<br>□ 患者家属签署各种必要的知情同意书 | □ 上级医师查房<br>□ 完成入院检查<br>□ 继续对症支持治疗<br>□ 完成必要的相关科室会诊<br>□ 完成上级医师查房记录等病历书写<br>□ 向患者及家属交代病情及其注意事项 |
| 重点医嘱 | **长期医嘱**<br>□ 血液病护理常规<br>□ 二级护理<br>□ 饮食<br>□ 视病情通知病重或病危<br>□ 其他医嘱<br>**临时医嘱**<br>□ 血常规及分类、尿常规、粪便常规+隐血<br>□ 肝肾功能、电解质、红细胞沉降率、凝血功能、血型、输血前检查、库姆斯试验、心肌酶谱、$\beta_2$-微球蛋白<br>□ 乙肝二对半<br>□ X 线胸片、心电图、腹部 B 超、心脏 B 超、增强 CT<br>□ 输血（有适应证时）等支持对症治疗<br>□ 其他医嘱<br>细化检查：免疫球蛋白重链可变区（IGVH）突变状态、染色体核型分析、FISH 检测、基因突变选项 | **长期医嘱**<br>□ 患者既往基础用药<br>□ 其他医嘱<br>**临时医嘱**<br>□ 骨髓穿刺和骨髓活检（必要时）<br>□ 骨髓形态学、病理、免疫组化（必要时）<br>□ 外周血免疫表型<br>□ 外周血细胞（CPG 刺激）/分子遗传学<br>□ 分子生物学检测 Tp53 基因突变及 IGHV 突变状态<br>□ 自身免疫系统疾病筛查<br>□ 输血（有适应证时）<br>□ 其他医嘱 |
| 病情变异记录 | □ 无 □ 有，原因：<br>1.<br>2. | □ 无 □ 有，原因：<br>1.<br>2. |
| 医师签名 | | |

| 时间 | 住院第 3~13 天 | 住院第 14 天（出院日） |
|---|---|---|
| 主要诊疗工作 | □ 上级医师查房<br>□ 根据体检、各项检查结果和既往资料，进行鉴别诊断和确定诊断<br>□ 根据其他检查结果判断是否合并其他疾病<br>□ 开始治疗，需要化疗者家属签署化疗知情同意书<br>□ 保护重要脏器功能<br>□ 注意观察化疗药物的不良反应，复查血常规、血生化、电解质等，并对症处理<br>□ 完成病程记录 | □ 上级医师查房，进行评估，确定有无并发症情况，明确是否出院<br>□ 完成出院记录、病案首页、出院证明书等<br>□ 向患者交代出院后的注意事项，如返院复诊的时间、地点，发生紧急情况时的处理等 |
| 重点医嘱 | **长期医嘱（视情况可第 2 天起开始治疗）**<br>□ 苯丁酸氮芥单用或联合利妥昔单抗：10mg/(m$^2$·d)，d1~7；利妥昔单抗 375~500mg/m$^2$，d1<br>□ 利妥昔单抗单用：375~500mg/m$^2$，d1<br>□ 氟达拉滨单用：F 25mg/(m$^2$·d)，d1~5<br>□ FC 方案：F 25mg/(m$^2$·d)，d1~3；CTX 250mg/(m$^2$·d)，d1~3<br>□ FCR 方案：FC 同上；利妥昔单抗 375~500mg/m$^2$，d1<br>□ 减低剂量 FCR：F 20mg/(m$^2$·d)，d1~3；CTX 150mg/(m$^2$·d)，d1~3；利妥昔单抗 375~500mg/m$^2$，d1<br>□ 甲泼尼龙单用或联合利妥昔单抗：1g/(m$^2$·d)，d1~5；利妥昔单抗 375~500mg/m$^2$，d1<br>□ 伊布替尼：420mg/d<br>□ 重要脏器保护，碱化水化利尿等治疗<br>□ 必要时抗感染等支持治疗<br>□ 其他医嘱<br>**临时医嘱**<br>□ 复查血常规<br>□ 复查血生化、电解质<br>□ 输血（有适应证时）<br>□ 对症支持<br>□ 其他医嘱 | **出院医嘱**<br>□ 出院带药<br>□ 定期门诊随访<br>□ 监测血常规 |
| 病情变异记录 | □ 无  □ 有，原因：<br>1.<br>2. | □ 无  □ 有，原因：<br>1.<br>2. |
| 医师签名 | | |

## （二）护士表单

### 慢性淋巴细胞白血病临床路径护士表单

适用对象：第一诊断为慢性淋巴细胞白血病（ICD-10：C91.100）

| 患者姓名： | 性别： | 年龄： | 门诊号： | 住院号： |
|---|---|---|---|---|
| 住院日期： 年 月 日 | 出院日期： 年 月 日 | | 标准住院日：14 天内 | |

| 时间 | 住院第 1~2 天 | 住院第 3~13 天 | 住院第 14 天（出院日） |
|---|---|---|---|
| 健康宣教 | □ 介绍主管医师、护士<br>□ 介绍环境、设施<br>□ 介绍住院注意事项<br>□ 严重贫血和乏力的患者注意活动指导；血小板数＜20×$10^9$/L 时减少活动，出血严重者应绝对卧床休息 | □ 主管护士与患者沟通，了解并指导心理应对<br>□ 指导患者注意个人及饮食卫生，减少陪护探视，防止交叉感染<br>□ 宣教疾病、用药知识及骨髓穿刺、PICC 置管等特殊检查操作过程<br>□ 如接受化疗，告知饮食、活动及探视注意事项及应对方式 | □ 康复和锻炼<br>□ 定期复查<br>□ 出院带药服用方法<br>□ 饮食休息等注意事项指导<br>□ 加强个人防护，预防感染，防止外伤出血 |
| 护理处置 | □ 核对患者姓名，佩戴腕带<br>□ 建立入院护理病历<br>□ 卫生处置：剪指（趾）甲、沐浴、更换病号服 | □ 观察患者病情变化<br>□ 协助医师完成各项检查化验<br>□ 遵医嘱正确完成治疗用药<br>□ 必要时，做好输血护理<br>□ 决定是否行 PICC 置管 | □ 办理出院手续<br>□ 书写出院小结 |
| 基础护理 | □ 三级护理<br>□ 晨晚间护理<br>□ 患者安全管理 | □ 二级护理<br>□ 晨晚间护理<br>□ 患者安全管理 | □ 三级护理<br>□ 晨晚间护理<br>□ 患者安全管理 |
| 专科护理 | □ 护理查体，注意肝、脾、淋巴结有无增大<br>□ 淋巴细胞、血红蛋白和血小板监测<br>□ 需要时填写跌倒及压疮防范表<br>□ 心理护理 | □ 化疗或粒细胞减少患者注意保护性隔离<br>□ 做好口腔、肛周及皮肤护理<br>□ 首次使用利妥昔单抗注意药物使用过程中的过敏反应<br>□ 伴溶血性贫血患者做好洗涤红细胞输注的护理<br>□ 做好化疗患者并发症护理 | □ 监测体温，评估外周血象的变化，尤其是白细胞及血小板计数<br>□ 使用大剂量糖皮质激素治疗者，注意血糖及血压的监测<br>□ 携带 PICC 出院患者指导其做好管道及伤口护理 |
| 重点医嘱 | □ 详见医嘱执行单 | □ 详见医嘱执行单 | □ 详见医嘱执行单 |
| 病情变异记录 | □ 无 □ 有，原因：<br>1.<br>2. | □ 无 □ 有，原因：<br>1.<br>2. | □ 无 □ 有，原因：<br>1.<br>2. |
| 护士签名 | | | |

## （三）患者表单

### 慢性淋巴细胞白血病临床路径患者表单

适用对象：第一诊断为慢性淋巴细胞白血病（ICD-10：C91.100）

| 患者姓名： | | 性别： | 年龄： | 门诊号： | 住院号： |
|---|---|---|---|---|---|
| 住院日期： 年 月 日 | | 出院日期： 年 月 日 | | | 标准住院日：14 天内 |

| 时间 | 入院当天 | 住院第 2~6 天<br>（住院期间） | 住院第 7~14 天<br>（出院日） |
|---|---|---|---|
| 医患配合 | □ 配合询问病史、收集资料，请务必详细告知既往史、用药史、过敏史<br>□ 配合进行体格检查<br>□ 有任何不适告知医师 | □ 配合完善相关检查、化验，如采血、骨髓穿刺、留尿、心电图、CT 等<br>□ 医师向患者及家属介绍病情，如有异常检查结果需进一步检查<br>□ 配合用药及治疗<br>□ 配合医师调整用药<br>□ 有任何不适告知医师 | □ 接受出院前指导<br>□ 知道复查程序<br>□ 获取出院小结 |
| 护患配合 | □ 配合测量体温、脉搏、呼吸、血压、血氧饱和度、体重<br>□ 配合完成入院护理评估单（简单询问病史、过敏史、用药史）<br>□ 接受入院宣教（环境介绍、病室规定、订餐制度、贵重物品保管等）<br>□ 有任何不适告知护士 | □ 配合测量体温、脉搏、呼吸，询问每日排便情况<br>□ 接受相关化验检查宣教，正确留取标本，配合检查有任何不适告知护士接受输液、服药治疗接受深静脉置管<br>□ 注意活动安全，避免坠床或跌倒<br>□ 配合执行探视及陪护<br>□ 接受疾病及用药等相关知识指导 | □ 接受出院宣教办理出院手续获取出院带药<br>□ 知道服药方法、作用、注意事项<br>□ 知道复印病历方法 |
| 饮食 | □ 普通饮食<br>□ 血小板减少患者软质饮食 | □ 普通饮食<br>□ 血小板减少患者软质饮食 | □ 普通饮食<br>□ 血小板减少患者软质饮食 |
| 排泄 | □ 正常排尿便 | □ 正常排尿便 | □ 正常排尿便 |
| 活动 | □ 适度活动<br>□ 血小板数 < $20 \times 10^9$/L 时减少活动，出血严重者应绝对卧床休息 | □ 适度活动<br>□ 血小板数 < $20 \times 10^9$/L 时减少活动，出血严重者应绝对卧床休息 | □ 适度活动<br>□ 血小板数 < $20 \times 10^9$/L 时减少活动，出血严重者应绝对卧床休息 |

## 附：原表单（2019 年版）

### 慢性淋巴细胞白血病临床路径表单

适用对象：第一诊断为慢性淋巴细胞白血病（ICD-10：C91.1）

| 患者姓名： | 性别： 年龄： 门诊号： | 住院号： |
|---|---|---|
| 住院日期： 年 月 日 | 出院日期： 年 月 日 | 标准住院日：14 天内 |

| 时间 | 住院第 1 天 | 住院第 2 天 |
|---|---|---|
| 主要诊疗工作 | □ 询问病史及体格检查<br>□ 完成病历书写<br>□ 开实验室检查单<br>□ 对症支持治疗<br>□ 病情告知，必要时向患者家属告病重或病危通知，并签署病重或病危通知书<br>□ 患者家属签署各种必要的知情同意书 | □ 上级医师查房<br>□ 完成入院检查<br>□ 继续对症支持治疗<br>□ 完成必要的相关科室会诊<br>□ 完成上级医师查房记录等病历书写<br>□ 向患者及家属交待病情及其注意事项 |
| 重点医嘱 | **长期医嘱**<br>□ 血液病护理常规<br>□ 二级护理<br>□ 饮食<br>□ 视病情通知病重或病危<br>□ 其他医嘱<br>**临时医嘱**<br>□ 血常规及分类、尿常规、大便常规+隐血<br>□ 肝肾功能、电解质、血沉、凝血功能、血型、输血前检查、Coombs 试验、心肌酶谱、$\beta_2$-微球蛋白<br>□ 乙肝二对半<br>□ X 线胸片、心电图、腹部 B 超、心脏 B 超、增强 CT<br>□ 输血（有适应证时）等支持对症治疗<br>□ 其他医嘱<br>   细化检查：免疫球蛋白重链可变区（IGVH）突变状态、染色体核型分析、FISH 检测、基因突变选项 | **长期医嘱**<br>□ 患者既往基础用药<br>□ 其他医嘱<br>**临时医嘱**<br>□ 骨髓穿刺和骨髓活检（必要时）<br>□ 骨髓形态学、病理、免疫组化（必要时）<br>□ 外周血免疫表型<br>□ 外周血细胞（CpG 刺激）/分子遗传学<br>□ 分子生物学检测 TP53 基因突变及 IGHV 突变状态<br>□ 自身免疫系统疾病筛查<br>□ 输血（有适应证时）<br>□ 其他医嘱 |
| 主要护理工作 | □ 介绍病房环境、设施和设备<br>□ 入院护理评估<br>□ 宣教 | □ 观察患者病情变化 |
| 病情变异记录 | □ 无 □ 有，原因：<br>1.<br>2. | □ 无 □ 有，原因：<br>1.<br>2. |
| 护士签名 | | |
| 医师签名 | | |

| 时间 | 住院第 3~13 天 | 住院第 14 天<br>（出院日） |
|---|---|---|
| 主要诊疗工作 | □ 上级医师查房<br>□ 根据体检、各项检查结果和既往资料，进行鉴别诊断和确定诊断<br>□ 根据其他检查结果判断是否合并其他疾病<br>□ 开始治疗，需要化疗者家属签署化疗知情同意书<br>□ 保护重要脏器功能<br>□ 注意观察化疗药物的副作用，复查血常规、血生化、电解质等，并对症处理<br>□ 完成病程记录 | □ 上级医师查房，进行评估，确定有无并发症情况，明确是否出院<br>□ 完成出院记录、病案首页、出院证明书等<br>□ 向患者交代出院后的注意事项，如返院复诊的时间、地点，发生紧急情况时的处理等 |
| 重点医嘱 | **长期医嘱（视情况可第二天起开始治疗）**<br>□ 苯丁酸氮芥单用或联合利妥昔单抗：10mg/（m² · d），d1~7；利妥昔单抗 375~500mg/m²，d1<br>□ 利妥昔单抗单用：375~500mg/m²，d1<br>□ 氟达拉滨单用：F 25mg/（m² · d），d1~5<br>□ FC 方案：F 25mg/（m² · d），d1~3；CTX 250mg/（m² · d），d1~3<br>□ FCR 方案：FC 同上；利妥昔单抗 375~500mg/m²，d1<br>□ 减低剂量 FCR：F 20mg/（m²（d），d1~3；CTX 150mg/（m²（d），d1-3；利妥昔单抗 375~500mg/m²，d1<br>□ 甲泼尼龙单用或联合利妥昔单抗：1g/（m²（d），d1~5；利妥昔单抗 375~500mg/m²，d1<br>□ 伊布替尼：420mg/d<br>□ 重要脏器保护，碱化水化利尿等治疗<br>□ 必要时抗感染等支持治疗<br>□ 其他医嘱<br>**临时医嘱**<br>□ 复查血常规<br>□ 复查血生化、电解质<br>□ 输血（有适应证时）<br>□ 对症支持<br>□ 其他医嘱 | **出院医嘱**<br>□ 出院带药<br>□ 定期门诊随访<br>□ 监测血常规 |
| 主要护理工作 | □ 观察患者病情变化<br>□ 心理与生活护理<br>□ 化疗期间嘱患者多饮水 | 指导患者办理出院手续 |
| 病情变异记录 | □ 无　□ 有，原因：<br>1.<br>2. | □ 无　□ 有，原因：<br>1.<br>2. |
| 护士签名 | | |
| 医师签名 | | |

# 第二十章
# 外周T细胞淋巴瘤临床路径释义

【医疗质量控制指标】

指标一、诊断需结合临床表现和病理检查结果。

指标二、掌握治疗原则。

指标三、监测并及时处理治疗相关不良反应。

## 一、外周T细胞淋巴瘤编码

1. 原编码：

疾病名称及编码：外周T细胞淋巴瘤（ICD-10：C84.400）

2. 修改编码：

疾病名称及编码：外周T细胞淋巴瘤（ICD-10：C84.4）

## 二、临床路径检索方法

C84.4

## 三、国家医疗保障疾病诊断相关分组（CHS-DRG）

MDCR 骨髓增生疾病和功能障碍，低分化肿瘤

RA1 淋巴瘤、白血病等伴重大手术

## 四、外周T细胞淋巴瘤临床路径标准住院流程

### （一）适用对象

第一诊断为外周T细胞淋巴瘤（ICD-10：C84.400）。

> **释义**
>
> ■ 适用对象编码参见第一部分。
> ■ 本路径适用对象为病理诊断为外周T细胞淋巴瘤，且未经抗肿瘤治疗的患者。

### （二）诊断及分期依据

根据《NCCN临床实践指南：T细胞淋巴瘤（2021年第1版）》，《血液病诊断及疗效标准（第4版）》（沈悌、赵永强主编，科学出版社），《World Health Organization Classification of Tumors. Pathology and Genetic of Tumors of Haematopoietic and Lymphoid Tissue》（2016年版）。

诊断标准：

1. 临床表现：无痛性淋巴结肿大是主要临床表现之一，常常伴有脾脏累及和骨髓侵犯。瘤体浸润、压迫周围组织而有相应临床表现。可有发热、乏力、盗汗、消瘦等症候。

2. 实验室检查：血清乳酸脱氢酶（LDH）可升高。侵犯骨髓可造成贫血、血小板减少，中性粒细胞可减低、正常或升高；涂片或可见到淋巴瘤细胞。

3. 病理组织学检查：系确诊本病必需的依据。

外周 T 细胞淋巴瘤，非特指型。

肿瘤细胞表达 CD45、全 T 细胞标志物（CD2、CD3、CD5、CD7）、CD45RO、CD43，大多病例 CD4$^+$/CD8$^-$，部分大细胞的肿瘤可表达 CD30，仅极少数结内 PTCL 病例表达 CD56 和细胞毒颗粒蛋白（TIA-1、颗粒酶 B、穿孔蛋白），偶可检出 EB 病毒（多在反应性 B 细胞中）。

临床实践中，石蜡切片免疫组化辅助诊断 PTCL 常用抗体组合及典型免疫表型：肿瘤细胞 CD45（LCA）$^+$、CD3$^+$、CD45RO（UCHL1）$^+$、CD43（Leu22）$^+$、CD20（L26）－、CD79a－、CD68（KP1）－、Ki-67+（检测瘤细胞增殖活性）。

90%患者有 TCR 基因重排，以 γ 位点的重排多见。遗传学异常较常见，如+7q、+8q、+17q、+22q、5q-、10q-、12q-、13q-等。

4. 影像学检查：颈、胸、腹、盆腔 CT。外周 T 细胞淋巴瘤，非特指型按照 CT 以及体检所发现的肿大淋巴结分布区域进行分期及评价疗效。分期标准（Ann Arbor-Cotsuolds 分期，表 20）。PET-CT 对于淋巴瘤的分期和疗效评价更可靠，有条件者可直接行 PET-CT 检查。

表 20　Ann Arbor-Cotswolds 分期

| | |
|---|---|
| Ⅰ期 | 单一淋巴结或淋巴组织器官区（Ⅰ）；单一结外器官或部位（ⅠE） |
| Ⅱ期 | 膈上或膈下同侧受累淋巴结区≥2 个；或病变局限侵犯结外器官或部位，并膈肌同侧一个以上淋巴结区（ⅡE） |
| Ⅲ期 | 膈上下两侧均有淋巴结受累（Ⅲ）；伴结外器官或组织局部侵犯（ⅢE），或脾脏受累（ⅢS），或两者皆受累（ⅢSE） |
| Ⅳ期 | 一个或多个结外器官或组织广泛受累，伴或不伴淋巴结肿大 |

说明：有 B 症状者需在分期中注明，如Ⅱ期患者，应记作ⅡB；肿块直径超过 10cm 或纵隔肿块超过胸腔最大内径的 1/3 者，标注 X；受累脏器也需注明，如脾脏、肝脏、骨骼、皮肤、胸膜、肺等分别标记为 S、H、O、D、P 和 L。

釋义

■ 本路径的制订主要参考诊疗指南和国内权威参考书籍。

■ 外周 T 细胞淋巴瘤，非特指型按照 CT 以及体检所发现的肿大淋巴结分布区域进行分期及评价疗效。分期标准（2014 版 Lugano 分期，表 21）。

表 21　Lugano 分期

| | |
|---|---|
| **局限期** | |
| Ⅰ期 | 仅侵及单一淋巴结区域（Ⅰ）；或侵及单一结外器官不伴有淋巴结受累（ⅠE） |
| Ⅱ期 | 侵及≥2 个淋巴结区域，但均在膈肌同侧受累（Ⅱ）；或可伴有同侧淋巴结引流区域的局限性结外器官受累（ⅡE） |
| **进展期** | |
| Ⅲ期 | 侵及膈肌上下淋巴结区域（Ⅲ）;，或侵及膈上淋巴结+脾脏受累（ⅢS） |
| Ⅳ期 | 侵及淋巴结引流区域之外的结外器官（Ⅳ） |

说明：有 B 症状者需在分期中注明，如Ⅱ期患者，应记作ⅡB；2014 年 Lugano 分期标准不再对淋巴瘤的 bulky（大肿块）病灶进行具体的数据限定，只需记录最大病灶之最大径即可；扁桃体、胸腺及脾脏视为淋巴结组织。

■ 外周 T 细胞淋巴瘤是一组起源于胸腺后的成熟 T 细胞的异质性的淋巴瘤，临床表现多样且无特异性，无痛性淋巴结肿大是最常见的临床表现之一，有部分患者以淋巴结外受侵起病，如肝脏、骨髓、胃肠道或皮肤，伴或不伴有全身症状。

■ 病理组织学诊断是确诊本病的唯一依据。推荐淋巴结（肿物）的切除或切取活检；如果切除或切取活检困难，可以选择超声或 CT 引导下淋巴结（肿物）粗针穿刺活检。细针抽吸活检（Fine needle aspiration, FNA）不足以诊断本病。

■ 由于本型淋巴瘤病理诊断依赖于临床特征，因此送检病理时需提供完善的临床资料；由于病理诊断的复杂性及较低的一致性，对诊断困难患者可能需反复活检以及病理医师与临床医师的密切沟通。

■ 本路径除了适用于外周 T 细胞淋巴瘤，非特指型（PTCL-NOS）外，还适用于外周 T 细胞淋巴瘤的一些其他亚型，包括血管免疫母 T 细胞淋巴瘤（AITL）、间变大细胞淋巴瘤，ALK 阳性（ALCL，ALK$^+$）、间变大细胞淋巴瘤，ALK 阴性（ALCL，ALK$^-$）、肠病相关 T 细胞淋巴瘤（EATL）、结外 NK/T 细胞淋巴瘤。

■ 明确病理诊断之后，需进行全身检查以明确肿瘤侵犯的范围（分期诊断）、各脏器功能及伴随疾病的状态。查体时需注意皮肤、韦氏环是否受累；影像学检查建议增强 CT；如有条件可以选择 PET-CT。

■ 结外 NK/T 细胞淋巴瘤中，鼻型（NKTCL）是我国最常见的外周 T 细胞淋巴瘤之一，好发于上呼吸消化道，包括鼻腔、鼻咽、鼻窦、扁桃体及下咽部。部分患者可能鼻外起病，包括皮肤、睾丸及胃肠道等。病理学表现为肿瘤细胞弥漫浸润，血管中心性及血管破坏性生长，坏死明显，黏膜广泛溃疡形成。典型的免疫表型为 CD2$^+$，CD3ε$^+$，CD56$^+$，细胞毒蛋白$^+$，EBER$^+$，Pan B（-）。分期检查时应注意皮肤、睾丸是否受累，行鼻咽镜检查了解上呼吸消化道受累情况，有条件者检测 EBV-DNA 滴度。

## （三）治疗方案的选择

根据《NCCN 非霍奇金淋巴瘤指南（2021）》。

PTCL-NOS 呈侵袭性（表 22），预后较差，5 年整体存活率和无病存活率仅为 20%～30%。EBV 阳性、NF-κB 信号途径失调、增殖指数高、表达细胞毒性分子的患者预后较差。

表 22 PTCL-U 预后指数（PIT）

| 危险因子 | 预后风险 |
|---|---|
| 年龄＞60 岁 | 1 组 0 |
| LDH＞正常值 | 2 组 1 |
| 一般状况评分 2~4 | 3 组 2 |
| 骨髓侵犯 | 4 组　3 或 4 |

释义

■ 本病为侵袭性淋巴瘤，治疗以全身化疗为主。除了 ALK$^+$ 的 ALCL 之外，标准的联合化疗方案（如 CHOP 方案）对其他亚型疗效不佳，且易复发，预后差。以蒽环类为基础的方案并未改善大多数 PTCL 的预后（ALCL，ALK$^+$ 除外），但是目前尚无更好的化疗方案，强度更高的化疗方案也未能改善生存，因此 CHOP 或 CHOP 样方案仍是目前应用最广泛的一线治疗方案，有条件者鼓励参加合适的临床研究。

■ 结外 NK/T 细胞淋巴瘤应根据原发部位及分期进行分层治疗：对于原发于上呼吸消化道的局限期（Ⅰ/Ⅱ期）患者，首选化疗联合放疗的综合治疗；对于原发于上呼吸消化道外的患者（Ⅰ~Ⅳ期）或原发于上呼吸消化道的播散期（Ⅲ/Ⅳ期）患者，以全身化疗为主，推荐含有门冬酰胺酶的联合化疗方案。

■ 依据指南，同时根据患者的分期、肿瘤侵犯部位及肿瘤负荷、一般情况、伴随疾病及各脏器功能等来选择合适的治疗方案。

■ PIT 预后模型适用于 PTCL-U，其他外周 T 细胞淋巴瘤（包括 ALCL，AITL，EATL）的预后模型采用 IPI 评分或是年龄调整的 IPI 评分（≤60 岁患者），见表 23~表 26。

表 23　IPI 预后指数

| 危险因子 | 预后风险（风险组/危险因素） | |
| --- | --- | --- |
| 年龄＞60 岁 | 低危组 | 0~1 |
| 血清 LDH 升高 | 低中危组 | 2 |
| ECOG 2~4 分 | 高中危组 | 3 |
| Ⅲ/Ⅳ期 | 高危组 | 4~5 |
| 结外侵犯＞1 | | |

表 24　年龄调整的 IPI 预后指数（aaIPI，适用于≤60 岁）

| 危险因子 | 预后风险（风险组/危险因素） | |
| --- | --- | --- |
| Ⅲ/Ⅳ期 | 低危组 | 0 |
| 血清 LDH 升高 | 低中危组 | 1 |
| ECOG 2~4 分 | 高中危组 | 2 |
| | 高危组 | 3 |

结外 NK/T 细胞淋巴瘤预后模型如下：

表 25　PINK 预后指数

| 危险因子 | 预后风险（风险组/危险因素） | |
| --- | --- | --- |
| 年龄＞60 岁 | 低危组 | 0 |
| Ⅲ/Ⅳ期 | 中危组 | 1 |
| 远隔淋巴结侵犯 | 高危组 | ≥2 |
| 原发于上呼吸消化道外 | | |

表 26　PINK-E 预后指数

| 危险因子 | 预后风险（风险组/危险因素） | |
| --- | --- | --- |
| 年龄＞60 岁 | 低危组 | 0~1 |
| Ⅲ/Ⅳ期 | 中危组 | 2 |
| 远隔淋巴结侵犯 | 高危组 | ≥3 |
| 原发于上呼吸消化道外 | | |
| EBV-DNA | | |

## （四）标准住院日

5~9 天（如为初次诊断，诊断明确后起）。

> **释义**
>
> ■ 初次疑诊淋巴瘤患者在病理诊断明确及分期检查完善后开始计算进入路径时间，依据不同化疗方案完成，每周期化疗时间为 5~8 天，因此总住院时间不超过 9 天即基本符合本路径要求。

## （五）进入路径标准

1. 第一诊断必须符合 ICD-10：C84.400 外周 T 细胞淋巴瘤疾病编码。

2. 当患者同时具有其他疾病诊断，但住院期间不需要特殊处理、也不影响第一诊断的临床路径流程实施时，可以进入路径。

> **释义**
>
> ■ 进入本路径的患者第一诊断为外周 T 细胞淋巴瘤，无化疗禁忌证，可以接受标准方案化疗者。患者第一诊断为血管免疫母 T 细胞淋巴瘤、间变大细胞淋巴瘤或肠病相关 T 细胞淋巴瘤时，符合上述条件亦可进入本路径。如果患者因伴随疾病或一般情况欠佳不能接受标准化疗时或因肿瘤并发症（如胃肠道穿孔、出血、梗阻等）需其他手段干预（如手术等）而不能开始化疗时需排除在外。患者初诊时伴有中枢神经系统受侵时，需排除在外，不能进入此路径。
>
> ■ 入院后常规检查发现有基础疾病，如高血压、冠心病、糖尿病、肺部病变、肝肾功能不全、乙型肝炎或丙型肝炎病史、结核病史等，经系统评估后对淋巴瘤的诊断及治疗无特殊影响者，可以进入路径，但是可能会增加医疗费用及延长住院时间。
>
> ■ 对于肿瘤合并症，如血象改变、消化道侵犯所致出血、梗阻、脏器功能损伤等，经综合评估后可以接受标准方案化疗者，可以进入本路径，但是可能增加医疗费用，延长住院时间。
>
> ■ 对于诊断时存在双重或多重恶性肿瘤患者，经多学科会诊评估应以淋巴瘤治疗为主时，可以进入本路径。

## （六）住院期间检查项目

1. 必须的检查项目：

（1）病变淋巴组织的活检，行常规病理和免疫组织病理学检查。

（2）影像学检查：颈、胸、腹、盆腔 CT（根据临床表现增加其他部位）、或者浅表淋巴结及腹部 B 超、超声心动图。

（3）血常规及分类、尿及粪便常规和隐血、心电图。

（4）肝肾功能、LDH、电解质、血型、输血前检查。

（5）骨髓穿刺涂片及活检：形态学、免疫组化。

（6）病毒学检查（包括 HBV、EBV、HSV、CMV，有条件行 HTLV 等）。

（7）凝血功能检查。

2. 根据患者情况可选择的检查项目：

（1）MRI、PET-CT 检查。

（2）发热或疑有某系统感染者应行病原微生物检查。

（3）流式细胞仪免疫表型分析、细胞分子遗传学。

> **释义**
>
> ■ 诊断淋巴瘤最重要的第一步就是正确的病理诊断，包括病理组织学及免疫组化检查，明确淋巴瘤及其亚型诊断。常用的免疫组化指标包括 CD20，CD3，CD10，BCL6，Ki-67，CD5，CD30，CD2，CD4，CD8，CD7，CD56，CD57，CD21，CD23，EBER-ISH，ALK；如有条件可以行基因检测助诊及区分预后，如 t（2；5），TCR 基因重排，DUSP22 重排（ALCL，ALK⁻）。
>
> ■ 完善全面的影像学检查可以明确肿瘤的分期及肿瘤负荷，包括 CT、超声检查，根据侵犯部位增加相应部位的检查（如头部 MRI、内镜检查、脑脊液筛查等），如果有条件可以行 PET-CT 检查。
>
> ■ 骨髓活检+骨髓穿刺涂片±骨髓流式细胞检查明确骨髓有无侵犯，并了解骨髓的增生情况。其中骨髓活检阳性率最高。
>
> ■ 三大常规、生化、凝血功能及心电图可基本评估患者各脏器功能，有无基础疾病，是否影响住院时间、费用及对化疗的耐受；如果心电图有异常，必要时行动态心电图检查。
>
> ■ 输血前筛查（包括乙型肝炎、丙型肝炎、艾滋病、梅毒等）可以了解机体病毒感染状况，不同的感染状态可能会影响后续化疗方案的选择及用药调整；乙型肝炎或丙型肝炎患者尚需行 HBV-DNA 或 HCV-RNA 检测以评价病毒复制水平，决定是否抗病毒治疗；其他病毒学检测（包括 EBV、HSV、CMV，有条件行 HTLV 等）有助于淋巴瘤亚型的诊断、伴随疾病的鉴别、判断是否影响后续化疗以及判定是否早期干预。
>
> ■ 患者既往有基础心脏病史或拟采用蒽环类药物化疗前应进行心脏超声检查，以评价心功能。
>
> ■ 由于淋巴瘤患者可能出现发热等全身症状，肿瘤热的诊断是排除性诊断，应完善相关病原学检查、降钙素原及可能的影像学检查等以排除可能存在的感染。

## （七）治疗开始时间

确诊并完善检查后第 1 天。

> **释义**
>
> ■ 本病为侵袭性淋巴瘤，患者明确病理、完善分期检查及脏器功能评估后应尽快开始抗肿瘤治疗。
>
> ■ 对于起病时伴有肿瘤相关症状，如癌痛、肿瘤热、肿瘤压迫导致的脏器功能不全，在完善检查期间可以给予相应的对症支持治疗；如果患者伴有肿瘤热、肿瘤相关的压迫症状等且常规对症支持疗效不佳，在已有病理诊断且无禁忌证时，分期检查期间可以给予激素缓解症状。值得注意的是，激素可能导致肿瘤细胞坏死变性从而影响病理诊断，因此尽量在病理明确后再给予激素缓解症状；激素可能导致消化道溃疡，因此对于合并胃肠道侵犯者（尤其表现为巨大溃疡者）慎用。

**（八）治疗方案与药物选择**

Ⅰ期、Ⅱ期（aaIPI 低危/低中危）：临床试验或 4~6 周期联合化疗+局部放疗（30~40Gy）。

Ⅰ期、Ⅱ期（aaIPI 高危/中高危）及Ⅲ期、Ⅳ期：临床试验或 6~8 周期联合化疗±放疗。

治疗结束后复查所有原阳性检查，若 PET-CT 仍有阳性结果，在更换方案前建议再次活检。

达到 CR 后可行临床试验，或考虑干细胞移植，或观察。未达 CR 改用二线方案。

1. 化疗：

一线方案：

CHOEP

CHOPGDPT

CHOP 序贯 ICE

CHOP 序贯 IVE（IFO+VP-16+EPI）与中剂量 MTX 交替

Da-EPOCH

HyperCVAD

二线方案：

GDPT 吉西他滨 $0.8g/m^2$，第 1、8 天，iv gtt

顺铂 $75mg/m^2$，分 3~4 天，iv gtt

地塞米松 20mg，第 1~5 天，iv gtt

沙利度胺 200mg/d，qn po

一线巩固方案：

所有患者均应考虑大剂量化疗联合干细胞移植。

2. 抗感染及对症支持治疗，抗菌治疗可参考：①《美国传染病学会（IDSA）中性粒细胞减少肿瘤患者抗菌药物应用临床实践指南（2010 年）》；②《中国中性粒细胞缺乏伴发热患者抗菌药物临床应用指南（2012 年）》；③《2013 年 ASCO 成人中性粒细胞减少伴发热指南》。

3. 必要时局部放疗。

---

**释义**

■ 化疗：一线方案：CHOP；CHOEP；CHOP 序贯 IVE（IFO+VP-16+EPI）与中剂量 MTX 交替；Da-EPOCH；HyperCVAD 与 MA 交替。二线方案：GDP：吉西他滨 $1.0g/m^2$，第 1、8 天，iv gtt；顺铂 $75mg/m^2$，分 3~4 天，iv gtt；地塞米松 40mg，第 1~4 天，iv gtt。

一线巩固方案：所有患者均应考虑大剂量化疗联合干细胞移植。

■ 由于 ALCL，$ALK^+$ 对蒽环类为主的联合化疗方案反应好，5 年总生存率为 70%，因此 CHOP 或 CHOEP 方案是 ALCL，$ALK^+$ 首选的一线治疗方案。伴 DUSP22 基因重排的 ALCL，$ALK^-$ 的预后与 ALCL，$ALK^+$ 相似，因此治疗可以参照 ALCL，$ALK^+$。

■ 其他类型的 PTCL（包括 ALCL ALK-，AITL，EATL，PTCL-NOS）对蒽环类为主的方案疗效不佳，因此推荐参加合适的临床研究。即使如此，目前其他方案（包括更强化的方案，如 HyperCVAD）与 CHOP 或 CHOP 样方案相比，亦未能改善总生存期（OS），因此 CHOP、CHOEP、Da-EPOCH 依然是最常用的一线方案。

■ CHOEP 与 CHOP 相比，改善了年轻患者（<60 岁）的 EFS，但是对于 OS 影响不大。因此，对于≥60 岁患者，CHOP-21 依然是标准一线方案；而对于<60 岁患者可首选 CHOEP 方案。

■ CHOP 序贯 IVE（IFO+VP-16+EPI）与中剂量 MTX 交替方案序贯自体造血干细胞移植巩固，目前仅有 EATL 小样本报道。

■ 除了低危组 ALCL，ALK$^+$患者之外，其他患者在一线治疗获得 CR 后，如果有条件建议行自体造血干细胞移植巩固。

■ 结外 NK/T 细胞淋巴瘤由于肿瘤细胞表达多药耐药蛋白，因此对蒽环类药物耐药，不建议含蒽环类的化疗方案。推荐含门冬酰胺酶的联合化疗方案，如 COEP-L、P-GEMOX、L-OP、AspaMetDex、SMILE 等。由于左旋门冬酰胺酶易导致过敏反应，目前已被门冬酰胺酶脂质体（pegaspargase，培门冬酶）代替。对于原发于上呼吸消化道的局限期患者，首选化疗联合放疗的综合治疗（包括同步放化疗、序贯放化疗及三明治样放化疗），但是何种含门冬酰胺酶的化疗方案最佳，何种放化疗联合方式最佳，目前尚缺乏多中心随机对照研究比较；NCCN 指南推荐的 SMILE 和 AspaMetDex 方案虽然有效率高，但是毒性非常明显，并出现治疗相关死亡，国内已较少使用，建议慎重选择。对于进展期患者或是原发于上呼吸消化道外的患者，如果一线治疗能达 CR，建议造血干细胞移植巩固疗效。

■ 对一线化疗未能获得 CR，或是复发难治患者，需根据患者年龄、脏器功能、一般情况、对既往化疗耐受性来选择合适的挽救方案，如 GDP、GEMOX、ICE、DHAP、ESHAP 等联合方案；有条件者亦可选择组蛋白去乙酰化酶抑制剂（如西达本胺单药或是与化疗药物联合）。如果挽救治疗有效（CR/PR），有条件者尽早考虑造血干细胞移植巩固疗效，残存病灶可以考虑在移植前/后给予局部放疗。

■ 对于肿瘤负荷大的患者，化疗中注意肿瘤溶解综合征的预防及处理。

■ 治疗中每 2~4 周期全面复查进行疗效评估。

## （九）出院标准

1. 一般情况良好。

2. 没有需要住院处理的并发症和/或合并症。

> 释义

> ■ 患者出院前应完成所有必须检查项目、所有治疗及治疗后初步复查项目，观察临床症状是否减轻或消失，有无明显的药物相关不良反应，并给予相应处理。

> ■ 如果患者化疗后出现严重不良反应（Ⅲ/Ⅳ度），应暂缓出院并给予对症处理。

> ■ 出院后应于门诊定期复查并随诊化疗相关不良反应。

## （十）变异及原因分析

1. 治疗中或治疗后有感染、贫血、出血及其他合并症者，进行相关的诊断和治疗，并适当延长住院时间。

2. 若有中枢神经系统症状，建议腰椎穿刺检查，并鞘内注射化疗药物直至脑脊液检查正常，同时退出本路径，进入相关路径。

3. 常规治疗反应不佳、疾病进展或复发需要选择其他治疗的患者退出本路径，进入相关路径。

> **释义**
>
> ■ 患者在治疗中或治疗后出现化疗不良反应，如骨髓抑制、感染、脏器功能损伤等，或是发现其他严重基础疾病，需要进行相关的诊断及治疗，可能增加治疗费用及延长住院时间；如果该状况将影响后续化疗或导致化疗方案进行调整，则终止本路径。患者在治疗前或治疗中出现消化道出血、穿孔或梗阻等并发症，需外科或其他科室处理时，需退出本路径。
>
> ■ 患者对常规一线治疗反应不佳，或病情出现复发进展（包括中枢神经系统受侵者），需退出本路径。
>
> ■ 对于符合临床研究的患者，如果研究方案较目前治疗更有可能让患者受益，且患者已同意入组临床研究，可以退出此路径。
>
> ■ 认可的变异原因主要指患者入选路径后，在检查及治疗过程中发现患者合并存在事前未预知的、对本路径治疗可能产生影响的情况，需要终止执行路径或延长治疗时间、增加治疗费用。医师需在表单中明确说明。
>
> 因患者方面的主观原因导致执行路径出现变异，需医师在表单中予以说明。

## （十一）参考费用标准

3000~30000元，针对不同治疗方案。

> **释义**
>
> ■ 根据分期检查及不同治疗方案，费用3000~30000元。
>
> ■ 如为初次诊断，诊断明确后算起。
>
> ■ 如果治疗后出现严重并发症（包括化疗不良反应）或是由于患者合并疾病出现变化需要干预时，可能导致费用增加。

## 五、外周T细胞淋巴瘤临床路径给药方案

### 【用药选择】

1. 在外周T细胞淋巴瘤各亚型中，ALCL，ALK$^+$接受含蒽环类的联合化疗方案的5年无失败生存率（FFS）为60%，5年OS为70%，因此CHOP或CHOEP方案是首选的一线治疗方案。伴DUSP22基因重排的ALCL，ALK$^-$的预后与ALCL，ALK$^+$相似，因此治疗可以参照ALCL，ALK$^+$。

2. 其他类型的PTCL（包括ALCL ALK$^-$、AITL、PTCL-NOS、EATL）接受蒽环类的联合化疗的5年生存率依次为49%、32%、32%和20%左右。但是其他更为强化的化疗方案（如HyperCVAD）并没有改善OS（强化方案及CHOP方案的3年OS分别为49%和43%），因此在没有合适的临床研究条件下，CHOP、CHOEP、Da-EPOCH依然是最常用的一线方案。

3. 更为强化的HyperCVAD方案（包括A、B方案的交替），由于B方案中的阿糖胞苷的剂量大（$3g/m^2$，q12h，第2~3天），甲氨蝶呤（$1g/m^2$，第1天）需要监测血药浓度，且骨髓抑制重，因此需在有条件的中心进行尝试。

4. 德国一项320例的DSHNHL研究显示：CHOEP与CHOP相比，对于年轻患者（<60岁）改善了EFS（无事件生存率，3年EFS分别为75.4%和51%），但是对于OS影响不大（3年OS分别为75.2%和81.3%）。因此对于≥60岁患者，CHOP-21依然是标准一线方案；而对

于 < 60 岁患者可首选 CHOEP 方案。

5. 各常用化疗方案剂量如下：

CHOP 方案：

环磷酰胺 750mg/m²，iv，第 1 天；

多柔比星 50mg/m²，iv，第 1 天；

长春新碱 1.4mg/m²，iv，第 1 天（单次最大剂量 ≤2mg）；

泼尼松 100mg，po，第 1~5 天。

CHOEP 方案：

依托泊苷 100mg/m²，iv，第 1~3 天，其他药物同 CHOP。

Da-EPOCH 方案：

依托泊苷 50mg/m²，civ24h，第 1~4 天；

多柔比星 10mg/m²，civ24h，第 1~4 天；

长春新碱 0.4mg/m²，civ24h，第 1~4 天；

环磷酰胺 750mg/m²，iv，第 5 天；

泼尼松 60mg/m²，po，第 1~5 天。

化疗第 6 天预防性使用 G-CSF，并根据化疗出现的不良反应强度调整下周期剂量。该方案需要化疗药物 96 小时持续泵入，因此需在有深静脉导管护理经验的中心尝试。

COEP-L 方案：

环磷酰胺 750mg/m²，iv，第 1 天；

长春新碱 1.4mg/m²，iv，第 1 天（单次最大剂量 ≤2mg）；

依托泊苷 60mg/m²，iv，第 1~3 天；

泼尼松 100mg，第 1~5 天；

培门冬酶 2500IU/m²，第 2 天。

P-GEMOX 方案：

培门冬酶 2500IU/m²，第 1 天（建议最大单次剂量不超过 3750IU）；

吉西他滨 1000mg/m²，第 1 天、第 8 天，奥沙利铂 130mg/m²，第 1 天。

6. CHOP 序贯 IVE（IFO+VP-16+EPI）与中剂量 MTX 交替方案序贯自体造血干细胞移植巩固疗效，目前仅有 EATL 小样本报道，26 例接受该方案的 EATL 患者 5 年 PFS 及 OS 分别为 52% 和 60%，预后较历史对照明显改善，因此对于年轻、一般状况好，有条件移植的 EATL 患者可以在有条件的中心考虑尝试。

7. 一线治疗失败或是复发难治患者，需根据患者年龄、脏器功能、一般情况、对既往化疗耐受性及是否能接受移植来选择合适的挽救方案。GDP、GDPT 及 GEMOX 方案耐受性较好，而 ICE、DHAP、ESHAP 等方案骨髓抑制重，消化道反应明显，有条件移植者可以考虑在有经验的中心尝试；亦可尝试组蛋白去乙酰化酶抑制剂西达本胺：单药剂量 30mg，2 次/周，如果与其他化疗药物联合，剂量减至 20mg，2 次/周。

【药学提示】

1. 环磷酰胺（CTX）：烷化剂，为细胞周期非特异性药物，可以干扰 DNA 及 RNA 功能。骨髓抑制是最常见的不良反应，白细胞常于给药后 10~14 天达最低，血小板减少较为少见；其他常见的不良反应包括消化道反应（如恶心呕吐等）、脱发、出血性膀胱炎、肝损伤、生殖毒性及免疫抑制，常规剂量的 CTX 不产生心脏毒性，但高剂量时可能导致心肌坏死，长期应用可能出现第二原发性肿瘤。

2. 多柔比星（ADM）：是抗菌药物类抗肿瘤药，可以抑制 RNA 及 DNA 的合成，对 RNA 的抑制作用最强，为细胞周期非特异性药物。主要不良反应为骨髓抑制（60%~80%）、脱发（100%）、心脏毒性、口腔溃疡及消化道反应。药物溢出血管外可引起组织溃疡及坏死，因此建议 ADM 化疗时采用中心静脉置管（包括 PICC、CVC 或输液港）。用药后尿液可变为红色。ADM 的心脏毒性较其他药物常见，可引起迟发性严重心力衰竭，有时可在停药半年后发生。出现心肌损害时可表现为心率增快、心律失常、传导阻滞或心力衰竭，心肌毒性与累积量密切相关，总量达 $450\sim550mg/m^2$ 者，发生率为 $1\%\sim4\%$，总量超过 $550mg/m^2$ 者，发生率明显增高，可达 30%。因此临床上此药的累积剂量不能超过 $450\sim550mg/m^2$。

3. 长春新碱（VCR）：是植物碱类抗肿瘤药，主要作用靶点在微管，主要抑制微管蛋白的聚合而影响纺锤体微管的形成。剂量限制性毒性是神经系统毒性，主要引起外周神经症状，如指尖/足趾麻木、腱反射迟钝或消失。腹痛、便秘及麻痹性肠梗阻偶见。运动神经、感觉神经和脑神经也可受到破坏，并产生相应症状。神经毒性常发生于 40 岁以上者。骨髓抑制及消化道反应较轻。有局部组织刺激作用，药液不能外漏，否则可引起局部坏死。单次最大剂量≤2mg。

4. 依托泊苷（VP-16）：为细胞周期特异性抗肿瘤药物，作用于 DNA 拓扑异构酶Ⅱ，形成稳定的可逆性药物-酶-DNA 复合物，阻碍 DNA 的修复。主要不良反应为骨髓抑制，包括白细胞及血小板减少，消化道反应（如恶心、呕吐、食欲减退等）、口腔炎和脱发亦常见。若静脉滴注速度过快（＜30 分钟），可能出现低血压、喉痉挛等过敏反应。

5. 泼尼松（PDN）：为肾上腺皮质激素类药物，较大剂量可能导致血糖升高、血压升高、消化道溃疡和类皮质醇增多症状，对下丘脑-垂体-肾上腺轴抑制作用较强，抑制免疫功能。并发感染为主要的不良反应。本药需经肝脏代谢活化为泼尼松龙才有效，因此肝功能不全者不宜使用。

6. 门冬酰胺酶（L-Asp）：是酰胺基水解酶，是大肠杆菌菌体中提取分离的酶类抗肿瘤药，能将血清中的门冬酰胺水解为门冬氨酸和氨；而门冬酰胺是细胞合成蛋白质及增殖生长所必须的氨基酸。正常细胞有自身合成门冬酰胺的功能，而某些肿瘤细胞则无此功能，因此当用本品使得血浆中的门冬酰胺急剧缺失时，肿瘤细胞既不能从血中获得足够的门冬酰胺，也不能自身合成，使其蛋白质合成受障碍，增殖受抑制，细胞大量破坏而不能生长、存活。主要的不良反应为过敏反应、肝功能损害、凝血功能异常、糖代谢紊乱、急性胰腺炎和血栓形成等。由于 L-ASP 过敏反应发生率高，目前临床上已被门冬酰胺酶脂质体（pegaspargase，PEG-Asp，培门冬酶）所代替。

【注意事项】

1. 多柔比星总累积剂量不能超过 $450\sim550mg/m^2$。对于既往有心脏基础疾病患者，左室功能不良患者，NCCN 指南推荐可以用多柔比星脂质体代替，后者心脏毒性明显减轻。

2. 由于长春新碱具有神经毒性，使用过程中应密切注意患者症状的改变，必要时可以给予营养神经的治疗，并调整药物剂量。对于老年患者或长期卧床者，应警惕严重便秘甚至麻痹性肠梗阻的发生。

3. CTX 剂量≥$1g/m^2$时，在无有效预防措施时，易致出血性膀胱炎，表现为膀胱刺激症状、少尿、血尿及蛋白尿，多于 48 小时内出现。因此应用大剂量 CTX 时，应充分水化、碱化及利尿治疗，保证足够尿量，同时使用巯基化合物类保护剂（如美司钠）。美司钠总量按照 $100\%\sim160\%$CTX 量，于第 0、4、8、12 小时静脉注射。

4. 培门冬酶使用期间，要忌油腻饮食，忌暴饮暴食，以免诱发急性胰腺炎；由于培门冬酶的肝损伤、及对血糖、血脂和凝血功能的影响，因此用药后需定期监测肝功能、血糖、血脂及凝血功能。

5. 由于化疗将会抑制免疫功能，对于合并 HBV、HCV、HIV、EBV、CMV 等病毒感染或既往感染患者，化疗中需定期监测病毒水平，警惕病毒复燃；对于 HBs-Ag 阳性患者，化疗中需抗乙型肝炎病毒治疗；对于合并丙型肝炎患者，应咨询传染科医师是否需抗病毒治疗。

6. 如果可能，尽量按照标准剂量用药，以保证足够剂量强度。但是对于老年患者、合并脏器功能损伤或对化疗不能耐受者，应根据患者一般情况进行剂量调整及用药调整，以保证化疗安全，减少化疗相关死亡率。

### 六、外周 T 细胞淋巴瘤（初治）护理规范

1. 入院护理评估：患者入院时完成生命体征采集，并在 8 小时内完成首次护理评估，内容包括精神状态、二便情况、饮食睡眠状况、病情知晓程度、既往史、过敏史、吸烟饮酒史、皮肤状况、有无管路、入院方式、疼痛评估、生活自理能力评估、压疮评估、跌倒评估，根据评估结果制订相应护理计划及宣教计划。

2. 骨髓穿刺、腰椎穿刺的护理：协助医师进行骨髓穿刺、腰椎穿刺操作前，了解患者既往有无麻醉药物过敏史，保证操作环境整洁、明亮，减少不必要的人员走动，为腰椎穿刺患者提前准备一次性护理垫，协助患者摆好穿刺体位，操作过程中保持无菌区域不被污染，腰椎穿刺成功后负责鞘内注射化疗药物的配置，标本采集结束后协助条码粘贴及标本及时送检，为患者进行敷料更换及沐浴相关宣教，指导腰椎穿刺患者去枕平卧。

3. 静脉管路护理：

（1）静脉管路选择：为首次入院患者进行管路选择宣教，临床常见的中心静脉输注工具主要包括中心静脉导管（CVC）、经外周置入中心静脉导管（PICC）、植入式静脉输液港（PORT），向患者介绍各种管路的可留置时间、维护周期、费用、并发症等，结合患者实际情况，协助患者选择最适合自身的静脉输注工具。

（2）静脉导管护理要点：

1）指导患者治疗间歇期应定期进行导管维护，CVC 及 PICC 至少每 5~7 天 1 次，维护内容包含冲洗导管、更换敷料及更换输液接头。输液港每 4 周维护 1 次，维护内容主要包括冲洗导管。冲管、封管时使用 10ml 及以上输液器，PICC 及 CVC 所选择的封管液为 0~10U/ml 肝素盐水，输液港的封管液为 100U/ml 肝素盐水。

2）留置输液港患者输液时使用专用的无损伤针穿刺输液港，无损伤针可连续使用 7 天，如需继续输液，应更换新的无损伤针重新穿刺。

3）每日观察患者敷料及导管固定是否完好，避免牵拉脱出。

4）进行 CT 或 MRI 检查时不可使用高压注射泵注射对比剂或强行冲洗导管（耐高压 PICC/PORT 除外）。指导留置胸壁输液港患者行钼靶 X 线检查时，提前告知检查人员输液港植入部位，避免挤压港座及导管引起损伤。

5）指导患者置管侧肢体功能锻炼，教会患者留置导管期间穿脱衣物及沐浴时的应注意细节，告知其可从事的活动及需避免的动作。

6）为患者讲解静脉管路相关并发症的症状及危害，指导患者出现静脉炎、局部渗血、手臂肿胀、皮炎、导管堵塞、导管脱出、导管破损、导管相关性血栓、导管相关性感染、导管移位等相关并发症时，及时就医处理。

4. 症状护理：

（1）消化道反应的护理：

1）恶心呕吐：①对于首次入院化疗患者，结合患者所用化疗药物种类、性别、年龄、饮酒史、晕动症及孕吐史、焦虑情绪、既往有无化疗所致恶心呕吐经历、相关疾病引起恶心呕吐史等，筛查恶心、呕吐的高危人群；②了解科室常用化疗药物的催吐强度，掌握化疗药物适宜的用药时间；正确使用止吐药物，了解常用止吐药物的药理特性及给药方法，确保按时准确给药；了解并观察各种止吐药物的不良反应，如便秘、头痛、锥体外系症状等，在用药过程中做好预防、观察与护理；观察恶心、呕吐相关并发症，预防严重呕吐所致营养失调及水、电解质紊乱，卧床、年老和虚弱患者需警惕呕吐所致吸入性肺炎的发生；③为患者创造良好的治疗环境，尽量避免污物、气味等不良刺激诱发或加重恶心、呕吐。指导患者在化疗

前后进行科学膳食，鼓励"三高一多"饮食（高热量、高蛋白、高维生素、少食多餐），嘱其多饮水，指导患者在给药前2~3小时进食，进食后不易立即卧床休息，以免食物反流。指导恶心患者采用口含姜片、穴位按摩等方式减轻症状；④指导患者采用各种非药物方式缓解化疗所致恶心呕吐，如有氧运动、音乐疗法、渐进性肌肉放松训练等。

2) 便秘：①根据患者排便次数、粪便性状及伴随症状等评估患者便秘的程度。了解引起或加重患者便秘的生活方式因素、疾病因素、药物因素。②指导患者建立规律排便习惯，为卧床患者提供隐秘的排便环境和合适的便器，给予预防便秘的相关饮食指导，增加液体入量，增加粗粮及富含纤维素的新鲜蔬菜、水果等的摄入，指导患者坚持适宜的运动，促进肠道蠕动。③对于规律性服用阿片类镇痛药的患者，遵医嘱按时给予缓泻剂，根据患者疾病情况和药物特性合理选择缓泻剂。出现急性粪便嵌塞的患者遵医嘱给予开塞露或甘油灌肠剂对症处理，必要时给予温盐水或肥皂水灌肠。化疗后骨髓抑制的患者需慎用开塞露或甘油灌肠剂，以免引起局部感染或出血。④告知便秘患者如出现腹痛加剧、部位固定、持续不缓解，伴有头晕、大汗、血压下降等症状，需及时就医，警惕肠梗阻穿孔的发生。

3) 腹泻：①询问患者当前的排便性状及特点，了解患者腹泻发生的程度及持续的时间，评估可能引起或加重腹泻的原因。②指导腹泻患者多饮水，及时补充丢失的水分和电解质。对于轻、中度腹泻患者给予相关饮食指导，食物应软烂、少渣、易消化，避免进食高纤维食物、刺激性食物、油腻、甜食及奶制品、生冷食物。重度腹泻患者应暂停进食，及时就诊，遵医嘱给予止泻药物治疗，监测患者电解质变化，必要时经静脉补充营养及水分。③指导患者如出现中性粒细胞减少，需特别注意饮食卫生，预防肠道感染的发生。对于使用肠内营养患者，应指导其循序渐进、逐渐加量，保持营养液合适的温度和浓度，以免诱发腹泻。④指导腹泻患者排便后用温水清洗肛门，保持局部皮肤干燥，必要时局部涂抹皮肤保护剂，预防肛周感染及失禁性皮炎的发生。

（2）骨髓抑制的护理：

1) 中性粒细胞减少：①指导患者在化疗间歇期定期复查血常规，根据患者最近一次血常规检查结果了解患者中性粒细胞减少的程度，询问有无相关伴随症状，评估引起或加重中性粒细胞减少的因素。②指导患者注重个人卫生，保持均衡饮食与充足营养，预防皮肤、口腔、肠道等继发感染，做好个人防护，避免与传染性疾病患者接触，避免接触可能引起感染的环境因素，如宠物、植物、建筑工地等。③密切监测患者体温，对于中性粒细胞减少患者，避免使用肛温计、灌肠剂、肛门给药及直肠指诊，以免损伤直肠及肛周黏膜，引发感染。指导留置尿管患者每日用温水冲洗会阴部，中性粒细胞减少到2度及以上患者每日对尿道口及尿管的体外部分进行消毒。④根据患者中性粒细胞减少程度遵医嘱按时给予粒细胞集落刺激因子，告知患者该药物的常见不良反应如轻度肌肉酸痛或发热，对于出现4度中性粒细胞减少患者使用简易层流床给予保护性隔离，必要时遵医嘱预防性给予抗菌药物。

2) 血小板减少：①指导患者在化疗间歇期定期复查血常规，根据患者最近一次血常规检查结果判断血小板减少的程度，了解患者有无相关临床表现如皮肤淤点或淤斑、牙龈出血、鼻出血、痰中带血或咯血、黑便或鲜血便等，评估引起或加重患者血小板减少的相关因素。②给予患者日常生活指导，避免皮肤损伤、剧烈运动以及其他可能导致受伤的活动，预防跌倒，避免食用坚硬的食物，避免剧烈咳嗽、弯腰搬重物、用力排便等可能导致腹内压增加的活动。③当患者血小板降低到3度或4度时，指导患者严格卧床休息，限制活动，遵医嘱给予升血小板药物或输血小板治疗。禁止使用肛温计、灌肠剂、肛门给药及直肠指诊，以免引起出血。每班注意观察患者皮肤有无淤点、淤斑，记录其出现的时间、数量、部位及大小。指导患者在进行输液、注射、采血等有创性操作后延长按压时间。④指导重度血小板减少患者观察有无头晕、视物模糊、站立不稳或呼吸节律变化等现象，警惕颅内出血的发生，卧床患者如发生出血、呕血、咯血，应头偏向一侧，预防误吸或窒息。

(3) 贫血：

1) 指导患者在化疗间歇期定期复查血常规，根据患者最近一次血常规结果判断贫血程度，了解患者有无口唇及面色苍白、乏力、憋气等伴随症状，评估引起或加重患者贫血的相关因素。

2) 给予患者相关饮食宣教，因病情无法进食者给予肠内或肠外营养，改善患者营养状况。根据贫血的程度协助患者安排合适的活动量，对需要卧床休息的患者给予生活照顾，防止跌倒意外受伤。加强病情观察，注意患者有无出血征象，必要时给予氧气吸入。

3) 熟悉各类治疗贫血的药物如EPO、铁剂等的作用原理、剂型剂量，向患者讲解药物的使用方法、疗效及不良反应，观察和处理各类药物的不良反应。中重度贫血患者遵医嘱给予输血治疗，加强核对与观察，预防输血反应的发生。

(4) 发热的护理：

1) 定时测量体温，监测患者体温变化，同时注意血压、脉搏、呼吸的变化及其他伴随症状，评估可能引起或加重患者发热的风险因素。

2) 保持病区空气新鲜，定时通风，保持适宜的温湿度。嘱患者多饮水，必要时给予补液治疗。指导患者进食清淡、易消化食物。发热患者出汗较多时，及时协助患者更换病号服及床单位，携带管路患者发热时密切观察管路固定情况，预防脱管。

3) 体温上升期伴有畏寒、寒战时，协助患者保暖。根据患者体温遵医嘱给予物理降温或退热药物对症处理，使用冰袋时注意包裹防止冻伤，禁止放于颈后、胸前、腹部、脚底、耳后、阴囊处。退热栓肛门给药时，切忌动作粗暴，以免引起出血。

(5) 口腔黏膜炎的护理：

1) 评估患者口腔黏膜炎的程度及伴随症状，了解可能引起或加重患者口腔黏膜炎的因素，指导患者每日至少检查口腔1次，对于行大剂量化疗或头颈部放疗的患者，预防性给予漱口液如口泰、康复新等，指导患者每日漱口2~4次，发生口腔黏膜炎后增加漱口频率。

2) 指导患者治疗期间戒烟、戒酒，避免进食易损伤口腔黏膜的食物，根据口腔黏膜炎影响进食的情况调整食物的黏稠度、软硬度及摄入方法。指导患者尽量减少义齿佩戴，遵医嘱使用保护口腔黏膜及促进口腔黏膜修复的药物。

3) 对口腔黏膜炎引起疼痛的患者，遵医嘱在患者进食前给予2%利多卡因溶液或其他含有镇痛成分的溶液漱口。对口腔黏膜炎引起口腔少量出血的患者，指导其使用冰水浸湿的纱布或棉签按压出血部位，也可采用冰水漱口，但使用奥沙利铂的患者应避免接触冰水。

4) 指导患者在口腔黏膜炎伴有疼痛严重、口腔出血不止、吞咽困难、发热、可疑口腔黏膜和组织损伤继发感染时，应立即就医。

(6) 位性低血压的护理：

1) 评估患者发生直立性低血压的危险因素，如高龄、自主活动受限、进食进液量少、排便排尿频繁、使用特殊药物如降压药、利尿药、依托泊苷等，对于具有高危因素的患者，护士加强巡视并重点交接班。使用依托泊苷化疗的患者，输液速度不宜过快。

2) 向高危患者及家属宣教直立性低血压的发生原因、相关症状，指导患者避免可能引起直立性低血压的活动，如快速起床、洗热水浴、长时间卧床等。对于发生直立性低血压患者立即采取相应急救措施，避免进一步损伤的发生。

(7) 深静脉血栓的护理：

1) 评估患者有无引起或加重深静脉血栓的危险因素，指导高危患者主动采取预防措施。判断患者有无深静脉血栓相关症状，如单侧肢体肿胀、持续加重，肢体沉重、疼痛，留置的静脉导管功能障碍，突然发作的胸闷、胸痛、咳嗽、咯血、呼吸困难等。

2) 指导患者积极治疗可能增加深静脉血栓风险的原发病，协助卧床患者定时翻身，抬高下肢，指导家属协助患者进行肢体的被动运动如踝泵运动，必要时给予气压式循环驱动治疗仪。指导留置中心静脉管路的患者每日锻炼置管侧肢体，留置股静脉 CVC 患者预防性使用抗血栓梯度弹力袜。

3）患者确诊深静脉血栓后的活动程度应遵医嘱进行，禁忌按摩肢体，以免血栓脱落。对确诊深静脉血栓的患者遵医嘱按时给予抗凝治疗，必要时于介入科行滤器置入手术，抗凝治疗患者需密切观察有无出血征象。

（8）外周神经毒性的护理：

1）评估患者有无发生或加重外周神经毒性的危险因素，判断患者外周神经毒性反应的程度。对于重度外周神经毒性反应的患者，及时告知医师，必要时调整化疗药物剂量，给予对应支持治疗。

2）发生外周神经毒性反应的患者病房温度不宜过低，输注奥沙利铂的患者发热时禁止使用冰袋降温。指导患者在日常生活中注意保暖，寒冷天气尽量减少外出，饮食以温软食物为主，不吃生冷食物。

3）如患者肢体感觉出现麻木、迟钝或丧失，指导患者注意个人安全，避免直接接触危险的物品，防止烫伤，减少碰撞，避免跌倒。指导患者采用局部按摩或热敷方式来减轻肢体的麻木刺痛，在肢体允许范围内进行主动和被动活动，防止肌肉挛缩变形。

（9）培门冬酶用药护理：

1）培门冬酶用药途径为深部肌内注射，部位臀大肌，共分为 3 个不同的部位注射。使用前一般不需做皮试。可在注射培门冬酶药物之前，遵医嘱给予抗过敏药物。给药期间严密观察患者有无过敏反应或其他不适症状，给予持续心电监测。

2）密切监测药物不良反应，指导患者按时监测血生化、肝功能、胆红素，肝功能异常患者可遵医嘱给保肝药物治疗。按时监测凝血指标、纤维蛋白原定量，当纤维蛋白原低时，可遵医嘱给予纤维蛋白药物或新鲜血浆。指导患者预防性进食低脂肪饮食，遵医嘱监测血淀粉酶和尿淀粉酶，一旦出现恶心呕吐、腹痛等症状及时就医。了解患者有无高血糖及低血糖的症状，必要时遵医嘱监测血糖变化，一旦血糖升高可遵医嘱使用降血糖药物治疗，少数患者也要警惕低血糖的发生。

3）给予患者相关饮食指导，用药期间低糖低脂饮食，选择清淡易消化的饮食、避免暴饮暴食。减少或不使用动物油脂烹饪、去除肉类的脂肪及禽类的皮，选择植物油和瘦肉，避免进食油炸食物，选择低脂或脱脂奶类和乳制品，尽量采用蒸、煮等方式烹饪。

6. 鼻腔冲洗的护理：结外 NKT 细胞淋巴瘤，鼻型，90% 起源于鼻腔，10% 起源于鼻腔外，鼻腔冲洗可控制炎性介质，减轻黏膜水肿，同时将鼻腔内结痂、分泌物及坏死组织清除，达到清洁鼻腔目的，对于放疗、化疗的患者可起到保持鼻腔清洁、预防鼻腔内感染、提高患者的生活质量的目的。

（1）指导患者选择正确的冲洗装置及冲洗液，告知患者冲洗液可使用生理盐水、蒸馏水、纯净水等。不可使用自来水，以免造成鼻腔感染。

（2）向患者讲解如何正确使用鼻腔冲洗器的方法和使用鼻腔冲洗器的目的，嘱患者在洗鼻过程中需张嘴呼吸，避免经鼻呼吸而将水误吸入肺。

（3）嘱患者每日要冲洗 2~3 次。保持鼻腔清洁。

（4）告知患者当鼻腔出血或有不适等症状时请及时就医。

### 七、外周 T 细胞淋巴瘤（初治）营养治疗规范

1. 给予高热量、高蛋白、且易消化的食物，食物多样化，避免油腻饮食。若治疗期间食欲不佳，可鼓励少量多餐。血糖波动明显的患者，减少含粮量高的点心和水果摄入。就餐时尽量坐位进食、喝水，半小时后再卧床，避免消化不良。

2. 注意食物的新鲜洁净。不进食生冷食物，食物皆煮熟煮透，当餐当食，特别是春夏季节，

不食用过夜饭菜。避免容易引起过敏的食物。

3. 骨髓抑制，血小板减少期间，避免进食含骨头，鱼刺等锐利易致口腔出血的食物，以软质饮食为主。

4. 治疗期间整体尽量偏向患者平素饮食习惯，以减少对疾病焦虑恐慌，改善心情。

### 八、外周 T 细胞淋巴瘤（初治）患者健康宣教

1. 保持个人清洁卫生，少前往人群密集的公共场所，出院期间减少亲友访视聚集。

2. 饮食请按照营养治疗规范执行。

3. 若有深静脉置管，注意静脉置管的护理随访。

4. 治疗期间请遵医嘱进行治疗和门诊随诊，定期监测血常规、肝肾功能、凝血功能及心肺功能变化，出现异常或者不适症状及时到医院就诊。

5. 在运动方面，化疗后的患者容易出现体能下降。要注意休息，同时可做一些适当的运动，如散步、太极拳等，做一些慢运动，保持心情舒畅。避免快跑、对抗性运动、登山等重体力活动。同时在锻炼时选择防滑鞋，保证安全。可以逐渐增加运动量，体力不支时应及时休息。

## 九、推荐表单

### （一）医师表单

#### 外周 T 细胞淋巴瘤（初治）临床路径医师表单

适用对象：第一诊断为外周 T 细胞淋巴瘤（ICD-10：C84.400）

| 患者姓名： | | 性别：　　年龄：　　门诊号： | 住院号： |
|---|---|---|---|
| 住院日期：　　年　月　日 | | 出院日期：　　年　月　日 | 标准住院日：5~9 天内 |

| 时间 | 住院第 1 天 | 住院第 2 天 |
|---|---|---|
| 主要诊疗工作 | □ 询问病史及体格检查<br>□ 完成病历书写<br>□ 开实验室检查单<br>□ 病情告知，必要时向患者家属告知病重或病危，并签署病重或病危通知书<br>□ 患者家属签署输血同意书、骨髓穿刺同意书、静脉插管同意书 | □ 上级医师查房<br>□ 完成入院检查<br>□ 淋巴组织活检（常规病理、免疫病理）<br>□ 骨髓穿刺（骨髓形态学、骨髓活检、免疫分型、染色体检测）<br>□ 完成必要的相关科室会诊<br>□ 完成上级医师查房记录等病历书写<br>□ 确定化疗方案和日期（如果病理明确及分期检查已完成） |
| 重点医嘱 | **长期医嘱**<br>□ 血液病护理常规<br>□ 二级护理<br>□ 饮食：普通饮食/糖尿病饮食/其他<br>□ 抗菌药物（必要时）<br>□ 其他医嘱<br>**临时医嘱**<br>□ 血常规、尿常规、粪便常规+隐血<br>□ 病毒学检测：乙型肝炎病毒、丙型肝炎病毒、HIV、EB 病毒、巨细胞病毒（必要时）<br>□ 肝肾功能、电解质、红细胞沉降率、凝血功能、血型、输血前检查、乳酸脱氢酶、$β_2$-微球蛋白、血脂、免疫球蛋白检测（IgM、IgA、IgG、IgE）（必要时）、血清蛋白电泳（必要时）、尿蛋白定量（24 小时）（必要时）、$α_1$-微球蛋白测定（尿液）（必要时）、肿瘤标志物（必要时）、血细胞簇分化抗原 CD4+CD25（必要时）、血细胞簇分化抗原 CD8+CD28（必要时）、TBNK 淋巴细胞亚群流式细胞术检测（必要时）、自身免疫系统疾病筛查（必要时）<br>□ 影像学检查：颈、胸、腹、盆腔 CT 增强（根据临床表现增加其他部位），心电图、腹部 B 超，心脏超声（必要时），肺功能检测（必要时），MRI（必要时），骨扫描（必要时），全身 PET-CT 检查（有条件进行）<br>□ 静脉插管术<br>□ 血气分析（必要时）<br>□ 病原微生物培养（必要时）<br>□ 输血（有适应证时）等支持对症治疗<br>□ 其他医嘱 | **长期医嘱**<br>□ 患者既往基础用药<br>□ 抗菌药物（必要时）<br>□ 其他医嘱<br>**临时医嘱**<br>□ 骨髓穿刺<br>□ 骨髓形态学、骨髓活检、免疫分型、染色体，有条件时）、FISH（必要时）<br>□ 淋巴结活检+免疫组化、FISH（必要时）<br>□ 输血医嘱（必要时）<br>□ 其他医嘱 |

| 时间 | 住院第 1 天 | 住院第 2 天 |
|---|---|---|
| 主要护理工作 | □ 介绍病房环境、设施和设备<br>□ 入院护理评估 | □ 宣教血液病知识 |
| 病情变异记录 | □ 无　□ 有，原因：<br>1.<br>2. | □ 无　□ 有，原因：<br>1.<br>2. |
| 护士签名 | | |
| 医师签名 | | |

| 时间 | 住院第 3~4 天 |
|---|---|
| 主要诊疗工作 | □ 患者家属签署化疗知情同意书（病理已明确时）<br>□ 上级医师查房，制订化疗方案（在病理已明确，并完成分期检查后）<br>□ 住院医师完成病程记录<br>□ 化疗<br>□ 重要脏器功能保护<br>□ 止吐 |
| 重点医嘱 | **长期医嘱**<br>□ 化疗医嘱（详细治疗方案见治疗部分）<br>　　CHOP（每 21 天 1 个周期）：<br>　　环磷酰胺：750mg/m$^2$，iv gtt，第 1 天<br>　　多柔比星（阿霉素）：50mg/m$^2$，iv gtt，第 1 天<br>　　长春新碱：1.4mg/m$^2$，iv，第 1 天；单次最大量为 2mg<br>　　泼尼松：100mg/d，po，第 1~5 天<br>　　CHOPE：<br>　　Da-EPOCH<br>　　CHOP 序贯 ICE<br>　　CHOP 序贯 IVE（IFO+VP-16+EPI）与中剂量 MTX 交替<br>　　HyperCVAD<br>　　GDP（每 21 天 1 个周期）<br>　　吉西他滨 1.0g/m$^2$，第 1、8 天，iv gtt<br>　　顺铂 75mg/m$^2$，分 3~4 天，iv gtt<br>　　地塞米松 40mg，第 1~4 天，iv gtt<br>□ 补液治疗（碱化、水化）<br>□ 止吐、保肝、抗感染等医嘱<br>□ 其他医嘱<br>**临时医嘱**<br>□ 输血医嘱（必要时）　　□ 心电监测（必要时）<br>□ 血常规　　　　　　　　□ 血培养（高热时）<br>□ 静脉插管维护、换药　　□ 其他医嘱 |
| 主要护理工作 | □ 观察患者病情变化<br>□ 心理与生活护理<br>□ 化疗期间嘱患者多饮水，注意大便情况 |
| 病情变异记录 | □ 无　□ 有，原因：<br>1.<br>2. |
| 护士签名 | |
| 医师签名 | |

| 时间 | 住院第5~8天 | 住院第9天<br>（出院日） |
|---|---|---|
| 主要诊疗工作 | □ 上级医师查房，注意病情变化<br>□ 住院医师完成常规病历书写<br>□ 复查血常规<br>□ 注意观察体温、血压、体重等<br>□ 成分输血、抗感染等支持治疗（必要时）<br>□ 造血生长因子（必要时） | □ 上级医师查房，确定有无并发症情况，明确是否出院<br>□ 完成出院记录、病案首页、出院证明书等<br>□ 向患者交代出院后的注意事项，如返院复诊的时间、地点、发生紧急情况时的处理等 |
| 重点医嘱 | **长期医嘱**<br>□ 洁净饮食<br>□ 抗感染等支持治疗<br>□ 其他医嘱<br>**临时医嘱**<br>□ 血常规、尿常规、粪便常规<br>□ 肝肾功能、电解质<br>□ 输血医嘱（必要时）<br>□ G-CSF 5μg/(kg·d)（必要时）<br>□ 影像学检查（必要时）<br>□ 血培养（高热时）<br>□ 病原微生物培养（必要时）<br>□ 静脉插管维护、换药<br>□ 其他医嘱 | **出院医嘱**<br>□ 出院带药<br>□ 定期门诊随访<br>□ 定期监测血常规、肝肾功能、电解质<br>□ 深静脉置管定期护理<br>□ 下周期治疗时间 |
| 主要护理工作 | □ 观察患者情况<br>□ 心理与生活护理<br>□ 化疗期间嘱患者多饮水，注意大便情况<br>□ 注意化疗不良反应 | □ 指导患者办理出院手续 |
| 病情变异记录 | □ 无 □ 有，原因：<br>1.<br>2. | □ 无 □ 有，原因：<br>1.<br>2. |
| 护士签名 | | |
| 医师签名 | | |

## （二）护士表单

### 外周 T 细胞淋巴瘤（初治）临床路径护士表单

适用对象：第一诊断为外周 T 细胞淋巴瘤（ICD-10：C84.400）

| 患者姓名： | | 性别：　　年龄：　　门诊号： | 住院号： |
|---|---|---|---|
| 住院日期：　　年　月　日 | | 出院日期：　　年　月　日 | 标准住院日：5~9 天内 |

| 时间 | 住院第 1 天 | 住院第 2 天 | 住院第 3~4 天 |
|---|---|---|---|
| 健康宣教 | □ 入院宣教<br>　介绍主管医师、护士<br>　介绍病房环境及设施<br>　介绍住院注意事项<br>　介绍探视和陪护制度<br>　介绍医院订餐制度<br>　介绍药师咨询事宜<br>□ 按需要签署临床用血知情同意书<br>□ 告知并签署住院期间请假制度 | □ 骨髓穿刺、腰椎穿刺检查前宣教<br>　骨髓穿刺、腰椎穿刺检查前准备及检查后注意事项<br>　与患者沟通、消除紧张情绪<br>□ 静脉置管宣教<br>　告知患者留置导管的重要性<br>　告知置管前准备及置管后注意事项<br>　告知导管维护注意事项 | □ 药物宣教<br>　化疗药物作用及不良反应<br>　告知激素、止吐、保肝、护胃及碱化尿液药物服用方法<br>□ 饮食、活动宣教<br>□ 出入量记录宣教<br>　宣教准确记录出入量的重要性<br>　告知出入量记录方法<br>□ 心理护理<br>□ 给予患者及家属心理支持<br>□ 化疗期间宣教 |
| 护理处置 | □ 核实患者姓名，佩戴腕带<br>□ 采集病史，完善入院护理病历<br>□ 协助患者留取各种标本<br>□ 预约各项检查时间<br>□ 测量身高、体重、生命体征 | □ 腰椎穿刺前准备（鞘内药物配制）<br>□ 骨髓穿刺前准备<br>□ 留置导管前准备（必要时备皮） | □ 化疗配制 |
| 基础护理 | □ 二级护理<br>□ 晨晚间护理<br>□ 症状管理<br>□ 患者安全管理 | □ 二级护理<br>□ 晨晚间护理<br>□ 症状管理<br>□ 患者安全管理 | □ 一级护理<br>□ 晨晚间护理<br>□ 症状管理<br>□ 患者安全管理 |
| 专科护理 | □ 护理查体<br>□ 病情观察<br>□ 有无疼痛、发热、憋气等症状<br>□ 完善跌倒、生活自理能力及压疮风险评估表<br>□ 需要时，请家属陪护<br>□ 确定饮食种类<br>□ 心理护理 | □ 病情观察<br>□ 骨、腰椎穿刺后观察有无头晕、头痛症状、穿刺点有无渗血<br>□ 静脉置管后观察局部有无红肿热痛、穿刺点有无渗血<br>□ 遵医嘱完成相关检查<br>□ 心理护理 | □ 遵医嘱予补液（碱化、水化）<br>□ 病情观察<br>□ 恶心、呕吐<br>□ 生命体征<br>□ 大小便<br>□ 中心静脉导管维护<br>□ 心理护理 |
| 重点医嘱 | □ 详见医嘱执行单 | □ 详见医嘱执行单 | □ 详见医嘱执行单 |
| 病情变异记录 | □ 无　□ 有，原因：<br>1.<br>2. | □ 无　□ 有，原因：<br>1.<br>2. | □ 无　□ 有，原因：<br>1.<br>2. |
| 护士签名 | | | |

| 时间 | 住院第 5~8 天 | 住院第 9 天<br>（出院日） |
|---|---|---|
| 健康宣教 | □ 化疗后宣教<br>　观察化疗后的不良反应<br>　监测生命体征、体重等<br>□ 饮食、活动指导<br>□ 用药指导 | □ 出院宣教<br>　办理出院手续的流程<br>　领取出院带药流程<br>　服药方法<br>　院外饮食及活动原则<br>　定期监测血常规及生化指标<br>　院外静脉导管维护注意事项<br>　复查时间或下次入院流程<br>　院外发生紧急情况的处理 |
| 护理处置 | □ 遵医嘱完成各项检查 | □ 办理出院手续<br>□ 书写出院护理记录并及时归档 |
| 基础护理 | □ 二级护理<br>□ 晨晚间护理<br>□ 症状管理<br>□ 患者安全管理 | □ 三级护理<br>□ 晨晚间护理<br>□ 指导活动<br>□ 患者安全管理 |
| 专科护理 | □ 病情观察<br>　监测生命体征、体重<br>　药物输注过程中是否出现过敏反应<br>　用药后是否存在呕吐、发热等表现<br>□ 化疗期间请家属陪护<br>□ 中心静脉导管的维护<br>□ 预防感染、出血<br>□ 心理护理 | □ 病情观察<br>　监测生命体征、体重<br>　化疗药物不良反应的观察<br>□ 出院指导（定期门诊随访，发生紧急情况时的处理）<br>□ 心理护理 |
| 重点医嘱 | □ 详见医嘱执行单 | □ 详见医嘱执行单 |
| 病情变异记录 | □ 无　□ 有，原因：<br>1.<br>2. | □ 无　□ 有，原因：<br>1.<br>2. |
| 护士签名 | | |

## （三）患者表单

### 外周 T 细胞淋巴瘤（初治）临床路径患者表单

适用对象：第一诊断为外周 T 细胞淋巴瘤（ICD-10：C84.400）

| 患者姓名： | 性别：　年龄：　门诊号： | 住院号： |
| --- | --- | --- |
| 住院日期：　　年　月　日 | 出院日期：　　年　月　日 | 标准住院日：5~9 天内 |

| 时间 | 入　院 | 淋巴组织活检 | 分期检查 |
| --- | --- | --- | --- |
| 医患配合 | □ 配合询问病史、收集资料，请务必详细告知既往史、用药史、过敏史<br>□ 配合进行体格检查<br>□ 有任何不适请告知医师 | □ 配合完善淋巴组织活检前相关检查、化验，如采血、留尿、心电图<br>□ 医师与患者及家属介绍病情及淋巴组织活检谈话、活检术前签字 | □ 配合完善相关检查、化验如采血、留尿、CT、超声，或其他检查（如 PET-CT、内镜等）<br>□ 配合完成骨髓检查<br>□ 配合完成脑脊液检查（必要时）<br>□ 配合医师摆好检查体位 |
| 护患配合 | □ 配合测量体温、脉搏、呼吸 3 次，血压、体重 1 次<br>□ 配合完成入院护理评估（简单）<br>□ 询问病史、过敏史、用药史<br>□ 接受入院宣教（环境介绍、病室规定、订餐制度、贵重物品保管等）<br>□ 配合执行探视和陪护制度<br>□ 有任何不适请告知护士 | □ 配合测量体温、脉搏、呼吸 3 次，询问大便情况 1 次<br>□ 接受淋巴组织活检前宣教<br>□ 送至手术室或活检室前，协助完成核对，带齐影像学资料<br>□ 返回病房后，配合接受生命体征的测量<br>□ 接受活检术后宣教<br>□ 监测活检术可能出现的不良反应<br>□ 接受饮食宣教<br>□ 接受药物宣教 | □ 配合测量体温、脉搏、呼吸 3 次，询问大便情况 1 次<br>□ 配合检查<br>□ 配合缓解疼痛<br>□ 接受有创检查后宣教<br>□ 接受饮食宣教：PET-CT、腹部超声或腹部盆腔 CT 检查前禁食<br>□ 接受药物宣教<br>□ 有任何不适请告知护士 |
| 饮食 | □ 遵医嘱饮食 | □ 遵医嘱饮食 | □ PET-CT、腹部超声或腹部盆腔 CT 检查前禁食、禁水 |
| 排泄 | □ 正常排尿便 | □ 正常排尿便 | □ 正常排尿便 |
| 活动 | □ 正常活动 | □ 正常活动 | □ 正常活动 |

| 时间 | 治　疗 | 出　院 |
|---|---|---|
| 医患配合 | □ 向患者及家属讲述治疗治疗方案选择、治疗不良反应及疾病预后<br>□ 配合签署化疗知情同意书<br>□ 按照制订方案完成治疗<br>□ 配合询问病史（包括症状的改变及不良反应）<br>□ 配合进行体格检查<br>□ 有任何不适请告知医师 | □ 接受出院前指导<br>□ 知道复查程序及下周期化疗时间<br>□ 获取出院诊断书 |
| 护患配合 | □ 配合定时测量生命体征，每日询问大便情况<br>□ 配合完成深静脉置管护理<br>□ 接受输液、服药等治疗<br>□ 接受进食、进水、排便等生活护理<br>□ 接受化疗不良反应的宣教<br>□ 配合活动，预防皮肤压力伤<br>□ 注意活动安全，避免坠床或跌倒<br>□ 配合执行探视和陪护制度<br>□ 有任何不适告知护士 | □ 接受出院宣教<br>□ 办理出院手续<br>□ 获取出院带药<br>□ 知道服药方法、作用、注意事项<br>□ 知道复印病历程序 |
| 饮食 | □ 遵医嘱饮食 | □ 遵医嘱饮食 |
| 排泄 | □ 正常排尿便 | □ 正常排尿便 |
| 活动 | □ 正常适度活动，避免疲劳 | □ 正常适度活动，避免疲劳 |

附：原表单（2016 年版）

## 外周 T 细胞淋巴瘤（初治）临床路径表单

适用对象：第一诊断为外周 T 细胞淋巴瘤（ICD-10：C84.400）

| 患者姓名： | | 性别：　　年龄：　　门诊号： | 住院号： |
|---|---|---|---|
| 住院日期：　　年　月　日 | | 出院日期：　　年　月　日 | 标准住院日：5~9 天内 |

| 时间 | 住院第 1 天 | 住院第 2 天 |
|---|---|---|
| 主要诊疗工作 | □ 询问病史及体格检查<br>□ 完成病历书写<br>□ 开实验室检查单<br>□ 病情告知，必要时向患者家属告知病重或病危，并签署病重或病危通知书<br>□ 患者家属签署输血同意书、骨髓穿刺同意书、静脉插管同意书 | □ 上级医师查房<br>□ 完成入院检查<br>□ 淋巴组织活检（常规病理、免疫病理）<br>□ 骨髓穿刺（骨髓形态学、骨髓活检、免疫分型、染色体检测）<br>□ 完成必要的相关科室会诊<br>□ 完成上级医师查房记录等病历书写<br>□ 确定化疗方案和日期 |
| 重点医嘱 | **长期医嘱**<br>□ 血液病护理常规<br>□ 二级护理<br>□ 饮食：普通饮食/糖尿病饮食/其他<br>□ 抗菌药物（必要时）<br>□ 其他医嘱<br>**临时医嘱**<br>□ 血常规、尿常规、粪便常规<br>□ 病毒学检测：EB 病毒、乙型肝炎病毒、丙型肝炎病毒、HIV、CMV 病毒（必要时）<br>□ 肝肾功能、电解质、血沉、凝血功能、血型、输血前检查、乳酸脱氢酶、$\beta_2$-微球蛋白、免疫球蛋白检测（IgM、IgA、IgG、IgE）、血清蛋白电泳、尿蛋白定量（24 小时）、$\alpha_1$-微球蛋白测定（尿液）、肿瘤标志物、血细胞簇分化抗原 CD4+CD25（必要时）、血细胞簇分化抗原 CD8+CD28（必要时）、TBNK 淋巴细胞亚群流式细胞术检测（必要时）、自身免疫系统疾病筛查（必要时）<br>□ 影像学检查：胸、腹、盆腔 CT 增强（根据临床表现增加其他部位）、心电图、腹部 B 超、心动超声（必要时）、肺功能检测（必要时），MRI（必要时），骨扫描（必要时），全身 PET 检查（有条件进行）<br>□ 静脉插管术<br>□ 血气分析（必要时）<br>□ 病原微生物培养<br>□ 输血（有适应证时）等支持对症治疗<br>□ 其他医嘱 | **长期医嘱**<br>□ 患者既往基础用药<br>□ 抗菌药物（必要时）<br>□ 其他医嘱<br>**临时医嘱**<br>□ 骨髓穿刺<br>□ 骨髓形态学、骨髓活检、免疫分型、染色体、FISH（必要时）<br>□ 淋巴结活检+免疫组化、FISH（必要时）<br>□ 输血医嘱（必要时）<br>□ 其他医嘱 |

续　表

| 时间 | 住院第 1 天 | 住院第 2 天 |
|------|------------|------------|
| 主要护理工作 | □ 介绍病房环境、设施和设备<br>□ 入院护理评估 | □ 宣教（血液病知识） |
| 病情变异记录 | □ 无　□ 有，原因：<br>1.<br>2. | □ 无　□ 有，原因：<br>1.<br>2. |
| 护士签名 | | |
| 医师签名 | | |

| 时间 | 住院第 3~4 天 |
|---|---|
| 主要诊疗工作 | □ 患者家属签署化疗知情同意书<br>□ 上级医师查房，制订化疗方案<br>□ 住院医师完成病程记录<br>□ 化疗<br>□ 重要脏器功能保护<br>□ 止吐 |
| 重点医嘱 | **长期医嘱：化疗医嘱（详细治疗方案见治疗部分）**<br>□ GDPT（每 21 天 1 个周期）：<br>　　吉西他滨：$0.8g/m^2$，第 1、8 天，iv gtt；顺铂：$75mg/m^2$，分 3~4 天，iv gtt<br>　　地塞米松：20mg，第 1~5 天，iv gtt；沙利度胺：200mg/d，qn，po<br>□ CHOP（每 21 天 1 个周期）：<br>　　环磷酰胺：$750mg/m^2$，iv gtt，第 1 天；多柔比星（阿霉素）：$50mg/m^2$，iv gtt，第 1 天<br>　　长春新碱：$1.4mg/m^2$，iv，第 1 天，最大量为 2mg；泼尼松：100mg/d 或 1mg/（kg·d），酌选，po<br>　　CHOP 序贯 ICE<br>　　CHOP 序贯 IVE（IFO+VP-16+EPI）与中剂量 MTX 交替<br>　　Da-EPOCH<br>　　HyperCVAD<br>□ 补液治疗（碱化、水化）<br>□ 止吐、保肝、抗感染等医嘱<br>□ 其他医嘱<br>**临时医嘱**<br>□ 输血医嘱（必要时）<br>□ 心电监护（必要时）<br>□ 血常规<br>□ 血培养（高热时）<br>□ 静脉插管维护、换药<br>□ 其他医嘱 |
| 主要护理工作 | □ 观察患者病情变化<br>□ 心理与生活护理<br>□ 化疗期间嘱患者多饮水 |
| 病情变异记录 | □ 无　□ 有，原因：<br>1.<br>2. |
| 护士签名 | |
| 医师签名 | |

| 时间 | 住院第 5~8 天 | 住院第 9 天<br>（出院日） |
|---|---|---|
| 主要诊疗工作 | □ 上级医师查房，注意病情变化<br>□ 住院医师完成常规病历书写<br>□ 复查血常规<br>□ 注意观察体温、血压、体重等<br>□ 成分输血、抗感染等支持治疗（必要时）<br>□ 造血生长因子（必要时） | □ 上级医师查房，确定有无并发症情况，明确是否出院<br>□ 完成出院记录、病案首页、出院证明书等<br>□ 向患者交代出院后的注意事项，如返院复诊的时间、地点、发生紧急情况时的处理等 |
| 重点医嘱 | **长期医嘱**<br>□ 洁净饮食<br>□ 抗感染等支持治疗<br>□ 其他医嘱<br>**临时医嘱**<br>□ 血常规、尿常规、粪便常规<br>□ 肝肾功能、电解质<br>□ 输血医嘱（必要时）<br>□ G-CSF 5μg/（kg·d）（必要时）<br>□ 影像学检查（必要时）<br>□ 血培养（高热时）<br>□ 病原微生物培养（必要时）<br>□ 静脉插管维护、换药<br>□ 其他医嘱 | **出院医嘱**<br>□ 出院带药<br>□ 定期门诊随访<br>□ 监测血常规、肝肾功能、电解质 |
| 主要护理工作 | □ 观察患者情况<br>□ 心理与生活护理<br>□ 化疗期间嘱患者多饮水 | □ 指导患者办理出院手续 |
| 病情变异记录 | □ 无　□ 有，原因：<br>1.<br>2. | □ 无　□ 有，原因：<br>1.<br>2. |
| 护士签名 | | |
| 医师签名 | | |

# 第二十一章

# 弥漫大 B 细胞淋巴瘤（初治）临床路径释义

【医疗质量控制指标】

指标一、诊断需结合临床表现及病理检查结果。

指标二、掌握治疗原则。

指标三、监测并及时处理不良反应。

## 一、弥漫大 B 细胞淋巴瘤（初治）编码

1. 原编码：

疾病名称及编码：弥漫大 B 细胞淋巴瘤：（ICD-10：C83.3）

2. 修改编码：

疾病名称及编码：弥漫大 B 细胞淋巴瘤：（ICD-10：C83.306，M96803/3）

## 二、临床路径检索方法

C83.306+M96803/3

## 三、国家医疗保障疾病诊断相关分组（CHS-DRG）

MDCR 骨髓增生疾病和功能障碍，低分化肿瘤

RS1　淋巴瘤及其他类型白血病

## 四、弥漫大 B 细胞淋巴瘤（初治）临床路径标准住院流程

### （一）适用对象

第一诊断为初诊弥漫大 B 细胞淋巴瘤（diffuse large B cell lymphoma，DLBCL）（ICD-10：C83.3）。

> 释义
>
> ■ 弥漫大 B 细胞淋巴瘤是非霍奇金淋巴瘤最常见的病理类型，本身包括很多亚型，本临床路径的适用对象不包括：
>
> 1. 原发于中枢神经系统的弥漫大 B 细胞淋巴瘤。
>
> 2. FISH 检测提示为双重打击或者三重打击的大 B 细胞淋巴瘤。

### （二）诊断及分期依据

根据《World Health Organization Classification of Tumors of Haematopoietic and Lymphoid Tissue》（2016 年版）、《血液病诊断及疗效标准（第 4 版）》（沈悌、赵永强主编，科学出版社）、最新淋巴瘤临床实践指南（2021 V3 版 NCCN Clinical Practice Guidelines in Oncology），并结合临床表现、实验室及相关影像学检查等。

诊断依据：

1. 临床表现：主要表现为无痛性、进行性淋巴结肿大，但也可发生于淋巴结以外的器官或组织，包括胃肠道、肝、脾、中枢神经系统、睾丸、皮肤等。肿瘤浸润、压迫周围组织而出现相应临床表现。部分患者伴有乏力、发热、盗汗、消瘦等症状。

2. 实验室检查：血清乳酸脱氢酶（LDH）、红细胞沉降率及 $\beta_2$ 微球蛋白（$\beta_2$-MG）可升高。侵犯骨髓可导致贫血、血小板减少，淋巴细胞升高；外周血涂片可见到淋巴瘤细胞。中枢神经系统受累时出现脑脊液异常。如侵犯胃肠道，存在消化道出血时大便隐血可阳性。

3. 组织病理学检查：是诊断该病的决定性依据。

病理形态学特征为淋巴结正常结构破坏，内见大淋巴细胞呈弥漫增生，胞质量中等，核大，核仁突出，可有一个以上的核仁。

免疫组织化学病理检查对于确诊 DLBCL 至关重要。常采用的单抗应包括 CD20、CD19、CD79、CD3、CD5、CD10、Bcl-2、Bcl-6、Ki-67、MUM1 和 C-MYC 等。

4. 分子生物学检查：有条件可开展荧光原位杂交（fluorescence in situ hybridization，FISH）检测 Bcl-2、Bcl-6 和 Myc 等基因是否发生重排。Myc 伴 Bcl-2 /Bcl-6 基因断裂称双重打击或三重打击淋巴瘤，提示预后不良。

> **释义**
>
> ■ 伴有"双重打击"或者"三重打击"属于高级别 B 细胞淋巴瘤的亚型。

5. 影像学检查：颈、胸、腹、盆腔 CT 或超声波检查。按照 CT 以及体检所发现的病变范围进行分期及评价疗效。有条件者可行 PET-CT 检查。分期标准见表 27（Anne Arbor 分期）。

表 27　Ann Arbor 分期

| Ⅰ期 | 单一淋巴结区域受累（Ⅰ）；或单一结外器官或部位局限受累（ⅠE） |
|---|---|
| Ⅱ期 | 膈上或膈下同侧受累淋巴结区≥2 个（Ⅱ）；或单个结外器官或部位的局限性侵犯及其区域淋巴结受累，伴或不伴膈肌同侧其他淋巴结区域受累（ⅡE） |
| Ⅲ期 | 膈肌上下两侧均有淋巴结区受累（Ⅲ）；脾脏受累（ⅢS），或两者皆受累（ⅢSE） |
| Ⅳ期 | 一个或多个结外器官或组织广泛受累，伴或不伴相关淋巴结受累，或孤立性结外器官或组织受累伴远处（非区域性）淋巴结受累 |

说明：有 B 症状者需在分期中注明，如Ⅱ期患者，应记作ⅡB；肿块直径超过 7.5 cm 或纵隔肿块超过胸腔最大内径的 1/3 者，标注 X；受累脏器也需注明，如脾脏、肝脏、骨骼、皮肤、胸膜、肺等分别标记为 S、H、O、D、P 和 L。B 症状包括：不明原因的发热（体温＞38℃）；夜间盗汗；或 6 个月内体重下降＞10%。

> **释义**
>
> ■ 除了发热、盗汗、消瘦及乏力等全身症状以外，弥漫大 B 细胞淋巴瘤患者可能表现出来的症状取决于疾病侵及的部位；CD10，Bcl-6 和 MUM-1 可以判断弥漫大 B 细胞淋巴瘤是否为生发中心来源，准确率约为 70%。对于 Ki-67 大于 90% 的患者、免疫组化显示 Bcl-2 高表达的患者、病理形态学类似伯基特淋巴瘤的弥漫大 B 细胞淋巴瘤患者，IPI 评分高危的患者建议进行 FISH 检测，确认是否存在基因学异常。
>
> ■ 目前 NCCN 指南建议的弥漫大 B 细胞淋巴瘤免疫组化检查常规项目包括：CD20、CD3、CD5、CD10、CD45、Bcl-2、Bcl-6、Ki-67、IRF4/MUM1 和 MYC 等。和其他类型淋巴瘤相鉴别，还可能需要的免疫组化检查包括：CyclinD1，kappa/lambda，CD30，CD138，ALK，HHV8，SOX11；如果进行病理标本的流式细胞术检

查，建议进行 κ/γ、CD45、CD3、CD5、CD19、CD10 以及 CD20 检测。

PET-CT 相较于超声和 CT 而言，对弥漫大 B 细胞淋巴瘤患者分期及疗效评价都更加精准；如患者为原发胃肠道弥漫大 B 细胞淋巴瘤，请使用 Lugano 分期系统（表28、表29）：

**表28 胃肠道弥漫大 B 细胞淋巴瘤 Lugano 分期系统**

| | |
|---|---|
| Ⅰ E 期 | 局限于胃肠道 |
| | Ⅰ E1＝黏膜，黏膜下层 |
| | Ⅰ E2＝固有肌层，浆膜层 |
| Ⅱ E 期 | 扩散至腹腔 |
| | Ⅱ E1＝局部淋巴结侵犯 |
| | Ⅱ E2＝远处淋巴结侵犯 |
| Ⅲ E 期 | 穿透浆膜层，至周围的组织或器官 |
| Ⅳ期 | 远处组织器官侵犯或者是膈上淋巴结侵犯 |

**表29 2014 Lugano 改良版 Ann Arbor 分期**

| **局限期** | |
|---|---|
| Ⅰ期 | 仅侵及单一的区域淋巴结（Ⅰ），或侵及单一结外器官不伴有淋巴结受累（Ⅰ E） |
| Ⅱ期 | 侵及 2 个或 2 个以上淋巴结区域，但均在膈肌同侧（Ⅱ），可伴有同侧淋巴结区域相关局限性结外器官受累（Ⅱ E）（例如：甲状腺受累伴颈部淋巴结受累，或纵隔淋巴结受累直接延伸至肺脏受累） |
| Ⅲ期 Bulky * | Ⅱ期伴有大包块者 |
| **进展期** | |
| Ⅲ期 | 侵及膈肌上下淋巴结区域，或侵及膈上淋巴结+脾受累（Ⅲ） |
| Ⅳ期 | 侵及淋巴结引流区域之外的结外器官（Ⅳ） |

说明：

（1）＊所示：根据 2014 年 Lugano 改良分期标准，不再对淋巴瘤的大块型病灶进行具体的数据限定，只需在病例中明确记载最大病灶之最大径即可；二期伴有大肿块的患者，应根据病理类型及疾病不良预后因素而酌情选择治疗原则。

（2）Paired-organ，即同一器官有双侧部位者（如肺脏、肾脏、肾上腺、乳腺、睾丸、卵巢、眼球、腮腺等），根据淋巴瘤 Ann Arbor 分期的基本定义，不能被一个放射野涵盖者即为两个器官，与预后无关。因此，肺脏、肾脏、肾上腺、乳腺、睾丸、卵巢、眼球、腮腺等如果双侧受累，均应视为 2 个结外受累器官，应分为Ⅳ期。甲状腺除外。

（3）肝脏多发或弥漫病灶，视为 1 个结外受累器官、多部位受累，分期为Ⅳ期；其他器官多灶或弥漫性受累，视为 1 个结外受累器官、一个部位受累，分期需结合其他受侵部位综合判断；胃肠道淋巴瘤多灶/弥漫侵及，无论病灶连续或不连续，均视为 1 个结外受累器官，分期参见原发胃肠Lugano 分期。

（4）由于制订 Ann Arbor 分期标准时，存在未能有效解决的，侵及胸膜、胸腔积液、心包、心包积液、腹膜、腹腔积液者，不影响分期、不算作结外受累器官，例如：纵隔淋巴结受累直接延伸至左侧肺脏受累伴胸腔积液及胸膜受累，无论是肺脏直接侵及胸膜还是肺脏病灶距离胸膜甚远，均为 ⅡE 期，结外受累器官为 1（单侧肺）。

（5）B 症状主要在 HL 中有预后意义并需要记录。B 症状在 NHL 的预后价值较低，但是仍然建议在病例中记录。B 症状包括：不明原因体重下降 10%（诊断前 6 个月内），发热＞38℃ 并排除其他原因发热，盗汗（夜间大量出汗，需要更换衣服、被褥）。

（6）韦氏环、脾脏为外周淋巴器官，在分期中和淋巴结性质可等同；骨髓和胸腺为中枢淋巴器官。

■ 正确的诊断和分期要基于患者的临床表现、病理学检查、遗传学检查、实验室检查，影像学检查结果综合评定；弥漫大 B 细胞淋巴瘤要注意与伯基特淋巴瘤、套细胞淋巴瘤、转化的惰性淋巴瘤等相鉴别。

### （三）治疗方案的选择

根据《最新弥漫大 B 细胞淋巴瘤 NCCN 指南》及《恶性淋巴瘤（第 2 版）》（沈志祥、朱雄增主编，人民卫生出版社）。

首先应当根据患者临床表现、病理形态学及免疫表型等明确诊断，然后根据临床亚型分期、国际预后指数（IPI）、分子生物学检查、患者全身状况、各脏器功能及伴随疾病等来制订治疗方案。国际预后指数（IPI）是根据患者年龄、血清 LDH 水平、ECOG 体能状况评分、Ann Arbor 分期和淋巴结外组织器官受累部位 5 个特征估计预后，并据此进行分层治疗的一个体系。若患者年龄＞60 岁、LDH 高于正常、ECOG 体能状况评分为 2~4、Ann Arbor 分期为Ⅲ期或Ⅳ期、结外受累超过 1 个部位，则每项记 1 分，累计加分既得 IPI 评分。IPI 为 0 或 1 者为低危，2 和 3 分别属低中危和高中危，4 或 5 者为高危。年轻患者可选用年龄调整的 IPI（aa-IPI）。

释义

■ IPI 评分是目前非霍奇金淋巴瘤应用最广泛的预后评价模型。
■ aa-IPI 评分适用于年龄≤60 岁的患者（表 30）。

表 30　aa-IPI

| 危险因素 | 得分 |
| --- | --- |
| LDH＞正常 | 1 |
| PS≥2 | 1 |
| Ⅲ-Ⅳ期 | 1 |

注：低危：0 分；低中危：1 分；高中危：2 分；高危：3 分。

■ NCCN-IPI（弥漫大 B 细胞淋巴瘤）用于含利妥昔单抗治疗的患者危险度分层（表 31）。

表 31　NCCN-IPI

| 得分 | 发病年龄（岁） | ECOG | DH/LDH 最高上限 | 分期 | 结外受累 |
| --- | --- | --- | --- | --- | --- |
| 0 | ＜40 | 0~1 | ≤1 | Ⅰ~Ⅱ | - |
| 1 | 41~60 | 2~4 | 1＜x≤3 | Ⅲ~Ⅳ | 受累范围包括：骨髓、中枢、肝、肺、消化道（食管、胃、小肠、结肠、直肠肛管、阑尾），任意一个或多个 |
| 2 | 61~75 | - | ＞3 | - | - |
| 3 | ≥75 | - | - | - | - |

说明：危险分级：0~1 分为低危、2~3 分为低中危、4~5 分为高中危、≥6 为高危。

■ 治疗方案的选择是在判断患者分期、风险因素、身体状况后进行，目前主要参照 NCCN 2021 V3 版指南。

## (四) 标准住院日

不超过 21 天（第 1 个疗程含诊断）。

【释义】

■ 明确病理诊断，完善分期检查，评估患者身体状况 3~4 天；CHOPE，CHOP/EPOCH±R 方案 5~7 天；初步观察化疗后的不良反应 3~4 天。住院天数可以根据患者具体状况适当调整，尤其在第 2 个周期之后，少了病理诊断的患者，住院时间会有缩短，推荐住院时间为 15 天。

## (五) 进入路径标准

1. 第一诊断必须符合 ICD-10：C83.3 弥漫大 B 细胞淋巴瘤疾病编码。
2. 当患者同时具有其他疾病诊断，但住院期间不需要特殊处理也不影响第一诊断的临床路径流程实施时，可以进入路径。

【释义】

■ 进入本路径的患者第一诊断为弥漫大 B 细胞淋巴瘤；入院后常规检查发现有基础疾病，如高血压、冠状动脉粥样硬化性心脏病、糖尿病、肝肾功能不全、慢性乙型肝炎、慢性丙型肝炎、HIV 感染等，经系统评估后对弥漫大 B 细胞淋巴瘤诊断治疗无特殊影响者，可进入路径。但可能增加医疗费用，延长住院时间；如患者存在的其他内科合并症或者是诊断时身体状况不允许使用 CHOP/CHOPE/DA-EPOCH±R，则不能进入路径；如患者诊断时存在急症，如呼吸道或消化道出血，消化道穿孔时，需要寻求内镜室、介入科和外科的多学科治疗协作，不能进入路径；如患者同时患有其他恶性肿瘤，则需请相关科室评估不同肿瘤治疗先后顺序，如弥漫大 B 细胞淋巴瘤需要首先进行治疗，则可考虑进入本路径。

## (六) 住院期间检查项目

1. 必须的检查项目：
(1) 病变淋巴结或病变组织的活检，行常规病理形态学和免疫组织化学检查；必要时行 FISH 检查。
(2) 影像学检查：颈、胸、腹、盆腔 CT（根据临床表现增加其他部位），全身浅表淋巴结及腹部 B 超、超声心动图检查。
(3) 血常规及分类、尿及粪便常规和隐血。
(4) 肝肾功能、LDH、电解质、血糖、血型。
(5) 骨髓穿刺涂片，有条件行流式细胞术及活检。
(6) 病毒学检查（包括 HBV、HCV、EBV、HIV 等）。

（7）凝血功能检查。

（8）心电图检查了解患者有无心脏疾患及对化疗的耐受能力，必要时动态心电图（Holter）。

（9）疑有中枢侵犯或者高危患者（参考 NCCN 指南），进行腰椎穿刺检查和鞘内用药。

2. 根据患者情况可选择的检查项目：

（1）MRI、PET-CT 检查。

（2）发热或疑有某系统感染者应行病原微生物检查。

---

**释义**

■ 如病变位于体表，如果条件允许建议完整或部分切除，以获得充足组织病理学诊断标本；如病变位于深部，请进行粗针穿刺，尽量获得较多组织标本；如病变位于鼻咽部、气管、消化道，则需进行内镜检查获取标本，淋巴瘤一般位黏膜下层，因此内镜取材需要深取且多点取材；FISH 检查要根据病理的免疫组化结果以及患者的临床表现来选择，怀疑存在双重打击或者三重打击的患者，或者需要和其他 B 细胞淋巴瘤进行鉴别的患者，才考虑进行 FISH 检查。

■ 血常规、尿常规、粪便常规+隐血是最基本的三大常规检查，进入路径的患者均需完成。血常规可以初步判断患者的骨髓功能状况。生化检查可以判断患者的肝肾功能状况及电解质状况；LDH 反映淋巴瘤的增殖速度，LDH 高于正常属于淋巴瘤预后不良因素之一。$\beta_2$-微球蛋白的水平反映淋巴瘤的肿瘤负荷；骨髓检查需要包括穿刺后形态学、流式细胞学、IGH 或 TCR 重组 PCR，以及活检病理检查。除了解是否存在骨髓侵犯，还可以评价骨髓造血功能；感染筛查：了解乙型肝炎病毒、丙型肝炎病毒和 HIV 感染以及梅毒感染状况，不同的病毒感染状况会影响治疗方案的细节；凝血功能从某种程度上也反映了肝脏合成功能情况，有些化疗药物会影响肝脏的合成代谢，进一步影响凝血功能；弥漫大 B 细胞淋巴瘤的一线治疗方案中的烷化剂、蒽环类药物均存在心脏损伤的不良反应，因此治疗前需要评估心脏功能，尤其是对于老年患者，在治疗期间更需要严密监测；中枢神经系统占位病变进行 MRI 检查更为敏感；脑脊液检查只在一部分弥漫大 B 细胞淋巴瘤患者中进行（NCCN 指南2021 V3 版推荐）：HIV 阳性，睾丸受累、乳腺受累，肾及肾上腺受累，弥漫大 B 细胞淋巴瘤腿型，中枢侵犯预后模型（中枢神经系统-国际预后指数［CNS-IPI］评分）达 4~6 分的患者。CNS-IPI 见表 32。

表 32　CNS-IPI 评估

| 危险因素 | 得分 |
| --- | --- |
| 年龄＞60 岁 | 1 |
| LDH＞正常水平 | 1 |
| PS＞1 | 1 |
| Ⅲ~Ⅳ期 | 1 |
| 结外器官侵及＞1 个部位 | 1 |
| 肾和/或肾上腺受侵犯 | 1 |

注：低危：0~1 分；中危：2~3 分；高危：4~6 分。

■ PET-CT 检查对于弥漫大 B 细胞淋巴瘤的分期和评价更为精准。

■ 抗肿瘤治疗会抑制人体免疫功能，在进行全身化疗/免疫化疗前，一定排除患者存在活动性感染。

### （七）治疗方案与药物选择

1. 治疗方案（如果诊断为浆母细胞淋巴瘤，因不表达 CD20，不适合使用利妥昔单抗）。

方案 1. R-CHOP（有条件时使用）：

利妥昔单抗：375mg/m²，iv gtt，第 1 天。

环磷酰胺：750mg/m²，iv gtt，第 2 天。

多柔比星：50mg/m²，或表柔比星 70mg/m²，iv gtt，第 2 天；根据患者情况，可酌情调整。

长春新碱：1.4mg/m²，iv，第 2 天；最大剂量为 2mg。

泼尼松：100mg/d 或 1mg/（kg·d），po，第 2~6 天。

每 14 天或每 21 天重复 1 个疗程；通常 6~8 个疗程。

方案 2. CHOP：

环磷酰胺：750mg/m²，iv gtt，第 1 天。

多柔比星：50mg/m²。

长春新碱：1.4mg/m²，iv，第 1 天；最大剂量为 2mg。

泼尼松：100mg/d 或 1mg/（kg·d），po，第 1~5 天。

每 14 天或每 21 天重复 1 个疗程；通常 6~8 个疗程。

方案 3. R-EPOCH（有条件使用利妥昔单抗的原发纵隔弥漫大 B 细胞淋巴瘤或预后不良患者）：

利妥昔单抗：375mg/m²，iv gtt，第 1 天。

依托泊苷：50mg/（m²·d），iv gtt，第 2~5 天（96 小时，连续输注）。

多柔比星：10mg/（m²·d）。

长春新碱：0.4mg/（m²·d），iv gtt，第 2~5 天（96 小时，连续输注）。

环磷酰胺：750mg/m²，iv gtt，第 6 天。

泼尼松：60mg/（m²·d），po，第 2~6 天。

每 21 天重复 1 个疗程，通常 6~8 个疗程。

方案 4. EPOCH（无条件使用利妥昔单抗的原发纵隔弥漫大 B 细胞淋巴瘤或预后不良患者）：

依托泊苷：50mg/（m²·d），iv gtt，第 1~4 天（96 小时，连续输注）。

多柔比星：10mg/（m²·d），或表柔比星 20/（m²·d），iv gtt，第 1~4 天（96 小时，连续输注）。

长春新碱：0.4mg/（m²·d），iv gtt，第 1~4 天（96 小时，连续输注）。

环磷酰胺：750mg/m²，iv gtt，第 5 天。

泼尼松：60mg/（m²·d），po，第 1~5 天。

每 21 天重复 1 个疗程，通常 6~8 个疗程。

方案 5. CHOPE（无条件使用利妥昔单抗，耐受性良好而预后不好的患者）：

环磷酰胺：750mg/m²，iv gtt，第 1 天。

多柔比星：50mg/m²。

长春新碱：1.4mg/m²，iv，第 1 天；最大剂量为 2mg。

依托泊苷：100mg/m²，iv gtt，第 1~3 天。

泼尼松：100mg/d 或 1mg/（kg·d），po，第 1~5 天。

每 21 天重复 1 个疗程，通常 6~8 个疗程。

2. 如有乙型肝炎病毒携带或既往感染者，给予相应治疗并监测病毒变化。

3. 造血干细胞移植：初治年轻高危或存在双重打击的患者、复发或难治的患者。

4. R-CHOP-14（有条件时使用）或 CHOP-14 组化疗期间，常规使用粒细胞集落刺激因子（G-CSF），G-CSF 的使用剂量为 5~6μg/（kg·d），皮下注射（6~10 天/疗程），若白细胞大于 10×10⁹/L，则停用。

5. 如果淋巴瘤侵及胃肠道，需要预防胃肠道穿孔和出血。

6. 抗感染及对症支持治疗。

---

**释义**

■ 治疗方案（如果免疫组化显示 CD20 阴性，不适合使用利妥昔单抗）。

方案 1. R-CHOP：

利妥昔单抗：$375mg/m^2$，iv gtt，第 1 天。

环磷酰胺：$750mg/m^2$，iv gtt，第 2 天。

多柔比星：$50mg/m^2$，iv gtt，第 2 天。

长春新碱：$1.4mg/m^2$，iv，第 2 天；最大剂量为 2mg。

泼尼松：100mg/d 或 1mg/(kg·d)，po，第 2~6 天。

每 14 天或每 21 天重复 1 个疗程；通常 6~8 个疗程。

方案 2. R-DA-EPOCH（原发纵隔弥漫大 B 细胞淋巴瘤或高危以上弥漫大 B 细胞淋巴瘤患者）：

利妥昔单抗：$375mg/m^2$，iv gtt，第 1 天。

依托泊苷：$50mg/(m^2·d)$，iv gtt，第 2~5 天（96 小时，连续输注）。

多柔比星：$10mg/(m^2·d)$，iv gtt，第 2~5 天（96 小时，连续输注）。

长春新碱：$0.4mg/(m^2·d)$，iv gtt，第 2~5 天（96 小时，连续输注）。

环磷酰胺：$750mg/m^2$，iv gtt，第 6 天。

泼尼松：$60mg/(m^2·d)$，po，第 2~6 天。

每 14~21 天重复 1 个疗程，通常 6~8 个疗程。

方案 3. R-CHOPE（耐受性良好而预后不好的患者）：

利妥昔单抗：$375mg/m^2$，iv gtt，第 1 天

环磷酰胺：$750mg/m^2$，iv gtt，第 2 天。

多柔比星：$50mg/m^2$，iv gtt，第 2 天。

长春新碱：$1.4mg/m^2$，iv，第 1 天；最大剂量为 2mg。

依托泊苷：$100mg/m^2$，iv gtt，第 2~4 天。

泼尼松：100mg/d 或 1mg/(kg·d)，po，第 1~5 天。

每 21 天重复 1 个疗程，通常 6~8 个疗程。

HD-MTX±R（中枢预防）

利妥昔单抗：$375mg/m^2$，iv gtt，第 1 天。

甲氨蝶呤：$3.5g/m^2$，3.5 小时输注，第 2 天。亚叶酸钙解救。

每 14~21 天重复 1 个疗程，通常给予 2 个疗程。

■ 如有乙型肝炎病毒携带或既往感染者，给予相应治疗并监测病毒变化。

■ 造血干细胞移植：初治年轻高危患者、复发或难治的患者。

■ R-CHOP-14（有条件时使用）化疗期间，常规使用粒细胞集落刺激因子（G-CSF）1 级预防。

■ 如果淋巴瘤侵及胃肠道，需要给与预防胃肠道穿孔和出血的治疗，以减少发生的风险。

■ 抗感染及对症支持治疗。

■ CD20 阳性的弥漫大 B 细胞淋巴瘤患者才可以使用 CD20 单抗；对于 CD20 阳性的非特指型弥漫大 B 细胞淋巴瘤，CHOP+R 仍然是目前推荐的一线治疗方案；对于原发纵隔大 B 细胞淋巴瘤，推荐 DA-EPOCH+R 作为一线推荐治疗方案（第 2 周期开始根据第 1 周期的骨髓毒性反应进行剂量调整）；对于弥漫大 B 细胞淋巴瘤年轻高危患者，也可以选择 R-CHOPE 作为一线治疗（不作为 1 类推荐）。

■ 要保证 R-CHOP14 天方案的顺利进行，需要在化疗结束后 48 小时内开始进行预防性粒细胞集落刺激因子治疗，减少骨髓抑制的程度、减少感染风险；对于其他方案，如果在前期治疗出现严重粒细胞缺乏或者粒细胞减少性发热，在后继化疗周期中也可以给予预防性粒细胞集落刺激因子治疗。

■ 标准的 R-CHOP/DA-EPOCH/CHOPE 方案中蒽环类药物都是选择多柔比星。对于心脏左室功能差的患者，NCCN 指南推荐选择多柔比星脂质体，其他类型蒽环类药物的选择并没有指南推荐。DA-EPOCH 方案中使用多柔比星持续滴注。

■ 对于乙型肝炎表面抗原（HBsAg）阳性患者，进行全身化疗+利妥昔单抗的同时需进行抗乙型肝炎病毒治疗，并监测乙型肝炎病毒 DNA 拷贝变化，抗乙型肝炎病毒治疗至少要持续至利妥昔单抗停用后 12 个月（也有指南建议 18 个月），后续要继续监测乙肝病毒 DNA 拷贝至抗乙肝药停用后的 12 个月。对于乙型肝炎病毒核心抗体阳性（HBcAb）的患者，在给予利妥昔单抗治疗时建议：①给予预防性抗乙型肝炎病毒治疗，同时定期监测乙型肝炎病毒 DNA 变化，抗乙型肝炎病毒治疗至少要持续至利妥昔单抗停用后 12 个月，同时连续监测乙型肝炎病毒拷贝至停用抗乙肝药物后 12 个月；或者是在传染科医师指导下进行抗乙肝病毒治疗以及停药；②仅定期监测乙型肝炎病毒拷贝变化，至利妥昔单抗结束后至少 12 个月。慢性丙型肝炎患者，通常情况下不影响治疗方案的选择，但是否需要同时进行抗丙型肝炎病毒治疗需咨询传染病专科医师。

■ 方案中所有药物的剂量强度都要根据患者的年龄以及身体状况来进行调整；对于肿瘤负荷大/发病部位特殊/身体状况差的患者，为减少肿瘤溶解综合征/胃肠道穿孔/出血等的风险，化疗也可以分天给予。

■ 预防性鞘内注射用药包括：地塞米松、阿糖胞苷、甲氨蝶呤。有些患者也可以选择大剂量甲氨蝶呤进行中枢预防，一般给予 2 个周期。

■ 高危弥漫大 B 细胞淋巴瘤患者一线治疗后进行自体造血干细胞移植可能会改善生存率。

■ 原发胃弥漫大 B 细胞淋巴瘤，可以预防性给予质子泵抑制剂和胃黏膜保护剂以减少胃出血和穿孔风险；对于有其他内科基础病的患者，在治疗弥漫大 B 细胞淋巴瘤的同时需积极控制内科基础病；根据患者身体状况及治疗期间不良反应给予相应对症支持治疗。

■ 蒽环类药物对于外周血管存在损伤作用，如发生渗漏对局部软组织损伤严重，因此对于使用 CHOP/CHOPE/DA-EPOCH 方案的患者建议进行深静脉置管（CVC，PICC，输液港），以减少血管损伤风险，方便输液。深静脉置管可能会出现静脉机械性损伤，有静脉炎，静脉血栓发生率增加的风险。

■ 化疗/免疫化疗的疗程要根据患者的分期、风险因素来综合考虑，一般给予 6~8 个疗程不等；每 2~4 个疗程化疗/免疫化疗后进行疗效评估。

### （八）出院标准

1. 一般情况良好。
2. 没有需要住院处理的并发症和/或合并症。

> **释义**
>
> ■ 患者出院前应完成所有治疗、所有复查项目，观察临床症状是否减轻或消失，有无明显药物相关不良反应，并给予相应处理；出院后要监测血象变化和肝肾功能、电解质变化；定期在门诊就诊，尤其是出现不适症状时请及时到门诊处理；按照医师要求返院进行后继治疗。

### （九）变异及原因分析

1. 治疗中或治疗后发生感染、贫血、出血及其他合并症者，进行相关的诊断和治疗，并适当延长住院时间。
2. 若有中枢神经系统症状，建议腰椎穿刺检查，并鞘内注射化疗药物直至脑脊液恢复正常，同时退出此途径，进入相关途径。
3. 年轻高危、常规治疗反应不佳、疾病进展或复发需要选择其他治疗的患者退出路径，进入相关路径。

> **释义**
>
> ■ 除了骨髓抑制、肝肾功能损伤、胃肠道反应及感染等常见并发症以外，还需要注意药物性肺损伤这一不良反应。如严重不良反应导致患者无法耐受继续原方案治疗，则退出路径；化疗前存在大包块的患者，化疗后存在残留病灶的患者，需要评估是否需要局部放疗。
>
> ■ 如治疗期间出现中枢神经系统症状，建议腰椎穿刺以及头颅 MRI 检查，并鞘内注射化疗药物，如明确存在中枢神经系统侵犯，则需要退出此途径，调整治疗方案；难治弥漫大 B 细胞淋巴瘤患者，需退出路径，选择相应挽救治疗方案。
>
> ■ 常规治疗反应不佳、疾病进展或复发需要选择其他治疗的患者退出路径，进入相关路径。
>
> ■ 对于符合临床研究的患者，如研究方案较目前一线治疗方案更可能让患者获益，患者同意入组临床研究，则退出路径；因患者方面的主观原因导致执行路径出现变异，需医师在表单中予以说明。

### 五、弥漫大 B 细胞淋巴瘤（初诊）临床路径给药方案

#### 【用药选择】

CHOP 联合利妥昔单抗（R-CHOP）是 NCCN 推荐用于 CD20 阳性非特指型弥漫大 B 细胞淋巴瘤患者的一线治疗方案，但目前对于高危患者没有标准方案。R-CHOPE 和 R-DA-EPOCH 方案可以作为选择；原发纵隔大 B 细胞淋巴瘤患者推荐使用 DA-EPOCH+R 方案。

1. 利妥昔单抗是第一种用于临床的 CD20 单克隆抗体，目前的多项临床研究证实在利妥昔单抗联合 CHOP 方案应用于弥漫大 B 细胞淋巴瘤相较于单纯 CHOP 方案相比可以提高有效率，

延长某些患者的生存期；一般建议利妥昔单抗剂量强度为375mg/m²，在化疗前使用。

2. 环磷酰胺是最常用的烷化剂类抗肿瘤药，多柔比星是蒽环类药物，因为蒽环类药物的应用，弥漫大B细胞淋巴瘤的治愈成为可能；依托泊苷为细胞周期特异性抗肿瘤药物，作用于DNA拓扑异构酶Ⅱ；长春新碱是一种生物碱类药物，与微管蛋白结合而抑制其生物活性；泼尼松是中效肾上腺皮质激素类药物，具有抗炎、抗过敏、抑制结缔组织增生等作用，除了控制淋巴瘤，还可以改善患者身体状况。

3. CHOP方案的药物剂量强度如下：环磷酰胺750mg/m²，多柔比星50mg/m²，长春新碱1.4mg/m²（最大≤2mg），泼尼松100mg，qd，持续5天。环磷酰胺、多柔比星和长春新碱为静脉用药，泼尼松为口服用药。CHOPE方案的药物剂量强度：依托泊苷100mg/m²，qd，连续3天，其他药物和CHOP相同。第1周期DA-EPOCH方案的药物剂量强度如下：依托泊苷：50mg/(m²·d)，96小时连续输注，多柔比星：10mg/(m²·d)，96小时连续输注，长春新碱：0.4mg/(m²·d)，96小时连续输注，环磷酰胺：750mg/m²，iv gtt，第5天；泼尼松：60mg/(m²·d)，po，第1~5天，后续疗程根据血象变化和治疗并发症进行剂量调整。

【药学提示】

1. 利妥昔单抗：总体来说比较安全，不良反应包括发热和寒战，流感样症状。相对不常见的不良反应（10%~30%的患者发生）：虚弱、恶心、头痛、咳嗽、流鼻涕、呼吸困难、鼻窦炎、喉咙刺激不适。利妥昔单抗治疗的潜在不良反应之一是通常发生在第1次输注时（输注过程中或在输注后的20~30分钟）。其他利妥昔单抗罕见但严重的不良反应包括胸痛或心律不齐（心跳不规则）复发，利妥昔单抗的使用可以激活或加剧某些病毒感染，包括JC病毒（可在免疫功能低下时引起脑部感染）、乙型和丙型肝炎、带状疱疹和巨细胞病毒感染。与利妥昔单抗使用有关的迟发性中性粒细胞减少症也曾被报告过，药物性肺间质性病变也是一种少见的不良反应。

2. 环磷酰胺：骨髓抑制是其最常见的不良反应，主要为白细胞减少；泌尿道症状主要来自化学性膀胱炎，如尿频、尿急、膀胱尿感强烈、血尿，甚至排尿困难；会引起消化系统症状和脱发；环磷酰胺存在生殖毒性，偶可影响肝功能，导致黄疸及凝血酶原减少，肝功能不良者慎用。环磷酰胺会引起免疫抑制；肺纤维化和心脏毒性相对少见。

3. 多柔比星：常见不良反应包括脱发（约见于90%的患者）、骨髓抑制、口腔溃疡、胃肠道反应，少数患者如注射处药液外溢，可导致红肿疼痛甚或蜂窝织炎和局部组织坏死。心脏毒性较其他化疗药物常见，多柔比星可引起迟发性严重心力衰竭，有时可在停药半年后发生。有心肌损害时可出现心率增快，心律失常，传导阻滞或喷射性心力衰竭，这些情况偶可突然发生而常规心电图无异常迹象。心肌毒性与给药累积量密切相关。多柔比星总量达450~550mg/m²者，发生率为1%~4%，总量超过550mg/m²者，发生率明显增加，可达30%。心脏毒性可因联合应用其他药物加重。

4. 长春新碱：剂量限制性毒性是神经系统毒性，主要引起外周神经症状，如手指、神经毒性等，与累积量有关。足趾麻木、腱反射迟钝或消失，外周神经炎。腹痛、便秘、麻痹性肠梗阻偶见。运动神经、感觉神经和脑神经也可受到破坏，并产生相应症状。神经毒性常发生于40岁以上者，儿童的耐受性好于成人，恶性淋巴瘤患者出现神经毒性的倾向高于其他肿瘤患者；骨髓抑制和消化道反应较轻；有局部组织刺激作用，药液不能外漏，否则可引起局部坏死；可见脱发，偶见血压的改变。

5. 依托泊苷：骨髓抑制最为常见，包括白细胞及血小板减少；消化道反应，脱发亦常见；若静脉滴注速度过快（<30分钟），可致低血压，喉痉挛等过敏反应。

6. 泼尼松：不良反应包括体重增加、多毛症、痤疮、血糖、血压及眼压升高，水钠潴留。泼尼松还可引起低血钾、兴奋、胃肠溃疡甚至出血及穿孔、骨质疏松、伤口愈合不良。泼尼松抑制抗原抗体反应，抑制白细胞移行和吞噬作用，减弱机体对外部感染的防御功能，长期使用易并发感染。

**【注意事项】**

1. 利妥昔单抗第 1 次输注时可能发生输液反应，因此输注之前，先给予预防性药物，一般给予非甾体类药物、激素（地塞米松），抗组胺药物（苯海拉明/盐酸异丙嗪），以减少输注反应的发生和输注反应的严重程度，并在输注过程中仔细监测。如果出现输注反应的迹象，应停止输注。在大多数情况下，一旦症状消退，输注可以在较慢的滴速下重新开始。

2. 单药利妥昔单抗或者是 CHOP 方案出现药物性肺间质病变的发生率很低，但 CHOP 和利妥昔单抗联合使用后出现药物性肺间质病变的可能性大大增加，在 5% 以上。因此对于使用 R-CHOP 方案治疗期间出现发热的患者，除了最常见的感染并发症以外，一定要考虑到间质性肺病变的可能，及时发现及时处理。

3. 化疗/免疫化疗均有免疫抑制作用，对于存在病毒感染（乙型肝炎、丙型肝炎、HIV、EBV、CMV）的患者或既往病毒感染的患者，除了治疗性或预防性给予抗病毒治疗以外，需要定期监测病毒拷贝数变化，请传染科医师协助治疗，警惕病毒复燃导致的严重后果。

4. 对于心脏左室功能差的患者，NCCN 指南推荐选择多柔比星脂质体，心脏毒性较多柔比星低。

5. 弥漫大 B 细胞淋巴瘤对于化疗相对敏感，高肿瘤负荷患者第 1 次进行化疗/免疫化疗时要警惕肿瘤溶解综合征的发生。

6. 在用药安全的情况下一定保证化疗/免疫化疗的药物剂量强度及疗程，这是保证疗效的基础。

### 六、弥漫大 B 细胞淋巴瘤（初治）护理规范

1. 入院护理评估：患者入院时完成生命体征采集，并在 8 小时内完成首次护理评估，内容包括精神状态、二便情况、饮食睡眠状况、病情知晓程度、既往史、过敏史、吸烟饮酒史、皮肤状况、有无管路、入院方式、疼痛评估、生活自理能力评估、压疮评估、跌倒评估，根据评估结果制订相应护理计划及宣教计划。

2. 骨髓穿刺、腰椎穿刺护理：协助医师进行骨髓穿刺、腰椎穿刺操作前，了解患者既往有无麻醉药物过敏史，保证操作环境整洁、明亮，减少不必要的人员走动，为腰椎穿刺患者提前准备一次性护理垫，协助患者摆好穿刺体位，操作过程中保持无菌区域不被污染，腰椎穿刺成功后负责鞘内注射化疗药物的配置，标本采集结束后协助条码粘贴及标本及时送检，为患者进行敷料更换及沐浴相关宣教，指导腰椎穿刺患者去枕平卧。

3. 静脉管路护理：

（1）静脉管路选择：为首次入院患者进行管路选择宣教，临床常见的中心静脉输注工具主要包括中心静脉导管（CVC）、经外周置入中心静脉导管（PICC）、植入式静脉输液港（PORT），向患者介绍各种管路的可留置时间、维护周期、费用、并发症等，结合患者实际情况，协助患者选择最适合自身的静脉输注工具。

（2）静脉导管护理要点：

1）指导患者治疗间歇期应定期进行导管维护，CVC 及 PICC 至少每 5~7 天维护 1 次，维护内容包含冲洗导管、更换敷料及更换输液接头。输液港每 4 周维护 1 次。

2）指导患者置管侧肢体功能锻炼，教会患者留置导管期间穿脱衣物及沐浴时的细节注意，告知其可从事的活动及需避免的动作。

3）为患者讲解静脉管路相关并发症的症状及危害，指导患者出现静脉炎、局部渗血、手臂肿胀、皮炎、导管堵塞、导管脱出、导管破损、导管相关性血栓、导管相关性感染、导管移位等相关并发症时，及时就医处理。

4. 症状护理：

（1）消化道反应的护理：

1）恶心呕吐：①对于首次入院化疗患者，结合患者所用化疗药物种类、性别、年龄、饮酒史、晕动症及孕吐史、焦虑情绪、既往有无化疗所致恶心呕吐经历、相关疾病引起恶心呕吐史等，筛查恶心、呕吐的高危人群。②正确使用止吐药物，在用药过程中做好不良反应预防、观察与护理，卧床、年老和虚弱患者需警惕呕吐所致吸入性肺炎的发生。③为患者创造良好的治疗环境，尽量避免污物、气味等不良刺激诱发或加重恶心、呕吐。指导患者在化疗前后进行科学膳食，鼓励"三高一多"饮食（高热量、高蛋白、高维生素、少食多餐），嘱其多饮水，指导患者在给药前2~3小时进食，进食后不宜立即卧床休息，以免食物反流。指导恶心患者采用口含姜片、穴位按摩等方式减轻症状。④指导患者采用各种非药物方式缓解化疗所致恶心呕吐，如有氧运动、音乐疗法、渐进性肌肉放松训练等。

2）便秘：①根据患者排便次数、粪便性状及伴随症状等评估患者便秘的程度。了解引起或加重患者便秘的生活方式因素、疾病因素、药物因素。指导患者建立规律排便习惯，给予预防便秘相关饮食指导；指导患者坚持适宜的运动，促进肠道蠕动。②对于存在便秘症状的患者，根据疾病情况和药物特性合理选择缓泻剂。出现急性粪便嵌塞的患者遵医嘱给予开塞露或甘油灌肠剂对症处理，必要时给予温盐水或肥皂水灌肠。化疗后骨髓抑制的患者需慎用开塞露或甘油灌肠剂，以免引起局部感染或出血。③告知便秘患者如出现腹痛加剧、部位固定、持续不缓解，伴有头晕、大汗、血压下降等症状，需及时就医，警惕肠梗阻穿孔的发生。

3）腹泻：①了解患者腹泻发生的程度及持续的时间，评估可能引起或加重腹泻的原因。②指导腹泻患者多饮水，及时补充丢失的水分和电解质。对于不同程度腹泻患者给予相关饮食指导，重度患者应及时就诊。③指导患者如出现中性粒细胞减少，需特别注意饮食卫生，预防肠道感染的发生。④指导腹泻患者排便后用温水清洗肛门，保持局部皮肤干燥，必要时局部涂抹皮肤保护剂，预防肛周感染及失禁相关性皮炎的发生。

（2）骨髓抑制的护理：

1）性粒细胞减少：①指导患者注重个人卫生，保持均衡饮食与充足营养，预防皮肤、口腔、肠道等继发感染，做好个人防护，避免与传染性疾病患者接触，避免接触可能引起感染的环境因素，如宠物、植物、建筑工地等；②密切监测患者体温，注意直肠及肛周黏膜保护；指导留置尿管患者每日用温水冲洗会阴部，中性粒细胞减少到2度及以上患者每日给予消毒尿道口及尿管的体外部分。

2）血小板减少：①了解患者有无相关临床表现如皮肤淤点或淤斑、牙龈出血、鼻出血、痰中带血或咯血、黑便或鲜血便等，评估引起或加重患者血小板减少的相关因素；②给予患者日常生活指导，避免皮肤损伤、剧烈运动以及其他可能导致受伤的活动，预防跌倒，避免食用坚硬的食物，避免剧烈咳嗽、弯腰搬重物、用力排便等可能导致腹内压增加的活动；③当患者血小板降低到3度或4度时，指导患者严格卧床休息，限制活动；每班注意观察患者皮肤有无淤点、淤斑，记录其出现的时间、数量、部位及大小。指导患者在进行输液、注射、采血等有创性操作后延长按压时间；④指导重度血小板减少患者观察有无头晕、视物模糊、站立不稳或呼吸节律变化等现象，警惕颅内出血的发生，卧床患者如出血、呕血、咯血，应头偏向一侧，预防误吸或窒息。

3）贫血：①了解患者有无口唇及面色苍白、乏力、憋气等伴随症状，评估引起或加重患者贫血的相关因素；②给予患者相关饮食宣教。根据贫血的程度协助患者安排合适的活动量，对需要卧床休息的患者给予生活照顾，防止跌倒意外受伤。加强病情观察，注意患者有无出血征象，必要时给予氧气吸入。

（3）发热的护理：①定时测量体温，监测患者体温变化，同时注意血压、脉搏、呼吸的变化及其他伴随症状，评估可能引起或加重患者发热的风险因素；②保持病区空气新鲜，定时通风，保持适宜的温湿度。指导患者进食清淡、易消化食物。发热患者出汗较多时，及时协助患者更换病号服及床上用品，携带管路患者发热时密切观察管路固定情况，预防脱管；③体温上升期伴有畏寒、寒战时，协助患者保暖。使用冰袋时注意包裹防止冻伤；退热栓肛门给药时，切忌动作粗暴，以免引起出血。

（4）口腔黏膜炎的护理：①评估患者口腔黏膜炎的程度及伴随症状，了解可能引起或加重患者口腔黏膜炎的因素，指导患者每日至少检查口腔 1 次，指导患者漱口用药及方法。②指导患者治疗期间戒烟、戒酒，避免进食易损伤口腔黏膜的食物，根据口腔黏膜炎影响进食的情况调整食物的黏稠度、软硬度及摄入方法。指导患者尽量减少义齿佩戴，遵医嘱使用保护口腔黏膜及促进口腔黏膜修复的药物。③对口腔黏膜炎引起口腔少量出血的患者，指导其使用冰水浸湿的纱布或棉签按压出血部位，也可采用冰水漱口，使用奥沙利铂的患者应避免接触冰水。

（5）直立性低血压的护理：①评估患者发生直立性低血压的危险因素，如高龄、自主活动受限、进食进液量少、排便排尿频繁、使用特殊药物如降压药、利尿药、依托泊苷等，对于具有高危因素的患者，护士加强巡视并重点交接班。使用依托泊苷化疗的患者，输液速度不宜过快；②向高危患者及家属宣教直立性低血压的发生原因、相关症状，指导患者避免可能引起直立性低血压的因素，如快速起床、洗热水浴、长时间卧床等。对于发生直立性低血压患者立即采取相应急救措施，避免进一步损伤的发生。

（6）深静脉血栓的护理：①指导高危患者主动采取预防措施。判断患者有无深静脉血栓相关症状，如单侧肢体肿胀、持续加重，疼痛，留置的静脉导管功能障碍，突然发作的胸闷、胸痛、咳嗽、咯血、呼吸困难等。②协助卧床患者定时翻身，抬高下肢，指导家属协助患者进行肢体的被动运动如踝泵运动，必要时给予气压式循环驱动治疗仪。指导留置中心静脉管路的患者每日锻炼置管肢体，留置股静脉 CVC 患者预防性给予抗血栓梯度弹力袜。③患者确诊深静脉血栓后的活动程度应遵医嘱进行，禁忌按摩肢体，以免血栓脱落。抗凝治疗患者需密切观察有无出血征象。

（7）外周神经毒性反应的护理：①对于重度外周神经毒性反应的患者，及时告知医师，给予相应处理。②发生外周神经毒性反应的患者病房温度不宜过低，输注奥沙利铂的患者发热时禁止使用冰袋降温。指导患者在日常生活中注意保暖，寒冷天气尽量减少外出，饮食以温软食物为主，不吃生冷食物。③如患者肢体感觉出现麻木、迟钝或丧失，指导患者注意个人安全，避免直接接触危险的物品，防止烫伤，减少碰撞，避免跌倒。指导患者采用局部按摩或热敷方式来减轻肢体的麻木刺痛，在肢体允许范围内进行主动和被动活动，防止肌肉挛缩变形。

5. 利妥昔单抗输注反应的预防与护理：利妥昔单抗属于单克隆抗体，在进入人体后，可能会引起输液/过敏反应，主要表现为喉头水肿、舌水肿、呼吸困难、支气管痉挛、荨麻疹等症状，为了保证输液安全性，需控制输液速度、量，叮嘱患者不可擅自调动，且告知其擅自调动的危险性。

（1）输注前 30~60 分钟内遵医嘱给予地塞米松、异丙嗪或苯海拉明抗过敏治疗。

（2）首次输注利妥昔单抗时需严格按照输注程序采用输液泵或可调节输液器控制输液速度，如果首次输注能较好耐受，则以后输注速度可适当加快。

（3）输注利妥昔单抗期间，使用心电监护仪密切观察和监测患者心率、心律变化，注意患者呼吸情况，加强巡视病房，耐心倾听患者主诉，如患者出现发热、寒战、胸闷、气促、脸红、头痛、头晕、皮疹、呼吸困难等不适症状，应第一时间暂停输液，通知医师，更换输液器及生理盐水，必要时给予氧气吸入，遵医嘱给予对症治疗及抗过敏处理，待症状减退或消失后再遵医嘱重新缓慢输注利妥昔单抗。

### 七、弥漫大 B 细胞淋巴瘤（初治）营养治疗规范

1. 给予高热量、高蛋白、且易消化的食物，食物多样化，避免肥甘厚腻食物。若治疗期间

进食不佳，可鼓励少量多餐。血糖波动明显的患者，减少含糖量高的点心和水果摄入。就餐时尽量坐位进食、饮水，半小时后再卧床，避免消化不良。

2. 注意食物的新鲜洁净。不进生冷食物，食物皆煮熟、煮透，当餐当食，特别是春夏季节，不食用过夜饭菜。避免容易引起过敏的食物。

3. 骨髓抑制，血小板减少期间，避免食用含骨头，鱼刺等锐利易致口腔出血的食物，以软质饮食为主。

4. 如果患者出现腹泻，避免进食可能引起腹痛和胀气的食物。如玉米、空心菜、碳酸饮料、豆类等，也不要吃油腻食物和乳制品。

5. 治疗期间整体尽量偏向患者平素饮食习惯，以减少对疾病焦虑恐慌，改善心情。

## 八、弥漫大 B 细胞淋巴瘤（初治）患者健康宣教

1. 保持个人清洁卫生，少前往人群密集的公共场所，出院期间，减少亲友访视聚集。

2. 饮食请按照营养治疗规范执行。

3. 若有深静脉置管，注意静脉置管的护理随访。

4. 治疗期间请遵医嘱进行治疗和门诊随诊，监测血常规、肝肾功能及心肺功能变化，出现异常或者不适症状及时到医院就诊。

5. 免疫联合治疗已大大改善了生存率，患者对治疗树立信心，保持心情舒畅。

6. 在运动方面，化疗后的患者容易出现体能的下降。要注意休息，同时也应该做一些适当的运动，如散步，打太极拳，做一些慢运动，保持心情的舒畅。避免快跑、对抗性运动、登山等重体力的活动。同时在锻炼时选择防滑鞋，保证安全。可逐渐增加运动量，体力不支时应及时休息。

## 九、推荐表单

### (一) 医师表单

#### 弥漫大 B 细胞淋巴瘤 (初治) 临床路径医师表单

适用对象: 第一诊断为初治的弥漫大 B 细胞淋巴瘤 (ICD-10: C83.3)

| 患者姓名: | | 性别: 年龄: 门诊号: | 住院号: |
| 住院日期: 年 月 日 | | 出院日期: 年 月 日 | 标准住院日: 21 天内 |

| 时间 | 住院第 1~2 天 | 住院第 3~5 天 |
|---|---|---|
| 主要诊疗工作 | □ 询问病史及体格检查<br>□ 完成病历及病程书写<br>□ 完成入院检查<br>□ 病情告知, 必要时向患者家属告知病重或病危, 并签署病重或病危通知书<br>□ 如果需要签署输血同意书、骨髓穿刺同意书、腰椎穿刺同意书、静脉插管同意书<br>□ 淋巴组织活检 (常规病理、免疫组化)<br>□ 内镜检查, 活检 (病变位于胃肠道或者呼吸道) | □ 上级医师查房<br>□ 完成分期检查<br>□ 住院医师完成病程记录<br>□ 骨髓穿刺 (骨髓形态学、骨髓活检及流式)<br>□ 腰椎穿刺及预防性鞘内注射 (必要时)<br>□ 完成必要的相关科室会诊<br>□ 完成上级医师查房记录等病历书写 |
| 重点医嘱 | **长期医嘱**<br>□ 血液病护理常规<br>□ 二级护理<br>□ 饮食<br>□ 抗菌药物 (必要时)<br>□ 其他医嘱<br>**临时医嘱**<br>□ 血常规、尿常规、粪便常规、大便隐血<br>□ 病毒学检测: 感染筛查包括乙型肝炎病毒、丙型肝炎病毒、EB 病毒 (必要时)、HIV 病毒、梅毒等<br>□ 乙型肝炎病毒 DNA/丙型肝炎病毒 RNA 拷贝数检测 (必要时)<br>□ 肝肾功能、LDH、$\beta_2$-微球蛋白, 电解质、血糖、血脂、血型、凝血功能, 免疫球蛋白 (必要时), 红细胞沉降率<br>□ 淋巴组织/内镜活检<br>□ 标本常规病理、免疫组化<br>□ FISH 检测 (必要时)<br>□ 心电图 | **长期医嘱**<br>□ 患者既往基础用药<br>□ 抗菌药物 (必要时)<br>□ 其他医嘱<br>**临时医嘱**<br>□ 骨髓穿刺<br>□ 骨髓形态学、骨髓活检及流式细胞学检测<br>□ 腰椎穿刺 (必要时)<br>□ 脑脊液常规、生化、细胞学检查。脑脊液流式检查 (必要时)<br>□ 预防性鞘内注射 (必要时)<br>□ 输血医嘱 (必要时)<br>□ 影像学检查: 胸、腹、盆腔 CT (根据临床表现增加其他部位), 心电图、腹部 B 超, 全身 PET-CT 检查<br>□ 超声心动图<br>□ 静脉置管术及护理<br>□ 病原微生物培养 (必要时)<br>□ 其他医嘱 |
| 主要护理工作 | □ 介绍病房环境、设施和设备<br>□ 入院护理评估 | □ 宣教 (血液病知识) |
| 病情变异记录 | □ 无 □ 有, 原因:<br>1.<br>2. | □ 无 □ 有, 原因:<br>1.<br>2. |
| 护士签名 | | |
| 医师签名 | | |

| 时间 | 住院第 6~12 天 |
|---|---|
| 主要诊疗工作 | □ 上级医师查房，制订化疗方案，确定化疗日期<br>□ 住院医师完成病程记录<br>□ 患者家属签署化疗知情同意书<br>□ 化疗<br>□ 重要脏器功能保护<br>□ 预防和对症处理化疗不良反应 |
| 重点医嘱 | **长期医嘱：化疗医嘱（以下方案选一），通常用 6~8 个疗程**<br>□ R-CHOP（每 21 天 1 个疗程，耐受性好的患者可每 14 天 1 个疗程）：<br>　利妥昔单抗：$375mg/m^2$，iv gtt，第 1 天；环磷酰胺：$750mg/m^2$，iv gtt，第 2 天；多柔比星：$50mg/m^2$，iv gtt，第 2 天；长春新碱：$1.4mg/m^2$（最大剂量为 2mg），iv，第 2 天；泼尼松：100mg，po，第 2~6 天<br>□ CHOP（每 21 天 1 个疗程，耐受性好的患者可每 14 天 1 个疗程）：<br>　环磷酰胺：$750mg/m^2$，iv gtt，第 1 天；多柔比星：$50mg/m^2$，iv gtt，第 1 天；长春新碱：$1.4mg/m^2$（最大剂量为 2mg），iv，第 1 天；泼尼松：100mg，po，第 1~5 天<br>□ R-DA-EPOCH（用于原发于纵隔的弥漫大 B 细胞淋巴瘤，每 21 天 1 个疗程；从第 2 个疗程开始，化疗药物剂量根据前一个周期的骨髓毒性来进行调整）：<br>　利妥昔单抗：$375mg/m^2$，iv gtt，第 1 天；依托泊苷：$50mg/(m^2 \cdot d)$，iv gtt，第 2~5 天（96 小时，连续输注）；多柔比星：$10mg/(m^2 \cdot d)$，iv gtt，第 2~5 天（96 小时，连续输注）；长春新碱：$0.4mg/(m^2 \cdot d)$，iv gtt，第 2~5 天（96 小时，连续输注）；环磷酰胺：$750mg/m^2$，iv gtt，第 6 天；泼尼松：$60mg/(m^2 \cdot d)$，po，第 2~6 天<br>□ R-CHOPE（每 21 天 1 个疗程）：<br>　利妥昔单抗：$375mg/m^2$，iv gtt，第 1 天；环磷酰胺：$750mg/m^2$，iv gtt，第 2 天；多柔比星 $50mg/m^2$，iv gtt，第 2 天；长春新碱：$1.4mg/m^2$，iv，第 2 天，最大剂量为 2mg；泼尼松 100mg，po，第 2~6天；依托泊苷：$100mg/m^2$，iv gtt，第 2~4 天<br>□ HD-MTX±R（中枢预防）<br>　利妥昔单抗：$375mg/m^2$，iv gtt，第 1 天<br>　氨甲蝶呤：$3.5g/m^2$，3.5 小时输注，第 2 天。亚叶酸钙解救<br>　每 14~21 天重复 1 个疗程，通常给予 2 个疗程<br>□ 补液治疗（碱化、水化）<br>□ 止吐、保肝等对症支持医嘱<br>□ 抗感染（必要时）<br>□ 其他医嘱<br>**临时医嘱**<br>□ 输血医嘱（必要时）　　　　　□ 心电监测<br>□ 血常规　　　　　　　　　　　□ 血培养（高热时）<br>□ 静脉插管维护、换药　　　　　□ 其他医嘱 |
| 主要护理工作 | □ 观察患者病情变化<br>□ 心理与生活护理<br>□ 化疗期间嘱患者多饮水 |
| 病情变异记录 | □ 无　□ 有，原因：<br>1.<br>2. |

续　表

| 时间 | 住院第 6~12 天 |
|------|----------------|
| 护士<br>签名 | |
| 医师<br>签名 | |

| 时间 | 住院第 13~14 天 | 住院第 15 天<br>（出院日） |
|---|---|---|
| 主要诊疗工作 | □ 上级医师查房，注意病情变化<br>□ 住院医师完成常规病历书写<br>□ 复查血常规，生化（必要时）<br>□ 注意观察体温、血压、体重等<br>□ 成分输血、抗感染等支持治疗（必要时）<br>□ 造血生长因子（必要时） | □ 上级医师查房，确定有无并发症情况，明确是否出院<br>□ 完成出院记录、病案首页、出院证明书等<br>□ 向患者交代出院后的注意事项，如返院复诊的时间、地点、发生紧急情况时的处理等 |
| 重点医嘱 | **长期医嘱**<br>□ 洁净饮食<br>□ 抗感染等支持治疗<br>□ 其他医嘱<br>**临时医嘱**<br>□ 血常规、尿常规、粪便常规<br>□ 肝肾功能、电解质<br>□ 输血医嘱（必要时）<br>□ G-CSF 2~5μg/(kg·d)（必要时）<br>□ 影像学检查（必要时）<br>□ 血培养（高热时）<br>□ 病原微生物培养（必要时）<br>□ 静脉插管维护、换药<br>□ 其他医嘱 | **出院医嘱**<br>□ 出院带药<br>□ 深静脉置管定期护理<br>□ 定期门诊随访<br>□ 定期监测血常规、肝肾功能、电解质<br>□ 后继治疗时间 |
| 主要护理工作 | □ 观察患者情况<br>□ 心理与生活护理<br>□ 注意化疗后不良反应 | □ 指导患者办理出院手续 |
| 病情变异记录 | □ 无　□ 有，原因：<br>1.<br>2. | □ 无　□ 有，原因：<br>1.<br>2. |
| 护士签名 | | |
| 医师签名 | | |

## （二）护士表单

### 弥漫大 B 淋巴瘤（初治）临床路径护士表单

适用对象：第一诊断为初治的弥漫大 B 细胞淋巴瘤（ICD-10：C83.3）

| 患者姓名： | | 性别： 年龄： 门诊号： | | 住院号： |
|---|---|---|---|---|
| 住院日期： 年 月 日 | | 出院日期： 年 月 日 | | 标准住院日：15 天内 |

| 时间 | 住院第 1 天 | 住院第 2~3 天 | 住院第 4~12 天 |
|---|---|---|---|
| 健康宣教 | □ 入院宣教<br>　介绍主管医师、护士<br>　介绍病房环境及设施<br>　介绍住院注意事项<br>　介绍探视和陪护制度<br>　介绍医院订餐制度<br>　介绍药师咨询事宜<br>□ 按需要签署临床用血知情同意书<br>□ 告知并签署住院期间请假制度 | □ 骨髓穿刺、腰椎穿刺检查前宣教<br>□ 宣教骨髓穿刺、腰椎穿刺检查前准备及检查后注意事项<br>□ 告知患者在检查中配合医师<br>□ 与患者沟通、消除其紧张情绪<br>□ 静脉置管宣教<br>□ 告知患者留置导管的重要性<br>□ 告知置管前准备及置管后注意事项<br>□ 告知导管维护注意事项 | □ 药物宣教<br>□ 靶向药物作用及过敏表现<br>□ 化疗药物作用及不良反应<br>□ 告知激素、止吐、保肝、护胃及碱化尿液药物服用方法<br>□ 饮食、活动宣教<br>□ 出入量记录宣教<br>□ 告知准确记录出入量重要性<br>□ 告知出入量记录方法<br>□ 心理护理<br>□ 给予患者及家属心理支持<br>□ 化疗期间宣教 |
| 护理处置 | □ 核对患者姓名，佩戴腕带<br>□ 采集病史，完善入院护理病历<br>□ 协助患者留取各种标本<br>□ 预约各项检查时间<br>□ 测量身高、体重、生命体征 | □ 腰椎穿刺前准备（鞘内注射药物配制）<br>□ 骨髓穿刺前准备<br>□ 留置导管前准备（必要时备皮） | □ 化疗药物配制 |
| 基础护理 | □ 二级护理<br>□ 晨晚间护理<br>□ 症状管理<br>□ 患者安全管理 | □ 二级护理<br>□ 晨晚间护理<br>□ 症状管理<br>□ 患者安全管理 | □ 一级护理<br>□ 晨晚间护理<br>□ 症状管理<br>□ 患者安全管理 |
| 专科护理 | □ 护理查体<br>□ 病情观察<br>□ 有无疼痛、发热、喘憋等症状<br>□ 完善跌倒、生活自理能力及压疮风险评估表<br>□ 需要时，请家属陪护<br>□ 确定饮食种类<br>□ 心理护理 | □ 病情观察<br>　骨髓、腰椎穿刺术后观察有无头晕、头痛等症状、穿刺点有无渗血<br>　静脉置管后观察局部有无红肿热痛、穿刺点有无渗血<br>□ 遵医嘱完成相关检查<br>□ 心理护理 | □ 遵医嘱予补液（碱化、水化）<br>□ 病情观察<br>　恶心、呕吐<br>　生命体征<br>　大小便<br>□ 中心静脉导管维护<br>□ 心理护理 |
| 重点医嘱 | □ 详见医嘱执行单 | □ 详见医嘱执行单 | □ 详见医嘱执行单 |
| 病情变异记录 | □ 无 □ 有，原因：<br>1.<br>2. | □ 无 □ 有，原因：<br>1.<br>2. | □ 无 □ 有，原因：<br>1.<br>2. |
| 护士签名 | | | |

| 时间 | 住院第 13~14 天 | 住院第 15 天<br>（出院日） |
|---|---|---|
| 健康宣教 | □ 化疗后宣教<br>　观察化疗后的不良反应<br>　监测生命体征、体重等<br>□ 饮食、活动指导<br>□ 用药指导 | □ 出院宣教<br>　办理出院手续的流程<br>　领取出院带药流程<br>　服药方法<br>　院外饮食及活动原则<br>　定期监测血常规及生化指标<br>　院外静脉导管维护注意事项<br>　复查时间或下次入院流程<br>　院外发生紧急情况的处理 |
| 护理处置 | □ 遵医嘱完成各项检查 | □ 办理出院手续<br>□ 书写出院护理记录并及时归档 |
| 基础护理 | □ 二级护理<br>□ 晨晚间护理<br>□ 症状管理<br>□ 患者安全管理 | □ 三级护理<br>□ 晨晚间护理<br>□ 指导活动<br>□ 患者安全管理 |
| 专科护理 | □ 病情观察<br>　监测生命体征、体重<br>　药物输注过程中是否出现过敏反应<br>　用药后是否存在呕吐、发热等表现<br>□ 化疗期间请家属陪护<br>□ 中心静脉导管的维护<br>□ 预防感染、出血<br>□ 心理护理 | □ 病情观察<br>　监测生命体征、体重<br>　化疗药物不良反应的观察<br>□ 出院指导（定期门诊随访，发生紧急情况<br>　时的处理）<br>□ 心理护理 |
| 重点医嘱 | □ 详见医嘱执行单 | □ 详见医嘱执行单 |
| 病情变异记录 | □ 无　□ 有，原因：<br>1.<br>2. | □ 无　□ 有，原因：<br>1.<br>2. |
| 护士签名 | | |

## （三）患者表单

### 弥漫大 B 淋巴瘤（初治）临床路径患者表单

适用对象：第一诊断为初治的弥漫大 B 细胞淋巴瘤（ICD-10：C83.3）

| 患者姓名： | | 性别： | 年龄： | 门诊号： | 住院号： |
|---|---|---|---|---|---|
| 住院日期： | 年　月　日 | 出院日期： | 年　月　日 | | 标准住院日：15 天内 |

| 时间 | 入　院 | 淋巴组织活检 | 分期检查 |
|---|---|---|---|
| 医患配合 | □ 配合询问病史、收集资料，请务必详细告知既往史、用药史、过敏史<br>□ 配合进行体格检查<br>□ 有任何不适请告知医师 | □ 配合完善淋巴组织活检前化验，如采血、留尿、心电图<br>□ 医师与患者及家属介绍病情及淋巴组织活检谈话、淋巴组织活检术前签字<br>□ 配合医师摆好手术体位<br>□ 配合内镜活检（病变位于胃肠道或者呼吸道）<br>□ 完成活检<br>□ 监测活检可能出现并发症<br>□ 送标本至病理科<br>□ 完成病理检查 | □ 配合完善相关检查及化验<br>□ 如采血、留尿、超声、CT<br>□ PET-CT 检查（必要时）<br>□ MRI（必要时）<br>□ 骨髓检查<br>□ 脑脊液检查（必要时）<br>□ 签署有创操作同意书 |
| 护患配合 | □ 配合测量体温、脉搏、呼吸 3 次、血压、体重 1 次<br>□ 配合完成入院护理评估（简单询问病史、过敏史、用药史）<br>□ 接受入院宣教（环境介绍、病室规定、订餐制度、贵重物品保管等）<br>□ 配合执行探视和陪护制度<br>□ 有任何不适请告知护士 | □ 配合测量体温、脉搏、呼吸 3 次、询问大便情况 1 次<br>□ 接受淋巴组织活检前宣教<br>□ 送至手术室/内镜室前，协助完成核对，带齐影像资料<br>□ 返回病房后，配合接受生命体征的测量<br>□ 接受活检术后宣教<br>□ 内镜检查后宣教<br>□ 监测活检可能出现并发症<br>□ 接受饮食宣教<br>□ 接受药物宣教 | □ 配合测量体温、脉搏、呼吸 3 次、询问大便情况 1 次<br>□ 配合检查<br>□ 配合缓解疼痛<br>□ 接受骨髓穿刺/腰椎穿刺等有创检查后宣教<br>□ 接受饮食宣教：PET-CT 前禁食<br>□ 接受药物宣教<br>□ 有任何不适请告知护士 |
| 饮食 | □ 遵医嘱饮食 | □ 遵医嘱饮食 | □ PET-CT 前禁食，腹部超声/C 检查前禁食、禁水 |
| 排泄 | □ 正常排尿便 | □ 正常排尿便 | □ 正常排尿便 |
| 活动 | □ 正常活动 | □ 正常活动 | □ 正常活动 |

| 时间 | 治　疗 | 出　院 |
|---|---|---|
| 医患配合 | □ 向患者及家属讲述治疗方案选择，治疗相关不良<br>　 反应，治疗预后<br>□ 向患者及家属讲述深静脉置管的必要性及可能出<br>　 现并发症<br>□ 签署化疗/免疫化疗同意书<br>□ 签署深静脉置管同意书<br>□ 按照制定方案进行化疗/免疫化疗<br>□ 预防和治疗化疗/免疫化疗相关不良反应 | □ 接受出院前指导<br>□ 接受门诊就诊指导<br>□ 接受复查血象及生化指导<br>□ 接受监测治疗相关不良反应指导<br>□ 获取出院诊断书 |
| 护患配合 | □ 配合定时测量生命体征、每日询问大便情况<br>□ 深静脉置管护理<br>□ 接受输液、服药等治疗<br>□ 接受化疗/免疫化疗常见不良反应宣教<br>□ 接受生活护理<br>□ 配合活动，预防皮肤压力伤<br>□ 注意活动安全，避免坠床或跌倒<br>□ 配合执行探视及陪护 | □ 接受出院宣教<br>□ 办理出院手续<br>□ 获取出院带药<br>□ 知道服药方法、作用、注意事项<br>□ 知道深静脉定期护理程序<br>□ 知道复印病历程序 |
| 饮食 | □ 遵医嘱饮食 | □ 遵医嘱饮食 |

附：原表单（2016 年版）

## 弥漫大 B 淋巴瘤（初治）临床路径表单

适用对象：第一诊断为初治的弥漫大 B 细胞淋巴瘤（ICD-10：C83.3）

| 患者姓名： | 性别： 年龄： 门诊号： | 住院号： |
|---|---|---|
| 住院日期： 年 月 日 | 出院日期： 年 月 日 | 标准住院日：21 天内 |

| 时间 | 住院第 1~2 天 | 住院第 3~4 天 |
|---|---|---|
| 主要诊疗工作 | □ 询问病史及体格检查<br>□ 完成病历及病程书写<br>□ 开实验室检查单及影像学检查单<br>□ 病情告知，必要时向患者家属告知病重或病危，并签署病重或病危通知书<br>□ 如果需要签署输血同意书、骨髓穿刺同意书、腰椎穿刺同意书、静脉插管同意书 | □ 上级医师查房<br>□ 完成入院检查<br>□ 住院医师完成病程记录<br>□ 淋巴组织活检（常规病理、免疫病理）<br>□ 骨髓穿刺（骨髓形态学、骨髓活检及流式）<br>□ 完成必要的相关科室会诊<br>□ 完成上级医师查房记录等病历书写<br>□ 确定化疗方案和日期 |
| 重点医嘱 | **长期医嘱**<br>□ 血液病护理常规<br>□ 二级护理<br>□ 饮食<br>□ 抗菌药物（必要时）<br>□ 其他医嘱<br>**临时医嘱**<br>□ 血常规、尿常规、粪便常规、大便隐血<br>□ 病毒学检测：感染筛查包括乙型肝炎病毒、丙型肝炎病毒、EB 病毒、HIV 病毒等。根据需要增加乙型肝炎 DNA 滴度检测<br>□ 肝肾功能、LDH、电解质、血糖、血型、凝血功能、免疫球蛋白<br>□ 影像学检查：胸、腹、盆腔 CT（根据临床表现增加其他部位），心电图、腹部 B 超，全身 PET-CT 检查<br>□ 超声心动图<br>□ 静脉置管术及护理<br>□ 病原微生物培养<br>□ 输血医嘱<br>□ 其他医嘱 | **长期医嘱**<br>□ 患者既往基础用药<br>□ 抗菌药物（必要时）<br>□ 其他医嘱<br>**临时医嘱**<br>□ 骨髓穿刺<br>□ 骨髓形态学、骨髓活检及流式细胞学检测<br>□ 淋巴组织活检<br>□ 淋巴组织常规病理、免疫病理<br>□ 输血医嘱（必要时）<br>□ 其他医嘱 |
| 主要护理工作 | □ 介绍病房环境、设施和设备<br>□ 入院护理评估 | □ 宣教（血液病知识） |
| 病情变异记录 | □ 无 □ 有，原因：<br>1.<br>2. | □ 无 □ 有，原因：<br>1.<br>2. |
| 护士签名 | | |
| 医师签名 | | |

| 时间 | 住院第 5~10 天 |
|---|---|
| 主要诊疗工作 | □ 上级医师查房，制订化疗方案<br>□ 住院医师完成病程记录<br>□ 患者家属签署化疗知情同意书<br>□ 化疗<br>□ 重要脏器功能保护<br>□ 止吐 |
| 重点医嘱 | **长期医嘱：化疗医嘱（以下方案选一）**<br>□ R-CHOP（每 21 天 1 个疗程，耐受性好的患者可每 14 天 1 个疗程；通常用 6~8 个疗程）：<br>　利妥昔单抗：$375mg/m^2$，iv gtt，第 1 天；环磷酰胺：$750mg/m^2$，iv gtt，第 2 天；多柔比星：$50mg/m^2$，或表柔比星 70、$90mg/m^2$，iv gtt，第 2 天；长春新碱：$1.4mg/m^2$，最大剂量为 2mg，iv，第 2 天；泼尼松：100mg，po，第 2~6 天<br>□ CHOP（每 21 天 1 个疗程，耐受性好的患者可每 14 天 1 个疗程；通常用 6~8 个疗程）：<br>　环磷酰胺：$750mg/m^2$，iv gtt，第 1 天；多柔比星：$50mg/m^2$，或表柔比星 70、$90mg/m^2$，iv gtt，第 1 天；长春新碱：$1.4mg/m^2$，最大剂量为 2mg，iv，第 1 天；泼尼松：100mg，po，第 1~5 天<br>□ R-EPOCH（用于原发于纵隔的弥漫大 B 细胞淋巴瘤或预后不良患者，每 21 天 1 个疗程；通常用 6~8 个疗程）：<br>　利妥昔单抗：$375mg/m^2$，iv gtt，第 1 天；依托泊苷：$50mg/(m^2 \cdot d)$，iv gtt，第 2~5 天（96 小时，连续输注）；多柔比星：$10mg/(m^2 \cdot d)$，或表柔比星 $20mg/(m^2 \cdot d)$，iv gtt，第 2~5 天（96 小时，连续输注）；长春新碱：$0.4mg/(m^2 \cdot d)$，iv gtt，第 2~5 天（96 小时，连续输注）；环磷酰胺：$750mg/m^2$，iv gtt，第 6 天；泼尼松：$60mg/(m^2 \cdot d)$，po，第 2~6 天<br>□ CHOPE（用于耐受性好的患者，每 21 天 1 个疗程；通常用 6~8 个疗程）：<br>　环磷酰胺：$750mg/m^2$，iv gtt，第 1 天；多柔比星 $50mg/m^2$，或表柔比星 70~$90mg/m^2$，iv gtt，第 1 天；长春新碱：$1.4mg/m^2$，iv，第 1 天，最大剂量为 2mg；泼尼松 100mg，po，第 1~5 天；依托泊苷：$100mg/m^2$，iv gtt，第 1~3 天<br>□ 补液治疗（碱化、水化）<br>□ 止吐、保肝、抗感染等医嘱<br>□ 其他医嘱<br>**临时医嘱**<br>□ 输血医嘱（必要时）　　　　　□ 心电监测（必要时）<br>□ 血常规　　　　　　　　　　　□ 血培养（高热时）<br>□ 静脉插管维护、换药　　　　　□ 其他医嘱 |
| 主要护理工作 | □ 观察患者病情变化<br>□ 心理与生活护理<br>□ 化疗期间嘱患者多饮水 |
| 病情变异记录 | □ 无　□ 有，原因：<br>1.<br>2. |
| 护士签名 | |
| 医师签名 | |

| 时间 | 住院第 11~14 天 | 住院第 15 天<br>（出院日） |
|------|------|------|
| 主要诊疗工作 | □ 上级医师查房，注意病情变化<br>□ 住院医师完成常规病历书写<br>□ 复查血常规<br>□ 注意观察体温、血压、体重等<br>□ 成分输血、抗感染等支持治疗（必要时）<br>□ 造血生长因子（必要时） | □ 上级医师查房，确定有无并发症情况，明确是否出院<br>□ 完成出院记录、病案首页、出院证明书等<br>□ 向患者交代出院后的注意事项，如返院复诊的时间、地点、发生紧急情况时的处理等 |
| 重点医嘱 | **长期医嘱**<br>□ 洁净饮食<br>□ 抗感染等支持治疗<br>□ 其他医嘱<br>**临时医嘱**<br>□ 血常规、尿常规、粪便常规<br>□ 肝肾功能、电解质<br>□ 输血医嘱（必要时）<br>□ G-CSF 5μg/（kg·d）（必要时）<br>□ 影像学检查（必要时）<br>□ 血培养（高热时）<br>□ 病原微生物培养（必要时）<br>□ 静脉插管维护、换药<br>□ 其他医嘱 | **出院医嘱**<br>□ 出院带药<br>□ 定期门诊随访<br>□ 监测血常规、肝肾功能、电解质 |
| 主要护理工作 | □ 观察患者情况<br>□ 心理与生活护理<br>□ 注意化疗后不良反应 | □ 指导患者办理出院手续 |
| 病情变异记录 | □ 无 □ 有，原因：<br>1.<br>2. | □ 无 □ 有，原因：<br>1.<br>2. |
| 护士签名 | | |
| 医师签名 | | |

# 第二十二章

## 滤泡性淋巴瘤（初诊）临床路径释义

**【医疗质量控制指标】**

指标一、诊断需结合临床表现和病理学检查。

指标二、掌握治疗适应证。

指标三、控制治疗相关不良反应。

### 一、滤泡性淋巴瘤（初诊）编码

疾病诊断及编码：滤泡性淋巴瘤（ICD-10：C82）

### 二、临床路径检索方法

C82

### 三、国家医疗保障疾病诊断相关分组（CHS-DRG）

MDCR 骨髓增生疾病和功能障碍，低分化肿瘤

RS1 淋巴瘤及其他类型白血病

### 四、滤泡性淋巴瘤（初诊）临床路径标准住院流程

#### （一）适用对象

第一诊断为滤泡性淋巴瘤（FL）（ICD-10：C82）并具备治疗适应证需要治疗的患者。

> **释义**
>
> ■ 滤泡性淋巴瘤（FL）是非霍奇金淋巴瘤（NHL）中较常见的类型，在我国占非霍奇金淋巴瘤患者的 8.1%~23.5%，发病率有逐年增加的倾向。最常见的临床表现是无痛性淋巴结肿大。

#### （二）诊断依据

根据《血液病诊断及疗效标准（第 4 版）》（沈悌、赵永强主编，科学出版社），《World Health Organization Classification of Tumors. Pathology and Genetic of Tumors of Haematopoietic and Lymphoid Tissue》（2016 年版），《NCCN 非霍奇金淋巴瘤指南（2016）》。

主要诊断依据有：

1. 临床表现：无痛性淋巴结肿大是主要临床表现之一，常见于颈部、腋窝、腹股沟等表浅淋巴结肿大，但也可原发于深部淋巴结及淋巴结以外的淋巴器官或组织。肿大的淋巴结有时可自行缩小，极少数可消失。淋巴结肿大有时被患者忽视，经多年后才发现。就诊时淋巴结多为轻度到中等度大。有时患者由于深部淋巴结的缓慢肿大造成相应压迫症状而发病。

2. 实验室检查：血清乳酸脱氢酶（LDH）、$\beta_2$ 微球蛋白可升高。侵犯骨髓可造成贫血、血小板减少；涂片或可见到淋巴瘤细胞。

3. 病理组织学检查：系确诊本病必需的依据。淋巴结活检是获取病理标本的主要手段，细

针穿刺细胞学检查在 FL 诊断中价值不大，一般也不作为确定诊断的依据。

普通病理学检查，其特征为正常淋巴结结构破坏，瘤细胞呈结节样或滤泡样生长，部分可以弥漫性生长。淋巴滤泡紧密相连，一般缺乏边缘区和套区，滤泡内细胞由中心细胞和中心母细胞组成，无星空样外观。小和中等大小细胞核不规则，有切迹，胞质少而淡染，大细胞核可呈泡状。

根据 2008 年 WHO 标准，按照每个高倍视野中中心母细胞的数量将 FL 分为 3 级。在不同的滤泡内观察 10 个不同的高倍视野，平均每高倍视野中心母细胞数 0~5 个为 1 级，6~15 个为 2 级，> 15 个为 3 级。同时根据有无中心细胞将Ⅲ级分为 3A（有中心细胞）和 3B（无中心细胞）。病理学分级对预后有意义，3B 级一般按照弥漫性大 B 细胞淋巴瘤进行治疗。

免疫组织学病理检查对于确诊 FL 至关重要。采用的单抗应包括 CD3、CD5、CD10、CD20、CD21、CD23、Bcl-2、Bcl-6、Ki-67 等。

4. 影像学检查：颈、胸、腹、盆腔 CT。按照 CT 以及体检所发现的肿大淋巴结分布区域进行分期及评价疗效。分期标准见表 33（Anne Arbor 分期）。

表 33　Ann Arbor 分期

| 分期 | 累及部位 |
| --- | --- |
| Ⅱ期 | 膈上或膈下同侧受累淋巴结区≥2 个；或病变局限侵犯结外器官或部位，并膈肌同侧一个以上淋巴结区（ⅡE） |
| Ⅲ期 | 膈上下两侧均有淋巴结受累（Ⅲ）；伴结外器官或组织局部侵犯（ⅢE），或脾脏受累（ⅢS），或两者皆受累（ⅢSE） |
| Ⅳ期 | 一个或多个结外器官或组织广泛受累，伴或不伴淋巴结肿大 |

说明：有 B 症状者需在分期中注明，如Ⅱ期患者，应记作ⅡB；肿块直径超过 10cm 或纵隔肿块超过胸腔最大内径的 1/3 者，标注 X；受累脏器也需注明，如脾脏、肝脏、骨骼、皮肤、胸膜、肺等分别标记为 S、H、O、D、P 和 L。

释义

■ 依据《血液病诊断及疗效标准（第 4 版）》（沈悌、赵永强主编，科学出版社），《World Health Organization Classification of Tumors. Pathology and Genetic of Tumors of Haematopoietic and Lymphoid Tissue》（2016 年版），《NCCN 临床实践指南：B 细胞淋巴瘤（2020. V4）》。

■ FL 的诊断主要基于包括免疫组化和形态学检查在内的病理组织学检查，必要时参考流式细胞术以及细胞遗传学检查结果。

■ 根据滤泡成分和弥漫成分所占的比例不同可以将 FL 分为：①滤泡为主型（滤泡比例＞75%）；②滤泡和弥漫混合型（滤泡比例 25%~75%）；③局灶滤泡型（滤泡比例＜25%）。

■ 典型的免疫组化标志为 CD20+、CD23+/-、CD10+、CD43-、Bcl-2+、Bcl-6+、CD5-、cyclin D1-，部分患者可以出现 Bcl-2-或 CD10-。分子遗传学检测可有 Bcl-2 基因重排，细胞遗传学或荧光原位杂交（FISH）检测 t（14；18）或 t（8；14）可以协助诊断，发生率为 70%~95%。

■ PET/CT 可能有助检查出一些隐匿性病灶，但其临床价值不如 PET/CT 在 DL-BCL 和霍奇金淋巴瘤亚型中的重要，可不作为初始治疗前评估的常规检查。FL 的疾病性质处于不断演变的过程中，往往从惰性疾病逐步向恶性程度更高的类型演化。而且由于 FL 常为全身多发病灶，不同病灶的肿瘤细胞并非同步演化进展，因此某部位的病理取材和病理诊断并不能代表全身疾病性质。故而，取材前 PET/CT 有助于指导病理活检，建议对代谢活性高的部位进行病理取材；治疗前 PET/CT 结合病理诊断，有助于全面了解受累范围，及排除转化为侵袭性淋巴瘤。

■除了淋巴瘤的诊断外，还应该注意患者的伴随疾病，在淋巴瘤治疗中尤其是要重视乙型肝炎病毒的检查和监测，这在治疗前是必须的。否则将导致乙型肝炎激活而最终威胁患者生命。此外，还要检查患者的心肺情况等。

## （三）治疗方案的选择

1. 判断治疗指征：FL Ⅰ～Ⅱ期患者可不需治疗或局部放疗。Ⅲ～Ⅳ期患者根据是否具有治疗适应证选择是否化疗，无治疗适应证者无需治疗，每 2～3 个月随访 1 次。治疗适应证有（至少满足以下一个条件）：

（1）有临床相关症状。

（2）有终末器官功能受损表现。

（3）淋巴瘤继发血细胞减少症。

（4）巨块型病变。

（5）疾病呈持续进展。

（6）患者有意愿。

（7）符合临床试验标准者（进入临床试验）。

2. 若存在治疗适应证可选择以下治疗：

（1）治疗药物：包括环磷酰胺、氟达拉滨、苯达莫司汀、长春新碱、肾上腺糖皮质激素、多柔比星（阿霉素）、利妥昔单抗等药物。

（2）常用一线化疗方案有：

COP±R：环磷酰胺（CTX）750mg/m$^2$，第 1 天；长春新碱（VCR）：1.4mg/m$^2$，第 1 天，最大剂量 2mg；泼尼松（Pred）：60mg/m$^2$，第 1～5 天；每 3 周 1 个疗程，有条件者可联合利妥昔单抗 375～500mg/m$^2$。

CHOP±R 方案：在 COP 基础上，加用阿霉素 50mg/m$^2$，第 1 天；化疗药物剂量根据患者情况可适当调整。有条件的可联合利妥昔单抗 375～500mg/m$^2$，每 3 周 1 个疗程。

FC±R 方案：F 25mg/（m$^2$·d），第 1～3 天；CTX 250mg/（m$^2$·d），第 1～3 天；每 28 天 1 个疗程，有条件的联合利妥昔单抗 375～500mg/m$^2$，每 3～4 周 1 次。

B±R 方案：利妥昔单抗 375～500mg/m$^2$，第 1 天；苯达莫司汀 90mg/（m$^2$·d），第 2～3 天；每 28 天 1 个疗程。

释义

■判断治疗适应证：

（1）对于不伴大肿块（肿块直径＜7cm）的 Ⅰ～Ⅱ 期 FL 患者，采用局部治疗可使大部分患者获得长期无病生存。

（2）对于伴大肿块（肿块直径≥7cm）的 Ⅰ～Ⅱ 期 FL 患者，采用抗 CD20 单抗±化疗±放疗及局部切除。

（3）对于Ⅲ~Ⅳ期患者，目前普遍认为尚不可治愈，且大部分患者病变进展缓慢，相当长时间不接受治疗亦可保持良好的生活质量，故一般认为应该具备以下治疗指征中的任意一项时，才建议给予治疗（表34）。

**表34　Ⅲ~Ⅳ期滤泡性淋巴瘤患者的治疗适应证**

| 治疗适应证 | 临床表现 |
|---|---|
| B症状 | 38 ℃以上不明原因发热；盗汗；6个月内体重无故下降>10% |
| 异常体征 | 出现脾大、胸腔积液、腹水等 |
| 重要器官损害 | 重要器官受累，导致器官功能损害 |
| 血液指标 | 血细胞减少［WBC<$1.0×10^9$/L和/或PLT<$100×10^9$/L］；白血病表现（恶性细胞>$5.0×10^9$/L）；LDH高于正常值；Hb<120g/L；$\beta_2$-微球蛋白≥3mg/L |
| 巨大肿块 | 肿块数量≥3，直径均≥3cm 或任何一个淋巴结或结外肿块直径≥7cm（Ann Arbor 分期Ⅲ~Ⅳ期患者） |
| 持续肿瘤进展 | 2~3个月内肿块增大20%~30%，6个月内肿块增大约50% |
| 符合临床试验入组标准 | （根据临床试验具体要求确定） |

注：具备以上治疗适应证中的任意一项时建议给予治疗。

■ 若存在治疗适应证可选择以下治疗：

（1）治疗药物：包括环磷酰胺、氟达拉滨、苯达莫司汀、长春新碱、肾上腺糖皮质激素、多柔比星（阿霉素）、利妥昔单抗等药物。

（2）常用一线化疗方案有：

1）单药：苯丁酸氮芥片（Chlorambucil）和/或利妥昔单抗（R），该方案适合年老、体弱的患者。利妥昔单抗：375mg/$m^2$，每周1次，共4次；苯丁酸氮芥片：6mg/（$m^2$·d），连续口服6周（第1~6周），第8周后进行疗效评价。获得客观缓解或疾病稳定疗效的患者继续口服原剂量，每4周口服2周，最多4个周期（第9、10、13、14、17、18、21、22周）

2）R或奥妥珠单抗-CHOP方案：利妥昔单抗第1天，375mg/$m^2$，每3~4周重复，8R-6CHOP。奥妥珠单抗1000 mg，第1周期的第1、8、15天，第2~6周期第1天，每21天重复。

该方案为临床治疗FL患者最常用的标准治疗方案之一。对于年老、心脏功能不佳患者，可采用表柔比星、吡喃阿霉素或多柔比星脂质体代替传统的多柔比星。

3）R或奥妥珠单抗-CVP方案：该方案亦为临床治疗FL患者常用的标准治疗方案之一，较R-CHOP方案温和，适合年老、心脏功能欠佳患者。

4）R-F方案：利妥昔单抗第1天，375mg/$m^2$；氟达拉滨25mg/$m^2$，第2~4天；每28天重复。

注意事项：免疫抑制作用较明显，患者容易感染。

5）R或奥妥珠单抗-苯达莫司汀方案：苯达莫司汀90mg/$m^2$，每周期第1~2天；利妥昔单抗375mg/$m^2$，每周期第1天；奥妥珠单抗1000mg，第1周期第1、8、15天，第 2~6 周期第 1 天；每 28 天重复。

6) R-来那度胺方案：利妥昔单抗 375 mg/m², 第 1 天；来那度胺 20mg, 第 1~21 天；每 28 天重复。

■ Ⅰ~Ⅱ期 FL 患者的一线治疗：除 FL3B 级患者按照 DLBCL 治疗策略处理外，对于 1 级和 2 级的 Ⅰ~Ⅱ期 FL 患者标准治疗选择，目前国内外临床上已有足够的证据支持选择受累野放疗（involved site radiation therapy, ISRT）。单用放疗能取得较好的长期生存。对 Ⅰ~Ⅱ期 FL 患者，放疗是否联合全身免疫化疗目前仍有争议。有回顾性研究提示放疗联合全身免疫化疗有助于改善生存，对于 ISRT 后无临床获益的患者应按照 Ⅲ~Ⅳ期 FL 的治疗原则进行处理。对于 Ⅰ~Ⅱ期具有大肿块的患者，可一线选择联合免疫化疗±ISRT。

■ Ⅲ~Ⅳ期 FL 患者的一线治疗：Ⅲ~Ⅳ期 FL 仍普遍被认为是不可治愈的疾病，如果患者尚无表 22-2 所列的治疗适应证，可采取观察等待的策略。对于有治疗适应证的 Ⅲ~Ⅳ期 FL 患者，目前可选择的治疗方案较多，如化疗、免疫治疗（单药或联合治疗）、参加临床试验、局部放疗。总原则是根据患者年龄、体能状态、合并症和治疗目标，个体化地选择治疗方案。

■ 免疫化学治疗是目前国内外最常选择的治疗模式，6~8 个疗程利妥昔单抗（R）联合化疗的治疗方案已经成为初治 FL 患者治疗的首选标准方案。无论是 CHOP 方案、COP 方案，还是以氟达拉滨为基础的方案联合利妥昔单抗，均明显改善了近期和远期疗效。

■ 目前国际上尚未就晚期 FL 患者的最佳一线方案达成共识，FOLL05 试验的长期随访结果显示，R-CHOP 方案从风险获益的平衡上优于 R-CVP 或 R-FM（利妥昔单抗+氟达拉滨+米托蒽醌）方案。

■ 苯达莫司汀联合利妥昔单抗（BR）方案较 R-CHOP 方案延长了 PFS 期，可作为 FL 患者一线治疗的选择方案之一。

■ 利妥昔单抗联合来那度胺（R2）亦可作为 FL 患者的一线治疗方案之一。RELEVANCE 研究提示，R2 方案与 R-CHOP 方案相比，前者皮肤不良反应较多，后者 3~4 级中性粒细胞减少较明显。低肿瘤负荷者亦可单独应用利妥昔单抗。

■ 最新研究表明，奥妥珠单抗（Obinutuzumab, GA101）联合化疗较利妥昔单抗联合化疗显著延长了初治 FL 患者的 PFS 期。

■ 有研究提示氟达拉滨等嘌呤类药物具有骨髓干细胞毒性，且可能与继发肿瘤相关，因此应该避免过早使用，特别是拟接受自体造血干细胞移植（ASCT）的患者。因 Ⅲ~Ⅳ期 FL 属不可治愈性疾病，大多数患者多次复发进展，因此任何治疗方案的选择应以保护患者骨髓功能、保障后续治疗的长期可行性为前提。

■ 年老体弱 FL 患者的治疗：对于年老、虚弱不能耐受联合化疗的患者，一线治疗方案可选用单药利妥昔单抗、单药化疗、利妥昔单抗联合单药化疗，并加强支持治疗。RELEVANCE 研究提示，老年患者也可从 R2 方案中获益。

■ 出现疾病复发或进展时应考虑大细胞转化可能，需再次活检明确诊断。

**（四）标准住院日 14 天内**

> **释义**
>
> ■ 如果患者条件允许，住院时间可以低于上述住院天数。

**（五）进入路径标准**

1. 第一诊断必须符合滤泡性淋巴瘤疾病编码（ICD-10：C82），并具备治疗适应证，需要治疗者。
2. 当患者同时具有其他疾病诊断，但住院期间不需要特殊处理、也不影响第一诊断的临床路径流程实施时，可以进入路径。

> **释义**
>
> ■ 患者同时伴有其他疾病，该疾病影响第一诊断的临床路径流程实施时不适合进入临床路径。
>
> ■ 虽然为滤泡性淋巴瘤，但患者入院时一般情况太差，病情危重，不能按照临床路径进行标准治疗的患者，不适合进入临床路径。

**（六）住院期间检查项目**

1. 必须的检查项目：
（1）血常规及分类、尿常规、粪便常规+隐血。
（2）淋巴结活检病理及免疫组织化学检查。
（3）肝肾功能、电解质、红细胞沉降率、病毒血清学（乙型肝炎病毒相关检测）、自身免疫系统疾病筛查。
（4）骨髓细胞形态及病理（包括免疫组化）。
（5）影像学检查：心电图、心脏超声、全身 CT、腹部 B 超。

2. 根据患者情况可选择：输血前检查、血型、IgH 或 TCR 基因检测、染色体检测、库姆斯试验（有溶血者必检）、骨髓细胞免疫表型、凝血功能、CT、染色体荧光原位杂交（IgH/bcl-2 异位）、基因突变筛查等。

> **释义**
>
> ■ FL 的诊断性检查类似于其他的惰性淋巴瘤的检查。由于治疗方法在不同病期 FL 患者之间显著不同，因此要特别重视骨髓活检、骨髓涂片和腹部、盆腔 CT 等检查。
>
> ■ 部分检查可以在门诊完成，尤其是淋巴瘤的病理诊断常常较为困难而复杂，需时较长，最好在住院前明确。
>
> ■ 如果患者血型提示为稀有血型，在化疗前、化疗中都要注意血源的供应，尤其是大剂量化疗或干细胞移植可能会给患者带来治疗相关的风险。
>
> ■ 根据病情部分检查可以不进行，也可根据病情增加其他检查。

### （七）治疗开始于患者诊断明确预后

> **释义**
>
> ■ FL 作为高异质性疾病，预后差异较大。
>
> ■ 对 FL 患者预后的预测，通常采用 FL 国际预后指数（Follicular Lymphoma International Prognosis Index，FLIPI）标准。近年随着抗 CD20 单抗治疗 FL 应用的日益普遍，新的临床预后评分系统 FLIPI-2 显示出优于 FLIPI-1 的优势。滤泡性淋巴瘤国际预后指数（FLIPI）-2 评分系统（表 35），每个适应证得 1 分，根据得分，将 FL 患者分为低危、中危、高危 3 个危险组。
>
> **表 35　滤泡性淋巴瘤国际预后指数（FLIPI）-2 评分系统**
>
> | 参数 | | 得分 |
> | --- | --- | --- |
> | 淋巴结受累 | 淋巴结最长径＞6cm | 1 |
> | 年龄 | ≥60 岁 | 1 |
> | 血清标志物 | $\beta_2$-微球蛋白升高 | 1 |
> | 分期 | 骨髓侵犯 | 1 |
> | 血红蛋白 | ＜120 g/L | 1 |
>
> 注：低危：0~1 分；中危：2 分；高危：3~5 分。

### （八）选择用药

1. 并发症治疗：反复感染者可静脉注射丙种球蛋白，伴自身免疫性溶血性贫血或血小板减少性紫癜者，可用糖皮质激素治疗。
2. 化学治疗：根据患者情况，选择合适的化疗药物和化疗方案进行治疗。

> **释义**
>
> ■ 一线治疗方案的选择取决于正确的病理诊断、患者的治疗目的与意愿、伴随疾病情况、肿瘤大小以及 FLIPI 评分等，病理诊断是影响患者生存和生活质量的主要因素。
>
> ■ 新的免疫化疗提高了 FL 患者的完全缓解（CR）率和长期无进展生存（PFS）率，为治愈 FL 提供了可能。无论是利妥昔单抗单药还是联合化疗治疗初治或复发难治 FL，均有较好疗效。
>
> ■ 具体用药方案选择见"五、滤泡性淋巴瘤临床路径给药方案"。

### （九）出院标准

1. 一般情况良好。
2. 没有需要住院处理的并发症和/或合并症。

> **释义**
>
> ■如果出现并发症，由主管医师具体决定是否需要继续住院处理。

### （十）变异及原因分析

1. 治疗中或治疗后有感染、贫血、出血及其他合并症者，进行相关的诊断和治疗，并适当延长住院时间。
2. 病情进展或合并严重并发症需要进行其他诊断和治疗者退出路径。

> **释义**
>
> ■微小变异：因为医院检验项目的及时性，不能按照要求完成检查；因为节假日不能按照要求完成检查；患者不愿配合完成相应检查，短期不愿按照要求出院随诊。
>
> ■重大变异：因基础疾病需要进一步诊断和治疗；因各种原因需要其他治疗措施；医院与患者或家属发生医疗纠纷，患者要求离院或转院；不愿按照要求出院随诊而导致入院时间明显延长。

### 五、滤泡性淋巴瘤临床路径给药方案

1. 2 级和大部分 3A 级 FL 患者临床表现为惰性，而 3B 级 FL 患者则按弥漫大 B 细胞淋巴瘤（DLBCL）的治疗策略进行治疗。

2. 对于不伴大肿块（肿块直径＜7cm）的Ⅰ～Ⅱ期 FL 患者：局部放疗（ISRT）或观察等待。

3. 对于伴大肿块（肿块直径≥7cm）的Ⅰ～Ⅱ期 FL 患者，采用抗 CD20 单抗±化疗（方案选择同Ⅲ～Ⅳ期患者）±ISRT 及局部切除。

4. Ⅲ～Ⅳ期患者，根据治疗适应证判断。

有治疗适应证的：年老体弱 FL 患者的治疗，单药利妥昔单抗（R）、单药化疗（苯丁酸氮芥/环磷酰胺）、R 联合单药（苯丁酸氮芥/环磷酰胺）化疗，R+来那度胺。

相对年轻/体质好的患者，R/奥妥珠单抗（G）+CHOP，R/G+CVP，R/G+B，R 单药（低肿瘤负荷），R+来那度胺。6～8 个疗程利妥昔单抗（R）联合化疗的治疗方案已经成为初治 FL 患者治疗的首选标准方案。

5. 滤泡性淋巴瘤的维持治疗：诱导治疗缓解后的 FL 患者均需接受利妥昔单抗维持治疗。

对于高危初治患者，在达到 CR 或部分缓解（PR）后，建议每 8 周使用利妥昔单抗（375 mg/m²）或奥妥珠单抗（1000mg）维持治疗 1 次，共持续两年，共 12 次。

若患者初始治疗采用利妥昔单抗单药，建议每 8 周采用利妥昔单抗（375mg/m²）维持治疗 1 次，共维持治疗 4 次。

对于复发难治患者，建议每 12 周使用利妥昔单抗（375mg/m²）维持治疗 1 次，共维持 2 年。

对于利妥昔单抗免疫化疗失败的患者，可采用奥妥珠单抗（1000mg）每 8 周维持治疗 1 次，共维持治疗 12 次。

6. 复发性滤泡性淋巴瘤的治疗：复发、难治性 FL 患者的标准治疗目前尚未完全统一，挽救治疗方案的选择取决于既往治疗方案的疗效、缓解持续时间、患者年龄、体能状态、复发时的病理类型以及治疗目标。

对于一线治疗后长期缓解且病理类型无转化的复发患者，可重新使用原治疗方案或选用其他

一线治疗方案。

对于治疗开始 12 个月内复发的患者，可选用非交叉耐药的方案治疗。

挽救化疗方案可选择既往未采用或应用后无复发、间隔时间长的方案，包括 R+CHOP 方案、R+氟达拉滨为基础的方案、R+CVP 方案、BR 方案、R+来那度胺、放射免疫治疗等，也可考虑新药、新联合方案。对于利妥昔单抗免疫化疗失败的患者，选用奥妥珠单抗联合苯达莫司汀序贯奥妥珠单抗维持治疗。

7. 转化性滤泡性淋巴瘤的治疗：转化性滤泡性淋巴瘤的临床特点：①8%~70%的 FL 可转化为更具侵袭性的 NHL，15 年后转化风险有所下降。②转化类型以 DLBCL 最为常见，发生率为每年 2%~3%。③转化后的预后较差，中位生存期 10~18 个月。目前尚无标准治疗方案，可采用转化后的侵袭性淋巴瘤的治疗方案。只接受过温和化疗或未接受过化疗的患者可选择蒽环类为基础的联合化疗±利妥昔单抗±放疗；既往已反复剧烈化疗的患者可考虑受累野放射治疗或选择其他化疗方案，这部分患者预后很差，亦建议参加新药临床试验。如果化疗敏感，再次缓解后应积极考虑给予造血干细胞移植，特别是 ASCT，少数年轻、体能状态好、有合适供者等有利条件的患者可尝试异基因造血干细胞移植（allo-HSCT）。

8. 滤泡性淋巴瘤的造血干细胞移植：造血干细胞移植：ASCT 支持下的高剂量化疗（HDC）在 Ⅲ~Ⅳ 期 FL 患者中的治疗作用目前仍有争议。患者首次缓解后给予 ASCT 作用不大，对于敏感复发患者，ASCT 可能延长其生存期。因此，对于 Ⅲ~Ⅳ 期多次复发后化疗仍然敏感的 FL 患者，如果患者年轻或体能状态好，重要器官功能正常，可以参加相关临床研究。此外，随着 allo-HSCT 技术的不断进步，清髓性或非清髓性 allo-HSCT 对部分患者也已初步显示出长期的生存获益，但移植相关死亡率偏高仍是当前主要的问题。

【用药选择】

FL 可选择的治疗方案较多，总的原则是应根据患者年龄、全身状态、合并症和治疗目标，高度个体化地选择治疗方案。

滤泡性淋巴瘤仍具有不可治愈性，但长期生存的希望较大。对于无症状、低肿瘤负荷的 FL 患者而言，观察和等待应该是优先选择。高肿瘤负荷、有/无症状的需要治疗的患者，单抗（R/G）联合化疗已成为一线治疗方案。未来的 FL 的研究方向可能为：①寻找判断高危患者的预后标志物；②继续研发新型靶向治疗药物；③降低 FL 向其他疾病的转化率。

【药学提示】

1. 利妥昔单抗是 B 细胞淋巴肿瘤中的靶向药物，开创了肿瘤治疗新纪元。应用此类药物除积极预防过敏等并发症外，还需警惕乙型肝炎病毒再激活。因此，拟用利妥昔单抗患者应常规检测乙型肝炎两对半，必要时测乙型肝炎 DNA。携带者或感染者须同时抗病毒治疗。

2. 有研究提示氟达拉滨具有骨髓干细胞毒性，且可能与继发肿瘤有关，因此应该避免过早使用，特别是将来拟接受自体造血干细胞移植（ASCT）治疗的患者。

3. 化疗后可出现骨髓抑制，定期复查血常规，及时使用造血因子刺激血细胞恢复，减少并发症。出现粒细胞缺乏伴发热，积极使用抗菌药物治疗。

4. 化疗的局部反应表现为化疗药外渗和静脉炎。对病变血管可给予多磺酸黏多糖乳膏外用、局部热敷以及硫酸镁湿敷。对于蒽环类药物的渗出除上述处理外，可局部应用右丙亚胺。

【注意事项】

随着对淋巴瘤发病机制研究的不断深入，有众多新方法用于治疗 FL，包括 CAR-T 细胞、组蛋白去乙酰化酶（histone deacetylase，HDAC）抑制剂、肿瘤疫苗、新型单克隆抗体、免疫调节剂等。国内临床有实用价值的包括来那度胺和硼替佐米。未来这些新药的应用可进一步提高 FL 患者的疗效和生活质量，提高缓解率及总体生存率。目前上述治疗研究仍处于临床试验阶段，需进一步研究发挥其治疗作用。

### 六、滤泡性淋巴瘤（初诊）护理规范

1. 利妥昔单抗输注时的护理：利妥昔单抗属于单克隆抗体，进入人体后容易引起过敏反应，主要表现为喉头水肿、舌水肿、呼吸困难、支气管痉挛、荨麻疹等症状，为了保证输液安全性，需控制输液速度、量，叮嘱患者不可擅自调动，且告知其擅自调动的危险性。注利妥昔单抗前 30 分钟给予非那根 12.5mg 肌内注射及甲泼尼龙琥珀酸钠 40mg 静脉滴注。应用利妥昔单抗前后均用生理盐水冲管。严格控制输液速度，并以 50ml/h，如无反应，速度可增加至 100ml/h，利妥昔单抗不良反应一般发生在首次输液的 30~120 分钟内，因此在静脉滴注利妥昔单抗时要持续心电监测，最初每小时测血压 1 次，连续测 8 小时。护士每 30 分钟巡回观察，如有异常，及时通知医师。发生畏寒、寒战、发热等过敏反应时，立即暂停输液，吸氧，保暖，给予非那更肌内注射，再用激素，症状缓解后，可以重新开始使用单抗，滴速减半。利妥昔单抗有低血压的不良反应，故高血压患者使用时应停用降压药。

2. 化疗时护理：治疗前为患者使用中枢止吐药物，防止产生呕吐状况，叮嘱患者正确饮食，保持口腔卫生，勤饮水，降低便秘发生率。注意观察患者的睡眠、血糖、血压变化及皮肤黏膜皮疹及淤斑出现。

3. 化疗后护理：护理人员对患者被访次数和人数进行限制，病房每天应通过紫外线进行消毒，保持房间卫生和空气流通，同时叮嘱患者注意个人卫生，并遵医嘱使用相关药物，如果产生出血状况，要减少患者运动量，防止出血再次发生。

4. 心理护理：向患者讲解化疗方案中药物疗效及可能出现的不良反应，尤其是利妥昔单抗的主要药理作用，向其解释不良反应可以通过干预，克服和预防。鼓励沟通，帮助患者建立信心，克服恐惧。

### 七、滤泡性淋巴瘤（初诊）营养治疗规范

1. 给与高热量、高蛋白、且易消化的食物，避免肥甘厚腻食物。若治疗期间胃纳不佳，可鼓励少量多餐。血糖波动明显的患者，减少含糖量高的点心和水果（如西瓜，桃子等）摄入。

2. 注意食物的新鲜洁净。不进生冷食物，食物皆煮熟煮透，当餐当食，特别是春夏季节，不食用过夜饭菜。避免食用容易引起过敏的食物。

3. 骨髓抑制，血小板减少期间，避免食用含骨头，鱼刺等锐利易致口腔出血部分的食物，以软质饮食为主。

4. 尽量偏向患者平素饮食习惯，以减少对疾病焦虑恐慌，改善心情。

### 八、滤泡性淋巴瘤（初诊）患者健康宣教

1. 保持个人清洁卫生，少前往人群密集的公共场所，出院期间，减少亲友访视聚集，

2. 饮食清谈，可少量多餐，宜进食高热量、高蛋白、易消化食物，忌食生冷食物。

3. 定期规律化疗，遵医嘱服用化疗药物及相应预防药物（如抗乙肝病毒药物）。若有不适，可以和主诊医师商量调整药物，不要自行停药。化疗期间注意观察皮疹、二便状况，并密切随访血常规和肝肾功能。

4. 若有深静脉置管，注意静脉置管的护理随访。

5. 免疫联合治疗可大幅改善生存率，帮助患者对治疗树立信心，保持心情舒畅。

## 九、推荐表单

### （一）医师表单

#### 滤泡性淋巴瘤（初诊）临床路径医师表单

适用对象：第一诊断为滤泡性淋巴瘤（ICD-10：C82），且为初诊

| 患者姓名： | | 性别： | 年龄： | 门诊号： | 住院号： |
|---|---|---|---|---|---|
| 住院日期： | 年 月 日 | 出院日期： | 年 月 日 | | 标准住院日：14 天内 |

| 时间 | 住院第 1 天 | 住院第 2 天 |
|---|---|---|
| 主要诊疗工作 | □ 询问病史及体格检查<br>□ 完成病历书写<br>□ 开实验室检查单<br>□ 对症支持治疗<br>□ 病情告知，必要时向患者家属告知病重或病危，并签署病重或病危通知书<br>□ 患者家属签署输血知情同意书、骨髓穿刺同意书 | □ 上级医师查房<br>□ 完成入院检查<br>□ 继续对症支持治疗<br>□ 完成必要的相关科室会诊<br>□ 完成上级医师查房记录等病历书写<br>□ 向患者及家属交代病情及其注意事项 |
| 重点医嘱 | **长期医嘱**<br>□ 血液病护理常规<br>□ 二级护理<br>□ 饮食<br>□ 视病情通知病重或病危<br>□ 其他医嘱<br>**临时医嘱**<br>□ 血常规及分类、尿常规、粪便常规+隐血<br>□ 肝肾功能、电解质、红细胞沉降率、凝血功能、血型、输血前检查、库姆斯试验<br>□ X 线胸片、心电图、腹部 B 超、CT<br>□ 输血（有适应证时）等支持对症治疗<br>□ 其他医嘱 | **长期医嘱**<br>□ 患者既往基础用药<br>□ 其他医嘱<br>**临时医嘱**<br>□ 血常规及分类<br>□ 骨髓形态学、病理、免疫组化<br>□ 外周血免疫表型<br>□ 外周血细胞/分子遗传学<br>□ 自身免疫系统疾病筛查<br>□ 输血（有适应证时）<br>□ 其他医嘱 |
| 病情变异记录 | □ 无　□ 有，原因：<br>1.<br>2. | □ 无　□ 有，原因：<br>1.<br>2. |
| 医师签名 | | |

| 时间 | 住院第 3~13 天 | 住院第 14 天<br>（出院日） |
|---|---|---|
| 主要诊疗工作 | □ 上级医师查房<br>□ 根据体检、各项检查结果和既往资料，进行鉴别诊断和确定诊断<br>□ 根据其他检查结果判断是否合并其他疾病<br>□ 开始治疗，需要化疗者家属签署化疗知情同意书<br>□ 保护重要脏器功能<br>□ 注意观察化疗药物的不良反应，复查血常规、血生化、电解质等，并对症处理<br>□ 完成病程记录 | □ 上级医师查房，进行评估，确定有无并发症情况，明确是否出院<br>□ 完成出院记录、病案首页、出院证明书等<br>□ 向患者交代出院后的注意事项，如返院复诊的时间、地点，发生紧急情况时的处理等 |
| 重点医嘱 | **长期医嘱（视情况可第 2 天起开始治疗）**<br>\* 以下方案根据情况选择，有条件的均可联合利妥昔单抗 $375mg/m^2$，第 0 天，每 3~4 周 1 次<br>□ COP：<br>　CTX：$750mg/m^2$，第 1 天；VCR：$1.4mg/m^2$，第 1 天；Pred $60mg/m^2$，第 1~5 天<br>□ CHOP 方案：在 COP 基础上，加用多柔比星 $50mg/m^2$，第 1 天<br>□ FC 方案：<br>　F：25mg（$m^2 \cdot d$），第 1~3 天；CTX：250mg/（$m^2 \cdot d$），第 1~3 天<br>□ 苯达莫司汀：90mg/（$m^2 \cdot d$），第 1~2 天；每 28 天 1 个疗程<br>□ 重要脏器保护，碱化水化利尿等治疗<br>□ 必要时抗感染等支持治疗<br>□ 其他医嘱<br>**临时医嘱**<br>□ 复查血常规<br>□ 复查血生化、电解质<br>□ 输血（有适应证时）<br>□ 心电监测（应用利妥昔单抗和必要时）<br>□ 对症支持<br>□ 其他医嘱 | **出院医嘱**<br>□ 出院带药<br>□ 定期门诊随访<br>□ 监测血常规 |
| 病情变异记录 | □ 无　□ 有，原因：<br>1.<br>2. | □ 无　□ 有，原因：<br>1.<br>2. |
| 医师签名 | | |

**（二）护士表单**

## 滤泡性淋巴瘤（初诊）临床路径护士表单

适用对象：第一诊断为滤泡性淋巴瘤（ICD-10：C82），且为初诊

| 患者姓名： | 性别： | 年龄： | 门诊号： | 住院号： |
|---|---|---|---|---|
| 住院日期：　　年　月　日 | 出院日期：　　年　月　日 | | | 标准住院日：14 天内 |

| 时间 | 住院第 1~2 天 | 住院第 3~13 天 | 住院第 14 天（出院日） |
|---|---|---|---|
| 健康宣教 | □ 介绍主管医师、护士<br>□ 介绍环境、设施<br>□ 介绍住院注意事项<br>□ 严重贫血和乏力的患者注意活动指导；血小板数低于 $20×10^9/L$ 时减少活动，出血严重者应绝对卧床休息 | □ 主管护士与患者沟通，了解并指导心理应对<br>□ 指导患者注意个人及饮食卫生，减少陪护探视，防止交叉感染<br>□ 宣教疾病、用药知识及骨髓穿刺、PICC 置管等特殊检查操作过程<br>□ 如接受化疗，告知饮食、活动及探视注意事项及应对方式 | □ 康复和锻炼<br>□ 定期复查<br>□ 出院带药服用方法<br>□ 饮食休息等注意事项指导<br>□ 加强个人防护，预防感染；防止外伤出血 |
| 护理处置 | □ 核对患者姓名，佩戴腕带<br>□ 建立入院护理病历<br>□ 卫生处置：剪指（趾）甲、沐浴、更换病号服 | □ 观察患者病情变化<br>□ 协助医师完成各项检查化验<br>□ 遵医嘱正确完成治疗用药<br>□ 必要做好输血护理<br>□ 决定是否行 PICC 置管 | □ 办理出院手续<br>□ 书写出院小结 |
| 基础护理 | □ 三级护理<br>□ 晨晚间护理<br>□ 患者安全管理 | □ 二级护理<br>□ 晨晚间护理<br>□ 患者安全管理 | □ 三级护理<br>□ 晨晚间护理<br>□ 患者安全管理 |
| 专科护理 | □ 护理查体，注意肝、脾、淋巴结有无增大<br>□ 淋巴细胞、血红蛋白和血小板监测<br>□ 需要时填写跌倒及压疮防范表<br>□ 心理护理 | □ 化疗或粒细胞减少患者注意保护性隔离<br>□ 做好口腔、肛周及皮肤护理<br>□ 首次使用利妥昔单抗者注意药物使用过程中的过敏反应<br>□ 伴溶血性贫血患者做好洗涤红细胞输注的护理<br>□ 做好化疗患者并发症护理 | □ 监测体温，评估外周血象的变化，尤其是白细胞及血小板计数<br>□ 使用大剂量糖皮质激素治疗者注意血糖及血压的监测<br>□ 携带 PICC 出院患者指导其做好管道及伤口护理 |
| 重点医嘱 | □ 详见医嘱执行单 | □ 详见医嘱执行单 | □ 详见医嘱执行单 |
| 病情变异记录 | □ 无　□ 有，原因：<br>1.<br>2. | □ 无　□ 有，原因：<br>1.<br>2. | □ 无　□ 有，原因：<br>1.<br>2. |
| 护士签名 | | | |

## （三）患者表单

### 滤泡性淋巴瘤（初诊）临床路径患者表单

适用对象：第一诊断为滤泡性淋巴瘤（ICD-10：C82），且为初诊

| 患者姓名： | | 性别： 年龄： 门诊号： | | 住院号： |
| 住院日期： 年 月 日 | | 出院日期： 年 月 日 | | 标准住院：14 天内 |

| 时间 | 住院第 1 天 | 住院第 2~13 天<br>（住院期间） | 住院第 14 天<br>（出院日） |
|---|---|---|---|
| 医患配合 | □ 配合询问病史、收集资料，请务必详细告知既往史、用药史、过敏史<br>□ 配合进行体格检查<br>□ 有任何不适告知医师 | □ 配合完善相关检查、化验，如采血、骨髓穿刺、留尿、心电图、CT 等<br>□ 医师向患者及家属介绍病情，如有异常检查结果需进一步检查<br>□ 配合用药及治疗<br>□ 配合医师调整用药<br>□ 有任何不适告知医师 | □ 接受出院前指导<br>□ 指导复查程序<br>□ 获取出院小结 |
| 护患配合 | □ 配合测量体温、脉搏、呼吸、血压、血氧饱和度、体重<br>□ 配合完成入院护理评估单（简单询问病史、过敏史、用药史）<br>□ 接受入院宣教（环境介绍、病室规定、订餐制度、贵重物品保管等）<br>□ 有任何不适告知护士 | □ 配合测量体温、脉搏、呼吸，询问每日排便情况<br>□ 接受相关化验检查宣教，正确留取标本，配合检查<br>□ 有任何不适告知护士<br>□ 接受输液、服药治疗<br>□ 接受深静脉置管<br>□ 注意活动安全，避免坠床或跌倒<br>□ 配合执行探视及陪护<br>□ 接受疾病及用药等相关知识指导 | □ 接受出院宣教<br>□ 办理出院手续<br>□ 获取出院带药<br>□ 指导服药方法、作用、注意事项<br>□ 知道复印病历方法 |
| 饮食 | □ 普通饮食<br>□ 血小板减少患者软质饮食 | □ 普通饮食<br>□ 血小板减少患者软质饮食 | □ 普通饮食<br>□ 血小板减少患者软质饮食 |
| 排泄 | □ 正常排尿便 | □ 正常排尿便 | □ 正常排尿便 |
| 活动 | □ 适度活动<br>□ 血小板数低于 $20\times10^9$/L 时减少活动，出血严重者应绝对卧床休息 | □ 适度活动<br>□ 血小板数低于 $20\times10^9$/L 时减少活动，出血严重者应绝对卧床休息 | □ 适度活动<br>□ 血小板数低于 $20\times10^9$/L 时减少活动，出血严重者应绝对卧床休息 |

## 附：原表单（2016 年版）

### 滤泡性淋巴瘤（初诊）临床路径表单

适用对象：第一诊断为滤泡性淋巴瘤（ICD-10：C82），且为初诊

| 患者姓名： | 性别： | 年龄： | 门诊号： | 住院号： |
|---|---|---|---|---|
| 住院日期：　　年　月　日 | | 出院日期：　　年　月　日 | | 标准住院日：8～14 天内 |

| 时间 | 住院第 1 天 | 住院第 2 天 |
|---|---|---|
| 主要诊疗工作 | □ 询问病史及体格检查<br>□ 完成病历书写<br>□ 开实验室检查单<br>□ 对症支持治疗<br>□ 病情告知，必要时向患者家属告知病重或病危，并签署病重或病危通知书<br>□ 患者家属签署输血知情同意书、骨髓穿刺同意书 | □ 上级医师查房<br>□ 完成入院检查<br>□ 继续对症支持治疗<br>□ 完成必要的相关科室会诊<br>□ 完成上级医师查房记录等病历书写<br>□ 向患者及家属交代病情及其注意事项 |
| 重点医嘱 | **长期医嘱**<br>□ 血液病护理常规<br>□ 二级护理<br>□ 饮食：普通饮食/糖尿病饮食/其他<br>□ 视病情通知病重或病危<br>□ 其他医嘱<br>**临时医嘱**<br>□ 血常规及分类、尿常规、粪便常规+隐血<br>□ 肝肾功能、电解质、红细胞沉降率、凝血功能、血型、输血前检查、库姆斯试验<br>□ X 线胸片、心电图、腹部 B 超、CT<br>□ 输血（有适应证时）等支持对症治疗<br>□ 其他医嘱 | **长期医嘱**<br>□ 患者既往基础用药<br>□ 缓解症状所用药物<br>□ 抗菌药物（必要时）<br>□ 其他医嘱<br>**临时医嘱**<br>□ 血常规及分类<br>□ 骨髓穿刺<br>□ 骨髓形态学、骨髓流式细胞、骨髓活检、免疫组化、FISH（必要时）<br>□ 淋巴结活检+免疫组化<br>□ 输血医嘱（有适应证时）<br>□ 静脉插管术<br>□ 其他医嘱 |
| 主要护理工作 | □ 介绍病房环境、设施和设备<br>□ 入院护理评估<br>□ 宣教 | □ 观察患者病情变化 |
| 病情变异记录 | □ 无　□ 有，原因：<br>1.<br>2. | □ 无　□ 有，原因：<br>1.<br>2. |
| 护士签名 | | |
| 医师签名 | | |

| 时间 | 住院第 3~13 天 | 住院第 14 天<br>（出院日，根据具体情况可第 8 日） |
|---|---|---|
| 主要诊疗工作 | □ 上级医师查房<br>□ 根据体检、各项检查结果和既往资料，进行鉴别诊断和确定诊断<br>□ 根据其他检查结果判断是否合并其他疾病<br>□ 开始治疗，需要化疗者家属签署化疗知情同意书<br>□ 保护重要脏器功能<br>□ 注意观察化疗药物的不良反应，复查血常规、血生化、电解质等，并对症处理<br>□ 完成病程记录 | □ 上级医师查房，进行评估，确定有无并发症情况，明确是否出院<br>□ 完成出院记录、病案首页、出院证明书等<br>□ 向患者交代出院后的注意事项，如返院复诊的时间、地点，发生紧急情况时的处理等 |
| 重点医嘱 | **长期医嘱（视情况可第 2 天起开始治疗）**<br>*以下方案根据情况选择，有条件的均可联合利妥昔单抗 375mg/m$^2$，第 0 天，每 3~4 周 1 次<br>□ COP：<br>  CTX：750 mg/m$^2$，第 1 天；VCR：1.4mg/m$^2$，第 1 天；Pred：60mg/m$^2$，第 1~5 天<br>□ CHOP 方案：在 COP 基础上，加用阿霉素 50mg/m$^2$，第 1 天<br>□ FC 方案：<br>  F：25mg/(m$^2$·d)，第 1~3 天；CTX：250mg/(m$^2$·d)，第 1~3 天<br>□ 苯达莫司汀：90mg/(m$^2$·d)，第 1~2 天；每 28 天 1 个疗程<br>□ 重要脏器保护，碱化水化利尿等治疗<br>□ 必要时抗感染等支持治疗<br>□ 其他医嘱<br>**临时医嘱**<br>□ 复查血常规<br>□ 复查血生化、电解质<br>□ 输血（有适应证时）<br>□ 心电监护（应用利妥昔单抗和必要时）<br>□ 对症支持<br>□ 其他医嘱 | **出院医嘱**<br>□ 出院带药<br>□ 定期门诊随访<br>□ 监测血常规、肝肾功能 |
| 主要护理工作 | □ 观察患者病情变化<br>□ 心理与生活护理<br>□ 化疗期间嘱患者多饮水 | □ 指导患者办理出院手续 |
| 病情变异记录 | □ 无 □ 有，原因：<br>1.<br>2. | □ 无 □ 有，原因：<br>1.<br>2. |
| 护士签名 | | |
| 医师签名 | | |

# 第二十三章

## 霍奇金淋巴瘤临床路径释义

【医疗质量控制指标】

指标一、诊断需结合临床表现、实验室检查和病理学检查，病理检查尤其关键。

指标二、掌握分型、分期和不良预后因素。

指标三、控制治疗相关不良反应。

### 一、霍奇金淋巴瘤编码

1. 原编码：

疾病名称及编码：霍奇金淋巴瘤：（ICD-10：C81）

2. 修改编码：

疾病名称及编码：霍奇金淋巴瘤：（ICD-10：C81，M965-M966 其动态编码为/3 者）

### 二、临床路径检索方法

C81+（M965-M966）

### 三、国家医疗保障疾病诊断相关分组（CHS-DRG）

MDCR 骨髓增生疾病和功能障碍，低分化肿瘤

RS1 淋巴瘤及其他类型白血病

### 四、霍奇金淋巴瘤临床路径标准住院流程

（一）适用对象

第一诊断为新确诊的霍奇金淋巴瘤（ICD-10：C81）。

> 释义
>
> ■ 霍奇金淋巴瘤（Hodgkin lymphoma，HL）约占所有淋巴瘤的 10%，其绝大多数起源于活化的生发中心 B 细胞。在世界发达地区，霍奇金淋巴瘤约占每年诊断的所有恶性肿瘤的 0.6%。霍奇金淋巴瘤的诊断依赖病理：病变组织中见少数散在的巨大肿瘤细胞即里-施（RS）细胞，大小不一，呈单核、双核或多核，瘤细胞胞质丰富，核仁大，核膜厚。瘤细胞周围常有多种反应性细胞。除上述形态学表现外，免疫组织化学染色（如 CD15、CD30 等）对霍奇金淋巴瘤的诊断也十分重要。
>
> ■ 里-施（RS）细胞：根据美国病理学家 Dorothy M. Reed（1874~1964）和奥地利病理学家 Karl Sternberg（1872~1935）命名，是见于霍奇金淋巴瘤的一种特征性的变异淋巴细胞（源于 B 淋巴细胞），镜下表现为直径 20~50μm（或更大）的双核或多核的瘤巨细胞。

（二）诊断及分期依据

根据《World Health Organization Classification of Tumors of Tumors of Haematopoietic and

Lymphoid Tissue》（2016），《血液病诊断及疗效标准（第4版）》（沈悌、赵永强主编，科学出版社）、最新淋巴瘤临床实践指南（NCCN Clinical Practice Guidelines in Oncology），并结合临床表现及相关影像学检查等。

诊断标准：

1. 临床表现：无痛性进行性淋巴结肿大是主要临床表现之一，常见于颈部、腋下和纵隔区域。皮肤瘙痒相对常见，偶有饮酒后受累淋巴结区域不适。可伴随发热、盗汗、消瘦等症状。结外病变少见。

2. 实验室检查：血清乳酸脱氢酶（LDH）、红细胞沉降率和 $\beta_2$-微球蛋白（$\beta_2$-MG）可升高。侵犯骨髓时可造成贫血、血小板减少，中性粒细胞可减低、正常或升高；骨髓受侵犯时外周血涂片可见到淋巴瘤细胞。中枢神经系统受累时脑脊液异常。

3. 病理组织学检查：是确诊本病决定性的必需依据。

病理特征为病变组织中见少数散在的巨大肿瘤细胞即里-施细胞，大小不一，呈单核、双核或多核，瘤细胞质丰富，核仁大，核膜厚。瘤细胞周围常有多种反应性细胞。

免疫组织化学检查对于确诊霍奇金淋巴瘤至关重要。采用的单抗应包括 CD15、CD30、CD20、CD45、CD10、Bcl-6、Ki-67、MUM1、EBER、LMP-1、CD138。

根据免疫学及分子学特点将霍奇金淋巴瘤共分为两大类，5个亚型（表36）。

**表36 霍奇金淋巴瘤病理分类**

| 亚型名称 |
| --- |
| 结节性淋巴细胞为主型 |
| 经典型霍奇金淋巴瘤 |
| 结节硬化型 |
| 淋巴细胞丰富型 |
| 混合细胞型 |
| 淋巴细胞消减型 |

4. 影像学检查：胸、腹CT，淋巴结B超、盆腔B超。怀疑骨侵犯的患者进行放射性核素骨扫描及病变部位MRI检查。PET-CT对于霍奇金淋巴瘤的分期和疗效评价更可靠，有条件者可直接行PET-CT检查。按照影像学检查、实验室检查以及体检所发现的肿大淋巴结分布区域进行分期及评价疗效。分期标准见表37（Ann Arbor分期）。

**表37 Ann Arbor分期**

| | |
| --- | --- |
| Ⅰ期 | 单一淋巴结区域受累（Ⅰ）；或单一结外器官或部位局限受累（ⅠE） |
| Ⅱ期 | 膈上或膈下同侧受累淋巴结区≥2个（Ⅱ）；或单个结外器官或部位的局限性侵犯及其区域淋巴结受累，伴或不伴膈肌同侧其他淋巴结区域受累（ⅡE） |
| Ⅲ期 | 膈肌上下两侧均有淋巴结区受累（Ⅲ）；可伴有相关结外器官或组织局限性受累（ⅢE），或脾脏受累（ⅢS），或两者皆受累（ⅢSE） |
| Ⅳ期 | 一个或多个结外器官或组织广泛受累，伴或不伴相关淋巴结受累，或孤立性结外器官或组织受累伴远处（非区域性）淋巴结受累 |

说明：有B症状者需在分期中注明，如Ⅱ期患者，应记作ⅡB；肿块直径超过10cm或纵隔肿块超过胸腔最大内径的1/3者，标注X；受累脏器也需注明，如脾脏、肝脏、骨骼、皮肤、胸膜、肺等分别标记为S、H、O、D、P和L。B症状包括：不明原因的发热（体温>38℃）；夜间盗汗；或6个月内体重下降>10%。

**释义**

■ 上述诊断依据及分期标准参照《血液病诊断及疗效标准（第 4 版）》及 2016年 WHO 诊断标准。

■ 诊断中的临床表现：除前述临床表现外，一部分霍奇金淋巴瘤患者是由于体检行 X 线胸片检查时发现纵隔占位而获诊断的（尚未引起局部症状）。纵隔淋巴结受累是霍奇金淋巴瘤较为常见的情况，除体检发现外，还有部分患者可由于肿物压迫引起胸痛、咳嗽、气短、胸腔积液、上腔静脉阻塞等表现。罕见情况下，霍奇金淋巴瘤患者还可以出现腹水、输尿管阻塞、肾静脉压迫、胆汁淤积性肝病、皮肤病损（鱼鳞病、多形性红斑、肢端角化症等）、副肿瘤综合征表现（如舞蹈病、边缘叶脑炎等）。

■ 病理检查是诊断霍奇金淋巴瘤的关键：根据肿瘤细胞的形态和免疫表型，霍奇金淋巴瘤可分为两个主要亚组：结节性淋巴细胞为主型 HL（NLPHL）和经典型HL。后者又可根据肿瘤细胞的形态和反应性背景细胞的组成，进一步分为表 34 中的 4 个亚型。

■ 临床分期：由于霍奇金淋巴瘤的临床分期对后续治疗选择和预后判断十分重要，一旦确诊该病，则需要尽早完善疾病分期。Ann Arbor 分期是目前霍奇金淋巴瘤最常用的临床分期（依赖病史、体格检查和影像学）系统。之所以采用 Ann Arbor分期，而不是实体肿瘤常用的 TNM（tumor node metastasis）分期系统，是由于霍奇金淋巴瘤是以连续性病变的可预测方式进行扩散的：该病最初往往发生于淋巴系统内的单个部位（常为单个淋巴结），之后沿淋巴管进展到相邻的淋巴结，再播散至远隔的不相邻部位或器官。淋巴瘤在经历了 Ann Arbor/Ann Arbor-Cotswold 改良分期后，2014 年推出新的标准分期体系 Lugano 分期，对既往分期存在的误解、不足进行了清晰的阐述和界定，并将 PET/CT 正式纳入淋巴瘤分期检查方法中，并对其应用价值和局限性进行了规范。

■ 巨块型病变的标准：巨块型病变在分期系统中采用脚注"X"标注，不同研究小组对巨块型病变有不同的定义（Cancer, 1979, 43：1101；Ann Intern Med. 1994；120：903；J Clin Oncol 1989；7：1630），本路径采用 10cm 作为标准。

■ 表 35 中提及的"淋巴结区域"是指出于分期目的，将淋巴结所在部位分成不同解剖区域，包括：韦氏环（Waldeyer 环）（扁桃体、舌根、鼻咽部）、身体同侧颈部/锁骨上/枕部及耳前区、锁骨下区、腋窝、纵隔（纵隔所有受累淋巴结被视为单个淋巴结区域）、肺门（被视作独立于纵隔的区域）、腹主动脉旁、脾、髂部、身体同侧腹股沟/股骨区域、肱骨内上髁/肱骨区域。可根据体格检查、增强 CT 或 PET-CT 等影像学结果来确定受累的淋巴结区域。但如果重要的治疗决策需根据可疑淋巴结的受累情况制定，则有必要对相应淋巴结进行活检。

### （三）治疗方案的选择

根据《最新肿瘤学治疗指南·霍奇金淋巴瘤 NCCN 指南（第 2 版）》及《恶性淋巴瘤》（沈志祥、朱雄增主编，人民卫生出版社）。

首先根据患者临床表现、病理及免疫组化等明确诊断，然后根据本肿瘤分型、分期、全身状况、各脏器功能及伴随疾病来制定治疗方案。通常根据分期及预后因素将霍奇金淋巴瘤进一步分为以下三类：①预后良好的早期霍奇金淋巴瘤：临床分期Ⅰ~Ⅱ期不伴有任一不良预后因素；②预后不良的早期霍奇金淋巴瘤：临床分期Ⅰ~Ⅱ期伴任一不良预后因素；③进展期

（晚期）霍奇金淋巴瘤：临床Ⅲ～Ⅳ期和部分Ⅱ期 B 患者。

> **释义**
>
> ■ 由于诊疗水平的提高，相当数量的霍奇金淋巴瘤患者能够被治愈并获得长生存期，但治疗相关毒性可能会增加远期死亡率。所以，选择治疗方案时需要在提高治愈率和减少远期并发症的问题上进行平衡。目前一般认为，对于早期疾病患者，采用强度较低的治疗即可获得长期缓解，而晚期疾病患者则需要强化治疗，方可获益。因此，有必要将患者按照临床分期和不良预后因素进行区别对待。
>
> ■ 进展期（晚期）霍奇金淋巴瘤患者主要是指临床分期Ⅲ期和Ⅳ期疾病患者，不过有专家和临床试验将部分ⅡB期患者（伴巨块病变）也归入"进展期"。

Ⅰ～Ⅱ期霍奇金淋巴瘤的不良预后因素，国际各大癌症研究组织分别有不同的定义，见表38。对于晚期霍奇金淋巴瘤，常用国际预后评分（IPS）作为预后判断指标。

表 38　GHSG、EORTC 和 NCIC 对Ⅰ～Ⅱ期霍奇金淋巴瘤不良预后因素的定义

| 危险因素 | GHSG（德国） | EORTC（欧洲） | NCIC（加拿大） |
|---|---|---|---|
| 年龄 | | ≥50 岁 | ≥40 岁 |
| 组织学 | | | 混合细胞型或淋巴细胞消减型 |
| 红细胞沉降率和 B 症状 | ＞50mm/h（无 B 症状）＞30mm/h（有 B 症状） | ＞50mm/h（无 B 症状）＞30mm/h（有 B 症状） | ＞50mm/h 或有 B 症状 |
| 纵隔肿物 | MMR＞0.33 | MTR＞0.35 | MMR＞0.33 或＞10cm |
| 淋巴结数目 | ＞2 | ＞3 | ＞3 |
| 结外病变 | 任何存在 | | |

注：MMR＝纵隔肿物比，即：纵隔肿物最大宽径/胸腔最大内径。

MTR＝纵隔胸腔比，即：纵隔肿物最大宽径/$T_{5\sim6}$水平胸腔最大内径。

> **释义**
>
> ■ 对于Ⅰ～Ⅱ期霍奇金淋巴瘤的不良预后因素定义，比较常用的有 GHSG（German Hodgkin Study Group，德国霍奇金淋巴瘤研究组）、EORTC（European Organization for the Research and Treatment of Cancer，欧洲癌症研究和治疗组织）和 NCIC（National Cancer Institute of Canada，加拿大国立肿瘤学会）提出的定义（表39）。不符合上述（某一）定义任一危险因素的患者，被定义为"预后良好的早期霍奇金淋巴瘤"；而满足上述（某一）定义任一危险因素的患者，被定义为"预后不良的早期霍奇金淋巴瘤"。本路径主要采用 GHSG 定义制订，临床工作中可综合考虑上述三个定义为患者制订个体化治疗方案。
>
> ■ 需要注意的是，GHSG、EORTC 中对"淋巴结区域"的定义与 Ann Arbor 分期是有所不同的。GHSC 和 EORTC 将纵隔淋巴结和肺门淋巴结视为一个单独的淋巴结区域。此外，GHSG 将胸大肌后淋巴结群和锁骨下及颈部淋巴结合并为一个淋巴结区域，EORTC 则将胸大肌淋巴结和腋窝淋巴结合并为一个淋巴结区域。

表 39 晚期霍奇金淋巴瘤国际预后评分（IPS）：每项一分

男性

年龄≥45 岁

Ⅳ期

白蛋白＜40g/L

血红蛋白＜105g/L

白细胞增多（WBC≥15.0×10⁹/L）

淋巴细胞减少［淋巴细胞计数/白细胞计数＜8%和/或淋巴细胞计数＜0.6×10⁹/L］

> **释义**
>
> ■ 根据文献（N Engl J Med，1998，339：1506），基于 1992 年以前接受治疗的 5141 名进展期霍奇金淋巴瘤患者的临床资料，IPS 评分 0 分、1 分、2 分、3 分、4 分、5 分及以上患者的 5 年无进展生存率分别为 84%、77%、67%、60%、51%、42%，而 5 年总生存率分别为 89%、90%、81%、78%、61%、56%。
>
> ■ 根据文献（J Clin Oncol，2012，30：3383），基于 1980～2010 年接受治疗的 740 名进展期霍奇金淋巴瘤患者的临床资料，IPS 评分 0 分、1 分、2 分、3 分、4 分、5 分及以上患者的 5 年无进展生存率分别为 88%、84%、80%、74%、67%、62%，而 5 年总生存率分别为 98%、97%、91%、88%、85%、67%。

## （四）标准住院日

10～14 天（第 1 疗程含临床诊断）。

> **释义**
>
> ■ 如果患者条件允许，住院时间可以低于上述住院天数。

## （五）进入路径标准

1. 第一诊断必须符合新确诊的霍奇金淋巴瘤，疾病编码为 ICD-10：C81。

2. 当患者同时具有其他疾病诊断，但住院期间不需要特殊处理、也不影响第一诊断的临床路径流程实施时，可以进入路径。

> **释义**
>
> ■ 患者同时具有其他疾病影响第一诊断的临床路径流程实施时不适合进入临床路径。
>
> ■ 本临床路径仅纳入新诊断、初治的霍奇金淋巴瘤患者。

## （六）住院期间检查项目

1. 必需的检查项目：

（1）病变淋巴结或淋巴组织的活检，行常规病理和免疫组织化学检查。

（2）影像学检查：全身 PET-CT 或胸、腹部 CT（根据临床表现增加其他部位）、浅表淋巴结及盆腔 B 超。

（3）血常规及分类、尿常规、粪便常规和隐血。

（4）生化全项（包括肝肾功能、血脂、血糖、电解质）、LDH、$\beta_2$-MG、血型、输血前检查。

（5）骨髓穿刺涂片检查，骨髓活检：形态学、免疫组化；骨髓流式细胞术免疫表型分析检查。

（6）病毒学检查（包括 HBV、HCV、EBV、HIV 等）。

（7）凝血功能检查。

（8）心电图检查了解患者有无心脏疾患及对化疗的耐受能力。

2. 根据患者情况选择的检查项目：

（1）MRI、PET-CT、骨扫描检查。

（2）对于年龄大于 75 岁的患者，建议行血气分析、心脏超声了解心肺功能，必要时行心脏超声心动图及动态心电图（Holter）检查。

（3）如患者存在中枢神经系统症状，建议进行头颅 CT、腰椎穿刺及脑脊液检查。

（4）伴发热或疑有某系统感染者应行病原微生物相关检查。

（5）流式细胞术细胞免疫表型分析、细胞遗传学、分子生物学检查（必要时）。

> **释义**
>
> ■ 部分检查可以在门诊完成。
>
> ■ 对于霍奇金淋巴瘤患者，首选 PET-CT 检查，若经济条件受限，可选择增强 CT 或 B 超检查代替。
>
> ■ 骨髓流式细胞术免疫表型分析检查并非必须。
>
> ■ 对于有基础心脏疾病或高龄患者，建议完善超声心动、Holter 检查等明确心脏功能；对于有基础肺脏疾病且拟使用博来霉素治疗的患者，治疗前应该完善肺功能检查。对于有生育需求的年轻患者，治疗前需进行生育咨询。

### （七）治疗开始时间

确诊并完善检查后第 1 天。

### （八）治疗方案与药物选择

1. 化疗：

方案 1. ABVD 方案：

多柔比星：25mg/m$^2$，或表柔比星 40mg/m$^2$，iv gtt，第 1、15 天。

博来霉素：10mg/m$^2$（一般≤15mg），iv gtt，第 1、15 天。

长春花碱：1.4mg/m$^2$（最大 2mg），iv，第 1、15 天。

达卡巴嗪：375mg/m$^2$，iv gtt，第 1、15 天。

注：博来霉素用药前应予地塞米松预防该药所致的过敏、畏寒及发热等不良反应。

每 28 天重复。

方案 2. BEACOPP 方案：

环磷酰胺：600mg（1200mg＊）/m$^2$，iv gtt，第 1 天。

多柔比星：25mg（35mg＊）/m$^2$，或表柔比星 40mg/m$^2$，iv gtt，第 1 天。

依托泊苷：100mg（200mg＊）/m$^2$，iv gtt，第 1~3 天。

博来霉素：10mg/m² （一般≤15mg），iv gtt，第 8 天。

长春新碱：1.4mg/m² （最大 2mg），iv，第 8 天。

泼尼松：40mg/m²，po，第 1~14 天。

甲基苄肼：100mg/m²，po，第 1~7 天。

注：博来霉素前使用地塞米松预防该药所致的过敏、畏寒及发热。

每 21 天重复 1 次

＊为剂量加强方案

方案 3. Stanford V 方案（目前临床上应用很少）：

氮芥：6mg/m²，iv，第 1 天。

多柔比星：25mg/m²，或表柔比星 40mg/m²，iv gtt，第 1，15 天。

长春碱：6mg/m²，iv，第 1，15 天（年龄≥50 岁，第 3 周期为 4mg/m²）。

长春新碱：1.4mg/m²（单次最大≤2mg），iv，第 8，22 天（年龄≥50 岁，第 3 周期为 1mg/m²）。

博来霉素：5mg/m²，iv gtt，第 8、22 天。

依托泊苷：60mg/m²，iv gtt，第 15、16 天。

泼尼松：40mg/m²，po，qod，第 1~10 周，第 10 周起开始逐渐减量，隔日减 10mg。

每 28 天重复 1 次。

注：①I 期 A 结节性淋巴细胞为主型霍奇金淋巴瘤推荐仅给予受累部位放疗；②预后良好的早期霍奇金淋巴瘤：推荐 2~4 周期 ABVD 方案+受累部位放疗；预后不良的早期霍奇金淋巴瘤：BEACOPP 加强方案 2 周期+2 周期 ABVD 方案+受累部位放疗，或者 4~6 周期 ABVD 方案+受累部位放疗；进展期（晚期）霍奇金淋巴瘤：6~8 周期 ABVD 方案，或者 4 周期 BEA-COPP 加强方案+4 周期 BEACOPP 标准方案，根据患者情况决定是否进行放疗（放疗请参考相关途径）。

2. 抗感染及对症支持治疗。

注：同时合并乙型肝炎及丙型肝炎患者需在传染科医师指导下进行化疗。

3. 化疗期间监测血常规及肝肾功能变化，监测化疗相关不良反应并及时给予处理。

4. 化疗期间注意药物性肺损伤发生。

> **释义**
>
> ■ABVD 方案治疗患者鼓励按时治疗，不推荐因血液学毒性延迟治疗。余见治疗方案选择的释义。

## （九）出院标准

1. 一般情况良好。

2. 没有需要住院处理的并发症和/或合并症。

> **释义**
>
> ■治疗后病情稳定，且无严重不良反应。

## （十）变异及原因分析

1. 治疗中或治疗后有感染、贫血、出血及其他合并症者，进行相关的诊断和治疗，并适当延长住院时间。

2. 若有中枢神经系统症状，建议腰椎穿刺检查，并鞘内注射化疗药物直至脑脊液检查正常，同时退出此途径，进入相关途径。

3. 年轻高危预后不良、常规治疗反应不佳、疾病进展或复发需要选择其他治疗的患者退出路径，进入相关路径。

> **释义**
>
> ■ 微小变异：因为医院检验项目的及时性未保证，不能按照要求完成检查；因为节假日不能按照要求完成检查；患者不愿配合完成相应检查，短期不愿按照要求出院随诊。
>
> ■ 重大变异：因基础疾病需要进一步诊断和治疗；因各种原因需要其他治疗措施；医院与患者或家属发生医疗纠纷，患者要求离院或转院；不愿按照要求出院随诊而导致入院时间明显延长。

### 五、霍奇金淋巴瘤临床路径给药方案

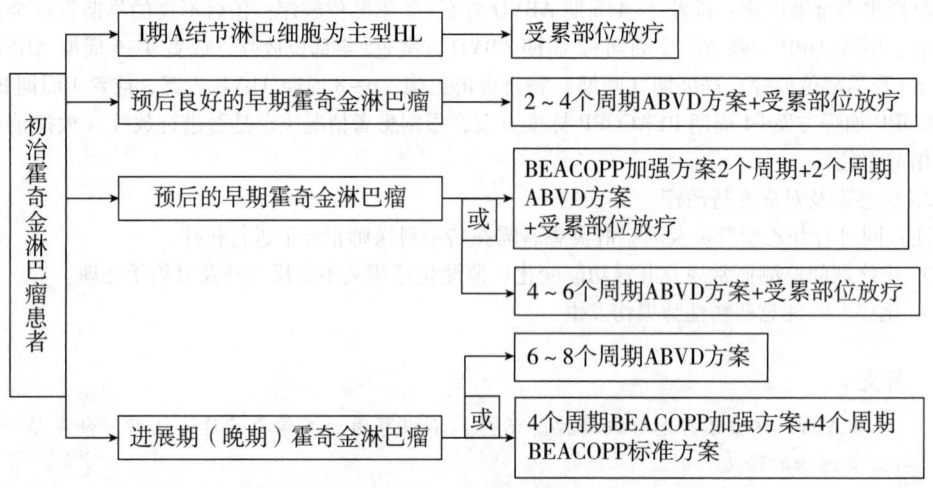

注：进展期（晚期）霍奇金淋巴瘤患者，需根据患者情况决定是否放疗。

【用药选择】

1. Ⅰ期 A 结节性淋巴细胞为主型 HL（NLPHL）预后良好，肿瘤切除后，即使不进行后续治疗，5 年和 10 年总生存率也可分别高达 93% 和 80%。目前一般认为对于此类患者，采用局限野和小剂量放疗能够进一步改善患者的预后，不推荐对此类患者进行全身化疗。

2. 根据临床分期及是否存在危险因素，将霍奇金淋巴瘤患者分为三组：预后良好的早期霍奇金淋巴瘤，预后不良的早期霍奇金淋巴瘤，进展期（晚期）霍奇金淋巴瘤。针对各组患者，都有临床试验协助确定其适宜的治疗方案。例如，针对预后良好的早期霍奇金淋巴瘤患者，推荐使用联合化疗+受累部位放疗的治疗策略。基于这些临床研究结果以及国内药物的可获得性，本临床路径推荐选择前述用药方案。

3. 进展期（晚期）霍奇金淋巴瘤患者在化疗诱导后进行巩固性放疗的作用仍存在争议：初始化疗基础上添加放疗似乎对总体生存率无影响。一般认为，对于那些初始没有体积较大病灶、采用 ABVD 等联合化疗方案能够缓解的患者，放疗可能并无获益。即使对于初始纵隔有

大体积病变（＞10cm 或＞1/3 胸部直径）的患者，是否应行巩固性放疗，目前仍无定论。临床医师在决策时，需综合考虑患者的人口学特点、疾病特点、既往放疗史、计划放疗野的大小/部位等因素。

【药学提示】

1. ABVD 方案是霍奇金淋巴瘤患者常用的标准方案，该方案每 14 天给药 1 次，28 天为 1 个周期。该方案可引起急性和长期毒性反应。常见的严重急性毒性反应包括中性粒细胞减少、恶心呕吐和脱发。治疗过程中可考虑使用止吐药物辅助。不过 ABVD 方案后严重感染、贫血和血小板减少的情况并不太常见。另外，博来霉素可引起发热、类过敏反应，可在用药前使用地塞米松。除急性毒性外，ABVD 方案还存在长期毒性，包括：博来霉素相关肺毒性和多柔比星（或表柔比星）相关心脏毒性。最后，ABVD 对患者的生育力影响相对较小，相当部分患者能够保留生育力。

2. BEACOPP 方案是 GHSG（德国霍奇金淋巴瘤研究组）研发的方案，相比于 ABVD 方案，目前有研究认为 BEACOPP 方案能够延长患者的无进展生存期，而且在风险高的患者中优势更明显。不过该方案的治疗相关毒性较 ABVD 严重，常见的并发症包括骨髓抑制、感染、恶心、脱发、继发恶性肿瘤和影响生育力。相比于标准 BEACOPP，BEACOPP 加强方案的毒性更大，目前临床上已较少使用。

【注意事项】

1. 博来霉素诱发的肺毒性反应发生率可能较高（有报道可达 20%～30%），可在治疗过程中（急性）或治疗后 6 月内（亚急性）发生，也可在治疗 6 个月以上出现临床表现。博来霉素诱导的肺毒性反应症状和体征包括干咳、呼吸困难、胸痛、发热、呼吸过速、肺部啰音等。肺毒性反应主要有四种形式：亚急性进行性肺纤维化、过敏性肺炎、机化性肺炎以及快速输注期间的急性胸痛综合征。一旦出现肺毒性，会显著降低患者的生存率，是患者预后不良的重要预测因素。因此，治疗期间应该在基线时进行肺功能评估（包括一氧化碳弥散量），并在治疗过程中定期复查。糖皮质激素对治疗博来霉素相关的肺损伤有效。

2. BEACOPP 方案毒性大，在老年人中尤其明显。有研究表明，66～75 岁患者使用 BEACOPP，治疗相关死亡率可高达 21%。故对于老年患者，使用该方案需十分慎重。

## 六、霍奇金淋巴瘤护理规范

1. 化疗时护理：治疗前使用止吐药物，治疗中警惕过敏反应。叮嘱患者正确饮食，保持口腔卫生，勤喝水，降低便秘发生率。注意观察患者的睡眠、血糖、血压变化情况。

2. 化疗后护理：护理人员对患者被访次数和人数进行限制，病房每天应通过紫外线进行消毒，保持房间卫生和空气流通，同时叮嘱患者注意个人卫生，并遵医嘱使用相关药物，如果发生出血状况，要减少患者运动量，防止出血再次发生。

3. 心理护理：向患者讲解化疗方案中药物疗效及可能出现的不良反应，向其解释不良反应可以通过干预，克服和预防。鼓励沟通，帮助患者建立信心，克服恐惧。

## 七、霍奇金淋巴瘤营养治疗规范

1. 给予高热量、高蛋白、易消化的食物。若治疗期间胃纳不佳，可鼓励少量多餐。血糖波动明显的患者，减少含糖量高的点心和水果（如西瓜，桃子等）摄入。

2. 注意食物的新鲜洁净。不进生冷食物，食物皆煮熟煮透，当餐当食，特别是春夏季节，不食用过夜饭菜。避免食用容易引起过敏的食物。

3. 骨髓抑制，血小板减少期间，避免食用含骨头，鱼刺等锐利易致口腔出血部分的食物，以软质饮食为主。

4. 尽量偏向患者平素饮食习惯，以减少对疾病焦虑恐慌，改善心情。

**八、霍奇金淋巴瘤患者健康宣教**

1. 保持个人清洁卫生，少前往人群密集的公共场所，出院期间减少亲友访视聚集。

2. 饮食清淡，可少量多餐，宜食用高热量、高蛋白、易消化食物，忌食生食。

3. 定期规律化疗，若有不适，可以和主诊医师商量方案调整，而不要自行停药。化疗期间密切随访血象和肝肾功能，并定期监测肺功能和心脏功能。

4. 若有深静脉置管，注意静脉置管的护理随访。

5. 目前该病经规范治疗后有较大治愈希望，帮助患者树立对治疗的信心，保持心情舒畅。

## 九、推荐表单

### （一）医师表单

#### 霍奇金淋巴瘤临床路径医师表单

适用对象：第一诊断为新确诊的霍奇金淋巴瘤（ICD-10：C81）

| 患者姓名： | | 性别： 年龄： | 门诊号： | 住院号： |
|---|---|---|---|---|
| 住院日期： 年 月 日 | | 出院日期： 年 月 日 | | 标准住院日：14 天内 |

| 时间 | 住院第 1~2 天 | 住院第 3~4 天 |
|---|---|---|
| 主要诊疗工作 | □ 询问病史及体格检查<br>□ 完成病历书写<br>□ 开实验室检查单及影像学检查单<br>□ 病情告知，必要时向患者家属告知病重或病危，并签署病重或病危通知书<br>□ 需要时签署输血同意书、骨髓穿刺同意书、静脉置管同意书<br>□ 上级医师查房并记录 | □ 上级医师查房<br>□ 完成必要的影像学检查<br>□ 完成必要的相关科室会诊<br>□ 完成病变淋巴结或淋巴组织活检<br>□ 完成骨髓涂片、流式细胞术及活检，完成静脉插管<br>□ 完成病程记录<br>□ 支持对症治疗并确定化疗方案 |
| 重点医嘱 | **长期医嘱**<br>□ 护理常规<br>□ 一级护理<br>□ 饮食<br>□ 抗菌药物（必要时）<br>□ 其他医嘱<br>**临时医嘱**<br>□ 血常规、尿常规、粪便常规、大便隐血<br>□ 病原微生物培养及病毒学检测：EB 病毒、乙型肝炎病毒、丙型肝炎病毒、HIV 及梅毒抗体等<br>□ 肝肾功能、LDH、电解质、血型、凝血功能等，必要时免疫球蛋白等<br>□ 影像学检查：胸、腹 CT，淋巴结 B 超、盆腔 B 超、心电图，必要时进行 MRI、骨扫描、全身 PET-CT 检查、超声心动或肺功能检测<br>□ 血气分析（必要时）<br>□ 输血医嘱<br>□ 其他医嘱 | **长期医嘱**<br>□ 患者既往基础用药<br>□ 缓解症状所用药物<br>□ 抗菌药物（必要时）<br>□ 其他医嘱<br>**临时医嘱**<br>□ 骨髓穿刺，骨髓形态学、骨髓流式细胞术、骨髓活检<br>□ 脑脊液常规细胞检查、免疫分型<br>□ 输血医嘱（必要时）<br>□ 静脉置管术及护理<br>□ 其他医嘱<br>□ 完成病变淋巴结或组织活检及病理检查 |
| 病情变异记录 | □ 无 □ 有，原因：<br>1.<br>2. | □ 无 □ 有，原因：<br>1.<br>2. |
| 医师签名 | | |

| 时间 | 住院第 5~8 天 |
|---|---|
| 主要诊疗工作 | □ 上级医师查房，制定化疗方案<br>□ 患者或患者家属签署化疗知情同意书（委托书）<br>□ 化疗<br>□ 重要脏器功能保护<br>□ 止吐<br>□ 对症支持<br>□ 住院医师完成病程记录 |
| 重点医嘱 | **长期医嘱**<br>化疗医嘱（以下方案选一，根据体表面积计算，可依据患者一般状况酌减）<br>□ ABVD 方案（每 28 天 1 个疗程）<br>　多柔比星：25mg/m$^2$，或表柔比星 40mg/m$^2$，iv gtt，第 1、15 天；博来霉素：10mg/m$^2$（一般 ≤ 15mg），iv gtt，第 1、15 天<br>　长春新碱：1.4mg/m$^2$（最大 2mg），iv，第 1、15 天；达卡巴嗪：375mg/m$^2$，iv gtt，第 1、15 天<br>□ BEACOPP 方案（每 21 天 1 个疗程，＊为剂量加强方案）<br>　环磷酰胺：600mg（1200mg＊）/m$^2$，iv gtt，第 1 天<br>　多柔比星：25mg（35mg＊）/m$^2$，或表柔比星 40mg/m$^2$，iv gtt，第 1 天<br>　依托泊苷：100mg（200mg＊）/m$^2$，iv gtt，第 1~3 天<br>　甲基苄肼：100mg/m$^2$，po，第 1~7 天<br>　博来霉素：10mg/m$^2$（一般 ≤15mg），iv gtt，第 8 天<br>　长春新碱：1.4mg/m$^2$（最大 2mg），iv，第 8 天<br>　泼尼松：40mg/m$^2$，po，第 1~14 天<br>□ 补液治疗（碱化、水化）<br>□ 止吐、保肝、护胃、抗感染等医嘱<br>□ 其他医嘱<br>**临时医嘱**<br>□ 输血医嘱（必要时）　　　　　　□ 心电监测<br>□ 血常规　　　　　　　　　　　　□ 血培养（高热时）<br>□ 静脉插管维护、换药　　　　　　□ 其他医嘱 |
| 病情变异记录 | □ 无　□ 有，原因：<br>1.<br>2. |
| 医师签名 | |

| 时间 | 住院第 9 天 | 住院第 10 天<br>（出院日） |
|---|---|---|
| 主要诊疗工作 | □ 上级医师查房，注意病情变化<br>□ 住院医师完成常规病历书写<br>□ 复查血常规<br>□ 注意观察体温、脉搏、呼吸、血压、体重等<br>□ 成分输血、抗感染等支持治疗（必要时）<br>□ 造血生长因子（必要时） | □ 上级医师查房，确定有无并发症情况，明确是否出院<br>□ 完成出院记录、病案首页、出院证明书等<br>□ 向患者交代出院后的注意事项，如返院复诊的时间、地点、发生紧急情况时的处理及相关医师联系方式等 |
| 重点医嘱 | **长期医嘱**<br>□ 洁净饮食<br>□ 抗感染等支持治疗<br>□ 其他医嘱<br>**临时医嘱**<br>□ 血常规、尿常规、粪便常规（必要时）<br>□ 肝肾功能、电解质<br>□ 输血医嘱（必要时）<br>□ G-CSF 5μg/(kg·d)（必要时）<br>□ 影像学检查（必要时）<br>□ 血培养（高热时）<br>□ 其他医嘱 | **出院医嘱**<br>□ 出院带药<br>□ 定期门诊随访<br>□ 监测血常规、肝肾功能、电解质<br>□ 静脉插管维护、换药 |
| 病情变异记录 | □ 无 □ 有，原因：<br>1.<br>2. | □ 无 □ 有，原因：<br>1.<br>2. |
| 医师签名 | | |

（二）护士表单

## 霍奇金淋巴瘤临床路径护士表单

适用对象：第一诊断为新确诊的霍奇金淋巴瘤（ICD-10：C81）

| 患者姓名： | 性别： | 年龄： | 门诊号： | 住院号： |

| 住院日期： 年 月 日 | 出院日期： 年 月 日 | 标准住院日：14 天内 |

| 时间 | 住院第 1~2 天 | 住院第 3~4 天 |
|---|---|---|
| 健康宣教 | □ 介绍病区环境、制度、主任、护士长、主管医师、责任护士<br>□ 贵重物品妥善保管<br>□ 介绍病房设施及其使用方法 | □ 主管护士与患者沟通，了解并指导心理应对<br>□ 宣教疾病知识、用药知识及特殊检查操作过程<br>□ 告知检查及操作前后饮食、活动及探视注意事项及应对方式 |
| 护理处置 | □ 监测生命体征，及时处理，入院护理评估<br>□ 核对患者姓名，佩戴腕带<br>□ 建立入院护理病历<br>□ 卫生处置：修剪指（趾）甲，剃胡须、沐浴，更换清洁衣物 | □ 密切观察病情变化，发现问题及时通知医师，遵医嘱给予对症处理<br>□ 协助医师完成各项检查化验 |
| 基础护理 | □ 一级护理<br>□ 晨晚间护理<br>□ 患者安全管理 | □ 一级护理<br>□ 晨晚间护理<br>□ 患者安全管理 |
| 专科护理 | □ 护理查体<br>□ 记录体重、24 小时尿量<br>□ 需要时填写跌倒及压疮防范表<br>□ 需要时请家属陪护<br>□ 心理护理 | □ 遵医嘱完成相关检查<br>□ 监测生命体征<br>□ 心理护理<br>□ 遵医嘱正确给药<br>□ 密切观察各种药物作用和不良反应 |
| 重点医嘱 | □ 详见医嘱执行单 | □ 详见医嘱执行单 |
| 病情变异记录 | □ 无 □ 有，原因：<br>1.<br>2. | □ 无 □ 有，原因：<br>1.<br>2. |
| 护士签名 | | |

| 时间 | 住院第5~8天 | 住院第9天 | 住院第10天（出院日） |
|---|---|---|---|
| 健康宣教 | □ 主管护士与患者沟通，了解并指导心理应对<br>□ 宣教疾病知识、用药知识及特殊检查操作过程<br>□ 告知检查及操作前后饮食、活动及探视注意事项及应对方式 | □ 主管护士与患者沟通，了解并指导心理应对<br>□ 宣教疾病知识、用药知识及特殊检查操作过程<br>□ 告知检查及操作前后饮食、活动及探视注意事项及应对方式 | □ 康复和锻炼<br>□ 定时复查<br>□ 出院带药服用方法<br>□ 饮食休息等注意事项指导<br>□ 讲解增强体质的方法，减少感染的机会 |
| 护理处置 | □ 保证静脉通畅，无外渗<br>□ 密切观察病情变化，发现问题及时通知医师，遵医嘱给予对症处理<br>□ 遵医嘱正确使用化疗药物<br>□ 协助医师完成各项检查化验 | □ 保证静脉通畅，无外渗<br>□ 密切观察病情变化，发现问题及时通知医师，遵医嘱给予对症处理<br>□ 遵医嘱正确使用化疗药物<br>□ 协助医师完成各项检查化验 | □ 办理出院手续<br>□ 书写出院小结 |
| 基础护理 | □ 一级护理<br>□ 晨晚间护理<br>□ 患者安全管理 | □ 一级护理<br>□ 晨晚间护理<br>□ 患者安全管理 | □ 一级护理<br>□ 晨晚间护理<br>□ 患者安全管理 |
| 专科护理 | □ 遵医嘱完成相关检查<br>□ 监测生命体征<br>□ 心理与生活护理<br>□ 遵医嘱正确给药<br>□ 密切观察各种药物作用和不良反应<br>□ 嘱患者多饮水 | □ 遵医嘱完成相关检查<br>□ 监测生命体征<br>□ 心理与生活护理<br>□ 遵医嘱正确给药<br>□ 密切观察各种药物作用和不良反应<br>□ 嘱患者多饮水 | □ 病情观察：评估患者生命体征<br>□ 心理护理 |
| 重点医嘱 | □ 详见医嘱执行单 | □ 详见医嘱执行单 | □ 详见医嘱执行单 |
| 病情变异记录 | □ 无　□ 有，原因：<br>1.<br>2. | □ 无　□ 有，原因：<br>1.<br>2. | □ 无　□ 有，原因：<br>1.<br>2. |
| 护士签名 | | | |

## （三）患者表单

### 霍奇金淋巴瘤临床路径患者表单

适用对象：第一诊断为新确诊的霍奇金淋巴瘤（ICD-10：C81）

| 患者姓名： | | 性别： | 年龄： | 门诊号： | 住院号： |
|---|---|---|---|---|---|
| 住院日期： 年 月 日 | | 出院日期： 年 月 日 | | | 标准住院日：14 天内 |

| 时间 | 住院第 1~2 天 | 住院第 3~4 天 |
|---|---|---|
| 医患配合 | □ 配合询问病史、收集资料，请务必详细告知既往史、用药史、过敏史<br>□ 配合进行体格检查<br>□ 有任何不适告知医师<br>□ 配合完善相关检查、化验 | □ 配合完善相关检查、化验，如骨髓穿刺、活检等<br>□ 必要时接受静脉插管等<br>□ 医师向患者及家属介绍病情，如有异常检查结果需进一步检查<br>□ 配合用药及治疗<br>□ 有任何不适告知医师 |
| 护患配合 | □ 配合测量体温、脉搏、呼吸、血压、血氧饱和度、体重<br>□ 配合完成入院护理评估单（简单询问病史、过敏史、用药史）<br>□ 接受入院宣教（环境介绍、病室规定、订餐制度、贵重物品保管等）<br>□ 有任何不适告知护士 | □ 配合测量体温、脉搏、呼吸，询问每日二便情况<br>□ 接受相关化验检查宣教，正确留取标本，配合检查<br>□ 有任何不适告知护士<br>□ 接受输液、服药治疗<br>□ 注意活动安全，避免坠床或跌倒<br>□ 配合执行探视及陪护<br>□ 接受疾病及用药等相关知识指导 |
| 饮食 | □ 普通饮食<br>□ 可根据病情调整 | □ 普通饮食<br>□ 可根据病情调整 |
| 排泄 | □ 正常排尿便 | □ 正常排尿便 |
| 活动 | □ 适度活动 | □ 适度活动 |

| 时间 | 住院第5~8天 | 住院第9天 | 住院第10天<br>（出院日） |
|---|---|---|---|
| 医患配合 | □ 配合完善相关检查、化验<br>□ 医师向患者及家属介绍病情，如有异常检查结果需进一步检查；签署化疗知情同意书<br>□ 配合用药及治疗<br>□ 配合医师调整用药<br>□ 有任何不适告知医师 | □ 配合完善相关检查、化验<br>□ 医师向患者及家属介绍病情，如有异常检查结果需进一步检查<br>□ 配合用药及治疗<br>□ 配合医师调整用药<br>□ 有任何不适告知医师 | □ 接受出院前指导<br>□ 知道复查程序<br>□ 获取出院诊断书 |
| 护患配合 | □ 配合测量体温、脉搏、呼吸，询问每日二便情况<br>□ 接受相关化验检查宣教，正确留取标本，配合检查<br>□ 有任何不适告知护士<br>□ 接受输液、服药治疗<br>□ 注意活动安全，避免坠床或跌倒<br>□ 配合执行探视及陪护<br>□ 接受疾病及用药等相关知识指导 | □ 配合测量体温、脉搏、呼吸，询问每日二便情况<br>□ 接受相关化验检查宣教，正确留取标本，配合检查<br>□ 有任何不适告知护士<br>□ 接受输液、服药治疗<br>□ 注意活动安全，避免坠床或跌倒<br>□ 配合执行探视及陪护<br>□ 接受疾病及用药等相关知识指导 | □ 接受出院宣教<br>□ 办理出院手续<br>□ 获取出院带药<br>□ 知道服药方法、作用、注意事项<br>□ 知道复印病历方法 |
| 饮食 | □ 普通饮食<br>□ 多饮水<br>□ 可根据病情调整 | □ 普通饮食<br>□ 多饮水<br>□ 可根据病情调整 | □ 普通饮食<br>□ 可根据病情调整 |
| 排泄 | □ 正常排尿便 | □ 正常排尿便 | □ 正常排尿便 |
| 活动 | □ 适度活动 | □ 适度活动 | □ 适度活动 |

**附：原表单（2016年版）**

## 霍奇金淋巴瘤（初治）临床路径表单

适用对象：第一诊断为新确诊的霍奇金淋巴瘤（ICD-10：C81）

| 患者姓名： | | 性别： | 年龄： | 门诊号： | 住院号： |
|---|---|---|---|---|---|
| 住院日期： | 年 月 日 | 出院日期： | 年 月 日 | | 标准住院日：14天内 |

| 时间 | 住院第1~2天 | 住院第3~4天 |
|---|---|---|
| 主要诊疗工作 | □ 询问病史及体格检查<br>□ 完成病历书写<br>□ 开实验室检查单及影像学检查单<br>□ 病情告知，必要时向患者家属告知病重或病危，并签署病重或病危通知书<br>□ 如果需要签署输血同意书、骨髓穿刺同意书、静脉置管同意书<br>□ 上级医师查房并记录 | □ 上级医师查房<br>□ 完成必要的影像学检查<br>□ 完成必要的相关科室会诊<br>□ 完成病变淋巴结或淋巴组织活检<br>□ 完成骨髓涂片、流式及活检，完成静脉插管<br>□ 完成病程记录<br>□ 支持对症治疗并确定化疗方案和日期 |
| 重点医嘱 | **长期医嘱**<br>□ 护理常规<br>□ 二级护理<br>□ 饮食<br>□ 抗菌药物（必要时）<br>□ 其他医嘱<br>**临时医嘱**<br>□ 血常规、尿常规、粪便常规、大便隐血<br>□ 病原微生物培养及病毒学检测：EB病毒、乙型肝炎病毒、丙型肝炎病毒、HIV及梅毒抗体等<br>□ 肝肾功能、LDH、电解质、血型、凝血功能等，必要时免疫球蛋白等<br>□ 影像学检查：胸、腹CT、淋巴结B超、盆腔B超、心电图，必要时进行MRI、骨扫描、全身PET-CT检查、超声心动或肺功能检测<br>□ 血气分析（必要时）<br>□ 输血医嘱<br>□ 其他医嘱 | **长期医嘱**<br>□ 患者既往基础用药<br>□ 缓解症状所用药物<br>□ 抗菌药物（必要时）<br>□ 其他医嘱<br>**临时医嘱**<br>□ 骨髓穿刺，骨髓形态学、骨髓流式细胞术、骨髓活检<br>□ 腰椎穿刺及脑脊液常规细胞检查、免疫分型<br>□ 输血医嘱（必要时）<br>□ 静脉置管术及护理<br>□ 其他医嘱<br>□ 完成病变淋巴结或组织活检及病理检查 |
| 主要护理工作 | □ 介绍病房环境、设施和设备<br>□ 入院护理评估 | □ 宣教（淋巴瘤知识） |
| 病情变异记录 | □ 无 □ 有，原因：<br>1.<br>2. | □ 无 □ 有，原因：<br>1.<br>2. |
| 护士签名 | | |
| 医师签名 | | |

| 时间 | 住院第 5~8 天 |
|------|--------------|
| 主要诊疗工作 | □ 上级医师查房，制订化疗方案<br>□ 患者或患者家属签署化疗知情同意书（委托书）<br>□ 化疗<br>□ 重要脏器功能保护<br>□ 止吐<br>□ 对症支持<br>□ 住院医师完成病程记录 |
| 重点医嘱 | **长期医嘱**<br>**化疗医嘱（以下方案选一，根据体表面积计算，可依据患者一般状况酌减）**<br>□ ABVD 方案（每 28 天 1 个疗程）<br>　多柔比星：25mg/m²，或表柔比星 40mg/m²，iv gtt，第 1、15 天；博来霉素：10mg/m²（一般 ≤15mg），im，第 1、15 天<br>　长春新碱：1.4mg/m²（最大 2mg），iv，第 1、15 天；达卡巴嗪：375 mg/m²，iv gtt，第 1、15 天<br>□ BEACOPP 方案（每 21 天 1 个疗程，＊为剂量加强方案）<br>　环磷酰胺：600mg（1200mg＊）/m²，iv gtt，第 1 天<br>　多柔比星：25mg（35mg＊）/m²，或表柔比星 40mg/m²，iv gtt，第 1 天<br>　依托泊苷：100mg（200mg＊）/m²，ivgtt，第 1~3 天<br>　甲基苄肼：100mg/m²，po，第 1~7 天<br>　博来霉素：10mg/m²（一般≤15mg），im，第 8 天<br>　长春新碱：1.4mg/m²（最大 2mg），iv，第 8 天<br>　泼尼松：40mg/m²，po，第 1~14 天<br>□ 补液治疗（碱化、水化）<br>□ 止吐、保肝、抗感染等医嘱<br>□ 其他医嘱<br>**临时医嘱**<br>□ 输血医嘱（必要时）　　　□ 心电监测<br>□ 血常规　　　　　　　　　□ 血培养（高热时）<br>□ 静脉插管维护、换药　　　□ 其他医嘱 |
| 主要护理工作 | □ 观察患者病情变化<br>□ 心理与生活护理<br>□ 化疗期间嘱患者多饮水 |
| 病情变异记录 | □ 无　□ 有，原因：<br>1.<br>2. |
| 护士签名 | |
| 医师签名 | |

| 时间 | 住院第 9 天 | 住院第 10 天<br>（出院日） |
|---|---|---|
| 主要诊疗工作 | □ 上级医师查房，注意病情变化<br>□ 住院医师完成常规病历书写<br>□ 复查血常规<br>□ 注意观察体温、脉搏、呼吸、血压、体重等<br>□ 成分输血、抗感染等支持治疗（必要时）<br>□ 造血生长因子（必要时） | □ 上级医师查房，确定有无并发症情况，明确是否出院<br>□ 完成出院记录、病案首页、出院证明书等<br>□ 向患者交代出院后的注意事项，如返院复诊的时间、地点、发生紧急情况时的处理及相关医师联系方式等 |
| 重点医嘱 | **长期医嘱**<br>□ 洁净饮食<br>□ 抗感染等支持治疗<br>□ 其他医嘱<br>**临时医嘱**<br>□ 血常规、尿常规、粪便常规（必要时）<br>□ 肝肾功能、电解质<br>□ 输血医嘱（必要时）<br>□ G-CSF 5μg/(kg·d)（必要时）<br>□ 影像学检查（必要时）<br>□ 血培养（高热时）<br>□ 其他医嘱 | **出院医嘱**<br>□ 出院带药<br>□ 定期门诊随访<br>□ 监测血常规、肝肾功能、电解质<br>□ 静脉插管维护、换药 |
| 主要护理工作 | □ 观察患者情况<br>□ 心理与生活护理<br>□ 化疗期间嘱患者多饮水 | □ 指导患者办理出院手续 |
| 病情变异记录 | □ 无　□ 有，原因：<br>1.<br>2. | □ 无　□ 有，原因：<br>1.<br>2. |
| 护士签名 | | |
| 医师签名 | | |

# 第二十四章

# 伯基特淋巴瘤临床路径释义

## 【医疗质量控制指标】

指标一、诊断需结合临床表现、实验室检查和病理学检查，尽快获得病理确诊尤其重要。

指标二、掌握分期和危险度分级，尤其注意针对中枢神经系统肿瘤受累的评估和防治。

指标三、控制药物治疗相关的不良反应，尤其是肿瘤溶解综合征的预防和处理。

## 一、伯基特淋巴瘤编码

1. 原编码：

疾病名称及编码：伯基特淋巴瘤（ICD-10：C83.701，M9687/3）

2. 修改后编码：

疾病名称及编码：伯基特淋巴瘤（ICD-10：C83.7，M9687/3）

## 二、临床路径检索方法

C83.7+M9687/3

## 三、国家医疗保障疾病诊断相关分组（CHS-DRG）

MDCR 骨髓增生疾病和功能障碍，低分化肿瘤

RS1 淋巴瘤及其他类型白血病

## 四、伯基特淋巴瘤临床路径标准住院流程

### （一）适用对象

第一诊断为伯基特淋巴瘤（ICD-10：C83.701，M9687/3）。

> ### 释义
>
> ■ 伯基特淋巴瘤（Burkitt lymphoma，BL）最早由 Dennis Burkitt 于 1958 年报道，是一种高度侵袭性的 B 细胞非霍奇金淋巴瘤，可能起源于早期生发中心 B 细胞，以 8 号染色体上 c-MYC 基因的易位和失调为特征：最典型的易位是 t（8；14）（q24；q32）（约占 80%），其他较为常见的变异型包括 t（8；22）（q24；q11）和 t（2；8）（p12；q24）。该病的确切发病率尚不清楚（可能占全部非霍奇金淋巴瘤的 3%～5%），目前出于流行病学和诊断目的，将伯基特淋巴瘤分为三种不同临床类型：地方性（主要分布于非洲赤道地区）、散发性（非地方性）和免疫缺陷相关性（通常与 HIV 感染有关）。
>
> ■ 地方性 BL 是非洲赤道地区儿童最常见的恶性肿瘤（可占 30%～50%），发病年龄高峰在 4～7 岁，男女比例约 2：1，几乎都与 EB 病毒感染有关，常累及颌面部骨。散发性 BL 是指非洲以外的 BL，主要见于欧美地区，较少累及颌面部骨，以腹部肿块起病多见。免疫缺陷相关性 BL 通常与 HIV 感染有关，或是发生于移植后服用免疫抑制药物的患者。BL 可占艾滋病相关淋巴瘤的 35%～40%。

**（二）诊断及分期依据**

根据《World Health Organization Classification of Tumors. Pathology and Genetic of Tumors of Haematopoietic and Lymphoid Tissue》（2008），《血液病诊断及疗效标准（第4版）》（沈悌、赵永强主编，科学出版社），《NCCN Clinical Practice Guidelines in Oncology：Non-Hodgkin Lymphoma》（version 1，2011）。

1. 临床表现：地方性 BL 非洲高发，常以颌面部骨肿块为首发症状，散发性 BL 多以腹部肿块为首发表现，结外受累及中枢神经系统（CNS）在 BL 多见，注意询问有无头痛、视物模糊等可疑中枢神经系统（CNS）侵犯表现，患者可伴有发热、乏力、出血等症状。

2. 实验室检查：血常规、肝肾功能、电解质、乳酸脱氢酶（LDH）、EBV 血清学。

3. 组织病理检查：肿瘤细胞中等大小，形态相对单一，弥漫浸润生长，"星空现象"和高增殖指数（ki-67＞95%）是其特征。病理免疫组化抗体应包括 sIgM、CD45（LCA）、CD20、CD3、CD10、Ki-67、c-MYC、BCL-2、BCL-6、TdT。组织荧光原位杂交（FISH）检查明确是否存在 c-MYC 异位。

4. 骨髓检查：包括形态学、流式免疫分型、病理及免疫组化，有骨髓侵犯者行染色体核型检查，组织病理 FISH 结果不理想时，可行骨髓细胞 FISH 检测 MYC 异位。

5. 鞘内注射及脑脊液检查：发病时怀疑 CNS 受累者应进行脑脊液检查，包括常规、生化，有条件时行流式免疫分型检测。

6. 影像学检查：颈、胸、腹、盆腔 CT，明确肿瘤侵犯范围。有条件者可直接行 PET-CT 检查。必要时行 MRI 检查。

7. 分期及预后分层：

（1）伯基特淋巴瘤的 Murphy 分期（表40）：

**表40　伯基特淋巴瘤的 Murphy 分期**

| 分期 | | 标准 |
|---|---|---|
| I | | 侵犯单个淋巴结区或单个结外器官（除外纵隔或腹部） |
| | | 侵犯单个结外器官以及区域淋巴结 |
| II | | 在横膈的同侧侵犯两个结外器官 |
| | | 侵犯胃肠道伴或不伴肠系膜淋巴结受累 |
| | IIR | 腹部病变可完全切除 |
| | | 两个结外病变位于横膈两侧 |
| | | 病变位于胸腔内（纵隔、胸膜、胸腺） |
| | | 病变位于脊柱旁或硬膜外 |
| III | | 腹部病变广泛 |
| | | 侵犯2个以上淋巴结区域位于横膈两侧 |
| | IIIA | 局限的、不可切除的腹部病变 |
| | IIIB | 广泛的涉及多个脏器的腹部病变 |
| IV | | 中枢神经系统受累或者骨髓受累（骨髓肿瘤细胞比例＜25%） |

（2）危险度分级：

低危组：LDH 正常，腹部病灶完全切除或者单个腹外病灶直径＜10cm。

高危组：不符合低危判断标准的患者即为高危。

> **释义**
>
> ■ 上述诊断依据及分期标准参照《血液病诊断及疗效标准（第4版）》，2008年WHO诊断标准以及2011年NCCN指南。
>
> ■ 诊断中的临床表现：伯基特淋巴瘤（BL）表现为肿瘤包块生长迅速，肿瘤体积倍增时间很短，并常有自发性肿瘤溶解现象。某些BL患者会出现白血病表现，在2008年WHO诊断和分类标准中，将BL和伯基特白血病视为同一疾病的不同阶段。
>
> ■ 由于伯基特淋巴瘤常有自发肿瘤溶解现象，除前述实验室检查外，对于怀疑肿瘤溶解的患者，需密切监测电解质、肾功能。
>
> ■ 病理检查是诊断伯基特淋巴瘤的关键：BL的形态学特点是弥漫浸润生长、形态相对均一的中等大小的细胞。胞质少、呈嗜碱性，胞核较大，圆或椭圆形，染色质细，常有2~3个明显的核仁，核分裂象多见。肿瘤细胞常见凋亡、坏死。瘤细胞间散在吞噬各种细胞碎屑的巨噬细胞，形成"星空现象"（巨噬细胞吞噬凋亡肿瘤细胞）。典型的免疫表型为$CD10^+$、$CD19^+$、$CD20^+$、$CD22^+$、$BCL-2^+$、$BCL-6^-$。BL肿瘤细胞的增殖比例非常高，接近100%，Ki-67阳性率>95%。BL与8号染色体长臂上c-MYC癌基因位点（8q24）及Ig基因的相关位点发生易位有关。组织荧光原位杂交（FISH）检查明确c-MYC基因易位对于诊断BL有帮助。但有研究表明约5%存在BL其他典型特征的淋巴瘤不存在c-MYC重排。根据2008年WHO分类标准，c-MYC重排并非诊断BL的必要条件。
>
> ■ 临床分期：Murphy分期是儿童非霍奇金淋巴瘤常用的分期系统，伯基特淋巴瘤的分期可借鉴该系统。HIV感染是发生伯基特淋巴瘤的重要危险因素，不过尚无大规模研究确证HIV感染状态是否影响疾病的分期及危险度分层。

### （三）治疗方案的选择

根据《淋巴瘤》（石远凯主编，北京大学医学出版社）、《恶性淋巴瘤（第2版）》（沈志祥、朱雄增主编，人民卫生出版社）、《肿瘤学治疗指南——非霍奇金淋巴瘤NCCN（2015）》。

1. 治疗选择：

（1）低危组：可采用CODOX-M或Hyper-CVAD方案3~4疗程且CR后至少巩固1个疗程；身体状态不佳或老年患者，可采用EPOCH方案3~4疗程且CR后至少巩固1疗程；经济条件许可者建议联合利妥昔单抗治疗。

（2）高危组：可采用CODOX-M/IVAC交替方案共2~3个循环（含4~6个疗程）或Hyper-CVAD/MA交替方案共2~3个循环（含4~6个疗程）；身体状态不佳或老年患者，可采用EPOCH方案4~6个疗程；经济条件许可建议联合利妥昔单抗治疗。

（3）肿瘤溶解综合征的防治：化疗前2~3天开始口服别嘌呤醇，充分水化，化疗期间严密监测电解质和肾功能，高肿瘤负荷的患者可提前给予小剂量预治疗（CTX 200mg/d、3~5天，Pred 1mg/kg、3~5天）。

（4）中枢神经系统（CNS）侵犯的防治：化疗过程中每疗程均行腰椎穿刺及鞘内注射，确诊CNS侵犯者退出本路径。

2. 化疗方案及剂量：

（1）CODOX-M/IVAC±R（AB方案）：

A方案（改良的CODOX-M±R）：

R 375mg/（$m^2$·d），第0天，为预防肿瘤溶解，第1疗程时可推迟应用。

CTX 800mg/（$m^2$·d），第1天；200mg/（$m^2$·d），第2~5天。

ADM 40mg/（m² · d），第 1 天。

VCR 1.5mg/（m² · d），最大 2mg，第 1、8 天。

MTX 3g/（m² · d），第 10 天（第 1 小时输入总量 1/3，剩余 2/3 持续输注 23 小时，输毕 12 小时开始亚叶酸钙解救）。

鞘内注射 Ara-C 50~70mg，第 1、3 天；MTX 10~12mg，第 15 天。

B 方案（IVAC±R）

R 375mg/（m² · d），第 0 天。

IFO 1.5mg/（m² · d），第 1~5 天。

美司钠 360mg/（m² · 次），q3h，第 1~5 天。

VP-16 60mg/（m² · d），第 1~5 天。

Ara-C 2g/（m² · 次），q12h，第 1~2 天。

鞘内注射 MTX 10~12mg，第 5 天。

（2）HyperCVAD/MA±R（AB 方案）：

A 方案（HyperCVAD±R）：

R 375mg/（m² · d），第 0 天，为预防肿瘤溶解，第 1 疗程时可推迟至第 5 天应用。

CTX 300mg/（m² · 次），q12h，每组输注 3 小时，第 1~3 天。

美司钠 600mg/（m² · d），CTX 前 2 小时开始，维持 24 小时，至末次 CTX 后 6 小时结束，第 1~3 天。

VCR 1.4mg/（m² · d），最大 2mg，第 4、11 天。

ADM 50mg/（m² · d），维持 24 小时，第 4 天。

DXM 30~40mg/d，第 1~4、11~14 天。

鞘内注射 MTX 10mg+Ara-C 50mg+DXM 10mg，化疗间歇期，每疗程 2 次。

B 方案（MA±R）：

R 375mg/（m² · d），第 0 天。

MTX 1g/（m² · d），第 1 天（第 1 小时输入总量 1/3，剩余 2/3 持续输注 23 小时，输毕 12 小时开始亚叶酸钙解救）。

Ara-C 2g/（m² · 次），q12h，第 1~2 天。

鞘内注射 MTX 10mg+Ara-C 50mg+DXM 10mg，第 1 天。

（3）EPOCH±R：

R 375mg/（m² · d），第 0 天，为预防肿瘤溶解，第 1 个疗程时可推迟至第 6 天应用。

VP-16 50mg/（m² · d），维持 24 小时，第 1~4 天。

VCR 0.4mg/（m² · d），维持 24 小时，第 1~4 天。

ADM 10mg/（m² · d），维持 24 小时，第 1~4 天。

（VP-16、VCR、ADM 混合配置在一组 500~1000ml NS 中输注）

CTX 750mg/（m² · d），第 5 天（后续美司钠解救 3~4 次）。

Pred 60mg/（m² · 次），po，第 1~5 天。

鞘内注射 MTX 10mg+Ara-C 50mg+DXM 10mg，化疗间歇期，每疗程 2 次

（4）大剂量 MTX 用药后亚叶酸钙解救方法：

1）MTX 使用后监测用药后 24 小时、48 小时、72 小时血浆药物浓度。

2）若 MTX 代谢正常，24 小时血浆药物浓度≤20μmol/L，48 小时浓度≤1μmol/L，72 小时浓度≤0.1μmol/L。

3）MTX 停药后 12 小时开始亚叶酸钙解救。

4）若 24 小时浓度≤20μmol/L，首剂 50mg iv 然后 15mg q6h 共 8 次，直到 MTX 浓度小于 0.1μmol/L；若 24h≥20μmol/L，则 50~100mg q4~6h 直到 MTX 浓度小于 0.05μmol/L。

**释义**

■伯基特淋巴瘤的基本治疗原则是：①强化的、频繁的多药化疗；②联合充分的中枢神经系统预防治疗。后续列举的所有治疗方案都符合这两个原则。

■由于 BL 患者对化疗的反应迅速，且疾病几乎均呈弥漫性，所以放疗在 BL 患者的治疗中作用不大，即使对于局限性 BL 患者也是如此。基于同样的原因，手术仅用于明确病理，并非 BL 的治疗手段。

■相当部分的 BL 患者合并 HIV 病毒感染，此类患者使用前述化疗方案的证据不多。在联合抗病毒治疗的前提下，似乎大部分患者也能耐受 CODOX-M±R 或 EPOCH±R 等方案，并获得较好疗效。

■肿瘤溶解综合征（TLS）是一种肿瘤急症，常发生于高度侵袭性淋巴瘤（特别是伯基特淋巴瘤）开始细胞毒治疗后（也可自行发生），由肿瘤细胞大量溶解而释放大量钾、磷酸盐及核酸而产生。高钾血症是 TLS 最严重的问题，可诱发心律失常导致猝死。此外，核酸分解代谢导致高尿酸血症，以及高磷血症合并肾小管中磷酸钙沉积，可引起急性肾损伤。因此，对于所有伯基特淋巴瘤患者，都需要积极通过补液、碱化、降尿酸等治疗防治 TLS。对于高肿瘤负荷患者，需要提前给予小剂量预化疗，以减少 TLS 风险。在伯基特淋巴瘤治疗过程中，需要密切监测电解质及肾功能。

■伯基特淋巴瘤出现中枢神经系统（CNS）受累的风险高，因此对于诊断时无 CNS 受累的 BL 患者，进行 CNS 预防是非常重要的治疗组成。若不进行 CNS 预防，高达 30%~50%的 BL 患者将出现 CNS 复发，从诊断到复发的中位间隔仅为 5~12 个月。进行 CNS 预防后，该比率能够明显下降（约 6%~11%）。而对于诊断时即有 CNS 受累的患者，需要进一步强化针对 CNS 的治疗，此类患者的治疗暂不在本路径讨论范围内，故不在此展开。

■由于对血脑屏障良好的透过性，大剂量甲氨蝶呤（HD-MTX）是高侵袭性伯基特淋巴瘤治疗方案中不可或缺的一部分，用于治疗和/或预防 CNS 受累。在进行 HD-MTX 治疗前，一方面需要在治疗前进行详细评估（静脉通路、水合状态、尿量、尿 pH、肾功能等）；一方面需要在治疗过程中尽可能避免干扰 MTX 排泄的药物（NSAIDs、胺碘酮、环丙沙星、苯妥英、青霉素等）；最后，在用药后监测 MTX 水平，并根据 MTX 药物浓度调整亚叶酸钙解救剂量，直到药物水平低于 $0.05~0.10\mu mol/L$。

### （四）根据患者的疾病状态选择路径
初治伯基特淋巴瘤临床路径和治疗有效的伯基特淋巴瘤临床路径（附后）。

# 第一节　初治伯基特淋巴瘤临床路径释义

## 一、初治伯基特淋巴瘤临床路径标准住院流程

### （一）标准住院日
30 天内。

> **释义**
>
> ■ 如果患者条件允许，住院时间可以低于上述住院天数。

## （二）进入路径标准

1. 第一诊断必须符合伯基特淋巴瘤疾病编码（ICD-10：C83.701，M9687/3）。
2. 当患者同时具有其他疾病诊断时，但在住院期间不需要特殊处理，也不影响第一诊断的临床路径流程实施时，可以进入路径。

> **释义**
>
> ■ 患者同时具有其他疾病影响第一诊断的临床路径流程实施时均不适合进入临床路径。
>
> ■ 本临床路径仅纳入新诊断、初治的不伴有中枢神经系统浸润的伯基特淋巴瘤患者。

## （三）明确诊断及入院常规检查

3~5 天（指工作日）。

1. 必须的检查项目：
（1）血常规、尿常规、粪便常规。
（2）肝肾功能、LDH、电解质、凝血功能、病毒学（HBV、HCV、EBV、HIV）、血型、输血前检查。
（3）颈、胸、腹、盆部 CT、心电图、腹部 B 超、心脏超声（拟采用蒽环类药物化疗者）。
（4）组织病理检查。
（5）骨髓检查。
2. 根据患者情况可选择的检查项目：
（1）MRI、PET-CT 检查。
（2）脑脊液检查（可疑 CNS 侵犯者）。
（3）发热或疑有某系统感染者应行病原微生物检查。
（4）荧光原位杂交（如 EBER、BCL-2、BCL-6）。
3. 患者及家属签署以下同意书：病重或病危通知书、骨髓穿刺同意书、腰椎穿刺及鞘内注射同意书、化疗知情同意书、输血知情同意书、静脉插管同意书（有条件时）。

> **释义**
>
> ■ 部分检查可以在门诊完成。
>
> ■ 伯基特淋巴瘤首程化疗风险高，有必要签署病重或病危通知书。
>
> ■ 若检查提示中枢神经系统（CNS）受累，则退出本路径。

## （四）化疗前准备

1. 发热患者需鉴别肿瘤热或感染性发热，有明确脏器感染患者应根据感染部位及病原微生物培养结果选用相应抗菌药物。

2. 对于 Hb < 70g/L，PLT < $20\times10^9$/L 或有活动性出血的患者，分别输注浓缩红细胞、单采或多采血小板。

3. 化疗前 2~3 天开始口服别嘌呤醇，适当水化、碱化，预防肿瘤溶解综合征发生。

> **释义**
>
> ■ 伯基特淋巴瘤进展迅速，一旦确诊，应尽快开始治疗。
>
> ■ 别嘌呤醇是一种次黄嘌呤类似物，可竞争性地抑制黄嘌呤氧化酶，阻断次黄嘌呤和黄嘌呤代谢产生尿酸。对于具有发生肿瘤溶解综合征（TLS）风险的伯基特淋巴瘤患者，该药能够有效减少尿酸的生成并降低肾功能不全的发生率。不过用药时需要注意该药可能与多种超敏反应（如血管炎和重症多形红斑）有关。

### （五）化疗开始时间

诊断明确并完善检查后第 1 天。

### （六）化疗方案

可选用下列方案之一进行治疗，高肿瘤负荷的患者给予预治疗。

预治疗：CTX 200mg/d×3~5 天，Pred 1mg/kg×3~5 天。

可选择的化疗方案：CODOX-M±R、HyperCVAD±R、EPOCH±R。

> **释义**
>
> ■ 见治疗方案选择的释义。

### （七）治疗后必须复查的检查项目

治疗后 1~7 天内需频繁监测的项目：血常规、肝肾功能、电解质。

治疗后 21 天内必须复查的项目：

1. 血常规、肝肾功能。
2. 脏器功能评估。
3. 骨髓检查（必要时）。
4. 微小残留病变检测（必要时及有条件时）。

> **释义**
>
> ■ 针对伯基特淋巴瘤的化疗方案强度大、毒性强，治疗期间需密切监测。

### （八）化疗中及化疗后治疗

1. 感染防治：发热患者建议立即进行病原微生物培养并使用抗菌药物，可选用头孢类（或青霉素类）抗炎治疗；3 天后发热不缓解者，可考虑更换碳青霉烯类和/或糖肽类和/或抗真菌药物治疗；有明确脏器感染的患者，应根据感染部位及病原微生物培养结果选用相应抗菌药物。

2. 防治脏器功能损伤：止吐、保肝、水化、碱化、防治尿酸性肾病（别嘌呤醇）、抑酸剂等。

3. 成分输血：适用于 Hb＜80g/L，PLT＜20×10$^9$/L 或有活动性出血的患者，分别输注浓缩红细胞、单采或多采血小板，有心脏基础疾病患者可放宽输注红细胞适应证。

4. 造血生长因子：化疗后中性粒细胞绝对值（ANC）≤1.5×10$^9$/L，可使用粒细胞集落刺激因子（G-CSF）5μg/(kg·d)。

> **释义**
>
> ■ 在对发热患者的抗菌药物选择方面，需要结合患者的中性粒细胞水平以及可疑的感染部位综合决定。对于中性粒细胞缺乏（＜0.5×10$^9$/L）患者的抗菌药物选择，可以参照《粒细胞缺乏伴发热的诊疗指南》（J Clin Oncol，2013，31：794），对于高危患者（例如预期粒细胞缺乏时间＞7 天，发热时正在住院患者等），初始抗菌药物选择需要考虑使用具有抗铜绿假单胞菌活性的 β-内酰胺类抗菌药物（静脉制剂）（例如头孢他啶、头孢吡肟、美罗培南、亚胺培南、哌拉西林-他唑巴坦等）。

### （九）出院标准

1. 一般情况良好。
2. 没有需要住院处理的并发症和/或合并症。

> **释义**
>
> ■ 治疗后病情稳定，且无严重不良反应。

### （十）变异及原因分析

1. 治疗前、中、后有感染、贫血、出血及其他合并症者，需进行相关的诊断和治疗，可能延长住院时间并致费用增加。
2. 若腰椎穿刺后脑脊液检查示存在 CNS 侵犯，退出此路径，进入相关路径。
3. 治疗反应不佳、疾病进展或复发需要选择其他治疗的患者退出路径，进入相关路径。

> **释义**
>
> ■ 微小变异：因为医院检验项目的及时性未保证，不能按照要求完成检查；因为节假日不能按照要求完成检查；患者不愿配合完成相应检查，短期不愿按照要求出院随诊。
>
> ■ 重大变异：因基础疾病需要进一步诊断和治疗；因各种原因需要其他治疗措施；医院与患者或家属发生医疗纠纷，患者要求离院或转院；不愿按照要求出院随诊而导致入院时间明显延长。

**二、初治伯基特淋巴瘤临床路径给药方案**

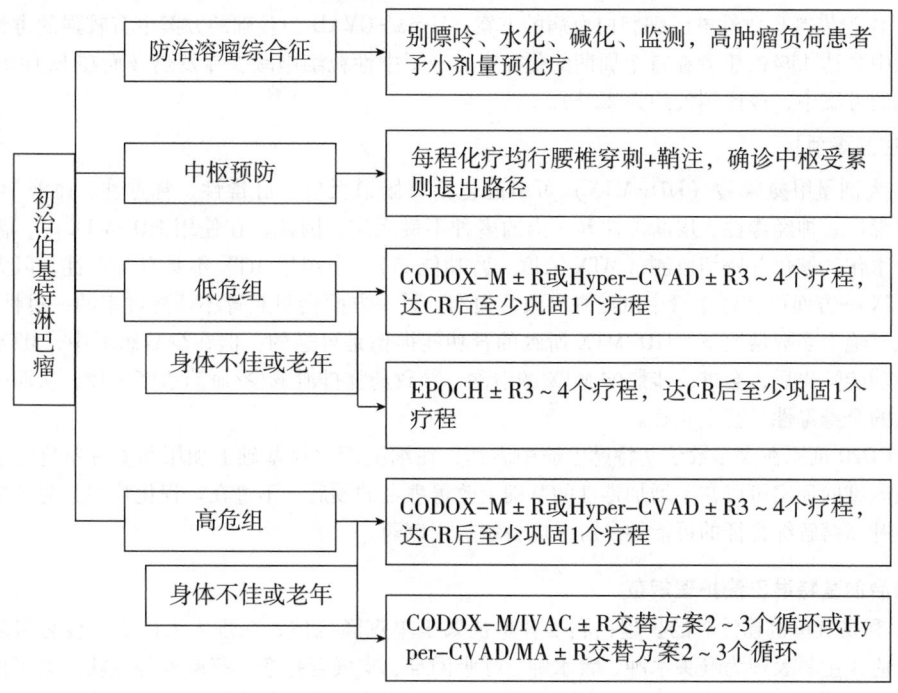

【用药选择】

1. 伯基特淋巴瘤患者需要强化且频繁的多药联合化疗，在其他 B 细胞淋巴瘤中最常用的 CHOP±R 方案已被证实对于 BL 患者强度不足，复发率高。目前成人中较为成熟的针对 BL 的化疗方案主要有三种：①CODOX-M±R 的强化、短程联合化疗；②借鉴急性淋巴细胞白血病的方案如 Hyper-CVAD±R；③EPOCH±R 方案。EPOCH±R 方案强度相对较低，比较适宜那些可能无法耐受更强方案的患者（例如身体状况较差或老年患者）。不过该方案对中枢神经系统的预防作用较弱，有必要联合较为频繁的腰椎穿刺+鞘内注射治疗。

2. CODOX-M/IVAC 方案：也称 Magrath 方案，是最常用于 BL 的化疗方案之一。目前一般采用根据危险度进行治疗选择：低危患者采用 CODOX-M 治疗，高危患者采用 CODOX-M/IVAC 交替方案（经济条件许可者，可考虑联合利妥昔单抗），该方案中的甲氨蝶呤和阿糖胞苷均有较好的穿透血脑屏障的能力。CODOX-M/IVAC 方案毒性大，几乎所有患者都需要住院以及血液制品支持。根据文献报道，采用此种方案，低危患者的 2 年生存率为 82%，高危患者的 2 年生存率为 70%。

3. 相比于 CODOX-M/IVAC 方案，Hyper-CVAD/MA 方案在伯基特淋巴瘤中的使用相对较少。有文献报道，此类方案（联合利妥昔单抗）能够使 86% 的 BL 患者达到完全缓解，3 年的总生存率为 89%。

4. EPOCH±R 的经验主要来自于 AIDs 相关的伯基特淋巴瘤患者，相对于 CODOX-M/IVAC 以及 Hyper-CVAD/MA 方案，该方案毒性较低，适宜于脆性人群，但因为该方案所用药物均无法穿透血脑屏障，故需要配合每疗程两次的鞘内注射治疗。

【药学提示】

1. CODOX-M/IVAC 交替方案毒性较大，根据报道：严重（3/4 级）不良反应常见，包括中性粒细胞减少（100%）、血小板减少（66%）和黏膜炎（42%）等。由于伯基特淋巴瘤进展迅速,很难给患者留出足够的时间进行生育力保留咨询,且后续强化疗方案可能对患者生育能力产生严重损伤,故仅有较少患者在治疗结束后能够保持生育力并成功妊娠。

2. 作为借鉴自急性淋巴细胞白血病的方案,Hyper-CVAD 为基础的方案也有较强的毒性,文献中高达45%的患者在首个周期的化疗中出现了中性粒细胞减少伴发热(而在 EPOCH 为基础的方案中,该比例大约为22%)。

**【注意事项】**

1. 大剂量甲氨蝶呤(HD-MTX)可引起包括胃肠道反应、肝毒性、肾毒性、血液学毒性、肺毒性、神经毒性、皮肤毒性等在内的多种不良反应。因此,在使用 HD-MTX 时,需要充分水化、碱化并密切监测(MTX 浓度、肾功能等)。小剂量 MTX 不具有肾毒性,但大剂量 MTX 一方面可在肾小管中沉淀并导致肾损伤,另一方面会引起肾小球滤过率的一过性下降。虽然绝大多数情况下,HD-MTX 所致的肾功能损伤是可逆的,但在少数患者中,MTX 引起肾功能障碍后,会进一步影响 MTX 的清除,导致药物排泄减少/血药浓度增加,从而引起严重的全身毒性,甚至死亡。

2. CD20 抗原在大多数伯基特淋巴瘤中表达,在细胞毒化疗基础上加用利妥昔单抗已被多项临床试验证实可以在不增加毒性的基础上改善患者的预后。不过在首程化疗中,为了减少发生肿瘤溶解综合征的可能性,可考虑暂缓加用该药。

### 三、初治伯基特淋巴瘤护理规范

1. 利妥昔单抗输注时的护理:利妥昔单抗属于单克隆抗体,在进入人体后,容易引起过敏反应,主要表现为喉头水肿、舌水肿、呼吸困难、支气管痉挛、荨麻疹等症状,为了保证输液安全性,需控制输液速度、量,叮嘱患者不可擅自调动,且告知其擅自调动的危险性。注利妥昔单抗前 30 分钟给予非那根 12.5mg 肌内注射及注射用甲泼尼龙琥珀酸钠 40mg 静脉滴注。应用利妥昔单抗前后均用生理盐水冲管。严格控制输液速度,初始 50ml/h,如无反应,速度可增加至 100ml/h,利妥昔单抗不良反应一般发生在首次输液的 30~120 分钟内,因此在静脉滴注利妥昔单抗时要持续心电监测,最初每小时测血压 1 次,连续测 8 小时。护士每 30 分钟巡回观察,如有异常,及时通知医师。发生畏寒、寒战、发热等过敏反应时,立即暂停输液,吸氧,保暖,给予非那更肌内注射,再用激素,症状缓解后,可以重新开始使用单抗,滴速减半。利妥昔单抗有降低血压的不良反应,故高血压患者使用时应停用降压药。

2. 化疗时护理:治疗前为患者使用中枢止吐药物,防止产生呕吐状况,叮嘱患者正确饮食,保持口腔卫生,勤饮水(尤其是甲氨蝶呤用药期间),降低便秘发生率。注意观察患者的睡眠、血糖、血压变化及皮肤黏膜皮疹及淤斑出现。

3. 化疗后护理:护理人员对患者被访次数和人数进行限制,病房每天应通过紫外线进行消毒,保持房间卫生和空气流通,同时叮嘱患者注意个人卫生,并遵医嘱使用相关药物,如果出现出血状况,要减少患者运动量,防止出血再次发生。

4. 心理护理:向患者讲解化疗方案中药物疗效及可能出现的不良反应,尤其是利妥昔单抗的主要药理作用,向其解释不良反应可以通过干预,克服和预防。鼓励沟通,帮助患者建立信心,克服恐惧。另外,由于伯基特淋巴瘤进展迅速,很难给患者留出足够的时间进行生育力保留咨询,且后续强化疗方案可能对患者生育能力产生严重损伤,所以需要注意年轻未生育患者的心理支持。

### 四、初治伯基特淋巴瘤营养治疗规范

1. 给与高热量、高蛋白、易消化的食物。若治疗期间胃纳不佳,可鼓励少量多餐。血糖波动明显的患者,减少含糖量高的点心和水果(如西瓜,桃子等)摄入。

2. 注意食物的新鲜洁净。不进食生冷食物,食物皆煮熟煮透,当餐当食,特别是春夏季节,

不食用过夜饭菜。避免食用容易引起过敏的食物。

3. 骨髓抑制，血小板减少期间，避免食用含骨头，鱼刺等锐利易致口腔出血部分的食物，以软质饮食为主。

4. 尽量偏向患者平素饮食习惯，以减少对疾病的焦虑恐慌，改善心情。

### 五、初治伯基特淋巴瘤患者健康宣教

1. 保持个人清洁卫生，少前往人群密集的公共场所，出院期间，减少亲友访视聚集，

2. 饮食清谈，可少量多餐，宜进食高热量，高蛋白，易消化，忌食生冷食物。

3. 定期规律化疗，遵医嘱服用化疗药物及相应预防药物（如抗乙肝病毒药物）。若有不适，可以和主诊医师商量后续治疗是否调整，不要自行停药。化疗期间注意观察皮疹，二便，并密切随访血象和肝肾功能。

4. 若有深静脉置管，注意静脉置管的护理随访。

5. 免疫联合治疗可大幅改善了生存率，患者应对治疗树立信心，保持心情舒畅。

## 六、推荐表单

### (一) 医师表单

#### 初治伯基特淋巴瘤临床路径医师表单

适用对象：第一诊断为初治伯基特淋巴瘤（ICD-10：C83.701，M9687/3）
拟行诱导化疗

| 患者姓名： | 性别： 年龄： | 门诊号： | 住院号： |
|---|---|---|---|
| 住院日期： 年 月 日 | 出院日期： 年 月 日 | | 标准住院日：30 天内 |

| 时间 | 住院第1天 | 住院第2~5天 |
|---|---|---|
| 主要诊疗工作 | □ 询问病史及体格检查<br>□ 完成病历书写<br>□ 开实验室检查单<br>□ 根据血象及凝血功能决定是否成分输血<br>□ 对症处理相关并发症向家属告知病重或病危并签署病重或病危通知书（必要时）<br>□ 患者家属签署骨髓穿刺同意书、腰椎穿刺同意书、输血知情同意书、静脉插管同意书（必要时） | □ 上级医师查房<br>□ 完成入院检查<br>□ 淋巴组织活检（常规病理、免疫病理、FISH）<br>□ 骨髓穿刺（骨髓形态学、骨髓活检、免疫分型、染色体检测）<br>□ 根据血象及凝血功能决定是否成分输血<br>□ 对症处理相关并发症<br>□ 完成必要的相关科室会诊<br>□ 完成上级医师查房记录等病历书写<br>□ 确定化疗方案和日期 |
| 重点医嘱 | **长期医嘱**<br>□ 血液病护理常规<br>□ 饮食<br>□ 抗菌药物（必要时）<br>□ 补液治疗（水化、碱化）<br>□ 别嘌呤醇（可选）<br>□ 其他医嘱<br>**临时医嘱**<br>□ 血常规、尿常规、粪便常规<br>□ 肝肾功能、LDH、电解质、血型、凝血功能、输血前检查、免疫球蛋白、血 $\beta_2$-微球蛋白<br>□ 病毒学检测：EBV、HBV-DNA、HCV-RNA（必要时）<br>□ 影像学检查：颈、胸、腹、盆腔 CT，心电图、腹部 B 超，超声心动图（视患者情况而定），MRI（必要时），有条件时全身 PET-CT 检查代替普通 CT<br>□ 病原微生物培养（必要时）<br>□ 输血医嘱（必要时）<br>□ 白细胞单采（必要时）<br>□ 泼尼松（必要时）<br>□ CTX（必要时）<br>□ 其他医嘱 | **长期医嘱**<br>□ 患者既往基础用药<br>□ 抗菌药物（必要时）<br>□ 补液治疗（水化、碱化）<br>□ 别嘌呤醇（可选）<br>□ 其他医嘱<br>**临时医嘱**<br>□ 骨髓穿刺<br>□ 骨髓形态学、骨髓活检、免疫分型、染色体检测<br>□ 淋巴组织活检<br>□ 淋巴组织常规病理、免疫病理、FISH<br>□ 腰椎穿刺、鞘内注射（可疑 CNS 侵犯时）<br>□ 脑脊液常规、生化、流式细胞检测（有条件时）<br>□ 输血医嘱（必要时）<br>□ 白细胞单采（必要时）<br>□ 泼尼松（必要时）<br>□ CTX（必要时）<br>□ 静脉插管术（条件允许时）<br>□ 其他医嘱 |
| 病情变异记录 | □ 无 □ 有，原因：<br>1.<br>2. | □ 无 □ 有，原因：<br>1.<br>2. |
| 医师签名 | | |

| 时间 | 住院第 6~19 天 | 住院第 20~29 天 | 住院第 30 天（出院日） |
|---|---|---|---|
| 主要诊疗工作 | □ 患者家属签署化疗知情同意书<br>□ 上级医师查房，制订化疗方案<br>□ 住院医师完成病程记录<br>□ 化疗<br>□ 重要脏器功能保护<br>□ 止吐 | □ 上级医师查房，注意病情变化<br>□ 住院医师完成常规病历书写<br>□ 复查血常规、电解质<br>□ 注意观察体温、血压、体重等<br>□ 成分输血、抗感染等支持治疗（必要时）<br>□ 造血生长因子（必要时） | □ 上级医师查房，确定有无并发症情况，明确是否出院<br>□ 完成出院记录、病案首页、出院证明书等<br>□ 向患者交代出院后的注意事项，如返院复诊的时间、地点、发生紧急情况时的处理等 |
| 重点医嘱 | **长期医嘱（以下方案选一）**<br>□ 化疗医嘱（以下方案选一）<br>□ 低危组患者可选择的方案：CODOX-M±R，Hyper CVAD±R，EPOCH±R<br>□ 高危组患者可选择的方案：CODOX-M±R，Hyper CVAD±R，EPOCH±R<br>□ 高肿瘤负荷者先给予预治疗<br>□ 别嘌呤醇 0.1g，tid，po<br>□ 补液治疗（碱化、水化）<br>□ 记出入量，监测体重<br>□ 止吐、保肝、抑酸、抗感染等医嘱<br>□ 其他医嘱<br>**临时医嘱**<br>□ 输血医嘱（必要时）<br>□ 心电监测（必要时）<br>□ 根据需要复查血常规、肝肾功能、电解质、凝血功能<br>□ 腰椎穿刺、鞘内注射<br>□ 脑脊液常规、生化、细胞形态（有条件时）<br>□ 影像学检查（必要时）<br>□ 血培养（高热时）<br>□ 病原微生物培养（必要时）<br>□ 静脉插管护理、换药<br>□ 其他医嘱 | **长期医嘱**<br>□ 洁净饮食<br>□ 抗感染等支持治疗<br>□ 其他医嘱<br>**临时医嘱**<br>□ 血常规、尿常规、粪便常规<br>□ 肝肾功能、电解质<br>□ 输血医嘱（必要时）<br>□ G-CSF 5μg/（kg·d）（必要时）<br>□ 影像学检查（必要时）<br>□ 血培养（高热时）<br>□ 病原微生物培养（必要时）<br>□ 静脉插管维护、换药<br>□ 其他医嘱 | **出院医嘱**<br>□ 出院带药<br>□ 出院后注意事项<br>□ 监测血常规、肝肾功能、电解质等<br>□ 下次返院化疗时间 |
| 病情变异记录 | □ 无　□ 有，原因：<br>1.<br>2. | □ 无　□ 有，原因：<br>1.<br>2. | □ 无　□ 有，原因：<br>1.<br>2. |
| 护士签名 | | | |
| 医师签名 | | | |

## （二）护士表单

### 初治伯基特淋巴瘤临床路径护士表单

适用对象：第一诊断为初治伯基特淋巴瘤（ICD-10：C83.701，M9687/3）
　　　　　拟行诱导化疗

| 患者姓名： | 性别： | 年龄： | 门诊号： | 住院号： |
|---|---|---|---|---|
| 住院日期：　　年　月　日 | 出院日期：　　年　月　日 | | 标准住院日：30 天内 | |

| 时间 | 住院第 1 天 | 住院第 2~5 天 |
|---|---|---|
| 健康宣教 | □ 介绍病区环境、制度、主任、护士长、主管医师、责任护士<br>□ 贵重物品妥善保管<br>□ 介绍病房设施及其使用方法 | □ 主管护士与患者沟通，了解并指导心理应对<br>□ 宣教疾病知识、用药知识及特殊检查操作过程<br>□ 告知检查及操作前后饮食、活动及探视注意事项及应对方式 |
| 护理处置 | □ 监测生命体征，及时处理，入院护理评估<br>□ 核对患者姓名，佩戴腕带<br>□ 建立入院护理病历<br>□ 卫生处置：修剪指（趾）甲，剃胡须、沐浴，更换清洁衣物 | □ 密切观察病情变化，发现问题及时通知医师，遵医嘱给予对症处理<br>□ 协助医师完成各项检查化验 |
| 基础护理 | □ 二级护理<br>□ 晨晚间护理<br>□ 患者安全管理 | □ 二级护理<br>□ 晨晚间护理<br>□ 患者安全管理 |
| 专科护理 | □ 护理查体<br>□ 记录体重、24 小时尿量<br>□ 需要时填写跌倒及压疮防范表<br>□ 需要时请家属陪护<br>□ 心理护理 | □ 遵医嘱完成相关检查<br>□ 监测生命体征<br>□ 心理护理<br>□ 遵医嘱正确给药<br>□ 密切观察各种药物作用和不良反应 |
| 重点医嘱 | □ 详见医嘱执行单 | □ 详见医嘱执行单 |
| 病情变异记录 | □ 无　□ 有，原因：<br>1.<br>2. | □ 无　□ 有，原因：<br>1.<br>2. |
| 护士签名 | | |

| 时间 | 住院第 6~19 天 | 住院第 20~29 天 | 住院第 30 天<br>（出院日） |
|---|---|---|---|
| 健康宣教 | □ 主管护士与患者沟通，了解并指导心理应对<br>□ 宣教疾病知识、用药知识及特殊检查操作过程<br>□ 告知检查及操作前后饮食、活动及探视注意事项及应对方式 | □ 主管护士与患者沟通，了解并指导心理应对<br>□ 宣教疾病知识、用药知识及特殊检查操作过程<br>□ 告知检查及操作前后饮食、活动及探视注意事项及应对方式 | □ 康复和锻炼<br>□ 定时复查<br>□ 出院带药服用方法<br>□ 饮食休息等注意事项指导<br>□ 讲解增强体质的方法，减少感染的机会 |
| 护理处置 | □ 保证静脉通畅，无外渗<br>□ 密切观察病情变化，发现问题及时通知医师，遵医嘱给予对症处理<br>□ 遵医嘱正确使用化疗药物<br>□ 协助医师完成各项检查化验 | □ 保证静脉通畅，无外渗<br>□ 密切观察病情变化，发现问题及时通知医师，遵医嘱给予对症处理<br>□ 遵医嘱正确使用化疗药物<br>□ 协助医师完成各项检查化验 | □ 办理出院手续<br>□ 书写出院小结 |
| 基础护理 | □ 二级护理<br>□ 晨晚间护理<br>□ 患者安全管理 | □ 二级护理<br>□ 晨晚间护理<br>□ 患者安全管理 | □ 二级护理<br>□ 晨晚间护理<br>□ 患者安全管理 |
| 专科护理 | □ 遵医嘱完成相关检查<br>□ 监测生命体征<br>□ 心理与生活护理<br>□ 遵医嘱正确给药<br>□ 密切观察各种药物作用和不良反应<br>□ 嘱患者多饮水 | □ 遵医嘱完成相关检查<br>□ 监测生命体征<br>□ 心理与生活护理<br>□ 遵医嘱正确给药<br>□ 密切观察各种药物作用和不良反应<br>□ 嘱患者多饮水 | □ 病情观察：评估患者生命体征<br>□ 心理护理 |
| 重点医嘱 | □ 详见医嘱执行单 | □ 详见医嘱执行单 | □ 详见医嘱执行单 |
| 病情变异记录 | □ 无　□ 有，原因：<br>1.<br>2. | □ 无　□ 有，原因：<br>1.<br>2. | □ 无　□ 有，原因：<br>1.<br>2. |
| 护士签名 | | | |

## （三）患者表单

### 初治伯基特淋巴瘤临床路径患者表单

适用对象：第一诊断为初治伯基特淋巴瘤（ICD-10：C83.701，M9687/3）

拟行诱导化疗

| 患者姓名： | 性别： | 年龄： | 门诊号： | 住院号： |
| 住院日期： 年 月 日 | 出院日期： 年 月 日 | 标准住院日：30天内 |

| 时间 | 住院第 1 天 | 住院第 2~5 天 |
|---|---|---|
| 医患配合 | □ 配合询问病史、收集资料，请务必详细告知既往史、用药史、过敏史<br>□ 配合进行体格检查<br>□ 有任何不适告知医师<br>□ 配合完善相关检查、化验，如采血、留尿、CT、心电图等 | □ 配合完善相关检查、化验，如骨髓穿刺、活检等<br>□ 必要时接受静脉插管等<br>□ 医师向患者及家属介绍病情，如有异常检查结果需进一步检查<br>□ 配合用药及治疗<br>□ 有任何不适告知医师 |
| 护患配合 | □ 配合测量体温、脉搏、呼吸、血压、血氧饱和度、体重<br>□ 配合完成入院护理评估单（简单询问病史、过敏史、用药史）<br>□ 接受入院宣教（环境介绍、病室规定、订餐制度、贵重物品保管等）<br>□ 有任何不适告知护士 | □ 配合测量体温、脉搏、呼吸，询问每日二便情况<br>□ 接受相关化验检查宣教，正确留取标本，配合检查<br>□ 有任何不适告知护士<br>□ 接受输液、服药治疗<br>□ 注意活动安全，避免坠床或跌倒<br>□ 配合执行探视及陪护<br>□ 接受疾病及用药等相关知识指导 |
| 饮食 | □ 普通饮食<br>□ 可根据病情调整 | □ 普通饮食<br>□ 可根据病情调整 |
| 排泄 | □ 正常排尿便 | □ 正常排尿便 |
| 活动 | □ 适度活动 | □ 适度活动 |

| 时间 | 住院第 6~19 天 | 住院第 20~29 天 | 住院第 30 天（出院日） |
|---|---|---|---|
| 医患配合 | □ 配合完善相关检查、化验，如采血、留尿等<br>□ 医师向患者及家属介绍病情，如有异常检查结果需进一步检查<br>□ 配合用药及治疗<br>□ 配合医师调整用药<br>□ 有任何不适告知医师 | □ 配合完善相关检查、化验，如采血、留尿等<br>□ 医师向患者及家属介绍病情，如有异常检查结果需进一步检查<br>□ 配合用药及治疗<br>□ 配合医师调整用药<br>□ 有任何不适告知医师 | □ 接受出院前指导<br>□ 知道复查程序<br>□ 获取出院诊断书 |
| 护患配合 | □ 配合测量体温、脉搏、呼吸，询问每日二便情况<br>□ 接受相关化验检查宣教，正确留取标本，配合检查<br>□ 有任何不适告知护士<br>□ 接受输液、服药治疗<br>□ 注意活动安全，避免坠床或跌倒<br>□ 配合执行探视及陪护<br>□ 接受疾病及用药等相关知识指导 | □ 配合测量体温、脉搏、呼吸，询问每日二便情况<br>□ 接受相关化验检查宣教，正确留取标本，配合检查<br>□ 有任何不适告知护士<br>□ 接受输液、服药治疗<br>□ 注意活动安全，避免坠床或跌倒<br>□ 配合执行探视及陪护<br>□ 接受疾病及用药等相关知识指导 | □ 接受出院宣教<br>□ 办理出院手续<br>□ 获取出院带药<br>□ 知道服药方法、作用、注意事项<br>□ 知道复印病历方法 |
| 饮食 | □ 普通饮食<br>□ 多饮水<br>□ 可根据病情调整 | □ 普通饮食<br>□ 多饮水<br>□ 可根据病情调整 | □ 普通饮食<br>□ 可根据病情调整 |
| 排泄 | □ 正常排尿便 | □ 正常排尿便 | □ 正常排尿便 |
| 活动 | □ 适度活动 | □ 适度活动 | □ 适度活动 |

## 附：原表单（2016 年版）

### 初治伯基特淋巴瘤临床路径表单

适用对象：第一诊断为初治伯基特淋巴瘤（ICD-10：C83.701，M9687/3）
拟行诱导化疗

| 患者姓名： | 性别： | 年龄： | 门诊号： | 住院号： |
|---|---|---|---|---|
| 住院日期：　年　月　日 | 出院日期：　年　月　日 | | 标准住院日：30 天内 | |

| 时间 | 住院第 1 天 | 住院第 2~5 天 |
|---|---|---|
| 主要诊疗工作 | □ 询问病史及体格检查<br>□ 完成病历书写<br>□ 开实验室检查单<br>□ 根据血象及凝血功能决定是否成分输血<br>□ 对症处理相关并发症，向家属告知病重或病危，并签署病重或病危通知书（必要时）<br>□ 患者家属签署骨髓穿刺同意书、腰椎穿刺同意书、输血知情同意书、静脉插管同意书（必要时） | □ 上级医师查房<br>□ 完成入院检查<br>□ 淋巴组织活检（常规病理、免疫病理、FISH）<br>□ 骨髓穿刺（骨髓形态学、骨髓活检、免疫分型、染色体检测）<br>□ 根据血象及凝血功能决定是否成分输血<br>□ 对症处理相关并发症<br>□ 完成必要的相关科室会诊<br>□ 完成上级医师查房记录等病历书写<br>□ 确定化疗方案和日期 |
| 重要医嘱 | **长期医嘱**<br>□ 血液病护理常规<br>□ 饮食<br>□ 抗菌药物（必要时）<br>□ 补液治疗（水化、碱化）<br>□ 别嘌呤醇（可选）<br>□ 其他医嘱<br>**临时医嘱**<br>□ 血常规、尿常规、粪便常规<br>□ 肝肾功能、LDH、电解质、血型、凝血功能、输血前检查、免疫球蛋白、血 $\beta_2$-微球蛋白<br>□ 病毒学检测：EBV，HBV-DNA，HCV-RNA（必要时）<br>□ 影像学检查：颈、胸、腹、盆腔 CT，心电图、腹部 B 超，超声心动图（视患者情况而定），MRI（必要时），有条件时全身 PET-CT 检查代替普通 CT<br>□ 病原微生物培养（必要时）<br>□ 输血医嘱（必要时）<br>□ 白细胞单采（必要时）<br>□ 泼尼松（必要时）<br>□ CTX（必要时）<br>□ 其他医嘱 | **长期医嘱**<br>□ 患者既往基础用药<br>□ 抗菌药物（必要时）<br>□ 补液治疗（水化、碱化）<br>□ 别嘌呤醇（可选）<br>□ 其他医嘱<br>**临时医嘱**<br>□ 骨髓穿刺<br>□ 骨髓形态学、骨髓活检、免疫分型、染色体检测<br>□ 淋巴组织活检<br>□ 淋巴组织常规病理、免疫病理、FISH<br>□ 腰椎穿刺、鞘内注射（可疑 CNS 侵犯时）<br>□ 脑脊液常规、生化、流式细胞检测（有条件时）<br>□ 输血医嘱（必要时）<br>□ 白细胞单采（必要时）<br>□ 泼尼松（必要时）<br>□ CTX（必要时）<br>□ 静脉插管术（条件允许时）<br>□ 其他医嘱 |

| 时间 | 住院第 1 天 | 住院第 2~5 天 |
|---|---|---|
| 主要<br>护理<br>工作 | □ 介绍病房环境、设施和设备<br>□ 入院护理评估 | □ 宣教（血液病知识） |
| 病情<br>变异<br>记录 | □ 无　□ 有，原因：<br>1.<br>2. | □ 无　□ 有，原因：<br>1.<br>2. |
| 护士<br>签名 | | |
| 医师<br>签名 | | |

| 时间 | 住院第 6~19 天 | 住院第 20~29 天 |
|---|---|---|
| 主要诊疗工作 | □ 患者家属签署化疗知情同意书<br>□ 上级医师查房，制定化疗方案<br>□ 住院医师完成病程记录<br>□ 化疗<br>□ 重要脏器功能保护<br>□ 止吐 | □ 上级医师查房，注意病情变化<br>□ 住院医师完成常规病历书写<br>□ 复查血常规、电解质<br>□ 注意观察体温、血压、体重等<br>□ 成分输血、抗感染等支持治疗（必要时）<br>□ 造血生长因子（必要时） |
| 重要医嘱 | **长期医嘱（以下方案选一）**<br>□ 化疗医嘱（以下方案选一）<br>□ 低危组患者可选择的方案：CODOX-M±R，HyperCVAD±R，EPOCH±R<br>□ 高危组患者可选择的方案：CODOX-M±R，HyperCVAD±R，EPOCH±R<br>□ 高肿瘤负荷者先给予预治疗<br>□ 别嘌呤醇 0.1g，tid，po<br>□ 补液治疗（碱化、水化）<br>□ 记出入量，监测体重<br>□ 止吐、保肝、抑酸、抗感染等医嘱<br>□ 其他医嘱<br>**临时医嘱**<br>□ 输血医嘱（必要时）<br>□ 心电监测（必要时）<br>□ 根据需要复查血常规、肝肾功能、电解质、凝血功能<br>□ 腰椎穿刺、鞘内注射<br>□ 脑脊液常规、生化、细胞形态（有条件时）<br>□ 影像学检查（必要时）<br>□ 血培养（高热时）<br>□ 病原微生物培养（必要时）<br>□ 静脉插管护理、换药<br>□ 其他医嘱 | **长期医嘱**<br>□ 洁净饮食<br>□ 抗感染等支持治疗<br>□ 其他医嘱<br>**临时医嘱**<br>□ 血常规、尿常规、粪便常规<br>□ 肝肾功能、电解质<br>□ 输血医嘱（必要时）<br>□ G-CSF 5μg/（kg·d）（必要时）<br>□ 影像学检查（必要时）<br>□ 血培养（高热时）<br>□ 病原微生物培养（必要时）<br>□ 静脉插管维护、换药<br>□ 其他医嘱 |
| 主要护理工作 | □ 观察患者病情变化<br>□ 心理与生活护理<br>□ 化疗期间嘱患者多饮水，保持大便通畅 | □ 观察患者情况<br>□ 心理与生活护理 |
| 病情变异记录 | □ 无　□ 有，原因：<br>1.<br>2. | □ 无　□ 有，原因：<br>1.<br>2. |
| 护士签名 | | |
| 医师签名 | | |

| 时间 | 住院第 30 天<br>（出院日） |
|---|---|
| 主要<br>诊疗<br>工作 | □ 上级医师查房，确定有无并发症情况，明确是否出院<br>□ 完成出院记录、病案首页、出院证明书等<br>□ 向患者交代出院后的注意事项，如返院复诊的时间、地点、发生紧急情况时的处理等 |
| 重<br>要<br>医<br>嘱 | **出院医嘱**<br>□ 出院带药<br>□ 出院后注意事项<br>□ 监测血常规、肝肾功能、电解质等<br>□ 下次返院化疗时间 |
| 主要<br>护理<br>工作 | □ 指导患者办理出院手续 |
| 病情<br>变异<br>记录 | □ 无　□ 有，原因：<br>1.<br>2. |
| 护士<br>签名 | |
| 医师<br>签名 | |

## 第二节 治疗有效的伯基特淋巴瘤临床路径释义

### 一、治疗有效的伯基特淋巴瘤临床路径标准住院流程

#### （一）标准住院日

21 天内。

> **释义**
>
> ■ 如果患者条件允许，住院时间可以低于上述住院天数。

#### （二）进入路径标准

1. 第一诊断必须符合伯基特淋巴瘤疾病编码（ICD-10：C83.701，M9687/3）。
2. 前期化疗有效。
3. 当患者同时具有其他疾病诊断时，但在住院期间不需要特殊处理，也不影响第一诊断的临床路径流程实施时，可以进入路径。

> **释义**
>
> ■ 患者同时具有其他疾病影响第一诊断的临床路径流程实施时不适合进入临床路径。
>
> ■ 本临床路径仅纳入新诊断、初治的伯基特淋巴瘤患者。

#### （三）完善入院常规检查

2 天（指工作日）。

1. 必须的检查项目：

（1）血常规、尿常规、粪便常规。

（2）肝肾功能、电解质、凝血功能、血型、输血前检查。

（3）心电图、腹部 B 超、全身 CT（每 2 疗程）、心脏超声（采用蒽环类药物化疗患者需定期复查）。

2. 发热或疑有某系统感染者可选择：病原微生物培养、影像学检查。

3. 骨髓涂片检查或/及活检（必要时）、微小残留病检测。

4. 患者及家属签署以下同意书：化疗知情同意书、骨髓穿刺同意书、腰椎穿刺及鞘内注射同意书、输血知情同意书、静脉插管知情同意书。

> **释义**
>
> ■ 部分检查可以在门诊完成。
>
> ■ 若检查提示中枢神经系统（CNS）受累，则退出本路径。

### （四）化疗开始时间

入院第 3 天内。

### （五）化疗方案

1. 低危组患者可继续原方案化疗，可选择的方案：CODOX-M±R，EPOCH±R。

2. 高危组患者可采用 A/B 交替的方案化疗，可选择的方案：IVAC±R，CODOX-M±R，MA±R，HyperCVAD±R，EPOCH±R

3. 中枢神经系统侵犯的防治：

采用 CODOX-M/IVAC±R 方案的患者，按照方案设计给予腰椎穿刺、鞘内注射。

采用 HyperCVAD/MA±R，EPOCH±R 方案的患者，每疗程行鞘内注射 1~2 次。

> **释义**
>
> ■ 见治疗方案选择以及初治伯基特淋巴瘤临床路径释义。

### （六）化疗后恢复期复查的检查项目

1. 血常规、肝肾功能、电解质。
2. 脏器功能评估。

> **释义**
>
> ■ 针对伯基特淋巴瘤的化疗方案强度大、毒性强，治疗期间需监测。

### （七）化疗中及化疗后治疗

1. 感染防治：发热患者建议立即进行病原微生物培养并使用抗菌药物，可选用头孢类（或青霉素类）抗炎治疗；3 天后发热不缓解者，可考虑更换碳青霉烯类和/或糖肽类和/或抗真菌药物治疗；有明确脏器感染的患者，应根据感染部位及病原微生物培养结果选用相应抗菌药物。

2. 防治脏器功能损伤：止吐、保肝、水化、碱化、抑酸等。

3. 成分输血：适用于 Hb＜70g/L，PLT＜$20×10^9$/L 或有活动性出血的患者，分别输注浓缩红细胞、单采或多采血小板，有心脏基础疾病患者可放宽输注红细胞适应证。

4. 造血生长因子：化疗后中性粒细胞绝对值（ANC）≤$1.5×10^9$/L，可使用粒细胞集落刺激因子（G-CSF）5μg/（kg·d）。

> **释义**
>
> ■ 在对发热患者的抗菌药物选择方面，需要结合患者的中性粒细胞水平以及可疑的感染部位综合决定。对于中性粒细胞缺乏（＜$0.5×10^9$/L）患者的抗菌药物选择，可以参照《粒细胞缺乏伴发热的诊疗指南》（J Clin Oncol，2013，31：794），对于高危患者（例如预期粒细胞缺乏时间＞7 天，发热时正在住院患者等），初始抗菌药物选择需要考虑使用具有抗铜绿假单胞菌活性的 β-内酰胺类抗菌药物（静脉制剂）（例如头孢他啶、头孢吡肟、美罗培南、亚胺培南、哌拉西林-他唑巴坦等）

### （八）出院标准

1. 一般情况良好。

2. 没有需要住院处理的并发症和/或合并症。

> **释义**
>
> ■ 治疗后病情稳定，且无严重不良反应。

### （九）变异及原因分析

1. 治疗前、中、后有感染、贫血、出血及其他合并症者，需进行相关的诊断和治疗，可能延长住院时间并致费用增加。

2. 若腰椎穿刺后脑脊液检查示存在 CNS 侵犯，退出此路径，进入相关路径。

3. 治疗反应不佳、疾病进展或复发需要选择其他治疗的患者退出路径，进入相关路径。

> **释义**
>
> ■ 微小变异：因为医院检验项目的及时性未保证，不能按照要求完成检查；因为节假日不能按照要求完成检查；患者不愿配合完成相应检查，短期不愿按照要求出院随诊。
>
> ■ 重大变异：因基础疾病需要进一步诊断和治疗；因各种原因需要其他治疗措施；医院与患者或家属发生医疗纠纷，患者要求离院或转院；不愿按照要求出院随诊而导致入院时间明显延长。

## 二、治疗有效的伯基特淋巴瘤临床路径给药方案

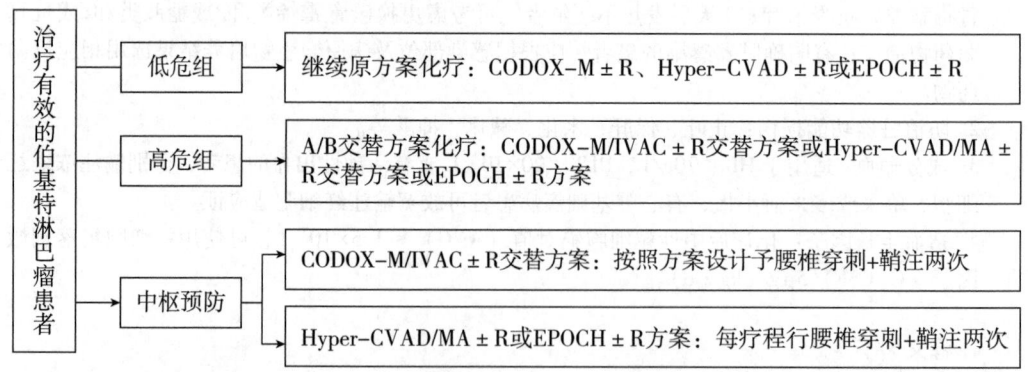

### 【用药选择】

参见"初治伯基特淋巴瘤临床路径释义"。

### 【药学提示】

参见"初治伯基特淋巴瘤临床路径释义"。

### 【注意事项】

参见"初治伯基特淋巴瘤临床路径释义"。

### 三、治疗有效的伯基特淋巴瘤护理规范

参见"初治伯基特淋巴瘤临床路径释义"。

### 四、治疗有效的伯基特淋巴瘤营养治疗规范

参见"初治伯基特淋巴瘤临床路径释义"。

### 五、治疗有效的伯基特淋巴瘤患者健康宣教

参见"初治伯基特淋巴瘤临床路径释义"。

## 六、推荐表单

### （一）医师表单

#### 治疗有效的伯基特淋巴瘤临床路径医师表单

适用对象：第一诊断为治疗有效的伯基特淋巴瘤（ICD-10：C83.701，M9687/3）
拟行巩固化疗

| 患者姓名： | 性别： 年龄： 门诊号： | 住院号： |
|---|---|---|
| 住院日期： 年 月 日 | 出院日期： 年 月 日 | 标准住院日：21 天内 |

| 时间 | 住院第 1 天 | 住院第 2~5 天 |
|---|---|---|
| 主要诊疗工作 | □ 询问病史及体格检查<br>□ 完成病历书写<br>□ 开实验室检查单<br>□ 上级医师查房与化疗前评估<br>□ 患者家属签署输血同意书、骨髓穿刺同意书、腰椎穿刺同意书、化疗同意书、静脉插管同意书 | □ 上级医师查房<br>□ 完成入院检查<br>□ 骨髓穿刺，骨髓活检（必要时）<br>□ 腰椎穿刺+鞘内注射<br>□ 根据血象决定是否成分输血<br>□ 依据病情对症治疗<br>□ 完成必要的相关科室会诊<br>□ 住院医师完成上级医师查房记录等病历书写<br>□ 确定化疗方案和日期 |
| 重点医嘱 | **长期医嘱**<br>□ 血液病护理常规<br>□ 饮食<br>□ 抗菌药物（必要时）<br>□ 其他医嘱<br>**临时医嘱**<br>□ 血常规、尿常规、粪便常规<br>□ 肝肾功能、电解质、输血前检查、免疫球蛋白（必要时）<br>□ 胸部 X 线平片、心电图、腹部 B 超、全身 CT（每2 个疗程）<br>□ 超声心动（采用蒽环类化疗者定期复查）<br>□ 静脉插管术（有条件时）<br>□ 病原微生物培养（必要时）<br>□ 输血医嘱（必要时）<br>□ 其他医嘱 | **长期医嘱**<br>□ 患者既往基础用药<br>□ 抗菌药物（必要时）<br>□ 其他医嘱<br>**临时医嘱**<br>□ 骨髓穿刺（必要时）<br>□ 骨髓形态学、微小残留病检测（有条件时）、骨髓活检（必要时）<br>□ 腰椎穿刺，鞘内注射<br>□ 脑脊液常规、生化、流式细胞检测（有条件时）<br>□ 输血医嘱（必要时）<br>□ 其他医嘱 |
| 病情变异记录 | □ 无 □ 有，原因：<br>1.<br>2. | □ 无 □ 有，原因：<br>1.<br>2. |
| 医师签名 | | |

| 时间 | 住院第 3~18 天 |
|---|---|
| 主要诊疗工作 | □ 上级医师查房，制定化疗方案<br>□ 患者家属签署化疗知情同意书<br>□ 化疗<br>□ 重要脏器功能保护<br>□ 止吐<br>□ 住院医师完成病程记录 |
| 重点医嘱 | **长期医嘱**<br>□ 化疗医嘱<br>□ 低危组患者选择以下方案之一：CODOX-M±R，HyperCVAD±R，EPOCH±R<br>□ 高危组患者选择以下方案之一：IVAC±R，MA±R，CODOX-M±R，HyperCVAD±R，EPOCH±R<br>□ 补液治疗（水化、碱化）<br>□ 止吐、保肝、抗感染等医嘱<br>□ 其他医嘱<br>**临时医嘱**<br>□ 输血医嘱（必要时）<br>□ 心电监测（必要时）<br>□ 血常规，肝肾功能，电解质<br>□ 血培养（高热时）<br>□ 病原微生物培养（必要时）<br>□ 静脉插管维护、换药<br>□ 其他医嘱 |
| 病情变异记录 | □ 无　□ 有，原因：<br>1.<br>2. |
| 护士签名 | |
| 医师签名 | |

| 时间 | 住院第 19~20 天 | 住院第 21 天<br>（出院日） |
|---|---|---|
| 主要诊疗工作 | □ 上级医师查房，注意病情变化<br>□ 住院医师完成常规病历书写<br>□ 复查血常规<br>□ 注意观察体温、血压、体重等<br>□ 成分输血、抗感染等支持治疗（必要时）<br>□ 造血生长因子（必要时） | □ 上级医师查房，确定有无并发症情况，明确是否出院<br>□ 完成出院记录、病案首页、出院证明书等，向患者交代出院后的注意事项，如返院复诊的时间、地点，发生紧急情况时的处理等 |
| 重点医嘱 | **长期医嘱（以下方案选一）**<br>□ 洁净饮食<br>□ 抗感染等支持治疗<br>□ 其他医嘱<br>**临时医嘱**<br>□ 血常规、尿常规、粪便常规<br>□ 肝肾功能、电解质<br>□ 输血医嘱（必要时）<br>□ G-CSF 5μg/(kg·d)（必要时）<br>□ 影像学检查（必要时）<br>□ 血培养（高热时）<br>□ 病原微生物培养（必要时）<br>□ 静脉插管护理、换药<br>□ 其他医嘱 | **出院医嘱**<br>□ 出院带药<br>□ 出院后注意事项<br>□ 监测血常规、肝肾功能、电解质等<br>□ 下次返院化疗时间 |
| 病情变异记录 | □ 无　□ 有，原因：<br>1.<br>2. | □ 无　□ 有，原因：<br>1.<br>2. |
| 护士签名 | | |
| 医师签名 | | |

（二）护士表单

## 治疗有效的伯基特淋巴瘤临床路径护士表单

适用对象：第一诊断为治疗有效的伯基特淋巴瘤（ICD-10：C83.701，M9687/3）
　　　　　拟行巩固化疗

| 患者姓名： | 性别：　　年龄：　　门诊号： | 住院号： |
|---|---|---|

| 住院日期：　　年　月　日 | 出院日期：　　年　月　日 | 标准住院日：21 天内 |
|---|---|---|

| 时间 | 住院第 1 天 | 住院第 2 天 |
|---|---|---|
| 健康宣教 | □ 介绍病区环境、制度、主任、护士长、主管医师、责任护士<br>□ 贵重物品妥善保管<br>□ 介绍病房设施及其使用方法 | □ 主管护士与患者沟通，了解并指导心理应对<br>□ 宣教疾病知识、用药知识及特殊检查操作过程<br>□ 告知检查及操作前后饮食、活动及探视注意事项及应对方式 |
| 护理处置 | □ 监测生命体征，及时处理，入院护理评估<br>□ 核对患者姓名，佩戴腕带<br>□ 建立入院护理病历<br>□ 卫生处置：修剪指（趾）甲，剃胡须、沐浴，更换清洁衣物 | □ 密切观察病情变化，发现问题及时通知医师，遵医嘱给予对症处理<br>□ 协助医师完成各项检查化验 |
| 基础护理 | □ 二级护理<br>□ 晨晚间护理<br>□ 患者安全管理 | □ 二级护理<br>□ 晨晚间护理<br>□ 患者安全管理 |
| 专科护理 | □ 护理查体<br>□ 记录体重、24 小时尿量<br>□ 需要时填写跌倒及压疮防范表<br>□ 需要时请家属陪护<br>□ 心理护理 | □ 遵医嘱完成相关检查<br>□ 监测生命体征<br>□ 心理护理<br>□ 遵医嘱正确给药<br>□ 密切观察各种药物作用和不良反应 |
| 重点医嘱 | □ 详见医嘱执行单 | □ 详见医嘱执行单 |
| 病情变异记录 | □ 无　□ 有，原因：<br>1.<br>2. | □ 无　□ 有，原因：<br>1.<br>2. |
| 护士签名 | | |

| 时间 | 住院第 3~18 天 | 住院第 19~20 天 | 住院第 21 天（出院日） |
|---|---|---|---|
| 健康宣教 | □ 主管护士与患者沟通，了解并指导心理应对<br>□ 宣教疾病知识、用药知识及特殊检查操作过程<br>□ 告知检查及操作前后饮食、活动及探视注意事项及应对方式<br>□ 化疗期间嘱患者多饮水 | □ 主管护士与患者沟通，了解并指导心理应对<br>□ 宣教疾病知识、用药知识及特殊检查操作过程<br>□ 告知检查及操作前后饮食、活动及探视注意事项及应对方式 | □ 康复和锻炼<br>□ 定时复查<br>□ 出院带药服用方法<br>□ 饮食休息等注意事项指导<br>□ 讲解增强体质的方法，减少感染的机会 |
| 护理处置 | □ 保证静脉通畅，无外渗<br>□ 密切观察病情变化，发现问题及时通知医师，遵医嘱给予对症处理<br>□ 遵医嘱正确使用化疗药物<br>□ 协助医师完成各项检查化验 | □ 保证静脉通畅，无外渗<br>□ 密切观察病情变化，发现问题及时通知医师，遵医嘱给予对症处理<br>□ 遵医嘱正确使用化疗药物<br>□ 协助医师完成各项检查化验 | □ 办理出院手续<br>□ 书写出院小结 |
| 基础护理 | □ 二级护理<br>□ 晨晚间护理<br>□ 患者安全管理 | □ 二级护理<br>□ 晨晚间护理<br>□ 患者安全管理 | □ 二级护理<br>□ 晨晚间护理<br>□ 患者安全管理 |
| 专科护理 | □ 遵医嘱完成相关检查<br>□ 监测生命体征<br>□ 心理与生活护理<br>□ 遵医嘱正确给药<br>□ 密切观察各种药物作用和不良反应<br>□ 化疗期间 | □ 遵医嘱完成相关检查<br>□ 监测生命体征<br>□ 心理与生活护理<br>□ 遵医嘱正确给药<br>□ 密切观察各种药物作用和不良反应 | □ 病情观察：评估患者生命体征<br>□ 心理护理 |
| 重点医嘱 | □ 详见医嘱执行单 | □ 详见医嘱执行单 | □ 详见医嘱执行单 |
| 病情变异记录 | □ 无　□ 有，原因：<br>1.<br>2. | □ 无　□ 有，原因：<br>1.<br>2. | □ 无　□ 有，原因：<br>1.<br>2. |
| 护士签名 | | | |

## （三）患者表单

### 治疗有效的伯基特淋巴瘤临床路径患者表单

适用对象：第一诊断为治疗有效的伯基特淋巴瘤（ICD-10：C83.701，M9687/3）
　　　　　拟行巩固化疗

| 患者姓名： | | 性别：　　年龄：　　门诊号： | 住院号： |
| --- | --- | --- | --- |
| 住院日期：　　年　月　日 | | 出院日期：　　年　月　日 | 标准住院日：21天内 |

| 时间 | 住院第 1 天 | 住院第 2 天 |
| --- | --- | --- |
| 医患配合 | □ 配合询问病史、收集资料，请务必详细告知既往史、用药史、过敏史<br>□ 配合进行体格检查<br>□ 有任何不适告知医师<br>□ 配合完善相关检查、化验，如采血、留尿、CT、心电图等 | □ 配合完善相关检查、化验，如骨髓穿刺、腰椎穿刺等<br>□ 医师向患者及家属介绍病情，如有异常检查结果需进一步检查<br>□ 配合用药及治疗<br>□ 有任何不适告知医师 |
| 护患配合 | □ 配合测量体温、脉搏、呼吸、血压、血氧饱和度、体重<br>□ 配合完成入院护理评估单（简单询问病史、过敏史、用药史）<br>□ 接受入院宣教（环境介绍、病室规定、订餐制度、贵重物品保管等）<br>□ 有任何不适告知护士 | □ 配合测量体温、脉搏、呼吸，询问每日二便情况<br>□ 接受相关化验检查宣教，正确留取标本，配合检查<br>□ 有任何不适告知护士<br>□ 接受输液、服药治疗<br>□ 注意活动安全，避免坠床或跌倒<br>□ 配合执行探视及陪护<br>□ 接受疾病及用药等相关知识指导 |
| 饮食 | □ 普通饮食<br>□ 可根据病情调整 | □ 普通饮食<br>□ 可根据病情调整 |
| 排泄 | □ 正常排尿便 | □ 正常排尿便 |
| 活动 | □ 适度活动 | □ 适度活动 |

| 时间 | 住院第 3~18 天 | 住院第 19~20 天 | 住院第 21 天<br>（出院日） |
|---|---|---|---|
| 医患配合 | □ 配合完善相关检查、化验，如采血、留尿等<br>□ 医师向患者及家属介绍病情，如有异常检查结果需进一步检查<br>□ 配合用药及治疗<br>□ 配合医师调整用药<br>□ 有任何不适告知医师 | □ 配合完善相关检查、化验，如采血、留尿等<br>□ 医师向患者及家属介绍病情，如有异常检查结果需进一步检查<br>□ 配合用药及治疗<br>□ 配合医师调整用药<br>□ 有任何不适告知医师 | □ 接受出院前指导<br>□ 知道复查程序<br>□ 获取出院诊断书 |
| 护患配合 | □ 配合测量体温、脉搏、呼吸，询问每日二便情况<br>□ 接受相关化验检查宣教，正确留取标本，配合检查<br>□ 有任何不适告知护士<br>□ 接受输液、服药治疗<br>□ 注意活动安全，避免坠床或跌倒<br>□ 配合执行探视及陪护<br>□ 接受疾病及用药等相关知识指导 | □ 配合测量体温、脉搏、呼吸，询问每日二便情况<br>□ 接受相关化验检查宣教，正确留取标本，配合检查<br>□ 有任何不适告知护士<br>□ 接受输液、服药治疗<br>□ 注意活动安全，避免坠床或跌倒<br>□ 配合执行探视及陪护<br>□ 接受疾病及用药等相关知识指导 | □ 接受出院宣教<br>□ 办理出院手续<br>□ 获取出院带药<br>□ 指导服药方法、作用、注意事项<br>□ 知道复印病历方法 |
| 饮食 | □ 普通饮食<br>□ 多饮水<br>□ 可根据病情调整 | □ 普通饮食<br>□ 多饮水<br>□ 可根据病情调整 | □ 普通饮食<br>□ 可根据病情调整 |
| 排泄 | □ 正常排尿便 | □ 正常排尿便 | □ 正常排尿便 |
| 活动 | □ 适度活动 | □ 适度活动 | □ 适度活动 |

附：原表单（2016 年版）

### 治疗有效的伯基特淋巴瘤临床路径表单

适用对象：第一诊断为治疗有效的伯基特淋巴瘤（ICD-10：C83.701，M9687/3）
拟行巩固化疗

| 患者姓名： | 性别： 年龄： 门诊号： | 住院号： |
|---|---|---|
| 住院日期： 年 月 日 | 出院日期： 年 月 日 | 标准住院日：21 天内 |

| 时间 | 住院第 1 天 | 住院第 2 天 |
|---|---|---|
| 主要诊疗工作 | □ 询问病史及体格检查<br>□ 完成病历书写<br>□ 开实验室检查单<br>□ 上级医师查房与化疗前评估<br>□ 患者家属签署输血同意书、骨髓穿刺同意书、腰椎穿刺同意书、化疗同意书、静脉插管同意书 | □ 上级医师查房<br>□ 完成入院检查<br>□ 骨髓穿刺，骨髓活检（必要时）<br>□ 腰椎穿刺+鞘内注射<br>□ 根据血象决定是否成分输血<br>□ 依据病情对症治疗<br>□ 完成必要的相关科室会诊<br>□ 住院医师完成上级医师查房记录等病历书写<br>□ 确定化疗方案和日期 |
| 重要医嘱 | **长期医嘱**<br>□ 血液病护理常规<br>□ 饮食<br>□ 抗菌药物（必要时）<br>□ 其他医嘱<br>**临时医嘱**<br>□ 血常规、尿常规、粪便常规<br>□ 肝肾功能、电解质、输血前检查、免疫球蛋白（必要时）<br>□ 胸部 X 线平片，心电图、腹部 B 超、全身 CT（每 2 个疗程）<br>□ 超声心动（采用蒽环类化疗者定期复查）<br>□ 静脉插管术（有条件时）<br>□ 病原微生物培养（必要时）<br>□ 输血医嘱（必要时）<br>□ 其他医嘱 | **长期医嘱**<br>□ 患者既往基础用药<br>□ 抗菌药物（必要时）<br>□ 其他医嘱<br>**临时医嘱**<br>□ 骨髓穿刺（必要时）<br>□ 骨髓形态学、微小残留病检测（有条件时）、骨髓活检（必要时）<br>□ 腰椎穿刺，鞘内注射<br>□ 脑脊液常规、生化、流式细胞检测（有条件时）<br>□ 输血医嘱（必要时）<br>□ 其他医嘱 |
| 主要护理工作 | □ 介绍病房环境、设施和设备<br>□ 入院护理评估 | □ 宣教（血液病知识） |
| 病情变异记录 | □ 无 □ 有，原因：<br>1.<br>2. | □ 无 □ 有，原因：<br>1.<br>2. |
| 护士签名 | | |
| 医师签名 | | |

| 时间 | 住院第 3~18 天 |
|---|---|
| 主要诊疗工作 | □ 上级医师查房，制定化疗方案<br>□ 患者家属签署化疗知情同意书<br>□ 化疗<br>□ 重要脏器功能保护<br>□ 止吐<br>□ 住院医师完成病程记录 |
| 重要医嘱 | **长期医嘱**<br>□ 化疗医嘱<br>　低危组患者选择以下方案之一：CODOX-M±R，HyperCVAD±R，EPOCH±R<br>　高危组患者选择以下方案之一：IVAC±R，MA±R，CODOX-M±R，HyperCVAD±R，EPOCH±R<br>□ 补液治疗（水化、碱化）<br>□ 止吐、保肝、抗感染等医嘱<br>□ 其他医嘱<br>**临时医嘱**<br>□ 输血医嘱（必要时）<br>□ 心电监测（必要时）<br>□ 血常规，肝肾功能，电解质<br>□ 血培养（高热时）<br>□ 病原微生物培养（必要时）<br>□ 静脉插管维护、换药<br>□ 其他医嘱 |
| 主要护理工作 | □ 观察患者病情变化<br>□ 心理与生活护理<br>□ 化疗期间嘱患者多饮水 |
| 病情变异记录 | □ 无　□ 有，原因：<br>1.<br>2. |
| 护士签名 | |
| 医师签名 | |

| 时间 | 住院第 19~20 天 | 住院第 19~21 天<br>（出院日） |
|---|---|---|
| 主要诊疗工作 | □ 上级医师查房，注意病情变化<br>□ 住院医师完成常规病历书写<br>□ 复查血常规<br>□ 注意观察体温、血压、体重等<br>□ 成分输血、抗感染等支持治疗（必要时）<br>□ 造血生长因子（必要时） | □ 上级医师查房，确定有无并发症情况，明确是否出院<br>□ 完成出院记录、病案首页、出院证明书等，向患者交代出院后的注意事项，如返院复诊的时间、地点，发生紧急情况时的处理等 |
| 重要医嘱 | **长期医嘱**<br>□ 洁净饮食<br>□ 抗感染等支持治疗<br>□ 其他医嘱<br>**临时医嘱**<br>□ 血常规、尿常规、粪便常规<br>□ 肝肾功能、电解质<br>□ 输血医嘱（必要时）<br>□ G-CSF 5μg/(kg·d)（必要时）<br>□ 影像学检查（必要时）<br>□ 血培养（高热时）<br>□ 病原微生物培养（必要时）<br>□ 静脉插管护理、换药<br>□ 其他医嘱 | **出院医嘱**<br>□ 出院带药<br>□ 出院后注意事项<br>□ 监测血常规、肝肾功能、电解质等<br>□ 下次返院化疗时间 |
| 主要护理工作 | □ 观察患者情况<br>□ 心理与生活护理<br>□ 化疗期间嘱患者多饮水 | □ 指导患者办理出院手续 |
| 病情变异记录 | □ 无 □ 有，原因：<br>1.<br>2. | □ 无 □ 有，原因：<br>1.<br>2. |
| 护士签名 | | |
| 医师签名 | | |

# 第二十五章

## 多发性骨髓瘤临床路径释义

**【医疗质量控制指标】**

指标一、如条件允许，应尽可能完善各项检查，以便为后续治疗提供充分指导。

指标二、无症状低危患者以观察为主，高危或有临床症状的患者应积极干预，争取临床治愈。

指标三、应注意观察、处理伴随症状，以最大程度改善患者生活质量。

指标四、本病无法治愈，应在治疗同时向患者提供充分心理支持。

### 一、多发性骨髓瘤编码

1. 原编码：

疾病名称及编码：多发性骨髓瘤（ICD-10：C90.0，M97320/3）

2. 修改编码：

疾病名称及编码：多发性骨髓瘤（ICD-10：C90.0，M9732/3）

### 二、临床路径检索方法

C90.0+ M9732/3

### 三、国家医疗保障疾病诊断相关分组（CHS-DRG）

MDCR 骨髓增生疾病和功能障碍，低分化肿瘤

RS2 骨髓瘤

### 四、多发性骨髓瘤临床路径标准住院流程

#### （一）适用对象

第一诊断为多发性骨髓瘤（ICD-10：C90.0，M97320/3）。

当患者同时具有其他疾病诊断，但住院期间不需要特殊处理、也不影响第一诊断的临床路径流程实施时，可以进入路径。

> **释义**
>
> ■ 多发性骨髓瘤（multiple myeloma，MM）是浆细胞恶性增殖性疾病，其特征为骨髓中克隆性浆细胞异常增生，分泌单克隆免疫球蛋白或其片段（M蛋白），并导致相关器官或组织损伤。常见临床表现为骨痛、贫血、高钙、肾功能不全和感染。
>
> ■ 根据临床有无靶器官损害的症状分为有症状骨髓瘤和无症状骨髓瘤。

#### （二）诊断依据

根据《中国多发性骨髓瘤诊治指南（2020年修订）》（黄晓军等主编，中华内科杂志）、《血液病诊断及疗效标准（第4版）》（沈悌、赵永强主编，科学出版社）、《International Myeloma Working Group updated criteria for the diagnosis of multiple myeloma》（2014）。

1. 化验检查项目：

（1）血细胞计数及分类；肝肾功能、血钙、$\beta_2$-微球蛋白、免疫球蛋白及轻链定量、血清/尿蛋白电泳、血/尿免疫固定电泳；凝血；感染相关标志。

（2）骨髓检查：形态学（包括组化）。

（3）流式免疫分型。

（4）细胞遗传学：核型分析，FISH（IgH重排）、17p-（p53缺失）、13q14缺失、1q21扩增；若FISH检测IgH重排阳性，则进一步检测t（4；14）、t（11；14）、t（14；16）、t（14；20）等。

（5）骨髓活检、免疫组化。

（6）全身骨骼片或CT或PET-CT。必要时行肾活检或髓外肿块活检。

2. 诊断标准：

（1）有症状（活动性）多发性骨髓瘤诊断标准（需满足第1条及第2条，加上第3条中任何1项）。

1）骨髓单克隆浆细胞比例≥10%和/或组织活检证明存在浆细胞瘤。

2）血清和/或尿出现单克隆M蛋白。

3）骨髓瘤引起的相关表现：

靶器官损害表现（CRAB）：

C：校正血清钙>2.75mmol/L。

R：肾功能损害（肌酐清除率<40ml/min或肌酐>177μmol/L）。

A：贫血（血红蛋白低于正常下限20g/L或<100g/L）。

B：溶骨性破坏，通过影像学检查（X线片、CT或PET-CT）。

显示1处或多处溶骨性病变。

> **释义**
>
> ■其他类型的终末器官损害也偶有发生，若证实这些脏器的损害与骨髓瘤相关，可进一步支持诊断。

无靶器官损害表现：但出现以下1项或多项指标异常（SLiM）。

S：骨髓单克隆浆细胞比例≥60%。

Li：受累/非受累血清游离轻链比≥100。

> **释义**
>
> ■需要受累轻链数值至少≥100mg/L。

M：MRI检查出现>1处5mm以上局灶性骨质破坏。

（2）无症状骨髓瘤（冒烟型）骨髓瘤诊断标准（需满足第3条，加上第1条和/或第2条）。

1）血清单克隆M蛋白IgG>30g/L，IgA>1g/L（参照NCCN指南2015）或24小时尿轻链≥1g。

2）骨髓单克隆浆细胞比例10%~60%。

3）无相关器官及组织的损害（无SLiM、CRAB等终末器官损害表现，包括溶骨性改变）。

- 血清单克隆 M 蛋白≥30g/L，24 小时尿轻链≥0.5g。
- 骨髓单克隆浆细胞比例 10%~59%。
- 无相关器官及组织的损害（无 SLiM-CRAB 等终末器官损害表现）。

（3）分型：依照异常增殖的免疫球蛋白类型分为：IgG 型、IgA 型、IgD 型、IgM 型、IgE 型、轻链型、双克隆型以及不分泌型。每一种又可以根据轻链类型分为 κ 型和 λ 型。

（4）分期：按照传统的 Durie-Salmon（DS）分期体系和国际分期体系（ISS）进行分期。

1）Durie-Salmon 分期体系：

分期：

Ⅰ期：满足以下所有条件：①血红蛋白＞100g/L；②血清钙≤2.65mmol/L（11.5mg/dl）；③骨骼 X 线片：骨骼结构正常或骨型孤立性浆细胞瘤；④血清骨髓瘤蛋白产生率低：IgG＜50g/L；lgA＜30g/L；本周蛋白＜4g/24h。

Ⅱ期：不符合Ⅰ期和Ⅲ期的所有患者。

Ⅲ期：满足以下 1 个或多个条件：①血红蛋白＜85g/L；②血清钙＞2.65mmol/L（11.5 mg/dl）；③骨骼检查中溶骨性病变多于 3 处；④血清或尿骨髓瘤蛋白产生率高：IgG＞70g/L；IgA＞50g/L；本周蛋白＞12g/24h。

亚型：

A 亚型：肾功能正常［肌酐清除率＞40ml/min 或血清肌酐水平＜177μmol/L（2.0mg/dl）］。

B 亚型：肾功能不全［肌酐清除率≤40 ml/min 或血清肌酐水平≥177μmo/L（2.0mg/dl）］。

2）国际分期体系（ISS）及修改的国际分期体系（R-ISS）：

ISS 标准：

Ⅰ期：$\beta_2$-MG＜3.5mg/L 和白蛋白＞35g/L。

Ⅱ期：不符合Ⅰ期和Ⅲ期的所有患者。

Ⅲ期：$\beta_2$-MG＞5.5mg/L。

R-ISS 标准：

Ⅰ期：ISS Ⅰ期和细胞遗传学标危患者同时 LDH 正常水平。

Ⅱ期：不符合 R-ISS Ⅰ期和Ⅲ期的所有患者。

Ⅲ期：ISS Ⅲ期同时细胞遗传学高危患者或 LDH 高于正常水平。

治疗开始于患者诊断和分型明确后。

- 2020 年《中国多发性骨髓瘤诊治指南》中，明确对于初诊的 MM 患者，应完成的必须检查项目（表41）。

表41　初诊 MM 患者应完成的必须检查项目

| 检测项目 | 具体内容 |
| --- | --- |
| 血液检查 | 血常规、肝肾功能（包括白蛋白、乳酸脱氢酶、尿酸）、电解质（包括钙离子）、凝血功能、血清蛋白电泳（包括 M 蛋白含量）、免疫固定电泳（必要时加做 IgD）、$\beta_2$-微球蛋白、C 反应蛋白、外周血涂片（浆细胞百分数）、血清免疫球蛋白定量（包括轻链）、感染相关标志 |

**续　表**

| 检测项目 | 具体内容 |
| --- | --- |
| 尿液检查 | 尿常规、24 小时尿轻链、尿免疫固定电泳、24 小时尿蛋白定量、尿 $\beta_2$-微球蛋白 |
| 骨髓检查 | 骨髓细胞学涂片分类（包括组化）、骨髓活检+免疫组化（骨髓免疫组化建议应包括针对如下分子的抗体：CD19、CD20、CD38、CD56、CD138、κ 轻链、λ 轻链），细胞遗传学：核型分析，FISH：IgH 重排、17p 缺失（p53 缺失）、13q14 缺失、1q21 扩增；若 IgH 重排阳性，则进一步检测（t 4；14）、（t 11；14）、（t 14；16）、（t 14；20）等 |
| 影像学检查 | 骨骼平片（包括头颅、颈椎、胸椎、腰椎、骨盆、股骨、肱骨），局部或全身低剂量 CT 或全身或局部 MRI（包括颈椎、胸椎、腰椎、骶椎、头颅）或 PET-CT |
| 其他检查 | 胸部 CT、心电图、腹部 B 超，必要时行肾活检或髓外肿块活检。 |

■ 建议对于有条件的医疗机构及个人，尽可能地完善以下其他对诊断及预后判断有关的检查（表42）。

**表 42　其他对诊断及预后判断相关的检查**

| 检查项目 | 具体内容 |
| --- | --- |
| 血液检查 | 血清游离轻链、心功能不全及怀疑合并心脏淀粉样变性患者中检测肌钙蛋白、N-末端脑钠肽前体（NT-proBNP） |
| 尿液检查 | 24 小时尿蛋白谱（多发性骨髓瘤肾病及怀疑淀粉样变者），尿蛋白电泳 |
| 骨髓检查 | 骨髓活检+免疫组化（骨髓免疫组化建议应包括抗体：CD5、CD19、CD23、CD25、CD20、CD38、CD56、CD138、κ、λ）、流式细胞术（建议至少包括的免疫标记：CD45、CD138、CD38、CD56、CD19、κ、λ，有条件者可增加 CD28、CD27、CD117、CD81、CD200）、荧光原位杂交技术（FISH）[建议 CD138 分选骨髓瘤细胞或同时行胞质免疫球蛋白染色以区别浆细胞，检测位点建议包括：IgH 重排、17p-（p53 缺失）、13q14 缺失、1q21 扩增；若 FISH 检测 IgH 重排阳性，则进一步检测 t（4；14）、t（11；14）、t（14；16）、t（14；20）等] |
| 影像学检查 | 局部或全身低剂量 CT 或全身或局部 MRI（包括颈椎、胸椎、腰椎、骶椎、头颅）、PET-CT |
| 其他检查 | 心脏彩色超声（心功能不全及怀疑合并心脏淀粉样变性者）。腹部皮下脂肪、骨髓或受累器官活检，并行刚果红染色（怀疑淀粉样变性者） |

■ 2014 年国际骨髓瘤工作组（International Myeloma Working Group，IMWG）在原有的 CRAB 临床表现基础上加入了 SLiM 3 个生物学标记，组成了新的 SLiM CRAB 诊断标准，使得一部分高危冒烟型骨髓瘤（smoldering multiple myeloma，SMM）患者得以接受提前干预，以期整体提高多发性骨髓瘤（multiple myeloma，MM）患者的疗效和生存期。

■ 无血、尿M蛋白量的限制，如未检测出M蛋白（诊断不分泌型MM），则需骨髓瘤单克隆浆细胞≥30%或活检为浆细胞瘤并需要免疫组化等证实κ或λ轻链限制性表达；校正血清钙（mmol/L）＝总血清钙（mmol/L）－0.025×血清白蛋白浓度（g/L）＋1.0（mmol/L），或校正血清钙（mg/dl）＝总血清钙（mg/dl）－血清白蛋白浓度（g/L）＋4.0（mg/dl）；浆细胞克隆性可通过流式细胞学、免疫组化、免疫荧光的方法鉴定其轻链κ、λ限制性表达，骨髓浆细胞比例优先于骨髓细胞涂片和骨髓活检方法，在穿刺和活检比例不一致时，选用浆细胞比例高的数值。

■ 使用简单的生化指标及临床表现，如$\beta_2$-微球蛋白、白蛋白、血红蛋白等，可以在诊断时对患者预后分层，但不论DS分期还是ISS分期均反映的是初诊时患者的肿瘤负荷和一般状态，不能反映MM克隆内异质性及克隆演变的过程。随着染色体显带分析、荧光原位杂交（FISH）、基因芯片等技术的发展，骨髓瘤在发生过程中基因组层面的遗传学改变得以展现，而运用常规生化指标与遗传学异常相结合可以更好地识别的MM患者具有的生物学特征，为MM患者的风险分层和个体化治疗提供了可能。

■ MM预后分期各体系中，Durie-Salmon分期主要反映肿瘤负荷；ISS主要用于判断预后；R-ISS是新修订的用于预后判断的分期系统。IMWG总结了2005～2012年的全球11个多中心临床研究，共计4445例初诊MM患者的临床数据，整合具有明确预后指导价值的传统ISS分期、LDH和FISH因素，分别以总生存（OS）作为第1临床研究终点，无进展生存（PFS）作为第2临床研究终点。结果显示R-ISS较传统ISS具有更好的预后判断能力，对MM患者的预后区分更加清晰有效（表43）。

■ 梅奥中心于2007首次发表了基于细胞分子遗传mSMART预后分层标准，将MM患者分为标危组和高危组，主张对不同预后的患者采用不同的治疗策略。在随后第2版mSMART预后分层标准中，添加了FISHt（4；14）高危因素。2013年的mSMART预后分层3.0版，重新定义了多发性骨髓瘤高危染色体异常的定义，将荧光原位杂交（FISH）、基因表达谱（GEP）和浆细胞增殖指数（PCLI）相结合，把初诊MM患者进一步分为标危、中危和高危组3组。随着第二代蛋白酶体抑制剂（PI）、单克隆抗体（MoAb）、免疫调节剂（IMiD）的不断加入，MM的预后因素也相应发生了变化。2018年更新mSMART3.0版，加入了双重打击和三重打击（Double Hit/Triple Hit）的概念。因中危的治疗方案与高危相同，中危组并入高危组。双/三重打击定义为具有高危组中任意两个或三个染色体异常的患者。此后，mSMART预后分层只分高危和标危二组（表44）。

目前提出的使用不同遗传异常的几种遗传风险分层系统，包括国际分期系统（ISS）和D-S分期系统（Durie-Salmon Staging system），IMWG，mSMART等分类都具有重要的临床应用价值，相互之间并不重叠。

**表43　修改的国际分期体系（R-ISS）**

| 分期 | R-ISS的标准 |
| --- | --- |
| Ⅰ期 | ISSⅠ期和细胞遗传学标危患者同时LDH处于正常水平 |
| Ⅱ期 | 不符合ISSⅠ期和Ⅲ期的所有患者 |
| Ⅲ期 | ISSⅢ期同时细胞遗传学高危患者[a]或LDH高于正常水平 |

注：$\beta_2$-MG：$\beta_2$-微球蛋白；[a]细胞遗传学高危指间期荧光原位杂交检出del（17p）、t（4；14）或t（14；16），标危即未出现此类异常。

表 44  梅奥中心推荐的 MM 预后分层标准（mSMART3. 0-2018）

| 预后 | 分层标准 |
|------|---------|
| 高危 | del（17p）、t（14；16）、t（14；20）、t（4；14）、p53 基因突变、1q gain<br>RISS Ⅲ<br>基因表达谱（GEP）提示为高危<br>S 期浆细胞指数增高<br>双重打击：任何 2 个高危因素<br>三重打击：任何 3 个高危因素 |
| 标危 | 高二倍体、t（11；14）、t（6；14） |

■ 2014 年 IMWG 共识中联合应用 ISS 和荧光原位杂交（FISH）结果对患者进行危险分层（表 45）。

表 45  国际骨髓瘤工作组（IMWG）的多发性骨髓瘤危险分层

| 危险分层 | 分层标准患者比例（%） | | 中位总生存期 |
|---------|--------------------|---|-----------|
| 低危 | ISS Ⅰ/Ⅱ期，无 t（4；14）、del（17p）<br>和 1q21 扩增，年龄＜55 岁 | 20 | |
| 中危 | 所有不符合低危和高危者 | 60 | |
| 高危 | ISS Ⅱ/Ⅲ期和 t（4；14）/del（17p） | 20 | |

### （三）选择治疗方案的依据

根据中国多发性骨髓瘤诊治指南、NCCN 指南、mSMART 指南等。MM 需要长期的治疗：从诱导、巩固（包括移植）、到维持的一个完整的治疗过程，即整体治疗（total therapy，TT）策略。由于 MM 具有高度异质性，随着对疾病本质认识的深入，MM 的治疗也逐渐发展根据危险度分层的个体化治疗策略。目前的危险度分层主要依据患者的生化、肾功能、细胞遗传学和基因表达谱等。患者的上述特征对选择治疗方案具有指导意义：①现已证实包含硼替佐米的方案可能克服包括高 $\beta_2$-微球蛋白、肾功能损害、13q-、t（4；14）等因素对预后的不良影响；而 17p-或基因表达谱高危的患者，现今的治疗（包括 HDT/ASCT 和新药）均不能有效消除对预后的不良影响，需要探索更佳有效的药物和治疗方法；②另一方面，根据患者的危险度分层，选择患者接受不同强度的诱导、巩固和维持治疗（如美国 Mayo 医学中心根据 mSMART 危险度分层指导的治疗策略），使患者获得治疗疗效和毒性反应平衡的最佳化，同时也优化利用社会和医疗资源。

1. 诱导治疗：一般为 4~5 疗程，可选方案：

（1）（V）DTPACE：每 4~6 周 1 个疗程，适合年轻高危体能状态良好的患者。

硼替佐米 1.3mg/m²，第 1、4、8、11 天。

地塞米松 30mg（体表面积≤1.8m²）/40mg（体表面积＞1.8m²），第 1~4 天。

沙利度胺 50 毫克/晚开始，无明显不良反应则 1 周后加量至 100 毫克/晚，最大至 200 毫克/晚。

顺铂 10mg/m²，第 1~4 天持续 96 小时静脉滴注。

多柔比星（阿霉素）9mg/m²或表柔比星（表阿霉素）15mg/m²，第 1~4 天持续静脉滴注，或多柔比星脂质体（阿霉素）30~40mg/m²，第 1 天。

CTX 400mg/m², 第 1~4 天持续 96 小时静脉滴注。

VP-16 40mg/m², 第 1~4 天持续 96 小时静脉滴注。

（2）PAd/BCd：每 3~4 周 1 个疗程。

硼替佐米（Bzb）1.3mg/m²，第 1、4、8、11 天。

多柔比星（阿霉素）9mg/m²或表柔比星（表阿霉素）15mg/m²，第 1~4 天持续静脉滴注，或多柔比星脂质体（阿霉素）30~40mg/m²，第 1 天（复方环磷酰胺片 300~500mg/m²，第 1、8、15 天）。

地塞米松（DXM）20mg/d，第 1、2、4、5、8、9、11、12 天。

（3）TA（C）d：每 3~4 周 1 个疗程。

沙利度胺（Thal）200mg/d，第 1~28 天。

多柔比星（阿霉素）9mg/m²或表柔比星（表阿霉素）15mg/m²，第 1~4 天持续静脉滴注，或多柔比星脂质体（阿霉素）30~40mg/m²，第 1 天（复方环磷酰胺片 300~500mg/m²，第 1、8、15 天）。

地塞米松（DXM）20mg/d，第 1~4、8~11 天。

（4）BdT：每 3~4 周 1 个疗程。

硼替佐米 1.3mg/m²，第 1，4，8，11 天。

地塞米松 20mg，第 1、2、4、5、8、9、11、12 天。

沙利度胺 200 毫克/晚，持续口服。

（5）RCd/RDd：每 4 周 1 个疗程。

来那度胺 25mg，第 1~21 天。

多柔比星脂质体（阿霉素）30~40 mg/m²，第 1 天（复方环磷酰胺片 300~500mg/m²，第 1、8、15 天）。

地塞米松（DXM）20mg/d，第 1~4、8~11 天。

（6）MdT：适合于不适合移植的患者，每 4 周 1 个疗程。

美法仑 6mg/m²，第 1~4 天。

地塞米松 40mg，第 1、8、15、22 天。

沙利度胺 200mg/晚，持续口服。

（7）MPV：每 4 到 6 周 1 个疗程。

美法仑 6mg/m²，第 1~4 天。

泼尼松 60mg/m²，第 1~4 天。

硼替佐米 1.3mg/m²，第 1、4、8、11 天。

（8）MPT：每 4~6 周 1 个疗程。

美法仑 6mg/m²，第 1~4 天。

泼尼松 60mg/m²，第 1~4 天。

沙利度胺 200 毫克/晚，持续口服。

2. 巩固治疗：经诱导治疗后为发生疾病进展的患者可以进入巩固治疗。

（1）不适合自体造血干细胞移植的患者（年龄 ≥65 岁，或者一般状态差，伴有移植禁忌证）：用原诱导方案巩固 4~5 个疗程。

（2）适合自体造血干细胞移植的患者（年龄 ≤65 岁，且一般状态良好，无移植禁忌证）：以 G-CSF 或联合大剂量环磷酰胺动员自体外周血干细胞后，行 ASCT 巩固治疗。

采集的总有核细胞数：≥（3~5）×10⁸/kg；CD34⁺细胞数：≥2×10⁶/kg。

预处理方案：静脉 Mel 200mg/m²，−2 天±Vel：1.3mg/m²，−6、−3、+1 天，如果不能购买到美法仑，可参考国内有经验的移植中心制订的预处理方案。

3. 维持治疗：经巩固治疗后为发生疾病进展的患者可以进入维持治疗。维持治疗的最佳持续时间目前尚无定论，可以维持治疗2年或维持治疗直至疾病进展。可选方案：

（1）T（d）：每28天1个疗程。

沙利度胺（Thal）：200mg/d，第1~28天。

地塞米松（DXM）：20mg，第1、8、15天。

（2）R（d）：每28天1个疗程。

来那度胺（Len）：25mg/d，第1~21天。

地塞米松（DXM）：20mg，第1、8、15天。

（3）有周围神经病变的患者可考虑，干扰素治疗。

**释义**

■ 适于移植患者的诱导治疗可选下述方案：

（1）硼替佐米/地塞米松（BD）：每3周1个疗程。

硼替佐米1.3mg/m²，第1，4，8，11天，地塞米松20mg，第1、2、4、5、8、9、11、12天。

（2）来那度胺/地塞米松（Rd）：每4周1个疗程。

来那度胺25mg，第1~21天，地塞米松40mg，第1、8、15、22天。

（3）来那度胺/硼替佐米/地塞米松（RVd）每3周1个疗程。

硼替佐米1.3mg/m²，第1，4，8，11天，地塞米松20mg，第1、2、4、5、8、9、11、12天，来那度胺25mg，第1~14天。

（4）硼替佐米/阿霉素/地塞米松（PAD）每4周1个疗程。

硼替佐米1.3mg/m²，第1，4，8，11天，多柔比星（阿霉素）9mg/m²，第1~4天静脉滴注，地塞米松40mg/d，第1~4天、第9~12天、第17~20天。

（5）硼替佐米/环磷酰胺/地塞米松（BCD）每3周1个疗程。

硼替佐米1.3mg/m²，第1，4，8，11天，地塞米松40mg/d，第1、8、15天，环磷酰胺500mg/m²第1、8、15天。

（6）硼替佐米/沙利度胺/地塞米松（BTD）每4周1个疗程。

硼替佐米1.3mg/m²，第1，4，8，11天，地塞米松20mg，第1~4天、9~12天，沙利度胺100mg/QN，持续口服。

（7）沙利度胺/阿霉素/地塞米松（TAD）每4周1个疗程。

沙利度胺200mg/d，第1~28天，多柔比星（阿霉素）9mg/m²，第1~4天静脉滴注，地塞米松40mg/d，第1~4天、第9~12天、第17~20天。

（8）沙利度胺/环磷酰胺/地塞米松（TCD）每3周1个疗程。

沙利度胺200mg/d，第1~28天，环磷酰胺500mg/m²第1、8、15天，地塞米松40mg/d，第1~4、第12~15天。

（9）来那度胺/环磷酰胺/地塞米松（BCD）每4周1个疗程。

环磷酰胺500mg/m²，第1、8、15、21天，地塞米松40mg/d，第1~4天、第12~15天，来那度胺25mg，第1~21天。

■ 不适合移植患者的初始诱导方案，除以上方案外尚可选用以下方案：

（1）美法仑/醋酸泼尼松/硼替佐米（VMP）：每4周1个疗程。

美法仑9mg/m²，第1~4天，泼尼松60mg/m²，第1~4天，硼替佐米1.3mg/m²，第1、4、8、11天。

（2）美法仑/醋酸泼尼松/沙利度胺（MPT）每4周1个疗程。

美法仑 $9mg/m^2$，第1~4天，泼尼松100mg，第1~4天，沙利度胺100mg/d，第1~28天，

（3）美法仑/醋酸泼尼松/来那度胺（MPR）每4周1个疗程。

美法仑 $5mg/m^2$，第1~4天，泼尼松100mg，第1~4天，来那度胺10mg/d，第1~21天。

■ 无症状骨髓瘤的治疗：目前国内外指南中对于无症状骨髓瘤仅建议随访观察，而不建议治疗。高危冒烟型骨髓瘤患者，绝大多数两年内均进展到症状性骨髓瘤，因此可根据患者意愿进行综合考虑或进入临床试验。

■ 有症状骨髓瘤的治疗：①对于有症状的MM应采用系统治疗，包括诱导、巩固治疗（含造血干细胞移植）以及维持治疗，不建议治疗有效的患者变更治疗方案；未获得MR的患者，应变更治疗方案；②所有适合临床试验者，均可考虑进入临床试验。

■ 如年龄≤65岁，体能状况好，或虽＞65岁但全身体能状态评分良好的患者，经有效的诱导治疗后应将ASCT作为首选。拟行ASCT的患者，在选择诱导治疗方案时，需避免选择对造血干细胞有毒性的药物，含来那度胺的治疗方案疗程数应≤4，尽可能避免使用烷化剂，以免随后的干细胞动员采集失败和/或造血重建延迟。目前诱导多以蛋白酶体抑制剂联合免疫调节剂及地塞米松的3药联合方案为主，3药联合优于2药联合方案。硼替佐米皮下使用相对于静脉注射可减少周围神经病变发生率。

■ 诱导后主张早期序贯ASCT，对中高危的患者，早期序贯ASCT意义更为重要。对于高危的MM患者，可考虑在第1次移植后6个月内行第2次移植。移植后是否需巩固治疗尚存争议，建议在ASCT后进行再分层，对于高危患者可以使用巩固治疗，巩固治疗一般采用先前有效的方案2~4个疗程，随后进入维持治疗。对于不行巩固治疗的患者，良好造血重建后需进行维持治疗。

■ 对于年轻的具有高危预后因素且有合适供者的患者，可考虑异基因造血干细胞移植。

■ 不适合接受ASCT的患者，如诱导方案有效，建议继续使用有效方案至最大疗效，随后进入维持阶段治疗。

■ 巩固治疗：

（1）不适合自体造血干细胞移植的患者（年龄≥65岁，或者一般状态差，伴有移植禁忌证）：用原诱导方案巩固。

（2）适合自体造血干细胞移植的患者（年龄≤65岁，且一般状态良好，无移植禁忌证）：以G-CSF联合大剂量环磷酰胺或CXCR4的拮抗剂动员自体周血干细胞后，行ASCT治疗。

采集的总有核细胞数≥（3~5）×$10^8$/kg；CD34$^+$细胞数≥2×$10^6$/kg。

预处理方案：静脉给予美法仑 $140mg/m^2$~$200mg/m^2$，

■ 维持治疗可选方案：

（1）沙利度胺T：沙利度胺：200mg/d。

（2）来那度胺R（d）：每28天1个疗程。

来那度胺25mg/d，第1~21天。地塞米松（d）：20mg，第1、8、15天。

（3）硼替佐米（B）：硼替佐米 $1.3mg/m^2$，每两周 1 次。

（4）伊沙佐米（I）：每 28 天 1 个疗程。

伊沙佐米 4mg 第 1、8、15 天。

■ 对于有高危因素的患者，主张用含蛋白酶体抑制剂的方案进行维持治疗 2 年或以上。高危患者建议两药联用，不可单独使用沙利度胺。

4. 支持治疗以及并发症防治：

（1）骨病的治疗：

1）二膦酸盐（帕米膦酸二钠及唑来膦酸）：适合所有有症状（包括骨质疏松）的患者；在临床试验中可考虑给冒烟型骨髓瘤或 I 期骨髓瘤应用二膦酸盐。这些患者应每年进行相应的骨检查；应用二膦酸盐时需监测肾功能；用药期间注意监测下颌骨坏死。

> **释义**
>
> ■ 二膦酸盐（氯屈膦酸、帕米膦酸二钠和唑来膦酸）：适合所有有症状（包括骨质疏松）的患者；使用前后需监测肾功能，并根据肾功能调整药物。用药期间注意监测下颌骨坏死，尤以唑来膦酸为多，双膦酸盐使用前应该进行口腔检查；使用中避免口腔侵袭性操作。如需进行口腔侵袭性操作，需在操作前后停用双膦酸盐 3 个月，并加强抗感染治疗。静脉使用双膦酸盐建议在 MM 诊断后前 2 年每月 1 次、2 年之后每 3 个月 1 次持续使用。若出现了新的骨相关事件，则重新开始至少 2 年的治疗。无症状骨髓瘤不建议使用，除非进行临床试验。

2）放疗：低剂量放疗（10~30Gy）可作为控制疼痛、预防病理性骨折或者脊髓压迫的姑息性治疗手段；应将放疗范围限制在受累野，以减少对干细胞采集或后续治疗的影响。

> **释义**
>
> ■ NCCN 指南同样推荐地舒单抗用于骨病治疗，尤其是肾功能不全的患者。

3）对于可能出现或已经出现的长骨骨折或脊髓压迫或脊柱不稳定，应请矫形科/骨科会诊。

> **释义**
>
> ■ 对于可能出现或已经出现的长骨骨折或脊髓压迫或脊柱不稳定，可行外科手术治疗。

4）对于有症状的脊椎压缩性骨折应考虑椎体成形术或后凸成形术。

（2）高钙血症：水化/呋塞米利尿；二膦酸盐；皮质激素和/或降钙素。

（3）高黏滞血症：有症状的高黏滞血症应考虑血浆置换。

（4）贫血：输注红细胞、EPO。

> **释义**
>
> ■ 在使用 EPO 的同时，注意血压及血液高凝状态的影响，并酌情补充铁剂，叶酸、维生素 $B_{12}$ 等造血原料。达雷妥尤单抗与红细胞表面 CD38 结合，干扰输血相容性检测，在开始使用达雷妥尤单抗之前，应对患者进行血型鉴定和抗体筛查。

（5）感染：当反复出现危及生命的严重感染科考虑静脉输注人丙种球蛋白；如果应用大剂量地塞米松（≥320 毫克/疗程）治疗时应进行疱疹及真菌的预防性治疗；如果应用硼替佐米治疗应进行带状疱疹的预防。

> **释义**
>
> ■ 当反复发生感染或出现威胁生命的感染考虑静脉输注人丙种球蛋白；如果应用大剂量地塞米松（≥320mg/疗程）治疗时应进行卡氏肺孢子菌肺炎、疱疹及真菌的预防性治疗；如果应用硼替佐米、达雷妥尤单抗治疗应进行带状疱疹的预防。对于乙型肝炎病毒（HBV）血清学呈阳性的患者，应预防性使用抑制病毒复制的药物，并注意监测病毒载量。特别是联合达雷妥尤单抗治疗的患者，应在治疗期间以及治疗结束后至少 6 个月内监测 HBV 再激活的实验室参数。对于在治疗期间发生 HBV 再激活的患者，应暂停单抗治疗，并给予相应治疗。

（6）肾功能不全：持续水化避免肾衰竭；避免应用 NSAIDs；避免静脉造影；血浆置换；并不是移植的禁忌证；长期应用二膦酸盐时需监测肾功能。

> **释义**
>
> ■ 肾功能不全：水化、碱化、利尿，以避免肾功能不全；减少尿酸形成和促进尿酸排泄；有肾功能衰竭者，应积极透析。避免应用 NSAIDs；避免静脉造影；并不是移植的禁忌证。

（7）高黏/血栓形成：接受以沙利度胺及来那度胺为基础联合地塞米松治疗的应预防性抗凝。既往无血栓病史，推荐：阿司匹林 75mg/d，口服；既往有血栓病史，推荐：低分子量肝素或华法林（后者需监测 INR，目标 INR=2~3）至少 4 个月后，可以改用阿司匹林 75mg/d，口服。

> **释义**
>
> ■ 接受以沙利度胺及来那度胺为基础联合治疗的患者，应进行静脉血栓栓塞风险评估，给与预防性抗凝。
>
> ■ 复发患者可使用的方案：
>
> （1）首先推荐进入适合的临床试验，尤其是 CAR-T 临床试验。
>
> （2）使用既往化疗方案再治疗（可能对既往化疗方案敏感的复发患者）。

（3）伊沙佐米/来那度胺/地塞米松（IRd）每28天1个疗程。

伊沙佐米4mg　第1、8、15天，来那度胺25mg/d，第1~21天，地塞米松40mg，第1、8、15、22天。

（4）达雷妥尤单抗/来那度胺/地塞米松（DRD）每4周1个疗程。

达雷妥尤单抗16mg/kg，第1、8、15、22天，来那度胺25mg/d，第1~21天，地塞米松40mg，第1、8、15天。

（5）达雷妥尤单抗/硼替佐米/地塞米松（DVD）每3周1个疗程。

达雷妥尤单抗16mg/kg，第1、8、15天，硼替佐米1.3mg/m²，第1，4，8，11天，地塞米松20mg，第1、2、4、5、8、9、11、12天。

（6）达雷妥尤单抗/伊沙佐米/地塞米松（DID）每4周1个疗程。

达雷妥尤单抗16mg/kg，第1、8、15、22天，伊沙佐米4mg，第1、8、15天，地塞米松40mg，第1、8、15、22天。

（7）地塞米松/环磷酰胺/依托泊苷/顺铂±硼替佐米（DCEP±B）每3周1个疗程。

（±）硼替佐米1.3mg/m²，第1、4、8、11天。地塞米松40mg，第1~4天。CTX 400mg/m²，第1~4天。VP-16 40mg/m²，第1~4天。顺铂10mg/m²，第1~4天。

（8）地塞米松/沙利度胺/顺铂/多柔比星/环磷酰胺/依托泊苷±硼替佐米（DT-PACE±V）（±）硼替佐米1.3mg/m²，第1、4、8、11天。地塞米松40mg，第1~4天。沙利度胺50毫克/晚开始，无明显不良反应则1周后加量至100毫克/晚，最大至200毫克/晚。顺铂10mg/m²，第1~4天。多柔比星（阿霉素）9mg/m²第1~4天，或多柔比星脂质体（阿霉素）30~40mg/m²，第1天。CTX 400mg/m²，第1~4天。VP-16 40mg/m²，第1~4天。

（9）条件合适者进行自体或异基因造血干细胞移植。

**（四）标准住院日**

21天内。

> [释义]
>
> ■ 初诊的多发性骨髓瘤患者，在治疗前需完成诊断及分期相关的检查，住院时间可能较长，病情稳定的患者，可在门诊完成部分检查，以适当缩短住院天数。如果患者条件允许，住院时间可以低于上述住院天数。
>
> ■ 根据多发性骨髓瘤患者选择化疗的方案不同，标准住院时间有所差异。如选用TAD、DECP等4天化疗方案的复诊MM患者，标准住院天数在7天左右，而选用PAD、BCD、RVD等12-15天化疗方案的复诊MM患者，标准住院天数在20天左右。

**（五）出院标准**

1. 一般情况良好。

2. 没有需要住院处理的并发症和/或合并症。

> **释义**
>
> ■ 如果出现并发症，是否需要继续住院处理，由主管医师具体决定。

## （六）变异及原因分析

1. 治疗中或治疗后有感染、贫血、出血及其他合并症者，进行相关的诊断和治疗，并适当延长住院时间。
2. 病情进展或合并严重并发症需要进行其他诊断和治疗者退出路径。

> **释义**
>
> ■ 微小变异：因为医院检验项目的及时性，不能按照要求完成检查；因为节假日不能按照要求完成检查；患者不愿配合完成相应检查，短期不愿按照要求出院随诊。
>
> ■ 重大变异：因基础疾病需要进一步诊断和治疗；因各种原因需要其他治疗措施；医院与患者或家属发生医疗纠纷，患者要求离院或转院；不愿按照要求出院随诊而导致入院时间明显延长。
>
> ■ 治疗中或治疗后出现感染、贫血、出血及其他合并症者，应积极进行相关的诊断和治疗，并适当延长住院时间。
>
> ■ 若有髓外症状，建议影像学检查，同时退出此路径。
>
> ■ 年轻高危预后不良、常规治疗反应不佳、疾病进展或复发需要选择其他治疗的患者退出路径。

**五、多发性骨髓瘤临床路径给药方案**

**（一）可供选择的化疗方案**

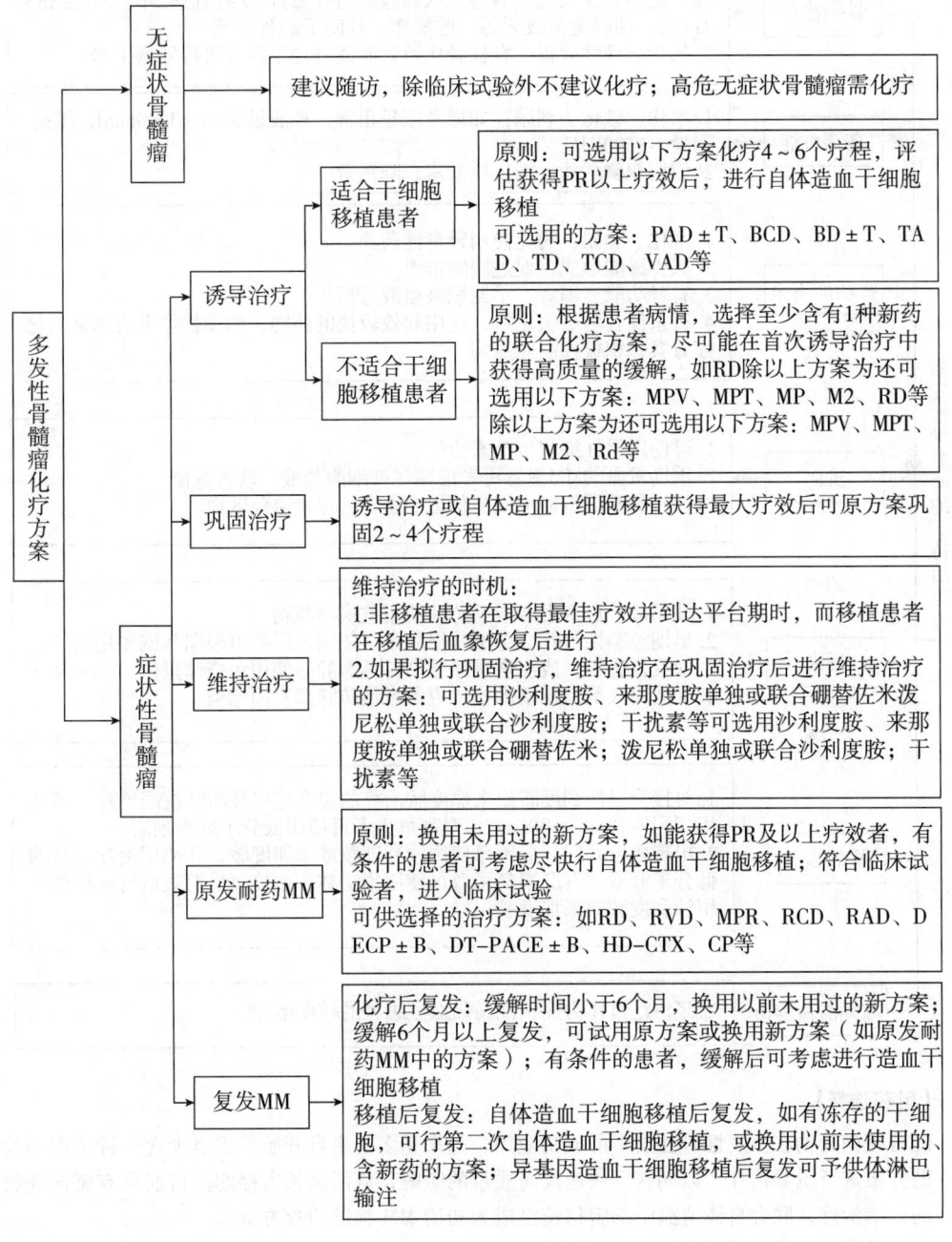

多发性骨髓瘤化疗方案

**无症状骨髓瘤** → 建议随访，除临床试验外不建议化疗；高危无症状骨髓瘤需化疗

**症状性骨髓瘤**

**诱导治疗**

**适合干细胞移植患者** → 原则：可选用以下方案化疗4~6个疗程，评估获得PR以上疗效后，进行自体造血干细胞移植
可选用的方案：PAD±T、BCD、BD±T、TAD、TD、TCD、VAD等

**不适合干细胞移植患者** → 原则：根据患者病情，选择至少含有1种新药的联合化疗方案，尽可能在首次诱导治疗中获得高质量的缓解，如RD除以上方案为还可选用以下方案：MPV、MPT、MP、M2、RD等
除以上方案为还可选用以下方案：MPV、MPT、MP、M2、Rd等

**巩固治疗** → 诱导治疗或自体造血干细胞移植获得最大疗效后可原方案巩固2~4个疗程

**维持治疗** → 维持治疗的时机：
1.非移植患者在取得最佳疗效并到达平台期时，而移植患者在移植后血象恢复后进行
2.如果拟行巩固治疗，维持治疗在巩固治疗后进行维持治疗的方案：可选用沙利度胺、来那度胺单独或联合硼替佐米泼尼松单独或联合沙利度胺；干扰素等可选用沙利度胺、来那度胺单独或联合硼替佐米；泼尼松单独或联合沙利度胺；干扰素等

**原发耐药MM** → 原则：换用未用过的新方案，如能获得PR及以上疗效者，有条件的患者可考虑尽快行自体造血干细胞移植；符合临床试验者，进入临床试验
可供选择的治疗方案：如RD、RVD、MPR、RCD、RAD、DECP±B、DT-PACE±B、HD-CTX、CP等

**复发MM** → 化疗后复发：缓解时间小于6个月，换用以前未用过的新方案；缓解6个月以上复发，可试用原方案或换用新方案（如原发耐药MM中的方案）；有条件的患者，缓解后可考虑进行造血干细胞移植
移植后复发：自体造血干细胞移植后复发，如有冻存的干细胞，可行第二次自体造血干细胞移植，或换用以前未使用的、含新药的方案；异基因造血干细胞移植后复发可予供体淋巴输注

### （二）多发性骨髓瘤的支持治疗

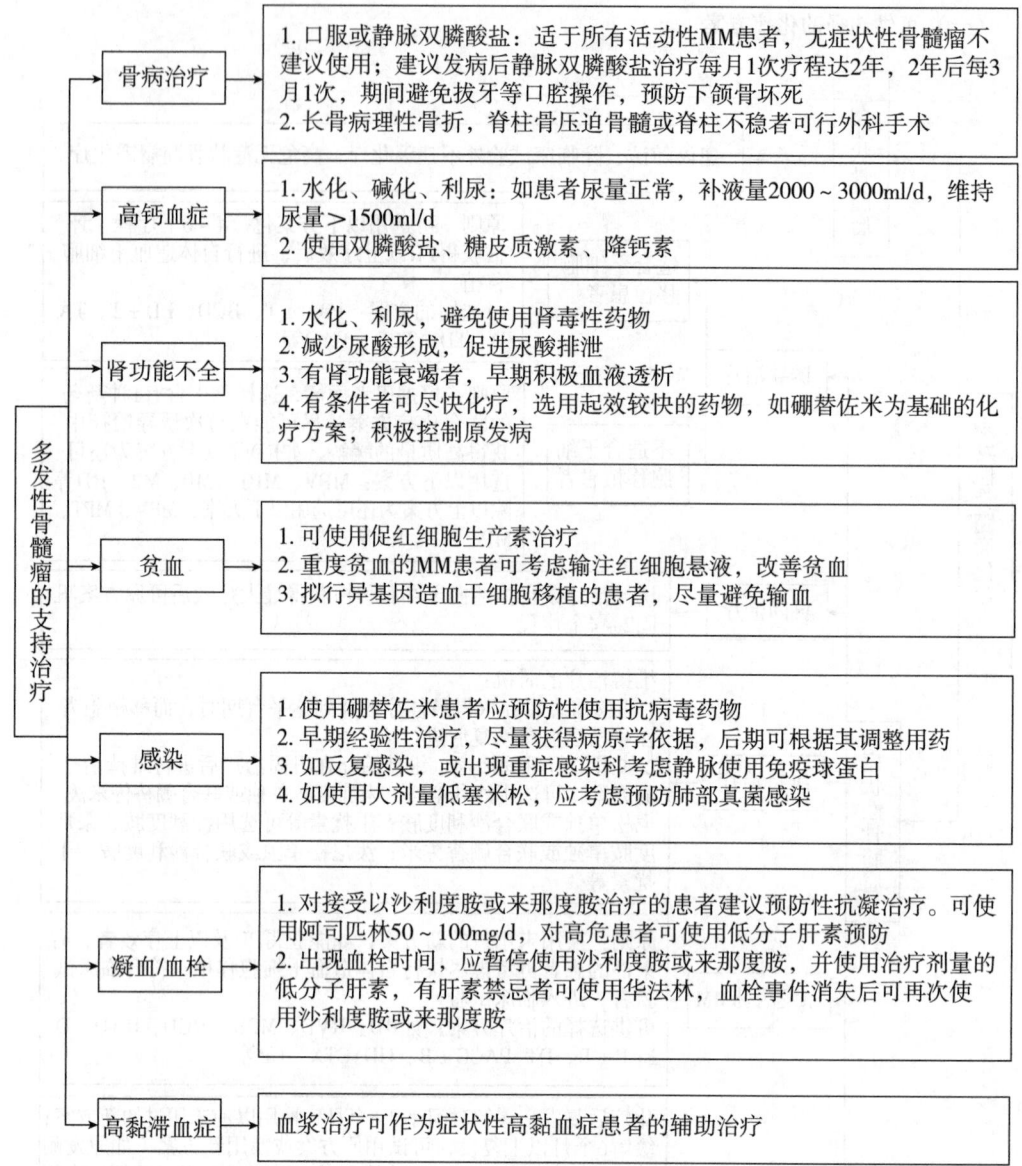

**骨病治疗**
1. 口服或静脉双膦酸盐：适于所有活动性MM患者，无症状性骨髓瘤不建议使用；建议发病后静脉双膦酸盐治疗每月1次疗程达2年，2年后每3月1次，期间避免拔牙等口腔操作，预防下颌骨坏死
2. 长骨病理性骨折，脊柱骨压迫骨髓或脊柱不稳者可行外科手术

**高钙血症**
1. 水化、碱化、利尿：如患者尿量正常，补液量2000~3000ml/d，维持尿量＞1500ml/d
2. 使用双膦酸盐、糖皮质激素、降钙素

**肾功能不全**
1. 水化、利尿，避免使用肾毒性药物
2. 减少尿酸形成，促进尿酸排泄
3. 有肾功能衰竭者，早期积极血液透析
4. 有条件者可尽快化疗，选用起效较快的药物，如硼替佐米为基础的化疗方案，积极控制原发病

**贫血**
1. 可使用促红细胞生产素治疗
2. 重度贫血的MM患者可考虑输注红细胞悬液，改善贫血
3. 拟行异基因造血干细胞移植的患者，尽量避免输血

**感染**
1. 使用硼替佐米患者应预防性使用抗病毒药物
2. 早期经验性治疗，尽量获得病原学依据，后期可根据其调整用药
3. 如反复感染，或出现重症感染科考虑静脉使用免疫球蛋白
4. 如使用大剂量低塞米松，应考虑预防肺部真菌感染

**凝血/血栓**
1. 对接受以沙利度胺或来那度胺治疗的患者建议预防性抗凝治疗。可使用阿司匹林50~100mg/d，对高危患者可使用低分子肝素预防
2. 出现血栓时间，应暂停使用沙利度胺或来那度胺，并使用治疗剂量的低分子肝素，有肝素禁忌者可使用华法林，血栓事件消失后可再次使用沙利度胺或来那度胺

**高黏滞血症**
血浆治疗可作为症状性高黏血症患者的辅助治疗

### 【用药选择】

随着靶向药物在多发性骨髓瘤中的成功应用，越来越多的患者开始采用至少含一种靶向药物的方案进行诱导治疗，以期获得快速及高质量的缓解，从而延长生存期。目前含有靶向药物的初治治疗，联合自体造血干细胞移植已成为初治 MM 标准治疗方案。

多发性骨髓瘤具有明显的异质性，危险分层对于患者预后的判断以及临床治疗选择具有很大的指导意义。为避免过度治疗或治疗强度不足，对不同危险分层的患者实现分层治疗甚至个体化治疗是当今血液肿瘤治疗的重要的发展趋势之一。目前对于高危型 MM 患者，推荐早期采用更为积极的治疗。多个研究组已经根据 MM 细胞的基因表达谱芯片（gene expression profiling，GEP）分子特征识别、开发了 15-基因、70-基因、92-基因模型，提示不良预后。尽管 GEP 目前并未常规用于临床实践，但是 GEP 是一个很有价值的工具，可能有助于估计疾病的侵袭性和帮助制定个体化治疗。

MM 治疗过程中近 80%的患者出现不同程度周围神经病变。来那度胺导致的周围神经病变发生率较沙利度胺和硼替佐米低，推荐合并周围神经病变患者选用。在已存在前期周围神经病变的患者中，拟使用具有潜在神经毒性的药物（如硼替佐米）时，推荐临床调整药物剂量、给药时间间隔及给药途径。

以硼替佐米为主的方案并不增加血栓事件的发生率，是近期出现血栓事件患者的首选。而沙利度胺和来那度胺治疗中容易出现血管栓塞症，一般不推荐高凝状态患者使用，但当治疗选择较少或证明药物敏感时，可以在抗凝治疗的前提下谨慎使用。

### 【药学提示】

MM 好发于老年患者，其基础疾病可能影响药代动力学，增加不良反应发生率。因此在 MM 个体化治疗中应充分考虑合并症对治疗的影响。硼替佐米具有不经过肾脏代谢且起效快的特点，适于肾功能不全的患者。来那度胺是通过肾脏排泄的，故对肾功能不全的患者毒性作用会更大，因此选用以来那度胺为主的方案时，需要根据肌酐清除率选择合适的药物起始剂量，并且监测肾功能的变化情况。

### 【注意事项】

近 10 余年随着靶向新药及干细胞移植的广泛应用，多发性骨髓瘤治疗模式几经转换并取得了革命性的进步，患者生存期明显延长，部分患者甚至可以获得长期生存。但迄今为止骨髓瘤仍是一种不能治愈的疾病，绝大多数患者仍会复发，即便是那些获得完全缓解（complete response，CR）的患者也同样如此。随着疾病的发展，MM 耐药克隆选择性增殖，致使疾病侵袭性增高，治疗难度增加。如何为骨髓瘤患者选择合适的治疗方案仍然是临床医师所面临的一大挑战。

## 六、多发性骨髓瘤护理规范

1. 常规护理：

（1）病房定期清洁，严格消毒，保持空气流通，光线柔和，环境安静，避免患者交叉感染。

（2）密切监测患者神志、体征、体温变化，咳嗽咳痰，尿量及肿块等，每日观察患者皮肤完整，静脉炎的发生情况等。

（3）所有操作应遵循无菌原则，细致耐心，及时沟通，尤其对患者的疼痛，使用统一评分。做好保护性隔离，在接触患者前/后认真洗手，减少探视人员。

（4）对于活动不便的老年患者或者卧床患者，定时协助翻身排痰。

（5）减少噪音和活动，各种治疗集中完成，保证患者足够的休息、睡眠时间。

2. 化疗相关护理：

（1）接受含多柔比星等静脉刺激较大的联合化疗方案，需要预先建立静脉通路，如经外周静脉穿刺中心静脉置管（Peripherally Inserted Central Venous Catheters，PICC）或者植入式静脉输液港（PORT）。定期维护检测，以保证管路清洁通畅。宣教患者日常护理及相关注意事项。

（2）硼替佐米皮下注射，选择合适部位轮流注射，密切监测有无红肿不适。用药后注意患者的饮食及二便情况，是否有便秘、肠梗阻及腹泻发生。一旦发现异常，及时给予药物调整支持。

（3）所有化疗患者，密切监测血糖、血压、尿量、胃纳、夜眠等情况，接受含沙利度胺方案治疗的患者，需注意心率等监测，排便情况观察，尤其老年患者，反应比较迟钝，更应密切叮嘱询问，监测观察。

（4）化疗期间，鼓励患者多饮水，清淡饮食，轻微活动，避免剧烈运动、负重，防跌倒外伤。指导患者漱口水及会阴消毒液的使用，协助口腔、肛门清洁护理。

（5）病理性骨折患者或合并骨痛的患者，叮嘱卧床休息，必要时使用充气圈、充气垫等，可适当协助被动运动。

3. 心理护理：

（1）主动介绍环境、病人的主管医师和护士，消除病人的陌生感和增加安全感。

（2）经常巡视病房，建立良好的护患关系。了解患者疼痛的变化，解释疼痛的原因，减少恐惧感。若使用镇痛药物，协同观察药物的效果。应积极鼓励，增加信心。

（3）有条件的中心可以建立信息平台，供患者交流和咨询。

### 七、多发性骨髓瘤营养治疗规范

1. 给予高热量、高蛋白、且易消化的食物，避免肥甘厚腻食物。若治疗期间胃纳不佳，可鼓励少量多餐。

2. 注意食物的新鲜洁净。不进食生冷食物，食物皆需煮熟煮透，当餐当食，特别是春夏季节，不食用过夜饭菜。

3. 肾功能不全患者，减少食盐摄入，根据尿量，可适当多饮水，注意减少高尿酸饮食，特别是汤类，豆制品等。避免食用含钾高的食物如香蕉，西瓜，橙子等

4. 血小板减少患者，避免进食含骨头，鱼刺等锐利易致口腔出血部分的食物，以软质饮食为主。

5. 在以上基础上，尽量偏向患者平素饮食习惯，以减少疾病焦虑恐慌，改善心情。

### 八、多发性骨髓瘤患者健康宣教

1. 保持个人清洁卫生，少前往人群密集的公共场所，出院期间，减少亲友访视聚集。

2. 可以在有人陪护的情况下适当运动，不可剧烈活动及负重，有骨破坏的患者尽量卧床。外出活动需有人陪同，避免跌倒外伤，注意劳逸结合，保证充足休息。

3. 饮食清淡，可少量多餐，食物宜高热量，高蛋白，易消化，肾功能不全患者减少盐，尿酸，高钾食物摄入，忌食生冷食物，尽量不用退热药物。

4. 定期规律化疗，遵医嘱服用相应预防性药物。若有不适，可以和主诊医师商量调整药物，不可自行停药。

5. 注意静脉置管的护理随访，注意皮肤黏膜有无皮疹、淤斑淤点，化疗期间注意准确记录尿量、饮水量，观察皮疹、二便情况。

6. 保持心情舒畅，对治疗有信心。

## 九、推荐表单

### （一）医师表单

**多发性骨髓瘤临床路径医师表单**

适用对象：第一诊断为 MM（ICD-10：M97320/3）、有治疗适应证的患者

| 患者姓名： | | 性别： | 年龄： | 门诊号： | 住院号： |
|---|---|---|---|---|---|
| 住院日期： 年 月 日 | | 出院日期： 年 月 日 | | | 标准住院日：18~21 天 |

| 时间 | 住院第 1 天 | 住院第 2 天 | 住院第 3~7 天 |
|---|---|---|---|
| 主要诊疗工作 | □ 询问病史及体格检查<br>□ 完成病历书写<br>□ 开实验室检查单<br>□ 上级医师查房与化疗前评估<br>□ 向家属交代病情 | □ 上级医师查房<br>□ 完成化疗前准备与评估<br>□ 穿刺活检（视情况而定）<br>□ 完成必要的相关科室会诊<br>□ 住院医师完成病程记录、上级医师查房记录等病历书写<br>□ 签署化疗知情同意书、输血同意书、治疗相关文书（如自费协议书） | □ 根据化验结果、影像学、穿刺病理结果等，确定诊断、分期和分型，行化疗前讨论，确定化疗方案<br>□ 上级医师查房 |
| 重点医嘱 | **长期医嘱**<br>□ 血液科二级护理常规<br>□ 饮食<br>**临时医嘱**<br>□ 血常规+血型，尿、粪便常规，血生化，血尿免疫固定电泳、免疫球蛋白、CRP、$\beta_2$-MG、血尿轻链定量<br>□ 感染性疾病筛查，凝血功能、红细胞沉降率<br>□ 心电图、超声心动图、B 超（必要时）<br>□ 影像学检查：头颅、X 线胸片，脊柱、骨盆 X 线平片（根据临床表现增加其他部位），全身 PET 检查（必要时）<br>□ 骨髓穿刺+骨髓活检+免疫分型<br>□ 流式细胞学+染色体核型+FISH+血清游离轻链检测（有条件时） | **长期医嘱**<br>□ 患者既往基础用药<br>**临时医嘱**<br>□ 视病情给予相应处理 | **长期医嘱**<br>□ 患者既往基础用药<br>**临时医嘱**<br>□ 建立静脉通道<br>□ 复查血常规<br>□ 其他特殊医嘱 |
| 病情变异记录 | □ 无 □ 有，原因：<br>1.<br>2. | □ 无 □ 有，原因：<br>1.<br>2. | □ 无 □ 有，原因：<br>1.<br>2. |
| 医师签名 | | | |

| 时间 | 住院第 8~11 天<br>（化疗第 1~4 日） | 住院第 12~20 天<br>（化疗第 5~13 日） | 住院第 21 天<br>（化疗第 14 日，出院日） |
|---|---|---|---|
| 主要诊疗工作 | □ 上级医师查房，注意病情变化<br>□ 住院医师完成常规病历书写<br>□ 注意血象，根据血象情况预约红细胞悬液或血小板<br>□ 注意观察生命体征，如有感染，行抗感染治疗 | □ 上级医师查房<br>□ 住院医师完成常规病历书写<br>□ 注意血象，根据血象情况预约红细胞悬液或血小板 | □ 通知出院处<br>□ 通知患者及其家属次日出院<br>□ 向患者交代出院后注意事项，预约复诊日期、地点，发生紧急情况时的处理等<br>□ 将出院记录的副本交给患者<br>□ 如果患者不能出院，请在病程记录中说明原因和继续治疗的方案 |
| 重点医嘱 | **长期医嘱**<br>□ 血液病护理常规<br>□ 饮食<br>**临时医嘱**<br>□ 血常规、生化<br>□ 止吐<br>□ 并发症处理：高钙血症：水化、碱化；骨痛：二膦酸盐；水钠潴留：利尿<br>□ 化疗方案（根据情况） | **长期医嘱**<br>□ 血液病护理常规<br>□ 饮食<br>**临时医嘱**<br>□ 血常规、生化<br>□ 止吐<br>□ 并发症处理：高钙血症：水化、碱化；骨痛：二膦酸盐；水钠潴留：利尿<br>□ 化疗方案（根据情况） | **出院医嘱**<br>□ 出院带药 |
| 主要护理工作 | □ 观察患者情况<br>□ 化疗过程中心理与生活护理<br>□ 指导化疗过程中环境及饮食卫生<br>□ 指导化疗中患者功能锻炼 | □ 观察患者情况<br>□ 化疗过程中心理与生活护理<br>□ 指导化疗过程中环境及饮食卫生<br>□ 指导化疗中患者功能锻炼 | □ 指导患者办理出院手续 |
| 病情变异记录 | □ 无　□ 有，原因：<br>1.<br>2. | □ 无　□ 有，原因：<br>1.<br>2. | □ 无　□ 有，原因：<br>1.<br>2. |
| 护士签名 | | | |
| 医师签名 | | | |

### （二）护士表单

## 多发性骨髓瘤临床路径护士表单

适用对象：第一诊断为 MM（ICD-10：M97320/3）、有治疗适应证的患者

| 患者姓名： | 性别：　　年龄：　　门诊号： | 住院号： |
|---|---|---|
| 住院日期：　　年　月　日 | 出院日期：　　年　月　日 | 标准住院日：18~21 天 |

| 时间 | 住院第 1 天 | 住院第 2 天 | 住院第 3~7 天 |
|---|---|---|---|
| 健康宣教 | □ 介绍病区环境、制度、主任、护士长、主管医师、责任护士<br>□ 贵重物品妥善保管<br>□ 介绍病房设施及其使用方法 | □ 主管护士与患者沟通，了解并指导心理应对<br>□ 宣教疾病知识、用药知识及特殊检查操作过程<br>□ 告知检查及操作前后饮食、活动及探视注意事项及应对方式 | □ 密切观察病情变化，发现问题及时通知医师，遵医嘱给予对症处理<br>□ 协助医师完成各项检查化验 |
| 护理处置 | □ 监测生命体征，及时处理，入院护理评估<br>□ 核对患者姓名，佩戴腕带<br>□ 建立入院护理病历<br>□ 卫生处置：修剪指（趾）甲，剃胡须、沐浴，更换清洁衣物 | □ 密切观察病情变化，发现问题及时通知医师，遵医嘱给予对症处理<br>□ 协助医师完成各项检查化验 | □ 密切观察病情变化，发现问题及时通知医师，遵医嘱给予对症处理<br>□ 协助医师完成各项检查化验 |
| 基础护理 | □ 二级护理<br>□ 晨晚间护理<br>□ 患者安全管理 | □ 二级护理<br>□ 晨晚间护理<br>□ 患者安全管理 | □ 二级护理<br>□ 晨晚间护理<br>□ 患者安全管理 |
| 专科护理 | □ 护理查体<br>□ 记录体重、24 小时尿量<br>□ 需要时填写跌倒及压疮防范表<br>□ 需要时请家属陪护<br>□ 心理护理 | □ 遵医嘱完成相关检查<br>□ 监测生命体征<br>□ 心理护理<br>□ 遵医嘱正确给药<br>□ 密切观察各种药物作用和不良反应 | □ 遵医嘱继续完成相关检查<br>□ 监测生命体征<br>□ 心理护理<br>□ 遵医嘱正确给药<br>□ 密切观察各种药物作用和不良反应 |
| 重点医嘱 | □ 详见医嘱执行单 | □ 详见医嘱执行单 | □ 详见医嘱执行单 |
| 病情变异记录 | □ 无　□ 有，原因：<br>1.<br>2. | □ 无　□ 有，原因：<br>1.<br>2. | □ 无　□ 有，原因：<br>1.<br>2. |
| 护士签名 | | | |

| 时间 | 住院第 8~11 天<br>（化疗第 1~4 日） | 住院第 12~20 天<br>（化疗第 5~13 日） | 住院第 21 天<br>（化疗第 14 日，出院日） |
|---|---|---|---|
| 健康宣教 | □ 主管护士与患者沟通，了解并指导心理应对<br>□ 宣教疾病知识、用药知识及特殊检查操作过程<br>□ 告知检查及操作前后饮食、活动及探视注意事项及应对方式 | □ 主管护士与患者沟通，了解并指导心理应对<br>□ 宣教疾病知识、用药知识及特殊检查操作过程<br>□ 告知检查及操作前后饮食、活动及探视注意事项及应对方式 | □ 康复和锻炼<br>□ 定时复查<br>□ 出院带药服用方法<br>□ 饮食休息等注意事项指导<br>□ 讲解增强体质的方法，减少感染的机会 |
| 护理处置 | □ 保证静脉通畅，无外渗<br>□ 密切观察病情变化，发现问题及时通知医师，遵医嘱给予对症处理<br>□ 遵医嘱正确使用化疗药物<br>□ 协助医师完成各项检查化验 | □ 保证静脉通畅，无外渗<br>□ 密切观察病情变化，发现问题及时通知医师，遵医嘱给予对症处理<br>□ 遵医嘱正确使用化疗药物<br>□ 协助医师完成各项检查化验 | □ 办理出院手续<br>□ 书写出院小结 |
| 基础护理 | □ 二级护理<br>□ 晨晚间护理<br>□ 患者安全管理 | □ 二级护理<br>□ 晨晚间护理<br>□ 患者安全管理 | □ 二级护理<br>□ 晨晚间护理<br>□ 患者安全管理 |
| 专科护理 | □ 遵医嘱完成相关检查<br>□ 监测生命体征<br>□ 心理护理<br>□ 遵医嘱正确给药<br>□ 密切观察各种药物作用和不良反应 | □ 遵医嘱完成相关检查<br>□ 监测生命体征<br>□ 心理护理<br>□ 遵医嘱正确给药<br>□ 密切观察各种药物作用和不良反应 | □ 病情观察：评估患者生命体征<br>□ 心理护理 |
| 重点医嘱 | □ 详见医嘱执行单 | □ 详见医嘱执行单 | □ 详见医嘱执行单 |
| 病情变异记录 | □ 无 □ 有，原因：<br>1.<br>2. | □ 无 □ 有，原因：<br>1.<br>2. | □ 无 □ 有，原因：<br>1.<br>2. |
| 护士签名 | | | |

## （三）患者表单

### 多发性骨髓瘤临床路径患者表单

适用对象：第一诊断为 MM（ICD-10：M97320/3）、有治疗适应证的患者

| 患者姓名： | 性别：　年龄：　门诊号： | 住院号： |
|---|---|---|
| 住院日期：　　年　月　日 | 出院日期：　　年　月　日 | 标准住院日：1~21 天 |

| 时间 | 住院第 1 天 | 住院第 2 天 | 住院第 3~7 天 |
|---|---|---|---|
| 医患配合 | □ 配合询问病史、收集资料，请务必详细告知既往史、用药史、过敏史<br>□ 配合进行体格检查<br>□ 有任何不适告知医师 | □ 配合完善相关检查、化验，如采血、留尿、骨髓穿刺、影像学检查等<br>□ 医师向患者及家属介绍病情，如有异常检查结果需进一步检查<br>□ 配合用药及治疗<br>□ 有任何不适告知医师 | □ 配合完善相关检查、化验，如采血、留尿、骨髓穿刺、影像学检查等<br>□ 医师向患者及家属介绍病情，如有异常检查结果需进一步检查<br>□ 配合用药及治疗<br>□ 配合医师调整用药<br>□ 有任何不适告知医师 |
| 护患配合 | □ 配合测量体温、脉搏、呼吸、血压、血氧饱和度、体重<br>□ 配合完成入院护理评估单（简单询问病史、过敏史、用药史）<br>□ 接受入院宣教（环境介绍、病室规定、订餐制度、贵重物品保管等）<br>□ 有任何不适告知护士 | □ 配合测量体温、脉搏、呼吸，询问每日二便情况<br>□ 接受相关化验检查宣教，正确留取标本，配合检查<br>□ 有任何不适告知护士<br>□ 接受输液、服药治疗<br>□ 注意活动安全，避免坠床或跌倒<br>□ 配合执行探视及陪护<br>□ 接受疾病及用药等相关知识指导 | □ 配合测量体温、脉搏、呼吸，询问每日二便情况<br>□ 接受相关化验检查宣教，正确留取标本，配合检查<br>□ 有任何不适告知护士<br>□ 接受输液、服药治疗<br>□ 注意活动安全，避免坠床或跌倒<br>□ 配合执行探视及陪护<br>□ 接受疾病及用药等相关知识指导 |
| 饮食 | □ 普通饮食<br>□ 可根据病情调整 | □ 普通饮食<br>□ 可根据病情调整 | □ 普通饮食<br>□ 可根据病情调整 |
| 排泄 | □ 正常排尿便 | □ 正常排尿便 | □ 正常排尿便 |
| 活动 | □ 适度活动 | □ 适度活动 | □ 适度活动 |

| 时间 | 住院第 4~11 天<br>（化疗第 1~4 日） | 住院第 8~20 天<br>（化疗第 4~13 日） | 住院第 21 天<br>（化疗第 14 日，出院日） |
|---|---|---|---|
| 医患配合 | □ 配合完善相关检查、化验，如采血、留尿、骨髓穿刺、影像学检查等<br>□ 医师向患者及家属介绍病情，如有异常检查结果需进一步检查<br>□ 配合用药及治疗<br>□ 配合医师调整用药<br>□ 有任何不适告知医师 | □ 配合完善相关检查、化验，如采血、留尿、骨髓穿刺、X 线片等<br>□ 医师向患者及家属介绍病情，如有异常检查结果需进一步检查<br>□ 配合用药及治疗<br>□ 配合医师调整用药<br>□ 有任何不适告知医师 | □ 接受出院前指导<br>□ 知道复查程序<br>□ 获取出院诊断书 |
| 护患配合 | □ 配合测量体温、脉搏、呼吸，询问每日二便情况<br>□ 接受相关化验检查宣教，正确留取标本，配合检查<br>□ 有任何不适告知护士<br>□ 接受输液、服药治疗<br>□ 注意活动安全，避免坠床或跌倒<br>□ 配合执行探视及陪护<br>□ 接受疾病及用药等相关知识指导 | □ 配合测量体温、脉搏、呼吸，询问每日二便情况<br>□ 接受相关化验检查宣教，正确留取标本，配合检查<br>□ 有任何不适告知护士<br>□ 接受输液、服药治疗<br>□ 注意活动安全，避免坠床或跌倒<br>□ 配合执行探视及陪护<br>□ 接受疾病及用药等相关知识指导 | □ 接受出院宣教<br>□ 办理出院手续<br>□ 获取出院带药<br>□ 知道服药方法、作用、注意事项<br>□ 知道复印病历方法 |
| 饮食 | □ 普通饮食<br>□ 可根据病情调整 | □ 普通饮食<br>□ 可根据病情调整 | □ 普通饮食<br>□ 可根据病情调整 |
| 排泄 | □ 正常排尿便 | □ 正常排尿便 | □ 正常排尿便 |
| 活动 | □ 适度活动 | □ 适度活动 | □ 适度活动 |

附：原表单（2016 年版）

## 多发性骨髓瘤临床路径表单

适用对象：第一诊断为 MM（ICD-10：M97320/3）、有治疗适应证的患者

| 患者姓名： | 性别： | 年龄： | 门诊号： | 住院号： |
|---|---|---|---|---|

| 住院日期： 年 月 日 | 出院日期： 年 月 日 | 标准住院日：1~21 天 |
|---|---|---|

| 时间 | 住院第 1~2 天 | 住院第 3~5 天<br>（化疗前） |
|---|---|---|
| 主要诊疗工作 | □ 询问病史及体格检查，完成病历书写<br>□ 患者家属签署输血同意书、骨髓穿刺同意书<br>□ 开化验检查单并完成入院化验检查，包括骨髓涂片分类、活检等<br>□ 上级医师查房，提出初步诊断意见，分析评估病情，补充必要化验检查<br>□ 根据情况给予必要的对症支持处理，如抗感染、输血、碱化利尿、并发症防治等<br>□ 住院医师完成上级医师查房记录等病历书写 | □ 及时追问、分析回报的化验检查结果，并观察患者病情<br>□ 根据情况给予必要的预治疗或并发症的防治<br>□ 补充必要的化验检查<br>□ 申请必要的相关科室会诊<br>□ 综合判断，明确诊断及分期、预后<br>□ 主任查房、制定观察或治疗策略<br>□ 向患者及家属谈话，介绍病情及治疗策略<br>□ 必要时签署静脉插管同意书，行深静脉（PICC）插管<br>□ 患者家属签署化疗知情同意书<br>□ 住院医师完成病程记录 |
| 重要医嘱 | 长期医嘱<br>□ 血液病二级护理常规<br>□ 饮食：普通饮食/糖尿病饮食/其他<br>□ 患者既往基础用药<br>□ 抗菌药物（必要时）<br>□ 其他医嘱<br>临时医嘱<br>□ 血常规、尿常规、粪便常规、血型、血生化、电解质、凝血功能、输血前检查<br>□ 骨髓穿刺<br>□ 骨髓形态学、流式、病理、FISH 等检测<br>□ X 线胸片、心电图、腹部 B 超、超声心动（必要时）<br>□ 病原微生物培养（必要时）<br>□ 输血医嘱（必要时）<br>□ 其他医嘱 | 长期医嘱<br>□ 抗菌药物（必要时）<br>□ 其他医嘱<br>临时医嘱<br>□ 补充必要的化验检查<br>□ 输血医嘱（必要时）<br>□ 其他医嘱 |
| 主要护理工作 | □ 介绍病房环境、设施和设备<br>□ 入院护理评估<br>□ 宣教（血液病知识） | □ 宣教（血液病知识）<br>□ 辅助完成各种检查 |
| 病情变异记录 | □ 无 □ 有，原因：<br>1.<br>2. | □ 无 □ 有，原因：<br>1.<br>2. |
| 护士签名 | | |
| 医师签名 | | |

| 时间 | 住院第 6~18 天<br>（化疗过程中） | 住院第 19~20 天<br>（化疗结束） |
|---|---|---|
| 主要诊疗工作 | □ 再次查看患者是否适合马上化疗<br>□ 住院医师完成病程记录<br>□ 按照方案化疗<br>□ 止吐及重要脏器保护<br>□ 每日查看患者，注意饮食、二便及并发症情况<br>□ 注意复查电解质、血常规等检查<br>□ 必要时调整治疗方案<br>□ 必要时抗菌药物、G-CSF 等治疗 | □ 上级医师查房，评估并发症情况<br>□ 住院医师完成病程记录<br>□ 注意观察体温、血压、体重等<br>□ 成分输血、抗感染等支持治疗（必要时）<br>□ 必要时复查电解质、血常规等检查<br>□ 必要时 G-CSF 等治疗 |
| 重要医嘱 | **长期医嘱**<br>□ 补液治疗（水化、碱化）<br>□ 止吐、保肝、保胃、预防病毒感染等医嘱<br>□ 其他医嘱<br>**临时医嘱**<br>□ 化疗医嘱：RVd、BCD、PAD、TAD、BCD、VMP 等<br>□ 输血医嘱（必要时）<br>□ 心电监护（必要时）<br>□ 复查血常规、血生化、电解质<br>□ 血培养（高热时）<br>□ 静脉插管维护、换药<br>□ 其他医嘱 | **长期医嘱**<br>□ 继续补液治疗（必要时）<br>□ 继续保肝、保胃、预防病毒感染等（必要时）<br>□ 抗菌药物（根据体温及症状、体征及影像学调整）<br>□ 其他医嘱<br>**临时医嘱**<br>□ 输血医嘱（必要时）<br>□ 复查血常规、血生化、电解质<br>□ 静脉插管维护、换药<br>□ G-CSF 5μg/（kg·d）（必要时）<br>□ 其他医嘱 |
| 主要护理工作 | □ 随时观察患者病情变化<br>□ 心理与生活护理<br>□ 化疗期间嘱患者多饮水 | □ 随时观察患者情况<br>□ 心理与生活护理 |
| 病情变异记录 | □ 无　□ 有，原因：<br>1.<br>2. | □ 无　□ 有，原因：<br>1.<br>2. |
| 护士签名 | | |
| 医师签名 | | |

| 时间 | 住院第 21 天<br>（出院日） |
|---|---|
| 主要<br>诊疗<br>工作 | □ 上级医师查房，评估并发症情况，明确是否出院<br>□ 完成出院记录、病案首页、出院证明书等<br>□ 向患者交代出院后的注意事项，如返院复诊的时间、地点，发生紧急情况时的处理等 |
| 重<br>要<br>医<br>嘱 | **出院医嘱**<br>□ 出院带药<br>□ 定期门诊随访<br>□ 监测血常规、血生化、电解质 |
| 主要<br>护理<br>工作 | □ 指导患者办理出院手续<br>□ 指导患者院外服药及注意事项 |
| 病情<br>变异<br>记录 | □ 无　□ 有，原因：<br>1.<br>2. |
| 护士<br>签名 | |
| 医师<br>签名 | |

# 第二十六章

## 造血干细胞移植供者临床路径释义

【医疗质量控制指标】
指标一、确保造血干细胞移植供者动员干细胞及采集干细胞（骨髓血和/或外周干细胞）期间造血干细胞移植供者的安全性。
指标二、观察造血干细胞移植供者干细胞动员的效果。

### 一、造血干细胞移植供者编码

疾病名称及编码：造血干细胞供者（ICD-10：Z52.001）

### 二、临床路径检索方法

Z52.001

### 三、国家医疗保障疾病诊断相关分组（CHS-DRG）

AG1. AG19

### 四、造血干细胞移植供者标准住院流程

#### （一）适用对象

HLA 配型符合要求的造血干细胞供者。

> **释义**
>
> ■ HLA 配型是造血干细胞移植成功的重要因素。HLA 配型采用分子生物学方法，一般 HLA-DRB1 需达到高分辨水平，HLA-A、B 达到中分辨水平。供受者的配型结果应该出自有相应资质的同一实验室，原则上有条件的单位应对配型进行复核或确认。根据 HLA 配型结果判断是否为符合要求的造血干细胞供者。
>
> ■ HLA 完全相合的同胞供者是异基因造血干细胞移植的最佳供者，是异基因造血干细胞移植供者的首选。
>
> ■ 非血缘关系供者，当 HLA-A、B、DRB1 高分辨满足 5/6 或 6/6 相合时，可以选择作为供者。
>
> ■ 单倍体相合的移植供者：配型不完全相合的同胞供者，需要父母参加配型以确定是单倍型供者。子女作为供者，或父母作为供者，父母亲均需要参加配型。
>
> ■ 脐带血：HLA-A、B、DRB1 达到 4/6 以上相合的脐带血。

#### （二）诊断依据

有意愿为 HLA 配型全相合/半相合/不相合的患者提供造血干细胞的正常人。

> **释义**
>
> ■ HLA 配型符合要求参见适用对象释义。
>
> ■ 从供者身体状况评估是否为正常人并合适做供者。
>
> ■ 供者在捐献造血干细胞移植前的 1 个月内，要全面评估身体状况，除外血液系统疾病，是否可以耐受麻醉、骨髓采集和粒细胞集落刺激因子（G-CSF）动员，是否有心脏、肝脏、肺脏和肾脏方面的其他疾病。精神疾病没有得到很好控制、没有行为能力的供者均为捐献造血干细胞的禁忌。患有结核病供者在控制结核后可以捐献，乙型肝炎供者在乙型肝炎病毒定量 HBV-DNA 阴转后，可以捐献。如果供者具有心脑血管病史，不宜注射细胞因子动员剂，以避免 G-CSF 应用后可能的高凝状态。有麻醉药物过敏史，或脊柱畸形者不适合采集骨髓。
>
> ■ 供者的年龄没有明确界定，如果有配型相合的同胞供者，尽量不更换为配型不合的供者。如果是配型不合的供者，一般有多个供者可以选择，首选身体状况好、年轻的成年男性。
>
> ■ 孕妇不宜捐献造血干细胞。女性育龄期供者，在捐献干细胞前，需要检查妊娠试验。
>
> ■ 供者有捐献造血干细胞的意愿并签署知情同意书。

## （三）进入路径标准

1. 常规体检合格。

> **释义**
>
> ■ 供者在捐献造血干细胞移植前的 1 个月内，要进行全面体检，包括以下项目：血常规、ABO 及 Rh 血型（如供受者不合，需查血型抗体滴度）；尿常规、粪便常规+隐血；生化全项包括肝肾功能、电解质；凝血分析；乙型肝炎 5 项包括乙型肝炎病毒定量 HBV-DNA、丙型肝炎抗体抗 HCV、丙肝病毒定量 HCV-RNA、甲型肝炎抗体抗 HAV；艾滋病抗体抗 HIV，抗梅毒抗体，抗巨细胞病毒（CMV）抗体，抗 EB 病毒（EBV）抗体；胸部 X 线正位片，心电图；骨髓检查：骨髓涂片形态学检查；女性育龄期供者，在捐献干细胞前，需要检查妊娠试验；如有基础疾病，做相关检查。以上体检项目正常才可作为供者。

2. 按患者移植日程安排，回输供者造血干细胞前 5 天入院。

> **释义**
>
> ■ 在患者回输供者造血干细胞前 5 天入院。回输前 5 天以内入院符合本路径要求。

## （四）标准住院日

5~6 天。

> **释义**
>
> ■ 一般在使用重组人粒细胞集落刺激因子后第 4 天采集骨髓血干细胞，第 5 天或第 5、6 天采集外周血干细胞。主要观察采集前后有无不适症状和有无药物不良反应，总住院时间不超过 6 天符合本路径要求。
>
> ■ 采集骨髓供者一般在采集前 7~10 天采集自体血以备采集骨髓血当天自体回输。供受者主要血型不合者的骨髓采集物去除的红细胞当天回输给供者。采集前禁食禁水，供者麻醉，采集骨髓后可适当补液。

### （五）住院期间的检查项目

1. 必须的检查项目：三大常规（血常规、尿常规、粪便常规）、肝肾功能、输血前八项传染病检测、心电图。

> **释义**
>
> ■ 必须的检查项目参见上述常规体检的释义。在使用重组人粒细胞集落刺激因子后及采集日每日检查血常规，主要观察细胞因子动员效果、采集参数设定及采集后失血情况的参考。以上项目在门诊进行符合本路径要求。

2. 根据患者病情进行的检查项目：乙型肝炎病毒定量、肝胆胰脾超声。

> **释义**
>
> ■ 如前所述，乙型肝炎供者在乙型肝炎病毒定量 HBV-DNA 阴转后，可以捐献。根据病情需要，乙型肝炎供者采集前复查乙型肝炎病毒定量 HBV-DNA 确认转阴。供者有腹部疾病相关病史可进行肝胆胰脾超声检查。

### （六）治疗方案的选择

重组人粒细胞集落刺激因子 $5\mu g/kg$，qd 皮下注射，动员造血干细胞。

> **释义**
>
> ■ 一般使用重组人粒细胞集落刺激因子 $5\mu g/kg$，qd 皮下注射动员造血干细胞。动员效果不佳时偶尔按 q12h 方式给药符合本路径要求，但不建议作为常规应用。

### （七）预防性抗菌药物的选择与使用时机

不需要使用预防性抗菌药物。

> **释义**
>
> ■ 使用重组人粒细胞集落刺激因子后可能会出现流感样症状，属正常现象。骨髓采集术属于清洁伤口无菌Ⅰ级手术。不需要使用预防性抗菌药物。如果供者采集前后体温超过38℃，可以酌情给予头孢类或喹诺酮类抗菌药物，否则尽量避免应用抗菌药物。

## （八）手术日

采集日：使用重组人粒细胞刺激因子后第5天或第5、6天，共两天。

> **释义**
>
> ■ 一般在使用重组人粒细胞集落刺激因子后第4天采集骨髓血干细胞，第5天或第5、6天采集外周血干细胞。

## （九）术后恢复

约需要1周，但并不需要住院。

> **释义**
>
> ■ 主要观察采集后有无不适症状和有无药物不良反应。使用重组人粒细胞集落刺激因子后可能会出现流感样症状，属于正常现象。骨髓采集伤口处1周内疼痛属于正常现象。造血干细胞捐献失血不超过400ml，供者采集前后可适当补充营养，女性供者可酌情在采集后口服铁剂1周。综上供者术后恢复约需要1周，但并不需要住院。

## （十）出院标准

采集物满足患者的移植要求，供者即可出院。

> **释义**
>
> ■ 骨髓和/或外周血采集物单个核细胞计数达到$5×10^8$/kg受者体重以上和/或CD34阳性细胞计数达到$2×10^6$/kg受者体重以上时满足患者的移植要求，供者即可出院。

## （十一）变异及原因分析

供者在干细胞动员过程中出现发热、肝肾功能损伤、腰背疼痛等情况时需要给予其他药物，并可能延长住院时间。

> **释义**
>
> ■ 使用重组人粒细胞集落刺激因子后可能会出现流感样症状，属正常现象。如果体温超过38℃，可以酌情给予头孢类或喹诺酮类抗菌药物。肝肾功能损伤极少见，如果出现可以给予保肝药物治疗并加强监测。轻微腰背疼痛属于正常现象，如果疼痛剧烈难忍，可酌情选择给予对血象影响相对小的镇痛药物。如果出现上述变异或其他罕见合并症，积极给予相应治疗，并可能延长住院时间。

### 五、造血干细胞移植供者临床路径给药方案

**【用药选择】**

重组人粒细胞刺激因子5μg/kg，qd，皮下注射。

**【药学提示】**

重组人粒细胞刺激因子用药相对安全，不良反应包括：①肌肉骨骼系统：有时会出现肌肉酸痛、骨痛、腰痛、胸痛、关节痛的现象；②其他：部分患者会出现发热、头痛、乏力、心悸。

**【注意事项】**

1. 应由有经验的专科医师指导使用。
2. 既往有过敏史的患者慎用。
3. 本药应用过程中，应定期进行血液检查，以防止中性粒细胞（白细胞）过度增加。
4. 给药后可能会引起骨痛、腰痛等，此时可给予非麻醉性镇痛剂等适当处理。

### 六、造血干细胞供者护理规范

1. 术前护理：
(1) 评估供者配合情况和心理状况。
(2) 告知手术名称、麻醉方式、配合方法。
(3) 遵医嘱给予粒细胞集落刺激因子皮下注射及地塞米松肌内注射，若出现肌肉酸痛、骨痛、腰痛、发热、头痛及时报告医师，予以处理。
(4) 协助更换清洁病号服，确保首饰、发卡、义齿、矫正金属牙套、眼镜及假肢已取下。

2. 术后护理：
(1) 动态监测生命体征，警惕因血容量不足导致的低血压发生。
(2) 遵医嘱术后平卧2小时。
(3) 观察伤口敷料清洁干燥，粘贴紧密，若渗血、渗液超出敷料范围，及时报告医师。
(4) 术后第一次下床按照"三步起床法"活动：①准备起床，平躺1分钟；②缓慢坐起，床上坐1分钟；③坐在床上，将两条腿垂到床沿下再坐1分钟。三步完成后再缓慢起身活动。

### 七、造血干细胞供者营养治疗规范

1. 术前12小时禁食、禁水。
2. 术后2小时正常饮食、饮水。
3. 适量补充高蛋白、高维生素、易消化食物，如瘦肉、牛奶、鸡蛋、猪肝、红枣等，多食用新鲜水果和蔬菜，少食生冷食物。

### 八、造血干细胞供者患者健康宣教

(1) 房间保持通风、干燥、清洁，经常戴口罩、洗手；不要与正服脊髓灰质炎疫苗的小儿

接触。

（2）避免与病毒感染患者（如单纯疱疹、带状疱疹、麻疹、上呼吸道感染等）和小动物接触。

（3）不要接触鲜花，不要在游泳池游泳，不要前往人群密集的场所，不要在餐馆就餐。

（4）如需输注血液制品应照射，注意病情变化，如有不适请前往造血干细胞移植门诊就诊。

### 九、推荐表单

#### （一）医师表单

**造血干细胞供者临床路径医师表单**

适用对象：造血干细胞供者

| 患者姓名： | 性别： | 年龄： | 门诊号： | 住院号： |

| 住院日期： 年 月 日 | 出院日期： 年 月 日 | 标准住院日：7天内 |

| 时间 | 住院第 1 天 | 住院第 2~5 天 |
|---|---|---|
| 主要诊疗工作 | □ 询问病史及体格检查<br>□ 完成病历书写<br>□ 开实验室检查单<br>□ 上级医师查房，确定诊断<br>□ 供者本人及家属签署造血干细胞捐献及造血干细胞采集知情同意书 | □ 上级医师查房<br>□ 完成入院检查<br>□ 完成必要的相关科室会诊<br>□ 完成上级医师查房记录等病历书写<br>□ 向供者及家属交代程序及其注意事项 |
| 重点医嘱 | **长期医嘱**<br>□ 血液病护理常规<br>□ 二级护理<br>□ 普通饮食<br>□ 其他医嘱<br>**临时医嘱**<br>□ 血常规、尿常规、粪便常规+隐血<br>□ 肝肾功能、输血前八项、乙型肝炎病毒定量（有适应证时）<br>□ 心电图、腹部 B 超（有适应证时）<br>□ 其他医嘱 | **长期医嘱**<br>□ 供者既往基础用药<br>□ 其他医嘱<br>□ 重组人粒细胞刺激因子 $5\mu g/kg$，qd，皮下注射<br>**临时医嘱**<br>□ 血常规<br>□ 骨髓采集当天麻醉、采集前禁食、禁水<br>□ 骨髓采集当天麻醉医嘱<br>□ 骨髓采集当天自体血回输医嘱<br>□ 骨髓采集当天予葡萄糖氯化钠注射液 500~1000ml 补液 |
| 病情变异记录 | □ 无 □ 有，原因：<br>1.<br>2. | □ 无 □ 有，原因：<br>1.<br>2. |
| 医师签名 | | |

| 时间 | 住院第 6/6~7 天 | 住院第 7 天<br>（出院日） |
|---|---|---|
| 主要<br>诊疗<br>工作 | □ 上级医师查房<br>□ 复查血常规<br>□ 完成病程记录 | □ 上级医师查房，进行评估，确定有无并发症情况，明确是否出院<br>□ 完成出院记录、病案首页、出院证明书等<br>□ 向供者交代出院后的注意事项，如返院复诊的时间、地点，发生紧急情况时的处理等 |
| 重<br>点<br>医<br>嘱 | **长期医嘱**<br>□ 重组人粒细胞集落刺激因子 5μg/kg，qd，皮下注射<br>**临时医嘱**<br>□ 复查血常规<br>□ 复查血生化、电解质<br>□ 造血干细胞采集<br>□ 如采集物数量已够，则停止重组人粒细胞集落刺激因子；如不够，则继续使用重组人粒细胞集落刺激因子，第 2 天继续采集 | **出院医嘱**<br>□ 出院带药<br>□ 定期门诊随访<br>□ 监测血常规 |
| 病情<br>变异<br>记录 | □ 无　□ 有，原因：<br>1.<br>2. | □ 无　□ 有，原因：<br>1.<br>2. |
| 医师<br>签名 | | |

## （二）护士表单

### 造血干细胞供者临床路径护士表单

适用对象：造血干细胞供者

| 患者姓名： | 性别： 年龄： 门诊号： | 住院号： |
|---|---|---|
| 住院日期： 年 月 日 | 出院日期： 年 月 日 | 标准住院日：7天内 |

| 时间 | 住院第1天 | 住院第2天 | 住院第3天 |
|---|---|---|---|
| 健康宣教 | □ 入院宣教<br>介绍主管医师、护士<br>介绍环境、设施<br>介绍住院注意事项<br>介绍探视和陪护制度<br>介绍贵重物品保管制度 | □ 药物宣教<br>□ 动员、采集造血干细胞前宣教<br>□ 宣教动员、采集造血干细胞前准备及注意事项<br>□ 告知动员、采集造血干细胞前后饮食<br>□ 告知供者在动员、采集造血干细胞中配合医师<br>□ 主管护士与供者沟通，消除供者紧张情绪<br>□ 告知动员、采集后可能出现的情况及应对方式 | □ 动员当日宣教<br>□ 告知饮食无特殊要求<br>□ 给予供者及家属心理支持<br>□ 再次明确探视陪护须知 |
| 护理处置 | □ 核对供者姓名，佩戴腕带<br>□ 建立入院护理病历<br>□ 协助供者留取各种标本<br>□ 测量体重 | □ 协助医师完成动员、采集前的相关化验<br>□ 动员、采集前准备 | □ 核对供者姓名资料及用药 |
| 基础护理 | □ 二级护理<br>□ 供者安全管理 | □ 二级护理<br>□ 供者安全管理 | □ 二级护理<br>□ 供者安全管理 |
| 专科护理 | □ 护理查体<br>□ 病情观察<br>□ 体温的观察<br>□ 需要时，填写跌倒防范表<br>□ 需要时，请家属陪护<br>□ 确定饮食种类<br>□ 心理护理 | □ 遵医嘱予 G-CSF<br>□ 病情观察<br>□ 体温的观察<br>□ 遵医嘱完成相关检查<br>□ 心理护理 | □ 遵医嘱予 G-CSF<br>□ 病情观察<br>□ 体温的观察<br>□ 心理护理 |
| 重点医嘱 | □ 详见医嘱执行单 | □ 详见医嘱执行单 | □ 详见医嘱执行单 |
| 病情变异记录 | □ 无 □ 有，原因：<br>1.<br>2. | □ 无 □ 有，原因：<br>1.<br>2. | □ 无 □ 有，原因：<br>1.<br>2. |
| 护士签名 | | | |

| 时间 | 住院第 4~5 天 | 住院第 6~7 天<br>（出院日） |
|---|---|---|
| 健康宣教 | □ 遵医嘱予 G-CSF<br>□ 病情观察<br>□ 体温的观察<br>□ 饮食、活动指导：采集骨髓手术麻醉当天晨起禁食 | □ 出院宣教<br>□ 复查时间<br>□ 活动休息<br>□ 指导办理出院手续 |
| 护理处置 | □ 遵医嘱完成相关检查 | □ 办理出院手续<br>□ 书写出院小结 |
| 基础护理 | □ 二级护理<br>□ 供者安全管理 | □ 三级护理<br>□ 指导活动<br>□ 供者安全管理 |
| 专科护理 | □ 病情观察<br>□ 监测生命体征<br>□ 体温的观察<br>□ 心理护理 | □ 病情观察<br>□ 监测生命体征<br>□ 体温的观察<br>□ 出院指导<br>□ 心理护理 |
| 重点医嘱 | □ 详见医嘱执行单 | □ 详见医嘱执行单 |
| 病情变异记录 | □ 无　□ 有，原因：<br>1.<br>2. | □ 无　□ 有，原因：<br>1.<br>2. |
| 护士签名 | | |

### （三）供者表单

## 造血干细胞供者临床路径供者表单

适用对象：造血干细胞供者

| 患者姓名： | 性别： 年龄： 门诊号： | 住院号： |
| --- | --- | --- |
| 住院日期： 年 月 日 | 出院日期： 年 月 日 | 标准住院日：7天内 |

| 时间 | 入院 | 采集术前 | 采集当天 |
| --- | --- | --- | --- |
| 医患配合 | □ 配合询问病史、收集资料，请务必详细告知既往史、用药史、过敏史<br>□ 配合进行体格检查<br>□ 有任何不适请告知医师 | □ 配合完善动员、采集检查前相关检查、化验，如采血、留尿、心电图、X线胸片<br>□ 医师与供者及家属介绍病情及动员、采集谈话、动员、采集前签字 | □ 配合完善相关检查、化验<br>□ 如采血、留尿 |
| 护患配合 | □ 配合测量体温、脉搏、呼吸3次、血压、体重1次<br>□ 配合完成入院护理评估（简单询问病史、过敏史、用药史）<br>□ 接受入院宣教（环境介绍、病室规定、订餐制度、贵重物品保管等）<br>□ 配合执行探视和陪护制度<br>□ 有任何不适请告知护士 | □ 配合测量体温、脉搏、呼吸3次，询问大便情况1次<br>□ 接受动员、采集前宣教<br>□ 接受饮食宣教<br>□ 接受药物宣教 | □ 配合测量体温、脉搏、呼吸3次，询问大便情况1次<br>□ 送手术室前，协助完成核对，带齐资料<br>□ 返回病房后，配合接受生命体征的测量<br>□ 接受动员、采集后宣教<br>□ 接受饮食宣教：采集骨髓当天禁食<br>□ 接受药物宣教<br>□ 有任何不适请告知护士 |
| 饮食 | □ 遵医嘱饮食 | □ 遵医嘱饮食 | □ 采集骨髓前禁食、禁水<br>□ 采集骨髓后，根据医嘱2小时后进食 |
| 排泄 | □ 正常排尿便 | □ 正常排尿便 | □ 正常排尿便 |
| 活动 | □ 正常活动 | □ 正常活动 | □ 正常活动 |

| 时间 | 采集后 | 出院 |
|---|---|---|
| 医患配合 | □ 配合生命体征检查<br>□ 配合完善术后检查：如采血、留尿、便等 | □ 接受出院前指导<br>□ 知道复查程序<br>□ 获取出院诊断书 |
| 护患配合 | □ 配合定时测量生命体征、每日询问体温<br>□ 接受补液等治疗<br>□ 接受进食、进水等生活护理<br>□ 注意活动安全，避免坠床或跌倒<br>□ 配合执行探视及陪护 | □ 接受出院宣教<br>□ 办理出院手续<br>□ 知道复印病历程序 |
| 饮食 | □ 遵医嘱饮食 | □ 遵医嘱饮食 |
| 排泄 | □ 正常排尿便 | □ 正常排尿便 |
| 活动 | □ 适度活动，避免疲劳 | □ 适度活动，避免疲劳 |

附：原表单（附 2016 年版）

## 造血干细胞供者临床路径表单

适用对象：造血干细胞供者

| 患者姓名： | 性别： | 年龄： | 门诊号： | 住院号： |
| --- | --- | --- | --- | --- |
| 住院日期：　　年　月　日 | 出院日期：　　年　月　日 | | | 标准住院日：7 天内 |

| 时间 | 住院第 1 天 | 住院第 2~5 天 |
| --- | --- | --- |
| 主要<br>诊疗<br>工作 | □ 询问病史及体格检查<br>□ 完成病历书写<br>□ 开实验室检查单<br>□ 上级医师查房，确定诊断<br>□ 供者本人及家属签署造血干细胞捐献及造血干细胞采集知情同意书 | □ 上级医师查房<br>□ 完成入院检查<br>□ 完成必要的相关科室会诊<br>□ 完成上级医师查房记录等病历书写<br>□ 向供者及家属交代程序及其注意事项 |
| 重点医嘱 | **长期医嘱**<br>□ 血液病护理常规<br>□ 二级护理<br>□ 饮食<br>□ 其他医嘱<br>**临时医嘱**<br>□ 血常规、尿常规、粪便常规+隐血<br>□ 肝肾功能、输血前八项、乙型肝炎病毒定量（有适应证时）<br>□ 心电图、腹部 B 超（有指征时）<br>□ 其他医嘱 | **长期医嘱**<br>□ 供者既往基础用药<br>□ 其他医嘱<br>**临时医嘱**<br>□ 血常规<br>□ 重组人粒细胞集落刺激因子 5μg/kg，qd 皮下注射 |
| 主要<br>护理<br>工作 | □ 介绍病房环境、设施和设备<br>□ 入院护理评估<br>□ 宣教 | □ 观察供者病情变化 |
| 病情<br>变异<br>记录 | □ 无　□ 有，原因：<br>1.<br>2. | □ 无　□ 有，原因：<br>1.<br>2. |
| 护士<br>签名 | | |
| 医师<br>签名 | | |

| 时间 | 住院第 6/6~7 天 | 住院第 7 天<br>（出院日） |
|---|---|---|
| 主<br>要<br>诊<br>疗<br>工<br>作 | □ 上级医师查房<br>□ 复查血常规<br>□ 完成病程记录 | □ 上级医师查房，进行评估，确定有无并发<br>　症情况，明确是否出院<br>□ 完成出院记录、病案首页、出院证明书等<br>□ 向供者交代出院后的注意事项，如返院复<br>　诊的时间、地点，发生紧急情况时的处<br>　理等 |
| 重<br>点<br>医<br>嘱 | **长期医嘱**<br>□ 重组人粒细胞集落刺激因子 5μg/kg，qd 皮下注射<br>**临时医嘱**<br>□ 复查血常规<br>□ 复查血生化、电解质<br>□ 造血干细胞采集<br>□ 如采集物数量已够，则停止重组人粒细胞集落刺<br>　激因子；如不够，则继用重组人粒细胞集落刺激<br>　因子，第 2 天继续采集 | **出院医嘱**<br>□ 出院带药<br>□ 定期门诊随访<br>□ 监测血常规 |
| 主<br>要<br>护<br>理<br>工<br>作 | □ 观察患者病情变化 | □ 指导患者办理出院手续 |
| 病情<br>变异<br>记录 | □ 无　□ 有，原因：<br>1.<br>2. | □ 无　□ 有，原因：<br>1.<br>2. |
| 护士<br>签名 | | |
| 医师<br>签名 | | |

# 第二十七章

# 急性粒细胞缺乏症临床路径释义

**【医疗质量控制指标】**

指标一、诊断需结合病史、临床表现和血细胞计数检查。

指标二、对重症粒细胞缺乏伴发热患者尽早给予经验性抗感染治疗及保护措施。

指标三、重症患者尽早给予升白细胞治疗。

指标四、抗菌药物需在有适应证时用药。

## 一、急性粒细胞缺乏症编码

疾病名称及编码：急性粒细胞缺乏症（ICD-10：D70xx02）

## 二、临床路径检索方法

D70xx02

## 三、国家医疗保障疾病诊断相关分组（CHS-DRG）

MDCQ 血液、造血器官及免疫疾病和功能障碍

D70xx02 急性粒细胞缺乏症

## 四、急性粒细胞缺乏症标准住院流程

### （一）适用对象

外周血中性粒细胞绝对值低于 $0.5 \times 10^9$/L 的患者。

> **释义**
>
> ■ 急性粒细胞缺乏（acute agranulocytosis）是指中性粒细胞的绝对值在 $0.5 \times 10^9$/L 以下，这些患者在临床上通常会由于中性粒细胞的缺乏而继发感染，患者往往会出现高热。尤其是患者在化疗之后出现了骨髓抑制，在粒细胞缺乏的时候由于感染而出现一系列表现，比如肺部感染、泌尿系统感染等。患者有发热，称之为发热性中性粒细胞减少症（febrile neutropenia，FV）。
>
> ■ 引起中性粒细胞减少的病因很多，根据各种原因作用部位的不同，可归纳为如下 3 个方面：
>
> 1. 作用于骨髓：
>
> （1）骨髓损伤：①药物：包括细胞毒和非细胞毒药物；②放射线；③化学物质：如苯、DDT、二硝基苯酚、砷酸、铋、一氧化氮等；④某些先天性和遗传性中性粒细胞减少：如重型先天性中性粒细胞减少症（Kostmann 综合征）、伴先天性白细胞缺乏的网状发育不全、伴粒细胞生成异常的中性粒细胞减少等；⑤免疫性疾患：如系统性红斑狼疮、类风湿关节炎等；⑥感染：细菌性感染，如伤寒、副伤寒、布鲁氏菌病、粟粒性结核；病毒感染，如肝炎、艾滋病等；⑦血液病：如骨髓纤维化、

淋巴瘤、白细胞减少的白血病、再生障碍性贫血、多发性骨髓瘤、恶性组织细胞增生症等；⑧恶性肿瘤：骨髓转移瘤等。

（2）成熟障碍：①获得性：如叶酸缺乏、维生素 $B_{12}$ 缺乏、恶性贫血、严重的缺铁性贫血等；②恶性和其他克隆性疾病：如骨髓增生异常综合征、阵发性睡眠性血红蛋白尿症等。

2. 作用于外周血：

（1）中性粒细胞外循环池转换至边缘池（即假性中性粒细胞减少）：①遗传性良性假性中性粒细胞减少症；②获得性：如严重的细菌感染，恶性营养不良病，疟疾等。

（2）血管内扣留：如由补体介导的白细胞凝集素所致的肺内扣留、脾功能亢进所致的脾内扣留等。

3. 作用于血管外：①利用增多：如严重的细菌、真菌、病毒或立克次体感染、过敏性疾患等；②破坏增多：如脾功能亢进等。

急性粒细胞缺乏的转归与粒细胞减少的程度、病程、病因、治疗方法等有关。中性粒细胞绝对值 $> 1.0 \times 10^9/L$ 时，感染的机会较少，如果去除病因，则预后较好。急性粒细胞缺乏症在过去因继发感染致使病死率高达 70% ~ 90%，目前因抗菌药物、造血细胞生长因子（G-CSF、GM-CSF）等控制感染手段的增强及广泛应用，使大多数患者能度过感染关，预后良好，病死率已降至 25% 以下。但年老、全身衰竭、黄疸或合并严重感染者病死率高。虽积极治疗 10 天仍无明显好转者预后较差。骨髓中尚保留少量幼稚细胞比完全缺乏者恢复快。外周血单核细胞持续存在并有增多趋势，提示疾病好转。

## （二）诊断依据

《血液病诊断及疗效标准（第 4 版）》（沈悌、赵永强主编，科学出版社），《血液病学（第 2 版）》（张之南、郝玉书、赵永强、王建祥主编，人民卫生出版社）。具体为：

1. 中性粒细胞缺乏：外周血中性粒细胞绝对计数（ANC）$< 0.5 \times 10^9/L$ 或预计 48 小时后 ANC $< 0.5 \times 10^9/L$；严重中性粒细胞缺乏：ANC $< 0.1 \times 10^9/L$。

2. 可伴有或不伴有发热：口腔温度单次测定 $\geqslant 38.3\text{℃}$（腋温 $\geqslant 38.0\text{℃}$）或 $\geqslant 38.0\text{℃}$（腋温 $\geqslant 37.7\text{℃}$）持续超过 1 小时。

3. 可伴有或不伴有感染临床表现、体征：咳嗽、咳痰、腹痛、腹泻、尿频、尿痛等呼吸、消化、泌尿系统感染症状。

> 释义
>
> ■临床症状：起病急骤，畏寒或寒战，高热、头痛、衰弱，常伴口腔黏膜、牙龈、舌、软腭以及咽部的坏死性溃疡，覆以灰色或黑绿色假膜。直肠、肛门、阴道、子宫等部位的黏膜也发生同样溃疡。颌下、颈部淋巴结往往肿大，少数病例有黄疸及肝、脾大，病情进展可引起肺部或其他部位感染，直至败血症。与其他粒细胞缺乏疾病一样，感染病灶的炎症浸润可不明显，很少形成脓液。约 10% 患者出现皮疹。

　　■ 本病应注意与白细胞减少症和粒细胞减少症鉴别。白细胞减少症一般外周血白细胞数 $<4\times10^9/L$，儿童则参考不同年龄的正常值确定。表现：①临床上可无症状，或有头晕、乏力、低热、食欲减退、失眠多梦、畏寒、心悸等；②易患感冒等病毒性和细菌性感染；③白细胞计数 $2.0\sim4.0\times10^9/L$，分类计数可正常，红细胞及血小板计数常正常；④骨髓象：可见粒细胞系统的增生不良或轻度成熟障碍。粒细胞减少症为外周血 ANC $<1.5\times10^9/L$。粒细胞减少症是一种血液学异常，如未合并感染，则往往无临床表现。如长期粒细胞减少，部分患者可主诉乏力、困倦。一旦合并感染，则依感染部位不同，出现相应的症状和体征。粒细胞减少症诊断通常无困难，根据血象检查即可确定。由于其在大多数情况下仅为一种血液学异常，并非是一种独立的疾病，因此诊断的难度在于寻找原发病。

## （三）进入路径标准

1. 粒细胞缺乏症同时伴发热、感染患者应立即住院并参照相关指南给予经验性抗感染治疗。
2. 粒细胞缺乏症同时合并两系/全血细胞减少患者不进入本路径。
3. 粒细胞缺乏症患者应详细询问病史和体检，追问既往病史、家族史、毒物、药物接触史。
（1）有已确诊非血液系统肿瘤患者并接受放、化疗后出现本症不进入本路径。
（2）有已明确自身免疫性疾病患者并接受免疫抑制剂治疗后出现本症不进入本路径。
（3）有已明确血液系统恶性肿瘤并接受放、化疗后出现本症不进入本路径。

释义

　　■ 对临床诊断粒细胞缺乏症同时伴发热、感染的患者应立即给予经验性抗感染。
　　■ 一般治疗：粒细胞缺乏症同时伴发热患者应卧床休息，多饮水，防止继发二重感染。
　　■ 高热者可进行物理降温或应用解热药物，咳嗽咳痰严重者给予止咳祛痰药物。
　　■ 对临床诊断粒细胞缺乏症的患者可应用粒细胞集落刺激因子，有助于缩短病程。

## （四）标准住院日

1. 粒细胞缺乏症伴发热患者平均住院日应参照粒细胞缺乏伴发热相关治疗指南的临床治疗时间。
2. 粒细胞缺乏症初治患者自入院至确诊时间应 3~14 天，确诊后住院治疗时间应参照不同疾病治疗需要决定。

释义

　　■ 粒细胞缺乏症伴发热或感染患者需住院治疗。合理使用抗生素控制感染，同时给予促进粒细胞生长治疗，尽快使得中性粒细胞 $>0.5\times10^9/L$。

**（五）病史询问和住院期间的检查项目**

1. 询问病史和体格检查：包括详细询问本次疾病发作史、有无诱因及伴随症状；既往病史，毒物、药物、射线接触史；既往是否曾有粒细胞缺乏的发作以及规律性，发作年龄及家族史以除外遗传性中性粒细胞缺乏症。体格检查有无感染相关阳性体征。

2. 必需的检查项目：

（1）常规检查：全血细胞计数+白细胞分类；尿常规；粪便常规+隐血；空腹血糖、肝肾功能、电解质；凝血功能检查；外周血淋巴细胞免疫表型测定；外周血淋巴细胞亚群分析。

（2）免疫学检查：免疫全套检查（ESR、C反应蛋白、LDH、血 $\beta_2$ 微球蛋白、免疫球蛋白定量、抗核抗体、ENA抗体谱、ANCA、循环免疫复合物、补体、抗dsDNA、抗SS抗体、抗链球菌溶血素O、类风湿因子）；抗中性粒细胞抗体测定；外周血LGL检测；外周血CD55/CD59检测；细胞因子；甲状腺功能。

（3）肿瘤全项；乙肝、丙肝检查；HIV、梅毒血清学检测；CMV、EBV、HSV病毒血清学检测。

（4）其他生化检查：血清铁蛋白+铁代谢四项；血清叶酸+维生素 $B_{12}$。

（5）骨髓检查：骨髓涂片分类计数，N-ALP，有核红细胞PAS染色+铁染色+小巨核细胞免疫酶标染色；骨髓活检；染色体核型；流式细胞仪检测；骨髓培养。

（6）伴发热患者的病原学检查；全血细胞细菌、真菌培养；痰/中段尿/粪细菌、真菌培养；咽/牙龈/肛周拭子；血清溶菌酶检测；T-Spot；结核抗体；外斐反应、肥达试验；支原体抗体；流行性出血热抗体等；有相应热型及病原接触史，应进行厚血涂片查找疟原虫。

（7）肾上腺素试验：根据患者身体状况决定。

（8）其他检查：心电图；X线胸片/CT；浅表淋巴结、腹部B超+泌尿系B超。

3. 根据患者病情进行的检查项目：根据必需的检查项目结果回报，做进一步检测如患者考虑骨髓增生异常综合征（MDS）应进行基因突变检测等。

> **释义**
>
> ■ 血常规：血细胞计数通常显示白细胞数减少，分类中粒细胞明显减少，而淋巴细胞相对增多。如能进行显微镜直接观察，则更可靠、正确。红细胞及血小板计数多正常，某些恶性肿瘤浸润骨髓，意外急性放射事故可同时伴贫血和血小板减少，白细胞计数均 $< 4 \times 10^9/L$，粒细胞缺乏时中性粒细胞绝对值 $< 0.5 \times 10^9/L$，淋巴细胞或单核细胞相对增多，中性粒细胞胞质内常有中毒颗粒、空泡等变性，严重感染者见到核左移或幼稚细胞，应注意非典型的淋巴细胞和异常细胞。
>
> ■ 骨髓象：骨髓增生大多在正常范围内，但粒系增生常减低，伴成熟障碍，即中、晚幼粒以下的中性粒细胞减少。红系及巨核系基本正常。
>
> ■ 骨髓活检：对骨髓纤维化，骨髓转移癌，淋巴瘤等有重要价值，骨髓检查可帮助MDS的鉴别诊断。
>
> ■ 骨髓培养：体外CFU-GM集落培养，可了解骨髓增生活性、骨髓中性粒细胞储备，帮助鉴别药物直接毒性作用或是免疫因素抑制粒细胞生成。
>
> ■ 肾上腺素试验：帮助鉴别是否为假性粒细胞减少症。
>
> ■ 抗中性粒细胞抗体测定：帮助识别是否为免疫性粒细胞减少。
>
> ■ 抗原和/或抗体：最常见的病毒感染应检测有关病毒的抗原和/或抗体。细菌、真菌感染者应取感染灶分泌物培养及血培养，真菌感染者的感染灶分泌物涂片检查也有重要价值（ANA），类风湿因子（RF）滴度测定，免疫球蛋白的测定。

■ 影像学检查：感染灶的影像学检查可定位诊断及帮助定性。恶性肿瘤患者经各种有关的影像学检查可明确部位，病理或细胞学检查可确诊。
■ 血清溶菌酶测定：溶菌酶升高提示粒细胞减少或缺乏是因破坏过多所致，溶菌酶正常或减低示粒细胞生成减少。

### （六）诊疗方案的选择

1. 粒细胞缺乏症是一种症状而非单一疾病，故治疗方案的选择应根据诊断明确后的疾病进行。

2. 在诊断明确前，应根据患者具体病情对症处置，如患者合并发热则应根据相关指南给予经验性抗感染治疗等。

釋义

■ 停用引起或可能引起粒细胞缺乏的各种药物：从病史中尽可能找出引起粒细胞缺乏的药物，并立即停止接触。
■ 感染的防治：患者应隔离在单人病房，条件允许时住进无菌层流病室，做好消毒隔离，包括口腔、肛门、外阴等易感部位的局部清洗。患者应进无菌饮食，医务人员进入层流室时必须作好消毒准备。层流室每天要用紫外线及消毒液灭菌。患者每天用 1：2000 氯己定（洗必泰）漱口及口服肠道不吸收的抗菌药物以抑制内源性细菌感染，如氧氟沙星 0.2g，3 次/天。必要时也可静脉预防性使用抗生素。
■ 造血生长因子：立即应用粒细胞集落刺激因子（G-CSF）或粒-单细胞集落刺激因子（GM-CSF），以 $5\mu g/(kg \cdot d)$ 皮下注射，直至中性粒细胞上升至 $0.5 \times 10^9/L$ 以上后停药。
■ 输注粒细胞：
1. 适应证：粒细胞缺乏合并严重感染，用抗菌药物不能控制，以及用 G-CSF 或 GM-CSF 未能提升粒细胞至 $0.5 \times 10^9/L$ 时。由于输注粒细胞不良反应多，故须严格掌握其适应证。
2. 血细胞分离器单采粒细胞（需用羟乙基淀粉）：仍是目前可考虑采用的方法，一次采集的粒细胞数可达 $1.5 \times 10^{10}$ 以上。如患者尚未输血或输血小板，其体内未产生同种抗体，则可选择无关供体（遇到慢性粒细胞白血病慢性期病例，其粒细胞数仍高者也可选用）；如患者已产生同种抗体，则供体宜为 HLA 相合或一个单倍体相同的亲属。如供体的粒细胞数较低，可对供体用 G-CSF $5\mu g/(kg \cdot d)$ 皮下注射，待粒细胞升高后采集。
3. 输注粒细胞注意事项：输注前静脉注射地塞米松预防过敏反应。
■ 全身支持治疗。

### （七）抗菌药物选择与使用时机

1. 粒细胞缺乏伴发热患者的抗菌药物使用参照相关指南。

2. 粒细胞缺乏症患者无发热但已出现咳嗽咳痰、腹痛腹泻、尿频尿痛等呼吸、消化、泌尿系统感染症状体征，也应在积极查找病原微生物的同时给予经验性抗感染治疗。

> **释义**
>
> ■ 急性粒细胞缺乏伴发热常提示感染已经发生，65%～70%为细菌感染，应作血、尿、痰等需氧及厌氧细菌培养及药敏试验。较常见的细菌为革兰阴性菌，如大肠埃希菌、肺炎克雷伯菌、铜绿假单胞菌及变形杆菌；革兰阳性菌如金黄色葡萄球菌、表皮葡萄球菌、链球菌属；偶尔也有厌氧菌感染。根据《中国中性粒细胞缺乏伴发热患者抗菌药物临床应用指南（2020年版）》，对粒细胞缺乏症伴发热患者在进行危险分层及耐药危险因素评估后，尽快使用抗菌药物进行经验性治疗，而不必等待病原微生物学结果。因此，在病原菌未找出之前，应选用抗菌药物能覆盖可迅速引起严重并发症或危胁生命的最常见和毒力较强的病原菌，同时必须考虑本区域、本院和本科室感染的流行病学覆盖耐药菌。如第三代头孢菌素，β-内酰胺酶抑制复合剂以及碳青霉烯类药物等。如有金黄色葡萄球菌感染，可用万古霉素。其他广谱抗菌药物如喹诺酮类（氧氟沙星或环丙沙星）也可试用。抗菌药物的剂量宜大，使其血液浓度达到杀菌水平，这对粒细胞缺乏的患者尤为重要。经试用抗生素治疗3～4天后如病原菌已找到，则根据药敏试验选用抗生素；如未找到，而患者仍未退热，应重复细菌培养及真菌培养，必须更换抗生素及考虑输注粒细胞（如粒细胞未上升）。如仍无效，须检查患者有无脏器及组织脓肿形成、药物热、病毒感染（肝炎、巨细胞病毒）、寄生虫感染（疟疾、耶氏肺孢子菌）等。在排除上述情况后，要考虑隐性真菌感染（念珠菌、曲霉菌等）可能，可经验性试用伏立康唑或两性霉素。两性霉素B抗真菌谱广，对念珠菌和曲霉菌均有效，但多见发热反应。新的两性霉素B脂质体及两性霉素B的脂肪乳剂混合物可减少发热反应。患者退热后仍应继续用药几天，直至粒细胞上升至 $0.5×10^9/L$ 以上及感染病灶消失后为止。

## （八）出院标准

1. 感染性/药物性粒细胞缺乏症：中性粒细胞绝对值恢复正常且感染基本控制。
2. 其他疾病所致粒细胞缺乏症应按相应疾病临床路径进行。

> **释义**
>
> ■ 患者出院前感染发热等症状消失，连续2次检测中性粒细胞升至 $0.5×10^9/L$ 以上。

## （九）变异及原因分析

1. 治疗反应不稳定，中性粒细胞数值波动较大。
2. 粒细胞缺乏症伴发热患者出现严重并发症：心力衰竭、呼吸衰竭、肾衰竭等。

## 五、粒细胞缺乏症临床路径给药方案

1. 不伴发热的患者可给予口服预防抗菌药物，如氧氟沙星0.2g，3次/天。
2. 急性粒细胞缺乏伴发热患者在病原菌未找出之前，应选用抗菌药物能覆盖可迅速引起严重并发症或危胁生命的最常见和毒力较强的病原菌，同时必须考虑本区域、本院和本科室感染的流行病学覆盖耐药菌。如第三代头孢菌素，β-内酰胺酶抑制复合剂以及碳青霉烯类药物等。

3. 如有金黄色葡萄球菌感染，可用万古霉素。其他广谱抗菌药物如喹诺酮类（氧氟沙星或环丙沙星）也可试用。

4. 抗菌药物的剂量宜大，使其血液浓度达到杀菌水平，这对粒细胞缺乏的患者尤为重要。经试用抗生素治疗 3~4 天后如病原菌已找到，则根据药敏试验选用抗生素；如未找到，而患者仍未退热，应重复细菌培养及真菌培养，必须更换抗菌药物。

5. 如以上处理仍无效，要考虑隐性真菌感染（念珠菌、曲霉菌等）可能，可经验性试用伏立康唑或两性霉素 B。

6. 患者退热后仍应继续用药几天，直至粒细胞上升至 $0.5×10^9/L$ 以上及感染病灶消失为止。

### 六、粒细胞缺乏症护理规范

1. 加强个人卫生，配合医护人员做好个人护理，口腔，皮肤，会阴部护理是关键。
2. 患者应进无菌饮食。
3. 患者入层流室进行隔离保护，层流室的一切物品必须完全消毒，层流室每天要用紫外线及消毒液灭菌。
4. 医务人员进入层流室必须作好消毒准备。

### 七、粒细胞缺乏症营养治疗规范

1. 吃富含维生素的食物。
2. 少食多餐，容易消化，不能暴饮暴食。
3. 根据病情对症调整饮食。

### 八、粒细胞缺乏症患者健康宣教

1. 保持良好的个人卫生习惯。
2. 勤洗手，保持环境清洁和通风。
3. 少去人群密集的公共场所，避免感染流感病毒。
4. 加强户外体育锻炼，提高身体抗病能力。
5. 秋冬气候多变，注意加减衣物。
6. 多饮开水，多吃清淡食物。
7. 保持良好的呼吸道卫生习惯，咳嗽或打喷嚏时，用上臂或纸巾、毛巾等遮住口鼻咳嗽。
8. 对可能引起本病的药物，应严格掌握用药适应证，不可滥用。
9. 对长期接触放射性物质，X 线及某些化学物质的人员，应注意作好防护工作，并应定期检查血象。
10. 出现发热症状应注意休息及自我保护，前往公共场所或就医过程中需佩戴口罩。

## 九、推荐表单

### （一）医师表单

**粒细胞缺乏症临床路径医师表单（1）**

适用对象：第一诊断粒细胞缺乏症并且无发热（ICD-10：　　　　）

患者姓名：　　　　　　性别：　　年龄：　　门诊号：　　住院号：

住院日期：　　年　月　日　　出院日期：　　年　月　日　　标准住院日　　天

| 时间 | 住院第1天 | 住院第2天 | 住院第3~14天 | 出院日 |
|------|-----------|-----------|--------------|--------|
| 主要诊疗工作 | □ 询问病史并体格检查<br>□ 完成病例书写<br>□ 开化验单<br>□ 患者家属签署骨髓穿刺同意书<br>□ 上级医师查房及病情评估<br>□ 对症支持治疗<br>□ 病情告知 | □ 上级医师查房<br>□ 完成入院检查<br>□ 骨髓穿刺术+骨髓活检术<br>□ 继续对症支持治疗<br>□ 完成上级医师查房记录等病历书写<br>□ 向患者/家属交代病情及注意事项 | □ 上级医师查房<br>□ 复查血常规+白细胞分类<br>□ 观察白细胞及粒细胞的变化<br>□ 根据体检、骨髓检查结果和既往资料，进行鉴别诊断和确定诊断<br>□ 根据检查结果进行鉴别诊断，判断是否合并其他疾病<br>□ 完成病程记录<br>□ 诊断明确的患者进行相应治疗 | □ 上级医师查房，进行评估，确定有无并发症，明确是否出院<br>□ 完成出院记录、病案首页、出院证明书等<br>□ 向患者交代出院后的注意事项，如返院复诊的时间、地点，发生紧急情况时的处理 |

续　表

| 时间 | 住院第 1 天 | 住院第 2 天 | 住院第 3~14 天 | 出院日 |
|---|---|---|---|---|
| 重点医嘱 | **长期医嘱：**<br>□ 内科护理常规<br>□ 一级护理<br>□ 饮食<br>□ 其他医嘱<br>□ 视病情通知病重或病危<br>**临时医嘱**<br>□ 血常规+白细胞分类；尿常规；粪便常规+隐血<br>□ 血糖、肝肾功能、电解质<br>□ 心电图；X 线胸片/CT；浅表淋巴结、腹部 B 超+泌尿系 B 超 | **长期医嘱：**<br>□ 患者既往基础用药<br>□ 视病情给予口服/静脉抗生素防治感染<br>□ 其他医嘱<br>**临时医嘱**<br>□ 血常规+白细胞分类<br>□ 凝血功能检测<br>□ 外周血淋巴细胞免疫表型测定；外周血淋巴细胞亚群分析<br>□ 免疫学检查：免疫全套检查（ESR、C 反应蛋白、LDH、血 $\beta_2$-微球蛋白、免疫球蛋白定量、抗核抗体、ENA 抗体谱、ANCA、循环<br>□ 免疫复合物、补体、抗 dsDNA、抗 SS 抗体、抗链 O、类风湿因子）；外周血 LGL 检测；外周血 CD55/CD59 检测；细胞因子；甲状腺功能<br>□ 肿瘤全项；乙肝、丙肝检查；HIV、梅毒血清学检测；CMV、EBV、HSV 病毒血清学检测<br>□ 血清铁蛋白+血清铁四项；血清叶酸+维生素 $B_{12}$<br>□ 骨髓穿刺+活检：骨髓涂片分类计数，N-ALP，有核红细胞 PAS 染色+铁染色+小巨核酶标；骨髓病理；染色体核型；流式细胞仪检测 | **长期医嘱**<br>□ 根据患者诊断结果决定是否应用 G-CSF 促进粒细胞恢复<br>□ 视病情给予口服/静脉抗生素防治感染<br>□ 其他医嘱（包括原发病治疗）<br>**临时医嘱**<br>□ 血常规+白细胞分类<br>□ 复查血糖、肝肾功能、电解质等<br>□ 对症支持治疗<br>□ 肾上腺素试验：根据患者身体状况决定 | **出院医嘱**<br>□ 出院带药<br>□ 定期门诊随诊<br>□ 监测血常规 |
| 病情变异原因 | □ 无　□ 有，原因：<br>1.<br>2. | □ 无　□ 有，原因：<br>1.<br>2. | □ 无　□ 有，原因：<br>1.<br>2. | |
| 医师签名 | | | | |

## 粒细胞缺乏症临床路径医师表单（2）

适用对象：第一诊断_____粒细胞缺乏症伴发热_____（ICD-10：　　　）

| 患者姓名： | | 性别： | 年龄： | 门诊号： | 住院号： |
|---|---|---|---|---|---|

| 住院日期： | 年　月　日 | 出院日期： | 年　月　日 | 标准住院日 | 天 |
|---|---|---|---|---|---|

| 时间 | 住院第1天 | 住院第2天 | 住院第3~14天 | 出院日 |
|---|---|---|---|---|
| 主要诊疗工作 | □ 询问病史并体格检查<br>□ 完成病例书写<br>□ 开化验单<br>□ 患者家属签署骨髓穿刺同意书<br>□ 上级医师查房及病情评估<br>□ 经验性抗感染治疗<br>□ 对症支持治疗<br>□ 病情告知 | □ 上级医师查房<br>□ 完成入院检查<br>□ 骨髓穿刺术+骨髓活检术<br>□ 继续经验性抗感染治疗<br>□ 继续对症支持治疗<br>□ 完成上级医师查房记录等病历书写<br>□ 向患者/家属交代病情及注意事项 | □ 上级医师查房<br>□ 复查血常规+白细胞分类<br>□ 观察白细胞及粒细胞的变化<br>□ 根据体检、骨髓检查结果和既往资料，进行鉴别诊断和确定诊断<br>□ 根据检查结果进行鉴别诊断，判断是否合并其他疾病<br>□ 完成病程记录<br>□ 诊断明确的患者进行相应治疗<br>□ 根据感染部位或药敏结果选择敏感抗生素<br>□ 继续对症支持治疗 | □ 上级医师查房，进行评估，确定有无并发症，明确是否出院<br>□ 完成出院记录、病案首页、出院证明书等<br>□ 向患者交代出院后的注意事项，如返院复诊的时间、地点，发生紧急情况时的处理 |

续　表

| 时间 | 住院第 1 天 | 住院第 2 天 | 住院第 3~14 天 | 出院日 |
|---|---|---|---|---|
| 重点医嘱 | **长期医嘱**<br>□ 内科护理常规<br>□ 一级护理<br>□ 饮食<br>□ 视病情通知病重或病危<br>□ 经验性静脉抗感染治疗<br>□ 对症支持治疗<br>□ 其他医嘱<br>**临时医嘱**<br>□ 血常规+白细胞分类；尿常规；粪便常规+隐血<br>□ 血糖、肝肾功能、电解质<br>□ 病原学检查：全血细胞细菌、真菌培养；痰/中段尿/粪细菌、真菌培养；咽/牙龈/肛周拭子；T-Spot；结核抗体；外斐、肥达试验；支原体抗体；流行性出血热抗体等；有相应热型及病原接触史，应进行厚血涂片查找疟原虫<br>□ 心电图；X 线胸片/CT；浅表淋巴结、腹部 B 超+泌尿系 B 超 | **长期医嘱**<br>□ 患者既往基础用药<br>□ 经验性静脉抗感染治疗<br>□ 对症支持治疗<br>□ 其他医嘱<br>**临时医嘱**<br>□ 血常规+白细胞分类<br>□ 凝血功能检测<br>□ 外周血淋巴细胞免疫表型测定；外周血淋巴细胞亚群分析<br>□ 免疫学检查：免疫全套检查（ESR、C 反应蛋白、LDH、血 $\beta_2$-微球蛋白、免疫球蛋白定量、抗核抗体、ENA 抗体谱、AN-CA、循环免疫复合物、补体、抗 dsDNA、抗 SS 抗体、抗链 O、类风湿因子）；外周血 LGL 检测；外周血 CD55/CD59 检测；细胞因子；甲状腺功能<br>□ 肿瘤全项；乙肝、丙肝检查；HIV、梅毒血清学检测；CMV、EBV、HSV 病毒血清学检测<br>□ 血清铁蛋白+血清铁四项；血清叶酸+维生素 $B_{12}$<br>□ 骨髓穿刺+活检：骨髓涂片分类计数，N-ALP，有核红细胞 PAS 染色+铁染色+小巨核酶标；骨髓病理；染色体核型；流式细胞仪检测<br>□ 必要时重复全血细胞细菌、真菌培养；痰/中段尿/粪细菌、真菌培养；咽/牙龈/肛周拭子 | **长期医嘱**<br>□ 根据患者诊断结果决定是否应用 G-CSF 促进粒细胞恢复<br>□ 根据感染部位或药敏结果调整抗感染药物，选择敏感抗生素<br>□ 诊断明确患者予以原发病治疗<br>□ 对症支持治疗<br>□ 其他医嘱<br>**临时医嘱**<br>□ 血常规+白细胞分类<br>□ 复查血糖、肝肾功能、电解质等<br>□ 根据病情、感染部位复查全血细胞细菌、真菌培养；痰/中段尿/粪细菌、真菌培养；咽/牙龈/肛周拭子<br>□ 根据病情复查 X 线胸片、CT、B 超等检查<br>□ 对症支持治疗<br>□ 肾上腺素试验：根据患者身体状况决定 | **出院医嘱**<br>□ 出院带药<br>□ 定期门诊随诊<br>□ 监测血常规 |
| 病情变异原因 | □ 无　□ 有，原因：<br>1.<br>2. | □ 无　□ 有，原因：<br>1.<br>2. | □ 无　□ 有，原因：<br>1.<br>2. | |
| 医师签名 | | | | |

（二）护士表单

## 粒细胞缺乏症临床路径护士表单（1）

适用对象：第一诊断粒细胞缺乏症并且无发热（ICD-10：　　　　）

| 患者姓名： | | 性别：　　年龄：　　门诊号： | | 住院号： |
|---|---|---|---|---|
| 住院日期：　　年　月　日 | | 出院日期：　　年　月　日 | | 标准住院日　　天 |

| 时间 | 住院第1天 | 住院第2天 | 住院第3~14天 | 出院日 |
|---|---|---|---|---|
| 健康宣教 | □ 介绍病房环境、设施和设备<br>□ 介绍主管医师、护士<br>□ 介绍环境、设施<br>□ 介绍住院注意事项 | □ 指导患者正确留取尿、便标本<br>□ 责任护士与患者沟通，了解并指导心理应对<br>□ 宣教疾病相关知识及饮食注意事项<br>□ 宣教骨髓穿刺术相关内容<br>□ 进行输血相关健康教育 | □ 责任护士与患者沟通，了解并指导心理应对<br>□ 宣教粒细胞缺乏期患者的饮食、活动、预防感染等相关事项 | □ 根据医师开出的医嘱，对患者进行出院评估<br>□ 定时复查<br>□ 出院带药服用方法<br>□ 完成出院宣教，向患者交代出院后的注意事项，如返院复诊的时间、地点、发生紧急情况时的处理等 |
| 护理处置 | □ 核对患者姓名，佩戴腕带<br>□ 入院护理评估<br>□ 建立入院护理记录<br>□ 卫生处置：剪指（趾）甲、沐浴、更换病号服<br>□ 根据实验室检查单、检查单完成相关检查 | □ 密切观察患者病情变化<br>□ 协助医师完成入院各项辅助检查化验<br>□ 遵医嘱继续对症支持治疗<br>□ 完善护理记录 | □ 密切观察患者病情变化<br>□ 遵医嘱正确予输血等支持治疗（需要时）<br>□ 完善护理记录 | □ 办理出院手续<br>□ 书写出院小结<br>□ 完成床单终末消毒 |
| 病情变异原因 | □ 无　□ 有，原因：<br>1.<br>2. | □ 无　□ 有，原因：<br>1.<br>2. | □ 无　□ 有，原因：<br>1.<br>2. | |
| 护士签名 | | | | |

## 粒细胞缺乏症临床路径表单 (2)

适用对象：第一诊断_____粒细胞缺乏症伴发热_____（ICD-10：　　　）

| 患者姓名： | | 性别：　　年龄：　　门诊号： | 住院号： |
|---|---|---|---|
| 住院日期：　　年　月　日 | | 出院日期：　　年　月　日 | 标准住院日　　天 |

| 时间 | 住院第1天 | 住院第2天 | 住院第3~14天 | 出院日 |
|---|---|---|---|---|
| 健康宣教 | □ 介绍病房环境、设施和设备<br>□ 介绍主管医师、护士<br>□ 介绍环境、设施<br>□ 介绍住院注意事项 | □ 指导患者正确留取尿、便标本<br>□ 责任护士与患者沟通，了解并指导心理应对<br>□ 宣教疾病相关知识及饮食注意事项<br>□ 宣教骨髓穿刺术相关内容<br>□ 进行输血相关健康教育 | □ 责任护士与患者沟通，了解并指导心理应对<br>□ 宣教粒细胞缺乏期患者的饮食、活动、预防感染等相关事项 | □ 根据医师开出的医嘱，对患者进行出院评估<br>□ 定时复查<br>□ 出院带药服用方法<br>□ 完成出院宣教，向患者交代出院后的注意事项，如返院复诊的时间、地点、发生紧急情况时的处理等 |
| 护理处置 | □ 核对患者姓名，佩戴腕带<br>□ 入院护理评估<br>□ 建立入院护理记录<br>□ 卫生处置：剪指（趾）甲、沐浴、更换病号服<br>□ 根据实验室检查单、检查单完成相关检查 | □ 密切观察患者病情变化<br>□ 协助医师完成入院各项辅助检查化验<br>□ 遵医嘱继续对症支持治疗<br>□ 完善护理记录 | □ 密切观察患者病情变化<br>□ 遵医嘱正确予输血等支持治疗（需要时）<br>□ 完善护理记录 | □ 办理出院手续<br>□ 书写出院小结<br>□ 完成床单终末消毒 |
| 病情变异原因 | □无 □有，原因：<br>1.<br>2. | □无 □有，原因：<br>1.<br>2. | □无 □有，原因：<br>1.<br>2. | |
| 护士签名 | | | | |

## （三）患者表单

### 粒细胞缺乏症临床路径患者表单（1）

适用对象：第一诊断粒细胞缺乏症并且无发热（ICD-10：　　　）

| 患者姓名： | | 性别：　　年龄：　　门诊号： | | 住院号： |
|---|---|---|---|---|
| 住院日期：　　年　月　日 | | 出院日期：　　年　月　日 | | 标准住院日　　天 |

| 时间 | 住院第1天 | 住院第2天 | 住院第3~14天 | 出院日 |
|---|---|---|---|---|
| 医患配合 | □ 协助医师完成病史采集，请务必详细告知既往史、用药史、过敏史<br>□ 配合进行体格检查<br>□ 在医师指导下完成入院相关检查、化验，如采血、心电图、X线胸片、超声心动图等检查等<br>□ 患者家属签署输血知情同意书、骨髓穿刺同意书及化疗同意书等<br>□ 了解病情，必要时需签署病重或病危通知书<br>□ 有任何不适告知医师 | □ 配合完成入院辅助检查<br>□ 医师向患者及家属介绍病情及其注意事项<br>□ 配合完成骨髓穿刺术检查<br>□ 完成必要的相关科室会诊<br>□ 配合继续各项治疗<br>□ 配合完成输血治疗（需要时）<br>□ 有任何不适告知医师 | □ 开始抗生素、粒细胞刺激因子等药物等治疗<br>□ 配合必要的检查、复查<br>□ 配合医师调整用药<br>□ 接受必要的输血支持治疗<br>□ 有不适及时告知医师 | □ 完成用药及治疗<br>□ 配合医师调整用药<br>□ 根据病情变化，调整饮食、活动等注意事项的指导<br>□ 必要时进行相关化验检查的复查<br>□ 注意活动安全，避免坠床或跌倒<br>□ 有任何不适告知医师 |
| 护患配合 | □ 配合测量体温、脉搏、呼吸、血压、体重<br>□ 配合完成入院护理评估单（简单询问病史、过敏史、用药史）<br>□ 接受入院宣教（环境介绍、病室规定、探视制度、贵重物品保管、相关设施和设备应用等）<br>□ 接受相关化验检查宣教<br>□ 配合完成医嘱实验室检查单、相关检查<br>□ 有任何不适告知护士 | □ 配合测量生命体征<br>□ 接受疾病相关知识、饮食、活动等注意事项的指导<br>□ 接受相关化验检查宣教，正确留取标本，配合检查<br>□ 接受骨髓穿刺术相关内容的宣教<br>□ 接受输血、化疗等相关宣教<br>□ 接受输液、服药治疗<br>□ 注意活动安全，避免坠床或跌倒<br>□ 配合执行探视及陪护<br>□ 有任何不适告知护士 | □ 配合测量生命体征<br>□ 开始输液、服药治疗<br>□ 粒细胞缺乏期间注意多饮水、排尿、清淡饮食、必要时记录出入量<br>□ 配合接受生活、活动等指导<br>□ 有任何不适告知护士 | □ 配合测量生命体征<br>□ 接受输液、服药治疗<br>□ 注意活动安全，避免坠床或跌倒<br>□ 配合执行探视及陪护<br>□ 有任何不适告知护士 |
| 饮食 | □ 软质饮食 | □ 软质饮食 | □ 清洁软食 | □ 清洁软食 |
| 排泄 | □ 正常排尿便 | □ 正常排尿便 | □ 正常排尿便 | □ 正常排尿便 |

## 粒细胞缺乏症临床路径患者表单 (2)

适用对象：第一诊断_____粒细胞缺乏症伴发热_____ （ICD-10：　　　）

| 患者姓名： | | 性别： | 年龄： | 门诊号： | 住院号： |
|---|---|---|---|---|---|

| 住院日期： 　年　月　日 | 出院日期： 　年　月　日 | 标准住院日　　天 |
|---|---|---|

| 时间 | 住院第 1 天 | 住院第 2 天 | 住院第 3~14 天 | 出院日 |
|---|---|---|---|---|
| 医患配合 | □ 协助医师完成病史采集，请务必详细告知既往史、用药史、过敏史<br>□ 配合进行体格检查<br>□ 在医师指导下完成入院相关检查、化验，如采血、心电图、X 线胸片、超声心动图等检查等<br>□ 患者家属签署输血知情同意书、骨髓穿刺同意书及化疗同意书等<br>□ 了解病情，必要时需签署病重或病危通知书<br>□ 有任何不适告知医师 | □ 配合完成入院辅助检查<br>□ 医师向患者及家属介绍病情及其注意事项<br>□ 配合完成骨髓穿刺术检查<br>□ 完成必要的相关科室会诊<br>□ 配合继续各项治疗<br>□ 配合完成输血治疗（需要时）<br>□ 有任何不适告知医师 | □ 开始抗生素、粒细胞刺激因子等药物等治疗<br>□ 配合必要的检查、复查<br>□ 配合医师调整用药<br>□ 接受必要的输血支持治疗<br>□ 有不适及时告知医师 | □ 完成用药及治疗<br>□ 配合医师调整用药<br>□ 根据病情变化，调整饮食、活动等注意事项的指导<br>□ 必要时进行相关化验检查的复查<br>□ 注意活动安全，避免坠床或跌倒<br>□ 有任何不适告知医师 |
| 护患配合 | □ 配合测量体温、脉搏、呼吸、血压、体重<br>□ 配合完成入院护理评估单（简单询问病史、过敏史、用药史）<br>□ 接受入院宣教（环境介绍、病室规定、探视制度、贵重物品保管、相关设施和设备应用等）<br>□ 接受相关化验检查宣教<br>□ 配合完成医嘱实验室检查单、相关检查<br>□ 有任何不适告知护士 | □ 配合测量生命体征<br>□ 接受疾病相关知识、饮食、活动等注意事项的指导<br>□ 接受相关化验检查宣教，正确留取标本，配合检查<br>□ 接受骨髓穿刺术相关内容的宣教<br>□ 接受输血、化疗等相关宣教<br>□ 接受输液、服药治疗<br>□ 注意活动安全，避免坠床或跌倒<br>□ 配合执行探视及陪护<br>□ 有任何不适告知护士 | □ 配合测量生命体征<br>□ 开始输液、服药治疗<br>□ 粒细胞缺乏期间注意多饮水、排尿、清淡饮食、必要时记录出入量<br>□ 配合接受生活、活动等指导<br>□ 有任何不适告知护士 | □ 配合测量生命体征<br>□ 接受输液、服药治疗<br>□ 注意活动安全，避免坠床或跌倒<br>□ 配合执行探视及陪护<br>□ 有任何不适告知护士 |
| 饮食 | □ 软质饮食 | □ 软质饮食 | □ 清洁软食 | □ 清洁软食 |
| 排泄 | □ 正常排尿便 | □ 正常排尿便 | □ 正常排尿便 | □ 正常排尿便 |

附：原表单（2017 年）

## 粒细胞缺乏症临床路径表单（1）

适用对象：第一诊断粒细胞缺乏症并且无发热（ICD-10：　　　　）

| 患者姓名： | 性别： | 年龄： | 门诊号： | 住院号： |
| --- | --- | --- | --- | --- |

| 住院日期： | 年　月　日 | 出院日期： | 年　月　日 | 标准住院日 | 天 |
| --- | --- | --- | --- | --- | --- |

| 时间 | 住院第 1 天 | 住院第 2 天 | 住院第 3~14 天 | 出院日 |
| --- | --- | --- | --- | --- |
| **主要诊疗工作** | □ 询问病史并体格检查<br>□ 完成病例书写<br>□ 开化验单<br>□ 患者家属签署骨髓穿刺同意书<br>□ 上级医师查房及病情评估<br>□ 对症支持治疗<br>□ 病情告知 | □ 上级医师查房<br>□ 完成入院检查<br>□ 骨髓穿刺术＋骨髓活检术<br>□ 继续对症支持治疗<br>□ 完成上级医师查房记录等病历书写<br>□ 向患者/家属交待病情及注意事项 | □ 上级医师查房<br>□ 复查血常规＋白细胞分类<br>□ 观察白细胞及粒细胞的变化<br>□ 根据体检、骨髓检查结果和既往资料，进行鉴别诊断和确定诊断<br>□ 根据检查结果进行鉴别诊断，判断是否合并其他疾病<br>□ 完成病程记录<br>□ 诊断明确的患者进行相应治疗 | □ 上级医师查房，进行评估，确定有无并发症，明确是否出院<br>□ 完成出院记录、病案首页、出院证明书等<br>□ 向患者交代出院后的注意事项，如返院复诊的时间、地点，发生紧急情况时的处理 |
| **重点医嘱** | **长期医嘱**<br>□ 内科护理常规<br>□ 一级护理<br>□ 饮食<br>□ 其他医嘱<br>□ 视病情通知病重或病危<br>**临时医嘱**<br>□ 血常规＋白细胞分类；尿常规；粪便常规＋隐血<br>□ 血糖、肝肾功能、电解质；<br>□ 心电图；X 线胸片/CT；浅表淋巴结、腹部 B 超＋泌尿系 B 超 | **长期医嘱**<br>□ 患者既往基础用药<br>□ 视病情给予口服/静脉抗生素防治感染<br>□ 其他医嘱<br>**临时医嘱**<br>□ 血常规＋白细胞分类<br>□ 凝血功能检测<br>□ 外周血淋巴细胞免疫表型测定；外周血淋巴细胞亚群分析<br>□ 免疫学检查：免疫全套检查（ESR、C 反应蛋白、LDH、血 $\beta_2$-微球蛋白、免疫球蛋白定量、抗核抗体、ENA 抗体谱、ANCA、循环免疫复合物、补体、抗 dsDNA、抗 SS 抗体、抗链 O、类风湿因子）；外周血 LGL 检测；外周血 CD55/CD59 检测；细胞因子；甲状腺功能<br>□ 肿瘤全项；乙肝、丙肝检查；HIV、梅毒血清学检测；CMV、EBV、HSV 病毒血清学检测<br>□ 血清铁蛋白＋血清铁四项；血清叶酸＋维生素 $B_{12}$<br>□ 骨髓穿刺＋活检：骨髓涂片分类计数，N-ALP，有核红细胞 PAS 染色＋铁染色＋小巨核酶标；骨髓病理；染色体核型；流式细胞仪检测 | **长期医嘱**<br>□ 根据患者诊断结果决定是否应用 G-CSF 促进粒细胞恢复<br>□ 视病情给予口服/静脉抗生素防治感染<br>□ 其他医嘱（包括原发病治疗）<br>**临时医嘱**<br>□ 血常规＋白细胞分类<br>□ 复查血糖、肝肾功能、电解质等<br>□ 对症支持治疗<br>□ 肾上腺素试验：根据患者身体状况决定 | **出院医嘱：**<br>□ 出院带药<br>□ 定期门诊随诊<br>□ 监测血常规 |

续 表

| 时间 | 住院第1天 | 住院第2天 | 住院第3~14天 | 出院日 |
|---|---|---|---|---|
| 主要护理工作 | □ 介绍病房环境、设施和设备<br>□ 入院护理评估<br>□ 宣教 | □ 观察患者病情变化 | □ 观察患者病情变化<br>□ 心理与生活护理 | □ 指导患者办理出院手续 |
| 病情变异原因 | □ 无 □ 有，原因：<br>1.<br>2. | □ 无 □ 有，原因：<br>1.<br>2. | □ 无 □ 有，原因：<br>1.<br>2. | |
| 护士签名 | | | | |
| 医师签名 | | | | |

## 粒细胞缺乏症临床路径表单（2）

适用对象：第一诊断_____粒细胞缺乏症伴发热_____（ICD-10：　　　　）

| 患者姓名： | | 性别： | 年龄： | 门诊号： | 住院号： |
|---|---|---|---|---|---|
| 住院日期： | 年　月　日 | 出院日期： | 年　月　日 | 标准住院日 | 天 |

| 时间 | 住院第 1 天 | 住院第 2 天 | 住院第 3~14 天 | 出院日 |
|---|---|---|---|---|
| 主要诊疗工作 | □ 询问病史并体格检查<br>□ 完成病例书写<br>□ 开化验单<br>□ 患者家属签署骨髓穿刺同意书<br>□ 上级医师查房及病情评估<br>□ 经验性抗感染治疗<br>□ 对症支持治疗<br>□ 病情告知 | □ 上级医师查房<br>□ 完成入院检查<br>□ 骨髓穿刺术＋骨髓活检术<br>□ 继续经验性抗感染治疗<br>□ 继续对症支持治疗<br>□ 完成上级医师查房记录等病历书写<br>□ 向患者/家属交代病情及注意事项 | □ 上级医师查房<br>□ 复查血常规＋白细胞分类<br>□ 观察白细胞及粒细胞的变化<br>□ 根据体检、骨髓检查结果和既往资料，进行鉴别诊断和确定诊断<br>□ 根据检查结果进行鉴别诊断，判断是否合并其他疾病<br>□ 完成病程记录<br>□ 诊断明确的患者进行相应治疗<br>□ 根据感染部位或药敏结果选择敏感抗生素<br>□ 继续对症支持治疗 | □ 上级医师查房，进行评估，确定有无并发症，明确是否出院<br>□ 完成出院记录、病案首页、出院证明书等<br>□ 向患者交代出院后的注意事项，如返院复诊的时间、地点，发生紧急情况时的处理 |

续　表

| 时间 | 住院第 1 天 | 住院第 2 天 | 住院第 3~14 天 | 出院日 |
|---|---|---|---|---|
| 重点医嘱 | **长期医嘱**<br>□ 内科护理常规<br>□ 一级护理<br>□ 饮食<br>□ 视病情通知病重或病危<br>□ 经验性静脉抗感染治疗<br>□ 对症支持治疗<br>□ 其他医嘱<br>**临时医嘱**<br>□ 血常规+白细胞分类；尿常规；粪便常规+隐血<br>□ 血糖、肝肾功能、电解质<br>□ 病原学检查：全血细胞细菌、真菌培养；痰/中段尿/粪细菌、真菌培养；咽/牙龈/肛周拭子；T-Spot；结核抗体；外斐、肥达试验；支原体抗体；流行性出血热抗体等；有相应热型及病原接触史，应进行厚血涂片查找疟原虫<br>□ 心电图；X 线胸片/CT；浅表淋巴结、腹部 B 超+泌尿系B 超 | **长期医嘱**<br>□ 患者既往基础用药<br>□ 经验性静脉抗感染治疗<br>□ 对症支持治疗<br>□ 其他医嘱<br>**临时医嘱**<br>□ 血常规+白细胞分类<br>□ 凝血功能检测<br>□ 外周血淋巴细胞免疫表型测定；外周血淋巴细胞亚群分析<br>□ 免疫学检查：免疫全套检查（ESR、C 反应蛋白、LDH、血 $\beta_2$-微球蛋白、免疫球蛋白定量、抗核抗体、ENA抗体谱、ANCA、循环免疫复合物、补体、抗 dsDNA、抗 SS 抗体、抗链 O、类风湿因子）；外周血 LGL 检测；外周血 CD55/CD59 检测；细胞因子；甲状腺功能<br>□ 肿瘤全项；乙肝、丙肝检查；HIV、梅毒血清学检测；CMV、EBV、HSV 病毒血清学检测<br>□ 血清铁蛋白+血清铁四项；血清叶酸+维生素 $B_{12}$<br>□ 骨髓穿刺+活检：骨髓涂片分类计数，N-ALP，有核红细胞 PAS染色+铁染色+小巨核酶标；骨髓病理；染色体核型；流式细胞仪检测<br>□ 必要时重复全血细胞细菌、真菌培养；痰/中段尿/粪细菌、真菌培养；咽/牙龈/肛周拭子 | **长期医嘱**<br>□ 根据患者诊断结果决定是否应用 G-CSF 促进粒细胞恢复<br>□ 根据感染部位或药敏结果调整抗感染药物，选择敏感抗生素<br>□ 诊断明确患者予以原发病治疗<br>□ 对症支持治疗<br>□ 其他医嘱<br>**临时医嘱**<br>□ 血常规+白细胞分类<br>□ 复查血糖、肝肾功能、电解质等<br>□ 根据病情、感染部位复查全血细胞细菌、真菌培养；痰/中段尿/粪细菌、真菌培养；咽/牙龈/肛周拭子<br>□ 根据病情复查 X 线胸片、CT、B 超等检查<br>□ 对症支持治疗<br>□ 肾上腺素试验：根据患者身体状况决定 | **出院医嘱**<br>□ 出院带药<br>□ 定期门诊随诊<br>□ 监测血常规 |
| 病情变异原因 | □ 无　□ 有，原因：<br>1.<br>2. | □ 无　□ 有，原因：<br>1.<br>2. | □ 无　□ 有，原因：<br>1.<br>2. | |
| 护士签名 | | | | |
| 医师签名 | | | | |

# 第二十八章

# 毛细胞白血病临床路径释义

【医疗质量控制指标】

指标一、诊断需结合骨髓细胞形态学、流式细胞学，以及基因学检查完成。

指标二、严格判断疾病治疗适应证。

指标三、有治疗指征的患者根据患者一般状况进行一线治疗选择。

指标四、积极处理治疗相关并发症。

## 一、急性粒细胞缺乏症编码

疾病名称及编码：多毛细胞白血病（ICD-10：C91.400）

毛细胞白血病伴缓解（ICD-10：C91.400x013）

## 二、临床路径检索方法

C91.400/C91.400x013

## 三、国家医疗保障疾病诊断相关分组（CHS-DRG）

RA2 淋巴瘤、白血病等伴其他手术

## 四、毛细胞白血病标准住院流程

### （一）适用对象

初治毛细胞白血病患者，无合并症。

> 释义
>
> ■ 适用对象编码参见第一部分。
>
> ■ 本路径适用对象为临床诊断为新诊断的毛细胞白血病患者，毛细胞白血病变异型不在此路径中讨论，并且确诊后未经过特殊干预治疗。
>
> ■ 合并活动性感染未控制、严重贫血所致心脏功能不全以及因血小板减少所致活动性出血的患者排除在路径外，除外其他系统严重疾病。

### （二）诊断依据

1. 血细胞（包括单核细胞）减少。

2. 脾大。患者可因脾大而表现为明显的腹部胀满感。有脾梗死者出现腹痛。

3. 流式细胞仪分析免疫表型呈 $CD19^+$、$CD20^+$、$CD11c^+$、$CD25^+$、$CD103^+$、$CD123^+$、$CD200^+$；瘤细胞表面只表达 κ 或 λ 一种轻链；不表达 CD27。

4. 骨髓或外周血涂片中，瘤细胞体积中等大，胞质丰富，偶见颗粒，胞质周边有细长毛刺为典型特征。抗酒石酸酶染色阳性。

5. 骨髓活检见不同程度的网状纤维。免疫组化瘤细胞除 B 细胞标准染色阳性外，Annexin-1 阳性。

6. BRAF V600E 阳性。

> **释义**
>
> ■ 由于一般体格检查或者其他疾病诊疗过程中的体检比例增高，部分毛细胞白血病早期的患者诊断时可以无症状，仅见到淋巴细胞比例或者淋巴细胞绝对值升高。
> ■ 60%~80%的患者就诊时伴有全血细胞减少。单核细胞减少也是其特征性的表现。
> ■ 外周血涂片检查可以发现特征性的毛细胞。毛发样的胞质突起也可以通过电子显微镜检获得清晰辨识。
> ■ 毛细胞白血病的免疫表型特征是克隆性 B 细胞扩增，伴有 B 细胞分化抗原 CD19、CD20、CD22、CD200 强表达；不表达 CD5，CD23，CD10 和 CD27。特征性表达 CD11c、CD103、CD123 和 CD25。在上述 4 个特征性表达的抗原中，98%的患者可以见到 3~4 个阳性表达，有助于进行鉴别诊断。
> ■ 骨髓穿刺时因毛细胞白血病所致的骨髓纤维化，常无法取得骨髓液。此时骨髓活检具有很强的诊断意义。病理学检查，可以见到因胞质丰富，间隔开细胞核所致的"煎蛋"样外观。复杂病例可以应用酸性磷酸酶（ACP）阳性不被酒石酸盐所抑制（TRAP）和 Annexin-A1 进行组化染色，进行诊断。
> ■ BRAF V600E 突变见于 70%~100% 的毛细胞白血病。10%~20%的患者检测不到该突变，首先要除外少数情况下 BRAF 的异常位点发生变化，突变发生在 11 号外显子上（F468C，D449E）。而无 BRAF 突变的患者预后差。个别研究发现 0~20%毛细胞白血病患者可以有 MARP2K1 突变，需要注意鉴别毛细胞白血病变异型。毛细胞白血病变异型罕见，进展快，治疗反应差，不在此临床路径讨论中。
> ■ 少数情况下通过脾切除术，获得脾脏病理进行诊断。

**（三）进入路径标准。**

有如下情况之一者，进入临床路径安排治疗
1. 有 B 症状。
2. 脾区不适。
3. 反复感染。
4. Hb < 100g/L。
5. 血小板< $100\times10^9$/L。
6. 中性粒细胞数< $1.0\times10^9$/L。

> **释义**
>
> ■ 毛细胞白血病呈惰性进程。没有证据证明早期治疗可以更获益。对无症状患者不需要治疗，应密切监测病史、体格检查和全血细胞计数，每 3~6 个月进行一次随诊。
> ■ 治疗适应证：Hb < 110 g/L，和/或血小板< $100\times10^9$/L，和/或中性粒细胞数 < $1.0\times10^9$/L；症状性脾大或淋巴结肿大，肿瘤消耗性症状（发热、盗汗、乏力以及体重减轻）。以及仅有轻度血细胞减少但是已经发生明显症状，如反复感染、出血。对于伴有进行性淋巴细胞增多的患者也可以考虑。

## （四）标准住院日 21 天

> **释义**
>
> ■ 毛细胞白血病的首选一线化疗是嘌呤类似物短程治疗。一般化疗后骨髓抑制期发生于治疗结束后 3 周内。骨髓抑制无改善以及合并活动性感染的患者可以延长至患者从 4 级血液学毒性恢复或活动性感染得到有效控制。

## （五）住院期间的检查项目

1. 血常规、网织红细胞、白细胞分类。
2. 尿常规、粪便常规。
3. 肝肾功能、心脏功能，电解质，出凝血。
4. 输血前病毒指标、感染相关标志物，ECG。
5. 影像学检查（CT/ MRI，浅表淋巴结和肝、胆、胰、脾及双肾 B 超，超声心动图）。
6. 骨髓涂片分类。
7. 骨髓细胞流式免疫细胞表型分析。
8. 骨髓细胞染色体核型。
9. 骨髓细胞荧光原位杂交检测 IgH、ATM、Rb1、p53（有条件时）。
10. IgH、TCR 重排分析，IGHV 突变状态、BRAF V600E 突变分析（有条件时）
11. 骨髓活检普通病理及免疫组化，除染 B 细胞非霍奇金淋巴瘤常用标志外，加 Annexin-1。

> **释义**
>
> ■ 治疗前检查包括：
> 1. 诊断相关：全血细胞计数、外周血白细胞分类、外周血（淋巴细胞增多时）流式细胞学检查、或骨髓细胞形态学、流式细胞学、染色体以及 BRAF V600E 检查。骨髓活检病理有助于诊断。
> 2. 疾病预后相关的遗传学分子学指标：IGHV 未突变型、IGHV 4-34 使用片段、缺乏 BRAF V600E 突变及 TP53 突变都是不良预后因素。
> 3. 治疗适应证评估：除血细胞计数外，需要详细影像学检查。
> 4. 评估一般器官功能，如肝肾功能、心脏功能，除外活动性感染。
> 5. 预备支持治疗：血型、输血前检查。

## （六）治疗方案的选择。

1. 克拉立滨：初治患者首选克拉立滨，剂量为 0.1 mg/（kg·d），用 7 天或 0.14mg/（kg·d），用 5 天。3~6 个月后评价疗效。无效或部分缓解者可重复 1 个疗程。
2. CD20 单克隆抗体：年老体弱，不能耐受或不愿接受克拉立滨治疗者可单纯使用 CD20 单抗治疗。剂量为 375mg/m²。
3. 切脾：不能承担克拉立滨或 CD20 单抗费用，或有脾区剧烈疼痛、脾破裂者，可行脾切除术。切脾后血象改善或恢复正常。
4. 干扰素：不能承担克拉立滨或 CD20 单抗费用者可考虑选择。
5. 联合方案：体能状态良好且肿瘤负荷较重或单药应用效果欠佳者，可以选择克拉立滨联合环磷酰胺或利妥昔单抗，克拉立滨用量由单药的 7 天减为 5 天。

**释义**

■ 具有治疗适应证的患者考虑治疗方案前首先除外感染。如果无活动性感染，标准的一线治疗选择是嘌呤类似物，如克拉立滨，连续输注 7 天。克拉立滨治疗的完全缓解率为 75%~91%，10 年生存率高于 80%。

■ 干扰素可以用于治疗伴有活动性感染或者妊娠的患者。由于很少患者达到完全缓解，在感染控制、妊娠结束后仍然推荐接受嘌呤类似物治疗。

■ 治疗反应标准

| | |
|---|---|
| 完全缓解（CR） | 外周血细胞计数接近正常值：血红蛋白＞110g/L（无输血）；血小板＞100×10$^9$/L；中性粒细胞绝对计数＞1.5×10$^9$/L。体检脾肿大消退。在外周血涂片检查和骨髓检查中都没有 HCL 的形态学证据 |
| CR 伴有或不伴 MRD | 在获得 CR 的患者中，进行免疫组织化学评估对 MRD 比值，可将患者分为伴或不伴 MRD 证据的 CR 患者 |
| 部分缓解（PR） | PR 要求外周血细胞计数接近正常值（如 CR），且器官肿大和骨髓活检浸润改善≥50% |
| 疾病稳定（SD） | 未达到客观缓解标准的患者被视为 SD。由于 HCL 患者因症状性疾病或血细胞计数减少而接受治疗，因此 SD 是无法接受的反应 |
| 疾病进展（PD） | 与疾病相关的症状增加，器官肿大增加 25% 或血液细胞计数下降 25% 的患者是 PD。需要鉴别治疗相关还是疾病相关的血细胞计数下降 |
| 复发 | 形态学复发定义为在没有血液学复发的情况下，通过瑞氏染色在外周血、骨髓活检或两者中再次出现毛细胞。血液学复发定义为发生血细胞减少症低于上述 CR 和 PR 的阈值。尽管在形态学复发的情况下并不需要治疗，但是血液学复发需要治疗 |

■ 部分缓解患者可以无症状而观察等待。也可以进行进一步干预，治疗方案可以包括：第 2 疗程克拉立滨，或者利妥昔单抗单药，或者利妥昔单抗联合嘌呤类似物氟达拉滨，或者烷化剂如苯达莫斯汀。疾病稳定或者进展的患者，需要进入到下一线治疗。在机制上存在治疗意义的药物还有：BRAFV600E 抑制物；抗 CD22 偶联细胞毒素的单克隆抗体；BTK 抑制剂等。需要注意的是，由于骨髓抑制恢复缓解，建议患者克拉立滨治疗后 4~6 个月进行骨髓检查评估疗效。

■ 脾切除术主要用于症状性脾大。脾脏切除术后 40%~70% 的患者血细胞减少可以恢复。但是中位疗效持续时间 20 个月。半数疾病进展发生在 5 年之内。5 年总体生存率约为 60%~70%。

## （七）出院标准

无发热，ANC＞1.0×10$^9$/L；无出血，血小板＞20×10$^9$/L；没有贫血相关的症状

> **释义**
>
> ■ 化疗治疗后度过骨髓抑制期，无需输注血制品支持，没有活动性感染的患者可以出院。需要告知患者出院后仍需监测全血细胞计数、肝肾功能等，积极预防感染。

## （八）变异及原因分析

存在合并症；克拉立滨不良反应明显或不耐受。

> **释义**
>
> ■ 预计治疗过程中可以出现骨髓抑制，发生重度血细胞减少：中性粒细胞缺乏、贫血、血小板减少，可予以支持治疗。但是如合并3级以上粒细胞减少并发热、感染；血小板减少致出血、贫血致心功能不全等并发症，需要相应积极治疗，退出本路径。
>
> ■ 治疗过程中如患者出现其他疾病或器官功能障碍，需要紧急处理，退出本路径。
>
> ■ 患者自愿退出本路径。

### 五、毛细胞白血病临床路径给药方案

1. 克拉立滨：嘌呤类似物。$0.1mg/(kg \cdot d)$，24 小时连续输注 7 天。或 $0.14mg/(kg \cdot d)$，静脉输注 2 小时，共 5 天。两种给药方式尚未行随机对照研究。注意明显的骨髓抑制、免疫抑制。

2. 利妥昔单抗：抗 CD20 单克隆抗体，$375mg/m^2$，缓慢输注，每周期第一日或者单药周方案。注意：输注反应，$CD20^+B$ 细胞功能受抑制，体液免疫缺陷。

3. 干扰素：300 万 U，皮下注射，每周 3 次。注意注射期间可以发生流感样症状：发热、乏力、恶心、呕吐，外周神经病及中枢神经系统功能障碍，如抑郁或者记忆力减退。

### 六、毛细胞白血病护理规范

1. 预防感染：室内要加强通风，注意保持舒适温度。戴口罩，注意饮食卫生，保护皮肤黏膜，定期监测体温、监测血细胞计数。粒细胞缺乏期予以粒细胞集落刺激因子支持治疗。

2. 一旦发生感染性发热，予以积极寻找感染部位以及感染病原体，经验性抗感染治疗。加强对症治疗。

3. 监测血细胞计数，积极输血支持治疗，纠正贫血，纠正血小板减少。

4. 持续输注的输液通道管理维护。

### 七、毛细胞白血病营养治疗规范

1. 清洁、均衡饮食。化疗过程中如发生明显胃肠反应，可以短时间口服全营养素或进行胃肠内营养支持，胃肠道不能利用者可以静脉营养支持。

2. 口服小分子药物治疗时需要注意避免与有相互作用的食物与药物共服。影响 CYP3A4 的食物有：葡萄柚、塞尔维亚橘、杨桃等。

### 八、毛细胞白血病患者健康宣教

1. 毛细胞白血病是惰性淋巴瘤，进展慢，患者长期生存率近似于同龄健康者。应该帮助患

者建立强大的战胜疾病的意志力和信心。

2. 诊断后如无症状，可以观察等待，无需治疗。治疗后疾病再进展或者获得部分以上缓解者，可以等待症状再次出现，再予以治疗。

3. 在观察等待期间，如无特殊不适，可以 3~6 个月复查，监测全血细胞计数、肝脾淋巴结肿大情况。

4. 治疗期间可考虑阿昔洛韦预防疱疹病毒及复方磺胺甲噁唑预防卡氏肺孢子虫感染直至 $CD4^+T$ 细胞 $\geqslant 200/\mu l$。

5. 如携带乙型肝炎病毒，需要加用恩替卡韦抗病毒治疗。

6. 保持良好的个人卫生习惯。

7. 勤洗手、保持环境清洁和通风。

7. 加强户外体育锻炼，提高身体抗病能力。

9. 一旦发生感染，需要及时就诊，积极经验性抗感染治疗，同时进行病原体及感染部位筛查。

## 九、推荐表单

### （一）医师表单

#### 毛细胞白血病临床路径医师表单

适用对象：第一诊断为毛细胞白血病（ICD-10：C91.400）

| 患者姓名： | 性别： 年龄： 门诊号： | 住院号： |
| --- | --- | --- |
| 住院日期： 年 月 日 | 出院日期： 年 月 日 | 标准住院日：21 天 |

| 时间 | 住院第 1 天 | 住院第 2 天 | 住院第 3~20 天 | 住院第 21 天（出院日） |
| --- | --- | --- | --- | --- |
| 主要诊疗工作 | □ 询问病史及体格检查<br>□ 完成病历书写<br>□ 开实验室检查单<br>□ 上级医师查房，初步确定诊断<br>□ 对症支持治疗<br>□ 向患者家属告知病重或病危，并签署病重或病危通知书（必要时）<br>□ 患者家属签署输血知情同意书、骨髓穿刺同意书 | □ 对症支持治疗<br>□ 根据入院检查及化验再次确认患者诊断、治疗适应证、器官功能评估、排除活动性感染、确定治疗方案<br>□ 与患者及家属告知病情、诊疗方案及风险，签署化疗知情同意<br>□ 上级医师查房及记录<br>□ 必要时多学科会诊<br>□ 根据血象决定是否成分输血 | □ 定期上级医师查房<br>□ 监测血常规、肝肾功能<br>□ 观察症状体征变化，早期发现并发症积极处理并发症<br>□ 化疗及支持治疗<br>□ 完成病程记录 | □ 上级医师查房，进行评估，确定有无并发症情况，明确是否可以出院<br>□ 完成出院记录、病案首页、出院证明书等<br>□ 向患者交代出院后的注意事项<br>□ 交代定期随访时间 |

**续　表**

| 时间 | 住院第 1 天 | 住院第 2 天 | 住院第 3~20 天 | 住院第 21 天（出院日） |
|---|---|---|---|---|
| 重点医嘱 | **长期医嘱**<br>□ 血液病二级护理常规<br>□ 饮食：普通饮食/糖尿病饮食<br>□ 其他医嘱<br>**临时医嘱**<br>□ 血、尿、粪便常规，血型、血生化、电解质、出凝血<br>□ 感染相关标志物：乙肝、丙肝、梅毒、艾滋病、EBV - DNA、CMV - DNA；CRP、PCT、G、GM 实验（必要时）<br>□ ECG<br>□ 超声心动<br>□ 颈、胸、腹、盆腔 CT/MRI<br>□ 成分输血医嘱（必要时）<br>□ 如需复查确认诊断或完善预后相关检查，可以再次骨髓穿刺及骨髓活检<br>**骨髓检查医嘱**<br>□ 骨髓穿刺及骨髓活检<br>□ 骨髓穿刺涂片分类<br>□ 普通病理及免疫组化<br>□ 流式细胞仪免疫表型分析<br>□ 染色体 G 显带分析<br>□ FISH 法检测 p53 缺失等异常<br>□ IGHV 使用片段及超突变检测<br>□ BRAF V600E、Tp53 PCR、Sanger 或二代测序，有条件时可以完善 MAP2K1 基因检查 | **长期医嘱**<br>□ 患者既往基础用药<br>□ HBsAg+或者 HBV-DNA+需恩替卡韦或替诺福韦抗病毒长期治疗<br>□ 其他医嘱<br>**临时医嘱**<br>□ 血常规<br>□ 成分输血（有适应证时）<br>□ 其他医嘱 | □ 碱化<br>□ 水化<br>□ 高尿酸血症者可给与别嘌呤醇降尿酸治疗<br>□ 必要时记录 24 小时出入量<br>□ 必要时可以利尿<br>□ 止吐<br>□ 克拉立滨 0.1mg/（kg·d），静脉滴注 7 天<br>□ 骨髓抑制期予以粒细胞集落刺激因子 300μg/d 皮下注射化疗结束后 24 小时以后，支持治疗<br>**临时医嘱**<br>□ 血常规，3~4 天检测 1 次，至骨髓抑制期可每日 1 次<br>□ 生化检查，3~4 天检测 1 次<br>□ 根据血象决定是否成分输血 | **出院医嘱：**<br>□ 出院带药<br>□ 定期门诊随访<br>□ 监测血常规、肝肾功能、电解质等 |
| 病情变异记录 | □ 无　□ 有，原因：<br>1.<br>2. | □ 无　□ 有，原因：<br>1.<br>2. | □ 无　□ 有，原因：<br>1.<br>2. | □ 无　□ 有，原因：<br>1.<br>2. |
| 医师签名 | | | | |

## （二）护士表单

### 毛细胞白血病临床路径护士表单

适用对象：第一诊断为毛细胞白血病（ICD-10：C91.400）

| 患者姓名： | | 性别：　　年龄：　　门诊号： | | 住院号： |
| 住院日期：　　年　月　日 | | 出院日期：　　年　月　日 | | 标准住院日：21 天 |

| 时间 | 住院第 1 天 | 住院第 2 天 | 住院第 3~20 天 | 住院第 21 天<br>（出院日） |
|---|---|---|---|---|
| 主要护理工作 | □ 介绍病房环境，设施和设备<br>□ 入院护理评估<br>□ 宣教 | □ 评估血管情况，制订 24 小时×7 天安全有效的静脉管路计划<br>□ 观察患者病情变化<br>□ 血液病知识宣教 | □ 观察患者病情变化<br>□ 留置管路护理<br>□ 心理与生活护理 | □ 拔除静脉管路<br>□ 指导办理出院手续<br>□ 血液病知识宣教 |
| 重点医嘱 | □ 详见医嘱执行单 | □ 详见医嘱执行单 | □ 详见医嘱执行单 | □ 详见医嘱执行单 |
| 病情变异记录 | □ 无　□ 有，原因：<br>1.<br>2. | □ 无　□ 有，原因：<br>1.<br>2. | □ 无　□ 有，原因：<br>1.<br>2. | □ 无　□ 有，原因：<br>1.<br>2. |
| 护士签名 | | | | |

### （三）患者表单

**毛细胞白血病临床路径患者表单**

适用对象：第一诊断为毛细胞白血病（ICD-10：C91.400）

| 患者姓名： | 性别： | 年龄： | 门诊号： | 住院号： |
| --- | --- | --- | --- | --- |
| 住院日期： 年 月 日 | 出院日期： 年 月 日 | | | 标准住院日：21 天 |

| 时间 | 住院第 1 天 | 住院第 2 天 | 住院第 3-20 天 | 住院第 21 天（出院日） |
| --- | --- | --- | --- | --- |
| 医患配合 | □ 接受询问病史、收集资料、请务必详细告知既往史、用药史、过敏史<br>□ 请明确告知既往用药情况<br>□ 配合进行体格检查<br>□ 有任何不适请告知医师<br>□ 配合进行相关检查<br>□ 签署相关知情同意书<br>□ 配合完成相关检查（B超、心电图、X线胸片等）<br>□ 配合完成化验：血常规、血生化及出凝血检查等<br>□ 配合骨髓穿刺、活检等<br>□ 配合用药<br>□ 有任何不适请告知医师 | □ 配合用药<br>□ 有任何不适请告知医师 | □ 配合进行相关检查<br>□ 配合用药<br>□ 配合各种治疗<br>□ 配合记录体温、出入量<br>□ 有任何不适请告知医师 | □ 接受出院前指导<br>□ 遵医嘱出院后用药<br>□ 明确复查时间<br>□ 获取出院诊断书 |
| 护患配合 | □ 配合测量体温、脉搏、呼吸、血压、身高、体重<br>□ 配合完成入院护理评估（回答护士询问病史、过敏史、用药史）<br>□ 接受入院宣教（环境介绍、病房规定、探视陪护制度、送餐订餐制度、贵重物品保管等）<br>□ 有任何不适请告知护士<br>□ 配合各项检查（需要空腹的请遵嘱执行）<br>□ 配合采集血标本 | □ 配合测量体温、脉搏、呼吸、询问排便情况<br>□ 接受疾病知识介绍<br>□ 接受用药指导<br>□ 接受感染、出血预防的指导<br>□ 接受心理护理<br>□ 接受基础护理<br>□ 有任何不适请告知护士 | □ 配合定时检测生命体征、每日询问排便情况<br>□ 配合各种相关检查<br>□ 配合采集血标本<br>□ 配合选择、维护静脉输液途径<br>□ 接受输液、服药等治疗<br>□ 接受疾病知识介绍和用药指导<br>□ 接受预防出血措施<br>□ 接受基础护理<br>□ 接受心理护理<br>□ 有任何不适请告知护士 | □ 接受出院宣教<br>□ 办理出院手续<br>□ 获取出院带药<br>□ 熟悉服药方法、作用、注意事项<br>□ 掌握预防出血措施<br>□ 知道复印病历方法 |
| 饮食 | □ 遵照医嘱饮食 | □ 遵照医嘱饮食 | □ 遵照医嘱饮食 | □ 正常清洁饮食 |
| 排泄 | □ 尿便异常时及时告知医护人员 | □ 尿便异常时及时告知医护人员 | □ 尿便异常时及时告知医护人员 | □ 尿便异常时及时告知医护人员 |

附：原表单（2017 年）

## 毛细胞白血病临床路径表单

适用对象：第一诊断毛细胞白血病（ICD-10：C91.400）

| 患者姓名： | | 性别：　　年龄：　　门诊号： | | 住院号： |
|---|---|---|---|---|
| 住院日期：　　年　月　日 | | 出院日期：　　年　月　日 | | 标准住院日：21 天 |

| 时间 | 住院第 1 天 | 住院第 2 天 | 住院第 3~20 天 | 住院第 21 天（出院日） |
|---|---|---|---|---|
| 主要诊疗工作 | □ 采集病史、体格检查<br>□ 签署医疗文件：特殊检查/治疗同意书、血制品输注同意书<br>□ 完成病历书写<br>**长期医嘱**<br>□ 血液病一级/二级护理常规<br>□ 饮食：普食/糖尿病饮食<br>**临时医嘱**<br>□ 血常规、尿常规、粪便常规、血型、血生化、电解质、出凝血<br>□ 感染相关标志物<br>□ ECG、表浅淋巴结及肝胆胰脾和双肾 B 超、超声心动<br>□ CT/MRI<br>□ 口/鼻/皮肤/肛周拭子培养（必要时）<br>□ 成分输血医嘱（必要时） | □ 上级医师查房及记录<br>□ 骨穿及骨髓活检<br>□ 根据血象决定是否成分输血<br>**临时医嘱**<br>□ 骨穿及骨髓活检<br>□ 骨髓涂片分类<br>□ 普通病理及免疫组化<br>□ 流式细胞仪免疫表型分析<br>□ FISH 法检测 ATM/Rb1/IgH/ p53 等基因异常（有条件时）<br>□ IgH/Ig/Igl/TCR/TCR 重排（有条件时）<br>□ BRAF V600E 分析 | □ 碱化液<br>□ 水化<br>□ 利尿<br>□ 镇吐<br>□ 克拉屈滨 0.1mg/（kg · d），静滴 7 天<br>**临时医嘱**<br>□ 血常规，3~4 天检测 1 次 | □ 上级医师查房，进行评估，确定有无并发症情况，明确是否出院<br>□ 完成出院记录、病案首页、出院证明书等<br>□ 向患者交代出院后的注意事项<br>□ 交代定期随访时间<br>□ 出院医嘱<br>□ 出院带药<br>□ 定期门诊随访<br>□ 监测血常规、肝肾功能、电解质等 |
| 主要护理工作 | □ 介绍病房环境，设施和设备<br>□ 入院护理评估<br>□ 宣教 | □ 观察患者病情变化<br>□ 血液病知识宣教 | □ 观察患者病情变化<br>□ 心理与生活护理 | □ 指导办理出院手续<br>□ 血液病知识宣教 |
| 病情变异记录 | □ 无 □ 有，原因：<br>1.<br>2. | □ 无 □ 有，原因：<br>1.<br>2. | □ 无 □ 有，原因：<br>1.<br>2. | □ 无 □ 有，原因：<br>1.<br>2. |
| 护士签名 | | | | |
| 医师签名 | | | | |

# 第二十九章

# 侵袭性 NK 细胞白血病临床路径释义

## 【医疗质量控制指标】

指标一、诊断需要以临床表现、细胞形态学、免疫学、细胞遗传学、分子生物学的相关检查为依据。

指标二、治疗以联合化疗为主，并给予积极的支持治疗。

指标三、难治复发患者的治疗可以纳入临床试验、造血干细胞移植、个性化治疗。

## 一、侵袭性 NK 细胞白血病编码

1. 原编码：

疾病名称及编码：侵袭性 NK 细胞白血病（ICD-10：C91.704，M99480/3）

2. 修改编码：

疾病名称及编码：侵袭性 NK 细胞白血病（ICD-10：C94.703）

## 二、临床路径检索方法

C94.703

## 三、国家医疗保障疾病诊断相关分组（CHS-DRG）

MDCR 骨髓增生疾病和功能障碍，低分化肿瘤

RS1 淋巴瘤及其他类型白血病

## 四、侵袭性 NK 细胞白血病临床路径标准住院流程

### （一）适用对象

第一诊断为侵袭性 NK 细胞白血病（ICD-10：C91.704，M99480/3）。

> **释义**
>
> ■ 经临床表现及细胞形态学、免疫学、细胞遗传学、分子生物学检查后确定第一诊断为侵袭性 NK 细胞白血病的患者。

### （二）诊断依据

根据《World Health Organization Classification of Tumors. Pathology and Genetic of Tumors of Haematopoietic and Lymphoid Tissue》（2008）。

具体为：

1. 临床表现：起病急，常呈爆发性，表现为不明原因高热、乏力、腹胀、黄疸、肝脾增大、全身淋巴结肿大和多器官衰竭，易合并噬血细胞综合征。

2. 血常规分类可见异常淋巴细胞增多、贫血及血小板减少，血清乳酸脱氢酶显著增高，可出现肝功能显著异常、凝血异常和铁蛋白显著增高等，外周血 EBV-DNA 增高。

3. 骨髓检查：骨髓及外周血涂片中肿瘤细胞形态表现为成熟或不成熟的大颗粒淋巴细胞，

胞质嗜碱，含有嗜天青颗粒。骨髓病理中肿瘤细胞呈弥漫性或片状浸润，EBER+（见于约90%病例）。部分患者外周血和骨髓肿瘤细胞比例较低，需要仔细观察。

4. 免疫表型：CD2$^+$/CD3$^-$/cCD3$\varepsilon^+$/CD56$^+$/细胞毒分子+，约半数患者 CD16$^+$，CD57 通常阴性。KIR 单体表型多提示克隆性改变，此外 ANKL 患者流式细胞术检测 Ki-67 多明显升高。

5. 分子生物学：TCR 重排阴性。

> **释义**
>
> ■ 临床表现：多数患者呈侵袭性、爆发性的临床过程，短期内出现多脏器衰竭，以肝衰竭为主，逐渐累及其他脏器，病程中常并发弥散性血管内凝血（DIC）和噬血细胞综合征（HPS）。
>
> ■ 外周血可表现为一系或多系血细胞减少，早期可表现为淋巴细胞增多，晚期常表现为全血细胞减少。
>
> ■ 外周血和/或骨髓中的异常肿瘤细胞比例差异较大，部分患者外周血中肿瘤细胞比例高于骨髓，形态表现为成熟或不成熟的大颗粒淋巴细胞，呈明显的异质性，但免疫表型提示为成熟 NK 细胞。
>
> ■ 本病无特征性遗传学异常，多数为高度复杂异常核型，有 del（6）（q21q25）、11q-等。
>
> ■ EBV 感染可以支持诊断，但是不能作为诊断的必要条件。
>
> ■ 需要排除其他引起大颗粒淋巴细胞增多的疾病，如 T 细胞大颗粒淋巴细胞白血病、慢性 NK 细胞淋巴增殖性疾病、结外 NK/T 细胞淋巴瘤等。

### （三）治疗方案的选择

根据《淋巴瘤（第 1 版）》（石远凯主编，北京大学医学出版社，2007 年）、《恶性淋巴瘤（第 2 版）》（沈志祥、朱雄增主编，人民卫生出版社，2011 年）。

ANKL 临床进展快，肿瘤细胞耐药性高，目前尚无统一推荐治疗方案，可考虑采用晚期 NK/T 细胞淋巴瘤方案，包含以左旋门冬酰胺酶或培门冬酶为基础的化疗方案，如 SMILE、GDPE-L、GEMOX-L、EDOCH-L 等。治疗有效后尽快行异基因造血干细胞移植。

参考方案：

1. SMILE 方案：

甲氨蝶呤：2g/（m$^2$·d），静脉滴注，第 1 天，亚叶酸钙解救至甲氨蝶呤血浆浓度低于 0.1 mmol/L。

异环磷酰胺：1.5g/（m$^2$·d），静脉滴注，第 2，3，4 天，美司钠解救。

依托泊苷：100mg/（m$^2$·d），静脉滴注，第 2，3，4 天。

地塞米松：40mg/d，静脉滴注，第 2，3，4 天。

左旋门冬酰胺酶：6000U/（m$^2$·d），静脉滴注，第 8，10，12，14，16，18，20 天。

建议第 6 天开始使用 G-CSF 支持治疗，直到 WBC > 5×10$^9$/L。

2. GDPE-L 方案：

吉西他滨：1g/（m$^2$·d），静脉滴注，第 1，8 天。

地塞米松：40mg/d，静脉滴注，第 1，2，3，4 天。

顺铂：75mg/（m$^2$·d），静脉滴注，第 1 天。

依托泊苷：60mg/（m$^2$·d），静脉滴注，第 1，2，3，4 天。

左旋门冬酰胺酶：6000U/（m$^2$·d），静脉滴注，第 5，7，9，11，13 天。

或培门冬酶: 2500U/(m² · d), 肌内注射, 第5天。

3. P-Gemox 方案:

吉西他滨: 1g/(m² · d), 静脉滴注, 第1, 8天。

奥沙利铂: 130mg/(m² · d), 静脉滴注, 第1天。

培门冬酶: 2500U/(m² · d), 肌内注射, 第1天。

4. EPOCH-L 方案:

依托泊苷: 50mg/(m² · d), 静脉滴注维持24小时, 第1~4天。

泼尼松: 60mg/(m² · d), bid, 口服, 第1~5天。

长春新碱: 0.4mg/(m² · d), 静脉滴注维持24小时, 第1~4天。

多柔比星: 50mg/(m² · d), 静脉滴注维持24小时, 第1~4天。

环磷酰胺: 750mg/(m² · d), 静脉滴注, 第5天。

培门冬酶: 2500U/(m² · d), 肌内注射, 第5天。

> **释义**
>
> ■ 对于临床已确诊的患者, 应在积极支持治疗的基础上, 给予抗白血病治疗。
>
> ■ 由于大多患者在诊断时病情重, 并发症多, 在给予上述化疗时需要根据患者的年龄、ECOG评分、感染情况、重要脏器功能状态等灵活调整化疗药物剂量。
>
> ■ 并发HPS时, 可参考HLH-2004方案, 给予含有地塞米松及依托泊苷的化疗方案。

**（四）根据患者的疾病状态选择路径。**

初治侵袭性 NK 细胞白血病临床路径和治疗有效的侵袭性 NK 细胞白血病临床路径（附后）。

> **释义**
>
> ■ 初治侵袭性 NK 细胞白血病主要是确诊和诱导化疗。
>
> ■ 治疗有效的侵袭性 NK 细胞白血病主要是疗效评价、巩固治疗等。

# 第一节 初治侵袭性 NK 细胞白血病临床路径释义

**（一）进入路径标准**

1. 第一诊断为侵袭性 NK 细胞白血病（ICD10: C91.704, M99480/3）。

2. 当患者同时具有其他疾病诊断时, 但在住院期间不需要特殊处理, 也不影响第一诊断的临床路径流程实施时, 可以进入路径。

> **释义**
>
> ■ 根据临床表现、骨髓和/或外周血的细胞形态学、免疫学、细胞遗传学和分子生物检查确定诊断。
>
> ■ 如果并发 DIC、HPS、重症感染、多脏器衰竭等影响侵袭性 NK 细胞白血病临床路径实施时, 不进入本路径。

## （二）标准住院日 30 天内

> **释义**
>
> ■ 该病初诊时，往往诊断不明确，常以某个突出的临床表现或实验室检查结果异常收住院，易误诊为其他疾病。确诊后进入本路径，标准住院日则以确诊后进入路径之日开始计算，存在严重并发症的患者退出本路径。

## （三）住院期间的检查项目

1. 必需的检查项目：

（1）血常规、尿常规、粪便常规、血型。

（2）肝、肾、心功能，乳酸脱氢酶、电解质、血脂、血糖、凝血功能、外周血 EBV-DNA 定量、铁蛋白、抗核抗体、淋巴细胞亚群、输血前病毒学检查。

（3）胸、腹、盆腔增强 CT 或全身 PET-CT、心电图、腹部 B 超、心脏超声。

（4）骨髓检查（包括涂片、活检、流式细胞术、染色体和分子生物学检查）。

（5）组织病理检查。

2. 根据患者病情进行的检查项目：

（1）MRI 检查（出现鼻腔、中枢或其他软组织可疑病变）。

（2）脑脊液检查（病情允许者）。

（3）血培养、病原微生物检查、内毒素、降钙素原、G 试验、GM 试验、血气分析。

（4）sIL-2R，NK 细胞活性，细胞因子。

（5）ENA 抗体谱，类风湿因子。

> **释义**
>
> ■ 该病患者起病急、进展快，早期常诊断不明确或被误诊为其他疾病，诊断或鉴别诊断需要的检查包括但不仅限于上述项目。

3. 患者及家属签署以下同意书：病重或病危通知书、骨髓穿刺同意书、腰椎穿刺及鞘内注射化疗同意书、化疗知情同意书、输血知情同意书、静脉插管同意书（有条件时）。

> **释义**
>
> ■ 该病起病急、进展快、病情凶险、预后差，在整个诊治过程中，要全程和家属做好充分沟通和告知，在诊断和治疗的重要环节获得家属的知情同意书。

## （四）治疗方案的选择

包含左旋门冬酰胺酶或培门冬酶的联合化疗，如 SMILE，GDPE-L，P-Gemox，EPOCH-L 方案。

> **释义**
>
> ■ 该病无标准化疗方案，常采用含有左旋门冬酰胺酶或培门冬酶的联合化疗方案，本路径建议上述方案，但是需根据患者的年龄、ECOG 评分、重要脏器功能状态、并发症、合并症情况，灵活掌握化疗、药物种类及剂量等。

### （五）预防性抗菌药物选择与使用时机

1. 初诊时发热患者建议立即进行病原微生物及相关感染指标检测（如内毒素、降钙素原、G 和 GM 试验），可经验性使用抗菌药物；有明确脏器感染的患者，应根据感染部位及病原微生物培养结果选用相应抗菌药物。

2. 化疗后中性粒细胞减少伴发热的患者，应立即进行病原微生物及相关感染指标检测（如内毒素、降钙素原、G 和 GM 试验），并经验性使用抗菌药物；可选用头孢类（或青霉素类）抗炎治疗；3 天后发热不缓解者，可考虑更换碳青霉烯类和/或糖肽类和/或抗真菌药物治疗；有明确脏器感染的患者，应根据感染部位及病原微生物培养结果选用相应抗菌药物。

> **释义**
>
> ■ 该病患者在发病时及诱导化疗后存在较长时间的免疫缺陷及骨髓抑制、绝大多数患者常并发严重的感染，为患者死亡的主要原因。要及时根据《中国中性粒细胞缺乏伴发热患者抗菌药物临床应用指南（2016 版）》和《血液病/恶性肿瘤患者侵袭性真菌病的诊断标准与治疗原则（第五次修订版）》进行抗感染治疗。对于已经明确病原学的感染，及时根据药敏试验调整抗感染药物。

### （六）出院标准

1. 一般情况良好，主要临床症状消失或明显减轻。
2. 没有需要住院处理的并发症和/或合并症。

> **释义**
>
> ■ 侵袭性 NK 细胞白血病的疗效标准主要参考急性白血病的疗效标准。如无法在标准住院时间内评价疗效，可于出院后门诊或下次化疗前完成。

### （七）变异及原因分析

1. 治疗前、中、后有感染、贫血、出血、脏器衰竭及其他合并症者，需进行相关的诊断和治疗，可能延长住院时间并致费用增加。
2. 若腰椎穿刺后脑脊液检查示存在 CNS 侵犯，退出本路径，进入相关路径。
3. 治疗反应不佳、疾病进展或复发需要选择其他治疗的患者退出本路径，进入相关路径。

> **释义**
>
> ■ 该病起病急、进展快、过程凶险，并发症多，在治疗过程中需要根据具体情况决定路径的变异并记录原因。

■ 侵袭性 NK 细胞白血病与急性髓系白血病、急性淋巴细胞白血病一样，有累及中枢神经系统的情况，在诊治过程中应进行腰椎穿刺检查脑脊液，可以做脑脊液细胞学检查、流式细胞免疫分型及细胞分子生物学检查，确定是否累及中枢神经系统。如有累及，退出本路径。

### 五、侵袭性 NK 细胞白血病临床路径给药方案

1. 化疗方案选择：

（1）SMILE 方案：

甲氨蝶呤：$2g/(m^2 \cdot d)$，静脉滴注，第 1 天，亚叶酸钙解救至甲氨蝶呤血浆浓度低于 0.1 mmol/L。

异环磷酰胺：$1.5g/(m^2 \cdot d)$，静脉滴注，第 2，3，4 天，美司钠解救。

依托泊苷：$100mg/(m^2 \cdot d)$，静脉滴注，第 2，3，4 天。

地塞米松：40mg/d，静脉滴注，第 2，3，4 天。

左旋门冬酰胺酶：$6000U/(m^2 \cdot d)$，静脉滴注，第 8，10，12，14，16，18，20 天。

建议第 6 天开始使用 G-CSF 支持治疗，直到 $WBC > 5 \times 10^9/L$。

（2）GDPE-L 方案：

吉西他滨：$1g/(m^2 \cdot d)$，静脉滴注，第 1，8 天。

地塞米松：40mg/d，静脉滴注，第 1，2，3，4 天。

顺铂：$75mg/(m^2 \cdot d)$，静脉滴注，第 1 天。

依托泊苷：$60mg/(m^2 \cdot d)$，静脉滴注，第 1，2，3，4 天。

左旋门冬酰胺酶：$6000U/(m^2 \cdot d)$，静脉滴注，第 5，7，9，11，13 天。

或培门冬酶：$2500U/(m^2 \cdot d)$，肌内注射，第 5 天。

（3）P-Gemox 方案：

吉西他滨：$1g/(m^2 \cdot d)$，静脉滴注，第 1，8 天。

奥沙利铂：$130mg/(m^2 \cdot d)$，静脉滴注，第 1 天。

培门冬酶：$2500U/(m^2 \cdot d)$，肌内注射，第 1 天。

（4）EPOCH-L 方案：

依托泊苷：$50mg/(m^2 \cdot d)$，静脉滴注维持 24 小时，第 1~4 天。

泼尼松：$60mg/(m^2 \cdot d)$，bid，口服，第 1~5 天。

长春新碱：$0.4mg/(m^2 \cdot d)$，静脉滴注维持 24 小时，第 1~4 天。

多柔比星：$50mg/(m^2 \cdot d)$，静脉滴注维持 24 小时，第 1~4 天。

环磷酰胺：$750mg/(m^2 \cdot d)$，静脉滴注，第 5 天。

培门冬酶：$2500U/(m^2 \cdot d)$，肌内注射，第 5 天。

2. 支持治疗方案选择：

（1）细胞因子类药物：重组人粒细胞刺激因子注射液、重组人白介素-11 注射液、重组人促血小板生成素等。

（2）止吐药物：5-羟色胺受体阻断剂：昂丹司琼、格拉司琼等。

（3）抗菌药物：头孢类（或青霉素类）、碳青酶烯类和/或糖肽类等，要及早、联合、足量、静脉用药。

（4）抗真菌药物：三唑类、棘白菌素类、多烯类等。

（5）成分输血：根据病情需要，给予悬浮红细胞、机采血小板、新鲜冷冻血浆等。

3. 药物提示：

（1）对药物过敏者，禁用相应的药物。

（2）有不良反应者，及时调整或停药，并上报药物不良反应。

（3）所有药物均严格按照药物说明书的使用方法使用。

## 六、侵袭性 NK 细胞白血病护理规范

1. 根据病情的严重程度，及治疗过程中的关键环节，给予一级或二级护理。如病情危重，必要时给予特级护理。

2. 在化疗期间，可以根据病情严重程度，记录出入量、多参数心电图、血氧、生命体征监测等。

3. 建立 PICC 或植入式输液港的患者给予相应的专项护理。

4. 在化疗期间出现恶心、呕吐或食欲减退的患者，给予相应的护理。

5. 针对并发症的护理，如贫血、出血、感染发热、HPS、DIC、多脏器功能不全等。

## 七、侵袭性 NK 细胞白血病营养治疗规范

1. 摄入的食物应清洁干净，易于消化吸收。

2. 建议临床营养师会诊，指导患者的营养治疗。

3. 在诱导化疗期间，应给予低嘌呤饮食，预防高尿酸血症等肿瘤溶解综合征。

4. 在应用左旋门冬酰胺酶或培门冬酶期间应予低脂饮食。

5. 在化疗期间如胃肠道反应严重，影响正常进食，可给予适当的胃肠外营养，保证患者有足够的营养摄入。

## 八、侵袭性 NK 细胞白血病患者健康宣教

1. 对于初诊患者，对家属进行充分的健康宣教，内容包括可能的病因及发病机制、各种检查的必要性、诊断标准、治疗原则、并发症的防治、预后评估等。

2. 充分告知家属在诊治过程中需要配合的内容，包括治疗费用准备、患者生活护理、心理支持等。

3. 对患者本人，根据其心理承受能力、理解能力给予必要的健康宣教，在进行健康宣教时特别强调关注患者的心理问题，鼓励患者建立起战胜疾病的信心。

## 九、推荐表单

### （一）医师表单

#### 侵袭性 NK 细胞白血病临床路径医师表单

适用对象：第一诊断侵袭性 NK 细胞白血病（ICD-10：C91.704，M99480/3）
行诱导化疗术

| 患者姓名： | | | 性别： | 年龄： | 门诊号： | 住院号： |
|---|---|---|---|---|---|---|
| 住院日期： | 年　月　日 | | 出院日期： | 年　月　日 | | 标准住院日：30 天 |

| 时间 | 住院第 1 天 | 住院第 1 天 |
|---|---|---|
| 主要诊疗工作 | □ 询问病史及体格检查<br>□ 完成病历书写<br>□ 开化验单<br>□ 根据血象及凝血功能决定是否成分输血<br>□ 对症处理相关并发症<br>□ 向家属告病重或病危并签署病重或病危通知书（必要时）<br>□ 患者家属签署骨髓穿刺同意书、椎腰穿刺同意书、输血知情同意书、静脉插管同意书（必要时） | □ 上级医师查房<br>□ 完成入院检查<br>□ 病变组织活检（常规病理、免疫病理、FISH）<br>□ 骨穿（骨髓形态学、骨髓活检及免疫组化、流式免疫分型、染色体、分子生物等检测）<br>□ 根据血象及凝血功能决定是否成分输血<br>□ 对症处理相关并发症<br>□ 完成必要的相关科室会诊<br>□ 完成上级医师查房记录等病历书写<br>□ 确定化疗方案和日期<br>□ 建立化疗静脉通路（如 PICC、植入式输液泵、深静脉置管等）<br>□ 患者家属签署化疗同意书 |
| 重点医嘱 | **长期医嘱**<br>□ 血液病护理常规<br>□ 洁净饮食<br>□ 患者既往基础用药<br>□ 抗菌药物（必要时）<br>□ 对症及支持治疗（护肝、静脉营养等）<br>□ 其他医嘱<br>**临时医嘱**<br>□ 血常规、尿常规、粪便常规、血型<br>□ 肝、肾、心功能、LDH、电解质、血脂、血糖、凝血功能、铁蛋白、淋巴细胞亚群<br>□ 病毒学检测：EBV-DNA，输血前相关检查<br>□ 细胞因子、sIL-2R<br>□ 影像学检查：胸 CT，心电图、腹部 B 超，超声心动图<br>□ 病原微生物培养（必要时）<br>□ 输血医嘱（必要时）<br>□ 其他医嘱 | **长期医嘱**<br>□ 患者既往基础用药<br>□ 抗菌药物（必要时）<br>□ 对症及支持治疗（护肝、静脉营养等）<br>□ 其他医嘱<br>**临时医嘱**<br>□ 骨髓穿刺：骨髓形态学、骨髓活检、免疫分型、染色体、分子生物等检测<br>□ 病变组织活检<br>□ 病变组织常规病理、免疫组化、<br>□ 影像学检查：胸、腹、盆腔增强 CT 或全身 PET-CT，MRI（必要时）<br>□ 输血医嘱（必要时）<br>□ 静脉插管术（条件允许时）<br>□ 其他医嘱 |

续　表

| 时间 | 住院第 1 天 | 住院第 1 天 |
|------|-----------|-----------|
| 病情<br>变异<br>记录 | □无　□有，原因：<br>1.<br>2. | □无　□有，原因：<br>1.<br>2. |
| 医师<br>签名 | | |

| 时间 | 住院第 3~7 天 | 住院第 8~29 天 |
|---|---|---|
| 主要诊疗工作 | ☐ 患者家属签署化疗知情同意书<br>☐ 上级医师查房，制定化疗方案<br>☐ 住院医师完成病程记录<br>☐ 化疗<br>☐ 支持治疗<br>☐ 监测相关化验及检查指标<br>☐ 成分输血、抗感染等治疗（必要时） | ☐ 上级医师查房，注意病情变化<br>☐ 住院医师完成常规病历书写<br>☐ 监测相关化验及检查指标<br>☐ 成分输血、抗感染等支持治疗（必要时） |
| 重点医嘱 | **长期医嘱**<br>☐ 洁净低脂饮食<br>☐ 化疗医嘱<br>☐ 包含左旋门冬酰胺酶或培门冬酶的化疗<br>☐ 补液治疗（碱化、水化）<br>☐ 支持治疗<br>☐ 监测体重、出入量<br>☐ 止吐、保肝、抑酸、抗感染等治疗<br>☐ 其他医嘱<br>**临时医嘱：**<br>☐ 输血医嘱（必要时）<br>☐ G-CSF5μg/（kg·d）（必要时）<br>☐ 心电监测（必要时）<br>☐ 根据需要复查血常规、肝肾功能、电解质、凝血功能、淀粉酶、EBV-DNA<br>☐ 影像学检查（必要时）<br>☐ 血培养（高热时）<br>☐ 病原微生物培养（必要时）<br>☐ 腰椎穿刺、鞘内注射（病情允许时）<br>☐ 脑脊液常规、生化、流式细胞检测（有条件时）<br>☐ 静脉插管护理、换药<br>☐ 其他医嘱 | **长期医嘱**<br>☐ 洁净饮食<br>☐ 抗感染等支持治疗<br>☐ 其他医嘱<br>**临时医嘱**<br>☐ 根据需要复查血常规、肝肾功、电解质、凝血功能、淀粉酶、EBV-DNA<br>☐ 输血医嘱（必要时）<br>☐ G-CSF5μg/（kg·d）（必要时）<br>☐ 影像学检查（必要时）<br>☐ 血培养（高热时）<br>☐ 病原微生物培养（必要时）<br>☐ 腰椎穿刺、鞘内注射（病情允许时）<br>☐ 脑脊液常规、生化、流式细胞检测（有条件时）<br>☐ 静脉插管维护、换药<br>☐ 其他医嘱 |
| 病情变异记录 | ☐ 无　☐ 有，原因：<br>1.<br>2. | ☐ 无　☐ 有，原因：<br>1.<br>2. |
| 医师签名 | | |

| 时间 | 出院日 |
|------|--------|
| 主要<br>诊疗<br>工作 | □ 上级医师查房，确定有无并发症情况，明确是否出院<br>□ 完成出院记录、病案首页、出院证明书等<br>□ 向患者交代出院后的注意事项，如返院复诊的时间、地点、发生紧急情况时的处理等 |
| 重<br>点<br>医<br>嘱 | 出院医嘱<br>□ 出院带药<br>□ 出院后注意事项<br>□ 下次返院化疗时间 |
| 病情<br>变异<br>记录 | □ 无 □ 有，原因：<br>1.<br>2. |
| 医师<br>签名 | |

## （二）护士表单

### 侵袭性 NK 细胞白血病临床路径护士表单

适用对象：第一诊断侵袭性 NK 细胞白血病（ICD-10：C91.704，M99480/3）
　　　　　行诱导化疗术

| 患者姓名： | 性别： | 年龄： | 门诊号： | 住院号： |
|---|---|---|---|---|
| 住院日期： 年 月 日 | 出院日期： 年 月 日 | | 标准住院日：30 天 | |

| 时间 | 住院第 1 天 | 住院第 2 天 |
|---|---|---|
| 主要护理工作 | □ 介绍病房环境、设施和设备<br>□ 入院护理评估<br>□ 危重患者监护（必要时）<br>□ 静脉输液治疗 | □ 静脉输液治疗<br>□ 患者日常护理<br>□ 危重患者监护（必要时）<br>□ 宣教（血液病知识） |
| 重点医嘱 | **长期医嘱**<br>□ 血液病护理常规<br>□ 一级护理<br>□ 饮食<br>□ 口服药<br>□ 静脉输液<br>□ 输血<br>**临时医嘱**<br>□ 静脉采血<br>□ 尿、粪便常规留取 | **长期医嘱**<br>□ 血液病日常护理<br>□ 饮食<br>□ 药物治疗<br>□ 输血<br>**临时医嘱**<br>□ 静脉采血<br>□ 尿、粪标本留取<br>□ 协助完成各种检查，如骨髓穿刺<br>□ 深静脉穿刺，如 PICC、植入式输液港、深静脉插管护理（如有） |
| 病情变异记录 | □ 无 □ 有，原因：<br>1.<br>2. | □ 无 □ 有，原因：<br>1.<br>2. |
| 护士签名 | | |

| 时间 | 住院第 3~7 天 | 住院第 8~29 天 |
|---|---|---|
| 主要护理工作 | □ 观察患者病情变化<br>□ 静脉输液治疗<br>□ 化疗期间嘱患者保持大便通畅<br>□ 心理与生活护理 | □ 观察患者病情变化<br>□ 静脉输液治疗<br>□ 心理与生活护理 |
| 重点医嘱 | **长期医嘱**<br>□ 分级护理及饮食<br>□ 执行化疗医嘱<br>□ 生命体征观察及记录<br>□ 多参数生命记录仪使用及结果记录<br>**临时医嘱**<br>□ 静脉采血<br>□ 协助各项检查 | **长期医嘱**<br>□ 血液病日常护理、分级护理<br>□ 饮食<br>□ 药物治疗<br>□ 输血<br>**临时医嘱**<br>□ 静脉采血<br>□ 尿、粪标本留取<br>□ 协助各项检查，如腰椎穿刺等<br>□ 深静脉穿刺，如 PICC、植入式输液港、深静脉插管护理（如有） |
| 病情变异记录 | □ 无　□ 有，原因：<br>1.<br>2. | □ 无　□ 有，原因：<br>1.<br>2. |
| 护士签名 | | |

| 时间 | 出院日 | |
|---|---|---|
| 主要<br>护理<br>工作 | □ 出院宣教<br>□ 指导患者办理出院手续 | |
| 重点<br>医嘱 | □ 核对发放出院带药<br>□ 核对发放出院记录单 | |
| 病情<br>变异<br>记录 | □ 无　□ 有，原因：<br>1.<br>2. | |
| 护士<br>签名 | | |

### （三）患者表单

**侵袭性 NK 细胞白血病临床路径患者表单**

适用对象：第一诊断侵袭性 NK 细胞白血病（ICD-10：C91.704，M99480/3）
行诱导化疗术

| 患者姓名： | 性别： 年龄： 门诊号： | 住院号： |
|---|---|---|
| 住院日期： 年 月 日 | 出院日期： 年 月 日 | 标准住院日：30 天 |

| 时间 | 住院第 1 天 | 住院第 2 天 |
|---|---|---|
| 医患配合 | □ 接受询问病史、收集资料、请务必详细告知既往史、用药史、过敏史<br>□ 请明确告知既往用药情况<br>□ 配合进行体格检查<br>□ 有任何不适请告知医师<br>□ 配合进行相关检查<br>□ 签署相关知情同意书 | □ 配合完成相关检查（B 超、心电图、X 线胸片等）<br>□ 配合完成化验：血常规、血生化及出凝血检查等<br>□ 配合骨髓穿刺、活检等<br>□ 配合用药<br>□ 有任何不适请告知医师 |
| 护患配合 | □ 配合测量体温、脉搏、呼吸、血压、身高、体重<br>□ 配合完成入院护理评估（回答护士询问病史、过敏史、用药史）<br>□ 接受入院宣教（环境介绍、病房规定、探视陪护制度、送餐订餐制度、贵重物品保管等）<br>□ 有任何不适请告知护士 | □ 配合测量体温、脉搏、呼吸、询问排便情况<br>□ 配合各项检查（需要空腹的请遵嘱执行）<br>□ 配合采集血标本<br>□ 接受疾病知识介绍<br>□ 接受用药指导<br>□ 接受出血预防指导<br>□ 接受心理护理<br>□ 接受基础护理<br>□ 有任何不适请告知护士 |
| 饮食 | □ 遵照医嘱饮食 | □ 遵照医嘱饮食 |
| 排泄 | □ 尿便异常时及时告知医护人员 | □ 尿便异常时及时告知医护人员 |

| 时间 | 住院第 3~7 天 | 住院第 8~29 天 |
|---|---|---|
| 医患配合 | □ 配合进行相关检查<br>□ 配合用药<br>□ 配合各种治疗<br>□ 有任何不适请告知医师 | □ 配合进行相关检查<br>□ 配合用药<br>□ 配合各种治疗<br>□ 有任何不适请告知医师 |
| 护患配合 | □ 配合定时检测生命体征、每日询问排便情况<br>□ 配合各种相关检查<br>□ 配合采集血标本<br>□ 配合选择静脉输液途径<br>□ 接受输液、服药等治疗<br>□ 接受疾病知识介绍和用药指导<br>□ 接受预防出血措施<br>□ 接受基础护理<br>□ 接受心理护理<br>□ 有任何不适请告知护士 | □ 配合定时检测生命体征、每日询问排便情况<br>□ 配合各种相关检查<br>□ 配合采集血标本<br>□ 配合选择静脉输液途径<br>□ 接受输液、服药等治疗<br>□ 接受疾病知识介绍和用药指导<br>□ 接受预防出血措施<br>□ 接受基础护理<br>□ 接受心理护理<br>□ 有任何不适请告知护士 |
| 饮食 | □ 遵照医嘱饮食 | □ 遵照医嘱饮食 |
| 排泄 | □ 尿便异常时及时告知医护人员 | □ 尿便异常时及时告知医护人员 |

| 时间 | 出院日 |
|------|--------|
| 医患配合 | □ 接受出院前指导<br>□ 遵医嘱出院后用药<br>□ 明确复查时间<br>□ 获取出院诊断书 |
| 护患配合 | □ 接受出院宣教<br>□ 办理出院手续<br>□ 获取出院带药<br>□ 熟悉服药方法、作用、注意事项<br>□ 知道复印病历方法 |
| 饮食 | □ 按医嘱饮食 |
| 排泄 | □ 尿便异常时及时告知医护人员 |

附：原表单（2017 年）

## 侵袭性 NK 细胞白血病临床路径表单

适用对象：第一诊断侵袭性 NK 细胞白血病（ICD-10：C91.704，M99480/3）
行诱导化疗术

| 患者姓名： | 性别：　　年龄：　　门诊号：　　住院号： |
|---|---|
| 住院日期：　　年　月　日 | 出院日期：　　年　月　日　　标准住院日　　天 |

| 时间 | 住院第 1 天 | 住院第 2 天 |
|---|---|---|
| 主要诊疗工作 | □ 询问病史及体格检查<br>□ 完成病历书写<br>□ 开化验单<br>□ 根据血象及凝血功能决定是否成分输血<br>□ 对症处理相关并发症<br>□ 向家属告病重或病危并签署病重或病危通知书（必要时）<br>□ 患者家属签署骨穿同意书、腰穿同意书、输血知情同意书、静脉插管同意书（必要时） | □ 上级医师查房<br>□ 完成入院检查<br>□ 病变组织活检（常规病理、免疫病理、FISH）<br>□ 骨穿（骨髓形态学、骨髓活检及免疫组化、流式免疫分型、染色体、分子生物等检测）<br>□ 根据血象及凝血功能决定是否成分输血<br>□ 对症处理相关并发症<br>□ 完成必要的相关科室会诊<br>□ 完成上级医师查房记录等病历书写<br>□ 确定化疗方案和日期<br>□ 患者家属签署化疗同意书 |
| 重点医嘱 | **长期医嘱**<br>□ 血液病护理常规<br>□ 饮食<br>□ 患者既往基础用药<br>□ 抗菌药物（必要时）<br>□ 对症及支持治疗（护肝、静脉营养等）<br>□ 别嘌呤醇（可选）<br>□ 其他医嘱<br>**临时医嘱**<br>□ 血常规、尿常规、粪便常规、血型<br>□ 肝肾心功能、LDH、电解质、血脂、血糖、凝血功能、铁蛋白、淋巴细胞亚群<br>□ 病毒学检测：EBV-DNA，输血前相关检查<br>□ 细胞因子、sIL-2R<br>□ 影像学检查：胸 CT、心电图、腹部 B 超，超声心动图<br>□ 病原微生物培养（必要时）<br>□ 输血医嘱（必要时）<br>□ 其他医嘱 | **长期医嘱**<br>□ 患者既往基础用药<br>□ 抗菌药物（必要时）<br>□ 对症及支持治疗（护肝、静脉营养等）<br>□ 别嘌呤醇（可选）<br>□ 其他医嘱<br>**临时医嘱**<br>□ 骨髓穿刺<br>□ 骨髓形态学、骨髓活检、免疫分型、染色体、分子生物等检测<br>□ 病变组织活检<br>□ 病变组织常规病理、免疫组化、<br>□ 影像学检查：胸腹盆增强 CT 或全身 PET-CT，MRI（必要时）<br>□ 输血医嘱（必要时）<br>□ 静脉插管术（条件允许时）<br>□ 其他医嘱 |
| 主要护理工作 | □ 介绍病房环境、设施和设备<br>□ 入院护理评估<br>□ 危重患者监护（必要时）<br>□ 静脉输液治疗 | □ 静脉输液治疗<br>□ 患者日常护理<br>□ 危重患者监护（必要时）<br>□ 宣教（血液病知识） |

续　表

| 时间 | 住院第1天 | 住院第2天 |
|------|-----------|-----------|
| 病情<br>变异<br>记录 | □无　□有，原因：<br>1.<br>2. | □无　□有，原因：<br>1.<br>2. |
| 护士<br>签名 | | |
| 医师<br>签名 | | |

| 时间 | 住院第 3~7 天 | 住院第 8~29 天 |
|---|---|---|
| 主要诊疗工作 | □ 患者家属签署化疗知情同意书<br>□ 上级医师查房，制定化疗方案<br>□ 住院医师完成病程记录<br>□ 化疗<br>□ 支持治疗<br>□ 监测相关化验及检查指标<br>□ 成分输血、抗感染等治疗（必要时） | □ 上级医师查房，注意病情变化<br>□ 住院医师完成常规病历书写<br>□ 监测相关化验及检查指标<br>□ 成分输血、抗感染等支持治疗（必要时） |
| 重点医嘱 | **长期医嘱**<br>□ 洁净低脂饮食<br>□ 化疗医嘱<br>□ 包含左旋门冬酰胺酶或培门冬酶的化疗<br>□ 别嘌呤醇 0.1g tid p. o.<br>□ 补液治疗（碱化、水化）<br>□ 支持治疗<br>□ 监测体重、出入量<br>□ 止吐、保肝、抑酸、抗感染等治疗<br>□ 其他医嘱<br>**临时医嘱**<br>□ 输血医嘱（必要时）<br>□ G-CSF5μg/（kg·d）（必要时）<br>□ 心电监护（必要时）<br>□ 根据需要复查血常规、肝肾功能、电解质、凝血功能、EBV-DNA<br>□ 影像学检查（必要时）<br>□ 血培养（高热时）<br>□ 病原微生物培养（必要时）<br>□ 腰椎穿刺、鞘内注射（病情允许时）<br>□ 脑脊液常规、生化、流式细胞检测（有条件时）<br>□ 静脉插管护理、换药<br>□ 其他医嘱 | **长期医嘱**<br>□ 洁净饮食<br>□ 抗感染等支持治疗<br>□ 其他医嘱<br>**临时医嘱**<br>□ 根据需要复查血常规、肝肾功能、电解质、凝血功能、EBV-DNA<br>□ 输血医嘱（必要时）<br>□ G-CSF 5μg/（kg·d）（必要时）<br>□ 影像学检查（必要时）<br>□ 血培养（高热时）<br>□ 病原微生物培养（必要时）<br>□ 腰椎穿刺、鞘内注射（病情允许时）<br>□ 脑脊液常规、生化、流式细胞检测（有条件时）<br>□ 静脉插管维护、换药<br>□ 其他医嘱 |
| 主要护理工作 | □ 观察患者病情变化<br>□ 静脉输液治疗<br>□ 化疗期间嘱患者保持大便通畅<br>□ 心理与生活护理 | □ 观察患者病情变化<br>□ 静脉输液治疗<br>□ 心理与生活护理 |
| 病情变异记录 | □ 无　□ 有，原因：<br>1.<br>2. | □ 无　□ 有，原因：<br>1.<br>2. |
| 护士签名 | | |
| 医师签名 | | |

| 时间 | 出院日 | |
|---|---|---|
| 主要诊疗工作 | □ 上级医师查房，确定有无并发症情况，明确是否出院<br>□ 完成出院记录、病案首页、出院证明书等<br>□ 向患者交代出院后的注意事项，如返院复诊的时间、地点、发生紧急情况时的处理等 | |
| 重点医嘱 | 出院医嘱<br>□ 出院带药<br>□ 出院后注意事项<br>□ 下次返院化疗时间 | |
| 主要护理工作 | □ 指导患者办理出院手续 | |
| 病情变异记录 | □ 无 □ 有，原因：<br>1.<br>2. | |
| 护士签名 | | |
| 医师签名 | | |

# 第二节 治疗有效的侵袭性 NK 细胞白血病临床路径释义

## 一、治疗有效的侵袭性 NK 细胞白血病临床路径标准住院流程

### （一）进入路径标准

1. 第一诊断为侵袭性 NK 细胞白血病（ICD-10：C91.704，M99480/3）。

2. 当前治疗有效。

3. 患者同时具有其他疾病诊断，但在住院期间不需要特殊处理，也不影响第一诊断的临床路径流程实施时，可以进入路径。

> **释义**
>
> 确诊为侵袭性 NK 细胞白血病的患者，在首次诱导化疗后达到 PR 或 CR，需要巩固化疗时，进入本路径。

### （二）标准住院日 21 天内

> **释义**
>
> ■进入本路径的患者侵袭性 NK 细胞白血病已经诊断明确，首次诱导化疗有效，所以再次入院巩固化疗时即进入路径，开始计算住院日。

### （三）住院期间的检查项目

1. 必需的检查项目

（1）血常规、尿常规、粪便常规。

（2）肝肾心功能、乳酸脱氢酶、电解质、血脂、血糖、凝血功能、EBV-DNA、铁蛋白、输血前病毒学检查。

（3）胸 CT、心电图、腹部 B 超、心脏超声（必要时）。

（4）骨髓检查（残留肿瘤细胞检测）

（5）腰椎穿刺、鞘内注射及脑脊液检查。

2. 根据患者病情进行的检查项目：

（1）胸、腹、盆腔增强 CT 或全身 PET-CT（必要时）、MRI 检查（必要时）。

（2）淋巴细胞亚群、细胞因子。

3. 患者及家属签署以下同意书：骨髓穿刺同意书、腰椎穿刺及鞘内注射化疗同意书、化疗知情同意书、输血知情同意书、静脉插管同意书。

> **释义**
>
> ■进入本路径后的检查包括但不限于上述检查。脑脊液检查包括常规、生化检查，还应包括流式细胞仪微小残留病检查等。

## （四）治疗方案的选择

包含左旋门冬酰胺酶或培门冬酶的联合化疗。

> **释义**
>
> ■ 侵袭性 NK 细胞白血病的巩固化疗并没有标准的推荐方案，一般选择包含左旋门冬酰胺酶或培门冬酶的联合化疗，可以是与诱导化疗方案相同的联合化疗方案，也可以根据诱导化疗后疗效及不良反应的情况，调整巩固化疗方案。如果有中枢神经系统受累，则不进入本路径，在巩固化疗时要选择能透过血脑屏障的药物。

## （五）预防性抗菌药物选择与使用时机

化疗后中性粒细胞减少伴发热的患者，应立即进行病原微生物及相关感染指标检测（如内毒素、降钙素原、G 和 GM 试验），并经验性使用抗菌药物；可选用头孢类（或青霉素类）抗炎治疗；3 天后发热不缓解者，可考虑更换碳青霉烯类和/或糖肽类和/或抗真菌药物治疗；有明确脏器感染的患者，应根据感染部位及病原微生物培养结果选用相应抗菌药物。

> **释义**
>
> ■ 一般来说，化疗后发生中性粒细胞缺乏时，并不建议预防性应用抗细菌药物。对于真菌感染的预防和治疗，可根据《血液病/恶性肿瘤患者侵袭性真菌病的诊断标准与治疗原则（第五次修订版）》的内容给予预防治疗、抢先治疗、经验性治疗或确诊后治疗等。出现中性粒细胞缺乏伴发热后，要及时根据《中国中性粒细胞缺乏伴发热患者抗菌药物临床应用指南（2016 版）》和进行抗感染治疗。

## （六）出院标准

1. 一般情况良好。
2. 没有需要住院处理的并发症和/或合并症。

> **释义**
>
> ■ 患者病情达到出院标准即可安排出院，疗效评估参照急性白血病的疗效标准，本路径的标准住院日是 21 天。

## （七）变异及原因分析

1. 治疗前、中、后有感染、贫血、出血、脏器衰竭及其他合并症者，需进行相关的诊断和治疗，可能延长住院时间并致费用增加。
2. 若腰穿后脑脊液检查示存在 CNS 侵犯，退出本路径，进入相关路径。
3. 治疗反应不佳、疾病进展或复发需要选择其他治疗的患者退出本路径。
4. 完成化疗拟行异基因造血干细胞移植的患者退出本路径，进入相关路径。

> 释义
>
> 　　本路径只适用于治疗有效的侵袭性 NK 细胞白血病患者的巩固化疗。如果仅是治疗前次化疗引起的并发症或者合并症者，不进入本路径。如果本次巩固化疗期间有严重合并症或并发症，影响本路径的实施，可不进入本路径。

**五、治疗有效的侵袭性 NK 细胞白血病临床路径给药方案**

1. 化疗方案选择：

（1）SMILE 方案：

甲氨蝶呤：2g/（m² · d），静脉滴注，第 1 天，亚叶酸钙解救至甲氨蝶呤浓度低于 0.1 mmol/L。

异环磷酰胺：1.5g/（m² · d），静脉滴注，第 2，3，4 天，美斯纳解救。

依托泊苷：100mg/（m² · d），静脉滴注，第 2，3，4 天。

地塞米松：40mg/d，静脉滴注，第 2，3，4 天。

左旋门冬酰胺酶：6000U/（m² · d），静脉滴注，第 8，10，12，14，16，18，20 天。

建议第 6 天开始使用 G-CSF 支持治疗，直到 WBC > 5×10⁹/L。

（2）GDPE-L 方案：

吉西他滨：1g/（m² · d），静脉滴注，第 1，8 天。

地塞米松：40mg/d，静脉滴注，第 1，2，3，4 天。

顺铂：75mg/（m² · d），静脉滴注，第 1 天。

依托泊苷：60mg/（m² · d），静脉滴注，第 1，2，3，4 天。

左旋门冬酰胺酶：6000U/（m² · d），静脉滴注，第 5，7，9，11，13 天。

或培门冬酶：2500IU/（m² · d），肌内注射，第 5 天。

（3）P-Gemox 方案：

吉西他滨：1g/（m² · d），静脉滴注，第 1，8 天。

奥沙利铂：130mg/（m² · d），静脉滴注，第 1 天。

培门冬酶：2500IU/（m² · d），肌内注射，第 1 天。

（4）EPOCH-L 方案：

依托泊苷：50mg/（m² · d），静脉滴注，维持 24 小时，第 1~4 天。

泼尼松：60mg/（m² · d），bid，口服，第 1~5 天。

长春新碱：0.4mg/（m² · d），静脉滴注，维持 24 小时，第 1~4 天。

多柔比星：50mg/（m² · d），静脉滴注，维持 24 小时，第 1~4 天。

环磷酰胺：750mg/（m² · d），静脉滴注，第 5 天。

培门冬酶：2500U/（m² · d），肌内注射，第 5 天。

（5）预防性鞘内化疗可选用地塞米松、阿糖胞苷、甲氨蝶呤，剂量同急性髓系白血病鞘内化疗方案。

2. 支持治疗方案选择：

（1）细胞因子类药物：重组人粒细胞集落刺激因子注射液、重组人白介素-11 注射液、重组人促血小板生成素等。

（2）止吐药物：5-羟色胺受体阻断剂：昂丹司琼、格拉司琼等。

（3）抗菌药物：头孢类（或青霉素类）、碳青霉烯类和/或糖肽类等，要联合、足量、静脉用药。

（4）抗真菌药物：三唑类、棘白菌素类、多烯类等。

（5）成分输血：根据病情需要，给予悬浮红细胞、机采血小板、新鲜冷冻血浆等。

3. 药物提示：

（1）对药物过敏者，禁用相应的药物。

（2）有不良反应者，及时调整或停药，并上报药物不良反应。

（3）所有药物均严格按照药物说明书的使用方法使用。

### 六、治疗有效的侵袭性 NK 细胞白血病护理规范

1. 根据病情的严重程度，及治疗过程中的关键环节，给予一级或二级护理。如病情危重，必要时给予特级护理。

2. 在化疗期间，可以根据病情严重程度，记录出入量、多参数心电图血氧生命体征监测。

3. 建立 PICC 或植入式输液港的患者给予相应的专项护理。

4. 在化疗期间出现恶心、呕吐或食欲减退的患者，给予相应的护理。

5. 针对并发症的护理，如贫血、出血、感染发热、HPS、DIC、多脏器功能不全等。

### 七、治疗有效的侵袭性 NK 细胞白血病营养治疗规范

1. 摄入的食物应清洁干净，易于消化吸收。

2. 建议临床营养师会诊，指导患者的营养治疗。

3. 在诱导化疗期间，应给予低嘌呤饮食，预防高尿酸血症等肿瘤溶解综合征。

4. 在应用左旋门冬酰胺酶或培门冬酶期间应予低脂饮食。

5. 在化疗期间如胃肠道反应严重，影响正常进食，可给予适当的胃肠外营养，保证患者有足够的能量及营养摄入。

### 八、治疗有效的侵袭性 NK 细胞白血病患者健康宣教

1. 对于治疗有效患者，对家属进行充分的健康宣教，内容包括可能的病因及发病机制、各种检查的必要性、诊断标准、治疗原则、并发症的防治、预后评估等。

2. 充分告知家属在诊治过程中需要配合的内容，包括治疗费用准备、患者生活护理、心理支持等。

3. 对患者本人，经过诱导化疗，患者已经知晓疾病情况，可根据其心理承受能力、理解能力给予必要的健康宣教，在进行健康宣教时特别强调关注患者的心理问题，鼓励患者建立起战胜疾病的信心。

## 九、推荐表单

### （一）医师表单

**治疗有效的侵袭性 NK 细胞白血病临床路径医师表单**

适用对象：第一诊断侵袭性 NK 细胞白血病（ICD-10：C91.704，M99480/3）
行巩固化疗术

| 患者姓名： | 性别： | 年龄： | 门诊号： | 住院号： |
|---|---|---|---|---|
| 住院日期：　年　月　日 | 出院日期：　年　月　日 | | 标准住院日：21 天 | |

| 时间 | 住院第 1 天 | 住院第 2 天 |
|---|---|---|
| 主要诊疗工作 | □ 询问病史及体格检查<br>□ 完成病历书写<br>□ 开化验单<br>□ 上级医师查房与化疗前评估<br>□ 患者家属签署输血同意书、骨髓穿刺同意书、腰椎穿刺同意书、静脉插管同意书 | □ 上级医师查房<br>□ 完成入院检查<br>□ 骨髓检查（评估残留肿瘤细胞）<br>□ 腰椎穿刺+鞘内注射<br>□ 依据病情对症治疗<br>□ 完成必要的相关科室会诊<br>□ 住院医师完成上级医师查房记录等病历书写<br>□ 确定化疗方案和日期 |
| 重点医嘱 | **长期医嘱**<br>□ 血液病护理常规<br>□ 清洁饮食<br>□ 患者既往基础用药<br>□ 其他医嘱<br>**临时医嘱**<br>□ 血常规、尿常规、粪便常规<br>□ 肝、肾、心功能，LDH、电解质、血脂、血糖、凝血功能、铁蛋白<br>□ 病毒学检测：EBV-DNA，输血前相关检查<br>□ 影像学检查：胸 CT，心电图，腹部 B 超，超声心动图（必要时）<br>□ 其他医嘱 | **长期医嘱**<br>□ 患者既往基础用药<br>□ 对症及支持治疗<br>□ 其他医嘱<br>**临时医嘱**<br>□ 骨髓穿刺：骨髓形态学、免疫分型残留病检测、骨髓活检（必要时）、<br>□ 腰椎穿刺、鞘内注射<br>□ 脑脊液常规、生化、流式细胞检测（有条件时）<br>□ 影像学检查：胸、腹、盆腔 CT 或全身 PET-CT（必要时），MRI（必要时）<br>□ 静脉插管术（条件允许时）<br>□ 其他医嘱 |
| 病情变异记录 | □ 无　□ 有，原因：<br>1.<br>2. | □ 无　□ 有，原因：<br>1.<br>2. |
| 医师签名 | | |

| 时间 | 住院第 3~20 天 |
|---|---|
| 主要诊疗工作 | □ 患者家属签署化疗知情同意书<br>□ 上级医师查房，制订化疗方案<br>□ 住院医师完成病程记录<br>□ 化疗<br>□ 支持治疗<br>□ 成分输血、抗感染等治疗（必要时） |
| 重点医嘱 | **长期医嘱**<br>□ 洁净低脂饮食<br>□ 化疗医嘱<br>□ 包含左旋门冬酰胺酶的化疗<br>□ 补液治疗（碱化、水化）<br>□ 支持治疗<br>□ 监测体重<br>□ 止吐、保肝、抑酸、抗感染等治疗<br>□ 其他医嘱<br>**临时医嘱**<br>□ 输血医嘱（必要时）<br>□ G-CSF 5μg/（kg·d）（必要时）<br>□ 根据需要复查血常规、肝肾功能、电解质、血糖、凝血功能、淀粉酶<br>□ 影像学检查（必要时）<br>□ 血培养（高热时）<br>□ 病原微生物培养（必要时）<br>□ 静脉插管护理、换药<br>□ 其他医嘱 |
| 病情变异记录 | □ 无　□ 有，原因：<br>1.<br>2. |
| 医师签名 | |

| 时间 | 出院日 |
|---|---|
| 主要<br>诊疗<br>工作 | □ 上级医师查房，确定有无并发症情况，明确是否出院<br>□ 完成出院记录、病案首页、出院证明书等<br>□ 向患者交代出院后的注意事项，如返院复诊的时间、地点、发生紧急情况时的处理等 |
| 重<br>点<br>医<br>嘱 | **出院医嘱**<br>□ 出院带药<br>□ 出院后注意事项<br>□ 下次返院化疗时间 |
| 病情<br>变异<br>记录 | □ 无　□ 有，原因：<br>1.<br>2. |
| 医师<br>签名 | |

### （二）护士表单

**治疗有效的侵袭性 NK 细胞白血病临床路径护士表单**

适用对象：第一诊断侵袭性 NK 细胞白血病（ICD-10：C91.704，M99480/3）
　　　　　行巩固化疗术

| 患者姓名： | | 性别： | 年龄： | 门诊号： | 住院号： |
| --- | --- | --- | --- | --- | --- |
| 住院日期：　　年　月　日 | | 出院日期：　　年　月　日 | | | 标准住院日　　天 |

| 时间 | 住院第 1 天 | 住院第 2 天 |
| --- | --- | --- |
| 主要护理工作 | □ 介绍病房环境、设施和设备<br>□ 入院护理评估<br>□ 危重患者监护（必要时）<br>□ 静脉输液治疗 | □ 静脉输液治疗<br>□ 患者日常护理<br>□ 危重患者监护（必要时）<br>□ 宣教（血液病知识） |
| 重点医嘱 | **长期医嘱**<br>□ 血液病护理常规<br>□ 一级护理<br>□ 饮食<br>□ 口服药<br>□ 静脉输液<br>□ 输血<br>**临时医嘱**<br>□ 静脉采血<br>□ 尿、粪标本留取 | **长期医嘱**<br>□ 血液病日常护理<br>□ 饮食<br>□ 药物治疗<br>□ 输血<br>**临时医嘱**<br>□ 静脉采血<br>□ 尿、粪标本留取<br>□ 协助完成各种检查，如骨髓穿刺<br>□ 深静脉穿刺，如 PICC、植入式输液泵、深静脉插管护理（如有） |
| 病情变异记录 | □ 无　□ 有，原因：<br>1.<br>2. | □ 无　□ 有，原因：<br>1.<br>2. |
| 护士签名 | | |

| 时间 | 住院第 3~20 天 |
|---|---|
| 主要<br>护理<br>工作 | □ 观察患者病情变化<br>□ 静脉输液治疗<br>□ 心理与生活护理 |
| 重<br>点<br>医<br>嘱 | **长期医嘱**<br>□ 血液病日常护理、分级护理<br>□ 饮食<br>□ 药物治疗<br>□ 输血或输液等<br>**临时医嘱**<br>□ 静脉采血<br>□ 尿、粪标本留取<br>□ 协助各项检查，如腰椎穿刺等<br>□ 深静脉穿刺，如 PICC、植入式输液港、深静脉插管护理（如有） |
| 病情<br>变异<br>记录 | □ 无 □ 有，原因：<br>1.<br>2. |
| 护士<br>签名 | |

| 时间 | 出院日 | |
|---|---|---|
| 主要<br>护理<br>工作 | □ 出院宣教<br>□ 指导患者办理出院手续 | |
| 重点<br>医嘱 | □ 核对发放出院带药，并告知用药方法及剂量<br>□ 核对发放出院记录单 | |
| 病情<br>变异<br>记录 | □ 无　□ 有，原因：<br>1.<br>2. | |
| 护士<br>签名 | | |

### （三）患者表单

#### 治疗有效的侵袭性 NK 细胞白血病临床路径患者表单

适用对象：第一诊断侵袭性 NK 细胞白血病（ICD-10：C91.704，M99480/3）
　　　　　行巩固化疗术

| 患者姓名： | 性别： 年龄： 门诊号： | 住院号： |
| --- | --- | --- |
| 住院日期： 年 月 日 | 出院日期： 年 月 日 | 标准住院日 天 |

| 时间 | 住院第 1 天 | 住院第 2 天 |
| --- | --- | --- |
| 医患配合 | □ 接受询问病史、收集资料、请务必详细告知既往史、用药史、过敏史<br>□ 请明确告知既往用药情况<br>□ 配合进行体格检查<br>□ 有任何不适请告知医师<br>□ 配合进行相关检查<br>□ 签署相关知情同意书 | □ 配合完成相关检查（B 超、心电图、X 线胸片等）<br>□ 配合完成化验：血常规、血生化及出凝血检查等<br>□ 配合骨髓穿刺、活检等<br>□ 配合用药<br>□ 有任何不适请告知医师 |
| 护患配合 | □ 配合测量体温、脉搏、呼吸、血压、身高、体重<br>□ 配合完成入院护理评估（回答护士询问病史、过敏史、用药史）<br>□ 接受入院宣教（环境介绍、病房规定、探视陪护制度、送餐订餐制度、贵重物品保管等）<br>□ 有任何不适请告知护士 | □ 配合测量体温、脉搏、呼吸、询问排便情况<br>□ 配合各项检查（需要空腹的请遵嘱执行）<br>□ 配合采集血标本<br>□ 接受疾病知识介绍<br>□ 接受用药指导<br>□ 接受心理护理<br>□ 接受基础护理<br>□ 有任何不适请告知护士 |
| 饮食 | □ 遵照医嘱饮食 | □ 遵照医嘱饮食 |
| 排泄 | □ 尿便异常时及时告知医护人员 | □ 尿便异常时及时告知医护人员 |

| 时间 | 住院第 3~20 天 |
|------|------|
| 医患配合 | □ 配合进行相关检查<br>□ 配合用药<br>□ 配合各种治疗<br>□ 有任何不适请告知医师 |
| 护患配合 | □ 配合定时检测生命体征、每日询问排便情况<br>□ 配合各种相关检查<br>□ 配合采集血标本<br>□ 配合选择静脉输液途径<br>□ 接受输液、服药等治疗<br>□ 接受疾病知识介绍和用药指导<br>□ 接受基础护理<br>□ 接受心理护理<br>□ 有任何不适请告知护士 |
| 饮食 | □ 遵照医嘱饮食 |
| 排泄 | □ 尿便异常时及时告知医护人员 |

| 时间 | 出院日 |
|---|---|
| 医患配合 | □ 接受出院前指导<br>□ 遵医嘱出院后用药<br>□ 明确复查时间<br>□ 获取出院诊断书 |
| 护患配合 | □ 接受出院宣教<br>□ 办理出院手续<br>□ 获取出院带药<br>□ 熟悉服药方法、作用、注意事项<br>□ 知道复印病历方法 |
| 饮食 | □ 遵照医嘱饮食 |
| 排泄 | □ 尿便异常时及时告知医护人员 |

## 附：原表单（2017 年）

### 治疗有效的侵袭性 NK 细胞白血病临床路径表单

适用对象：第一诊断侵袭性 NK 细胞白血病（ICD-10：C91.704，M99480/3）

行巩固化疗术

| 患者姓名： | | 性别： | 年龄： | 门诊号： | 住院号： |
|---|---|---|---|---|---|

| 住院日期： 年 月 日 | 出院日期： 年 月 日 | 标准住院日 天 |
|---|---|---|

| 时间 | 住院第 1 天 | 住院第 2 天 |
|---|---|---|
| 主要诊疗工作 | □ 询问病史及体格检查<br>□ 完成病历书写<br>□ 开化验单<br>□ 上级医师查房与化疗前评估<br>□ 患者家属签署输血同意书、骨穿同意书、腰椎穿刺同意书、静脉插管同意书 | □ 上级医师查房<br>□ 完成入院检查<br>□ 骨髓检查（评估残留肿瘤细胞）<br>□ 腰椎穿刺+鞘内注射<br>□ 依据病情对症治疗<br>□ 完成必要的相关科室会诊<br>□ 住院医师完成上级医师查房记录等病历书写<br>□ 确定化疗方案和日期 |
| 重点医嘱 | **长期医嘱**<br>□ 血液病护理常规<br>□ 低脂饮食<br>□ 患者既往基础用药<br>□ 其他医嘱<br>**临时医嘱**<br>□ 血常规、尿常规、粪便常规<br>□ 肝肾心功能、LDH、电解质、血脂、血糖、凝血功能、铁蛋白<br>□ 病毒学检测：EBV-DNA，输血前相关检查<br>□ 影像学检查：胸 CT，心电图、腹部 B 超，超声心动图（必要时）<br>□ 其他医嘱 | **长期医嘱**<br>□ 患者既往基础用药<br>□ 对症及支持治疗<br>□ 其他医嘱<br>**临时医嘱**<br>□ 骨髓穿刺<br>□ 骨髓形态学、免疫分型残留病检测、骨髓活检（必要时）<br>□ 腰椎穿刺、鞘内注射<br>□ 脑脊液常规、生化、流式细胞检测（有条件时）<br>□ 影像学检查：胸腹盆 CT 或全身 PET-CT（必要时），MRI（必要时）<br>□ 静脉插管术（条件允许时）<br>□ 其他医嘱 |
| 主要护理工作 | □ 介绍病房环境、设施和设备<br>□ 入院护理评估 | □ 患者日常护理<br>□ 宣教（血液病知识） |
| 病情变异记录 | □ 无 □ 有，原因：<br>1.<br>2. | □ 无 □ 有，原因：<br>1.<br>2. |
| 护士签名 | | |
| 医师签名 | | |

| 时间 | 住院第 3~20 天 |
|------|------|
| 主要诊疗工作 | □ 患者家属签署化疗知情同意书<br>□ 上级医师查房，制订化疗方案<br>□ 住院医师完成病程记录<br>□ 化疗<br>□ 支持治疗<br>□ 成分输血、抗感染等治疗（必要时） |
| 重点医嘱 | **长期医嘱**<br>□ 洁净低脂饮食<br>□ 化疗医嘱<br>□ 包含左旋门冬酰胺酶的化疗<br>□ 别嘌呤醇 0.1g tid p. o.<br>□ 补液治疗（碱化、水化）<br>□ 支持治疗<br>□ 监测体重<br>□ 止吐、保肝、抑酸、抗感染等治疗<br>□ 其他医嘱<br>**临时医嘱**<br>□ 输血医嘱（必要时）<br>□ G-CSF 5μg/（kg·d）（必要时）<br>□ 根据需要复查血常规、肝肾功能、电解质、血糖、凝血功能<br>□ 影像学检查（必要时）<br>□ 血培养（高热时）<br>□ 病原微生物培养（必要时）<br>□ 静脉插管护理、换药<br>□ 其他医嘱 |
| 主要护理工作 | □ 观察患者病情变化<br>□ 静脉输液治疗<br>□ 化疗期间嘱患者保持大便通畅<br>□ 心理与生活护理 |
| 病情变异记录 | □ 无 □ 有，原因：<br>1.<br>2. |
| 护士签名 | |
| 医师签名 | |

| 时间 | 出院日 |
|---|---|
| 主要诊疗工作 | □ 上级医师查房，确定有无并发症情况，明确是否出院<br>□ 完成出院记录、病案首页、出院证明书等<br>□ 向患者交代出院后的注意事项，如返院复诊的时间、地点、发生紧急情况时的处理等 |
| 重点医嘱 | 出院医嘱<br>□ 出院带药<br>□ 出院后注意事项<br>□ 下次返院化疗时间 |
| 主要护理工作 | □ 指导患者办理出院手续 |
| 病情变异记录 | □ 无　□ 有，原因：<br>1.<br>2. |
| 护士签名 | |
| 医师签名 | |

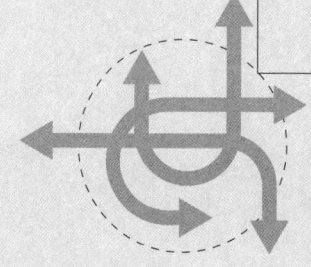

# 第二篇

## 血液病
### 临床路径释义药物信息表

Therapeutic Drugs

# 第一章

# 肾上腺皮质激素

| ■ 药品名称 | 氢化可的松　Hydrocortisone |
| --- | --- |
| 适应证 | 主要用于：①血液疾病，如急性白血病、淋巴瘤等；②肾上腺皮质功能减退症的替代治疗及先天性肾上腺皮质功能增生症的治疗；③类风湿性关节炎、风湿性发热、痛风、支气管哮喘、过敏性疾病，并可用于严重感染和抗休克治疗等 |
| 制剂与规格 | 1. 氢化可的松片[保(甲)]：①4mg；②10mg[基]；③20mg[基]<br>2. 5%氢化可的松注射液[基,保(甲)]：①2ml：10mg；②5ml：25mg；③20ml：100mg<br>3. 醋酸氢化可的松注射液（混悬剂）：5ml：25mg<br>4. 注射用氢化可的松琥珀酸钠[基]：①50mg；②100mg |
| 用法与用量 | 1. 口服：治疗成人肾上腺皮质功能减退症，每日剂量 20~30mg，清晨服 2/3，午餐后服 1/3。有应激情况时，应适当加量，可增至每日80mg（8片），分次服用。小儿的治疗剂量为按体表面积每日 20~25mg/m$^2$，分 3 次，每小时服 1 次<br>2. 静脉滴注：一次 100mg，必要时可用至300mg，用0.9%氯化钠注射液或5%葡萄糖注射液稀释至 0.2mg/ml 后滴注。疗程不超过 5 日 |
| 注意事项 | 下列疾病患者一般不宜使用，特殊情况应权衡利弊使用，但应注意病情恶化可能：严重的精神病（过去或现在）和癫痫，活动性消化性溃疡病，新近胃肠吻合手术，骨折，创伤修复期，角膜溃疡，肾上腺皮质功能亢进症，高血压，糖尿病，抗菌药物不能控制的感染如水痘、麻疹、真菌感染，较重的骨质疏松等。肾上腺皮质功能减退症及先天性肾上腺皮质增生症患者在妊娠合并糖尿病等情况时都仍然要用 |
| 禁忌 | 对本品及其他固醇类激素过敏者禁用 |
| 不良反应 | 偶见局部组织刺激、过敏反应、皮肤瘙痒、烧灼感或干燥感；长期大量应用可致皮肤萎缩、色素脱失、毛细血管扩张、酒渣样皮炎、口周皮炎、医源性库欣综合征表现（如满月脸、向心性肥胖、皮肤紫纹、出血倾向、痤疮、糖尿病倾向、高血压、骨质疏松或骨折、低血钙、低血钾等）；动脉粥样硬化、下肢水肿、创面愈合不良、月经紊乱、股骨头坏死、儿童生长发育受抑制、有欣快感、激动、烦躁不安、定向力障碍等精神症状，其他不良反应如肌无力、肌萎缩、胃肠道反应、恶心、呕吐、消化性溃疡、肠穿孔、胰腺炎、水钠潴留、青光眼、白内障、眼压增高、颅内压增高等。少见用药后血胆固醇、脂肪酸升高，白细胞、淋巴细胞、单核细胞、嗜酸性粒细胞、嗜碱性粒细胞计数下降，血小板计数下降或增加。若快速静脉滴注大剂量可发生全身性过敏反应，如面部、鼻黏膜及眼睑肿胀、荨麻疹、气短、胸闷、喘鸣等。外用偶见有局部烧灼感、瘙痒、刺激及干燥感，若长期、大面积使用，可能导致皮肤萎缩、毛细血管扩张、皮肤条纹及痤疮，甚至出现全身性不良反应 |
| 特殊人群用药 | 儿童：尽量减小剂量应用<br>妊娠与哺乳期妇女：慎用 |
| 药典 | Eur. P.、USP、Chin. P. |
| 国家处方集 | CNF |

**续　表**

| 其他推荐依据 | |
|---|---|
| ■ 药品名称 | 泼尼松　Prednisone |
| 适应证 | ①难治性特发性血小板减少性紫癜初始治疗者及糖皮质激素治疗有效停药复发者及粒细胞减少症；②风湿病、血管炎、肾病综合征等；③器官移植的抗排斥反应；④过敏性疾病、结缔组织病；⑤肿瘤如急性淋巴细胞白血病、恶性淋巴瘤；⑥其他过敏性和自身免疫性疾病 |
| 制剂与规格 | 醋酸泼尼松片[基,保(甲)]：5mg |
| 用法与用量 | 常用剂量：一般一次 5~10mg，每日 2~3 次，每日 10~60mg。①用于难治性特发性血小板减少性紫癜，每日 0.5~1.0mg/kg，重者可给予每日 1.5~2.0mg/kg，血小板≥$100\times10^9$/L 并稳定后，逐步减量至维持剂量，维持量一般不超过每日 15mg 为宜。足量用药 4 周（最长不超过 6 周）仍无效者应快速减量至停药；②用于急性淋巴细胞白血病、恶性淋巴瘤，每日 60~80mg，症状缓解后减量 |
| 注意事项 | 注意皮质激素的不良反应并对症处理；防治脏器功能损伤，包括抑酸、补钙等 |
| 禁忌 | 1. 对糖皮质激素过敏者禁用<br>2. 活动性肺结核者禁用<br>3. 严重精神疾病者、癫痫、活动性消化性溃疡、糖尿病、新近胃肠吻合手术、骨折、创伤修复期、角膜溃疡、未能控制的感染者、较重的骨质疏松者禁用<br>4. 未进行抗感染治疗的急性化脓性眼部感染者禁用 |
| 不良反应 | 由本品所致的水钠潴留作用较可的松弱，长期超生理剂量的应用，可出现并发感染、向心性肥胖、满月脸、紫纹、皮肤变薄、肌无力、肌萎缩、低血钾、水肿、恶心、呕吐、高血压、糖尿病、痤疮、多毛、感染、胰腺炎、伤口愈合不良、骨质疏松、诱发或加重消化道溃疡、儿童生长抑制、诱发精神症状等。其他不良反应参见"氢化可的松" |
| 特殊人群用药 | 妊娠与哺乳期妇女：妊娠妇女慎用 |
| 药典 | Eur. P.、USP、Chin. P. |
| 国家处方集 | CNF |
| 其他推荐依据 | |
| ■ 药品名称 | 泼尼松龙　Prednisolone |
| 适应证 | ①血小板减少性紫癜、粒细胞减少症、急性淋巴性白血病等血液系统疾病；②过敏性与自身免疫性炎症疾病，结缔组织疾病。如风湿病、类风湿性关节炎、红斑狼疮、严重支气管哮喘、肾病综合征、各种肾上腺皮质功能不足症、剥脱性皮炎、无疱疹神经性皮炎、类湿疹等 |
| 制剂与规格 | 1. 醋酸泼尼松龙片[保(乙)]：①1mg；②5mg<br>2. 醋酸泼尼松龙注射液[保(乙)]：①1ml：25mg；②5ml：125mg<br>3. 泼尼松龙磷酸钠注射液：1ml：20mg |
| 用法与用量 | 1. 口服，成人开始每日 15~40mg，需要时可用到 60mg 或每日 0.5~1.0mg/kg，发热患者分 3 次服用，体温正常者每日晨起一次顿服。病情稳定后逐渐减量，维持量 5~10mg，视病情而定。小儿开始用量每日 1mg/kg |

续　表

| | |
|---|---|
| | 2. 肌内注射：每日 10~40mg，必要时可加量 |
| | 3. 静脉滴注：一次 10~20mg，加入 5% 葡萄糖注射液 500ml 中滴注 |
| | 4. 静脉注射：用于危重患者，一次 10~20mg，必要时可重复 |
| 注意事项 | 1. 对长期应用本品的患者，在手术时及术后 3~4 日常需酌增用量，以防肾上腺皮质功能不足。一般外科患者应尽量不用，以免影响伤口的愈合 |
| | 2. 与抗菌药物并用于细菌感染疾病时，应在抗菌药使用之后使用，而停药则应在停用抗菌药物之前，以免掩盖症状，延误治疗，尤其对结核病活动期者慎用 |
| | 3. 本品因其盐皮质激素活性很弱，故不适用于原发性肾上腺皮质功能不全症。急性化脓关节炎者不宜进行关节内注射 |
| | 4. 过量应用可引起全身性不良反应 |
| | 5. 泼尼松龙磷酸钠水溶性强，作用快速，可提供肌内、静脉注射和滴注；醋酸泼尼松龙为混悬液吸收缓慢，可供肌内和关节腔内注射 |
| 禁忌 | 1. 对糖皮质激素过敏者禁用 |
| | 2. 活动性肺结核者禁用 |
| | 3. 未进行抗感染治疗的急性化脓性眼部感染者禁用 |
| | 4. 妊娠期妇女禁用 |
| | 5. 严重精神疾病者、癫痫、活动性消化性溃疡、糖尿病、新近胃肠吻合手术、骨折、创伤修复期、角膜溃疡、未能控制的感染者、较重的骨质疏松者禁用 |
| 不良反应 | 由本品所致的水钠潴留作用较氢化可的松弱，一般不易引起水钠潴留和电解质紊乱。长期超生理剂量的应用，可出现向心性肥胖、满月脸、紫纹、皮肤变薄、肌无力、肌萎缩、低血钾、水肿、恶心、呕吐、高血压、糖尿病、痤疮、多毛、感染、胰腺炎、伤口愈合不良、骨质疏松、诱发或加重消化道溃疡、儿童生长抑制、诱发精神症状等。眼部长期大量应用，可引起眼压升高，导致视神经损害、视野缺损、后囊膜下白内障、继发性真菌或病毒感染等 |
| 特殊人群用药 | 妊娠与哺乳期妇女：在权衡利弊情况下，尽可能避免使用 |
| 药典 | Eur. P. 、USP、Chin. P. |
| 国家处方集 | CNF |
| 其他推荐依据 | |
| ■ 药品名称 | 甲泼尼龙　Methylprednisolone |
| 适应证 | ①治疗血液系统疾病及肿瘤；②抗炎治疗：风湿性疾病，结缔组织疾病，过敏状态，花粉症或全年性过敏性鼻炎，眼部带状疱疹；虹膜炎，虹膜睫状体炎；③免疫抑制治疗：器官移植 |
| 制剂与规格 | 1. 甲泼尼龙片[基,保(甲)]：4mg<br>2. 注射用甲泼尼龙琥珀酸钠[基,保(乙)]：①40mg；②500mg |
| 用法与用量 | 1. 口服：开始时一般为每日 16~40mg，分次服用。维持剂量每日 4~8mg<br>2. 静脉注射：推荐剂量 30mg/kg，以最少 30 分钟时间。此剂量可于 48 小时内，每 4~6 小时重复 1 次。静脉输注最少 30 分钟，如治疗后 1 周内尚无改善迹象，可根据病情重复上述疗程 |

续　表

| 注意事项 | 1. 甲泼尼龙醋酸酯分解缓慢，作用较持久，可用于肌内注射达到持久的全身效应，也可关节腔内注射，甲泼尼龙琥珀酸钠水溶性强，可供肌内注射、静脉滴注<br>2. 由于本品水钠潴留作用较弱，一般不用作肾上腺皮质功能减退的替代治疗<br>3. 大剂量（>0.5g）而又快速注射或静脉滴注有可能引起心律不齐甚至循环衰竭<br>4. 同其他肾上腺皮质激素类一样，用于败血症休克疗效不确切，而且可能增加患者病死率。若长期治疗后需停药时，建议逐渐减量，不可突然停药<br>5. 注意用药时可能掩蔽感染症状或并发新感染 |
|---|---|
| 禁忌 | 禁用于全身性真菌感染和已知对本药成分有过敏者。其余参见"氢化可的松" |
| 不良反应 | 大剂量可致心律失常。其他参见"氢化可的松" |
| 特殊人群用药 | 儿童：长期每天服用分次给予糖皮质激素会抑制儿童的生长。每24小时的总量不应少于0.5mg/kg<br>妊娠与哺乳期妇女：妊娠期服用大剂量可能引起胎儿畸形。只有当确实需要时，才用于孕妇 |
| 药典 | USP |
| 国家处方集 | CNF |
| 其他推荐依据 | |

| ■ 药品名称 | 地塞米松　Dexamethasone |
|---|---|
| 适应证 | ①急性白血病、恶性淋巴瘤的综合治疗；②过敏性与自身免疫性炎症性疾病，结缔组织病、活动性风湿病、类风湿性关节炎、红斑狼疮、严重支气管哮喘、严重皮炎、溃疡性结肠炎；③用于某些严重感染及中毒的综合治疗 |
| 制剂与规格 | 1. 醋酸地塞米松片[基,保(甲)]：0.75mg<br>2. 地塞米松磷酸钠注射液[保(甲)]：①1ml：1mg；②1ml：2mg[基]；③1ml：5mg[基] |
| 用法与用量 | 1. 口服：成人开始剂量为一次0.75~3.00mg，每日2~4次。维持量约每日0.75mg<br>2. 静脉注射：每次2~20mg；静脉滴注时，以5%葡萄糖注射液稀释，可2~6小时重复给药至病情稳定，但大剂量连续给药一般不超过72小时 |
| 注意事项 | 1. 结核病、急性细菌性或病毒性感染患者应用时，必须给予适当的抗感染治疗<br>2. 长期服药停药前应逐渐减量 |
| 禁忌 | 参见"氢化可的松" |
| 不良反应 | 少见有水钠潴留、血糖升高；静脉注射可引起肛门生殖区的感觉异常或激惹；长期应用可致医源性库欣综合征，表现有满月脸、向心性肥胖、紫纹、出血倾向、痤疮、糖尿病倾向、高血压、骨质疏松或骨折。其他可参见"氢化可的松" |
| 特殊人群用药 | 儿童：小儿应使用短效或中效制剂，避免使用长效地塞米松制剂<br>妊娠与哺乳期妇女：妊娠期应权衡利弊使用。哺乳期用药应停止授乳 |
| 药典 | Eur. P.、USP、Chin. P. |
| 国家处方集 | CNF |
| 其他推荐依据 | |

# 第二章

# 免疫球蛋白

| ■ 药品名称 | 人免疫球蛋白　Human Normal Immunoglobulin |
|---|---|
| 适应证 | 特发性血小板减少性紫癜（ITP）重症患者急救用药 |
| 制剂与规格 | 静脉注射用人免疫球蛋白（pH4）<sup>[保(乙)]</sup>：2.5g∶50ml<br>注：[保（乙）] 限原发性免疫球蛋白缺乏症；新生儿败血症；重型原发性免疫性血小板减小症；川崎病；全身型重症肌无力；急性格林尼利综合症 |
| 用法与用量 | 静脉滴注：每日 0.4g/kg，连续 5 天 |
| 注意事项 | 1. 输注开始后 1 小时内可能出现头痛、心悸和恶心等反应症状，通常与输注速度快或个体差异有关。首次使用应缓慢滴注<br>2. 过敏体质或对人免疫球蛋白有严重过敏史者禁用 |
| 禁忌 | 1. 对免疫球蛋白过敏或有其他严重过敏史者禁用<br>2. 有 IgA 抗体的选择性 IgA 缺乏者禁用 |
| 不良反应 | 一般无不良反应，少数人会出现注射部位红肿、疼痛反应，无须特殊处理，可自行恢复 |
| 特殊人群用药 | 妊娠与哺乳期妇女：孕妇或可能怀孕妇女的用药应慎重，如有必要应用时，应在医师指导和严密观察下使用 |
| 药典 | Chin. P. |
| 国家处方集 | CNF |
| 其他推荐依据 | |

# 第三章

# 其他治疗特发性血小板减少性紫癜的药物

| ■ 药品名称 | 环孢素　Cyclosporin |
|---|---|
| 适应证 | ①自身免疫性疾病、难治性特发性血小板减少性紫癜；②器官移植后发生的排斥反应 |
| 制剂与规格 | 1. 环孢素胶囊<sup>[基,保(甲)]</sup>：①10mg；②25mg；③50mg；④100mg<br>2. 环孢素口服液<sup>[基,保(甲)]</sup>：50ml∶5g |
| 用法与用量 | 治疗特发性血小板减少性紫癜，口服：常用量每日 2.5~5.0mg/kg，分 2 次，至少用药 3 个月。胶囊应整体吞服，如果每日用量不能等分时，可分成不同剂量或选用口服液 |
| 注意事项 | 1. 用药期间，定期检测肝、肾功能和监测血药浓度，以调整用药剂量。还应定期检查血压、血脂、血钾和镁<br>2. 本品经动物实验证明有增加致癌的危险性。人类也有并发淋巴癌、皮肤恶性肿瘤的报道，但尚无导致诱发性的证据<br>3. 若本品已引起肾功能不全或有持续负氧平衡，应立即减量或停用<br>4. 若发生感染，应立即用抗菌药物治疗，本品亦应减量或停用<br>5. 在预防治疗器官或组织移植排斥反应及治疗自身免疫性疾病方面，本品的剂量常因治疗疾病、个体差异用本品后的血药浓度不相同而并不完全统一，小儿对本品的清除率较快，故用药剂量可适当加大 |
| 禁忌 | 对环孢素及任何赋形剂过敏、严重肝肾损害、未控制的高血压、感染及恶性肿瘤、孕妇和哺乳期妇女禁用 |
| 不良反应 | 1. 常见厌食、恶心、呕吐、齿龈增生伴出血、疼痛，约 1/3 用药者有肾毒性，可出现血清肌酐及尿素氮增高、肾小球滤过率减低等肾功能损害、高血压等。牙龈增生一般在停药 6 个月后消失。慢性、进行性肾中毒多于治疗后约 12 个月发生<br>2. 少见惊厥，其原因可能与本品对肾毒性及低镁血症有关。此外本品尚可引起 ALT 及 AST 升高、胆汁淤积、高胆红素血症、高血糖、多毛症、手震颤、高尿酸血症伴血小板减少、溶血性贫血、四肢感觉异常、下肢痛性痉挛等。此外，有报道本品可促进 ADP 诱发血小板聚集，增加血栓烷 $A_2$ 的释放和凝血活酶的生成，增强因子Ⅶ的活性，减少前列环素产生，诱发血栓形成<br>3. 罕见胰腺炎、白细胞减少、雷诺病、糖尿病、血尿等（过敏反应一般只发生在经静脉途径给药的患者，表现为面颈部发红、气喘、呼吸短促等）。产生各种不良反应大多与使用剂量过大有关，预防的方法是经常监测本品的血药浓度，调节本品的全血浓度，使维持在临床能起免疫抑制作用而不致有严重不良反应的范围内。有报道认为如在下次服药前测得的本品全血谷浓度为 100~200ng/ml，则可达上述效应。如发生不良反应，应立即给予相应的治疗，并减少本品的用量或停用<br>4. 不良反应多与剂量相关，应监测血药浓度，使维持在能起免疫抑制作用而不致有严重不良反应的浓度范围 |

续　表

| 特殊人群用药 | 肝、肾功能不全患者：慎用<br>儿童：用量可按或稍大于成人剂量计算<br>老年人：因易合并肾功能不全，故应慎用本品<br>妊娠与哺乳期妇女：孕妇慎用；本品由乳汁分泌，对哺乳的婴儿可产生高血压、肾毒性、恶性肿瘤等潜在危险，故服用本品的母亲不得授乳 |
|---|---|
| 药典 | Eur. P.、USP、Chin. P. |
| 国家处方集 | CNF |
| 其他推荐依据 | |
| ■ 药品名称 | 达那唑　Danazol |
| 适应证 | ①特发性血小板减少性紫癜；②治疗纤维囊性乳腺病、遗传性血管性水肿、系统性红斑狼疮、男子女性乳房、青春期性早熟；③子宫内膜异位症 |
| 制剂与规格 | 1. 达那唑胶囊[保(乙)]：①100mg；②200mg<br>2. 达那唑胶丸：10mg |
| 用法与用量 | 治疗特发性血小板减少性紫癜，口服：一次200mg，每日2~4次，疗程不少于2个月。逐步减量 |
| 注意事项 | 血栓症、心功能不全、异常生殖器出血患者禁用 |
| 禁忌 | 血栓症，心、肝、肾功能不全，异常生殖器出血患者禁用 |
| 不良反应 | 1. 常见闭经，突破性子宫出血，并可有乳房缩小、音哑、毛发增多；可出现痤疮、皮肤或毛发的油脂增多、下肢水肿或体重增加，症状与药量有关，是雄激素效应的表现<br>2. 少见血尿、鼻出血、齿龈出血、白内障（视力逐渐下降）、肝功能异常、颅内压增高（表现为严重头痛、视力减退、复视、呕吐）、白细胞增多症、急性胰腺炎、多发性神经炎等<br>3. 罕见女性阴蒂增大、男性睾丸缩小；肝功能损害严重时，男女均可出现巩膜或皮肤黄染<br>4. 以下反应如果持续出现需引起注意：①由于雌激素效能低下，可使妇女有阴道灼热、干枯及瘙痒，或阴道出血；②可出现皮肤发红、情绪或精神状态的改变、神经质或多汗；③有时可出现肌痉挛性疼痛，属于肌肉中毒症状 |
| 特殊人群用药 | 肝、肾功能不全患者：禁用<br>妊娠与哺乳期妇女：女性用药时应避免妊娠，一旦发生应立即停药并终止妊娠 |
| 药典 | USP、Chin. P. |
| 国家处方集 | CNF |
| 其他推荐依据 | |
| ■ 药品名称 | 环磷酰胺　Cyclohosphamide |
| 适应证 | ①难治性特发性血小板减少性紫癜维持治疗；②活动性系统性红斑狼疮，狼疮肾炎，精神神经性狼疮，系统性血管炎；③对于恶性淋巴瘤、急性或慢性淋巴细胞白血病、多发性骨髓瘤有较好的疗效，对乳腺癌、睾丸肿瘤、卵巢癌、肺癌、头颈部鳞癌、鼻咽癌、神经母细胞瘤、横纹肌肉瘤及骨肉瘤均有一定的疗效 |
| 制剂与规格 | 1. 注射用环磷酰胺[基,保(甲)]：①100mg；②200mg；③500mg<br>2. 环磷酰胺片[基,保(甲)]：50mg |

续　表

| | |
|---|---|
| 用法与用量 | 1. 难治性特发性血小板减少性紫癜维持治疗，口服：每日 2mg/kg，分 2 次口服，3 个月为 1 个疗程<br>2. 静脉注射：一次 100~200mg，每日或隔日 1 次，连续 4~6 周 |
| 注意事项 | 1. 应用本品时应多饮水，大剂量时应水化、利尿，同时给予尿路保护药美司钠<br>2. 当大剂量用药时，除应密切观察骨髓功能外，尤其要注意非血液学毒性如心肌炎、中毒性肝炎及肺纤维化 |
| 禁忌 | 对本品过敏、妊娠和哺乳期妇女、骨髓抑制、感染、肝肾功能损害者禁用 |
| 不良反应 | 常见白细胞计数减少、用药后 1~2 周最低值，2~3 周可恢复；食欲减退、恶心、呕吐，停药 1~3 日可恢复；大剂量使用，缺乏有效预防措施，可致出血性膀胱炎；表现少尿、血尿、蛋白尿、其代谢产物丙烯醛刺激膀胱所致；脱发、口腔炎、中毒性肝炎、皮肤色素沉着、肺纤维化、月经紊乱、无精或少精、不育症 |
| 特殊人群用药 | 肝、肾功能不全患者：当肝肾功能损害、骨髓转移或既往曾接受多程化放疗时，环磷酰胺的剂量应减少至治疗量的 1/3~1/2<br>妊娠与哺乳期妇女：禁用 |
| 药典 | Eur. P. 、USP、Chin. P. |
| 国家处方集 | CNF |
| 其他推荐依据 | |
| ■ 药品名称 | 硫唑嘌呤　Azathioprine |
| 适应证 | ①急慢性白血病，对慢性粒细胞型白血病近期疗效较好，作用快，但缓解期短；②后天性溶血性贫血，特发性血小板减少性紫癜，系统性红斑狼疮；③慢性类风湿性关节炎、慢性活动性肝炎（与自体免疫有关的肝炎）、原发性胆汁性肝硬化；④甲状腺功能亢进，重症肌无力；⑤其他：慢性非特异性溃疡性结肠炎、节段性肠炎、多发性神经根炎、狼疮性肾炎、增殖性肾炎，韦氏肉芽肿病等 |
| 制剂与规格 | 硫唑嘌呤片[保(甲)]：①25mg；②50mg[基]；③100mg[基] |
| 用法与用量 | 每日 1~3mg/kg，一次或分次口服，有效后酌减。可较长时间维持用药 |
| 注意事项 | 1. 常见消化系统症状和肝脏毒性。饭后以足量水吞服<br>2. 用于难治性特发性血小板减少性紫癜维持治疗，期间与泼尼松合用可减少泼尼松用量 |
| 禁忌 | 对硫唑嘌呤和巯嘌呤过敏者禁用，妊娠或准备妊娠的妇女及哺乳期妇女禁用 |
| 不良反应 | 1. 生殖系统：对精子、卵子有一定的损伤，使用时应注意<br>2. 消化系统：畏食、恶心、呕吐等常见。偶可致胰腺炎。肝脏毒性亦较常见，用药后，患者可见肝中心及小叶静脉消失，出现黄疸、肝大、腹痛、腹水、肝性脑病、胆汁淤积、AST 及 ALT 升高、肝实质细胞坏死、肝细胞纤维化、肝硬化等<br>3. 血液：可出现白细胞计数及血小板减少、巨红细胞血症、贫血。大剂量及用药过久时可有严重骨髓抑制，甚至出现再生障碍性贫血<br>4. 其他：可继发感染、脱发、黏膜溃疡、腹膜出血、视网膜出血、肺水肿等。另外，长期用药可增加风湿病患者发生肿瘤的危险性 |

续 表

| 特殊人群用药 | 肝、肾功能不全患者：肝、肾功能不全患者降低用药剂量；肝、肾功能损伤患者可增加监测频率，出现出血、感染、肝功能损伤时应立即减量或停药<br>老年人：降低用药剂量<br>妊娠与哺乳期妇女：准备妊娠的妇女及哺乳期妇女不宜使用 |
|---|---|
| 药典 | Eur. P. 、USP、Chin. P. |
| 国家处方集 | CNF |
| 其他推荐依据 | |

| ■ 药品名称 | 长春新碱　Vincristine |
|---|---|
| 适应证 | ①急性及慢性白血病；②特发性血小板减少性紫癜；③恶性淋巴瘤，乳腺癌，支气管肺癌，小细胞肺癌，霍奇金病，晚期睾丸肿瘤，卵巢癌，消化道癌及恶性黑色素瘤 |
| 制剂与规格 | 1. 注射用硫酸长春新碱<sup>[基,保(甲)]</sup>：1mg<br>2. 硫酸长春新碱注射液：10ml：10mg |
| 用法与用量 | 静脉滴注：一次 1~2mg，一周 1 次，持续 6~8 小时，一般 1 个疗程 4~6 周 |
| 注意事项 | 1. 可见四肢麻木、腱反射迟钝或消失、腹痛、便秘、运动神经、感觉神经及脑神经症状<br>2. 用药期间应严格检查血象<br>3. 注射局部有刺激作用，不能外漏<br>4. 一旦药液外漏应停止输液，并予相应处理 |
| 禁忌 | 尚不明确 |
| 不良反应 | 可见四肢麻木、腱反射迟钝或消失、外周神经炎、腹痛、便秘、麻痹性肠梗阻、运动神经和感觉神经及脑神经症状、骨髓抑制、消化道反应、生殖系统毒性、脱发、血压改变、血栓性静脉炎、局部刺激和局部组织坏死 |
| 特殊人群用药 | 儿童：2 岁以下儿童外围神经的腱鞘形成尚不健全，应慎用<br>妊娠与哺乳期妇女：应用本品应终止妊娠，哺乳期妇女禁用 |
| 药典 | Eur. P. 、USP、Chin. P. |
| 国家处方集 | CNF |
| 其他推荐依据 | |

# 第四章

# 抑酸药

| ■ 药品名称 | 雷尼替丁　Ranitidine |
|---|---|
| 适应证 | 用于良性胃溃疡、十二指肠溃疡、反流性食管炎、消化道出血、胰源性溃疡综合征（佐林格-埃利森综合征）及预防非甾体抗炎药引起的溃疡，亦能提高轻、中型血友病患者的因子Ⅷ水平 |
| 制剂与规格 | 1. 雷尼替丁片[保(甲)]：①0.15g[基]；②0.3g<br>2. 雷尼替丁胶囊[基,保(甲)]：0.15g<br>3. 雷尼替丁注射液[保(甲)]：①2ml：50mg[基]；②5ml：50mg；③100ml：100mg<br>4. 注射用雷尼替丁[保(甲)]：100mg |
| 用法与用量 | 口服，每次150mg，每日2次，早晚饭时服。维持剂量为每日150mg，于饭顿服。用于反流性食管炎的治疗，每次150mg，每日2次，共用8周。对佐林格-埃利森综合征，开始每次150mg，每日3次。必要时，剂量可加至每日900mg肌内注射或缓慢静注（1分钟以上），治疗上消化道出血，一次50mg，或以每小时25mg的速率间歇静脉滴注2小时。以上方法一般1日2次或每6~8小时1次 |
| 注意事项 | 1. 肝功能不全及老年患者可偶见定向障碍、嗜睡、焦虑等精神症状<br>2. 本品可干扰诊断，初期可使血清肌酐及转氨酶轻度升高，后期可恢复原来水平 |
| 禁忌 | 1. 对本品过敏者禁用<br>2. 严重肾功能不全者禁用<br>3. 妊娠及哺乳期妇女禁用<br>4. 8岁以下儿童禁用<br>5. 苯丙酮尿症者禁用<br>6. 急性间歇性血卟啉病禁用 |
| 不良反应 | 皮疹、荨麻疹；头痛、头晕、乏力、幻觉；口干、恶心、呕吐、便秘、腹泻、轻度AST及ALT增高，罕见腹部胀满感及食欲缺乏；偶见白细胞减少；罕见心率增加，血压上升；罕见耳鸣、面部潮红、月经不调，胃内细菌繁殖、感染；突发性心律失常、心动过缓、心源性休克及轻度的房室传导阻滞、心搏骤停；维生素 $B_{12}$ 缺乏、男性乳房女性化、女性溢乳、性欲减退、阳痿、急性血卟啉病；视物模糊；关节痛、肌肉疼痛；肾功能损伤 |
| 特殊人群用药 | 肝、肾功能不全患者：肾功能严重不全者，剂量宜减为每晚服1片；肝肾功能不全者慎用<br>儿童：8岁以下儿童禁用<br>妊娠与哺乳期妇女：禁用 |
| 药典 | Eur. P.、USP、Chin. P. |
| 国家处方集 | CNF |
| 其他推荐依据 | |

续　表

| ■ 药品名称 | 法莫替丁　Famotidine |
|---|---|
| 适应证 | 适用于消化性溃疡（胃、十二指肠溃疡），吻合口溃疡，急性胃黏膜病变，反流性食管炎，佐林格-埃利森综合征，上消化道出血以及胃泌素瘤 |
| 制剂与规格 | 1. 法莫替丁片[保(甲)]：①10mg；②20mg[基]；③40mg<br>2. 法莫替丁胶囊[基,保(甲)]：20mg<br>3. 法莫替丁注射液[基,保(甲)]：2ml：20mg<br>4. 法莫替丁散剂：10% |
| 用法与用量 | 1. 口服，一次 20mg，每日 2 次，早、晚餐后或睡前服。4~6 周为 1 个疗程。溃疡愈合后的维持量减半，睡前服<br>2. 静脉滴注：加入 0.9%氯化钠注射液中缓慢静脉滴注 20mg，每日 2 次（间隔 12 小时）；病情许可后，应迅速将静脉给药改为口服给药 |
| 注意事项 | 1. 少数患者可有口干、头晕、失眠、便秘、腹泻、皮疹、面部潮红、白细胞减少。偶有轻度一过性转氨酶增高等<br>2. 疑为恶性溃疡病者，应排除癌症后再使用本品 |
| 禁忌 | 对本品过敏者、严重肾功能不全者、妊娠及哺乳期妇女禁用 |
| 不良反应 | 皮疹、荨麻疹；头痛、头晕、乏力、幻觉；口干、恶心、呕吐、便秘、腹泻、轻度 ALT 及 AST 增高、罕见腹部胀满感及食欲缺乏；偶见白细胞减少；罕见心率增加，血压上升；罕见耳鸣、面部潮红、月经不调 |
| 特殊人群用药 | 肝、肾功能不全患者：肝、肾功能不全者慎用；严重肾功能不全者禁用<br>儿童：用药安全尚未确定<br>妊娠与哺乳期妇女：禁用 |
| 药典 | Eur. P.、USP、Chin. P. |
| 国家处方集 | CNF |
| 其他推荐依据 | |

| ■ 药品名称 | 奥美拉唑　Omeprazole |
|---|---|
| 适应证 | ①胃、十二指肠溃疡；②反流性食管炎及胃泌素瘤；③胰源性溃疡综合征（佐林格-埃利森综合征）；④预防和治疗非甾体抗炎药引起的溃疡；⑤预防危重患者发生应激性溃疡和出血 |
| 制剂与规格 | 1. 奥美拉唑片[保(甲)]：①10mg；②20mg；③40mg<br>2. 奥美拉唑缓释胶囊：①10mg；②20mg<br>3. 奥美拉唑镁肠溶片[基,保(甲)]：①10mg；②20mg<br>4. 奥美拉唑肠溶胶囊[基,保(甲)]：20mg<br>5. 注射用奥美拉唑钠[基,保(乙)]：40mg<br>注：[保（乙）] 限有说明书标明的疾病诊断且有禁食医嘱或吞咽困难的患者 |
| 用法与用量 | 1. 口服：一次 20mg，每日 1 次，清晨顿服。剂量可依疾病的严重程度进行个体化调整，剂量可每日 10mg 可增至 40mg<br>2. 静脉注射：消化性溃疡出血，一次 40mg，每 12 小时 1 次，连用 3 日<br>3. 静脉滴注：出血量大可用首剂 80mg 滴注，之后改为 8mg/h 维持，至出血停止 |

**续 表**

| 注意事项 | 1. 疑为恶性溃疡病者，应排除癌症后再使用本品<br>2. 必须整片吞服，至少用半杯液体送服。药片不可咀嚼或压碎，可将其分散于水或微酸液体中（如果汁），分散液必须在 30 分钟内服用 |
|---|---|
| 禁忌 | 对本品过敏者、严重肾功能不全者、婴幼儿禁用 |
| 不良反应 | 口干、轻度恶心、呕吐、腹胀、便秘、腹泻、腹痛、ALT 及 AST 升高、胆红素升高，萎缩性胃炎；感觉异常、头晕、头痛、嗜睡、失眠、外周神经炎；维生素 $B_{12}$ 缺乏；致癌性，如肠嗜铬细胞增生、胃部类癌；皮疹、男性乳房发育、溶血性贫血 |
| 特殊人群用药 | 肝、肾功能不全患者：慎用，必要时剂量减半<br>儿童：婴幼儿禁用<br>妊娠与哺乳期妇女：禁用 |
| 药典 | Eur. P.、USP、Chin. P. |
| 国家处方集 | CNF |
| 其他推荐依据 | |

| ■ 药品名称 | 埃索美拉唑　Esomeprazole |
|---|---|
| 适应证 | 胃、十二指肠溃疡、胃食管反流病（GERD）、佐林格-埃利森综合征、与适当的抗菌疗法联合用药根除幽门螺杆菌、急性胃黏膜病变出血、消化性溃疡急性出血 |
| 制剂与规格 | 1. 埃索美拉唑镁肠溶片<sup>[保（乙）]</sup>：①20mg；②40mg<br>2. 注射用埃索美拉唑钠<sup>[保（乙）]</sup>：40mg<br>注：注射剂［保（乙）］限有说明书标明的疾病诊断且有禁食医嘱或吞咽困难的患者 |
| 用法与用量 | 1. 口服：糜烂性反流性食管炎：一次 40mg，每日 1 次，连服四周对于食管炎未治愈或持续有症状的患者建议再服药治疗 4 周。食管炎维持治疗，一次 20mg，每日 1 次<br>2. 静脉给药：对于不能口服用药的胃食管反流病患者，推荐每日 1 次静脉注射或静脉滴注 20～40mg。通常应短期用药（不超过 7 天），一旦可能，就应转为口服治疗<br>3. 对于不能口服用药的 Forrest 分级 Ⅱc～Ⅲ 的急性胃或十二指肠溃疡出血患者，推荐静脉滴注 40mg，每 12 小时 1 次，用药 5 天 |
| 注意事项 | 1. 当出现任何报警症状（如显著的非有意的体重下降、反复的呕吐、吞咽困难、吐血或黑便），怀疑有胃溃疡或已患有胃溃疡时，应排除恶性肿瘤<br>2. 长期使用该药治疗的患者（特别是使用 1 年以上者）应定期进行监测<br>3. 药片应整片吞服，不应咀嚼或压碎<br>4. 本品只能溶于 0.9% 氯化钠注射液中供静脉使用。配制的溶液不应与其他药物混合或在同一输液装置中合用 |
| 禁忌 | 对本品、奥美拉唑或其他苯并咪唑类化合物过敏者，哺乳期妇女、儿童禁用 |
| 不良反应 | 参见"奥美拉唑" |
| 特殊人群用药 | 肝、肾功能不全患者：严重肝功能损害的患者，剂量为 20mg<br>妊娠与哺乳期妇女：妊娠期妇女慎用。哺乳期禁用 |
| 药典 | |
| 国家处方集 | CNF |

续　表

| 其他推荐依据 | |
|---|---|
| **■ 药品名称** | 兰索拉唑　Lansoprazole |
| 适应证 | 适用于胃十二指肠溃疡、反流性食管炎，吻合口溃疡及佐林格-埃利森综合征 |
| 制剂与规格 | 1. 兰索拉唑肠溶片[保(乙)]：①15mg；②30mg<br>2. 兰索拉唑肠溶胶囊[保(乙)]：①15mg；②30mg |
| 用法与用量 | 1. 口服：一次 15~30mg，每日 1 次，于清晨口服<br>2. 十二指肠溃疡疗程 4 周；胃溃疡 4~6 周；反流性食管炎 8~10 周；对合并胃或十二指肠溃疡 30 毫克/次，每日 1~2 次 |
| 注意事项 | 1. 不宜再服用其他抗酸药或抑酸药<br>2. 使用本品有可能掩盖胃癌症状，应在排除恶性肿瘤的基础上使用 |
| 禁忌 | 对本品过敏者、哺乳期妇女禁用 |
| 不良反应 | 参见"奥美拉唑" |
| 特殊人群用药 | 肝、肾功能不全患者：肝功能障碍、肾功能低下者慎用<br>儿童：小儿不宜使用<br>老年人：慎用<br>妊娠与哺乳期妇女：孕妇只有在益处超过危险性时才用，哺乳期使用应停止授乳 |
| 药典 | USP |
| 国家处方集 | CNF |
| 其他推荐依据 | |
| **■ 药品名称** | 泮托拉唑　Pantoprazole |
| 适应证 | 用于活动性消化性溃疡（胃、十二指肠溃疡），反流性食管炎和佐林格-埃利森综合征，急性胃黏膜病变，复合性胃溃疡等急性上消化道出血 |
| 制剂与规格 | 1. 泮托拉唑钠肠溶片[保(乙)]：40mg<br>2. 泮托拉唑钠肠溶胶囊[保(乙)]：40mg<br>3. 注射用泮托拉唑钠[保(乙)]：①40mg；②80mg<br>注：注射剂［保（乙）］限有说明书标明的疾病诊断且有禁食医嘱或吞咽困难的患者 |
| 用法与用量 | 1. 口服，每日早晨餐前 1 粒（40mg）。十二指肠溃疡疗程通常为 2~4 周，胃溃疡和反流性食管炎疗程通常为 4~8 周<br>2. 静脉滴注，一次 40~80mg，每日 1~2 次，临用前将 10ml 0.9%氯化钠注射液注入冻干粉小瓶内，将溶解后的药液加入 0.9%氯化钠注射液 100~250ml 中稀释后供静脉滴注。静脉滴注，要求 15~60 分钟滴完<br>3. 本品溶解和稀释后必须在 4 小时内用完，禁止用其他溶剂或其他药物溶解和稀释 |
| 注意事项 | 1. 本品抑制胃酸分泌的作用强，时间长，故应用本品时不宜同时再服用其他抗酸剂或抑酸剂。为防止抑酸过度，在一般消化性溃疡等病时，不建议大剂量长期应用（佐林格-埃利森综合征例外）<br>2. 治疗溃疡时应排除胃癌后才能使用本品，以免延误诊断和治疗 |

**续　表**

| 禁忌 | 对本品过敏者，哺乳期、妊娠期妇女禁用 |
|---|---|
| 不良反应 | 参见"奥美拉唑" |
| 特殊人群用药 | 肝、肾功能不全患者：慎用，严重肝功能损害患者应减少剂量并后期测定肝脏酶谱的变化<br>儿童：不宜应用<br>妊娠与哺乳期妇女：哺乳期妇女及妊娠初期 3 个月妇女禁用 |
| 药典 | Chin. P. |
| 国家处方集 | CNF |
| 其他推荐依据 | |
| ■ 药品名称 | 雷贝拉唑　Rabeprazole |
| 适应证 | 用于活动性十二指肠溃疡；良性活动性胃溃疡；伴有临床症状的侵蚀性或溃疡性的胃食管反流病；与适当的抗菌药物合用，可根治幽门螺旋杆菌阳性的十二指肠溃疡；侵蚀性或溃疡性胃食管反流病的维持期治疗 |
| 制剂与规格 | 1. 雷贝拉唑钠肠溶片[保(乙)]：①10mg；②20mg<br>2. 雷贝拉唑钠胶囊[保(乙)]：20mg |
| 用法与用量 | 1. 成人：活动性十二指肠溃疡和活动性良性胃溃疡患者：20mg，每日 1 次，晨服<br>2. 胃食管反流病患者：一次 20mg，每日 1 次，疗程为 4~8 周<br>3. 胃食管反流病的维持治疗：一次 10~20mg，每日 1 次，晨服，疗程为 12 个月 |
| 注意事项 | 1. 对雷贝拉唑钠，苯并咪唑替代品或对该制剂制备中使用的任何赋形剂过敏的患者禁用<br>2. 开始治疗之前应排除胃肠癌变的可能性，以免延误诊断和治疗<br>3. 本品不能咀嚼或压碎服用，应整片吞服<br>4. 本品可促进地高辛的吸收，合并使用时应监测地高辛血药浓度<br>5. 本品可减少酮康唑、伊曲康唑的胃肠吸收，降低其疗效 |
| 禁忌 | 对本品及其成分过敏史者、有苯并咪唑类药物过敏史者、妊娠及哺乳期妇女、儿童禁用 |
| 不良反应 | 参见"奥美拉唑" |
| 特殊人群用药 | 肝、肾功能不全患者：重症肝炎患者应慎用，必须使用时须从小剂量开始并监测肝功能<br>儿童：不推荐使用<br>老年人：使用本品无须调整剂量<br>妊娠与哺乳期妇女：孕妇和哺乳期妇女禁用 |
| 药典 | |
| 国家处方集 | CNF |
| 其他推荐依据 | |

# 第五章

# 抗白血病药

| ■ 药品名称 | 维 A 酸　Tretinoin |
|---|---|
| 适应证 | 用于急性早幼粒细胞白血病（APL），及其维持治疗 |
| 制剂与规格 | 1. 维 A 酸片[保(甲)]：①5mg；②10mg[基]；③20mg<br>2. 维 A 酸胶囊[保(甲)]：20mg |
| 用法与用量 | 1. 成人：每日 20~45mg/m² （或 40~80mg）口服，分 2~4 次（一次 20mg，也可增至每日 100mg），疗程 4~8 周<br>2. 儿童：每日 0.5~1.0mg/kg，分 1~3 次口服，一个疗程 6~8 周。达完全缓解所需总剂量平均 4000mg。完全缓解后应继续治疗（与其他化疗药物交替治疗），至少维持 2~3 年 |
| 注意事项 | 1. 口服本品出现不良反应时，应控制剂量或与谷维素、维生素 B₁、维生素 B₆等同服，可使头痛等症状减轻或消失<br>2. 治疗 2~3 个月时可能出现高血脂<br>3. 避免与维生素 A 及四环素同服 |
| 禁忌 | 对本品及阿维酸 A 酯、异维 A 酸和其他维生素 A 衍生物过敏者，严重肝、肾功能损害者和妊娠期妇女禁用 |
| 不良反应 | 常见口干、水肿、唇炎，皮肤和黏膜干燥，结膜炎，甲沟炎，脱发；高血脂，多发生于治疗后 2~3 个月；可出现头痛、头晕（50 岁以下者较老年人多）、颅内压增高、目眩、忧郁、疲劳、嗜睡、心律失常、咳嗽、呼吸困难、胸痛、关节及肌肉痛、骨增厚、脱屑以及对光过敏、皮肤色素变化等；亦有脑水肿、白细胞增高及肝、肾损害等 |
| 特殊人群用药 | 肝、肾功能不全患者：严重肝、肾功能损害患者禁用<br>儿童：慎用<br>妊娠与哺乳期妇女：妊娠期妇女禁用 |
| 药典 | Eur. P. 、USP、Chin. P. |
| 国家处方集 | CNF |
| 其他推荐依据 | |
| ■ 药品名称 | 亚砷酸　Arsenious Acid |
| 适应证 | 用于急性早幼粒细胞性白血病 |
| 制剂与规格 | 亚砷酸注射液[基,保(乙)]：①5ml：5mg；②10ml：10mg |
| 用法与用量 | 1. 静脉滴注：一次 10mg （或 7mg/m²），加入 250~500ml 生理盐水或 5% 葡萄糖注射液中，3~4 小时滴完，每日 1 次。连续用药 30 天为 1 个疗程，未缓解者继续治疗直至完全缓解，复发及难治患者连续用药 30 天而效果不明显者，增加剂量到 20mg/d，直到完全缓解。间歇 1~2 周，也可连续用药 |

**续 表**

| | |
|---|---|
| | 2. 巩固维持治疗：完全缓解后必须给予巩固治疗，30 天为 1 个疗程，连续用药 5 年，第 1、第 2、第 3 年各疗程之间间隔为 1 个月、2 个月、3 个月，第 4、第 5 年各疗程间隔为 5 个月<br>3. 儿童：一次 0.16mg/kg |
| 注意事项 | 1. 未按规定用法量用药而发生急性中毒者，可用二巯基丙醇（BAL）等药物解救<br>2. 心电图检查发现显著 QT 间期延长者应避免使用砷剂<br>3. 避免使用含硒药品或含硒食品 |
| 禁忌 | 长期接触砷或有砷中毒者，非白血病所致的严重肝、肾功能损害者，孕妇禁用 |
| 不良反应 | 与患者个体对砷化物的解毒和排泄功能以及对砷的敏感性有关。较少出现骨髓抑制和外周血象下降。较常见为：胃肠反应、皮肤干燥、红斑或色素沉着 |
| 特殊人群用药 | 肝、肾功能不全患者：非白血病所致的肝、肾功能损害患者禁用<br>妊娠与哺乳期妇女：禁用 |
| 药典 | Eur. P. |
| 国家处方集 | CNF |
| 其他推荐依据 | |

| ■ 药品名称 | 柔红霉素　Daunorubicin |
|---|---|
| 适应证 | ①急性粒细胞性白血病，适用于治疗该病的各个分期，亦用于治疗早幼粒性白血病；②急性淋巴细胞性白血病；③其他肿瘤：已观察到柔红霉素对神经母细胞瘤及横纹肌肉瘤有良好的疗效 |
| 制剂与规格 | 注射用盐酸柔红霉素[保(甲)]：①10mg；②20mg[基] |
| 用法与用量 | 1. 静脉注射：单一剂量从 0.5~3.0mg/kg。0.5~1.0mg/kg 的剂量须间隔 1 天或以上，才可重复注射；而 2mg/kg 的剂量则须间隔 4 天或以上才可重复注射，较少应用 2.5~3.0mg/kg 量，这个剂量须间隔 7~14 天才可重复注射<br>2. 应根据每个患者对药物的反应和耐受性，以及各自的血象和骨髓象情况来调整剂量和注射次数；与其他抗肿瘤药物合用时，应调整剂量。无论成人或儿童，总剂量不能超过 20mg/kg |
| 注意事项 | 1. 有增加心脏毒性作用的危险，不适用于有心脏病史和严重感染的患者<br>2. 柔红霉素可迅速溶解肿瘤细胞而致血中尿素和尿酸升高。在治疗的第一周，至少需监测 3~4 次血浆尿素和尿酸水平。在严重病例中，应给予充足的液体和别嘌呤醇，以避免尿酸性肾病<br>3. 治疗前及治疗过程中应检测心电图、肝功能和血象，必要时可给予抗菌药物、输血、输血小板等支持治疗<br>4. 治疗后常见脱发，停药后可恢复正常<br>5. 不宜选用小静脉或同一静脉重复多次注射<br>6. 柔红霉素口服无效。须避免肌内注射或鞘内注射<br>7. 静脉滴注时先给予生理盐水，确保针头在静脉内之后再换成柔红霉素溶液<br>8. 本品且不可与肝素混合，不得用同一针筒配制或混合其他抗肿瘤药物<br>9. 给药 1~2 天后尿液可呈橘红色 |
| 禁忌 | 柔红霉素因有增加心脏毒性作用的危险而不适用于那些有心脏病史的患者；有严重或有潜在心脏病患者、有严重感染患者、妊娠及哺乳期妇女禁用 |

| | |
|---|---|
| 不良反应 | 骨髓抑制及心脏毒性是最重要的不良反应；脱发是常见不良反应，治疗停止后可恢复正常；口腔炎如不是由于肿瘤本身所表现的，会在注射药物 5~10 日后出现，其特点是溃烂区域的疼痛，尤其是在舌两侧及舌下黏膜区域；另可出现消化道症状，如恶心、呕吐、腹泻。如注射柔红霉素时发生药物外渗会导致严重的坏死；选用小静脉或一条静脉重复多次注射，可造成静脉硬化症 |
| 特殊人群用药 | 肝、肾功能不全患者：肝功能不全者需减量，以避免药物毒性的增强<br>老年人：65 岁以上老人需减量，以避免药物毒性的增强<br>妊娠与哺乳期妇女：柔红霉素引起男性和女性不育不孕，引起畸胎或对胎儿造成损害的可能性尚未得到足够评估。须慎重权衡。治疗期间避免怀孕 |
| 药典 | Eur. P. 、USP、Chin. P. |
| 国家处方集 | CNF |
| 其他推荐依据 | |
| ■ 药品名称 | 高三尖杉酯碱　Homoharringtonine |
| 适应证 | 用于各型急性非淋巴细胞白血病，亦可用于骨髓增生异常综合征（MDS）、慢性粒细胞性白血病及真性红细胞增多症等 |
| 制剂与规格 | 高三尖杉酯碱注射液[基,保(甲)]：1ml：1mg |
| 用法与用量 | 静脉滴注。<br>1. 成人，每日 1~4mg（1~4 支），加 5%或 10%葡萄糖注射液 250~500ml，缓慢滴注 3 小时以上，以 4~6 日为 1 个疗程，间歇 1~2 周再重复用药<br>2. 小儿常用量为每日 0.05~0.10mg/kg，以 4~6 日为 1 个疗程 |
| 注意事项 | 1. 对严重或频发的心律失常及器质性心血管疾病患者不宜选用<br>2. 骨髓功能显著抑制或血象呈严重粒细胞减少或血小板减少，肝功能或肾功能损害，有痛风或尿酸盐肾结石病史患者慎用<br>3. 用药期间应密切观察肝肾功能、外周血象、心脏体征及心电图检查<br>4. 用药后常见厌食、恶心、呕吐<br>5. 慎与碱性药物配伍 |
| 禁忌 | 妊娠及哺乳期妇女、严重或频发的心律失常者、器质性心血管疾病者禁用 |
| 不良反应 | 可见骨髓抑制、厌食、恶心、呕吐、肝功能损害、脱发、皮疹、过敏性休克、心脏毒性、窦性心动过速、房性或室性期前收缩，心电图出现 ST 段变化及 T 波平坦、奔马律、房室传导阻滞及束支传导阻滞、心房颤动及低血压 |
| 特殊人群用药 | 老年人：老年患者使用本品时可给予加强支持疗法，密切临床观察<br>妊娠与哺乳期妇女：禁用 |
| 药典 | Chin. P. |
| 国家处方集 | CNF |
| 其他推荐依据 | |

**续 表**

| ■ 药品名称 | 阿糖胞苷　Cytarabine |
|---|---|
| 适应证 | 用于急性非淋巴细胞白血病的诱导缓解期及维持巩固期，急性淋巴细胞性白血病，慢性髓细胞性白血病的急变期，联合用药治疗儿童非霍奇金淋巴瘤，恶性淋巴瘤。单独或与其他药物联合治疗高危白血病，难治性和复发性急性白血病 |
| 制剂与规格 | 1. 阿糖胞苷注射液[保(甲)]：①1ml：0.1g；②5ml：0.5g；③10ml：1.0g<br>2. 注射用阿糖胞苷[保(甲)]：①50mg[基]；②100mg[基]；③500mg |
| 用法与用量 | 1. 静脉注射：诱导缓解，一次 2mg/kg（或 1~3mg/kg），每日 1 次，连用 10~14 日，如无明显不良反应，剂量可增大至每日 4~6mg/kg<br>2. 静脉滴注：每日 0.5~1.0mg/kg，持续 1~24 小时，连用 10 日<br>3. 皮下注射：完全缓解后改用维持治疗量，一次 1mg/kg，每日 1~2 次，连用 7~10 日。①中剂量：一次 0.5~1.0g/m², 静脉滴注 1~3 小时，每日 2 次，以 2~6 日为 1 个疗程；②大剂量：一次 1~3g/m²，静脉滴注及疗程同中剂量方案；③小剂量：一次 10mg/m²，皮下注射，每日 2 次，以 14~21 日为 1 个疗程，如不缓解而患者情况容许，可于 2~3 周重复 1 个疗程<br>4. 鞘内注射：防治脑膜白血病的第二线药物，一次 25~75mg，联用地塞米松 5mg，用 2ml 0.9%氯化钠注射液溶解，鞘内注射，每周 1~2 次，至脑脊液正常。如为预防性则每 4~8 周 1 次 |
| 注意事项 | 1. 使用本品时，应适当增加液体摄入量，使尿液保持碱性，必要时同用别嘌呤醇以防止血清尿酸增高及尿酸性肾病的形成<br>2. 快速静脉注射虽引起较严重的恶心、呕吐反应，但对骨髓的抑制较轻，患者亦更能耐受较大剂量的阿糖胞苷<br>3. 骨髓抑制、白细胞和血小板显著减少者，有胆道疾患或痛风病史，近期接受过细胞毒药物或放射治疗者，慎用<br>4. 鞘内注射不用含苯甲醇的稀释液，可用不含防腐剂的氯化钠注射液配置<br>5. 用药期间定期查外周血象、血细胞和血小板计数、骨髓涂片及肝肾功能 |
| 禁忌 | 对本品过敏者禁用 |
| 不良反应 | 1. 血液系统：常见贫血、白细胞计数减少、血小板减少、巨幼红细胞增多和网织红细胞减少<br>2. 消化系统：常见厌食、恶心、呕吐、腹痛、腹泻、肝功能异常、黄疸、食管溃疡、严重的胃肠道溃疡、小肠积气囊肿所致的腹膜炎、肝脓肿、肝脏损害伴高胆红素血症、肠坏死和坏死性结肠炎、口腔或肛周炎症或溃疡<br>3. 泌尿系统：可见尿潴留、肾功能不全<br>4. 中枢神经系统：可见神经炎、眩晕、咽痛、胸痛、发热、头痛<br>5. 呼吸系统：可见肺炎、呼吸困难<br>6. 皮肤及软组织：可见皮疹、血栓性静脉炎，少见脓毒血症、荨麻疹、雀斑、结膜炎、脱发、过敏、瘙痒。大剂量治疗时，可能出现可逆性的角膜毒性和出血性结膜炎，大、小脑功能失调、性格改变、嗜睡和昏迷、神经病变、心肌病变、肺水肿、脱发、高尿酸血症、尿酸性肾病；注射部位可见蜂窝织炎和皮肤溃疡。另外，本品阿糖胞苷综合征通常发生于用药后 6~12 小时，主要表现为发热、肌肉疼痛、骨痛、偶尔胸痛、斑丘疹、咽痛、结膜炎和全身不适 |
| 特殊人群用药 | 肝、肾功能不全患者：慎用<br>老年人：根据体征和反应及时调整剂量<br>妊娠与哺乳期妇女：慎用 |

续　表

| 药典 | Eur. P.、USP |
|---|---|
| 国家处方集 | CNF |
| 其他推荐依据 | |

| ■ 药品名称 | **巯嘌呤　Mercaptopurine** |
|---|---|
| 适应证 | 用于绒毛膜上皮癌，恶性葡萄胎，急性淋巴细胞白血病及急性非淋巴细胞白血病，慢性粒细胞白血病的急变期 |
| 制剂与规格 | 巯嘌呤片<sup>[基,保(甲)]</sup>：50mg |
| 用法与用量 | 1. 口服：①绒毛膜上皮癌：每日 6.0~6.5mg/kg，分 2 次，10 日为 1 个疗程，疗程间歇为 3~4 周；②白血病：开始治疗，每日 2.5mg/kg 或 80~100mg/m²，每日 1 次或分次服用，一般于用药后 2~4 周可见显效，如用药 4 周后仍未见临床改进及白细胞数下降，可考虑在密切观察下加量至每日 5mg/kg<br>2. 维持治疗：每日 1.5~2.5mg/kg 或 50~100mg/m²，每日 1 次或分次口服 |
| 注意事项 | 1. 服药期间应每周定期查血象和肝功能。严重感染、骨髓抑制、痛风病史慎用<br>2. 本品易产生耐药性，故常与泼尼松、氨甲蝶呤、长春新碱合用以提高药效<br>3. 应空腹使用，避免减少和延迟巯嘌呤的吸收<br>4. 不良反应有骨髓抑制反应、胃肠道反应，大剂量时出现消化道黏膜溃疡<br>5. 服用本品后会出现延缓作用，疗程中首次出现显著粒细胞和血小板减少、出血或黄疸等征象时，立即停药；待白细胞不再下降而保持 2~3 日或已上升时，再恢复原剂量的一半继续服药<br>6. 对诊断的干扰：白血病时及服用本品期间有大量白细胞破坏，血液及尿中尿酸浓度明显增高，严重者可产生尿酸性肾结石<br>7. 服用本品期间应增加液体摄入，并使尿液保持碱性，以预防尿酸性肾病 |
| 禁忌 | 妊娠初期 3 个月内妇女禁用 |
| 不良反应 | 较常见骨髓抑制、白细胞计数及血小板减少、肝脏损害；并可致胆汁淤积，出现黄疸、恶心、呕吐、食欲减退、口腔炎、腹泻、高尿酸血症、尿酸性肾病；少见间质性肺炎及肺纤维化 |
| 特殊人群用药 | 肝、肾功能不全患者：慎用<br>老年人：慎用；根据体征和反应及时调整剂量，需加强支持疗法<br>妊娠与哺乳期妇女：本品有致畸作用，孕妇、哺乳期妇女禁用 |
| 药典 | Eur. P.、USP、Chin. P. |
| 国家处方集 | CNF |
| 其他推荐依据 | |

| ■ 药品名称 | **氨甲蝶呤　Methotrexate** |
|---|---|
| 适应证 | 1. ①各型急性白血病，特别是急性淋巴细胞白血病；恶性淋巴瘤，非霍奇金淋巴瘤和蕈样肉芽肿，多发性骨髓病；②其他：恶性葡萄胎、绒毛膜上皮癌、乳腺癌、卵巢癌、宫颈癌、睾丸癌、头颈部癌、支气管肺癌、各种软组织肉瘤；③高剂量用于骨肉病，鞘内注射可用于预防和治疗脑膜白血病以及恶性淋巴瘤的神经侵犯<br>2. 为联合化疗方案中常用的周期特异性药物 |

**续　表**

| 制剂与规格 | 1. 注射用氨甲蝶呤[保(甲)]：①5mg[基]；②0.1g[基]；③1g |
|---|---|
| | 2. 氨甲蝶呤注射液[保(甲)]：①2ml：50mg；②20ml：0.5g；③10ml：1g |
| 用法与用量 | 本品用注射用水 2ml 溶解，可供静脉、肌内、动脉、鞘内注射 |
| | 1. 用于急性白血病：肌内或静脉注射，每次 10~30mg，每周 1~2 次；儿童每日 20~30mg/m²，每周 1 次，或视骨髓情况而定 |
| | 2. 用于绒毛膜上皮癌或恶性葡萄胎：每日 10~20mg，亦可溶于 5% 或 10% 的葡萄糖注射液 500ml 中静脉滴注，每日 1 次，5~10 次为 1 个疗程。总量 80~100mg |
| | 3. 用于脑膜白血病：鞘内注射氨甲蝶呤每次一般 6mg/m²，成人常用一次 5~12mg，最大不多于 12mg，每日 1 次，5 天为 1 个疗程。用于预防脑膜白血病时，每日 10~15mg，每日 1 次，每隔 6~8 周 1 次 |
| | 4. 用于实体瘤：静脉给药一般每次 20mg/m²；亦可介入治疗 |
| 注意事项 | 1. 大剂量氨甲蝶呤疗法易致严重不良反应，须经住院并在随时监测其血药浓度时才能谨慎使用 |
| | 2. 滴注时间不宜超过 6 小时，太慢易增加肾脏毒性 |
| | 3. 鞘内注射后可能出现视物模糊、眩晕、头痛、意识障碍，甚至嗜睡或抽搐 |
| | 4. 乙醇或有肝损害的药物可增加本品的肝毒性 |
| | 5. 本品可引起血液中尿酸水平升高，可增加抗血凝作用，可使保泰松和磺胺类药物的血药浓度升高 |
| | 6. 未准备好解救药甲酰四氢叶酸钙，未充分进行液体补充或碱化尿液时，不能用大剂量疗法 |
| | 7. 大剂量注射本品 2~6 小时后，可肌内注射甲酰四氢叶酸钙 3~6mg，每 6 小时 1 次，注射 1~4 次，可减轻或预防不良反应 |
| 禁忌 | 全身极度衰竭、恶病质或并发感染及心肺肝肾功能不全时禁用本品。外围血象低时不宜用 |
| 不良反应 | 胃肠道反应，肝功能损害，骨髓抑制等 |
| 特殊人群用药 | 肝、肾功能不全患者：禁用 |
| | 妊娠与哺乳期妇女：禁用 |
| 药典 | Eur. P.、USP、Chin. P. |
| 国家处方集 | CNF |
| 其他推荐依据 | |
| **■ 药品名称** | **米托蒽醌　Mitoxantrone** |
| 适应证 | 主要用于恶性淋巴瘤、乳腺癌和急性白血病。对肺癌、黑色素瘤、软组织肉瘤、多发性骨髓瘤、肝癌、大肠癌、肾癌、前列腺癌、子宫内膜癌、睾丸肿瘤、卵巢癌和头颈部癌也有一定疗效 |
| 制剂与规格 | 1. 盐酸米托蒽醌注射液[保(乙)]：①2ml：2mg；②5ml：5mg |
| | 2. 注射用盐酸米托蒽醌[保(乙)]：5mg/瓶 |
| 用法与用量 | 1. 静脉滴注：将本品溶于 50ml 以上的 0.9% 氯化钠注射液或 5% 葡萄糖注射液中，滴注至少 30 分钟 |
| | 2. 静脉滴注：单用本品，一次 12~14mg/m²，每 3~4 周 1 次；或一次 4~8mg/m²，每日 1 次，连用 3~5 天，间隔 2~3 周 |
| | 3. 联合用药，一次 5~10mg/m² |

续　表

| | |
|---|---|
| 注意事项 | 1. 用药期间应监测血象；有心脏疾病，用过蒽环类药物或胸部照射的患者，应密切注意心脏毒性<br>2. 不宜与其他药物混合注射<br>3. 用药时应注意避免药液外溢，如发现外溢应立即停止，再从另一静脉重新进行<br>4. 本品注射液遇低温可能析出结晶，将安瓿置于热水浴中，待晶体溶解后使用 |
| 禁忌 | 对本品过敏者、对肝功能不全或骨髓抑制者、妊娠及哺乳期妇女禁用 |
| 不良反应 | 骨髓抑制，为剂量限制性毒性；少数患者可能有心悸、早搏及心电图异常；可见恶心、呕吐、食欲减退、腹泻等消化道反应；偶见乏力、脱发、皮疹、口腔炎等 |
| 特殊人群用药 | 肝、肾功能不全患者：肝功能不全患者禁用<br>妊娠与哺乳期妇女：禁用 |
| 药典 | Eur. P.、USP、Chin. P. |
| 国家处方集 | CNF |
| 其他推荐依据 | |
| ■ 药品名称 | 吡柔比星　Pirarubicin |
| 适应证 | 用于恶性淋巴瘤和急性白血病；也可用于乳腺癌、头颈部癌、胃癌、泌尿系统恶性肿瘤、卵巢癌、子宫内膜癌、子宫颈癌等 |
| 制剂与规格 | 注射用盐酸吡柔比星[保(乙)]：①10mg；②20mg |
| 用法与用量 | 将本品加入 5% 葡萄糖注射液或注射用水 10ml 溶解。可静脉、动脉、膀胱内注射<br>1. 静脉给药：一次 25~40mg/m$^2$<br>2. 动脉给药：如头颈部癌，一次 7~20mg/m$^2$，每日 1 次，共用 5~7 日，亦可每次 14~25mg/m$^2$，每周 1 次<br>3. 膀胱内给药：按体表面积一次 15~30mg/m$^2$，稀释为 500~1000μg/ml 浓度，注入膀胱腔内保留 1~2 小时，每周 3 次为 1 个疗程，可用 2~3 疗程 |
| 注意事项 | 1. 合并水痘或感染者，慎用<br>2. 避免注射时渗漏至血管外<br>3. 密切监测心脏、血象、肝肾功能及继发感染等情况<br>4. 本品溶解后室温放置不得超过 6 小时 |
| 禁忌 | 严重器质性心脏病或心功能异常者及对本品过敏者禁用；妊娠期、哺乳及育龄期妇女禁用 |
| 不良反应 | 骨髓抑制为剂量限制性毒性，急性心脏毒性主要为可逆性心电图变化，如心律失常或非特异性 ST-T 异常，慢性心脏毒性呈剂量累积性。其他有胃肠道反应、口腔黏膜炎、肝肾功能异常、脱发、皮肤色素沉着等 |
| 特殊人群用药 | 儿童：儿童及生长期的患者用药时注意对性腺影响<br>老年人：酌情减量<br>妊娠与哺乳期妇女：禁用 |
| 药典 | Jpn. P. |
| 国家处方集 | CNF |
| 其他推荐依据 | |

续 表

| ■ 药品名称 | 多柔比星 Doxorubicin |
|---|---|
| 适应证 | 用于治疗急性淋巴细胞白血病、急性粒细胞性白血病、恶性淋巴瘤、软组织和骨肉瘤、儿童恶性肿瘤及成人实体瘤，尤其用于乳腺癌和肺癌 |
| 制剂与规格 | 1. 注射用盐酸多柔比星[保(甲)]：①10mg[基]；②50mg<br>2. 盐酸多柔比星脂质体注射液[保(甲)]：10ml：20mg |
| 用法与用量 | 1. 静脉冲入、静脉滴注或动脉给药：用前加入灭菌注射用水溶解，浓度 2mg/ml。配制后的溶液进行静脉输注，约 2~3 分钟<br>2. 剂量通常根据体表面积计算。通常当多柔比星单一用药时，每 3~4 周 1 次，以 50~60mg/m$^2$ 给药，或 20mg/d 连用 3 日，停 2~3 周后重复；当与其他有重复毒性的抗肿瘤制剂合用时，多柔比星的剂量须减少至 30~40mg/m$^2$，每 3 周 1 次给药，或每周 1 次 25mg/m$^2$，连用 2 周，3 周后重复<br>3. 如根据体重计算剂量，则每 3 周 1 次，以 1.2~2.4mg/kg 单剂量给药。本品每周 1 次给药方案与每 1 周 1 次给药方案的疗效相同<br>4. 本品用 250ml 5% 葡萄糖注射液稀释，静脉滴注 30 分钟以上 |
| 注意事项 | 1. 用药期间应严格检查血象、肝功能及心电图<br>2. 速溶型注射用盐酸多柔比星可使尿液呈红色，尤其是在注射后第一次排尿，应告知患者<br>3. 曾用过足量柔红霉素、表柔比星及本品者，不能再用<br>4. 本品可用于浆膜腔内给药和膀胱灌注，但不能鞘内注射<br>5. 本品与阿糖胞苷合用可致坏死性结肠炎，与肝素、头孢菌素类混合易出现沉淀，与柔红霉素呈交叉耐药 |
| 禁忌 | 严重器质性心脏病和心功能异常及对本品及蒽环类过敏者禁用。孕妇及哺乳期妇女，曾因化疗或放疗出现骨髓抑制者，外周血白细胞 < 3.5×10$^9$/L 或血小板 < 50×10$^9$/L 者，胃肠道梗阻、黄疸或肝功能损害者，感染，水、电解质失衡者，禁用 |
| 不良反应 | 1. 本品可致骨髓抑制和口腔溃疡，有骨髓抑制和口腔溃疡时不可重复使用本品<br>2. 有心脏毒性，严重时可出现心力衰竭。少数患者有发热、出血性红斑及肝功能损害 |
| 特殊人群用药 | 肝、肾功能不全患者：肝功能不全者用量应予酌减，肾功能不全者用本品后要警惕高尿酸血症的出现<br>老年人：慎用<br>妊娠与哺乳期妇女：禁用 |
| 药典 | Eur. P.、USP、Chin. P. |
| 国家处方集 | CNF |
| 其他推荐依据 | |
| ■ 药品名称 | 表柔比星 Epirubicin |
| 适应证 | 用于白血病，恶性淋巴瘤，多发性骨髓瘤，乳腺癌、肺癌、软组织肉瘤、胃癌、结肠直肠癌、卵巢癌等 |
| 制剂与规格 | 注射用盐酸表柔比星[保(乙)]：①10mg；②50mg |

续　表

| 用法与用量 | 静脉注射：单独用药时，成人剂量为一次 60~90mg/m²；联合化疗时，每次 50~60mg/m²。根据患者血象可间隔 21 天重复使用 |
|---|---|
| 注意事项 | 1. 定期监测心电图、血象、肝肾功能<br>2. 不可鞘内注射或肌内注射<br>3. 注射时溢出静脉会造成组织的严重损伤甚至坏死<br>4. 小静脉注射或反复注射同一血管会造成静脉硬化。建议以中心静脉输注射<br>5. 用药 1~2 天后尿液可能变红色<br>6. 本品与肝素混合可能出现沉淀 |
| 禁忌 | 因用化疗或放疗而造成明显骨髓抑制、已用过大剂量蒽环类药物（如多柔比星或柔红霉素）、近期或既往有心脏受损病史的患者禁用 |
| 不良反应 | 脱发、口腔黏膜炎、胃肠道反应；心脏毒性和骨髓抑制毒性与多柔比星（阿霉素）相似，但程度较低 |
| 特殊人群用药 | 肝、肾功能不全患者：中重度肝功能损害者需减量<br>老年人：老年伴心功能减退者慎用或减量<br>妊娠与哺乳期妇女：禁用 |
| 药典 | Eur. P. 、Chin. P. |
| 国家处方集 | CNF |
| 其他推荐依据 | |

| ■ 药品名称 | 羟基脲　Hydroxycarbamide |
|---|---|
| 适应证 | 用于慢性粒细胞白血病（CML），并可用于对马利兰耐药的 CML；对黑色素瘤、肾癌、头颈部癌有一定疗效，与放疗联合对头颈部及宫颈鳞癌有效 |
| 制剂与规格 | 羟基脲片[基,保(甲)]：0.5g |
| 用法与用量 | 口服，每日 20~60mg/kg，每周 2 次，6 周为 1 个疗程；慢性髓性白血病的治疗一般剂量为 2~4g，白细胞减少后减量，直至达到血液学完全缓解。以后用每日 0.5~1.0g 维持。头颈癌、宫颈鳞癌等每次 80mg/kg，每 3 天 1 次，需与放疗合用 |
| 注意事项 | 1. 服用本品时应适当增加液体的摄入量，以增加尿量及促进尿酸的排泄<br>2. 定期监测白细胞、血小板、血中尿素氮、尿酸及肌酐浓度<br>3. 本品可抑制免疫功能，用药期间避免接种病毒疫苗<br>4. 本品可使患者免疫功能受到抑制，故用药期间避免接种死或活病毒疫苗，一般停药 3 个月至 1 年才可考虑接种疫苗<br>5. 本品对中枢神经系统有抑制作用，尽量避免与巴比妥类、苯二氮䓬类、麻醉剂合用 |
| 禁忌 | 水痘、带状疱疹及各种严用重感染者，妊娠及哺乳期妇女禁用 |
| 不良反应 | 可见骨髓抑制、白细胞计数和血小板减少、胃肠道反应、睾丸萎缩和畸胎，中枢神经系统症状有脱发、药物性发热 |
| 特殊人群用药 | 肝、肾功能不全患者：肾功能不全患者慎用<br>老年人：适当减少剂量<br>妊娠与哺乳期妇女：禁用 |
| 药典 | Eur. P. 、USP、Chin. P. |

续　表

| 国家处方集 | CNF |
|---|---|
| 其他推荐依据 | |

| ■ 药品名称 | 别嘌呤醇　Allopurinol |
|---|---|
| 适应证 | 用于原发性和继发性高尿酸血症，防治尿酸肾病，用于痛风、痛风性肾病 |
| 制剂与规格 | 别嘌呤醇片[保(甲)]：①0.1g[基]；②0.3g |
| 用法与用量 | 1. 口服：开始每次 0.05g，每日 2~3 次，剂量渐增，2~3 周后增至每日 0.2~0.4g，分 2~3 次服。维持量：每次 0.1~0.2g，每日 2~3 次。儿童，每日 8mg/kg，分 1~3 次服用<br>2. 治疗尿酸结石：每次 0.1~0.2g，每日 1~4 次或 0.3g，每日 1 次<br>3. 每日最大剂量不得超过 0.6g |
| 注意事项 | 1. 服用初期可诱发痛风，故于开始 4~8 周内可与小剂量秋水仙碱合用<br>2. 与 6-巯嘌呤（6-MP）合用时，可使后者分解代谢减慢而增加毒性。6-MP 用量应减至常用量 1/4 左右<br>3. 服药期间定期检查血象和肝肾功能<br>4. 服药期间应多饮水，并使尿液呈中性或碱性，以利尿酸排泄<br>5. 偶有引发剥脱性皮炎型药疹的报道<br>6. 服药期间监测血尿酸和 24 小时尿酸水平，作为调整剂量的依据 |
| 禁忌 | 对本品过敏、严重肝肾功能不全及血细胞明显低下者禁用 |
| 不良反应 | 1. 皮肤：皮疹（常为斑丘疹）、皮肤瘙痒或荨麻疹等较常见。重症则可能发生其他过敏反应，如剥脱性皮炎、紫癜性病变、多形性红斑、史-约综合征和中毒性上皮坏死溶解<br>2. 胃肠道反应：恶心、呕吐、腹泻、胃痛及阵发性腹痛、胃纳减退、口腔溃疡等<br>3. 神经系统：外周神经炎，如手足麻木、刺痛或疼痛等，发生率＜1%。头痛、眩晕、嗜睡、视觉和味觉障碍等<br>4. 血液系统：白细胞计数减少、血小板减少或贫血少见。但不论出现哪种细胞明显减少，或骨髓抑制都应停药<br>5. 其他：脱发、发热、淋巴结肿大、男性乳腺发育、高血压、肝毒性、间质性肾炎及过敏性血管炎等 |
| 特殊人群用药 | 肝、肾功能不全患者：应慎用，并减少每日用量<br>儿童：宜从小剂量开始，用量酌减<br>老年人：宜从小剂量开始，用量酌减 |
| 药典 | Eur. P. 、USP、Chin. P. |
| 国家处方集 | CNF |
| 其他推荐依据 | |

| ■ 药品名称 | 盐酸多柔比星脂质体注射液　Doxorubicin Hydrochloride Liposome Injection |
|---|---|
| 适应证 | 本品可用于低 CD4（CD4 淋巴细胞＜ $0.2×10^9$/L）及有广泛皮肤黏膜内脏疾病的与艾滋病相关的卡波西肉瘤（AIDS-KS）患者<br>本品可用作一线全身化疗药物，或者用作治疗病情有进展的 AIDS-KS 患者的二线化疗药物，也可用于不能耐受下述两种以上药物联合化疗的患者：长春新碱、博莱霉素和多柔比星（或其他蒽环类抗菌药物） |

| 制剂与规格 | 脂质体注射液：10ml：20mg |
|---|---|
| 用法与用量 | 本品按 20mg/m$^2$，每 2~3 周 1 次静脉内给药，给药间隔不宜少于 10 天。患者应持续治疗 2~3 个月以产生疗效。为保持一定的疗效，在需要时继续给药<br>本品用 5% 葡萄糖（50mg/ml）注射液稀释后使用，静脉滴注 30 分钟以上 |
| 注意事项 | 1. 心脏损害：在用蒽环类药物治疗期间，监测心脏功能的评定试验和方法应按以下次序使用：心电图监测，左室射血分数，心肌内膜活检。对于有心血管病史的患者，当利大于弊时才能接受本品治疗。心功能不全患者接受本品治疗时要谨慎。对已经用过其他蒽环类药物的患者，应注意观察。盐酸多柔比星总剂量的确定亦应考虑先前（或同时）使用的心脏毒性药物，如其他蒽环类/蒽醌类药物，或氟尿嘧啶之类的药物<br>2. 骨髓抑制：许多使用本品治疗的 AIDS-KS 患者均有艾滋病或许多合用药物等引起的基础骨髓抑制。在用药期间应经常检查血细胞计数，至少在每次用药前作检查。持续性骨髓抑制可导致重复感染和出血<br>3. 糖尿病患者：本品含葡萄糖，且滴注时用 5% 葡萄糖注射液稀释<br>4. 对驾车和操作机器的影响：偶尔（<5%）可出现头晕和嗜睡，有此反应的患者应避免驾车和操作机器 |
| 禁忌 | 本品禁用于对本品活性成分或其他成分过敏的患者。也不能用于孕妇和哺乳期妇女。对于使用 α 干扰素进行局部或全身治疗有效的 AIDS-KS 患者，禁用本品 |
| 不良反应 | 以下引自国外上市的盐酸多柔比星脂质体的临床文献资料：<br>对 AIDS-KS 患者的临床开放和对照研究显示，最常见的不良反应是骨髓抑制。白细胞减少是患者最常见的不良反应，也可见贫血和血小板减少。出现血液学毒性反应可能需要减少用量或暂停及推迟治疗。当中性粒细胞计数< 1×10$^9$/L 或血小板计数< 50×10$^9$/L 时应暂停使用本品。当中性粒细胞计数< 1×10$^9$/L 时，可同时使用 G-CSF 或 GM-CSF 来维持血液细胞数目<br>其他发生率较高（≥5%）的不良反应有：恶心，无力，脱发，发热，腹泻，与滴注有关的急性反应和口腔炎等。临床研究中常发生呼吸系统不良反应（≥5%）。KS 患者使用本品后可见机会性感染，在 HIV 引起的免疫缺陷患者中常见发生。用常规多柔比星制剂治疗时充血性心力衰竭的发生率高，发生心肌病变的风险相近 |
| 特殊人群用药 | 肝、肾功能不全患者：血清胆红素 20.5~51.3μmol/L 时，用常用量的 1/2；> 51.3μmol/L 时用常用量的 1/4<br>儿童：18 岁以下患者使用本品的安全性和有效性尚未确定<br>老年人：60 岁以上患者使用本品的安全性和有效性尚未确定。国外同类产品临床研究中的群体药代动力学结果表明，年龄在 21~75 岁的患者使用本品的药代动力学无明显差异<br>妊娠与哺乳期妇女：孕妇禁用，建议育龄妇女或其配偶在用本品治疗期间及停药后 6 个月内避孕。在接受本品前应停止授乳 |
| 药典 | |
| 国家处方集 | |
| 其他推荐依据 | |

# 第六章

# 补液治疗

| ■ 药品名称 | 葡萄糖 Glucose |
|---|---|
| 适应证 | ①补充能量和体液；用于各种原因引起的进食不足或大量体液丢失（如呕吐、腹泻等），全静脉内营养，饥饿性酮症；②低糖血症；③高钾血症；④高渗溶液用作组织脱水剂；⑤配制腹膜透析液；⑥药物稀释剂 |
| 制剂与规格 | 葡萄糖注射液[基,保(甲)]：①5%；②10%；③25%；④50% |
| 用法与用量 | 静脉注射：①补充热能：一般可予 25%葡萄糖注射液，并同时补充体液。葡萄糖用量根据所需热能计算；②全静脉营养疗法：根据补液量的需要，葡萄糖可配制为 25%~50%的不同浓度，必要时加入胰岛素，每 5~10g 葡萄糖加入正规胰岛素 1U。由于正常应用高渗葡萄糖溶液，对静脉刺激性较大，并需输注脂肪乳剂，故一般选用大静脉滴注；③低糖血症：重者可先予 50%葡萄糖注射液 20~40ml 静脉推注；④脱水：等渗性脱水，给予 5%葡萄糖注射液静脉滴注 |
| 注意事项 | 1. 应用高渗葡萄糖溶液时选用大静脉滴注<br>2. 水肿及严重心肾功能不全、肝硬化腹水者，易致水潴留，应控制输注量，心功能不全者尤其应该控制滴速 |
| 禁忌 | 糖尿病酮症酸中毒未控制者；高血糖非酮症性高渗状态 |
| 不良反应 | 静脉炎；高浓度葡萄糖注射液外渗可致局部肿痛；反应性低血糖，高血糖非酮症昏迷，长期单纯补给葡萄糖时易出现低钾、低钠及低磷血症，原有心功能不全者补液过快可致心悸、心律失常，甚至急性左心衰竭，1 型糖尿病患者应用高浓度葡萄糖时偶有发生高钾血症 |
| 特殊人群用药 | 儿童：补液过快、过多，可致心悸、心律失常，甚至急性左心衰竭<br>老年人：补液过快、过多，可致心悸、心律失常，甚至急性左心衰竭<br>妊娠及哺乳期妇女：分娩时注射过多葡萄糖，可刺激胎儿胰岛素分泌，发生产后婴儿低血糖 |
| 药典 | USP、Eur. P.、Chin. P. |
| 国家处方集 | CNF |
| 其他推荐依据 | |
| ■ 药品名称 | 氯化钠 Sodium Chloride |
| 适应证 | 各种原因所致的脱水，包括低渗性、等渗性和高渗性脱水；高渗性非酮症糖尿病昏迷，低氯性代谢性碱中毒 |
| 制剂与规格 | 氯化钠注射液[基,保(甲)]：①0.9%；②10% |

续　表

| | |
|---|---|
| **用法与用量** | 1. 高渗性脱水：高渗性脱水时患者脑细胞和脑脊液渗透浓度升高，若治疗使血浆和细胞外液钠浓度和渗透浓度过快下降，可致脑水肿。故一般认为，在治疗开始的 48 小时内，血浆钠浓度每小时下降不超过 0.5mmol/L。一般第每日补给半量，余量在以后 2~3 日补给，并根据心肺肾功能酌情调节<br>2. 等渗性脱水：原则给予等渗溶液，如 0.9%氯化钠注射液或复方氯化钠注射液，但上述溶液氯浓度明显高于血浆，单独大量使用可致高氯血症，故可将 0.9%氯化钠注射液和 1.25%碳酸氢钠或 1.86%（1/6M）乳酸钠以 7：3 的比例配制后补给。后者氯浓度为 107mmol/L，并可纠正代谢性酸中毒<br>3. 低渗性脱水：一般认为，当血钠低于 120mmol/L 时，治疗使血钠上升速度在每小时 0.5mmol/L，不超过每小时 1.5mmol/L |
| **注意事项** | 1. 根据临床需要，检查血清中的钠、钾、氯离子浓度；血液中酸碱浓度平衡指标，肾功能及血压和心肺功能<br>2. 浓氯化钠不可直接静脉注射或滴注，应加入液体稀释后应用<br>3. 下列情况慎用：水肿性疾病，如肾病综合征、肝硬化、腹水、充血性心力衰竭、急性左心衰竭、脑水肿及特发性水肿等，急性肾衰竭少尿期，慢性肾衰竭尿量减少而对利尿药反应不佳者；高血压；低钾血症 |
| **禁忌** | 妊娠高血压者禁用 |
| **不良反应** | 输液容量过多和滴速过快，可致水钠潴留，引起水肿、血压升高、心率加快、胸闷、呼吸困难、急性左心衰竭。不适当给予高渗氯化钠可致高钠血症。过多、过快输注低渗氯化钠，可致溶血及脑水肿 |
| **特殊人群用药** | 儿童：补液量和速度应严格控制<br>老年人：补液量和速度应严格控制 |
| **药典** | USP、Eur. P.、Chin. P. |
| **国家处方集** | CNF |
| **其他推荐依据** | |
| **■ 药品名称** | **果糖注射液　Fructose Injection** |
| **适应证** | ①注射剂的稀释；②用于烧创伤、术后及感染等胰岛素抵抗状态下或不适宜使用葡萄糖时需补充水分或能源的患者的补液治疗 |
| **制剂与规格** | 果糖注射液[保(乙)]：①250ml：12.5g；②250ml：25g；③500ml：25g；④500ml：50g<br>注：[保（乙）] 限因胰岛素抵抗无法使用葡萄糖的抢救患者，果糖总量每日不超过 50g |
| **用法与用量** | 缓慢静脉滴注：一般每日 5%~10%果糖注射液 500~1000ml。剂量根据患者的年龄、体重和临床症状调整 |
| **注意事项** | 1. 警告：使用时应警惕本品过量使用有可能引起危及生命的乳酸性酸中毒，未诊断的遗传性果糖不耐受症患者使用本品时可能有致命危险<br>2. 有酸中毒倾向患者慎用<br>3. 本品过量使用可引起严重的酸中毒，故不推荐肠外营养中替代葡萄糖<br>4. 使用过程中应检测临床和实验室指标以评价体液平衡、电解质浓度和酸碱平衡<br>5. 慎用于预防水过多和电解质紊乱 |

续　表

| | |
|---|---|
| | 6. 过量输注无钾果糖可引起低钾血症，本品不用于纠正高钾血症<br>7. 本品能加剧甲醇氧化成甲醛，故不得用于甲醇中毒治疗<br>8. 本品注射速度宜缓慢，以不超过每小时 0.5g/kg 为宜 |
| 禁忌 | 遗传性果糖不耐受症、痛风和高尿酸血症患者禁用 |
| 不良反应 | 1. 循环和呼吸系统：过量输入可引起水肿，包括外围水肿和肺水肿<br>2. 内分泌和代谢：滴速过快（每小时注 1g/kg）可引起乳酸性酸中毒、高尿酸血症以及脂代谢异常<br>3. 电解质紊乱：稀释性低钾血症<br>4. 胃肠道反应：偶有上腹部不适、疼痛或痉挛性疼痛<br>5. 偶有发热、荨麻疹<br>6. 局部不良反应包括注射部位感染、血栓性静脉炎等 |
| 特殊人群用药 | 肝、肾功能不全患者：肾功能不全者慎用 |
| 药典 | USP、BP、Eur. P.、Jpn. P. |
| 国家处方集 | CNF |
| 其他推荐依据 | |
| ■ 药品名称 | 混合糖电解质注射液　Carbohydrate and Electrolyte Injection |
| 适应证 | 不能口服给药或口服给药不能充分摄取时，补充和维持水分和电解质，并补给能量 |
| 制剂与规格 | 混合糖电解质注射液：500ml |
| 用法与用量 | 缓慢静脉滴注：通常成人每次 500~1000ml。给药速度（按葡萄糖计），通常成人每小时不得超过 0.5g/kg 体重。根据年龄、症状及体重等不同情况可酌量增减 |
| 注意事项 | 1. 以下患者必须谨慎给药：心功能不全的患者；因闭塞性尿路疾病引起的尿量减少的患者；糖尿病患者<br>2. 对于只能通过使用胰岛素控制血糖的患者（胰岛素依赖性糖尿病），建议使用葡萄糖制剂；配置时，磷酸根离子和碳酸根离子会产生沉淀，所以不能混入含有磷酸盐及碳酸盐的制剂；给药前尿液量最好在每天 500ml 或每小时 20ml 以上，寒冷季节应注意保持一定体温后再用药，包装启封后立刻使用，残液绝不能使用 |
| 禁忌 | 禁用于：有严重肝功能障碍和肾功能障碍的患者；电解质代谢异常的患者；高钾血症（尿液过少、肾上腺皮质功能减退、严重灼伤及氮质血症等）；高钙血症患者；高磷血症患者；高镁血症患者；遗传性果糖不耐受者 |
| 不良反应 | 快速大量给药时，可能出现水肿、血压升高、心率加快、胸闷、呼吸困难甚至急性左心衰竭。静脉滴注浓度较高、速度较快或静脉较细时，易刺激静脉内膜引起疼痛。滴注速度较快或原有肾功能损害时，应注意发生高钾血症 |
| 特殊人群用药 | 肝、肾功能不全患者：肾功能不全的患者慎用<br>儿童：尚不明确<br>老年人：通常高龄患者的生理功能降低，易于引起水分、电解质异常及高血糖，所以应减慢给药速度，并密切观察<br>孕妇及哺乳期妇女：尚不明确 |
| 药典 | Jpn. P. |

续　表

| | |
|---|---|
| **国家处方集** | CNF |
| **其他推荐依据** | |
| **■ 药品名称** | 碳酸氢钠　Sodium Bicarbonate |
| **适应证** | 1. 治疗代谢性酸中毒：治疗轻至中度代谢性酸中毒，以口服为宜。重度代谢性酸中毒则应静脉滴注<br>2. 碱化尿液：用于尿酸性肾结石的预防、减少磺胺类药物的肾毒性及急性溶血防止血红蛋白沉积在肾小管<br>3. 作为制酸药，治疗胃酸过多引起的症状<br>4. 静脉滴注对某些药物中毒有非特异性的治疗作用 |
| **制剂与规格** | 1. 碳酸氢钠片[基,保(甲)]：①0.3g；②0.5g<br>2. 碳酸氢钠注射液[保(甲)]：①10ml：0.5g[基]；②100ml：5g；③250ml：12.5g[基] |
| **用法与用量** | 1. 静脉滴注：代谢性酸中毒，所需剂量按下式计算：补碱量（mmol）=（-2.3-实际测得的 BE 值）×0.25×体重（kg），或补碱量（mmol）=［正常的 $CO_2CP$-实际测得的 $CO_2CP$（mmol）］×0.25×体重（kg）。除非体内丢失碳酸氢盐，一般先给计算剂量的 1/3~1/2，4~8 小时滴注完毕<br>2. 碱化尿液：①成人，口服，首次 4g，以后每 4 小时 1~2g；静脉滴注，2~5mmol/kg，4~8小时内滴注完毕；②小儿：口服，每日按体重 1~10mmol/kg<br>3. 静脉用药还应注意下列问题：①静脉应用的浓度范围为 1.5%（等渗）至 8.4%；②应从小剂量开始，根据血中 pH、碳酸氢根浓度变化决定追加剂量 |
| **注意事项** | 1. 下列情况慎用：少尿或无尿时；钠潴留并有水肿时；原发性高血压<br>2. 下列情况不做静脉内用药：碱中毒；各种原因导致的大量胃液<br>3. 长期或大量应用可致代谢性碱中毒，并且钠负荷过高引起水肿等 |
| **禁忌** | 禁用于吞食强酸中毒时的洗胃 |
| **不良反应** | 大量注射、存在肾功能不全或长期应用时可出现心律失常、肌肉痉挛、疼痛、异常疲倦、虚弱、呼吸减慢、口内异味、尿频、尿急、持续性头痛、食欲减退、恶心呕吐等 |
| **特殊人群用药** | 妊娠及哺乳期妇女：妊娠期妇女应慎用；本品可经乳汁分泌，但对婴儿的影响尚无有关资料 |
| **药典** | Eur. P.、USP |
| **国家处方集** | CNF |
| **其他推荐依据** | |

# 第七章
# 止吐药

| ■ 药品名称 | 昂丹司琼　Ondansetron |
|---|---|
| 适应证 | 用于放射治疗和细胞毒性药物化疗引起的恶心呕吐；亦用于防治手术后的恶心呕吐 |
| 制剂与规格 | 1. 昂丹司琼片[基,保(甲)]：①4mg；②8mg<br>2. 昂丹司琼胶囊[保(甲)]：①4mg；②8mg<br>3. 盐酸昂丹司琼注射液[保(乙)]：①2ml：4mg；②4ml：8mg<br>注：[保（乙）] 限放化疗且吞咽困难患者 |
| 用法与用量 | 1. 对高度催吐的化疗药引起的呕吐：化疗前 15 分钟、化疗后 4 小时、8 小时各静脉注射 8mg，停止化疗以后每 8~12 小时口服 8mg，连用 5 天<br>2. 对催吐程度不太强的化疗药引起的呕吐：化疗前 15 分钟静脉注射 8mg，以后每 8~12 小时口服 8mg，连用 5 天<br>3. 放射治疗引起的呕吐：首剂须于放疗前 1~2 小时口服 8mg，以后每 8 小时口服 8mg，疗程视放疗的疗程而定。预防手术后的恶心呕吐：在麻醉前 1 小时口服片剂 8mg，随后每隔 8 小时口服片剂 8mg。或缓慢静脉输注 4mg<br>4. 儿童（3~12 岁）：静注剂量：体重≤40kg，单剂量 0.1mg/kg；体重＞40kg 者单剂量为 4mg，用药速度不应少于 30 秒，最好 2~5 分钟 |
| 注意事项 | 1. 腹部手术后不宜使用本品，以免掩盖回肠或胃扩张症状<br>2. 本品不含防腐剂，启封后一次使用<br>3. 本品无特异解药。当怀疑过量时，可适当采取对症支持疗法 |
| 禁忌 | 1. 对本品过敏者禁用：对其他选择性 5-羟色胺受体阻断剂过敏的患者，可能对本品也会产生过敏反应<br>2. 胃肠梗阻者慎用：可增加大肠通过时间，对有亚急性肠梗阻症状的患者，在用药后应严密观察 |
| 不良反应 | 常见头痛、头部和上腹部温热感；偶见便秘、短暂性 ALT 及罕见过敏反应 |
| 特殊人群用药 | 肝、肾功能不全患者：中重度肝功能不全者的消除半衰期延长，剂量酌减<br>儿童：尚无低于 3 岁儿童用药数据<br>妊娠与哺乳期妇女：孕妇慎用。建议哺乳期妇女使用本品时应停止授乳 |
| 药典 | Eur. P.、USP、Chin. P. |
| 国家处方集 | CNF |
| 其他推荐依据 | |
| ■ 药品名称 | 格拉司琼　Granisetron |
| 适应证 | 用于放射治疗、细胞毒类药物化疗引起的恶心和呕吐 |

续 表

| 制剂与规格 | 1. 注射用盐酸格拉司琼[保(乙)]：①1mg；②3mg<br>2. 盐酸格拉司琼注射液[保(乙)]：①1ml：1mg；②3ml：3mg<br>注：[保（乙）] 限放化疗且吞咽困难患者 |
|---|---|
| 用法与用量 | 静脉注射：<br>1. 成人用量通常为 3mg，用 20~50ml 的 5%葡萄糖注射液或 0.9%氯化钠注射液充分溶解后，于治疗前 30 分钟静脉注射，给药时间应超过 5 分钟。大多数患者只需给药 1 次，对恶心和呕吐的预防作用便可超过 24 小时，必要时可增加给药次数 1~2 次，但每日最高剂量不应超过 9mg<br>2. 2~16 岁儿童推荐剂量 10μg/kg |
| 注意事项 | 由于本品可减慢消化道运动，故消化道运动障碍患者使用本品时应严密观察 |
| 禁忌 | 对本品或有关化合物过敏者禁用。胃肠道梗阻者禁用 |
| 不良反应 | 常见头痛、便秘、嗜睡、腹泻、ALT 及 AST 升高，有时可有血压暂时性变化，停药后即可消失 |
| 特殊人群用药 | 肝、肾功能不全患者：无需调整剂量<br>儿童：2 岁以下儿童用药情况尚不明确<br>妊娠与哺乳期妇女：孕妇除非必需外，不宜使用。哺乳期妇女需慎用，若使用本品时应停止授乳 |
| 药典 | Eur. P.、USP、Chin. P. |
| 国家处方集 | CNF |
| 其他推荐依据 | |
| ■ 药品名称 | 托烷司琼　Tropisetron |
| 适应证 | 预防和治疗癌症化疗引起的恶心和呕吐。用于外科手术后恶心和呕吐 |
| 制剂与规格 | 1. 盐酸托烷司琼片[保(乙)]：5mg<br>2. 盐酸托烷司琼胶囊[保(乙)]：5mg<br>3. 盐酸托烷司琼注射液[保(乙)]：①2ml：2mg；②5ml：5mg<br>注：注射剂 [保（乙）] 限放化疗且吞咽困难患者 |
| 用法与用量 | 1. 预防和治疗癌症化疗引起的恶心和呕吐：①成人 5mg/d，每天 1 次，疗程为 6 天。第 1 天静脉给药：将溶于 100ml 常用输液中，在化疗前快速静脉滴注或缓慢静脉推注。第 2~6 天可改为口服给药，一次 5mg，于早晨起床时用生理盐水或葡萄糖溶解后（至少于早餐前 1 小时）用水服用；②一般不推荐用于儿童，如病情需要必须使用时，可参照下列剂量：2 岁以上的儿童剂量为 0.2mg/kg，最高可达 5mg/d。第 1 天静脉给药：将本品溶于 100ml 常用输注液中（生理盐水、林格液或 5%葡萄糖液），于化疗前快速静脉滴注或缓慢静脉推注，第 2~6 天可口服给药。儿童口服给药：本品溶解后，可取适量的盐酸托烷司琼溶液，用橘子汁或可乐稀释后，在早晨起床时（至少于早餐前 1 小时）立即服用<br>2. 治疗手术后的恶心和呕吐：①成人推荐剂量为 2mg，静脉输注（溶于生理盐水、林格溶液、5%的葡萄糖溶液或果糖溶液等）或缓慢静脉注射（30 秒以上）；②儿童推荐剂量为 0.1mg/kg，静脉输注（溶于生理盐水、林格溶液、5%的葡萄糖溶液或果糖溶液等）或缓慢静脉注射（30 秒以上） |

**续　表**

| 注意事项 | 1. 高血压患者慎用，每日剂量不超过 10mg<br>2. 服药后不宜驾车或操作精密仪器 |
|---|---|
| 禁忌 | 对本品过敏者及孕妇禁用 |
| 不良反应 | 常见便秘、头痛、头晕、乏力、腹痛或腹泻等 |
| 特殊人群用药 | 儿童：儿童一般不推荐使用，如病情需要必须使用时，其剂量参见【用法与用量】。目前尚无 2 岁以下儿童用药经验<br>妊娠与哺乳期妇女：孕妇禁用。用药患者不应授乳 |
| 药典 | |
| 国家处方集 | CNF |
| 其他推荐依据 | |

# 第八章

# 其他治疗药物

| ■ 药品名称 | 小牛脾提取物注射液　Calf Spleen Extractive Injection |
|---|---|
| 适应证 | 用于提高机体免疫力。可在治疗再生障碍性贫血、原发性血小板减少症、放射线引起的白细胞减少症、各种恶性肿瘤、改善肿瘤患者恶病质时配合使用 |
| 制剂与规格 | 小牛脾提取物注射液：2ml：5mg 多肽：380μg 核糖 |
| 用法与用量 | 肌内注射：一次 2~8ml，每日 1 次或遵医嘱。静脉滴注：一次 10ml，溶于 500ml 的 0.9% 氯化钠注射液或 5%~10% 葡萄糖注射液中，每日 1 次或遵医嘱 |
| 注意事项 | 1. 为防止患者出现过敏反应，建议患者在第一次静脉输液时，开始时速度应慢，每分钟 10~20 滴<br>2. 严格掌握适应证、禁忌证，询问有关药物过敏史，有过敏史或过敏体质者应慎用<br>3. 单独使用，并注意配伍禁忌，严格按照说明书的要求使用，药物浓度不宜过高<br>4. 注意不良反应的早期表现，严密监测患者的生命体征，备好抢救药品，一旦出现不良反应，立即停药并迅速采取有效的抢救措施 |
| 禁忌 | 对本品过敏者禁用 |
| 不良反应 | 免疫系统：偶见皮疹、荨麻疹、丘疹；极个别人可能对本品有过敏反应，较严重者可能出现过敏性休克，因此要充分注意观察，一旦发生异常时，应立即停药，并给予适当的处置<br>消化系统：个别人用药后偶有恶心、呕吐、腹痛或不适等症状，减量或停药后可消失<br>呼吸系统：多发生在过敏反应时，主要表现为呼吸困难、胸闷、呼吸急促等<br>注射部位：个别人可能出现注射部位疼痛、红肿或硬结，减量或停药后均可消失<br>其他：极个别人用药可出现寒战、高热或发热、大汗、畏寒等症状，可能与输液反应有关，可减慢输液速度或停药 |
| 特殊人群用药 | 肝、肾功能不全患者：尚不明确<br>儿童：目前尚无有关儿童使用本品的临床资料，尚不足以对儿童应用的安全性进行评价<br>老年人：老年患者使用本品，其疗效及安全性与普通人群相比未发现显著差异<br>妊娠与哺乳期妇女：目前尚无有关妊娠期妇女使用本品的临床资料，尚不足以对妇女妊娠期间应用的安全性进行评价。该药及其代谢产物是否在人乳中分泌尚无研究资料，因此，接受本品治疗的妇女不应授乳 |
| 药典 | |
| 国家处方集 | |
| 其他推荐依据 | |

# 第九章
# 血液病中成药治疗用药

| ■ 药品名称 | 人参归脾丸　Renshen Guipi Wan |
|---|---|
| **药物组成** | 人参、白术（麸炒）、茯苓、炙甘草、炙黄芪、当归、木香、远志（去心甘草炙）、龙眼肉、酸枣仁（炒） |
| **功能与主治** | 益气补血，健脾养心。用于心脾两虚、气血不足所致的心悸怔忡，失眠，健忘，食少体倦，面色萎黄以及脾不统血所致的便血、崩漏、带下 |
| **临床应用** | 1. 心悸：由思虑过度，劳伤心脾，或脾胃虚弱，气血生化之源不足，心失所养所致，症见心悸，怔忡，头晕目眩，面色不华，倦怠乏力，舌质淡，脉细弱；心律失常、心肌炎见上述证候者<br>2. 不寐：由思虑劳倦，内伤心脾，化源不足，阴血暗耗以致气血两虚，心神失养，神不守舍所致，症见多梦易醒，失眠健忘，头晕目眩，神疲纳呆，舌淡，脉细弱；神经衰弱、贫血、围绝经期综合征、疲劳综合征见上述证候者<br>3. 健忘：因久病体弱或思虑过度，劳伤心脾，阴血耗损，脑失所养而致，症见遇事善忘，心悸，气短，神倦，纳呆，舌淡，脉细弱；神经衰弱、疲劳综合征见上述证候者<br>4. 血证：因脾气虚弱，统摄无权，血溢脉外所致，症见衄血，便血，皮下紫斑，崩漏，月经先期、量多色淡，舌淡苔薄，脉细弱；胃及十二指肠溃疡出血、功能性子宫出血、血小板减少性紫癜见上述证候者<br>5. 带下：由素体虚弱或劳倦过度，脾气虚弱，运化失职，水湿之气下陷，带脉失约所致，症见带下色白，量多无臭，面色萎黄或白，纳少，便溏，乏力，舌淡苔白，脉缓弱；慢性阴道炎、宫颈炎见上述证候者<br>此外，有报道本品尚可用于白细胞减少症、儿童多动症、胺碘酮致心动过缓、疲劳综合征、再生障碍性贫血及慢性结肠炎等 |
| **制剂与规格** | 1. 大蜜丸[保(乙)]：每丸重9g<br>2. 水蜜丸[保(乙)]：每10丸重1.5g<br>3. 小蜜丸[保(乙)]：每10丸重2g<br>4. 浓缩丸[保(乙)]：每10丸重2g |
| **用法与用量** | 1. 大蜜丸：口服，一次1丸，每日2次<br>2. 水蜜丸：口服，一次6g，每日2次<br>3. 小蜜丸：一次9g，每日2次<br>4. 浓缩丸：一次30丸，每日2次 |
| **注意事项** | 1. 热邪内伏、阴虚脉数以及痰湿壅盛者慎用<br>2. 服药期间应进食营养丰富而易于消化吸收的食物，饮食有节。忌食生冷食物，忌烟酒、浓茶<br>3. 保持精神舒畅，劳逸适度；忌过度思虑，避免恼怒、抑郁、惊恐等不良情绪 |
| **禁忌** | 尚不明确 |

续　表

| | |
|---|---|
| **不良反应** | 尚不明确 |
| **特殊人群用药** | 尚不明确 |
| **药典** | |
| **其他推荐依据** | 国家药典委员会. 中华人民共和国药典临床用药须知（2010 年版）［M］. 北京：中国医药科技出版社，2011. |
| **■ 药品名称** | **益气养血口服液**　Yiqi Yangxue Koufuye |
| **药物组成** | 人参、黄芪、党参、麦冬、当归、炒白术、地黄、制何首乌、五味子、陈皮、地骨皮、鹿茸、淫羊藿 |
| **功能与主治** | 益气养血。用于气血不足所致的气短心悸，面色不华，体虚乏力 |
| **临床应用** | 1. 心悸：因脾胃虚弱，气血化生不足，使心失所养，神无所附而致，症见气短，心悸，面色不华，倦怠乏力，舌淡苔薄脉细弱；心律失常见上述证候者<br>2. 虚证：由久病体虚，脾气不足，气血两虚所致，症见气短，头晕，面色不华，心悸，失眠，倦怠，神疲，下肢水肿，舌淡，脉沉细；贫血见上述证候者 |
| **制剂与规格** | 口服液：每支装 10ml |
| **用法与用量** | 口服，一次 15~20ml，每日 3 次 |
| **注意事项** | 1. 湿热内蕴、痰火壅盛者慎用<br>2. 月经期间及有出血倾向者慎用<br>3. 忌食生冷、辛辣、油腻食物，忌烟酒、浓茶<br>4. 保持心情舒畅，忌过度思虑，避免恼怒、抑郁等不良情绪 |
| **禁忌** | 尚不明确 |
| **不良反应** | 尚不明确 |
| **特殊人群用药** | 妊娠与哺乳期妇女：孕妇慎用 |
| **药典** | Chin. P. |
| **其他推荐依据** | 国家药典委员会. 中华人民共和国药典临床用药须知（2010 年版）［M］. 北京：中国医药科技出版社，2011. |
| **■ 药品名称** | **阿胶益寿晶**　Ejiao Yishou Jing |
| **药物组成** | 人参、熟地黄、炙黄芪、制何首乌、阿胶、陈皮、木香、甘草 |
| **功能与主治** | 补气养血。用于气血双亏所致的未老先衰，面黄肌瘦，四肢无力，腰膝酸软，健忘失眠，妇女产后诸虚 |
| **临床应用** | 1. 气血双亏证：因先天禀赋不足，或劳力过度，或久病失治误治，或饮食不节，损伤脾胃，气血生化之源匮乏，以致未老先衰，面黄肌瘦，精神不振，四肢无力，腰膝酸软；贫血见上述证候者<br>2. 健忘：因思虑过度，劳伤心脾，气血生化无源，或久病损伤气血，或年迈气血亏虚，脑失濡养而致健忘，不寐，精神疲惫，食少纳呆，唇甲淡白；神经衰弱见上述证候者 |

**续　表**

| | |
|---|---|
| | 3. 失眠：因思虑太过，或久病失养，或年迈体虚，气血不足，心失所养，心神不安而致失眠，多梦易醒，健忘，眩晕，面色无华，精神萎靡，肢体倦怠；神经衰弱见上述证候者<br>4. 产后诸虚：因产时用力，出汗过多，产伤，或失血过多，元气受损，气血俱伤，而致产后眩晕，面色苍白，心悸；产后贫血见上述证候者 |
| **制剂与规格** | 颗粒剂：每袋装 10g（相当于原药材 3.5g） |
| **用法与用量** | 开水冲服，一次 10g，每日 1~2 次 |
| **注意事项** | 1. 体实有热者慎用；感冒者慎用；脾胃虚弱，呕吐泄泻，腹胀便溏、咳嗽痰多者慎用<br>2. 忌食辛辣、油腻、生冷食物。服本品同时不宜服用藜芦、五灵脂、皂荚或其制剂；不宜喝茶和吃萝卜<br>3. 用于治疗失眠时，睡前忌吸烟，忌饮酒、茶和咖啡 |
| **禁忌** | 尚不明确 |
| **不良反应** | 尚不明确 |
| **特殊人群用药** | 尚不明确 |
| **药典** | |
| **其他推荐依据** | 国家药典委员会. 中华人民共和国药典临床用药须知（2010 年版）［M］. 北京：中国医药科技出版社，2011. |
| **■ 药品名称** | 八珍颗粒（丸）　　Bazhen Keli（Wan） |
| **药物组成** | 炒白芍、炒白术、川芎、当归、党参、茯苓、甘草、熟地黄 |
| **功能与主治** | 补气益血。用于气血两亏，面色萎黄，食欲缺乏，四肢乏力，月经过多 |
| **临床应用** | 1. 气血两亏证：因素体虚弱，或久病不愈，或劳伤过度，气虚不能生血或血虚无以化气，气血两虚，以致面色萎黄不华，食欲缺乏，四肢乏力，精神恍惚，少气懒言，口唇、指甲淡白；贫血见上述证候者<br>2. 月经过多：因禀赋不足，或过劳久思，或大病久病，损伤脾气，冲任不固，血失统摄，以致月经量多，色淡红，质清稀，小腹空坠，面色苍白，神疲体倦，气短懒言<br>此外，还有本品治疗白细胞减少症和配合腹腔化疗及全身化疗治疗进展期胃癌术后的报道 |
| **制剂与规格** | 1. 颗粒剂[基,保(甲)]：①每袋装 8g；②每袋装 3.5g（无蔗糖）<br>2. 丸剂[基,保(甲)]：大蜜丸每丸重 9g |
| **用法与用量** | 1. 颗粒剂：开水冲服。一次 1 袋，每日 2 次<br>2. 丸剂：口服，水蜜丸一次 6g，大蜜丸一次 1 丸，每日 2 次 |
| **注意事项** | 1. 体实有热者慎用<br>2. 感冒者慎用 |
| **禁忌** | 尚不明确 |
| **不良反应** | 尚不明确 |
| **特殊人群用药** | 尚不明确 |
| **药典** | Chin. P. |

续　表

| 其他推荐依据 | 国家药典委员会 . 中华人民共和国药典临床用药须知（2010 年版）［M］. 北京：中国医药科技出版社，2011. |
|---|---|
| ■ **药品名称** | **十全大补口服液（丸）**　Shiquan Dabu Koufuye（Wan） |
| 药物组成 | 熟地黄、党参、炒白术、茯苓、炙黄芪、当归、酒白芍、肉桂、川芎、炙甘草 |
| 功能与主治 | 温补气血。用于气血两虚，面色苍白，气短心悸，头晕自汗，四肢不温，月经量多 |
| 临床应用 | 1. 气血两虚证：因禀赋不足，或久病不愈，或年老体弱，或饮食失调，脾胃虚弱，气血两虚而致面色苍白，气短懒言，体倦乏力，四肢不温，食欲不佳；贫血见上述证候者<br>2. 心悸：因体质虚弱，或久病失养，或劳累过度，气血亏虚，心失所养，心神不宁而见心慌不安，气短乏力，面色无华，头晕；贫血、功能性心律失常见上述证候者<br>3. 眩晕：因久病不愈，虚而不复，或失血过多，血亏气耗，或劳思伤脾，生化无权，气血两虚，脑失濡养而见头晕目眩，动则加剧，面色苍白，神疲乏力，心悸；贫血见上述证候者<br>4. 自汗：因素体虚弱，或病后体虚，卫气不能顾护肌表，腠理疏松，津液外泄而致汗出，体倦乏力，面色无华，神疲气短<br>5. 月经量多：因先天不足，或过劳久思，或大病久病，损伤脾气，中气不足，冲任不固，血失统摄，而致月经量多，色淡红，质清稀，小腹空坠，面色苍白，神疲体倦，气短懒言<br>此外，还有本品治疗白细胞减少症，减轻恶性肿瘤患者化疗不良反应、提高生活质量，促进创伤术后患者恢复的报道 |
| 制剂与规格 | 1. 口服液：每瓶 10ml<br>2. 丸剂：浓缩丸 8 丸相当于原生药 3g，大蜜丸每丸重 9g，小蜜丸每 10 丸重 2g |
| 用法与用量 | 1. 口服液：口服。一次 1 瓶，每日 2~3 次<br>2. 丸剂：口服。浓缩丸一次 8~10 丸，每日 3 次；水蜜丸一次 6g，每日 2~3 次；大蜜丸一次 1 丸，每日 2~3 次；小蜜丸一次 9g，每日 2~3 次 |
| 注意事项 | 1. 体实有热者慎用<br>2. 感冒者慎用<br>3. 服药期间饮食宜选清淡易消化食物，忌食辛辣、油腻、生冷食物 |
| 禁忌 | 尚不明确 |
| 不良反应 | 尚不明确 |
| 特殊人群用药 | 妊娠与哺乳期妇女：孕妇慎用 |
| 药典 | Chin. P. |
| 其他推荐依据 | 国家药典委员会 . 中华人民共和国药典临床用药须知（2010 年版）［M］. 北京：中国医药科技出版社，2011 |
| ■ **药品名称** | **人参养荣丸**　Rengshen Yangrong Wan |
| 药物组成 | 人参、土白术、茯苓、炙甘草、当归、熟地黄、白芍（麸炒）、炙黄芪、陈皮、制远志、肉桂、五味子（酒蒸） |
| 功能与主治 | 温补气血。用于心脾不足，气血两亏，形瘦神疲，食少便溏，病后虚弱 |

**续　表**

| 临床应用 | 气血两虚证：此由素体虚弱，饮食所伤，脾胃虚弱所致，症见形体消瘦，神疲乏力，少气懒言，食少纳呆，大便稀溏，舌淡，脉细弱 |
|---|---|
| 制剂与规格 | 大蜜丸<sup>[保(乙)]</sup>：每丸重 9g |
| 用法与用量 | 口服。大蜜丸一次 1 丸，每日 1~2 次 |
| 注意事项 | 1. 阴虚热盛者慎用<br>2. 服药期间饮食宜选清淡食物 |
| 禁忌 | 尚不明确 |
| 不良反应 | 尚不明确 |
| 特殊人群用药 | 妊娠与哺乳期妇女：孕妇慎用 |
| 药典 | Chin. P. |
| 其他推荐依据 | 国家药典委员会.中华人民共和国药典临床用药须知（2010 年版）［M］.北京：中国医药科技出版社，2011. |
| **■ 药品名称** | **人参固本丸　Renshen Guben Wan** |
| 药物组成 | 人参、熟地黄、地黄、山茱萸、山药、泽泻、丹皮、茯苓、天冬、麦冬 |
| 功能与主治 | 滋阴益气，固本培元。用于阴虚气弱，虚劳，咳嗽，心悸气短，骨蒸潮热，腰酸耳鸣，盗汗，大便干燥 |
| 临床应用 | 1. 肺痨：肺之气阴两虚所致干咳无痰，或痰少而黏，心慌心悸，气短乏力，潮热盗汗，腰酸耳鸣，舌红少苔，脉细数无力；肺结核见上述证候者<br>2. 遗精：肺虚及肾，肾虚精关不固至梦遗滑泄，腰膝酸软，遗精后加重，手足心热，舌红少苔，脉细数<br>此外，还有用本品治疗慢性支气管炎、慢性肾炎、白细胞减少症的报道 |
| 制剂与规格 | 1. 丸剂：每丸重 9g<br>2. 水蜜丸：每 100 粒重 10g |
| 用法与用量 | 口服。丸剂：一次 1 丸，每日 2 次；水蜜丸：一次 6g，每日 2 次 |
| 注意事项 | 1. 外感咳嗽慎用<br>2. 忌辛辣刺激、油腻食物 |
| 禁忌 | 尚不明确 |
| 不良反应 | 尚不明确 |
| 特殊人群用药 | 尚不明确 |
| 药典 | |
| 其他推荐依据 | 国家药典委员会.中华人民共和国药典临床用药须知（2010 年版）［M］.北京：中国医药科技出版社，2011. |
| **■ 药品名称** | **升血灵颗粒　Shengxueling Keli** |
| 药物组成 | 黄芪、新阿胶、皂矾、大枣、山楂 |

续　表

| | |
|---|---|
| **功能与主治** | 补气养血。用于气血两虚所致的面色淡白、眩晕、心悸、神疲乏力、气短；缺铁性贫血见上述证候者 |
| **临床应用** | 1. 气血两虚证：由各种慢性失血或后天失养所致，症见面色淡白，眩晕，心悸，神疲乏力，短气，舌淡苔白，脉虚细；缺血性贫血见上述证候者<br>2. 眩晕：此由气血两虚所致，症见头晕，面色淡白，神疲乏力，舌淡苔白，脉虚弱；缺血性贫血见上述证候者<br>3. 心悸：此由气血两虚所致，症见心悸，面色淡白，气短，神疲乏力，舌淡苔白，脉虚弱；缺血性贫血见上述证候者 |
| **制剂与规格** | 颗粒剂：每袋装①5g；②10g；③15g |
| **用法与用量** | 口服。小儿周岁内一次 5g，1~3 岁一次 10g，3 岁以上及成人一次 15g；每日 3 次 |
| **注意事项** | 1. 实热证慎用<br>2. 感冒者慎用<br>3. 因方中含有皂矾，非缺铁性贫血不宜使用<br>4. 本方所含皂矾，多服能引起呕吐腹痛，胃弱者慎用<br>5. 禁用茶水冲服，服药期间忌食辛辣、油腻、生冷食物<br>6. 用于缺铁性贫血，可合用铁剂以增强疗效，并应结合病因治疗 |
| **禁忌** | 尚不明确 |
| **不良反应** | 尚不明确 |
| **特殊人群用药** | 妊娠与哺乳期妇女：孕妇慎用 |
| **药典** | |
| **其他推荐依据** | 国家药典委员会. 中华人民共和国药典临床用药须知（2010 年版）［M］. 北京：中国医药科技出版社，2011. |
| **■ 药品名称** | 阿胶三宝膏　Ejiao Sanbao Gao |
| **药物组成** | 黄芪、大枣、阿胶 |
| **功能与主治** | 补气血，健脾胃。用于气血两亏、脾胃虚弱所致的心悸、气短、崩漏、水肿、食少 |
| **临床应用** | 1. 气血两虚证：多因禀赋虚弱，或饮食失调，或久病失养所致气短懒言，神疲乏力，食欲缺乏，面色不华，舌淡苔薄，脉细弱；贫血见上述证候者<br>2. 心悸：因脾胃虚弱，气血生化之源，不能濡养心脉所致的心悸，气短，倦怠乏力，食少纳呆，面色不华，舌淡红，脉细弱；贫血见上述证候者<br>3. 崩漏：系由脾胃气虚，气血不足，统摄无权，冲任失固，不能约束经血而致的崩漏，血色淡而质薄，气短，神疲，饮食不佳，舌质淡，苔薄白，脉细或沉弱；功能性子宫出血见上述证候者<br>4. 水肿：由脾胃虚弱，健运失职，水湿不运所致的水肿，食少，神疲，气短无力，舌淡苔薄，脉沉或细；营养不良性水肿见上述证候者 |
| **制剂与规格** | 膏剂：每瓶装 100ml |
| **用法与用量** | 开水冲服。一次 10g，每日 2 次 |

续 表

| 注意事项 | 1. 本方为补益之品，血热崩漏者慎用<br>2. 感冒着慎用<br>3. 服药期间忌食生冷油腻食物 |
|---|---|
| 禁忌 | 尚不明确 |
| 不良反应 | 尚不明确 |
| 特殊人群用药 | 尚不明确 |
| 药典 | Chin. P. |
| 其他推荐依据 | 国家药典委员会. 中华人民共和国药典临床用药须知（2010 年版）［M］. 北京：中国医药科技出版社，2011. |
| ■ 药品名称 | 阿胶补血膏（颗粒，口服液） Ejiao Buxue Gao（Keli，Koufuye） |
| 药物组成 | 阿胶、黄芪、熟地黄、党参、枸杞子、白术 |
| 功能与主治 | 补益气血，滋阴润肺。用于气血两虚所致的久病体弱、目昏、虚劳咳嗽 |
| 临床应用 | 1. 气血两虚证：因饮食劳倦所伤，脾胃虚弱而致气血化源不足，症见身体倦怠，神疲乏力，目昏，食少纳呆，面色无华，舌淡苔薄白，脉细弱；久病体弱、贫血见上述证候者<br>2. 劳嗽：因肺阴亏耗，燥咳成劳，症见干咳，咳声短促，痰少黏白，或痰中带血，声音逐渐嘶哑，口干咽燥，或午后潮热颧红，手足心热，夜寐盗汗，日渐消瘦，神疲，舌质红少苔，脉细数；肺结核见上述证候者 |
| 制剂与规格 | 1. 煎膏剂：每瓶装①200g；②300g<br>2. 口服液：每支装①10ml；②20ml<br>3. 颗粒：每袋装 4g |
| 用法与用量 | 1. 煎膏剂：口服。一次 20g，早晚各 1 次<br>2. 口服液：口服。一次 20ml，早晚各 1 次，或遵医嘱<br>3. 颗粒剂：开水冲服，一次 4g，每日 2 次 |
| 注意事项 | 1. 实热、痰火咳嗽者慎用<br>2. 感冒者慎用<br>3. 服药期间忌食辛辣、油腻、生冷食物 |
| 禁忌 | 尚不明确 |
| 不良反应 | 尚不明确 |
| 特殊人群用药 | 尚不明确 |
| 药典 | Chin. P. |
| 其他推荐依据 | 国家药典委. 中华人民共和国药典临床用药须知（2010 年版）［M］. 北京：中国医药科技出版社，2011. |
| ■ 药品名称 | 维血宁颗粒（糖浆） Weixuening Keli（Tangjiang） |
| 药物组成 | 熟地黄、地黄、灼白芍、墨旱莲、太子参、鸡血藤、虎杖、仙鹤草 |
| 功能与主治 | 滋阴养血，清热凉血。用于阴虚血热所致的出血；血小板减少症见上述证候者 |

续　表

| | |
|---|---|
| 临床应用 | 血证：由阴血亏虚，血热伤及脉络而致的皮肤出血、咯血、吐血、尿血、便血、崩漏，伴心烦，身热，神疲，舌红苔少，脉细；血小板减少症见上述证候者<br>此外，本品尚可用于治疗甲状腺功能亢进引起的白细胞减少症 |
| 制剂与规格 | 1. 糖浆剂：每支 25ml<br>2. 颗粒剂[保(乙)]：①每袋装 20g；②每袋装 8g |
| 用法与用量 | 1. 糖浆剂：口服。一次 25~30ml，每日 3 次；小儿酌减或遵医嘱<br>2. 颗粒剂：开水冲服。一次 1 袋，每日 3 次 |
| 注意事项 | 1. 气不摄血的出血证慎用<br>2. 感冒者慎用<br>3. 服药期间忌食辛辣、滋腻食物 |
| 禁忌 | 尚不明确 |
| 不良反应 | 尚不明确 |
| 特殊人群用药 | 妊娠与哺乳期妇女：孕妇慎用 |
| 药典 | Chin. P. |
| 其他推荐依据 | 国家药典委员会. 中华人民共和国药典临床用药须知（2010 年版）［M］. 北京：中国医药科技出版社，2011. |
| ■ 药品名称 | **益血生胶囊　Yixuesheng Jiaonang** |
| 药物组成 | 阿胶、龟甲胶、鹿角胶、鹿血、牛髓、紫河车、鹿茸、茯苓、黄芪（蜜制）、白芍、当归、党参、熟地黄、白术（麸炒）、制何首乌、大枣、炒山楂、炒麦芽、炒鸡内金、知母（盐制）、大黄（酒制）、花生衣 |
| 功能与主治 | 健脾补肾，生血填精。用于脾肾两虚，精血不足所致的面色无华，眩晕气短，体倦乏力，腰膝痿软，缺铁性贫血，慢性再生障碍性贫血见上述证候者 |
| 临床应用 | 1. 眩晕：脾肾两亏，气血虚损所致，症见眩晕，面色无华，食少纳呆，体倦乏力，腰膝酸软，舌淡胖苔白，脉沉弱；缺铁性贫血、再生障碍性贫血见上述证候者<br>2. 本品可用于白细胞减少症，对化疗药物有增效作用 |
| 制剂与规格 | 胶囊剂[保(乙)]：每粒装 0.25g |
| 用法与用量 | 口服：一次 4 粒，每日 3 次，儿童酌减 |
| 注意事项 | 虚热者慎用 |
| 禁忌 | 尚不明确 |
| 不良反应 | 尚不明确 |
| 特殊人群用药 | 肝、肾功能不全患者：尚不明确<br>儿童：用量酌减<br>老年人：尚不明确<br>妊娠与哺乳期妇女：尚不明确 |
| 药典 | Chin. P. |
| 其他推荐依据 | |

**续　表**

| ■ 药品名称 | 生白口服液（合剂、颗粒）　　　Shengbai Koufuye（Heji、Keli） |
|---|---|
| 药物组成 | 淫羊藿、补骨脂、附子（制）、枸杞子、黄芪、鸡血藤、茜草、当归、芦根、麦冬、甘草 |
| 功能与主治 | 温肾健脾，补益气血。用于癌症放、化疗引起的白细胞减少属脾肾阳虚，气血不足证候者，症见神疲乏力，少气懒言，畏寒肢冷，纳差便溏，腰膝酸软等 |
| 临床应用 | 脾肾阳虚、气血不足证：因禀赋不足，后天失养，或久病体衰以致脾肾阳虚，气血不足而见腰膝酸软，精神疲惫，肢体倦怠，少气懒言，畏寒肢冷，面色㿠白，食少纳差，大便溏薄，舌淡苔白，脉沉弱；癌症放、化疗引起的白细胞减少症见上述证候者 |
| 制剂与规格 | 1. 口服液[保（乙）]：①每支装 20ml，20ml×6 支/盒；②每支装 10ml，10ml×6 支/盒<br>2. 合剂[保（乙）]：每瓶装 250ml，250ml×1 瓶/盒<br>3. 颗粒[保（乙）]：每袋装 9g，9g×6 袋/盒 |
| 用法与用量 | 口服：<br>1. 口服液、合剂：一次 40ml，每日 3 次；或遵医嘱。摇匀服用<br>2. 颗粒：开水冲服。一次 1 袋，每日 3 次；或遵医嘱 |
| 注意事项 | 尚不明确 |
| 禁忌 | 阴虚火旺及有出血倾向者，热毒证患者，孕妇禁用 |
| 不良反应 | 个别患者服后有轻度胃脘不适 |
| 特殊人群用药 | 妊娠及哺乳期妇女：孕妇禁用 |
| 药典 | Chin. P. |
| 其他推荐依据 | 中国临床肿瘤学会（CSCO）中西医结合专家委员会. 抗肿瘤药物引起骨髓抑制中西医结合诊治专家共识［J］. 临床肿瘤学杂志，2021（11）. DOI：10.3969/j.issn.1009-0460.2021.11.011. |

# 第十章
# 手术预防用抗菌药物

## 第一节　抗菌药物预防性应用的基本原则 *

### 一、非手术患者抗菌药物的预防性应用

#### （一）预防用药目的

预防特定病原菌所致的或特定人群可能发生的感染。

#### （二）预防用药基本原则

1. 用于尚无细菌感染征象但暴露于致病菌感染的高危人群。

2. 预防用药适应证和抗菌药物选择应基于循证医学证据。

3. 应针对一种或二种最可能细菌的感染进行预防用药，不宜盲目地选用广谱抗菌药或多药联合预防多种细菌多部位感染。

4. 应限于针对某一段特定时间内可能发生的感染，而非任何时间可能发生的感染。

5. 应积极纠正导致感染风险增加的原发疾病或基础状况。可以治愈或纠正者，预防用药价值较大；原发疾病不能治愈或纠正者，药物预防效果有限，应权衡利弊决定是否预防用药。

6. 以下情况原则上不应预防使用抗菌药物：普通感冒、麻疹、水痘等病毒性疾病；昏迷、休克、中毒、心力衰竭、肿瘤、应用肾上腺皮质激素等患者；留置导尿管、留置深静脉导管以及建立人工气道（包括气管插管或气管切口）患者。

#### （三）对某些细菌性感染的预防用药指征与方案

在某些细菌性感染的高危人群中，有指征的预防性使用抗菌药物，预防对象和推荐预防方案，见附录1：抗菌药物在预防非手术患者某些特定感染中的应用。此外，严重中性粒细胞缺乏（$ANC \leqslant 0.1 \times 10^9/L$）持续时间超过7天的高危患者和实体器官移植及造血干细胞移植的患者，在某些情况下也有预防用抗菌药物的指征，但由于涉及患者基础疾病、免疫功能状态、免疫抑制剂等药物治疗史等诸多复杂因素，其预防用药指征及方案需参阅相关专题文献。

### 二、围手术期抗菌药物的预防性应用

围手术期抗菌药物预防用药，应根据手术切口类别（表1-1）、手术创伤程度、可能的污染细菌种类、手术持续时间、感染发生机会和后果严重程度、抗菌药物预防效果的循证医学证据、对细菌耐药性的影响和经济学评估等因素，综合考虑决定是否预防用抗菌药物。但抗菌药物的预防性应用并不能代替严格的消毒、灭菌技术和精细的无菌操作，也不能代替术中保温和血糖控制等其他预防措施。

---

* 内容引自：《关于印发抗菌药物临床应用指导原则（2015年版）的通知》（国卫办医发〔2015〕43号）

1. 清洁手术（Ⅰ类切口）：手术脏器为人体无菌部位，局部无炎症、无损伤，也不涉及呼吸道、消化道、泌尿生殖道等人体与外界相通的器官。手术部位无污染，通常不需预防用抗菌药物。但在下列情况时可考虑预防用药：①手术范围大、手术时间长、污染机会增加；②手术涉及重要脏器，一旦发生感染将造成严重后果者，如头颅手术、心脏手术等；③异物植入手术，如人工心瓣膜植入、永久性心脏起搏器放置、人工关节置换等；④有感染高危因素如高龄、糖尿病、免疫功能低下（尤其是接受器官移植者）、营养不良等患者。

2. 清洁-污染手术（Ⅱ类切口）：手术部位存在大量人体寄殖菌群，手术时可能污染手术部位引致感染，故此类手术通常需预防用抗菌药物。

3. 污染手术（Ⅲ类切口）：已造成手术部位严重污染的手术。此类手术需预防用抗菌药物。

4. 污秽-感染手术（Ⅳ类切口）：在手术前即已开始治疗性应用抗菌药物，术中、术后继续，此不属预防应用范畴。

### 表1-1 手术切口类别

| 切口类别 | 定义 |
| --- | --- |
| Ⅰ类切口（清洁手术） | 手术不涉及炎症区，不涉及呼吸道、消化道、泌尿生殖道等人体与外界相通的器官 |
| Ⅱ类切口（清洁-污染手术） | 上、下呼吸道，上、下消化道，泌尿生殖道手术，或经以上器官的手术，如经口咽部手术、胆道手术、子宫全切除术、经直肠前列腺手术，以及开放性骨折或创伤手术等 |
| Ⅲ类切口（污染手术） | 造成手术部位严重污染的手术，包括：手术涉及急性炎症但未化脓区域；胃肠道内容物有明显溢出污染；新鲜开放性创伤但未经及时扩创；无菌技术有明显缺陷如开胸、心脏按压者 |
| Ⅳ类切口（污秽-感染手术） | 有失活组织的陈旧创伤手术；已有临床感染或脏器穿孔的手术 |

注：1. 本指导原则均采用以上分类。而目前我国在病案首页中将手术切口分为Ⅰ、Ⅱ、Ⅲ类，其Ⅰ类与本指导原则中Ⅰ类同，Ⅱ类相当于本指导原则中Ⅱ、Ⅲ类，Ⅲ类相当于本指导原则中Ⅳ类。参考本指导原则时应注意两种分类的区别。

2. 病案首页0类系指体表无切口或经人体自然腔道进行的操作以及经皮腔镜操作，其预防用药参考附录3。

### （一）抗菌药物品种选择

1. 根据手术切口类别、可能的污染菌种类及其对抗菌药物敏感性、药物能否在手术部位达到有效浓度等综合考虑。

2. 选用对可能的污染菌针对性强、有充分的预防有效的循证医学证据、安全、使用方便及价格适当的品种。

3. 应尽量选择单一抗菌药物预防用药，避免不必要的联合使用。预防用药应针对手术路径中可能存在的污染菌。如心血管、头颈、胸腹壁、四肢软组织手术和骨科手术等经皮肤的手术，通常选择针对金黄色葡萄球菌的抗菌药物。结肠、直肠和盆腔手术，应选用针对肠道革兰阴性菌和脆弱拟杆菌等厌氧菌的抗菌药物。

4. 头孢菌素过敏者，针对革兰阳性菌可用万古霉素、去甲万古霉素、克林霉素；针对革兰阴性杆菌可用氨曲南、磷霉素或氨基糖苷类。

5. 对某些手术部位感染会引起严重后果者，如心脏人工瓣膜置换术、人工关节置换术等，若术前发现有耐甲氧西林金黄色葡萄球菌（MRSA）定植的可能或者该机构MRSA发生率高，可选用万古霉素、去甲万古霉素预防感染，但应严格控制用药持续时间。

6. 不应随意选用广谱抗菌药物作为围手术期预防用药。鉴于国内大肠埃希菌对氟喹诺酮类药物耐药率高，应严格控制氟喹诺酮类药物作为外科围手术期预防用药。

7. 常见围手术期预防用抗菌药物的品种选择，见附录2：抗菌药物在围手术期预防应用的品种选择。

### （二）给药方案

1. 给药方法：给药途径大部分为静脉输注，仅有少数为口服给药。静脉输注应在皮肤、黏膜切开前 0.5~1 小时内或麻醉开始时给药，在输注完毕后开始手术，保证手术部位暴露时局部组织中抗菌药物已达到足以杀灭手术过程中沾染细菌的药物浓度。万古霉素或氟喹诺酮类等由于需输注较长时间，应在手术前 1~2 小时开始给药。

2. 预防用药维持时间：抗菌药物的有效覆盖时间应包括整个手术过程。手术时间较短（<2 小时）的清洁手术术前给药一次即可。如手术时间超过 3 小时或超过所用药物半衰期的 2 倍以上，或成人出血量超过 1500ml，术中应追加一次。清洁手术的预防用药时间不超过 24 小时，心脏手术可视情况延长至 48 小时。清洁-污染手术和污染手术的预防用药时间亦为 24 小时，污染手术必要时延长至 48 小时。过度延长用药时间并不能进一步提高预防效果，且预防用药时间超过 48 小时，耐药菌感染机会增加。

## 三、侵入性诊疗操作患者的抗菌药物的预防应用

随着放射介入和内镜诊疗等微创技术的快速发展和普及，我国亟待规范诊疗操作患者的抗菌药物预防应用。根据现有的循证医学证据、国际有关指南推荐和国内专家的意见，对部分常见特殊诊疗操作的预防用药提出了建议，见附录 3：特殊诊疗操作抗菌药物预防应用的建议。

# 第二节　第一代头孢菌素类

| ■ 药品名称 | 头孢唑林　Cefazolin |
|---|---|
| □ 其他名称 | 新泰林 |
| 抗菌谱与适应证 | 第一代头孢菌素。除肠球菌属、耐甲氧西林葡萄球菌属外，对其他革兰阳性球菌均有良好抗菌活性，肺炎链球菌和溶血性链球菌对其高度敏感，对部分大肠埃希菌、奇异变形杆菌和肺炎克雷伯菌有良好抗菌活性。临床用于敏感菌所致的呼吸道感染、尿路感染、皮肤软组织感染、骨和关节感染、肝胆系统感染、感染性心内膜炎、败血症及眼、耳、鼻、咽喉部感染；外科手术预防用药 |
| 制剂与规格 | 1. 注射用头孢唑林钠[保(甲)]：①0.5g[基]；②1g[基]；③1.5g；④2g<br>2. 注射用五水头孢唑林钠[保(甲/乙)]：①0.5g[基]；②1g[基]；③1.5g；④2g |
| 用法与用量 | 成人常用剂量：一次 0.5~1g，一日 2~4 次，严重感染可增至一日 6g，分 2~4 次静脉给予，或遵医嘱<br>用于预防外科手术后感染时，一般为术前 0.5~1 小时肌内注射或静脉给药 1g，手术时间超过 6 小时者术中加用 0.5~1g，术后每 6~8 小时给药 0.5~1g，至手术后 24 小时止<br>儿童：一日 50~100mg/kg，分 2~3 次静脉缓慢推注，静脉滴注或肌内注射 |
| 注意事项 | 1. 交叉过敏反应：对青霉素过敏患者应用本品时应根据患者情况充分权衡利弊后决定<br>2. 对诊断的干扰：应用本品和其他头孢菌素的患者抗球蛋白（Coombs）试验可出现阳性；孕妇产前应用这类药物，此阳性反应也可出现于新生儿。当应用本品的患者尿中头孢类含量超过 10mg/ml 时，以磺基水杨酸进行尿蛋白测定可出现假阳性反应。以硫酸铜法测定尿糖可呈假阳性反应。血清丙氨酸氨基转移酶、门冬氨酸氨基转移酶、碱性磷酸酶和血尿素氮在应用本品过程中皆可升高。如采用 Jaffe 反应进行血清和尿肌酐值测定时可有假性增高 |

续　表

| | 3. 有胃肠道疾病史者，特别是溃疡性结肠炎、局限性肠炎或抗菌药物相关性结肠炎（头孢菌素类很少产生假膜性结肠炎）者和有肾功能减退者应慎用头孢菌素类 |
|---|---|
| 禁忌 | 对头孢菌素过敏者及有青霉素过敏性休克或即刻反应史者禁用本品 |
| 不良反应 | 应用头孢唑林的不良反应发生率低，静脉注射发生的血栓性静脉炎和肌内注射区域疼痛均较头孢噻吩少而轻。药疹发生率为 1.1%，嗜酸性粒细胞增多的发生率为 1.7%，单独以药物热为表现的过敏反应仅偶有报道。本品与氨基糖苷类抗菌药合用是否增加后者的肾毒性尚不能肯定。临床上本品无肝损害现象，但个别患者可出现暂时性血清氨基转移酶、碱性磷酸酶升高。肾功能减退患者应用高剂量（每日 12g）的头孢唑林时可出现脑反应。白色念珠菌二重感染偶见 |
| 特殊人群用药 | 肝、肾功能不全患者：因本品部分在肝脏代谢，因此肝功能损害患者应慎用；对肾功能减退患者应在减少剂量情况下谨慎使用；肾功能减退者的肌酐清除率>50ml/min 时，仍可按正常剂量给药；与庆大霉素或其他肾毒性抗菌药合用有增加肾损害的危险性<br>儿童：早产儿及 1 个月以下的新生儿不推荐应用本品<br>老年人：本品在老年人中消除半衰期较年轻人明显延长，应按肾功能适当减量或延长给药间期<br>妊娠与哺乳期妇女：头孢菌素类可经乳汁排出，哺乳期妇女应用头孢菌素类虽尚无发生问题报道，但其应用仍须权衡利弊后决定 |
| 药典 | Chin. P. |
| 国家处方集 | CNF |
| 推荐依据 | 单爱莲，马序竹，童荣生，等.《抗菌药物超说明书专家共识》解读 [J]. 中国临床药理学杂志，2015，24（31）：2489-2491. |

| ■ 药品名称 | 头孢拉定　Cefradine |
|---|---|
| 抗菌谱与适应证 | 第一代头孢菌素，适用于外科手术预防用药 |
| 制剂与规格 | 注射用头孢拉定：①0.5g；②1.0g |
| 用法与用量 | 静脉给药，常规单次剂量：1~2g |
| 注意事项 | 应用头孢拉定的患者以硫酸铜法测定尿糖时可出现假阳性反应 |
| 禁忌 | 对头孢菌素过敏者及有青霉素过敏性休克或即刻反应史者禁用 |
| 不良反应 | 恶心、呕吐、腹泻、上腹部不适等胃肠道反应较为常见 |
| 特殊人群用药 | 肝、肾功能不全患者：头孢拉定主要经肾排出，肾功能减退者需减少剂量或延长给药间期<br>儿童：慎用<br>老年人：肾功能减退的老年患者应适当减少剂量或延长给药时间<br>妊娠与哺乳期妇女：孕妇及哺乳期妇女慎用，妊娠安全性分级为 B 级，哺乳期妇女应用时需权衡利弊 |
| 药典 | USP、Eur. P.、Chin. P. |
| 国家处方集 | CNF |
| 其他推荐依据 | |

续　表

| ■ 药品名称 | 头孢硫脒　Cefathiamidine |
| --- | --- |
| 适应证 | 第一代头孢菌素，适用于外科手术预防用药 |
| 制剂与规格 | 注射用头孢硫脒[保(乙)]：①0.5g；②1.0g；③2.0g |
| 用法与用量 | 静脉滴注，一次2g，每日2~4次 |
| 注意事项 | 1. 有胃肠道疾病史者，特别是溃疡性结肠炎、局限性肠炎或抗生素相关性结肠炎者应慎用<br>2. 应用本品的患者抗球蛋白试验可出现阳性 |
| 禁忌 | 对头孢菌素类抗生素过敏者或对青霉素过敏性休克者禁用 |
| 不良反应 | 偶见荨麻疹、哮喘、瘙痒、寒战、高热、血管神经性水肿、非蛋白氮、ALT及AST升高 |
| 特殊人群用药 | 肝、肾功能不全患者：肾功能减退者须适当减量<br>老年人：老年患者肾功能减退，应用时须适当减量<br>妊娠与哺乳期妇女：妊娠早期妇女慎用；哺乳妇女使用需权衡利弊 |
| 药典 | Chin. P. |
| 国家处方集 | CNF |
| 其他推荐依据 | |

| ■ 药品名称 | 头孢西酮钠　Cefazedone Sodium |
| --- | --- |
| 抗菌谱与适应证 | 第一代头孢菌素，适用于外科手术预防用药。本品对金黄色葡萄球菌、凝固酶阴性葡萄球菌、肺炎链球菌、β-溶血链球菌等革兰阳性菌具有良好的抗菌活性 |
| 制剂与规格 | 注射用头孢西酮钠：①0.5g；②1.0g |
| 用法与用量 | 静脉给药，成人每日1~4g，分2~3次用药。4周以上儿童每日50mg/kg，分2~3次，静脉注射或静脉滴注 |
| 注意事项 | 青霉素过敏者慎用 |
| 禁忌 | 对本品或其他头孢菌素类抗生素过敏者禁用；早产儿及新生儿禁用 |
| 不良反应 | 发热、皮疹、红斑等过敏反应 |
| 特殊人群用药 | 肝、肾功能不全患者：肾功能不全者慎用<br>儿童：早产儿及新生儿禁用<br>妊娠与哺乳期妇女：孕妇、哺乳期妇女用药应权衡利弊 |
| 药典 | |
| 国家处方集 | 韩国抗生物质医药品基准（韩抗基） |
| 其他推荐依据 | |

| ■ 药品名称 | 头孢替唑钠　Ceftezole Sodium |
| --- | --- |
| 抗菌谱与适应证 | 第一代头孢菌素，适用于外科手术预防用药。本品对革兰阳性菌，尤其是球菌，包括产青霉素酶和不产生青霉素酶的金黄色葡萄球菌、化脓性链球菌、肺炎球菌、B组溶血性链球菌、草绿色链球菌、表皮葡萄球菌，以及白喉杆菌、炭疽杆菌皆比较敏感 |

续　表

| 制剂与规格 | 注射用头孢替唑钠：①0.5g；②0.75g；③1.0g；④1.5g；⑤2.0g |
| --- | --- |
| 用法与用量 | 静脉给药，成人一次 0.5~4.0g，每日 2 次。儿童日用量为 20~80mg/kg 体重，分 1~2 次静脉给药 |
| 注意事项 | 青霉素过敏者慎用 |
| 禁忌 | 对本品或其他头孢菌素类抗生素过敏者禁用；对利多卡因或酰基苯胺类局部麻醉剂有过敏史者禁用本品肌注 |
| 不良反应 | 少见过敏反应，如皮疹、荨麻疹、皮肤发红、瘙痒、发热等；偶见血肌酐升高；罕见严重肾功能异常、粒细胞减少、白细胞减少等 |
| 特殊人群用药 | 肝、肾功能不全患者：肾功能不全者慎用<br>妊娠与哺乳期妇女：孕妇、哺乳期妇女用药应权衡利弊 |
| 药典 | Chin. P. |
| 国家处方集 | 日本抗生物质医药品基准（日抗基） |
| 其他推荐依据 |  |

# 第三节　第二代头孢菌素类

| ■ 药品名称 | 头孢呋辛钠　Cefuroxime Sodium |
| --- | --- |
| 适应证 | 第二代头孢菌素，适用于颅脑手术，外围血管外科手术，胃十二指肠手术，阑尾手术，结、直肠手术，肝胆系统手术，胸外科手术、心脏大血管手术，泌尿外科手术，应用人工植入物的骨科手术，妇科手术的预防用药 |
| 制剂与规格 | 注射用头孢呋辛钠：①0.25g[基]；②0.5g[基]；③0.75g[基]；④1.0g；⑤1.5g[基]；⑥2.0g；⑦2.25g；⑧2.5g；⑨3.0g |
| 用法与用量 | 静脉给药，常规单次剂量：1.5g |
| 注意事项 | 1. 对青霉素类药物过敏者，慎用<br>2. 使用时应注意监测肾功能，特别是对接受高剂量的重症患者<br>3. 肾功能不全者应减少每日剂量<br>4. 头孢呋辛能引起抗生素相关性肠炎，应警惕。抗生素相关性肠炎诊断确立后，应给予适宜的治疗。轻度者停药即可，中、重度者应给予液体、电解质、蛋白质补充，并需选用对梭状芽胞杆菌有效的抗生素类药物治疗<br>5. 有报道少数患儿使用本品时出现轻、中度听力受损 |
| 禁忌 | 对头孢菌素过敏者及有青霉素过敏性休克史者禁用 |
| 不良反应 | 过敏反应（皮疹、瘙痒、荨麻疹等），局部反应（血栓性静脉炎），胃肠道反应（腹泻，恶心、抗生素相关性肠炎等）等 |

| 特殊人群用药 | 肝、肾功能不全患者：严重肝、肾功能不全者慎用<br>儿童：5 岁以下小儿禁用<br>老年人：老年患者口服本药，不必根据年龄调整剂量<br>妊娠与哺乳期妇女：妊娠安全性分级为 B 级；哺乳妇女用药应权衡利弊，如需使用，应暂停授乳 |
| --- | --- |
| 药典 | USP、Eur. P.、Chin. P. |
| 国家处方集 | CNF |
| 其他推荐依据 | |
| ■ 药品名称 | 头孢替安　Cefotiam |
| 适应证 | 第二代头孢菌素，适用于颅脑手术，外围血管外科手术，胃十二指肠手术，阑尾手术，结、直肠手术，肝胆系统手术，胸外科手术、心脏大血管手术，泌尿外科手术，应用人工植入物的骨科手术，妇科手术的预防用药 |
| 制剂与规格 | 注射用盐酸头孢替安<sup>[保(乙)]</sup>：①0.5g；②1g |
| 用法与用量 | 静脉给药，常规单次剂量：1~2g |
| 注意事项 | 1. 有胃肠道疾病史者，特别是溃疡性结肠炎、局限性肠炎或抗生素相关性结肠炎者慎用<br>2. 本品可引起血象改变，严重时应立即停药 |
| 禁忌 | 对头孢菌素过敏者及有青霉素过敏性休克史者禁用 |
| 不良反应 | 偶见过敏、胃肠道反应、血象改变及一过性 AST 及 ALT 升高；可致肠道菌群改变，造成维生素 B 和 K 缺乏；偶可致继发感染；大量静脉注射可致血管和血栓性静脉炎 |
| 特殊人群用药 | 肝、肾功能不全患者：肾功能不全者应减量并慎用<br>儿童：早产儿和新生儿使用本药的安全性尚未确定<br>老年人：老年患者用药剂量应按其肾功能减退情况酌情减量<br>妊娠与哺乳期妇女：孕妇或可能已妊娠的妇女、哺乳妇女应权衡利弊后用药 |
| 药典 | USP、Eur. P.、Chin. P. |
| 国家处方集 | CNF |
| 其他推荐依据 | |
| ■ 药品名称 | 头孢西丁　Cefoxitin |
| 适应证 | 第二代头孢菌素，适用于颅脑手术，外围血管外科手术，胃十二指肠手术，阑尾手术，结、直肠手术，肝胆系统手术，胸外科手术、心脏大血管手术，泌尿外科手术，应用人工植入物的骨科手术，妇科手术的预防用药 |
| 制剂与规格 | 注射用头孢西丁钠<sup>[保(乙)]</sup>：①1g；②2g |
| 用法与用量 | 静脉给药，常规单次剂量：1~2g |
| 注意事项 | 1. 青霉素过敏者慎用<br>2. 肾功能损害者及有胃肠疾病史（特别是结肠炎）者慎用<br>3. 本品与氨基糖苷类抗生素配伍时，会增加肾毒性 |

**续　表**

| | |
|---|---|
| 禁忌 | 对头孢菌素过敏者及有青霉素过敏性休克史者禁用 |
| 不良反应 | 最常见的为局部反应，静脉注射后可出现血栓性静脉炎，肌内注射后可有局部硬结压痛；偶见变态反应、低血压、腹泻等 |
| 特殊人群用药 | 儿童：3 个月以内婴儿不宜使用本药<br>妊娠与哺乳期妇女：妊娠安全性分级为 B 级；哺乳妇女应权衡利弊后用药 |
| 药典 | USP、Eur. P.、Chin. P. |
| 国家处方集 | CNF |
| 其他推荐依据 | |
| ■ 药品名称 | 头孢美唑　Cefmetazole |
| 适应证 | 性能类似第二代头孢菌素，属头霉素类，适用于颅脑手术，外围血管外科手术，胃十二指肠手术，阑尾手术，结、直肠手术，肝胆系统手术，胸外科手术、心脏大血管手术，泌尿外科手术，应用人工植入物的骨科手术，妇科手术的预防用药 |
| 制剂与规格 | 注射用头孢美唑钠[保(乙)]：①1g；②2g |
| 用法与用量 | 静脉给药，常规单次剂量：1～2g |
| 注意事项 | 1. 下述患者慎用：对青霉素类抗生素有过敏史者，或双亲、兄弟姐妹等血缘亲属属于过敏体质者，严重肾损害者（有可能出现血药浓度升高、半衰期延长），经口摄食不足患者或非经口维持营养者、全身状态不良者（通过摄食，可能出现维生素 K 缺乏）等<br>2. 给药期间及给药后至少 1 周内避免饮酒 |
| 禁忌 | 对本品有过敏性休克史者禁用 |
| 不良反应 | 过敏反应（如皮疹、瘙痒、荨麻疹、红斑、发热），罕见休克，肝功能异常等 |
| 特殊人群用药 | 肝、肾功能不全患者：严重肝、肾功能障碍者慎用<br>儿童：早产儿、新生儿慎用<br>老年人：慎用 |
| | 妊娠与哺乳期妇女：慎用 |
| 药典 | USP、Eur. P.、Chin. P. |
| 国家处方集 | CNF |
| 其他推荐依据 | |

# 第四节　第三代头孢菌素类

| ■ 药品名称 | 头孢曲松　Ceftriaxone |
|---|---|
| 适应证 | 第三代头孢菌素，适用于颅脑手术，结、直肠手术，有反复感染史患者的肝胆系统手术，胸外科手术，应用人工植入物的骨科手术，妇科手术的预防用药 |

续 表

| 制剂与规格 | 注射用头孢曲松钠[保(甲)]：①0.25g；②0.5g；③0.75g；④1.0g；⑤1.5g；⑥2.0g；⑦3.0g；⑧4.0g |
|---|---|
| 用法与用量 | 静脉给药，成人：每24小时1~2g或每12小时0.5~1.0g，最高剂量每日4g。小儿常用量，按体重每日20~80mg/kg |
| 注意事项 | 1. 对青霉素过敏患者应用本品时应根据患者情况充分权衡利弊后决定。有青霉素过敏性休克或即刻反应者，不宜再选用头孢菌素类<br>2. 有胃肠道疾病史者，特别是溃疡性结肠炎、局限性肠炎或抗生素相关性结肠炎（头孢菌素类很少产生抗生素相关性肠炎）者应慎用 |
| 禁忌 | 1. 禁用于对本品及其他头孢菌素抗生素过敏的患者。有青霉素过敏性休克史的患者避免应用本品<br>2. 头孢曲松不得用于高胆红素血症的新生儿和早产儿的治疗。体外研究显示头孢曲松可从血清蛋白结合部位取代胆红素，从而引起这些患者的胆红素脑病<br>3. 在新生儿中，不得与补钙治疗同时进行，否则可能导致头孢曲松的钙盐沉降的危险 |
| 不良反应 | 胃肠道反应、过敏反应等 |
| 特殊人群用药 | 儿童：出生体重<2kg的新生儿使用本药的安全性尚未确定。本药可将胆红素从血清白蛋白上置换下来，患有高胆红素血症的新生儿（尤其是早产儿），应避免使用本药<br>老年人：除非患者虚弱、营养不良或有重度肾功能损害时，老年人应用头孢曲松一般不需调整剂量<br>妊娠与哺乳期妇女：妊娠安全性分级为B级；哺乳期妇女权衡利弊后应用 |
| 药典 | USP、Eur. P.、Chin. P. |
| 国家处方集 | CNF |
| 其他推荐依据 | |

| ■ 药品名称 | 头孢噻肟 Cefotaxime |
|---|---|
| 适应证 | 第三代头孢菌素，适用于颅脑手术，结、直肠手术，有反复感染史患者的肝胆系统手术，胸外科手术，应用人工植入物的骨科手术，妇科手术的预防用药 |
| 制剂与规格 | 注射用头孢噻肟钠[保(甲)]：①0.5g；②1g；③2g |
| 用法与用量 | 1. 成人静脉给药每日2~6g，分2~3次给药<br>2. 儿童：静脉给药：新生儿一次50mg/kg；7日内新生儿每12小时1次；7~28日新生儿每8小时1次 |
| 注意事项 | 1. 有胃肠道疾病者慎用<br>2. 用药前须确定是否需进行过敏试验<br>3. 本品与氨基糖苷类抗生素不可同瓶滴注 |
| 禁忌 | 对头孢菌素过敏者及有青霉素过敏性休克史者禁用 |
| 不良反应 | 不良反应发生率低（3%~5%），包括皮疹和药物热、静脉炎、腹泻、恶心、呕吐、食欲缺乏等 |
| 特殊人群用药 | 肝、肾功能不全患者：严重肾功能减退患者应用本药时须根据肌酐清除率调整剂量<br>儿童：婴幼儿不宜做肌内注射<br>老年人：老年患者应根据肾功能适当减量<br>妊娠与哺乳期妇女：妊娠安全性分级为B级；哺乳期妇女用药时宜暂停授乳 |
| 药典 | USP、Eur. P.、Chin. P. |

续　表

| 国家处方集 | CNF |
|---|---|
| 其他推荐依据 | |

| ■ 药品名称 | 头孢哌酮　Cefoperazone |
|---|---|
| 适应证 | 第三代头孢菌素，适用于有反复感染史患者的肝胆系统手术的预防用药 |
| 制剂与规格 | 注射用头孢哌酮钠：①0.5g；②1.0g；③1.5g；④2.0g |
| 用法与用量 | 1. 成人：一次1~2g，每12小时1次<br>2. 儿童：每日50~200mg/kg，分2~3次给药 |
| 注意事项 | 1. 肝病、胆道梗阻严重或同时有肾功能减退者，用药剂量应予以适当调整<br>2. 部分患者可引起维生素K缺乏和低凝血酶原血症，用药期间应进行出血时间、凝血酶原时间监测 |
| 禁忌 | 对头孢菌素过敏者及有青霉素过敏性休克史者禁用 |
| 不良反应 | 皮疹较为多见；少数患者尚可发生腹泻、腹痛；嗜酸性粒细胞增多，轻度中性粒细胞减少；暂时导性AST及ALT、碱性磷酸酶、尿素氮或血肌酐升高等 |
| 特殊人群用药 | 儿童：新生儿和早产儿用药须权衡利弊<br>妊娠与哺乳期妇女：妊娠安全性分级为B级；哺乳期妇女用药时宜暂停授乳 |
| 药典 | USP、Eur. P.、Chin. P. |
| 国家处方集 | CNF |
| 其他推荐依据 | |

| ■ 药品名称 | 头孢哌酮舒巴坦 |
|---|---|
| 适应证 | 第三代头孢菌与含β-内酰胺酶抑制剂适用于有反复感染史患者的肝胆系统手术的预防用药 |
| 制剂与规格 | 注射用头孢哌酮钠舒巴坦钠（1:1）[保(乙)]：①1.0g；②2.0g |
| 用法与用量 | 成人：一次2~4g，每12小时1次 |
| 注意事项 | 接受β-内酰胺类或头孢菌素类抗生素治疗的患者可发生严重的及偶可发生的致死性过敏反应。一旦发生过敏反应，应立即停药并给予适当的治疗 |
| 禁忌 | 对头孢菌素过敏者及有青霉素过敏性休克史者禁用 |
| 不良反应 | 皮疹较为多见；少数患者尚可发生腹泻、腹痛；嗜酸性粒细胞增多，轻度中性粒细胞减少；暂时性AST及ALT、碱性磷酸酶、尿素氮或血肌酐升高等 |
| 特殊人群用药 | 肝、肾功能不全患者：根据患者情况调整用药剂量<br>儿童：新生儿和早产儿用药须权衡利弊<br>老年人：老年人呈生理性的肝、肾功能减退，因此应慎用本药并需调整剂量<br>妊娠与哺乳期妇女：妊娠安全性分级为B级；哺乳期妇女用药时宜暂停授乳 |
| 药典 | USP、Eur. P.、Chin. P. |
| 国家处方集 | CNF |
| 其他推荐依据 | |

# 第五节　其他类别抗菌药

| ■ 药品名称 | 环丙沙星　Ciprofloxacin |
|---|---|
| 适应证 | 适用于泌尿外科手术预防用药 |
| 制剂与规格 | 环丙沙星注射液[保(甲)]：100ml：0.2g<br>环丙沙星葡萄糖注射液[保(乙)]：100ml：0.2g<br>乳酸环丙沙星注射液：①100ml：0.1g；②100ml：0.2g；③250ml：0.25g<br>乳酸环丙沙星0.9%氯化钠注射液：①100ml：0.2g；②200ml：0.4g<br>注射用乳酸环丙沙星：①0.2g；②0.4g |
| 用法与用量 | 一次0.1~0.2g，每12小时1次 |
| 注意事项 | 1. 宜空腹服用<br>2. 患中枢神经系统疾病者（如癫痫、脑动脉硬化患者）慎用 |
| 禁忌 | 对环丙沙星及任何一种氟喹诺酮类药过敏的患者禁用；孕妇、哺乳期妇女及18岁以下者禁用 |
| 不良反应 | 胃肠道反应较为常见，可表现为腹部不适或疼痛、腹泻、恶心或呕吐；中枢神经系统反应可有头晕、头痛、嗜睡或失眠；过敏反应有皮疹、皮肤瘙痒、面部潮红、胸闷等 |
| 特殊人群用药 | 肝、肾功能不全患者：慎用<br>儿童：18岁以下患者禁用<br>老年人：应减量给药<br>妊娠与哺乳期妇女：禁用 |
| 药典 | USP、Eur. P.、Chin. P. |
| 国家处方集 | CNF |
| 其他推荐依据 | |
| ■ 药品名称 | 甲硝唑　Metronidazole |
| 适应证 | 适用于经口咽部黏膜切口的大手术，阑尾手术，结、直肠手术，涉及阴道的妇科手术 |
| 制剂与规格 | 甲硝唑注射液[保(甲)]：①20ml：100mg；②100ml：0.2g；③100ml：0.5g；④250ml：0.5g；<br>⑤250ml：1.25g<br>甲硝唑葡萄糖注射液[保(乙)]：250ml，内含甲硝唑0.5g、葡萄糖12.5g<br>注射用甲硝唑磷酸二钠：0.915g |
| 用法与用量 | 静脉给药，常规单次剂量：0.5g |
| 注意事项 | 1. 出现运动失调或其他中枢神经系统症状时应停药<br>2. 用药期间应戒酒，饮酒后出现腹痛、呕吐、头痛等症状 |
| 禁忌 | 对本药或其他硝基咪唑类药物过敏或有过敏史者、活动性中枢神经系统疾病者、血液病者、孕妇及哺乳期妇女禁用 |

**续 表**

| | |
|---|---|
| **不良反应** | 1. 消化系统：恶心、呕吐、食欲缺乏、腹部绞痛，一般不影响治疗<br>2. 神经系统：头痛、眩晕，偶有感觉异常、肢体麻木、共济失调、多发性神经炎等，大剂量可致抽搐<br>3. 少数病例发生荨麻疹、面部潮红、瘙痒、膀胱炎、排尿困难、口中金属味及白细胞减少等，均属可逆性，停药后自行恢复 |
| **特殊人群用药** | 肝、肾功能不全患者：肝功能不全患者慎用<br>老年人：老年患者应注意监测血药浓度并调整剂量<br>妊娠与哺乳期妇女：孕妇及哺乳期妇女禁用，妊娠安全性分级为 B 级 |
| **药典** | USP、Eur. P.、Chin. P. |
| **国家处方集** | CNF |
| **其他推荐依据** | |
| **■ 药品名称** | 克林霉素　Clindamycin |
| **抗菌谱与适应证** | 适用于对 β-内酰胺类抗菌药物过敏者，预防葡萄球菌、链球菌感染的外科手术 |
| **制剂与规格** | 盐酸克林霉素注射液[保(甲)]：①4ml : 0.3g；②8ml : 0.6g；③2ml : 0.3g<br>注射用盐酸克林霉素[保(甲)]：0.5g<br>克林霉素磷酸酯注射液[保(甲)]：①2ml : 0.3g；②4ml : 0.6g<br>注射用克林霉素磷酸酯[保(甲)]：①0.3g；②0.6g；③1.2g |
| **用法与用量** | 静脉给药，常规单次剂量：0.6~0.9g |
| **注意事项** | 1. 有胃肠疾病或病史者，特别是溃疡性结肠炎、克罗恩病或假膜性肠炎患者、有哮喘或其他过敏史者慎用<br>2. 本品不能透过血-脑脊液屏障，故不能用于脑膜炎<br>3. 不同细菌对本品的敏感性可有相当大的差异，故药敏试验有重要意义 |
| **禁忌** | 本品与林可霉素有交叉耐药性，对克林霉素或林可霉素有过敏史者禁用 |
| **不良反应** | 1. 消化系统：恶心、呕吐、食欲缺乏、腹部绞痛，一般不影响治疗<br>2. 血液系统：偶可发生白细胞减少、中性粒细胞减少、嗜酸性粒细胞增多和血小板减少等<br>3. 少数病例发生荨麻疹、潮红、瘙痒、膀胱炎、排尿困难、口中金属味及白细胞减少等，均属可逆性，停药后自行恢复 |
| **特殊人群用药** | 肝、肾功能不全患者：肝功能不全者、严重肾功能障碍者慎用<br>儿童：新生儿禁用，4 岁以内儿童慎用，16 岁以内儿童应用应注意重要器官功能监测<br>老年人：老年患者用药时需密切观察<br>妊娠与哺乳期妇女：孕妇应用需充分权衡利弊，FDA 妊娠安全性分级为 B 级；哺乳期妇女慎用，用药时宜暂停授乳 |
| **药典** | USP、Eur. P.、Chin. P. |
| **国家处方集** | CNF |
| **其他推荐依据** | |
| **■ 药品名称** | 氨曲南　Aztreonam |
| **抗菌谱与适应证** | 适用于对 β-内酰胺类抗菌药物过敏者，预防革兰阴性杆菌感染的外科手术 |

续　表

| 制剂与规格 | 注射用氨曲南[保(乙)]：①0.5g；②1.0g；③2.0g |
| --- | --- |
| 用法与用量 | 静脉给药，常规单次剂量：1~2g |
| 注意事项 | 1. 氨曲南与青霉素之间无交叉过敏反应，但对青霉素、头孢菌素过敏及过敏体质者仍需慎用<br>2. 有不同程度的抗生素相关性肠炎 |
| 禁忌 | 对氨曲南有过敏史者禁用 |
| 不良反应 | 常见为恶心、呕吐、腹泻及皮肤过敏反应等 |
| 特殊人群用药 | 老年人：老年人用药剂量应按其肾功能减退情况酌情减量<br>妊娠与哺乳期妇女：妊娠安全性分级为 B 级，哺乳期妇女使用时应暂停授乳 |
| 药典 | USP、Eur. P.、Chin. P. |
| 国家处方集 | CNF |
| 其他推荐依据 | |

| ■ 药品名称 | **万古霉素**　Vancomycin |
| --- | --- |
| 抗菌谱与适应证 | 适用于耐甲氧西林葡萄球菌检出率高的医疗机构进行工人材料植入手术（如人工心脏瓣膜置换、永久性心脏起搏器置入、人工关节置换等）预防感染 |
| 制剂与规格 | 注射用盐酸万古霉素[保(乙)]：①0.5g（50 万 U）；②1.0g（100 万 U） |
| 用法与用量 | 静脉给药，一次 1g，每 12 小时给药 1 次 |
| 注意事项 | 1. 听力减退或有耳聋病史者慎用<br>2. 不宜肌内注射，静脉滴注时尽量避免药液外漏，且应经常更换注射部位，滴速不宜过快<br>3. 在治疗过程中应监测血药浓度 |
| 禁忌 | 对万古霉素过敏者，严重肝、肾功能不全者，孕妇及哺乳期妇女禁用 |
| 不良反应 | 休克、过敏样症状、急性肾功能不全等 |
| 特殊人群用药 | 肝、肾功能不全患者：严重肝、肾功能不全者禁用<br>儿童：儿童（尤其是低体重出生儿、新生儿）应监测血药浓度，慎重给药<br>老年人：老年患者确有指征使用时必须调整剂量或调整用药间隔<br>妊娠与哺乳期妇女：禁用 |
| 药典 | USP、Eur. P.、Chin. P. |
| 国家处方集 | CNF |
| 其他推荐依据 | |

| ■ 药品名称 | **去甲万古霉素**　Norvancomycin |
| --- | --- |
| 抗菌谱与适应证 | 适用于耐甲氧西林葡萄球菌检出率高的医疗机构进行工人材料植入手术（如人工心脏瓣膜置换、永久性心脏起搏器置入、人工关节置换等）预防感染 |
| 制剂与规格 | 注射用盐酸去甲万古霉素[保(乙)]：①0.4g（40 万 U）；②0.8g（80 万 U） |
| 用法与用量 | 静脉给药，一次 400~800mg，每 12 小时给药 1 次 |

**续 表**

| 注意事项 | 1. 听力减退或有耳聋病史者慎用<br>2. 不可肌内注射或静脉注射<br>3. 治疗期间应定期检查听力，检查尿液中蛋白、管型、细胞数及测定尿相对密度等 |
|---|---|
| 禁忌 | 对本药或万古霉素类抗生素过敏者禁用 |
| 不良反应 | 可出现皮疹、恶心、静脉炎等；可引致耳鸣、听力减退、肾功能损害等 |
| 特殊人群用药 | 肝、肾功能不全患者：肾功能不全患者慎用，如有应用指征时需在治疗药物浓度监测下，根据肾功能减退程度减量应用<br>儿童：新生儿、婴幼儿用药必须充分权衡利弊<br>老年人：用于老年患者有引起耳毒性与肾毒性的危险（听力减退或丧失）。老年患者即使肾功能测定在正常范围内，使用时应采用较小治疗剂量<br>妊娠与哺乳期妇女：妊娠期患者避免应用；哺乳期妇女慎用 |
| 药典 | Chin. P. |
| 国家处方集 | CNF |
| 其他推荐依据 | |

注：1. Ⅰ类切口手术常用预防抗菌药物为第一代头孢菌素：头孢唑林或头孢拉定等
2. Ⅰ类切口手术常用预防抗菌药物单次使用剂量：头孢唑林 1~2g；头孢拉定 1~2g；头孢呋辛 1.5g；头孢曲松 1~2g；甲硝唑 0.5g；其他详见具体药品表单。头孢菌素应在 30 分钟内滴完
3. 对 β-内酰胺类抗菌药物过敏者，可选用克林霉素预防葡萄球菌、链球菌感染，可选用氨曲南预防革兰阴性杆菌感染。必要时可联合使用
4. 耐甲氧西林葡萄球菌检出率高的医疗机构，如进行人工材料植入手术（如人工心脏瓣膜置换、永久性心脏起搏器置入、人工关节置换等），也可选用万古霉素或去甲万古霉素预防感染

# 第十一章

# 治疗用抗菌药物

## 第一节 青霉素类

| ■ 药品名称 | 青霉素 Benzylpenicillin |
|---|---|
| 抗菌谱与适应证 | 适用于溶血性链球菌、肺炎链球菌、不产青霉素酶葡萄球菌的感染；炭疽、破伤风、气性坏疽等梭状芽胞杆菌感染及梅毒、钩端螺旋体病、回归热、白喉。与氨基糖苷类药物联合用于治疗草绿色链球菌心内膜炎。亦可用于流行性脑脊髓膜炎、放线菌病、淋病、樊尚咽峡炎、莱姆病、鼠咬热、李斯特菌病、除脆弱拟杆菌以外的厌氧菌感染。风湿性心脏病或先天性心脏病患者手术前预防用药 |
| 制剂与规格 | 注射用青霉素钠[保(甲)]：①0.12g（2万U）；②0.24g（40万U）[基]；③0.48g（80万U）[基]；④0.6g（100万U）；⑤0.96g（160万U）[基]；⑥2.4g（400万U）<br>注射用青霉素钾[保(甲)]：①0.125g（20万U）；②0.25g（40万U）[基]；③0.5g（80万U）[基]；④0.625g（100万U） |
| 用法与用量 | 1. 肌内注射：成人：每日（80~200）万U，分3~4次给药；小儿：按体重2.5万U/kg，每12小时给药1次<br>2. 静脉滴注：成人每日（200~2000）万U，分2~4次给药；小儿每日按体重（5~20）万U/kg，分2~4次给药 |
| 注意事项 | 1. 应用前询问药物过敏史并进行青霉素皮肤试验<br>2. 对一种青霉素过敏者可能对其他青霉素类药物、青霉胺过敏，有哮喘、湿疹、花粉症、荨麻疹等过敏性疾病患者应慎用<br>3. 大剂量使用时应定期检测电解质 |
| 禁忌 | 有青霉素类药物过敏史或青霉素皮肤试验阳性患者禁用 |
| 不良反应 | 青霉素过敏反应较常见，包括荨麻疹等各类皮疹、白细胞减少、间质性肾炎、哮喘发作等和血清病样反应 |
| 特殊人群用药 | 肝、肾功能不全患者：轻、中度肾功能损害者使用常规剂量不需减量，严重肾功能损害者应延长给药间隔或调整剂量<br>妊娠与哺乳期妇女：妊娠期妇女给药属FDA妊娠风险B级；哺乳期妇女用药时宜暂停授乳 |
| 药典 | USP、Eur. P.、Chin. P. |
| 国家处方集 | CNF |
| 其他推荐依据 | |

**续　表**

| ■ 药品名称 | 青霉素 V　Phenoxymethylpenicillin |
| --- | --- |
| 抗菌谱与适应证 | 1. 青霉素敏感菌株所致的轻、中度感染，包括链球菌所致的扁桃体炎、咽喉炎、猩红热、丹毒等<br>2. 肺炎球菌所致的支气管炎、肺炎、中耳炎、鼻窦炎及敏感葡萄球菌所致的皮肤软组织感染等<br>3. 螺旋体感染和作为风湿热复发和感染性心内膜炎的预防用药 |
| 制剂与规格 | 青霉素 V 钾片[保(甲)]：①100 万 U；②60 万 U；③0.25g（40 万 U）；④0.5g（80 万 U） |
| 用法与用量 | 口服：①成人：链球菌感染：一次 125~250mg，每 6~8 小时 1 次，疗程 10 日。肺炎球菌感染：一次 250~500mg，每 6 小时 1 次，疗程至退热后至少 2 日。葡萄球菌感染、螺旋体感染：一次 250~500mg，每 6~8 小时 1 次。预防风湿热复发：一次 250mg，每日 2 次。预防心内膜炎：在拔牙或上呼吸道手术前 1 小时口服 2g，6 小时后再加服 1g（27kg 以下小儿剂量减半）。②小儿：按体重，一次 2.5~9.3mg/kg，每 4 小时 1 次；或一次 3.75~14.0mg/kg，每 6 小时 1 次；或一次 5.0~18.7mg/kg，每 8 小时 1 次 |
| 注意事项 | 1. 对头孢菌素类药物过敏者及有哮喘、湿疹、花粉症、荨麻疹等过敏性疾病患者应慎用<br>2. 患者一次开始服用前，必须先进行青霉素皮试<br>3. 长期或大剂量服用者，应定期检查肝、肾、造血系统功能和检测血清钾或钠 |
| 禁忌 | 青霉素皮试阳性反应者、对青霉素类药物过敏者及传染性单核细胞增多症患者禁用 |
| 不良反应 | 常见恶心、呕吐、上腹部不适、腹泻等胃肠道反应及黑毛舌；皮疹、荨麻疹等过敏反应 |
| 特殊人群用药 | 肝、肾功能不全患者：肾功能减退者应根据血浆肌酐清除率调整剂量或给药间期<br>老年人：老年患者应根据肾功能情况调整用药剂量或用药间期<br>妊娠与哺乳期妇女：妊娠期妇女给药属 FDA 妊娠风险 B 级；哺乳期妇女慎用或用药时暂停授乳 |
| 药典 | USP、Eur. P. |
| 国家处方集 | CNF |
| 其他推荐依据 | |

| ■ 药品名称 | 普鲁卡因青霉素　Procaine Benzylpenicillin |
| --- | --- |
| 抗菌谱与适应证 | 1. 与青霉素相仿，但由于血药浓度较低，故仅限于青霉素高度敏感病原体所致的轻、中度感染，如 A 组链球菌所致的扁桃体炎、猩红热、肺炎链球菌肺炎、青霉素敏感金黄色葡萄球菌所致皮肤软组织感染、樊尚咽峡炎等<br>2. 可用于治疗钩端螺旋体病、回归热和早期梅毒等 |
| 制剂与规格 | 注射用普鲁卡因青霉素[保(乙)]：①40 万 U [普鲁卡因青霉素 30 万 U，青霉素钠（钾）10 万 U]；②80 万 U [普鲁卡因青霉素 60 万 U，青霉素钠（钾）20 万 U] |
| 用法与用量 | 肌内注射，每次（40~80）万 U，每日 1~2 次 |
| 注意事项 | 1. 哮喘、湿疹、花粉症、荨麻疹等过敏性疾病患者应慎用本品<br>2. 应用前需详细询问药物过敏史并进行青霉素、普鲁卡因皮肤试验 |
| 禁忌 | 有青霉素类药物或普鲁卡因过敏史者禁用；青霉素或普鲁卡因皮肤试验阳性患者禁用 |
| 不良反应 | 过敏反应（如荨麻疹、间质性肾炎、白细胞减少等）；赫氏反应和治疗矛盾；二重感染等 |

续　表

| | |
|---|---|
| 特殊人群用药 | 妊娠与哺乳期妇女：妊娠期妇女给药属 FDA 妊娠风险 B 级；哺乳期妇女用药时宜暂停授乳 |
| 药典 | USP、Eur. P.、Chin. P. |
| 国家处方集 | CNF |
| 其他推荐依据 | |
| ■ 药品名称 | 苄星青霉素　Benzathine Benzylpenicillin |
| 抗菌谱与适应证 | 用于预防风湿热、治疗各期梅毒也可用于控制链球菌感染的流行 |
| 制剂与规格 | 注射用苄星青霉素[基,保(甲)]：①30 万 U；②60 万 U；③120 万 U |
| 用法与用量 | 肌内注射：成人，一次（60~120）万 U，2~4 周 1 次；小儿一次（30~60）万 U，2~4 周 1 次 |
| 注意事项 | 同青霉素 |
| 禁忌 | 有青霉素类药物过敏史者或青霉素皮肤试验阳性患者禁用 |
| 不良反应 | 过敏反应（同青霉素）；二重感染等 |
| 特殊人群用药 | 妊娠与哺乳期妇女：妊娠期妇女给药属 FDA 妊娠风险 B 级；哺乳期妇女用药时宜暂停授乳 |
| 药典 | USP、Eur. P.、Chin. P. |
| 国家处方集 | CNF |
| 其他推荐依据 | |
| ■ 药品名称 | 阿莫西林　Amoxicillin |
| 抗菌谱与适应证 | 适用于治疗敏感菌所致的下列感染：①中耳炎、鼻窦炎、咽炎、扁桃体炎等上呼吸道感染；②急性支气管炎、肺炎等下呼吸道感染；③泌尿、生殖道感染；④皮肤、软组织感染；⑤适用于治疗急性单纯性淋病；⑥尚可用于治疗伤寒、伤寒带菌者及钩端螺旋体病；⑦亦可与克拉霉素、兰索拉唑联合治疗幽门螺杆菌感染 |
| 制剂与规格 | 片剂[基,保(甲)]：①0.125g；②0.25g<br>胶囊[基,保(甲)]：①0.125g；②0.25g<br>干混悬剂[基,保(甲)]：袋装，①0.125g；②0.25g。瓶装，①1.25g；②2.5g<br>颗粒剂[保(甲)]：125mg<br>注射用阿莫西林钠：①0.5g；②2g |
| 用法与用量 | 口服：成人一次 0.5g，每 6~8 小时 1 次，日剂量不超过 4g；小儿每日按体重 20~40mg/kg，每 8 小时 1 次；3 个月以下婴儿：每日 30mg/kg，每 12 小时 1 次<br>肌内注射或稀释后静脉滴注：成人一次 0.5~1.0g，每 6~8 小时 1 次；小儿每日 50~100mg/kg，分 3~4 次给药<br>肾功能不全时剂量：肌酐清除率为 10~30ml/min 者，一次 0.25~0.50g，每 12 小时 1 次；肌酐清除率<10ml/min 者，一次 0.25~0.50g，每 24 小时 1 次<br>透析时剂量：每次血液透析后应补充给予 1g 剂量 |
| 注意事项 | 1. 巨细胞病毒感染、淋巴细胞白血病、淋巴瘤等患者不宜使用<br>2. 传染性单核细胞增多症患者应避免使用<br>3. 哮喘、湿疹、花粉症、荨麻疹等过敏性疾病史者慎用 |

**续　表**

| 禁忌 | 有青霉素类药物过敏史者或青霉素皮肤试验阳性患者禁用 |
| --- | --- |
| 不良反应 | 恶心、呕吐、腹泻及抗生素相关性肠炎等胃肠道反应；皮疹、药物热和哮喘等过敏反应；贫血、血小板减少、嗜酸性粒细胞增多等 |
| 特殊人群用药 | 肝、肾功能不全患者：肾功能严重损害者慎用<br>老年人：老年人用药时可能需要调整剂量<br>妊娠与哺乳期妇女：妊娠期妇女应仅在确有必要时应用本品；由于乳汁中可分泌少量阿莫西林，哺乳期妇女服用后可能导致婴儿过敏 |
| 药典 | Eur. P、Chin. P. |
| 国家处方集 | CNF |
| 其他推荐依据 | |

| ■ 药品名称 | 磺苄西林　Sulbenicillin |
| --- | --- |
| 抗菌谱与适应证 | 适用于敏感的铜绿假单胞菌、某些变形杆菌属以及其他敏感革兰阴性菌所致肺炎、尿路感染、复杂性皮肤软组织感染和败血症等。对本品敏感菌所致腹腔感染、盆腔感染宜与抗厌氧菌药物联合应用 |
| 制剂与规格 | 注射用磺苄西林钠：1.0g∶100万 U |
| 用法与用量 | 静脉滴注或静脉注射；中度感染成人每日剂量 8g，重症感染或铜绿假单胞菌感染时剂量需增至每日 20g，分 4 次静脉给药；儿童根据病情每日剂量按体重 80~300mg/kg，分 4 次给药 |
| 注意事项 | 1. 使用本品前需详细询问药物过敏史并进行青霉素皮肤试验，呈阳性反应者禁用<br>2. 对一种青霉素过敏者可能对其他青霉素类药物、青霉胺过敏 |
| 禁忌 | 有青霉素类药物过敏史者或青霉素皮肤试验阳性患者禁用 |
| 不良反应 | 过敏反应较常见，包括皮疹、发热等，偶见过敏性休克，一旦发生须就地抢救，保持气道畅通、吸氧并给予肾上腺素、糖皮质激素等治疗措施；恶心、呕吐等胃肠道反应；实验室检查异常包括白细胞或中性粒细胞减少，ALT 及 AST 一过性增高等 |
| 特殊人群用药 | 肝、肾功能不全患者：严重肝、肾功能不全者慎用<br>妊娠与哺乳期妇女：妊娠期妇女应仅在确有必要时应用本品 |
| 药典 | Chin. P. |
| 国家处方集 | CNF |
| 其他推荐依据 | |

| ■ 药品名称 | 替卡西林　Ticarcillin |
| --- | --- |
| 抗菌谱与适应证 | 对大肠埃希菌、奇异变形杆菌、普通变形杆菌等肠杆菌属、流感嗜血杆菌、沙门菌属、铜绿假单胞菌等具有良好的抗菌活性。①适用于治疗敏感菌所致的下呼吸道感染、骨和骨关节感染、皮肤及软组织感染、尿路感染及败血症等；②与氨基糖苷类、喹诺酮类等抗菌药联用，可用于治疗铜绿假单胞菌所致感染 |
| 制剂与规格 | 注射用替卡西林钠：①0.5g；②1g；③3g；④6g |

续　表

| 用法与用量 | 成人：肌内注射：泌尿系统感染，一次 1g，每日 4 次；静脉给药：每日 200~300mg/kg，分次给药。儿童：①静脉给药：每日 200~300mg/kg，分次给药；②婴儿：每日 225mg/kg，分次给药；③对 7 日龄以下新生儿：每日 150mg/kg，分次给药 |
|---|---|
| 注意事项 | 对头孢菌素过敏者、凝血功能异常者慎用 |
| 禁忌 | 对本品或其他青霉素类过敏者禁用 |
| 不良反应 | 低钾血症及出血时间延长；皮疹、瘙痒、药物热等过敏反应较多见 |
| 特殊人群用药 | 肝、肾功能不全患者：严重肝、肾功能不全者慎用<br>妊娠与哺乳期妇女：妊娠期妇女慎用，妊娠安全性分级为 B 级；哺乳期妇女慎用 |
| 药典 | USP、Eur. P. |
| 国家处方集 | CNF |
| 其他推荐依据 | |

| ■ 药品名称 | 注射用哌拉西林　Piperacillin for Injection |
|---|---|
| 抗菌谱与适应证 | 1. 治疗铜绿假单胞菌和敏感革兰阴性杆菌所致的各种感染，如败血症、尿路感染、呼吸道感染、胆道感染、腹腔感染、盆腔感染以及皮肤、软组织感染等<br>2. 与氨基糖苷类药联用治疗粒细胞减少症免疫缺陷患者的感染 |
| 制剂与规格 | 注射用哌拉西林钠（按哌拉西林计）[基,保(甲)]：①0.5g；②1g；③2g |
| 用法与用量 | 成人：中度感染每日 8g，分 2 次给药；严重感染一次 3~4g，每 6 小时 1 次。每日最大剂量不可超过 24g<br>儿童：①婴幼儿和 12 岁以下儿童：每日 100~200mg/kg；②新生儿：体重 < 2kg 者：出生后第 1 周内，一次 50mg/kg，每 12 小时 1 次；1 周以上，一次 50mg/kg，每 8 小时 1 次；体重 2kg 以上者：出生后第 1 周内，一次 50mg/kg，每 8 小时 1 次；1 周以上，一次 50mg/kg，每 6 小时 1 次 |
| 注意事项 | 1. 有出血史者，溃疡性结肠炎、克罗恩病或假膜性肠炎者，体弱者慎用<br>2. 哌拉西林不可加入碳酸氢钠溶液中静脉滴注 |
| 禁忌 | 对青霉素、头孢菌素或其他 β-内酰胺类抗生素过敏或有过敏史者禁用 |
| 不良反应 | 青霉素类药物过敏反应较常见；局部注射部位疼痛、血栓性静脉炎等；腹泻、稀便、恶心、呕吐等 |
| 特殊人群用药 | 肝、肾功能不全患者：慎用<br>儿童：12 岁以下儿童的用药安全性剂量尚未正式确定，应慎用<br>老年人：慎用<br>妊娠与哺乳期妇女：妊娠期妇女应仅在确有必要时才能使用本药，妊娠安全性分级为 B 级；哺乳期妇女用药应权衡利弊或暂停授乳 |
| 药典 | USP、Eur. P.、Chin. P. |
| 国家处方集 | CNF |
| 其他推荐依据 | |

**续　表**

| ■ 药品名称 | 注射用阿洛西林　Azlocillin for Injection |
| --- | --- |
| 抗菌谱与适应证 | 敏感的革兰阳性及革兰阴性菌（包括铜绿假单胞菌）所致的呼吸道、泌尿道、生殖器官、胆道、胃肠道、败血症、脑膜炎、心内膜炎等严重感染，手术、烧伤后感染，骨、皮肤及软组织感染 |
| 制剂与规格 | 注射用阿洛西林钠[保(乙)]：①0.5g；②1g；③2g；④3g |
| 用法与用量 | 成人：每日6~10g，严重病例可增至10~16g，分2~4次滴注。儿童：一次75mg/kg，每日2~4次。婴儿及新生儿：一次100mg/kg，每日2~4次 |
| 注意事项 | 同美洛西林 |
| 禁忌 | 对青霉素类抗生素过敏者禁用 |
| 不良反应 | 恶心、呕吐、腹泻及抗生素相关性肠炎等胃肠道反应；皮疹，药物热和哮喘等过敏反应 |
| 特殊人群用药 | 肝、肾功能不全患者：肾功能减退患者应适当降低用量<br>老年人：老年患者肾功能减退，须调整剂量<br>妊娠与哺乳期妇女：妊娠安全性分级为B级；哺乳期妇女应权衡利弊用药 |
| 药典 | Pol. P. |
| 国家处方集 | CNF |
| 其他推荐依据 | |

# 第二节　头孢菌素类

## 一、第一代头孢菌素类

| ■ 药品名称 | 头孢唑林　Cefazolin |
| --- | --- |
| □ 其他名称 | 新泰林 |
| 抗菌谱与适应证 | 第一代头孢菌素。除肠球菌属、耐甲氧西林葡萄球菌属外，对其他革兰阳性球菌均有良好抗菌活性，肺炎链球菌和溶血性链球菌对其高度敏感，对部分大肠埃希菌、奇异变形杆菌和肺炎克雷伯菌有良好抗菌活性。临床用于敏感菌所致的呼吸道感染、尿路感染、皮肤软组织感染、骨和关节感染、肝胆系统感染、感染性心内膜炎、败血症及眼、耳、鼻、咽喉部感染；外科手术预防用药 |
| 制剂与规格 | 1. 注射用头孢唑林钠[保(甲)]：①0.5g[基]；②1g[基]；③1.5g；④2g<br>2. 注射用五水头孢唑林钠[保(甲)]：①0.5g[基]；②1g[基]；③1.5g；④2g |
| 用法与用量 | 成人常用剂量：一次0.5~1g，一日2~4次，严重感染可增至一日6g，分2~4次静脉给予，或遵医嘱<br>用于预防外科手术后感染时，一般为术前0.5~1小时肌内注射或静脉给药1g，手术时间超过6小时者术中加用0.5~1g，术后每6~8小时给药0.5~1g，至手术后24小时止<br>儿童：一日50~100mg/kg，分2~3次静脉缓慢推注，静脉滴注或肌内注射 |

续　表

| 注意事项 | 1. 交叉过敏反应：对青霉素过敏患者应用本品时应根据患者情况充分权衡利弊后决定<br>2. 对诊断的干扰：应用本品和其他头孢菌素的患者抗球蛋白（Coombs）试验可出现阳性；孕妇产前应用这类药物，此阳性反应也可出现于新生儿。当应用本品的患者尿中头孢类含量超过 10mg/ml 时，以磺基水杨酸进行尿蛋白测定可出现假阳性反应。以硫酸铜法测定尿糖可呈假阳性反应。血清丙氨酸氨基转移酶、门冬氨酸氨基转移酶、碱性磷酸酶和血尿素氮在应用本品过程中皆可升高。如采用 Jaffe 反应进行血清和尿肌酐值测定时可有假性增高<br>3. 有胃肠道疾病史者，特别是溃疡性结肠炎、局限性肠炎或抗菌药物相关性结肠炎（头孢菌素类很少产生假膜性结肠炎）者和有肾功能减退者应慎用头孢菌素类 |
|---|---|
| 禁忌 | 对头孢菌素过敏者及有青霉素过敏性休克或即刻反应史者禁用本品 |
| 不良反应 | 应用头孢唑林的不良反应发生率低，静脉注射发生的血栓性静脉炎和肌内注射区域疼痛均较头孢噻吩少而轻。药疹发生率为 1.1%，嗜酸性粒细胞增多的发生率为 1.7%，单独以药物热为表现的过敏反应仅偶有报道。本品与氨基糖苷类抗菌药合用是否增加后者的肾毒性尚不能肯定。临床上本品无肝损害现象，但个别患者可出现暂时性血清氨基转移酶、碱性磷酸酶升高。肾功能减退患者应用高剂量（每日 12g）的头孢唑林时可出现脑反应。白色念珠菌二重感染偶见 |
| 特殊人群用药 | 肝、肾功能不全患者：因本品部分在肝脏代谢，因此肝功能损害患者应慎用；对肾功能减退者应在减少剂量情况下谨慎使用；肾功能减退者的肌酐清除率>50ml/min 时，仍可按正常剂量给药；与庆大霉素或其他肾毒性抗菌药合用有增加肾损害的危险性<br>儿童：早产儿及 1 个月以下的新生儿不推荐应用本品<br>老年人：本品在老年人中消除半衰期较年轻人明显延长，应按肾功能适当减量或延长给药间期<br>妊娠与哺乳期妇女：头孢菌素类可经乳汁排出，哺乳期妇女应用头孢菌素类虽尚无发生问题报道，但其应用仍须权衡利弊后决定 |
| 药典 | Chin. P. |
| 国家处方集 | CNF |
| 推荐依据 | 单爱莲，马序竹，童荣生，等.《抗菌药物超说明书专家共识》解读［J］. 中国临床药理学杂志，2015，24（31）：2489-2491. |
| ■ 药品名称 | 头孢拉定　Cefradine |
| 抗菌谱与适应证 | 第一代头孢菌素。适用于治疗敏感菌所致的轻、中度感染，如急性咽炎、扁桃体炎、中耳炎、支气管炎急性发作、肺炎等呼吸道感染、泌尿生殖道感染及皮肤软组织感染等 |
| 制剂与规格 | 头孢拉定胶囊[基,保(甲)]：①0.25g；②0.5g<br>头孢拉定片[基,保(甲)]：①0.25g；②0.5g<br>头孢拉定颗粒[保(乙)]：①0.125g；②0.25g<br>头孢拉定干混悬剂：①0.125g；②0.25g；③1.5g；④3g<br>注射用头孢拉定[保(乙)]：①0.5g；②1g |
| 用法与用量 | 1. 成人：口服给药，一次 0.25~0.50g，每 6 小时 1 次；严重感染时可增至一次 1g，每日最高剂量为 4g。肌内注射及静脉给药，一次 0.5~1.0g，每 6 小时 1 次。每日最高剂量为 8g<br>2. 儿童：口服给药，一次 6.25~12.5mg/kg，每 6 小时 1 次。肌内注射及静脉给药，1 周岁以上小儿，一次 12.5~25.0mg/kg，每 6 小时 1 次<br>3. 肌酐清除率> 20ml/min 时，其推荐剂量为每 6 小时 0.5g；肌酐清除率为 5~20ml/min 时，其剂量为每 6 小时 0.25g；肌酐清除率< 5ml/min 时，其剂量为每 12 小时 0.25g |

**续　表**

| 注意事项 | 应用头孢拉定的患者以硫酸铜法测定尿糖时可出现假阳性反应 |
|---|---|
| 禁忌 | 对头孢菌素过敏者及有青霉素过敏性休克或即刻反应史者禁用 |
| 不良反应 | 恶心、呕吐、腹泻、上腹部不适等胃肠道反应较为常见 |
| 特殊人群用药 | 肝、肾功能不全患者：头孢拉定主要经肾排出，肾功能减退者需减少剂量或延长给药间期<br>儿童：慎用<br>老年人：肾功能减退的老年患者应适当减少剂量或延长给药时间<br>妊娠与哺乳期妇女：慎用。妊娠安全性分级为 B 级，哺乳期妇女应用时需权衡利弊 |
| 药典 | USP、Eur. P.、Chin. P. |
| 国家处方集 | CNF |
| 其他推荐依据 | |

| ■ 药品名称 | 注射用头孢硫脒　Cefathiamidine for Injection |
|---|---|
| 抗菌谱与适应证 | 第一代头孢菌素。用于敏感菌所引起呼吸系统、肝胆系统、五官、尿路感染及心内膜炎、败血症 |
| 制剂与规格 | 注射用头孢硫脒[保(乙)]：①0.5g；②1g；③2g |
| 用法与用量 | 1. 成人：肌内注射，一次 1.5～1.0g，每日 4 次；静脉滴注，一次 2g，每日 2～4 次<br>2. 儿童：肌内注射，每日 50～150mg/kg，分 3～4 次给药；静脉滴注，每日 50～100mg/kg，分 2～4 次给药 |
| 注意事项 | 1. 有胃肠道疾病史者，特别是溃疡性结肠炎、局限性肠炎或抗生素相关性结肠炎者应慎用<br>2. 应用本品的患者抗球蛋白试验可出现阳性 |
| 禁忌 | 对头孢菌素类抗生素过敏者或对青霉素过敏性休克者禁用 |
| 不良反应 | 偶见荨麻疹、哮喘、瘙痒、寒战、高热、血管神经性水肿、非蛋白氮、ALT 及 AST 升高 |
| 特殊人群用药 | 肝、肾功能不全患者：肾功能减退者须适当减量<br>老年人：老年患者肾功能减退，应用时须适当减量<br>妊娠与哺乳期妇女：妊娠早期妇女慎用；哺乳期妇女慎用，用药需权衡利弊 |
| 药典 | |
| 国家处方集 | CNF |
| 其他推荐依据 | |

| ■ 药品名称 | 头孢氨苄　Cefalexin |
|---|---|
| 抗菌谱与适应证 | 第一代口服头孢菌素。用于金黄色葡萄球菌、大肠埃希菌、肺炎杆菌、流感杆菌等敏感菌所致的下列感染：<br>1. 扁桃体炎、扁桃体周炎、咽喉炎、支气管炎、肺炎、支气管扩张感染以及手术后胸腔感染<br>2. 急性及慢性肾盂肾炎、膀胱炎、前列腺炎及泌尿生殖系感染<br>3. 中耳炎、外耳炎、鼻窦炎<br>4. 上颌骨周炎、上颌骨骨膜炎、上颌骨骨髓炎、急性腭炎、牙槽脓肿、根尖性牙周炎、智齿外围炎、拔牙后感染 |

续　表

5. 睑腺炎、睑炎、急性泪囊炎

6. 毛囊炎、疖、丹毒、蜂窝织炎、脓疱、痈、痤疮感染、皮下脓肿、创伤感染、乳腺炎、淋巴管炎等

| 制剂与规格 | 头孢氨苄胶囊[基,保(甲)]：①125mg；②250mg<br>头孢氨苄片[基,保(甲)]：①125mg；②250mg<br>头孢氨苄颗粒[基,保(甲)]：①50mg；②125mg<br>头孢氨苄干混悬剂：1.5g<br>头孢氨苄泡腾片：125mg |
|---|---|
| 用法与用量 | 1. 成人：口服，一般剂量一次250~500mg，每6小时1次。每日最高剂量为4g。单纯性膀胱炎、单纯皮肤软组织感染以及链球菌咽峡炎一次500mg，每12小时1次<br>2. 儿童：口服，每日25~50mg/kg，每日4次。皮肤软组织感染及链球菌咽峡炎一次12.5~50.0mg/kg，每12小时1次 |
| 注意事项 | 有胃肠道疾病史者，特别是溃疡性结肠炎、局限性肠炎或抗生素相关性结肠炎者应慎用 |
| 禁忌 | 对头孢菌素过敏者及有青霉素过敏性休克或即刻反应史者禁用 |
| 不良反应 | 恶心、呕吐、腹泻和腹部不适较为多见；皮疹、药物热等过敏反应 |
| 特殊人群用药 | 肝、肾功能不全患者：慎用<br>儿童：6岁以下小儿慎用<br>老年人：老年患者应根据肾功能情况调整用药剂量或用药间期<br>妊娠与哺乳期妇女：妊娠早期妇女慎用；哺乳妇女慎用，用药应权衡利弊 |
| 药典 | USP、Eur. P.、Chin. P. |
| 国家处方集 | CNF |
| 其他推荐依据 | |
| ■ 药品名称 | 头孢羟氨苄　Cefadroxil |
| 抗菌谱与适应证 | 第一代口服头孢菌素。主要用于敏感菌所致的尿路感染，呼吸道感染，皮肤软组织感染，骨关节感染 |
| 制剂与规格 | 头孢羟氨苄胶囊[保(乙)]：①0.125g；②0.25g；③0.5g<br>头孢羟氨苄片[保(乙)]：①0.125g；②0.25g<br>头孢羟氨苄颗粒[保(乙)]：①0.125g；②0.25g |
| 用法与用量 | 1. 成人：口服，一次0.5~1.0g，每日2次。肾功能不全者首次给予1g负荷剂量，然后根据肌酐清除率（Ccr）调整剂量。Ccr为25~50ml/min者，一次0.5g，每12小时1次；Ccr为10~25ml/min者，一次0.5g，每24小时1次；Ccr为0~10ml/min者，一次0.5g，每36小时1次<br>2. 儿童：口服，一次15~20mg/kg，每日2次。A组溶血性链球菌咽炎或扁桃体炎：一次15mg/kg，每12小时1次，共10日 |
| 注意事项 | 有胃肠道疾病史者，特别是溃疡性结肠炎、局限性肠炎或抗生素相关性结肠炎者应慎用 |
| 禁忌 | 对头孢菌素过敏者及有青霉素过敏性休克或即刻反应史者禁用 |
| 不良反应 | 以恶心、上腹部不适等胃肠道反应为主；少数患者尚可发生皮疹等过敏反应 |

续 表

| 特殊人群用药 | 肝、肾功能不全患者：慎用<br>老年人：老年患者肾功能减退，用药时需调整剂量<br>妊娠与哺乳期妇女：妊娠安全性分级为 B 级；哺乳期妇女应权衡利弊后用药 |
| --- | --- |
| 药典 | USP |
| 国家处方集 | CNF |
| 其他推荐依据 | |

## 二、第二代头孢菌素类

| ■ 药品名称 | 头孢呋辛　Cefuroxim |
| --- | --- |
| 抗菌谱与适应证 | 第二代注射用头孢菌素。对革兰阳性球菌的活性与第一代头孢菌素相似或略差，但对葡萄球菌和革兰阴性杆菌产生的 β-内酰胺酶显得相当稳定。适用于治疗敏感菌或敏感病原体所致的下列感染：①呼吸系统感染；②泌尿生殖系统感染；③骨和关节感染；④皮肤软组织感染；⑤预防手术感染；⑥其他，如败血症、脑膜炎等严重感染 |
| 制剂与规格 | 注射用头孢呋辛钠：①0.25g[基]；②0.5g[基]；③0.75g[基]；④1.0g；⑤1.5g[基]；⑥2.0g；⑦2.25g；⑧2.5g；⑨3.0g |
| 用法与用量 | 深部肌内注射，静脉注射或滴注：<br>1. 成人为每 8 小时 0.75~1.50g，疗程 5~10 日。对于生命受到威胁的感染或罕见敏感菌所引起的感染，每 6 小时 1.5g<br>2. 预防手术感染：术前 0.5~1 小时静脉注射 1.5g，若手术时间过长，则每隔 8 小时静脉或肌内注射 0.75g<br>3. 儿童：3 个月以上患儿，按体重每日 50~100mg/kg，分 3~4 次给药。重症感染，按体重每日用量不低于 0.1g/kg，但不能超过成人使用的最高剂量<br>4. 肾功能不全患者应根据肌酐清除率调整 |
| 注意事项 | 1. 对青霉素药物过敏者慎用<br>2. 使用时应注意监测肾功能，特别是对接受高剂量的重症患者 |
| 禁忌 | 对头孢菌素过敏者及有青霉素过敏性休克史者禁用 |
| 不良反应 | 过敏反应（皮疹、瘙痒、荨麻疹等），局部反应（血栓性静脉炎），胃肠道反应（腹泻、恶心、抗生素相关性肠炎等）等 |
| 特殊人群用药 | 肝、肾功能不全患者：严重肝、肾功能不全者慎用<br>儿童：5 岁以下小儿禁用<br>老年人：老年患者口服本药，不必根据年龄调整剂量<br>妊娠与哺乳期妇女：妊娠安全性分级为 B 级；哺乳妇女用药应权衡利弊，如需使用，应暂停哺乳 |
| 药典 | USP、Eur. P.、Chin. P. |
| 国家处方集 | CNF |
| 其他推荐依据 | |

续 表

| ■ 药品名称 | 注射用头孢替安 Cefotiam for Injection |
|---|---|
| 抗菌谱与适应证 | 第二代注射用头孢菌素。用于敏感菌所致的肺炎、支气管炎、胆道感染、腹膜炎、尿路感染以及手术和外伤所致的感染和败血症 |
| 制剂与规格 | 注射用盐酸头孢替安[保(乙)]：①0.5g；②1g |
| 用法与用量 | 肌内注射或静脉给药。成人：每日 1~2g，分 2~4 次给予；败血症时可增至每日 4g。儿童：每日 40~80mg/kg，分 3~4 次给予，重症感染时可增至每日 160mg/kg。肌酐清除率≥16.6ml/min 者，不需调整剂量；肌酐清除率< 16.6ml/min 者，每 6~8 小时用量应减为常用剂量的 75% |
| 注意事项 | 1. 有胃肠道疾病史者，特别是溃疡性结肠炎、局限性肠炎或抗生素相关性结肠炎者慎用<br>2. 本品可引起血象改变，严重时应立即停药 |
| 禁忌 | 对头孢菌素过敏者及有青霉素过敏性休克史者禁用 |
| 不良反应 | 偶见过敏、胃肠道反应、血象改变及一过性 AST 及 ALT 升高；可致肠道菌群改变，造成维生素 B 和 K 缺乏；偶可致继发感染；大量静脉注射可致血管和血栓性静脉炎 |
| 特殊人群用药 | 肝、肾功能不全患者：肾功能不全者应减量并慎用<br>儿童：早产儿和新生儿使用本药的安全性尚未确定<br>老年人：老年患者用药剂量应按其肾功能减退情况酌情减量<br>妊娠与哺乳期妇女：孕妇或可能妊娠的妇女、哺乳妇女应权衡利弊后用药 |
| 药典 | USP、Jpn. P. |
| 国家处方集 | CNF |
| 其他推荐依据 | |

| ■ 药品名称 | 头孢丙烯 Cefprozil |
|---|---|
| 抗菌谱与适应证 | 第二代口服头孢菌素。用于敏感菌所致的下列轻、中度感染：<br>1. 呼吸道感染，如化脓性链球菌性咽炎或扁桃体炎；肺炎链球菌、流感嗜血杆菌和卡他莫拉菌引起的中耳炎或急性鼻窦炎、急性支气管炎继发细菌感染和慢性支气管炎急性发作<br>2. 金黄色葡萄球菌（包括产青霉素酶菌株）和化脓性链球菌等引起的非复杂性皮肤和皮肤软组织感染 |
| 制剂与规格 | 头孢丙烯片[保(乙)]：①0.25；②0.5g<br>头孢丙烯分散片[保(乙)]：0.25g<br>头孢丙烯咀嚼片[保(乙)]：0.25g<br>头孢丙烯胶囊[保(乙)]：①0.125g；②0.25g<br>头孢丙烯颗粒[保(乙)]：0.125g<br>头孢丙烯干混悬剂：①0.125g；②0.75g；③1.5g；④3.0g |
| 用法与用量 | 口服。成人：呼吸道感染，一次 0.5g，每日 1~2 次；皮肤或皮肤软组织感染，每日 0.5g，分 1~2 次给药；严重病例，一次 0.5g，每日 2 次。儿童：①对 0.5~12 岁患儿：中耳炎，一次 15mg/kg，每日 2 次；急性鼻窦炎，一次 7.5mg/kg，每日 2 次；严重感染，一次 15mg/kg，每日 2 次。②对2~12 岁患儿：急性扁桃体炎、咽炎，一次 7.5mg/kg，每日 2 次；皮肤或皮肤软组织感染，一次 20mg/kg，每日 1 次。肾功能不全时，根据肌酐清除率进行剂量调整。肝功能不全患者无须调整剂量 |

**续 表**

| | |
|---|---|
| 注意事项 | 1. 有青霉素过敏史者慎用。对青霉素类药物所致过敏性休克或其他严重过敏反应者不宜使用<br>2. 如发生过敏反应，应停止用药<br>3. 长期使用可诱发二重感染，尤其是抗生素相关性肠炎<br>4. 同时服用强利尿药治疗的患者使用头孢菌素应谨慎，因这些药物可能会对肾功能产生有害影响<br>5. 患有胃肠道疾病，尤其是肠炎患者慎用 |
| 禁忌 | 对头孢丙烯及其头孢菌素类过敏患者禁用 |
| 不良反应 | 1. 胃肠道反应：软便、腹泻、胃部不适、食欲减退、恶心、呕吐、嗳气等<br>2. 过敏反应，常见为皮疹、荨麻疹、嗜酸性粒细胞增多、药物热等。儿童发生过敏反应较成人多见，多在开始治疗后几天内出现，停药后几天内消失 |
| 特殊人群用药 | 儿童：慎用<br>老年人：65 岁以上老人使用本药，与健康成人志愿者对比，药物浓度-时间曲线下面积增高 35%~60%，肌酐清除率下降 40%<br>妊娠与哺乳期妇女：妊娠安全性分级为 B 级。哺乳妇女应慎用或暂停哺乳 |
| 药典 | USP |
| 国家处方集 | CNF |
| 其他推荐依据 | |
| ■ 药品名称 | **注射用头孢尼西 Cefonicid for Injection** |
| 抗菌谱与适应证 | 适用于敏感菌引起的下列感染：下呼吸道感染、尿路感染、败血症、皮肤软组织感染、骨和关节感染，也可用于手术预防感染。在外科手术前单剂量注射 1g 头孢尼西可以减少由于手术过程中污染或潜在污染而导致的术后感染发生率。在剖宫产手术中使用头孢尼西（剪断脐带后）可以减少某些术后感染发生率 |
| 制剂与规格 | 注射用头孢尼西钠：①0.5g；②1.0g |
| 用法与用量 | 肾功能正常患者：<br>1. 一般轻度至中度感染：成人每日剂量为 1g，每 24 小时 1 次；在严重感染或危及生命的感染中，可每日 2g，每 24 小时给药 1 次<br>2. 无并发症的尿路感染：每日 0.5g，每 24 小时 1 次<br>3. 手术预防感染：手术前 1 小时单剂量给药 1g，术中和术后没有必要再用。必要时如关节成形手术或开胸手术可重复给药 2 天；剖宫产手术中，应脐带结扎后才给予本品。疗程依病情而定<br>肾功能不全患者：对于肾功能损害患者使用本品必须严格依据患者的肾功能损害程度调整剂量。初始剂量为 7.5mg/kg，维持剂量应根据肌酐清除率进行调整，患者在进行透析之后，无需再追加剂量 |
| 注意事项 | 1. 有青霉素过敏史或其他药物过敏病史者应慎用。对麻醉药过敏患者禁止使用利多卡因作为溶剂<br>2. 本品治疗开始和治疗中可引起肠道紊乱，严重的导致假膜性肠炎，出现腹泻时应引起警惕。一旦出现，轻度停药即可，中、重度患者应给予补充电解质、蛋白质以及适当的抗生素（如万古霉素）治疗<br>3. 重症患者在大剂量给药或合用氨基糖苷类抗生素治疗时，必须经常注意肾功能情况 |

续　表

| 禁忌 | 对头孢菌素类抗生素过敏者禁用 |
|---|---|
| 不良反应 | 1. 对青霉素过敏患者也可能对本品过敏<br>2. 长期使用任何广谱抗生素都可能导致其他非敏感菌过度生长，可诱发二重感染 |
| 特殊人群用药 | 肝、肾功能不全患者：肾脏或肝脏损害患者在使用该药物时，应加倍小心 |
| 药典 | USP、Eur. P.、Chin. P. |
| 国家处方集 | |
| 其他推荐依据 | |

| ■ 药品名称 | 头孢克洛　Cefaclor |
|---|---|
| 抗菌谱与适应证 | 第二代口服头孢菌素。适用于敏感菌所致下列部位的轻、中度感染：<br>1. 呼吸系统感染<br>2. 泌尿生殖系统感染<br>3. 皮肤软组织感染<br>4. 口腔科感染<br>5. 眼科感染 |
| 制剂与规格 | 头孢克洛胶囊[保(乙)]：①125mg；②250mg<br>头孢克洛缓释胶囊[保(乙)]：187.5mg<br>头孢克洛片[保(乙)]：250mg<br>头孢克洛缓释片[保(乙)]：375mg<br>头孢克洛分散片[保(乙)]：①125mg；②375mg<br>头孢克洛颗粒[保(乙)]：①100mg；②125mg；③250mg<br>头孢克洛混悬液[保(乙)]：①30ml：0.75g；②60ml：1.5g |
| 用法与用量 | 1. 成人：口服，一次 250mg，每 8 小时 1 次；较重的感染或敏感性较差的细菌引起的感染，剂量可加倍，但每日总量不超过 4g<br>2. 儿童：口服，每日 20mg/kg，分 3 次（每 8 小时 1 次）给药，宜空腹服用；重症感染可增至每日 40mg/kg，但每日总量不超过 1g |
| 注意事项 | 1. 对于有胃肠道病史（特别是结肠炎）的患者、使用抗生素（包括头孢菌素）要慎重<br>2. 长期使用的患者应细心观察，如发生二重感染，必须采取适当措施 |
| 禁忌 | 禁用于已知对头孢菌素类过敏者 |
| 不良反应 | 过敏反应（皮疹、瘙痒、荨麻疹等）；腹泻等胃肠道反应 |
| 特殊人群用药 | 肝、肾功能不全患者：肾功能轻度不全者可不减量；肾功能中度和重度减退者的剂量应分别减为正常剂量的 1/2 和 1/4<br>儿童：新生儿用药的安全性尚未确定<br>老年人：老年患者除虚弱、营养不良或严重肾功能损害外，一般不需要调整剂量<br>妊娠与哺乳期妇女：妊娠安全性分级为 B 级；哺乳期妇女应慎用或用药时暂停授乳 |
| 药典 | USP、Eur. P.、Chin. P. |
| 国家处方集 | CNF |
| 其他推荐依据 | |

## 续 表

| ■ 药品名称 | 头孢呋辛酯 Cefuroxime Axetil |
| --- | --- |
| 抗菌谱与适应证 | 第二代口服头孢菌素。适用于溶血性链球菌、金黄色葡萄球菌（耐甲氧西林株除外）及流感嗜血杆菌、大肠埃希菌、肺炎克雷伯菌、奇异变形杆菌等肠杆菌科细菌敏感菌株所致成人急性咽炎或扁桃体炎、急性中耳炎、上颌窦炎、慢性支气管炎急性发作、急性支气管炎、单纯性尿路感染、皮肤软组织感染及无并发症淋病奈瑟菌性尿道炎和宫颈炎。儿童咽炎或扁桃体炎、急性中耳炎及脓疱病等 |
| 制剂与规格 | 头孢呋辛酯片[基,保(甲)]：①0.125g；②0.25g |
| 用法与用量 | 口服。①成人：一般每日 0.5g；下呼吸道感染患者每日 1g；单纯性下尿路感染患者每日 0.25g。均分 2 次服用。单纯性淋球菌尿道炎单剂疗法剂量为 1g；②5~12 岁小儿：急性咽炎或急性扁桃体炎，按体重每日 20mg/kg，分 2 次服用，每日不超过 0.5g；急性中耳炎、脓疱病，按体重每日 30mg/kg，分 2 次服用，每日不超过 1g |
| 注意事项 | 1. 有胃肠道疾病史者，特别是溃疡性结肠炎、局限性肠炎或抗生素相关性结肠炎者慎用<br>2. 应于餐后服用，以增加吸收，提高血药浓度，并减少胃肠道反应 |
| 禁忌 | 对本品及其他头孢菌素类过敏者、有青霉素过敏性休克或即刻反应史者及胃肠道吸收障碍者禁用 |
| 不良反应 | 常见腹泻、恶心和呕吐等胃肠反应；少见皮疹、药物热等过敏反应 |
| 特殊人群用药 | 肝、肾功能不全患者：肾功能减退及肝功能损害者慎用<br>儿童：5 岁以下小儿禁用胶囊剂、片剂，宜服用头孢呋辛酯干混悬液<br>老年人：85 岁以上的老年患者的血浆消除半衰期可延至约 3.5 小时，因此应在医师指导下根据肾功能情况调整用药剂量或用药间期<br>妊娠与哺乳期妇女：仅在有明确指征时，孕妇方可慎用；哺乳期妇女应慎用或暂停哺乳 |
| 药典 | USP、Eur. P.、Chin. P.、Jpn. P. |
| 国家处方集 | CNF |
| 其他推荐依据 | |

## 三、第三代头孢菌素类

| ■ 药品名称 | 注射用头孢唑肟 Ceftizoxime for Injection |
| --- | --- |
| 抗菌谱与适应证 | 第三代注射用头孢菌素。用于治疗由敏感菌引起的下呼吸道感染、胆道感染、腹腔感染、盆腔感染。尿路感染、脑膜炎、皮肤软组织感染、骨和关节感染、败血症、感染性心内膜炎及创伤、烧伤、烫伤后的严重感染 |
| 制剂与规格 | 注射用头孢唑肟钠[保(乙)]：①0.5g；②1g；③2g |
| 用法与用量 | 静脉滴注。成人：一次 1~2g，每8~12 小时 1 次；严重感染，剂量可增至一次 3~4g，每8 小时 1 次。治疗非复杂性尿路感染，一次 0.5g，每 12 小时 1 次。儿童：6 个月及 6 个月以上的婴儿和儿童常用量，按体重一次 50mg/kg，每 6~8 小时 1 次。肾功能损害的患者在给予 0.5~1.0g 的首次负荷剂量后，需根据其损害程度调整剂量 |
| 注意事项 | 1. 青霉素类过敏史患者，有指征应用本品时，必须充分权衡利弊后在严密观察下慎用<br>2. 有胃肠道疾病史者，特别是结肠炎患者慎用 |

续　表

| 禁忌 | 对本品及其他头孢菌素过敏者禁用 |
|---|---|
| 不良反应 | 皮疹、瘙痒和药物热等变态反应、腹泻、恶心、呕吐、食欲缺乏等 |
| 特殊人群用药 | 儿童：6 个月以下小儿使用本药的安全性和有效性尚未确定<br>老年人：老年患者常伴有肾功能减退，应适当减少剂量或延长给药时间<br>妊娠与哺乳期妇女：妊娠期妇女仅在有明确指征时应用，妊娠安全性分级为 B 级；哺乳期妇女应用本药时应暂停哺乳 |
| 药典 | USP |
| 国家处方集 | CNF |
| 其他推荐依据 | |
| ■ 药品名称 | 注射用头孢噻肟　Cefotaxime for Injection |
| 抗菌谱与适应证 | 第三代注射用头孢菌素。用于敏感细菌所致的肺炎及其他下呼吸道感染、尿路感染、脑膜炎、败血症、腹腔感染、盆腔感染、皮肤软组织感染、生殖道感染、骨和关节感染等。头孢噻肟可以作为小儿脑膜炎的选用药物 |
| 制剂与规格 | 注射用头孢噻肟钠<sup>[保(甲)]</sup>：①0.5g；②1g；③2g |
| 用法与用量 | 肌内注射或静脉给药。成人：肌内注射 0.5~2.0g，每 8~12 小时 1 次。静脉给药每日 2~6g，分 2~3 次给药；严重感染者，每 6~8 小时 2~3g，每日最高剂量为 12g。无并发症的肺炎链球菌肺炎或急性尿路感染：每 12 小时 1g。儿童：静脉给药，新生儿一次 50mg/kg，7 日内新生儿每 12 小时 1 次，7~28 日新生儿每 8 小时 1 次 |
| 注意事项 | 1. 有胃肠道疾病者慎用<br>2. 用药前须确定是否需进行过敏试验<br>3. 本品与氨基糖苷类抗生素不可同瓶滴注 |
| 禁忌 | 对头孢菌素过敏者及有青霉素过敏性休克或即刻反应史者禁用 |
| 不良反应 | 不良反应发生率低，3%~5%。有皮疹和药物热、静脉炎、腹泻、恶心、呕吐、食欲缺乏等 |
| 特殊人群用药 | 肝、肾功能不全患者：严重肾功能减退患者应用本药时须根据肌酐清除率调整减量<br>儿童：婴幼儿不宜做肌内注射<br>老年人：老年患者应根据肾功能适当减量<br>妊娠与哺乳期妇女：妊娠安全性分级为 B 级；哺乳期妇女用药时宜暂停授乳 |
| 药典 | USP、Eur. P.、Chin. P. |
| 国家处方集 | CNF |
| 其他推荐依据 | |
| ■ 药品名称 | 注射用头孢曲松　Ceftriaxone for Injection |
| 抗菌谱与适应证 | 第三代注射用头孢菌素。用于敏感致病菌所致的下呼吸道感染、尿路、胆道感染，以及腹腔感染、盆腔感染、皮肤软组织感染、骨和关节感染、败血症、脑膜炎等及手术期感染预防。本品单剂可治疗单纯性淋病 |
| 制剂与规格 | 注射用头孢曲松钠：①0.25g；②0.5g；③0.75g；④1g；⑤1.5g；⑥2g；⑦3g；⑧4g |

续　表

| 用法与用量 | 成人：肌内注射或静脉给药，每 24 小时 1~2g 或每 12 小时 0.5~1.0g。最高剂量每日 4g。小儿：常用量静脉给药，按体重每日 20~80mg/kg |
| --- | --- |
| 注意事项 | 1. 对青霉素过敏患者应用本品时应根据患者情况充分权衡利弊后决定。有青霉素过敏性休克或即刻反应者，不宜再选用头孢菌素类<br>2. 有胃肠道疾病史者，特别是溃疡性结肠炎、局限性肠炎或抗生素相关性结肠炎（头孢菌素类很少产生抗生素相关性肠炎）者应慎用 |
| 禁忌 | 1. 禁用于对本品及其他头孢菌素抗生素过敏的患者。有青霉素过敏性休克史的患者避免应用本品<br>2. 头孢曲松不得用于高胆红素血症的新生儿和早产儿的治疗。体外研究显示头孢曲松可从血清蛋白结合部位取代胆红素，从而引起这些患者的胆红素脑病<br>3. 在新生儿中，不得与补钙治疗同时进行，否则可能导致头孢曲松的钙盐沉降的危险 |
| 不良反应 | 胃肠道反应、过敏反应等 |
| 特殊人群用药 | 儿童：出生体重<2kg 的新生儿使用本药的安全性尚未确定。本药可将胆红素从血清白蛋白上置换下来，患有高胆红素血症的新生儿（尤其是早产儿），应避免使用本药<br>老年人：除非患者虚弱、营养不良或有重度肾功能损害时，老年人应用头孢曲松一般不需调整剂量<br>妊娠与哺乳期妇女：妊娠安全性分级为 B 级；哺乳期妇女应权衡利弊后用药 |
| 药典 | USP、Eur. P.、Chin. P. |
| 国家处方集 | CNF |
| 其他推荐依据 | |
| ■ 药品名称 | **注射用头孢哌酮　Cefoperazone for Injection** |
| 抗菌谱与适应证 | 第三代注射用头孢菌素。用于治疗敏感菌所致的呼吸道感染、泌尿道感染、胆道感染、皮肤软组织感染、败血症、脑膜炎、创伤及手术后感染。与抗厌氧菌药联用，用于治疗敏感菌所致的腹膜炎、盆腔感染 |
| 制剂与规格 | 注射用头孢哌酮钠：①0.5g；②1g；③1.5g；④2g |
| 用法与用量 | 肌内注射或静脉给药。成人：一般感染：一次 1~2g，每 12 小时 1 次；严重感染：一次 2~3g，每 8 小时 1 次。每日剂量不宜超过 9g，但免疫缺陷患者伴严重感染时剂量可增至每日 12g。儿童：每日 50~200mg/kg，分 2~3 次给药 |
| 注意事项 | 1. 肝病、胆道梗阻严重或同时有肾功能减退者，用药剂量应予以适当调整<br>2. 部分患者可引起维生素 K 缺乏和低凝血酶原血症，用药期间应进行出血时间、凝血酶原时间监测 |
| 禁忌 | 对头孢菌素过敏者及有青霉素过敏性休克史者禁用 |
| 不良反应 | 皮疹较为多见；少数患者尚可发生腹泻、腹痛；嗜酸性粒细胞增多，轻度中性粒细胞减少；暂时性 AST 及 ALT、碱性磷酸酶、尿素氮或血肌酐升高等 |
| 特殊人群用药 | 儿童：新生儿和早产儿用药须权衡利弊<br>妊娠与哺乳期妇女：妊娠安全性分级为 B 级；哺乳期妇女用药时宜暂停授乳 |
| 药典 | USP、Eur. P.、Chin. P. |

续　表

| 国家处方集 | CNF |
| --- | --- |
| 其他推荐依据 | |

| ■ 药品名称 | 注射用头孢他啶　Ceftazidime for Injection |
| --- | --- |
| 抗菌谱与适应证 | 第三代注射用头孢菌素。用于敏感革兰阴性杆菌所致的败血症、下呼吸道感染、腹腔和胆道感染、复杂性尿路感染和严重皮肤软组织感染等。对于由多种耐药革兰阴性杆菌引起的免疫缺陷者感染、医院内感染以及革兰阴性杆菌或铜绿假单胞菌所致中枢神经系统感染尤为适用 |
| 制剂与规格 | 注射用头孢他啶[保(乙)]：①0.25g；②0.5g[基]；③1g[基]；④2g |
| 用法与用量 | 静脉注射或静脉滴注。①败血症、下呼吸道感染、胆道感染等，每日4~6g，分2~3次静脉滴注或静脉注射；②泌尿系统感染和重度皮肤软组织感染等，每日2~4g，分2次静脉滴注或静脉注射；③对于某些危及生命的感染、严重铜绿假单胞菌感染和中枢神经系统感染，可酌情增量至每日0.15~0.20g/kg，分3次静脉滴注或静脉注射；④婴幼儿常用剂量为每日30~100mg/kg，分2~3次静脉滴注 |
| 注意事项 | 在应用头孢他啶治疗前应仔细询问对头孢菌素类、青霉素类或其他药物的过敏反应史 |
| 禁忌 | 禁用于对本品及其他头孢菌素过敏的患者 |
| 不良反应 | 感染和侵袭性疾病，血液和淋巴系统紊乱，免疫系统紊乱等 |
| 特殊人群用药 | 肝、肾功能不全患者：肾功能不全患者用药时，剂量需根据肾功能的降低程度而相应减少<br>儿童：早产儿及2个月以内新生儿慎用<br>妊娠与哺乳期妇女：妊娠初期和妊娠早期3个月妇女应慎用，妊娠安全性分级为B级；哺乳期妇女须权衡利弊后用药 |
| 药典 | USP、Eur. P.、Chin. P. |
| 国家处方集 | CNF |
| 其他推荐依据 | |

| ■ 药品名称 | 头孢地尼　Cefdinir |
| --- | --- |
| 抗菌谱与适应证 | 第三代口服头孢菌素。用于对本品敏感的葡萄球菌、大肠埃希菌、克雷伯菌、奇异变形杆菌等引起的下列感染：<br>1. 咽喉炎、扁桃体炎、支气管炎急性发作、肺炎<br>2. 中耳炎、鼻窦炎<br>3. 肾盂肾炎、膀胱炎、淋菌性尿道炎<br>4. 附件炎、宫内感染、前庭大腺炎<br>5. 乳腺炎、肛门外围脓肿、外伤或手术伤口的继发感染<br>6. 皮肤软组织感染<br>7. 眼睑炎、睑板腺炎、猩红热 |
| 制剂与规格 | 头孢地尼胶囊[保(乙)]：①50mg；②100mg<br>头孢地尼分散片[保(乙)]：①50mg；②100mg |
| 用法与用量 | 口服：成人一次100mg，每日3次。儿童9~18mg/kg，分3次服用。严重肾功能障碍者应酌减剂量及延长给药间隔时间。血液透析患者，建议剂量为一次100mg，每日1次 |

**续　表**

| 注意事项 | 1. 因有出现休克等过敏反应的可能，应详细询问过敏史<br>2. 下列患者应慎重使用：对青霉素类抗生素有过敏史者；本人或亲属中有易发生支气管哮喘、皮疹、荨麻疹等过敏症状体质者；患有严重基础疾病、不能很好进食或非经口摄取营养者、恶病质等患者 |
|---|---|
| 禁忌 | 对本品有休克史者禁用；对青霉素或头孢菌素有过敏史者慎用 |
| 不良反应 | 常见腹泻、腹痛、皮疹、瘙痒、AST 及 ALT 升高等 |
| 特殊人群用药 | 肝、肾功能不全患者：严重的肾功能障碍者慎用<br>儿童：新生儿和小于 6 个月婴儿的安全性和疗效尚未确定；可用于儿童急性上颌鼻窦炎<br>老年人：高龄者慎用；老年患者可能会有出血倾向，应根据对患者的临床观察调整剂量和给药间隔<br>妊娠与哺乳期妇女：妊娠安全性分级为 B 级；哺乳期妇女仅在利大于弊时，才能使用 |
| 药典 | Chin. P. |
| 国家处方集 | CNF |
| 其他推荐依据 | |
| ■ 药品名称 | 头孢克肟　Cefixime |
| 抗菌谱与适应证 | 第三代口服头孢菌素。用于敏感菌所致的咽炎、扁桃体炎、急性支气管炎和慢性支气管炎急性发作、中耳炎、尿路感染、单纯性淋病等 |
| 制剂与规格 | 头孢克肟片[保(乙)]：①0.05g；②0.1g<br>头孢克肟分散片[保(乙)]：0.1g<br>头孢克肟咀嚼片[保(乙)]：①0.05g；②0.1g<br>头孢克肟胶囊[保(乙)]：①0.05g；②0.1g<br>头孢克肟颗粒[保(乙)]：0.05g |
| 用法与用量 | 口服。成人：一次 50~100mg，每日 2 次；严重感染时，可增加至一次 200mg，每日 2 次。儿童：体重 30kg 以下一次 1.5~3.0mg/kg，每日 2 次；严重感染时，一次 6mg/kg，每日 2 次 |
| 注意事项 | 1. 因有出现休克等过敏反应的可能，应详细询问过敏史<br>2. 下列患者应慎重使用：对青霉素类抗生素有过敏史者；本人或亲属中有易发生支气管哮喘、皮疹、荨麻疹等过敏症状体质者；经口给药困难或非经口摄取营养者、恶病质等患者 |
| 禁忌 | 对头孢克肟及其成分或其他头孢菌素类药物过敏者禁用 |
| 不良反应 | 主要不良反应有腹泻等消化道反应、皮疹等皮肤症状、临床检查值异常，包括肝功能指标升高、嗜酸性粒细胞增多等 |
| 特殊人群用药 | 肝、肾功能不全患者：严重的肾功能障碍者应根据肾功能状况适当减量，给药间隔应适当增大<br>儿童：6 个月以下儿童使用本药的安全性和有效性尚未确定<br>老年人：老年人使用本药的血药浓度峰值和 AUC 可较年轻人分别高 26% 和 20%，老年患者可以使用本品<br>妊娠与哺乳期妇女：妊娠安全性分级为 B 级；哺乳期妇女使用时应暂停授乳 |
| 药典 | USP、Eur. P. |

续　表

| 国家处方集 | CNF |
|---|---|
| 其他推荐依据 | |
| ■ 药品名称 | 头孢泊肟酯　Cefpodoxime Proxetil |
| 抗菌谱与适应证 | 第三代口服头孢菌素。适用于敏感菌引起的下列轻至中度感染：①呼吸系统感染；②泌尿、生殖系统感染；③皮肤及皮肤附件感染：如毛囊炎、疖、痈、丹毒、蜂窝织炎、淋巴管（结）炎、化脓性甲沟（周）炎、皮下脓肿、汗腺炎、感染性粉瘤、肛周脓肿等；④耳鼻喉感染：中耳炎、鼻窦炎等；⑤其他：乳腺炎等 |
| 制剂与规格 | 头孢泊肟酯片：①100mg；②200mg<br>头孢泊肟酯分散片：100mg<br>头孢泊肟酯胶囊：100mg<br>头孢泊肟酯颗粒：40mg<br>头孢泊肟酯干混悬剂：①50mg；②100mg |
| 用法与用量 | 餐后口服。成人：上呼吸道感染：一次 0.1g，每日 2 次，疗程 5~10 天；下呼吸道感染：慢性支气管炎急性发作：一次 0.2g，每日 2 次，疗程 10 天；急性社区获得性肺炎：一次 0.2g，每日 2 次，疗程 14 天；单纯性泌尿道感染：一次 0.1g，每日 2 次，疗程 7 天；急性单纯性淋病：单剂 0.2g；皮肤和皮肤软组织感染：一次 0.4g，每日 2 次，疗程 7~14 天。儿童：急性中耳炎：每日剂量 10mg/kg，一次 5mg/kg，每 12 小时 1 次，疗程 10 天。每日最大剂量不超过 0.4g。扁桃体炎、鼻窦炎：每日剂量 10mg/kg，一次 5mg/kg，每 12 小时 1 次，疗程 5~10 天。每日最大剂量不超过 0.2g |
| 注意事项 | 1. 避免与抗酸药、$H_2$ 受体阻断药、质子泵抑制药同时服用<br>2. 下列患者应慎重使用：易引起支气管哮喘、荨麻疹、湿疹等过敏症状体质的患者，全身营养状态不佳者 |
| 禁忌 | 对头孢菌素过敏者及有青霉素过敏性休克或即刻反应史者禁用 |
| 不良反应 | 严重不良反应包括休克、严重肠炎等，其他不良反应包括腹泻等消化道反应、皮疹等过敏反应等 |
| 特殊人群用药 | 肝、肾功能不全患者：严重的肾功能损害者应慎用，如必须使用时，应调节给药剂量和给药间隔<br>老年人：老年患者多见生理功能降低，易出现不良反应及维生素 K 缺乏引起的出血倾向，应慎用<br>妊娠与哺乳期妇女：妊娠安全性分级为 B 级；哺乳期妇女使用时应暂停授乳或换用其他药物 |
| 药典 | USP、Jpn. P. |
| 国家处方集 | CNF |
| 其他推荐依据 | |

## 四、第四代头孢菌素类

| ■ 药品名称 | 注射用头孢吡肟　Cefepime for Injection |
| --- | --- |
| 抗菌谱与适应证 | 第四代头孢菌素。用于治疗敏感菌所致的下列中、重度感染：<br>1. 下呼吸道感染，如肺炎、支气管炎等<br>2. 泌尿系统感染<br>3. 非复杂性皮肤或皮肤软组织感染<br>4. 复杂性腹腔内感染<br>5. 妇产科感染<br>6. 其他，如败血症、儿童脑脊髓膜炎及中性粒细胞减少性发热患者的经验治疗 |
| 制剂与规格 | 注射用盐酸头孢吡肟[保(乙)]：①0.5g；②1g |
| 用法与用量 | 肌内注射或静脉滴注。成人：一次 1~2g，每 12 小时 1 次；轻、中度感染：一次 0.5~1.0g，每 12 小时 1 次；重度泌尿道感染：一次 2g，每 12 小时 1 次；严重感染、中性粒细胞减少性发热的经验治疗：一次 2g，每 8 小时 1 次。儿童：对 2 月龄至 12 岁儿童或体重<40kg 的患儿：最大剂量不可超过成人剂量，按体重一次 40mg/kg，每 12 小时 1 次，疗程 7~14 日 |
| 注意事项 | 1. 可诱发抗生素相关性肠炎<br>2. 有胃肠道疾患，尤其是肠炎患者慎用 |
| 禁忌 | 禁用于对头孢吡肟或 L-精氨酸，头孢菌素类药物，青霉素或其他 β-内酰胺类抗生素有过敏反应的患者 |
| 不良反应 | 常见腹泻，皮疹和注射局部反应，如静脉炎，注射部位疼痛和炎症；其他可见呕吐、恶心、过敏、瘙痒等 |
| 特殊人群用药 | 肝、肾功能不全患者：肝、肾功能不全患者应监测凝血酶原时间；对肾功能不全的患者，用量应根据肾功能调整<br>儿童：对 13 岁以下儿童的疗效尚不明确，须慎用<br>老年人：老年患者使用本药的半衰期延长，且 65 岁及以上老年患者的药物总清除率下降<br>妊娠与哺乳期妇女：妊娠安全性分级为 B 级；哺乳期妇女应慎用或用药时暂停哺乳 |
| 药典 | USP、Jpn. P. |
| 国家处方集 | CNF |
| 其他推荐依据 | |
| ■ 药品名称 | 注射用头孢匹罗　Cefpirome for Injection |
| 抗菌谱与适应证 | 第四代头孢菌素。适用于治疗敏感菌引起的下列严重感染：<br>1. 严重的下呼吸道感染（如大叶性肺炎、肺脓肿、支气管扩张合并感染等）<br>2. 严重的泌尿道感染（如复杂性尿路感染）<br>3. 严重的皮肤及软组织感染<br>4. 中性粒细胞减少患者所患严重感染<br>5. 败血症、化脓性脑膜炎、腹腔内感染、肝胆系统感染、盆腔内感染 |
| 制剂与规格 | 注射用头孢匹罗[保(乙)]：①0.25g；②0.5g；③1g；④2.0g |

续　表

| 用法与用量 | 静脉给药。成人：上、下泌尿道合并感染，严重皮肤及软组织感染：一次 1g，每 12 小时 1 次；严重下呼吸道感染：一次 1~2g，每 12 小时 1 次；败血症：一次 2g，每 12 小时 1 次；中性粒细胞减少患者所患严重感染：一次 2g，每 12 小时 1 次。肾功能不全时剂量：先给予 1~2g 负荷剂量，再根据肌酐清除率进行剂量调整。血液透析患者（肌酐清除率＜5ml/min），一次 0.5~1.0g，每日 1 次，透析后再给予 0.25~0.50g 的补充剂量 |
|---|---|
| 注意事项 | 1. 本品与氨基糖苷类或袢利尿药合用时应监测肾功能<br>2. 一旦发生假膜性结肠炎，应立即停止用药并开始特异性的抗生素治疗<br>3. 应事先询问患者是否有 β-内酰胺抗生素过敏史<br>4. 疗程超过 10 日，应监测血象 |
| 禁忌 | 对头孢菌素过敏者、儿童、妊娠及哺乳期妇女禁用 |
| 不良反应 | 1. 超敏反应：过敏性皮肤反应如皮疹、荨麻疹、瘙痒、药物热；有可能发生严重的急性过敏反应；血管性水肿、支气管痉挛<br>2. 胃肠道反应：恶心、呕吐、腹泻<br>3. 局部反应：静脉壁炎性刺激及注射部位疼痛 |
| 特殊人群用药 | 儿童：小于 12 岁儿童用药的有效性及安全性尚未确定。不推荐在该年龄组使用本药<br>妊娠与哺乳期妇女：妊娠期间用药应权衡利弊。哺乳妇女用药应权衡利弊 |
| 药典 | Jpn. P. |
| 国家处方集 | CNF |
| 其他推荐依据 | |

# 第三节　其他 β-内酰胺类

| ■ 药品名称 | 注射用头孢美唑　Cefmetazole for Injection |
|---|---|
| 抗菌谱与适应证 | 第二代注射用头霉素类，抗菌活性与第二代头孢菌素相近。适用于葡萄球菌、大肠埃希菌、克雷伯菌、变形杆菌、脆弱拟杆菌、消化球菌等所致的下列感染：①呼吸道感染；②尿路感染；③胆管炎、胆囊炎；④腹膜炎；⑤女性生殖系统感染；⑥败血症；⑦颌骨外围蜂窝织炎、颌炎 |
| 制剂与规格 | 注射用头孢美唑钠[保(乙)]：①1g；②2g |
| 用法与用量 | 静脉给药。成人：每日 1~2g，分 2 次给药；重度感染剂量可至每日 4g，分 2~4 次静脉滴注。儿童：每日 25~100mg/kg，分 2~4 次给药；重度感染每日 150mg/kg，分 2~4 次静脉滴注。肾功能不全者本药血药浓度升高，半衰期延长，应调整用量 |
| 注意事项 | 1. 下述患者慎用：对青霉素类抗生素有过敏史者，或双亲、兄弟姐妹等血缘亲属属于过敏体质者，严重肾损害者（有可能出现血药浓度升高、半衰期延长），经口摄食不足患者或非经口维持营养者、全身状态不良者（通过摄食，可能出现维生素 K 缺乏）等<br>2. 给药期间及给药后至少 1 周内避免饮酒 |
| 禁忌 | 对本品有过敏性休克史者禁用 |

**续 表**

| 不良反应 | 过敏反应（如皮疹、瘙痒、荨麻疹、红斑、发热），罕见休克，肝功能异常等 |
|---|---|
| 特殊人群用药 | 儿童：早产儿、新生儿慎用<br>老年人：慎用<br>妊娠与哺乳期妇女：妊娠安全性分级为 B 级。哺乳期妇女慎用 |
| 药典 | USP |
| 国家处方集 | CNF |
| 其他推荐依据 | |
| ■ 药品名称 | 注射用头孢西丁　Cefoxitin for Injection |
| 抗菌谱与适应证 | 第二代注射用头霉素类。适用于治疗敏感菌所致的下呼吸道、泌尿生殖系统、骨、关节、皮肤软组织、心内膜感染以及败血症。尤适用于需氧菌和厌氧菌混合感染导致的吸入性肺炎、糖尿病患者下肢感染及腹腔或盆腔感染 |
| 制剂与规格 | 注射用头孢西丁钠<sup>[保(乙)]</sup>：①1g；②2g |
| 用法与用量 | 肌内注射或静脉给药。成人，一次 1~2g，每 6~8 小时 1 次。①单纯感染：每 6~8 小时 1g，每日总量3~4g；②中、重度感染：每 4 小时 1g 或每 6~8 小时 2g，每日总量 6~8g；③严重感染：每 4 小时 2g 或每 6 小时 3g，每日总量 12g；④肾功能不全者首次剂量为 1~2g，此后按其肌酐清除率制订给药方案 |
| 注意事项 | 1. 青霉素过敏者慎用<br>2. 有胃肠疾病史（特别是结肠炎）者慎用<br>3. 本品与氨基糖苷类抗生素配伍时，会增加肾毒性 |
| 禁忌 | 对本品及头孢菌素类抗生素过敏者禁用 |
| 不良反应 | 最常见的为局部反应，静脉注射后可出现血栓性静脉炎，肌内注射后可有局部硬结压痛；偶见变态反应、低血压、腹泻等 |
| 特殊人群用药 | 肝、肾功能不全患者：肾功能损害者慎用<br>儿童：3 个月以内婴儿不宜使用本药<br>妊娠与哺乳期妇女：妊娠安全性分级为 B 级；哺乳妇女应权衡利弊后用药 |
| 药典 | USP、Eur. P. |
| 国家处方集 | CNF |
| 其他推荐依据 | |
| ■ 药品名称 | 注射用头孢米诺　Cefminox for Injection |
| 抗菌谱与适应证 | 第三代头霉素类，抗菌活性与第三代头孢菌素相近。用于治疗敏感菌所致的下列感染：①呼吸系统感染；②腹腔感染；③泌尿生殖系统感染：肾盂肾炎、膀胱炎、盆腔腹膜炎、子宫附件炎、子宫内感染、子宫旁组织炎；④其他：败血症等 |
| 制剂与规格 | 注射用头孢米诺钠<sup>[保(乙)]</sup>：①0.5g；②1g；③1.5g；④2g |
| 用法与用量 | 静脉给药。成人：一次 1g，每日 2 次。败血症和重症感染，每日 6g，分 3~4 次给药。儿童：一次 20mg/kg，每日 3~4 次 |

续　表

| 注意事项 | 1. 对 β-内酰胺类抗生素有过敏史的患者慎用<br>2. 本人或双亲、兄弟为支气管哮喘、皮疹、荨麻疹等过敏体质者慎用<br>3. 用药期间及用药后至少 1 周避免饮酒 |
| --- | --- |
| 禁忌 | 对头孢米诺或头孢烯类抗生素过敏的患者禁用 |
| 不良反应 | 严重不良反应包括休克、全血细胞减少症、假膜性肠炎、史-约综合征、中毒性表皮坏死症、急性肾衰竭、溶血性贫血、间质性肺炎、肺嗜酸性粒细胞浸润症、变态反应（如皮疹、发红、瘙痒、发热等）等 |
| 特殊人群用药 | 肝、肾功能不全患者：肾功能不全者可调整剂量使用，严重肾功能损害患者慎用<br>儿童：新生儿、早产儿的用药安全尚未确定，满月后的小儿可参照体重用药<br>老年人：老年患者有可能出现维生素 K 缺乏引起的出血倾向<br>妊娠与哺乳期妇女：孕妇、哺乳期妇女用药应权衡利弊 |
| 药典 | Jpn. P. |
| 国家处方集 | CNF |
| 其他推荐依据 | |

| ■ 药品名称 | 注射用拉氧头孢　Latamoxef for Injection |
| --- | --- |
| 抗菌谱与适应证 | 第三代注射用头霉素类，抗菌性能与第三代头孢菌素相近。适用于治疗敏感菌所致的下列感染：<br>1. 呼吸系统感染，如肺炎、支气管炎、支气管扩张症继发感染、肺脓肿、脓胸等<br>2. 消化系统感染，如胆囊炎、胆管炎等<br>3. 腹腔内感染，如肝脓肿、腹膜炎等<br>4. 泌尿生殖系统感染<br>5. 骨、关节、皮肤和软组织感染等<br>6. 其他严重感染，如败血症、脑膜炎等 |
| 制剂与规格 | 注射用拉氧头孢钠[保(乙)]：①1g；②2g |
| 用法与用量 | 静脉给药。成人：一次 0.5~1.0g，每日 2 次。重度感染，每日剂量可增加至 4g。儿童：每日 60~80mg/kg，分 3~4 次给药。危重病例剂量可递增至每日 150mg/kg |
| 注意事项 | 1. 对青霉素有过敏史者、胆道阻塞患者慎用<br>2. 大量静脉注射应选择合适部位，缓慢注射，以减轻对管壁的刺激及减少静脉炎的发生 |
| 禁忌 | 对本品过敏者禁用 |
| 不良反应 | 常见皮疹、荨麻疹、瘙痒、恶心、呕吐、腹泻、腹痛等；少见过敏性休克，偶见 AST 及 ALT 升高，停药后均可自行消失 |
| 特殊人群用药 | 肝、肾功能不全患者：严重肾功能不全者慎用<br>儿童：新生儿、早产儿慎用<br>妊娠与哺乳期妇女：妊娠安全性分级为 C 级；哺乳期妇女慎用 |
| 药典 | Jpn. P. |
| 国家处方集 | CNF |
| 其他推荐依据 | |

续　表

| ■ 药品名称 | 注射用舒巴坦　Sulbactam for Injection |
| --- | --- |
| 抗菌谱与适应证 | β-内酰胺酶抑制剂，与青霉素类或头孢菌素类药合用，治疗敏感菌所致的尿路感染、肺部感染、支气管感染、胆道感染、腹腔和盆腔感染、耳鼻喉科感染、皮肤软组织感染、骨和关节感染、外围感染、败血症等 |
| 制剂与规格 | 注射用舒巴坦<sup>[保(乙)]</sup>：①0.25g；②0.5g；③1.0g |
| 用法与用量 | 舒巴坦与氨苄青霉素以1∶2剂量比应用。一般感染，成人剂量为舒巴坦每日1~2g，氨苄西林每日2~4g，每日量分2~3次，静脉滴注或肌注；轻度感染可舒巴坦每日0.5g，氨苄青霉素1g，分2次，静脉滴注或肌注；重度感染可增大剂量至每日舒巴坦3~4g，氨苄青霉素6~8g，每日量分3~4次，静脉滴注 |
| 注意事项 | 1. 本品必须和β-内酰胺类抗生素联合使用，单独使用无效<br>2. 本品配成溶液后必须及时使用，不宜久置<br>3. 当与青霉素类药物合用时，用药前须做青霉素皮肤试验，阳性者禁用 |
| 禁忌 | 对青霉素类药物过敏者禁用 |
| 不良反应 | 注射部位疼痛、皮疹、静脉炎、腹泻、恶心等反应偶有发生。偶见一过性嗜酸性粒细胞增多，血清ALT、AST升高等。极个别患者发生剥脱性皮炎、过敏性休克 |
| 特殊人群用药 | 肝、肾功能不全患者：肾功能减退者，根据血浆肌酐清除率调整用药<br>老年人：老年患者肾功能减退，须调整剂量<br>妊娠与哺乳期妇女：妊娠及哺乳期妇女应用仍须权衡利弊 |
| 药典 | USP、Eur. P.、Chin. P.、Jpn. P. |
| 国家处方集 | CNF |
| 其他推荐依据 | |

| ■ 药品名称 | 注射用氨曲南　Aztreonam for Injection |
| --- | --- |
| 抗菌谱与适应证 | 单环β-内酰胺类，适用于治疗敏感需氧革兰阴性菌所致的多种感染，如败血症、下呼吸道感染、尿路感染、腹腔内感染、子宫内膜炎、盆腔炎、术后伤口及烧伤、溃疡等皮肤软组织感染等 |
| 制剂与规格 | 注射用氨曲南<sup>[保(乙)]</sup>：①0.5g；②1.0g；③2.0g |
| 用法与用量 | 肌内注射或静脉给药。成人：泌尿道感染，一次0.5~1.0g，每8~12小时1次；中度感染，一次1~2g，每8~12小时1次；危重患者或由铜绿假单胞菌所致的严重感染，一次2g，每6~8小时1次，每日最大剂量不宜超过8g。肾功能不全时剂量：应根据肌酐清除率调整剂量；每次血液透析后，除维持量外，应另给予起始量的1/8 |
| 注意事项 | 1. 氨曲南与青霉素之间无交叉过敏反应，但对青霉素、头孢菌素过敏及过敏体质者仍需慎用<br>2. 有不同程度的抗生素相关性肠炎 |
| 禁忌 | 对氨曲南有过敏史者禁用 |
| 不良反应 | 常见为恶心、呕吐、腹泻及皮肤过敏反应等 |

续　表

| 特殊人群用药 | 儿童：婴幼儿的安全性尚未确立应慎用<br>老年人：老年人用药剂量应按其肾功能减退情况酌情减量<br>妊娠与哺乳期妇女：妊娠安全性分级为 B 级，哺乳期妇女使用时应暂停哺乳 |
| --- | --- |
| 药典 | USP、Jpn. P. |
| 国家处方集 | CNF |
| 其他推荐依据 | |

# 第四节　碳青霉烯类

| ■ 药品名称 | 注射用亚胺培南西司他丁　Imipenem and Cilastatin for Injection |
| --- | --- |
| 抗菌谱与适应证 | 对大多数革兰阳性、革兰阴性的需氧菌和厌氧菌有抗菌作用。适用于治疗敏感革兰阳性菌及革兰阴性杆菌所致的严重感染（如败血症、感染性心内膜炎、下呼吸道感染、腹腔感染、盆腔感染、皮肤软组织感染、骨和关节感染、尿路感染）以及多种细菌引起的混合感染 |
| 制剂与规格 | 注射用亚胺培南西司他丁钠（1:1）[保(乙)]：①0.5g；②1g；③2g |
| 用法与用量 | 静脉滴注。成人：轻度感染，每 6 小时 0.25g；中度感染，一次 1g，每日 2 次；严重感染，每 8 小时 1g。日最高剂量不超过 4g。儿童：体重＜40kg，一次 15mg/kg，每 6 小时 1 次。一日总剂量不超过 2g。肾功能不全时剂量：肌酐清除率为 30~70ml/min 者，每 6~8 小时用 0.5g；肌酐清除率为 20~30ml/min 者，每 8~12 小时用 0.25~0.50g；肌酐清除率＜20ml/min 者，每 12 小时用 0.25g。透析时建议血液透析后补充 1 次用量 |
| 注意事项 | 1. 患过胃肠道疾病尤其是结肠炎的患者，需慎用<br>2. 有癫痫史或中枢神经系统功能障碍者发生痉挛、意识障碍等不良反应增加 |
| 禁忌 | 本品禁用于对本品任何成分过敏的患者 |
| 不良反应 | 局部反应（红斑、局部疼痛和硬结、血栓性静脉炎）；过敏反应/皮肤（皮疹、瘙痒、荨麻疹、多形性红斑、史-约综合征等）；胃肠道反应（恶心、呕吐、腹泻等）等 |
| 特殊人群用药 | 肝、肾功能不全患者：严重肾功能不全患者应根据肌酐清除率调节用量<br>儿童：婴儿及肾功能不全的儿童使用本药须权衡利弊<br>妊娠与哺乳期妇女：妊娠安全性分级为 C 级，哺乳期妇女使用时应暂停哺乳 |
| 药典 | USP、Eur. P.、Jpn. P. |
| 国家处方集 | CNF |
| 其他推荐依据 | |
| ■ 药品名称 | 注射用比阿培南　Biapenem for Injection |
| 抗菌谱与适应证 | 用于治疗由敏感细菌所引起的败血症、肺炎、肺部脓肿、慢性呼吸道疾病引起的二次感染、难治性膀胱炎、肾盂肾炎、腹膜炎、妇科附件炎等 |
| 制剂与规格 | 注射用比阿培南[保(乙)]：0.3g |

**续　表**

| | |
|---|---|
| 用法与用量 | 静脉滴注。成人：一次 0.3g，滴注 30~60 分钟，每日 2 次。每日的最大给药量不得超过 1.2g。缩短给药间隔时间至每 8 小时一次或延长静脉滴注时间至 1~3 小时可以增加疗效。由于老年患者生理功能下降，需注意调整用药剂量及用药间隔时间 |
| 注意事项 | 1. 对青霉素、碳青霉烯类及头孢类抗菌药物过敏者慎用<br>2. 本人或直系亲属有易诱发支气管哮喘、皮疹、荨麻疹等症状的过敏性体质者慎用<br>3. 有癫痫史者及中枢神经系统疾病患者慎用 |
| 禁忌 | 对本品过敏者禁用 |
| 不良反应 | 常见皮疹、瘙痒、恶心、呕吐及腹泻等 |
| 特殊人群用药 | 肝、肾功能不全患者：严重肾功能不全的患者应根据肌酐清除率调节用量<br>儿童：用药的安全性尚不明确<br>老年人：慎用<br>妊娠与哺乳期妇女：用药安全性尚不明确 |
| 药典 | USP、Eur. P.、Jpn. P. |
| 国家处方集 | CNF |
| 其他推荐依据 | |
| ■ 药品名称 | **注射用帕尼培南倍他米隆　Panipenem Betamipron for Injection** |
| 抗菌谱与适应证 | 用于敏感的金黄色葡萄球菌、表皮葡萄球菌、大肠埃希菌、肺炎杆菌、流感杆菌、阴沟杆菌、变形杆菌、枸橼酸杆菌、类杆菌属、铜绿假单胞菌等所致的下列感染：①呼吸系统感染；②腹腔感染；③泌尿、生殖系统感染；④眼科感染、皮肤、软组织感染；⑤耳、鼻、喉感染；⑥骨、关节感染；⑦其他严重感染，如败血症、感染性心内膜炎等 |
| 制剂与规格 | 注射用帕尼培南倍他米隆（1∶1）：①250mg（以帕尼培南计）；②500mg（以帕尼培南计） |
| 用法与用量 | 静脉滴注：成人，每日 1g，分 2 次给药；重症或顽固性感染疾病，剂量可增至每日 2g，分 2 次静滴，儿童，每日 30~60mg/kg，分 3 次静滴；重症或顽固性感染疾病，剂量可增至每日 100mg/kg，分 3~4 次静滴。每日总量不超过 2g |
| 注意事项 | 1. 既往对碳青霉烯类、青霉素类及头孢菌素类等抗生素有过敏体质者，经口摄食品不足患者或非经口维持营养患者，全身状态不良者需慎用<br>2. 推荐使用前需进行皮试<br>3. 本品禁止与丙戊酸钠合并使用 |
| 禁忌 | 既往对本品的成分发生过休克反应或正在使用丙戊酸钠的患者 |
| 不良反应 | 腹泻、恶心、呕吐，肝功能损害，皮疹，抽搐等；临床检验值异常，如 ALT 及 AST 上升，嗜酸性粒细胞增多等 |
| 特殊人群用药 | 肝、肾功能不全患者：严重肾功能损害患者慎用<br>儿童：用药的安全性尚未确定，早产儿、新生儿不宜使用<br>老年人：慎用<br>妊娠与哺乳期妇女：孕妇用药的安全性尚未确定，用药应权衡利弊；对哺乳的影响尚不明确 |
| 药典 | Jpn. P. |

续　表

| | |
|---|---|
| 国家处方集 | CNF |
| 其他推荐依据 | |
| ■ 药品名称 | **注射用厄他培南　Ertapenem for Injection** |
| 抗菌谱与适应证 | 用于敏感菌引起的下列感染：<br>1. 社区获得性肺炎<br>2. 复杂性皮肤和/或皮下组织感染 |
| | 3. 复杂性腹部感染<br>4. 复杂性泌尿道感染<br>5. 急性盆腔感染 |
| 制剂与规格 | 注射用厄他培南[保(乙)]：1g |
| 用法与用量 | 13岁及以上患者中的常用剂量为1g，每日1次。3个月至12岁患者中的剂量是15mg/kg，每日2次（每天不超过1g）。静脉输注给药，最长可使用14天；肌内注射给药，最长可使用7天 |
| 注意事项 | 1. 治疗以前必须向患者仔细询问有关对青霉素、头孢菌素、其他β-内酰胺类抗生素及其他过敏原的过敏情况<br>2. 肌内注射本品时应避免误将药物注入血管<br>3. 已知或怀疑中枢神经系统障碍（包括）癫痫病史者慎用 |
| 禁忌 | 1. 对本品中任何成分或对同类的其他药物过敏者<br>2. 由于使用盐酸利多卡因作为稀释剂，所以对酰胺类局麻药过敏的患者、伴有严重休克或心脏传导阻滞的患者禁止肌内注射本品 |
| 不良反应 | 最常见的有腹泻、输药静脉的并发症、恶心和头痛；常见的有头痛、静脉炎、血栓性静脉炎、腹泻、恶心、呕吐、皮疹、阴道炎；偶见的有头晕、嗜睡、失眠、癫痫发作等 |
| 特殊人群用药 | 儿童：不推荐用于儿童脑膜炎患者<br>妊娠与哺乳期妇女：妊娠安全性分级为B级；哺乳期妇女使用时应权衡利弊 |
| 药典 | USP、Eur. P.、Jpn. P. |
| 国家处方集 | CNF |
| 其他推荐依据 | |
| ■ 药品名称 | **法罗培南　Faropenem** |
| 抗菌谱与适应证 | 用于由葡萄球菌、链球菌、肺炎球菌、肠球菌、柠檬酸杆菌、肠杆菌、消化链球菌、拟杆菌等所致的下列感染：①泌尿系统感染；②呼吸系统感染；③子宫附件炎、子宫内感染、前庭大腺炎；④浅表性皮肤感染症、深层皮肤感染症、痤疮；⑤淋巴管炎、淋巴结炎、乳腺炎、肛周脓肿、外伤、烫伤和手术创伤等继发性感染 |
| 制剂与规格 | 法罗培南钠片[保(乙)]：①0.15g；②0.2g<br>法罗培南钠胶囊[保(乙)]：0.1g |
| 用法与用量 | 口服。成人：①浅表性皮肤感染症、深层皮肤感染症等轻度感染：一次150~200mg，每日3次。②肺炎、肺脓肿、肾盂肾炎、膀胱炎、前列腺炎、睾丸炎、中耳炎、鼻窦炎：一次200~300mg，每日3次。老年人剂量：老年患者应从一次150mg开始用药 |

**续　表**

| 注意事项 | 1. 对青霉素类、头孢菌素类或碳青霉烯类药有过敏史者慎用 |
|---|---|
| | 2. 本人或亲属为易于发生支气管哮喘、皮疹、荨麻疹等过敏反应体质者慎用 |
| | 3. 经口摄取不良的患者或正接受非口服营养疗法患者、全身状态不良患者（有时会出现维生素 K 缺乏症）慎用 |
| 禁忌 | 对本品过敏者禁用 |
| 不良反应 | 常见腹泻、腹痛、稀便、皮疹、恶心、ALT 及 AST 升高、嗜酸性粒细胞增多；偶见休克、过敏样症状、急性肾功能不全、假膜性肠炎、史-约综合征、中毒性表皮坏死症、间质性肺炎、肝功能不全、黄疸、粒细胞缺乏症、横纹肌溶解症 |
| 特殊人群用药 | 儿童：儿童的安全性尚未确立 |
| | 老年人：老年患者用药可能因维生素 K 缺乏而发生出血倾向，应慎用 |
| | 妊娠与哺乳期妇女：孕妇用药应权衡利弊；哺乳期用药应避免授乳 |
| 药典 | Jpn. P. |
| 国家处方集 | CNF |
| 其他推荐依据 | |

# 第五节　β-内酰胺类复方制剂

| ■ 药品名称 | 阿莫西林克拉维酸钾　Amoxicillin and Clavulanate Potassium |
|---|---|
| 抗菌谱与适应证 | 1. 上呼吸道感染：鼻窦炎、扁桃体炎、咽炎等 |
| | 2. 下呼吸道感染：急性支气管炎、慢性支气管炎急性发作、肺炎、肺脓肿和支气管合并感染等 |
| | 3. 泌尿系统感染：膀胱炎、尿道炎、肾盂肾炎、前列腺炎、盆腔炎、淋病奈瑟菌尿路感染 |
| | 4. 皮肤和软组织感染：疖、脓肿、蜂窝织炎、伤口感染、腹内脓毒症等 |
| | 5. 其他感染：中耳炎、骨髓炎、败血症、腹膜炎和手术后感染等 |
| 制剂与规格 | 阿莫西林克拉维酸钾片[保(甲)]：①375mg；②1g |
| | 阿莫西林克拉维酸钾分散片[保(甲)]：①156.25 mg；②228.5mg |
| | 阿莫西林克拉维酸钾咀嚼片[保(甲)]：228.5mg |
| | 阿莫西林克拉维酸钾颗粒[保(甲)]：①156.25 mg；②187.5mg；③228.5 mg |
| | 阿莫西林克拉维酸钾干混悬剂[保(甲)]：①1g：156.25mg；②1.5g：228.5mg；③2g：156.25mg |
| | 阿莫西林克拉维酸钾混悬液[保(甲)]：①5ml：228mg；②5ml：312.5mg |
| | 注射用阿莫西林钠克拉维酸钾[保(乙)]：①0.6g；②1.2g |
| 用法与用量 | 1. 口服。成人：轻至中度感染，一次 375mg，每 8 小时 1 次，疗程 7~10 日；肺炎及其他中度严重感染，一次 625mg，每 8 小时 1 次，疗程 7~10 日。3 个月以下婴儿：每 12 小时 15mg/kg。儿童（40kg 以下）：一般感染，每 12 小时 25mg/kg，或每 8 小时 20mg/kg；严重感染，每 12 小时 45mg/kg，或每 8 小时 40mg/kg，疗程 7~10 日。儿童（40kg 以上）：可按成人剂量给药 |
| | 2. 静脉滴注。成人及 12 岁以上儿童：一次 1.2g，每日2~3 次，疗程 7~14 日；严重感染者可增加至每日 4 次。3 个月以下婴儿：一次 30mg/kg，每 12 小时 1 次，随后加至每 8 小时 1 次。3 个月至 12 岁儿童：一次 30mg/kg，每日 2~3 次，疗程 7~14 日 |

续 表

| 注意事项 | 1. 对头孢菌素类药物过敏者及有哮喘、湿疹、花粉症、荨麻疹等过敏性疾病史者慎用<br>2. 长期使用本品，应定期检查肝、肾、造血系统功能和检测血清钾或钠 |
|---|---|
| 禁忌 | 青霉素皮试阳性反应者、对本品及其他青霉素类药物过敏者及传染性单核细胞增多症患者禁用；孕妇禁用 |
| 不良反应 | 少数患者可见恶心、呕吐、腹泻等胃肠道反应；偶见荨麻疹、皮疹；可见过敏性休克、药物热和哮喘等 |
| 特殊人群用药 | 肝、肾功能不全患者：严重肝功能障碍者、中度或中度肾功能障碍者慎用，肾功能减退者应根据肌酐清除率调整剂量<br>老年人：老年患者应根据肾功能情况调整剂量<br>妊娠与哺乳期妇女：孕妇禁用；哺乳期妇女慎用或用药期间暂停哺乳 |
| 药典 | USP、Eur. P.、Chin. P.、Jpn. P. |
| 国家处方集 | CNF |
| 其他推荐依据 | |

| ■ 药品名称 | 注射用氨苄西林钠舒巴坦钠 Ampicillin Sodium and Sulbactam Sodium for Injection |
|---|---|
| 抗菌谱与适应证 | 1. 用于治疗敏感菌（包括产 β-内酰胺酶菌株）所致的呼吸道感染、肝胆系统感染、泌尿系统感染、皮肤软组织感染<br>2. 用于治疗需氧菌与厌氧菌混合感染（特别是腹腔感染和盆腔感染） |
| 制剂与规格 | 注射用氨苄西林钠舒巴坦钠[保(乙)]：①0.75g（氨苄西林钠 0.5g、舒巴坦钠 0.25g）；②1.5g（氨苄西林钠 1g、舒巴坦钠 0.5g）；③2.25g（氨苄西林 1.5g、舒巴坦 0.75g）；④3g（氨苄西林钠 2g、舒巴坦钠 1g） |
| 用法与用量 | 深部肌内注射、静脉注射或静脉滴注。成人一次 1.5~3.0g，每 6 小时 1 次。肌内注射每日剂量不超过 6g，静脉用药每日剂量不超过 12g（舒巴坦每日剂量最高不超过 4g）。儿童按体重每日 100~200mg/kg，分次给药 |
| 注意事项 | 1. 传染性单核细胞增多症、巨细胞病毒感染、淋巴细胞白血病、淋巴瘤等患者不宜应用<br>2. 下列患者应慎用：有哮喘、湿疹、花粉症、荨麻疹等过敏性疾病史者 |
| 禁忌 | 禁用于对任何青霉素类抗生素有过敏反应史的患者 |
| 不良反应 | 注射部位疼痛，过敏性反应和过敏性休克，胃肠道反应（恶心、呕吐、腹泻等），皮肤反应（瘙痒、皮疹）等 |
| 特殊人群用药 | 肝、肾功能不全患者：肾功能减退者应根据血浆肌酐清除率调整剂量<br>老年人：老年患者肾功能减退，须调整剂量<br>妊娠与哺乳期妇女：孕妇及哺乳期妇女应用仍须权衡利弊 |
| 药典 | USP、Eur. P.、Chin. P.、Jpn. P. |
| 国家处方集 | CNF |
| 其他推荐依据 | |

续　表

| ■ 药品名称 | 注射用替卡西林钠克拉维酸钾　Ticarcillin Disodium and Clavulanate Potassium for Injection |
|---|---|
| 抗菌谱与适应证 | 适用于治疗敏感菌所致的败血症、腹膜炎、呼吸道感染、胆道感染、泌尿系统感染、骨和关节感染、术后感染、皮肤和软组织感染、耳鼻喉感染等 |
| 制剂与规格 | 注射用替卡西林钠克拉维酸钾[保(乙)]：①1.6g（替卡西林钠1.5g、克拉维酸钾0.1g）；②3.2g（替卡西林钠3g、克拉维酸钾0.2g） |
| 用法与用量 | 1. 成人：静脉滴注，一次1.6~3.2g，每6~8小时1次；最大剂量，一次3.2g，每4小时1次<br>2. 肾功能不全时剂量：肌酐清除率>30ml/min者，每8小时3.2g；肌酐清除率为10~30ml/min者，每8小时1.6g；肌酐清除率<10ml/min者，每16小时1.6g<br>3. 儿童：小儿用量，一次80mg/kg，每6~8小时1次<br>4. 早产儿及足月新生儿：一次80mg/kg，每12小时1次 |
| 注意事项 | 1. 对头孢菌素过敏者、凝血功能异常者慎用<br>2. 注射用溶液应随配随用，配制好的注射液应立即使用<br>3. 与氨基糖苷类抗生素合用治疗，两种药物应分别给药 |
| 禁忌 | 对β-内酰胺类抗生素过敏者禁用 |
| 不良反应 | 低钾血症及出血时间延长；皮疹、瘙痒、药物热等过敏反应较多见；可发生胃肠道反应 |
| 特殊人群用药 | 肝、肾功能不全患者：严重肝、肾功能不全患者慎用<br>老年人：老年患者肾功能减退，须调整剂量<br>妊娠与哺乳期妇女：孕妇用药应权衡利弊；可用于哺乳期妇女 |
| 药典 | USP、Eur. P.、Jpn. P. |
| 国家处方集 | CNF |
| 其他推荐依据 | |

| ■ 药品名称 | 注射用哌拉西林舒巴坦　Piperacillinand Sulbactam for Injection |
|---|---|
| 抗菌谱与适应证 | 用于对哌拉西林耐药对本品敏感的产β-内酰胺酶致病菌引起的感染：<br>1. 呼吸系统感染（如急性支气管炎、肺炎、慢性支气管炎急性发作、支气管扩张伴感染等）<br>2. 泌尿生殖系统感染（如单纯型泌尿系感染、复杂型泌尿系感染等） |
| 制剂与规格 | 注射用哌拉西林钠舒巴坦钠[保(乙)]：①1.25g；②2.5g |
| 用法与用量 | 1. 成人：静脉滴注一次2.5~5.0g，每12小时1次；严重或难治性感染时，每8小时1次。每日最大用量不得超过20g（舒巴坦最大剂量为每日4g）。疗程通常为7~14日<br>2. 肾功能不全时应酌情调整剂量<br>3. 老年患者剂量酌减 |
| 注意事项 | 1. 用前需做青霉素皮肤试验<br>2. 哌拉西林可能引起出血，有出血倾向的患者应检查凝血时间、血小板聚集时间和凝血酶原时间<br>3. 哌拉西林钠与溶栓药合用时可能发生严重出血，不宜同时使用 |
| 禁忌 | 对青霉素类、头孢菌素类或β-内酰胺酶抑制药过敏或对上述药物有过敏史者禁用 |
| 不良反应 | 仅少数患者可能发生，包括胃肠道反应、皮肤反应、变态反应等 |

续　表

| | |
|---|---|
| 特殊人群用药 | 肝、肾功能不全患者：肾功能不全者慎用<br>老年人：老年患者（＞65 岁）由于肾功能减退，用药剂量宜酌减<br>妊娠与哺乳期妇女：用药应权衡利弊 |
| 药典 | USP、Eur. P.、Chin. P. |
| 国家处方集 | CNF |
| 其他推荐依据 | |
| ■ 药品名称 | 注射用哌拉西林钠他唑巴坦钠　Piperacillin Sodium and Tazobactam Sodium for Injection |
| 抗菌谱与适应证 | 用于对哌拉西林耐药，但对哌拉西林他唑巴坦敏感的产 β-内酰胺酶的细菌引起的中、重度感染：<br>1. 大肠埃希菌和拟杆菌属所致的阑尾炎、腹膜炎<br>2. 金黄色葡萄球菌所致的中、重度医院获得性肺炎、非复杂性和复杂性皮肤软组织感染<br>3. 大肠埃希菌所致的产后子宫内膜炎或盆腔炎性疾病<br>4. 流感嗜血杆菌所致的社区获得性肺炎 |
| 制剂与规格 | 注射用哌拉西林钠他唑巴坦钠：①1.125g（哌拉西林钠 1g、他唑巴坦钠 0.125g）；②2.25g<br>（哌拉西林钠 2g、他唑巴坦钠 0.25g）[基]；③3.375g（哌拉西林钠 3g、他唑巴坦钠 0.375g）；<br>④4.5g（哌拉西林钠 4g、他唑巴坦钠 0.5g）[基] |
| 用法与用量 | 1. 成人：静脉滴注。一般感染，一次 3.375g，每 6 小时 1 次，或 4.5g，每 8 小时 1 次，疗<br>　程 7~10 日。医院获得性肺炎，起始量 3.375g，每 4 小时 1 次，疗程 7~14 日，也可根据<br>　病情及细菌学检查结果进行调整<br>2. 肾功能不全者应根据肌酐清除率调整剂量<br>3. 血液透析者一次最大剂量为 2.25g，每 8 小时 1 次，并在每次血液透析后可追加 0.75g |
| 注意事项 | 1. 有出血史，溃疡性结肠炎、克罗恩病或假膜性肠炎慎用<br>2. 用药期间应定期检查血清电解质水平、造血功能等 |
| 禁忌 | 对青霉素类、头孢菌素类抗生素或 β-内酰胺酶抑制药过敏者禁用 |
| 不良反应 | 皮肤反应（皮疹、瘙痒等）；消化道反应（腹泻、恶心、呕吐等）；过敏反应；局部反应<br>（注射局部刺激反应、疼痛等） |
| 特殊人群用药 | 肝、肾功能不全患者：严重肝、肾功能障碍者慎用<br>妊娠与哺乳期妇女：妊娠安全性分级为 B 级；哺乳期妇女慎用 |
| 药典 | USP、Eur. P.、Chin. P. |
| 国家处方集 | CNF |
| 其他推荐依据 | |
| ■ 药品名称 | 注射用头孢哌酮舒巴坦　Cefoperazone and Sulbactam for Injection |
| 抗菌谱与适应证 | 用于治疗敏感细菌所致的下列感染：<br>1. 呼吸系统感染<br>2. 腹内感染，如腹膜炎、胆囊炎、胆管炎<br>3. 泌尿、生殖系统感染，如尿路感染、盆腔炎、子宫内膜炎、淋病等<br>4. 皮肤、软组织感染 |

**续　表**

| | |
|---|---|
| | 5. 骨、关节感染<br>6. 其他严重感染，如败血症、脑膜炎等 |
| 制剂与规格 | 注射用头孢哌酮钠舒巴坦钠（1 : 1）[保(乙)]：①1g（头孢哌酮钠 0.5g、舒巴坦钠 0.5g）；②2g（头孢哌酮钠 1g、舒巴坦钠 1g）<br>注射用头孢哌酮钠舒巴坦钠（2 : 1）[保(乙)]：①1.5g（头孢哌酮钠 1g、舒巴坦钠 0.5g）；②3g（头孢哌酮钠 2g、舒巴坦钠 1g） |
| 用法与用量 | 静脉滴注<br>1. 成人：每日2~4g，严重或难治性感染可增至每日8g。分等量每 12 小时静脉滴注 1 次。舒巴坦每日最高剂量不超过 4g<br>2. 儿童：常用量每日 40 ~ 80mg/kg，等分 2 ~ 4 次滴注。严重或难治性感染可增至每日 160mg/kg。等分 2 ~ 4 次滴注。新生儿出生第一周内，应每隔 12 小时给药 1 次。舒巴坦每日最高剂量不超过 80mg/kg |
| 注意事项 | 接受 β-内酰胺类或头孢菌素类抗生素治疗的患者可发生严重的过敏反应，偶尔可致死。一旦发生过敏反应，应立即停药并给予适当的治疗 |
| 禁忌 | 已知对青霉素类，舒巴坦、头孢哌酮及其他头孢菌素类抗生素过敏者禁用 |
| 不良反应 | 皮疹较为多见；少数患者尚可发生腹泻、腹痛；一过性嗜酸性粒细胞增多，轻度中性粒细胞减少；暂时性 AST 及 ALT、碱性磷酸酶、尿素氮或血肌酐升高等 |
| 特殊人群用药 | 肝、肾功能不全患者：根据患者情况调整用药剂量<br>儿童：新生儿和早产儿用药须权衡利弊<br>老年人：老年人呈生理性的肝、肾功能减退，因此应慎用本药并需调整剂量<br>妊娠与哺乳期妇女：妊娠安全性分级为 B 级；哺乳期妇女用药时宜暂停授乳 |
| 药典 | USP、Eur. P.、Chin. P. |
| 国家处方集 | CNF |
| 其他推荐依据 | |

# 第六节　氨基糖苷类

| ■ 药品名称 | 注射用链霉素　Streptomycin for Injection |
|---|---|
| 抗菌谱与适应证 | 1. 与其他抗结核药联合用于治疗结核分枝杆菌所致的各种结核病或其他分枝杆菌感染<br>2. 用于治疗土拉菌病，或与其他抗菌药联合用于治疗鼠疫、腹股沟肉芽肿、布鲁菌病、鼠咬热<br>3. 与青霉素联合用于预防或治疗草绿色链球菌或肠球菌所致的心内膜炎 |
| 制剂与规格 | 注射用硫酸链霉素[保(甲)]：①0.75g（75 万 U）[基]；②1g（100 万 U）[基]；③2g（200 万 U）；④5g（500 万 U） |

续　表

| | |
|---|---|
| 用法与用量 | 肌内注射。成人：①结核病：一次 0.5g，每 12 小时 1 次；或一次 0.75g，每日 1 次；②草绿色链球菌心内膜炎：一次 1g，每 12 小时 1 次，连续用药 1 周；然后一次 0.5g，每 12 小时 1 次，连续用药 1 周；③肠球菌心内膜炎：一次 1g，每 12 小时 1 次，连续用药 2 周；然后一次 0.5g，每 12 小时 1 次，连续用药 4 周；④土拉菌病、鼠疫：一次 0.5~1.0g，每 12 小时 1 次；⑤布鲁菌病：每日 1~2g，分 2 次给药 |
| 注意事项 | 下列情况应慎用链霉素：①脱水，可使血药浓度增高，易产生毒性反应；②第Ⅷ对脑神经损害，因本品可导致前庭神经和听神经损害；③重症肌无力或帕金森病，因本品可引起神经肌肉阻滞作用，导致骨骼肌软弱；④肾功能损害，因本品具有肾毒性 |
| 禁忌 | 对链霉素或其他氨基糖苷类过敏的患者禁用 |
| 不良反应 | 血尿、排尿次数减少或尿量减少、食欲减退、口渴等肾毒性症状，少数可产生血液中尿素氮及肌酐值增高。影响前庭功能时可有步履不稳、眩晕等症状；影响听神经出现听力减退、耳鸣、耳部饱满感 |
| 特殊人群用药 | 肝、肾功能不全患者：肾功能不全患者慎用<br>儿童：慎用<br>老年人：老年患者应采用较小治疗量，并且尽可能在疗程中监测血药浓度<br>妊娠与哺乳期妇女：妊娠安全性分级为 D 级；哺乳期妇女用药期间暂停授乳 |
| 药典 | USP、Eur. P.、Chin. P.、Jpn. P. |
| 国家处方集 | CNF |
| 其他推荐依据 | |
| ■ 药品名称 | 庆大霉素　Gentamicin |
| 抗菌谱与适应证 | 1. 适用于治疗敏感革兰阴性杆菌，如大肠埃希菌、克雷伯菌属、肠杆菌属、铜绿假单胞菌以及甲氧西林敏感的葡萄球菌所致的严重感染，如败血症、下呼吸道感染、肠道感染、盆腔感染、腹腔感染、皮肤软组织感染、复杂性尿路感染等。治疗腹腔感染及盆腔感染应与抗厌氧菌药物合用。与青霉素（或氨苄西林）合用治疗肠球菌属感染<br>2. 用于敏感细菌所致中枢神经系统感染，可鞘内注射作为辅助治疗 |
| 制剂与规格 | 硫酸庆大霉素片（每 10mg 相当于 1 万 U）[保(乙)]：①20mg；②40mg<br>硫酸庆大霉素注射液[保(甲)]：①1ml：20mg；②1ml：40mg[基]；③2ml：80mg[基]<br>硫酸庆大霉素颗粒：10mg |
| 用法与用量 | 1. 肌内注射、静脉滴注：①成人，一次 80mg，或按体重一次 1.0~1.7mg/kg，每 8 小时 1 次；体重<60kg 者，每日 1 次给药 3mg/kg；体重>60kg 者，总量不超过 160mg，每 24 小时 1 次。疗程为 7~10 日。②小儿，一次 2.5mg/kg，每 12 小时 1 次；或一次 1.7mg/kg，每 8 小时 1 次。疗程为 7~10 日<br>2. 鞘内及脑室内给药：成人一次 4~8mg，小儿（3 个月以上）一次 1~2mg，每 2~3 日 1 次<br>3. 肾功能减退患者根据肌酐清除率调整剂量 |
| 注意事项 | 1. 下列情况应慎用：①脱水，可使血药浓度增高，易产生毒性反应；②第Ⅷ对脑神经损害，因本品可导致前庭神经和听神经损害；③重症肌无力或帕金森病，因本品可引起神经肌肉阻滞作用，导致骨骼肌软弱；④肾功能损害，因本品具有肾毒性<br>2. 长期应用可能导致耐药菌过度生长<br>3. 不宜用于皮下注射；本品有抑制呼吸作用，不得静脉注射 |

**续　表**

| 禁忌 | 对本品或其他氨基糖苷类过敏者禁用 |
|---|---|
| 不良反应 | 用药过程中可能引起听力减退、耳鸣或耳部饱满感等耳毒性反应，影响前庭功能时可发生步态不稳、眩晕。也可能发生血尿、排尿次数显著减少或尿量减少、食欲减退、极度口渴等肾毒性反应。发生率较低者有因神经肌肉阻滞或肾毒性引起的呼吸困难、嗜睡、软弱无力等。偶有皮疹、恶心、呕吐、肝功能减退、白细胞减少、粒细胞减少、贫血、低血压等 |
| 特殊人群用药 | 肝、肾功能不全患者：肾功能不全患者慎用<br>儿童：慎用<br>老年人：应采用较小治疗量且尽可能在疗程中监测血药浓度<br>妊娠与哺乳期妇女：妊娠安全性分级为 D 级；哺乳期妇女用药期间暂停哺乳 |
| 药典 | USP、Eur. P. |
| 国家处方集 | CNF |
| 其他推荐依据 | |

| ■ 药品名称 | 妥布霉素　Tobramycin |
|---|---|
| 抗菌谱与适应证 | 1. 适用于铜绿假单胞菌、大肠埃希菌、克雷伯菌属、沙雷菌属所致的新生儿脓毒血症、败血症、中枢神经系统感染、泌尿生殖系统感染、肺部感染、胆道感染、腹腔感染及腹膜炎、骨骼感染、烧伤感染、皮肤软组织感染、急性及慢性中耳炎、鼻窦炎等<br>2. 与其他抗菌药物联合用于治疗葡萄球菌所致感染（耐甲氧西林菌株感染除外） |
| 制剂与规格 | 硫酸妥布霉素注射液（每 10mg 相当于 1 万 U）[保(乙)]：2ml：80mg |
| 用法与用量 | 肌内注射或静脉滴注。成人：一次 1~1.7mg/kg，每 8 小时 1 次，疗程 7~14 日。儿童：早产儿或 0~7 日小儿，一次 2mg/kg，每 12~24 小时 1 次；大于 7 日小儿，一次 2mg/kg，每 8 小时 1 次 |
| 注意事项 | 1. 前庭功能或听力减退者、脱水、重症肌无力或帕金森病慎用<br>2. 本品不宜皮下注射；不能静脉注射 |
| 禁忌 | 对本品或其他氨基糖苷类过敏者、本人或家族中有人因使用链霉素引起耳聋或其他耳聋者禁用；肾衰竭者禁用；孕妇禁用 |
| 不良反应 | 发生率较多者有听力减退、耳鸣或耳部饱满感（耳毒性）、血尿、排尿次数显著减少或尿量减少、食欲减退、极度口渴（肾毒性）、步态不稳、眩晕（耳毒性、影响前庭、肾毒性）。发生率较低者有呼吸困难、嗜睡、极度软弱无力（神经肌肉阻滞或肾毒性）。本品引起肾功能减退的发生率较庆大霉素低 |
| 特殊人群用药 | 肝、肾功能不全患者：肾功能不全、肝功能异常患者慎用<br>儿童：儿童慎用<br>老年人：慎用，老年患者应采用较小治疗量且尽可能在疗程中监测血药浓度<br>妊娠与哺乳期妇女：孕妇禁用；哺乳期妇女慎用或用药期间暂停授乳 |
| 药典 | USP |
| 国家处方集 | CNF |
| 其他推荐依据 | |

续　表

| ■ 药品名称 | 阿米卡星　Amikacin |
| --- | --- |
| 抗菌谱与适应证 | 1. 对大肠埃希菌、铜绿假单胞菌及其他假单胞菌、变形杆菌、克雷伯菌、不动杆菌、沙雷杆菌和肠杆菌等敏感革兰阴性杆菌与葡萄球菌属所致严重感染，如下呼吸道感染，腹腔感染，胆道感染，骨、关节、皮肤及软组织感染，泌尿系统感染，细菌性心内膜炎，菌血症或败血症等<br>2. 对庆大霉素、妥布霉素和卡那霉素耐药菌株所致的严重感染 |
| 制剂与规格 | 硫酸阿米卡星注射液<sup>[基,保(甲)]</sup>：①1ml：100mg（10万U）；②2ml：200mg（20万U）<br>注射用硫酸阿米卡星<sup>[保(甲)]</sup>：200mg |
| 用法与用量 | 肌内注射或静脉滴注。①成人：单纯性尿路感染：每12小时200mg；其他全身感染：每8小时5mg/kg，或每12小时7.5mg/kg，每日不超过1.5g；烧伤合并感染：一次5.0~7.5mg/kg，每6小时1次。②肾功能不全者根据肌酐清除率调整剂量。③儿童：首剂10mg/kg，然后每12小时7.5mg/kg |
| 注意事项 | 脱水患者、重症肌无力或帕金森患者慎用。其他见链霉素 |
| 禁忌 | 对阿米卡星或其他氨基糖苷类过敏的患者禁用 |
| 不良反应 | 患者可发生听力减退、耳鸣或耳部饱满感，少数患者亦可发生眩晕、步态不稳等症状。听力减退一般于停药后症状不再加重，但个别在停药后可能继续发展至耳聋 |
| 特殊人群用药 | 肝、肾功能不全患者：肾功能损害患者慎用<br>儿童：慎用<br>老年人：老年患者应用本药后较易产生各种毒性反应<br>妊娠与哺乳期妇女：孕妇使用前应充分权衡利弊，妊娠安全性分级为D级；哺乳期妇女在用药期间暂停授乳 |
| 药典 | USP、Eur. P.、Chin. P. |
| 国家处方集 | CNF |
| 其他推荐依据 | |

| ■ 药品名称 | 注射用奈替米星　Netilmicin for Injection |
| --- | --- |
| 抗菌谱与适应证 | 1. 主要适用于治疗敏感革兰阴性杆菌所致的严重感染。如大肠埃希菌、肠杆菌属、变形杆菌、铜绿假单胞菌等所致的下呼吸道感染、复杂性尿路感染、腹腔感染、胃肠感染、骨及关节感染、皮肤软组织感染、烧伤或创伤感染、手术感染、败血症等<br>2. 与其他抗菌药物联合用于治疗葡萄球菌感染（耐甲氧西林葡萄球菌除外）<br>3. 某些耐庆大霉素菌株所致严重感染 |
| 制剂与规格 | 注射用硫酸奈替米星<sup>[保(乙)]</sup>：①1ml（5万U）；②2ml（10万U） |
| 用法与用量 | 肌内注射或静脉滴注。成人1.3~2.2mg/（kg·8h）或2.00~3.25mg/（kg·12h），疗程7~14日。每日最高剂量不超过7.5mg/kg；复杂性尿路感染：一次1.5~2.0mg/kg，每12小时1次，疗程7~14日。每日最高剂量不超过7.5mg/kg；肾功能不全者：按照血药浓度进行调整，或根据肌酐清除率计算调整剂量 |
| 注意事项 | 脱水、第Ⅷ对脑神经损害、重症肌无力或帕金森病患者慎用 |

**续　表**

| 禁忌 | 对奈替米星或任何一种氨基糖苷类抗生素过敏或有严重毒性反应者禁用；孕妇和新生儿禁用 |
|---|---|
| 不良反应 | 1. 肾毒性轻微并较少见。常发生于原有肾功能损害者，或应用剂量超过一般常用剂量的感染患者<br>2. 神经系统毒性：可发生第Ⅷ对脑神经的毒性反应，但本品的毒性发生率较低，程度亦较轻，易发生在原有肾功能损害者，或治疗剂量过高、疗程过长的感染患者，表现为前庭及听力受损的症状，如出现头晕、眩晕、听觉异常等<br>3. 其他：偶可出现头痛、全身不适、视觉障碍、心悸、皮疹、发热、呕吐及腹泻等 |
| 特殊人群用药 | 肝、肾功能不全患者：肝、肾功能损害者慎用<br>儿童：儿童（尤其是早产儿及新生儿）慎用。新生儿禁用<br>老年人：老年患者使用时按轻度肾功能减退者减量用药，且尽可能在疗程中监测血药浓度<br>妊娠与哺乳期妇女：妊娠安全性分级为 D 级，孕妇禁用；哺乳期妇女在用药期间暂停授乳 |
| 药典 | USP、Eur. P.、Chin. P. |
| 国家处方集 | CNF |
| 其他推荐依据 |  |
| ■ 药品名称 | **注射用依替米星　Etimicin for Injection** |
| 抗菌谱与适应证 | 用于敏感菌所致的感染：<br>1. 呼吸系统感染：如急性支气管炎、慢性支气管炎急性发作、社区肺部感染、支气管扩张并发肺部感染等<br>2. 泌尿生殖系统感染：如急性肾盂肾炎、膀胱炎、前列腺炎、慢性肾盂肾炎或慢性膀胱炎急性发作等<br>3. 皮肤软组织感染<br>4. 创伤和手术后感染 |
| 制剂与规格 | 注射用硫酸依替米星[保(乙)]：①50mg（5 万 U）；②100mg（10 万 U） |
| 用法与用量 | 静脉滴注：一次 100~150mg，每 12 小时 1 次，疗程为 5~10 日；肾功能不全者：应调整剂量，并应监测本药血药浓度 |
| 注意事项 | 1. 在用本品治疗过程中应密切观察肾功能和第Ⅷ对脑神经功能的变化，并尽可能进行血药浓度检测<br>2. 本品可能发生神经肌肉阻滞现象<br>3. 大面积烧伤患者、脱水患者慎用 |
| 禁忌 | 对本品及其他氨基糖苷类抗生素过敏者禁用 |
| 不良反应 | 不良反应为耳、肾的毒性，发生率和严重程度与奈替米星相似 |
| 特殊人群用药 | 肝、肾功能不全患者：肾功能不全患者慎用<br>儿童：用药须权衡利弊<br>老年人：老人需调整给药剂量与用药间期<br>妊娠与哺乳期妇女：孕妇用药须权衡利弊；哺乳期妇女在用药期间暂停授乳 |
| 药典 |  |

续　表

| 国家处方集 | CNF |
|---|---|
| 其他推荐依据 | |
| ■ 药品名称 | 新霉素　Neomycin |
| 抗菌谱与适应证 | 1. 敏感菌所致肠道感染<br>2. 用于肠道感染和结肠手术前准备 |
| 制剂与规格 | 硫酸新霉素片（以新霉素计）[保(乙)]：①100mg（10万U）；②250mg（25万U） |
| 用法与用量 | 口服给药。①成人：常用剂量一次250～500mg，每日4次；感染性腹泻，一次8.75mg/kg，每6小时1次，疗程2～3日；结肠手术前准备，每小时700mg，用药4小时；继以每4小时700mg，共24小时；肝性脑病的辅助治疗，一次500～1000mg，每6小时1次，疗程5～6日；②儿童：每日25～50mg/kg，分4次服用 |
| 注意事项 | 下列情况应慎用：脱水、第Ⅷ对脑神经损害、重症肌无力、帕金森病、溃疡性结肠炎及有口腔牙病患者（新霉素可引起口腔刺激或疼痛） |
| 禁忌 | 对本品及其他氨基糖苷类抗生素过敏者、肠梗阻者禁用 |
| 不良反应 | 1. 可引起食欲减退、恶心、腹泻等<br>2. 较少发现听力缺乏、耳鸣或耳部饱满感；头晕或步态不稳；尿量或排尿次数显著减少或极度口渴<br>3. 偶可引起肠黏膜萎缩而导致吸收不良综合征及脂肪性腹泻，甚至抗生素相关性肠炎 |
| 特殊人群用药 | 肝、肾功能不全患者：肾功能损害患者慎用<br>儿童：慎用<br>老年人：应采用较小治疗量且尽可能在疗程中监测血药浓度<br>妊娠与哺乳期妇女：妊娠安全性分级为D级；哺乳期妇女用药期间暂停哺乳 |
| 药典 | USP、Eur. P.、Chin. P.、Jpn. P. |
| 国家处方集 | CNF |
| 其他推荐依据 | |
| ■ 药品名称 | 异帕米星　Isepamicin |
| 抗菌谱与适应证 | 用于治疗敏感菌所致肺炎、支气管炎、肾盂肾炎、膀胱炎、腹膜炎、败血症、外伤或烧伤创口感染 |
| 制剂与规格 | 硫酸异帕米星注射液[保(乙)]：①2ml：200mg（20万U）；②2ml：400mg（40万U） |
| 用法与用量 | 肌内注射或静脉滴注。成人：每日400mg，分1～2次注射。静脉滴注时每日400mg，分1～2次滴注 |
| 注意事项 | 1. 前庭功能或听力减退者、脱水、依靠静脉高营养维持生命的体质衰弱者、重症肌无力或帕金森病患者慎用<br>2. 本品不能静脉注射 |
| 禁忌 | 对本品或其他氨基糖苷类及杆菌肽过敏者、本人或家族中有人因使用其他氨基糖苷类抗生素引起耳聋者禁用；肾衰竭者及妊娠期妇女禁用；早产儿、新生儿和婴幼儿禁用 |

**续　表**

| 不良反应 | 常见听力减退、耳鸣或耳部饱满感（耳毒性）、血尿、排尿次数显著减少或尿量减少、食欲减退、极度口渴（肾毒性）、步态不稳、眩晕（耳毒性，影响前庭）、恶心或呕吐（耳毒性，影响前庭；肾毒性） |
| --- | --- |
| 特殊人群用药 | 肝、肾功能不全患者：严重肝、肾功能不全者慎用，肾衰竭者禁用<br>儿童：儿童慎用。早产儿、新生儿和婴幼儿禁用<br>老年人：年老体弱者慎用<br>妊娠与哺乳期妇女：孕妇禁用；哺乳期妇女应慎用或暂停哺乳 |
| 药典 | Jpn. P. |
| 国家处方集 | CNF |
| 其他推荐依据 | |

# 第七节　四环素类

| ■ 药品名称 | 四环素　Tetracycline |
| --- | --- |
| 抗菌谱与适应证 | 1. 立克次体病，包括流行性斑疹伤寒、地方性斑疹伤寒、落基山斑疹热、恙虫病和 Q 热<br>2. 支原体属感染<br>3. 回归热<br>4. 布鲁菌病（与氨基糖苷类联合应用）<br>5. 霍乱<br>6. 鼠疫（与氨基糖苷类联合应用）<br>7. 兔热病 |
| 制剂与规格 | 盐酸四环素片：①0.125g；② 0.25g<br>盐酸四环素胶囊：0.25g<br>注射用盐酸四环素：①0.125g；② 0.25g；③0.5g |
| 用法与用量 | 1. 口服给药：成人一次 0.25～0.50g，每 6 小时 1 次；8 岁以上小儿每日 25～50mg/kg，分 4 次服用，疗程一般为 7～14 日<br>2. 静脉滴注：成人每日 1.0～1.5g，分 2～3 次给药；8 岁以上小儿每日 10～20mg/kg，分 2 次给药，每日剂量不超过 1g<br>3. 支原体肺炎、布鲁菌病需 3 周左右 |
| 注意事项 | 长期用药期间应定期随访检查血常规及肾功能 |
| 禁忌 | 有四环素类药物过敏史者禁用 |
| 不良反应 | 胃肠道症状如恶心、呕吐、上腹不适、腹胀、腹泻等，偶可发生胰腺炎等；可致肝毒性；变态反应，多为斑丘疹和红斑等 |
| 特殊人群用药 | 肝、肾功能不全患者：肝、肾功能不全者慎用<br>儿童：8 岁以下儿童不宜使用<br>老年人：慎用 |

| | 妊娠与哺乳期妇女：孕妇应避免使用本药，如确有指征应用时每日静滴剂量以 1g 为宜，不应超过 1.5g，其血药浓度应保持在 15μg/ml 以下；妊娠安全性分级为 D 级。哺乳期妇女用药须权衡利弊或暂停哺乳 |
|---|---|
| 药典 | USP、Eur. P. |
| 国家处方集 | CNF |
| 其他推荐依据 | |
| ■ 药品名称 | **土霉素**　Oxytetracycline |
| 抗菌谱与适应证 | 1. 立克次体病，包括流行性斑疹伤寒、地方性斑疹伤寒、落基山斑疹热、恙虫病和 Q 热<br>2. 支原体属感染<br>3. 衣原体属感染，包括鹦鹉热、性病淋巴肉芽肿、非特异性尿道炎、输卵管炎、宫颈炎及沙眼<br>4. 回归热<br>5. 布鲁菌病（与氨基糖苷类药联用）<br>6. 霍乱<br>7. 鼠疫（与氨基糖苷类药联用）<br>8. 兔热病<br>9. 软下疳 |
| 制剂与规格 | 土霉素片：0.25g |
| 用法与用量 | 口服给药：①成人：一次 250~500mg，每 6 小时 1 次；②儿童：8 岁以上患儿，一次 6.25~12.5mg/kg，每 6 小时 1 次 |
| 注意事项 | 1. 长期用药期间应定期随访检查血常规及肝肾功能<br>2. 口服本品时，宜饮用足量水（约 240ml）<br>3. 本品宜空腹口服，即餐前 1 小时或餐后 2 小时服用 |
| 禁忌 | 有四环素类药物过敏史者禁用；本品可导致恒牙黄染，牙釉质发育不良和骨生长抑制，8 岁以下小儿禁用；妊娠及哺乳期妇女禁用 |
| 不良反应 | 胃肠道症状如恶心、呕吐、上腹不适、腹胀、腹泻等，偶可发生胰腺炎等；可致肝毒性；变态反应，多为斑丘疹和红斑等；偶可引起溶血性贫血、血小板减少等 |
| 特殊人群用药 | 肝、肾功能不全患者：慎用<br>儿童：8 岁以下小儿禁用<br>老年人：慎用<br>妊娠与哺乳期妇女：孕妇应避免使用本药，妊娠安全性分级为 D 级；哺乳期妇女禁用 |
| 药典 | USP、Eur. P. |
| 国家处方集 | CNF |
| 其他推荐依据 | |
| ■ 药品名称 | **多西环素**　Doxycycline |
| 抗菌谱与适应证 | 1. 首选药用于：立克次体病、支原体属感染、衣原体属感染、回归热、布鲁菌病（与氨基糖苷类药联用）、霍乱、鼠疫（与氨基糖苷类药联用）、兔热病、软下疳 |

**续　表**

| | |
|---|---|
| | 2. 可用于治疗对青霉素类过敏患者的破伤风、气性坏疽、梅毒、淋病和钩端螺旋体病<br>3. 中、重度痤疮患者的辅助治疗 |
| **制剂与规格** | 盐酸多西环素片<sup>[基,保(甲)]</sup>：①50mg；②100mg<br>盐酸多西环素胶囊<sup>[保(甲)]</sup>：①250mg；②100mg |
| **用法与用量** | 口服给药，成人：一般感染，首次200mg，以后一次100mg，每日1~2次，疗程为3~7日；抗寄生虫感染，第1日，一次100mg，每12小时1次；以后一次100~200mg，每日1次（或一次50~100mg，每12小时1次）；淋病奈瑟菌性尿道炎和宫颈炎、沙眼衣原体所致的单纯性尿道炎、宫颈炎或直肠感染，一次100mg，每日2次，疗程至少7日；梅毒，一次150mg，每12小时1次，疗程至少10日 |
| **注意事项** | 1. 应用本品时可能发生耐药菌的过度繁殖。一旦发生二重感染，即停用本品并予以相应治疗<br>2. 长期用药时应定期随访检查血常规及肝功能 |
| **禁忌** | 有四环素类药物过敏史者禁用 |
| **不良反应** | 胃肠道症状如恶心、呕吐、上腹不适、腹胀、腹泻等，偶可发生胰腺炎等；可致肝毒性；变态反应，多为斑丘疹和红斑等；偶可引起溶血性贫血、血小板减少等 |
| **特殊人群用药** | 肝、肾功能不全患者：原有肝病患者慎用；肾功能减退患者可以应用，不必调整剂量，应用时通常亦不引起血尿素氮的升高<br>儿童：8岁以下小儿禁用<br>妊娠与哺乳期妇女：孕妇不宜使用本药，妊娠安全性分级为D级；本药可分泌入乳汁，哺乳期妇女应用时应暂停哺乳 |
| **药典** | USP、Eur. P. |
| **国家处方集** | CNF |
| **其他推荐依据** | |
| **■ 药品名称** | **米诺环素　Minocycline** |
| **抗菌谱与适应证** | 用于对本品敏感的葡萄球菌、链球菌、肺炎球菌、淋病奈瑟菌、大肠埃希菌、克雷伯菌、变形杆菌、衣原体、梅毒螺旋体等引起的感染：<br>1. 浅表性化脓性感染<br>2. 深部化脓性疾病：乳腺炎、淋巴管（结）炎、骨髓炎、骨炎等<br>3. 呼吸道感染<br>4. 痢疾、肠炎、感染性食物中毒、胆管炎、胆囊炎等<br>5. 泌尿生殖道感染等<br>6. 败血症、菌血症 |
| **制剂与规格** | 盐酸米诺环素片<sup>[保(乙)]</sup>：①50mg（5万U）<sup>[基]</sup>；②100mg（10万U）<br>盐酸米诺环素胶囊<sup>[基,保(乙)]</sup>：①50mg（5万U）；②100mg（10万U） |
| **用法与用量** | 口服给药：<br>1. 成人：每12小时100mg；或每6小时50mg<br>2. 儿童：8岁以上儿童，每日2~4mg/kg，分1~2次口服，首剂量4mg/kg |

续　表

| 注意事项 | 1. 食管通过障碍者、口服吸收不良或不能进食者及全身状态恶化患者（因易引发维生素 K 缺乏症）慎用<br>2. 用药期间应定期检查肝、肾功能 |
|---|---|
| 禁忌 | 对本品及其他四环素类药物过敏者禁用 |
| 不良反应 | 米诺环素引起菌群失调较为多见；消化道反应如食欲减退、恶心、呕吐、腹痛、腹泻、口腔炎、舌炎、肛门外围炎等；影响牙齿和骨发育等 |
| 特殊人群用药 | 肝、肾功能不全患者：肝、肾功能不全者慎用<br>儿童：8 岁以下小儿禁用<br>老年人：老年患者慎用本药，对有肾功能障碍者，推荐减少给药剂量<br>妊娠与哺乳期妇女：妊娠安全性分级为 D 级；哺乳期妇女须权衡利弊后用药或暂停哺乳 |
| 药典 | USP、Eur. P.、Jpn. P. |
| 国家处方集 | CNF |
| 其他推荐依据 | |

# 第八节　大环内酯类

| ■ 药品名称 | 红霉素　Erythromycin |
|---|---|
| 抗菌谱与适应证 | 1. 作为青霉素过敏患者治疗下列感染的替代用药：溶血性链球菌、肺炎链球菌所致的急性扁桃体炎、急性咽炎、鼻窦炎；溶血性链球菌所致的猩红热、蜂窝织炎；白喉及白喉带菌者；气性坏疽、炭疽、破伤风；放线菌病；梅毒；李斯特菌病等<br>2. 肺炎支原体肺炎、肺炎衣原体肺炎<br>3. 军团菌病<br>4. 百日咳<br>5. 泌尿生殖系统感染<br>6. 沙眼衣原体结膜炎<br>7. 空肠弯曲菌肠炎<br>8. 厌氧菌所致口腔感染 |
| 制剂与规格 | 红霉素片[基,保(甲)]：①0.125g；②0.25g<br>红霉素软膏[保(甲)]：①1%[基]；②0.5%<br>红霉素栓剂：①0.1g；②0.2g<br>红霉素硬脂酸红霉素片[保(甲)]：①0.05g；②0.125g；③0.25g<br>红霉素硬脂酸红霉素胶囊[保(甲)]：①0.1g；②0.125g<br>红霉素硬脂酸红霉素颗粒：50mg<br>注射用乳糖酸红霉素：①0.25g；②0.3g |

**续　表**

| 用法与用量 | 口服给药：<br>1. 成人：每日 0.75~2.00g，分 3~4 次；军团菌病，每日 1~4g，分 3 次服用；风湿热复发的预防，一次 250mg，每日 2 次；感染性心内膜炎的预防，术前 1 小时口服 1g，术后 6 小时再服用 500mg<br>2. 儿童：每日 20~40mg/kg，分 3~4 次服用<br>静脉滴注：<br>1. 成人：一次 0.5~1.0g，每日 2~3 次。军团菌病，每日 3~4g，分 4 次<br>2. 儿童：每日 20~30mg/kg，分 2~3 次<br>栓剂直肠给药：成人一次 0.1g，每日 2 次；儿童每日 20~30mg/kg |
| --- | --- |
| 注意事项 | 用药期间定期随访肝功能 |
| 禁忌 | 对红霉素类药物过敏者禁用 |
| 不良反应 | 胃肠道反应多见，有腹泻、恶心、呕吐、中上腹痛、口舌疼痛等；肝毒性少见，偶见黄疸；过敏性反应表现为药物热、皮疹等 |
| 特殊人群用药 | 肝、肾功能不全患者：慎用<br>妊娠与哺乳期妇女：孕妇用药应权衡利弊，妊娠安全性分级为 B 级；哺乳期妇女应慎用 |
| 药典 | USP、Eur. P.、Chin. P.、Jpn. P. |
| 国家处方集 | CNF |
| 其他推荐依据 | |
| ■ 药品名称 | 阿奇霉素　Azithromycin |
| 抗菌谱与适应证 | 1. 用于化脓性链球菌引起的急性咽炎、急性扁桃体炎以及敏感细菌引起的鼻窦炎、急性中耳炎、急性支气管炎、慢性支气管炎急性发作<br>2. 用于肺炎链球菌、流感杆菌以及肺炎支原体所致的肺炎<br>3. 用于衣原体及非多种耐药淋病奈瑟菌所致的尿道炎、宫颈炎及盆腔炎<br>4. 用于敏感菌所致的皮肤软组织感染 |
| 制剂与规格 | 阿奇霉素片（每 100mg 相当于 10 万 U）[保(甲)]：①250mg[基]；②500mg<br>阿奇霉素分散片[保(甲)]：①125mg；②250mg[基]<br>阿奇霉素胶囊[保(甲)]：①125mg；②250mg[基]<br>阿奇霉素颗粒[保(甲)]：①100mg[基]；②250mg；③500mg<br>阿奇霉素干混悬剂：0.1g（10 万 U）<br>阿奇霉素混悬剂：①0.125g；②0.25g<br>阿奇霉素糖浆[保(乙)]：25ml∶500mg<br>注射用乳糖酸阿奇霉素（以阿奇霉素计）[保(乙)]：①125mg；②250mg；③500mg<br>阿奇霉素注射液[保(乙)]：①2ml∶125mg；②2ml∶250mg；③5ml∶500mg<br>阿奇霉素葡萄糖注射液[保(乙)]：①100ml（阿奇霉素 125mg、葡萄糖 5g）；②100ml（阿奇霉素 200mg、葡萄糖 5g） |
| 用法与用量 | 口服：饭前 1 小时或餐后 2 小时服用。成人：沙眼衣原体、杜克嗜血杆菌或敏感淋球菌所致的性传播疾病，仅需单次口服 1g；其他感染的治疗，第每日，0.5g 顿服，第 2~5 日，每日 0.25g 顿服；或每日 0.5g 顿服，连服 3 日；儿童：中耳炎、肺炎，第 1 日 10mg/kg 顿服，每日最大量不超过 500mg；第 2~5 日，每日 5mg/kg 顿服，每日最大量不超过 250mg；咽炎、扁桃体炎，每日 12mg/kg 顿服（每日最大量不超过 0.5g），连用 5 日 |

| | |
|---|---|
| | 静脉滴注：成人社区获得性肺炎，静脉滴注至少2日后转为口服给药，一次500mg，每日1次，7~10日为一疗程；盆腔炎，静脉滴注1~2日后转为口服给药，一次250mg，每日1次，7日为一疗程 |
| 注意事项 | 1. 用药期间如果发生过敏反应（如血管神经性水肿、皮肤反应、史-约综合征及中毒性表皮坏死松解症等），应立即停药，并采取适当措施<br>2. 进食可影响阿奇霉素的吸收，口服用药需在饭前1小时或餐后2小时服用 |
| 禁忌 | 对阿奇霉素、红霉素或其他任何一种大环内酯类药物过敏者禁用 |
| 不良反应 | 常见反应为胃肠道反应如腹泻、腹痛、稀便、恶心、呕吐等；局部反应如注射部位疼痛、局部炎症等；皮肤反应如皮疹、瘙痒；其他反应如畏食、头晕或呼吸困难等 |
| 特殊人群用药 | 肝、肾功能不全患者：严重肝功能不全者、严重肾功能不全者不应使用<br>儿童：用于6个月以下幼儿中耳炎或社区获得性肺炎及2岁以下小儿咽炎或扁桃体炎的疗效与安全性尚未确定<br>妊娠与哺乳期妇女：孕妇须充分权衡利弊后用药，妊娠安全性分级为B级；哺乳期妇女须充分权衡利弊后用药 |
| 药典 | USP、Eur. P.、Chin. P. |
| 国家处方集 | CNF |
| 其他推荐依据 | |
| ■ 药品名称 | 地红霉素　Dirithromycin |
| 抗菌谱与适应证 | 用于12岁以上患者，对本品敏感菌所致的轻、中度感染：慢性阻塞性肺疾病急性加重或慢性支气管炎急性发作、急性支气管炎、社区获得性肺炎、咽炎和扁桃体炎、单纯性皮肤和软组织感染 |
| 制剂与规格 | 地红霉素肠溶胶囊：250mg |
| 用法与用量 | 口服给药：<br>1. 慢性支气管炎急性发作：一次500mg，每日1次，疗程5~7日<br>2. 急性支气管炎：一次500mg，每日1次，疗程7日<br>3. 社区获得性肺炎：一次500mg，每日1次，疗程14日<br>4. 咽炎和扁桃体炎：一次500mg，每日1次，疗程10日<br>5. 单纯性皮肤和软组织感染：一次500mg，每日1次，疗程5~7日 |
| 注意事项 | 可能产生假膜性结肠炎。轻度者停药即能奏效，对于中度至严重病例，应采取适当的治疗措施 |
| 禁忌 | 对地红霉素、红霉素和其他大环内酯类抗生素严重过敏的患者禁用；可疑或潜在菌血症患者禁用 |
| 不良反应 | 常见的有头痛、腹痛、腹泻、恶心、消化不良、眩晕/头晕、皮疹、呕吐等 |
| 特殊人群用药 | 肝、肾功能不全患者：轻度肝损伤、肾功能不全者，不必调整剂量。肝功能不全者慎用<br>妊娠与哺乳期妇女：孕妇慎用，妊娠安全性分级为C级；哺乳期妇女用药应权衡利弊后 |
| 药典 | USP、Eur. P. |
| 国家处方集 | CNF |

续　表

| 其他推荐依据 | |
|---|---|
| ■ 药品名称 | 琥乙红霉素　Erythromycin Ethylsuccinate |
| 抗菌谱与适应证 | 适用于治疗敏感菌或敏感病原体引起的下列感染性疾病：<br>1. 呼吸系统感染：轻、中度呼吸道感染；肺炎支原体及肺炎衣原体所致的肺炎；白喉（辅助抗毒素作用）；军团菌病；李斯特菌病；百日咳<br>2. 泌尿生殖系统感染：淋球菌引起的急性盆腔炎；梅毒；沙眼衣原体、衣原体引起的孕期泌尿生殖器感染及成人无并发症的尿道、宫颈或直肠感染等<br>3. 轻、中度皮肤和软组织感染<br>4. 其他：肠阿米巴病；空肠弯曲菌肠炎；厌氧菌所致口腔感染；沙眼衣原体结膜炎；放线菌病；猩红热；气性坏疽、炭疽；破伤风。预防风湿热初发或复发；细菌性心内膜炎 |
| 制剂与规格 | 琥乙红霉素片<sup>[保(乙)]</sup>：①200mg；②400mg |
| 用法与用量 | 口服给药：<br>1. 成人：一般用量，每6小时400mg；预防链球菌感染，一次400mg，每日2次；军团菌，一次400~1000mg，每日4次；沙眼衣原体和解脲脲原体引起的尿道炎，一次800mg，每日3次，连服7日<br>2. 儿童：一般感染，每日30~50mg/kg，分4次服用，每6小时1次；可每12小时服药1次，一次服日剂量的一半；也可每8小时服药1次，一次服日剂量的1/3；对于更严重的感染，剂量可加倍；百日咳，一次10.0~12.5mg/kg，每日4次，疗程14日；肠阿米巴，每日40~50mg/kg，分4次服，连服5~14日 |
| 注意事项 | 用药期间定期检查肝功能 |
| 禁忌 | 对本品或其他红霉素制剂过敏者、慢性肝病患者、肝功能损害者及孕妇禁用 |
| 不良反应 | 服药数日或1~2周后患者可出现乏力、恶心、呕吐、腹痛、皮疹、发热等，有时出现黄疸，停药后常可恢复；胃肠道反应有腹泻、恶心、呕吐、中上腹痛、口舌疼痛、胃纳减退等 |
| 特殊人群用药 | 肝、肾功能不全患者：轻度肝功能不全者慎用，严重肝功能不全者禁用<br>妊娠与哺乳期妇女：孕妇用药应权衡利弊，妊娠安全性分级为B级；哺乳期妇女慎用或暂停哺乳 |
| 药典 | USP、Eur. P.、Chin. P.、Jpn. P. |
| 国家处方集 | CNF |
| 其他推荐依据 | |
| ■ 药品名称 | 罗红霉素　Roxithromycin |
| 抗菌谱与适应证 | 1. 呼吸道感染：化脓性链球菌引起的咽炎及扁桃体炎；敏感菌所致的鼻窦炎、中耳炎、急性支气管炎、慢性支气管炎急性发作；肺炎支原体或肺炎衣原体所致的肺炎<br>2. 泌尿生殖系统感染：沙眼衣原体引起的尿道炎和宫颈炎<br>3. 皮肤软组织感染 |
| 制剂与规格 | 罗红霉素片<sup>[保(乙)]</sup>：150mg<br>罗红霉素胶囊<sup>[保(乙)]</sup>：①50mg；②150mg<br>罗红霉素细粒剂<sup>[保(乙)]</sup>：50mg |

| 用法与用量 | 口服给药：<br>1. 成人一次 150mg，每日 2 次；或一次 300mg，每日 1 次。疗程一般为 5~12 日<br>2. 肾功能不全者可发生累计效应，肾功能轻度减退者不需调整剂量，严重肾功能不全者给药时间延长 1 倍（一次 150mg，每日 1 次）<br>3. 严重肝硬化者的半衰期延长至正常水平 2 倍以上，如确实需要使用，则 150mg 每日 1 次给药<br>4. 儿童一次 2.5~5.0mg/kg，每日 2 次 |
|---|---|
| 注意事项 | 1. 进食后服药会减少吸收，与牛奶同服可增加吸收<br>2. 服用本品后可影响驾驶及机械操作 |
| 禁忌 | 对本药过敏者禁用 |
| 不良反应 | 常见腹痛、腹泻、呕吐等胃肠道反应；偶见皮疹、头晕、头痛等 |
| 特殊人群用药 | 肝、肾功能不全患者：慎用<br>妊娠与哺乳期妇女：慎用 |
| 药典 | Eur. P.、Chin. P.、Jpn. P. |
| 国家处方集 | CNF |
| 其他推荐依据 | |
| ■ **药品名称** | **乙酰螺旋霉素　Acetylspiramycin** |
| 抗菌谱与适应证 | 1. 适用于治疗敏感菌所致的呼吸系统感染和皮肤软组织感染，包括：咽炎、扁桃体炎、急性支气管炎、慢性支气管炎急性发作、肺炎、脓皮病、丹毒和猩红热等<br>2. 适用于治疗敏感菌所致的口腔及耳鼻咽喉科感染，如中耳炎、牙周炎、急性鼻窦炎等<br>3. 可作为治疗隐孢子虫病以及弓形虫病的选用药物 |
| 制剂与规格 | 乙酰螺旋霉素片：100mg（10 万 U） |
| 用法与用量 | 口服给药。成人：每日 800~1200mg，分 3~4 次服；重症每日可用至 1600~2000mg；儿童：每日量为 20~30mg/kg，分 2~4 次给药 |
| 注意事项 | 如有变态反应，立即停药 |
| 禁忌 | 对本品、红霉素及其他大环内酯类药物过敏的患者禁用 |
| 不良反应 | 腹痛、恶心、呕吐等胃肠道反应，常发生于大剂量用药时，程度大多轻微，停药后可自行消失。变态反应极少，主要为药疹 |
| 特殊人群用药 | 肝、肾功能不全患者：严重肝、肾功能不全者慎用<br>妊娠与哺乳期妇女：本品可透过胎盘屏障，故孕妇慎用，妊娠安全性分级为 C 级；哺乳期妇女应用时应暂停哺乳 |
| 药典 | Eur. P.、Jpn. P. |
| 国家处方集 | CNF |
| 其他推荐依据 | |

**续　表**

| ■ 药品名称 | 克拉霉素　Clarithromycin |
|---|---|
| 抗菌谱与适应证 | 适用于敏感菌所致下列感染：①耳鼻咽喉感染：急性中耳炎、扁桃体炎、咽炎、鼻窦炎；②下呼吸道感染：急性支气管炎、慢性支气管炎急性发作、肺炎；③皮肤软组织感染：脓疱病、丹毒、蜂窝织炎、毛囊炎、疖及伤口感染；④沙眼衣原体感染的尿道炎及宫颈炎；⑤与其他药物联用，可根除幽门螺杆菌，减低十二指肠溃疡复发率 |
| 制剂与规格 | 克拉霉素片<sup>[基,保(乙)]</sup>：①125mg；②250mg<br>克拉霉素分散片<sup>[保(乙)]</sup>：①50mg；②125mg；③250mg<sup>[基]</sup><br>克拉霉素缓释片：500mg<br>克拉霉素胶囊<sup>[保(乙)]</sup>：①125mg；②250mg<sup>[基]</sup><br>克拉霉素颗粒<sup>[保(乙)]</sup>：①2g：125mg；②2g：100mg<br>克拉霉素干混悬剂：①1g：125mg；②2g：125mg；③2g：250mg |
| 用法与用量 | 口服给药。①成人：轻症一次250mg，每日2次；重症，一次500mg，每日2次。疗程5~14日；②儿童：6个月以上的小儿，一般感染可一次7.5mg/kg，每日2次。根据感染的严重程度应连续服用5~10日 |
| 注意事项 | 1. 与红霉素及其他大环内酯类药物之间有交叉过敏和交叉耐药性<br>2. 可能出现真菌或耐药细菌导致的严重感染<br>3. 可空腹口服，也可与食物或牛奶同服，与食物同服不影响其吸收 |
| 禁忌 | 对克拉霉素或大环内酯类药物过敏者禁用；孕妇、哺乳期妇女禁用；严重肝功能损害者、水电解质紊乱患者、服用特非那丁者禁用；某些心脏病（包括心律失常、心动过缓、QT间期延长、缺血性心脏病、充血性心力衰竭等）患者禁用 |
| 不良反应 | 主要有口腔异味，腹痛、腹泻、恶心、呕吐等胃肠道反应，头痛，AST及ALT短暂升高 |
| 特殊人群用药 | 肝、肾功能不全患者：肝功能不全者、中度至重度肾功能不全者慎用<br>儿童：6个月以下小儿中的疗效和安全性尚未确定<br>妊娠与哺乳期妇女：妊娠安全性分级为C级，孕妇禁用；可分泌入乳汁，哺乳期妇女使用应暂停哺乳 |
| 药典 | USP、Eur. P.、Chin. P.、Jpn. P. |
| 国家处方集 | CNF |
| 其他推荐依据 | |

# 第九节　酰胺醇类

| ■ 药品名称 | 氯霉素　Chloramphenicol |
|---|---|
| 抗菌谱与适应证 | 1. 用于敏感菌所致伤寒、副伤寒<br>2. 用于沙门菌属感染的胃肠炎合并败血症<br>3. 用于耐氨苄西林的B型流感杆菌脑膜炎、青霉素过敏者的肺炎链球菌脑膜炎、脑膜炎球菌脑膜炎及敏感的革兰阴性杆菌脑膜炎 |

续　表

| | 4. 用于需氧菌和厌氧菌混合感染的耳源性脑脓肿<br>5. 可与氨基糖苷类药联用治疗腹腔感染、盆腔感染以及敏感菌所致的其他严重感染，如败血症及肺部感染<br>6. 用于 Q 热、落基山斑疹热、地方性斑疹伤寒和立克次体病 |
|---|---|
| **制剂与规格** | 氯霉素片：0.25g<br>棕榈氯霉素片：0.05g<br>氯霉素胶囊：0.25g<br>棕榈氯霉素颗粒：0.1g<br>棕榈氯霉素混悬液：1ml：25mg<br>氯霉素注射液<sup>[保(甲)]</sup>：①1ml：0.125g；②2ml：0.25g<br>注射用琥珀氯霉素：①0.125g；②0.25g；③0.5g<br>氯霉素甘油滴耳液：10ml：0.25g |
| **用法与用量** | 1. 成人：口服给药每日 1.5~3.0g，分 3~4 次给药；静脉静滴一次 0.5~1.0g，每日 2 次<br>2. 儿童：口服给药每日 25~50mg/kg，分 3~4 次给药；新生儿必需用药时，每日不能超过 25mg/kg，分 4 次给药；静脉静滴每日 25~50mg/kg，分次给药 |
| **注意事项** | 1. 可能发生不可逆性骨髓抑制，应避免重复疗程使用<br>2. 体弱患者慎用 |
| **禁忌** | 对本品过敏者禁用；精神病患者禁用；孕妇和哺乳期妇女禁用 |
| **不良反应** | 血液系统反应如贫血、淤点、淤斑、鼻出血等；灰婴综合征；外围神经炎和视神经炎；过敏反应较少见；消化道反应如腹泻、恶心及呕吐等 |
| **特殊人群用药** | 肝、肾功能不全患者：肝、肾功能损害者慎用<br>儿童：新生儿（尤其早产儿）不宜应用本药，确有指征必须用药时应在监测血药浓度条件下使用<br>老年人：慎用<br>妊娠与哺乳期妇女：妊娠期尤其是妊娠末期或分娩期禁用，妊娠安全性分级为 C 级；禁用于哺乳期妇女，必须应用时应暂停哺乳 |
| **药典** | USP、Eur. P.、Chin. P.、Jpn. P. |
| **国家处方集** | CNF |
| **其他推荐依据** | |

# 第十节　林可霉素类

| ■ **药品名称** | 林可霉素　Lincomycin |
|---|---|
| **抗菌谱与适应证** | 1. 适用于治疗敏感葡萄球菌属、链球菌属、肺炎球菌及厌氧菌所致的呼吸道感染、腹腔感染、女性生殖道感染、盆腔感染、皮肤软组织感染等<br>2. 用于对青霉素过敏的或不适于用青霉素类药物的感染性疾病的治疗 |

续　表

| 制剂与规格 | 盐酸林可霉素片：①0.25g；②0.5g<br>盐酸林可霉素胶囊：①0.25g；②0.5g<br>盐酸林可霉素口服溶液：①10ml：0.5g；②100ml：5g<br>盐酸林可霉素注射液：[保(甲)]①1ml：0.2g；②2ml：0.6g |
|---|---|
| 用法与用量 | 1. 成人：口服给药，每日1.5~2.0g，分3~4次给药；肌内注射，每日0.6~1.2g，分次注射；静脉滴注，严重感染时一次0.6~1.0g，每8~12小时1次<br>2. 儿童：口服给药，每日30~60mg/kg，分3~4次给药；肌内注射，每日10~20mg/kg，分次注射；静脉滴注，剂量同肌内注射，分2~3次给药 |
| 注意事项 | 肠道疾病或有既往史者（特别如溃疡性结肠炎、局限性肠炎或抗生素相关肠炎）、既往有哮喘或其他过敏史者慎用，白念珠菌阴道炎和鹅口疮患者慎用。用药期间需密切注意抗生素相关性肠炎的可能 |
| 禁忌 | 对林可霉素和克林霉素有过敏史的患者禁用；新生儿、深部真菌感染者禁用 |
| 不良反应 | 消化系统反应如恶心、呕吐、腹痛、腹泻等症状，严重者有腹绞痛、腹部压痛、严重腹泻等；偶可发生白细胞减少、中性粒细胞减低等；过敏反应可见皮疹、瘙痒等；静脉给药可引起血栓性静脉炎，快速滴注可能发生低血压、心电图变化甚至心跳、呼吸停止 |
| 特殊人群用药 | 肝、肾功能不全患者：肝功能减退和肾功能严重减退者慎用<br>儿童：新生儿禁用<br>老年人：患有严重基础疾病的老年人用药时需密切观察<br>妊娠与哺乳期妇女：妊娠安全性分级为C级；哺乳期妇女用药时应暂停哺乳 |
| 药典 | USP、Eur. P.、Chin. P.、Jpn. P. |
| 国家处方集 | CNF |
| 其他推荐依据 | |

| ■ 药品名称 | 克林霉素　Clindamycin |
|---|---|
| 抗菌谱与适应证 | 用于革兰阳性菌和厌氧菌引起的感染：<br>1. 呼吸系统感染<br>2. 泌尿系统感染<br>3. 厌氧菌所致的妇产科感染如子宫内膜炎、非淋病奈瑟球菌性卵巢-输卵管脓肿、盆腔炎等<br>4. 皮肤软组织感染<br>5. 骨、关节感染，如骨髓炎（是金黄色葡萄球菌性骨髓炎的首选治疗药物）、化脓性关节炎<br>6. 腹腔内感染<br>7. 其他如心内膜炎、败血症、扁桃体炎和口腔感染等 |
| 制剂与规格 | 盐酸克林霉素胶囊[基,保(甲)]：①75mg；②150mg<br>注射用盐酸克林霉素[保(甲)]：0.5g<br>盐酸克林霉素注射液[保(甲)]：①2ml：0.3g；②4ml：0.3g；③8ml：0.6g<br>注射用克林霉素磷酸酯[保(甲)]：①0.3g；②0.6g；③1.2g<br>克林霉素磷酸酯注射液[保(甲)]：①2ml：0.3g；②4ml：0.6g；③1ml：0.15g<br>盐酸克林霉素棕榈酸酯颗粒[保(乙)]：①1g：37.5mg；②2g：75mg；③24g：0.9g<br>盐酸克林霉素棕榈酸酯分散片[基,保(甲)]：75mg |

续　表

| | |
|---|---|
| 用法与用量 | 1. 成人：肌内注射或静脉滴注，一次量不宜超过600mg；中度感染或革兰阳性需氧菌感染，每日0.6~1.2g，分2~4次给药，每12或8或6小时1次；严重感染或厌氧菌感染，每日1.2~2.4g，分2~4次给药，每12或8或6小时1次<br>2. 轻中度肾功能损害的患者不需调整剂量，无尿及重度肾功能损害患者的剂量应减至正常剂量的一半<br>3. 中度以上肝功能损害患者应避免使用本药，如确有指征使用时应减量<br>4. 儿童：用于4周及4周以上患儿。静脉滴注，每日15~25mg/kg，分3~4次给药，每8或6小时1次；重度感染，每日25~40mg/kg，分3~4次给药，每8或6小时1次 |
| 注意事项 | 有胃肠疾病或病史者，特别是溃疡性结肠炎、克罗恩病或假膜性肠炎患者，有哮喘或其他过敏史者慎用 |
| 禁忌 | 本品与林可霉素、克林霉素有交叉耐药性，对克林霉素或林可霉素有过敏史者禁用 |
| 不良反应 | 消化系统反应如恶心、呕吐、腹痛、腹泻等症状，严重者有腹绞痛、腹部压痛、严重腹泻等；偶可发生白细胞减少、中性粒细胞减低等；过敏反应可见皮疹、瘙痒等；肝肾功能异常；静脉滴注可能引起静脉炎，肌内注射局部可能出现疼痛、硬结和无菌性脓肿；其他如耳鸣、眩晕、念珠菌感染等 |
| 特殊人群用药 | 肝、肾功能不全患者：肝功能不全者、严重肾功能障碍者慎用<br>儿童：新生儿禁用，4岁以内儿童慎用，16岁以内儿童应用时应注意重要器官功能监测<br>老年人：用药时需密切观察<br>妊娠与哺乳期妇女：孕妇用药须充分权衡利弊，妊娠安全性分级为B级；哺乳妇女慎用，用药时宜暂停哺乳 |
| 药典 | USP、Eur. P.、Chin. P.、Jpn. P. |
| 国家处方集 | CNF |
| 其他推荐依据 | |

# 第十一节　多肽类抗生素

| ■ 药品名称 | 万古霉素　Vancomycin |
|---|---|
| 抗菌谱与适应证 | 1. 用于耐甲氧西林金黄色葡萄球菌、肠球菌所致严重感染（如心内膜炎、脑膜炎、骨髓炎、肺炎、败血症或软组织感染等）；亦用于对β-内酰胺类抗生素过敏者的上述严重感染<br>2. 用于血液透析患者发生葡萄球菌属所致的动静脉分流感染<br>3. 口服适用于对甲硝唑无效的难辨梭状芽胞杆菌相关性肠炎或葡萄球菌性肠炎 |
| 制剂与规格 | 注射用盐酸万古霉素[保(乙)]：①500mg（50万U）；②1000mg（100万U）<br>盐酸万古霉素胶囊：①125mg（12.5万U）；②250mg（25万U） |

续　表

| 用法与用量 | 1. 成人：口服给药，难辨梭状芽胞杆菌引起的假膜性结肠炎，经甲硝唑治疗无效者一次 125～500mg，每 6 小时 1 次，治疗 5～10 日，每日剂量不宜超过 4g；静脉滴注，通常用盐酸万古霉素每天 2g（效价），可分为每 6 小时 500mg 或每 12 小时 1g，每次静滴在 60 分钟以上，可根据年龄、体重、症状适量增减。老年人每 12 小时 500mg 或每 24 小时 1g，每次静滴在 60 分钟以上<br>2. 儿童：口服给药，肠道感染一次 10mg/kg，每 6 小时 1 次，治疗 5～10 日。静脉滴注，一次 10mg/kg，每 6 小时 1 次；或一次 20mg/kg，每 12 小时 1 次 |
|---|---|
| 注意事项 | 1. 听力减退或有耳聋病史者慎用<br>2. 不宜肌内注射，静脉滴注时尽量避免药液外漏，且应经常更换注射部位，滴速不宜过快<br>3. 在治疗过程中应监测血药浓度<br>4. 治疗葡萄球菌性心内膜炎，疗程应不少于 4 周 |
| 禁忌 | 对万古霉素过敏者，严重肝、肾功能不全者，孕妇及哺乳期妇女禁用 |
| 不良反应 | 休克、过敏样症状、急性肾功能不全等 |
| 特殊人群用药 | 肝、肾功能不全患者：严重肝、肾功能不全者禁用<br>儿童：儿童（尤其是低体重出生儿、新生儿）应监测血药浓度，慎重给药<br>老年人：老年患者确有指征使用时必须调整剂量或调整用药间隔<br>妊娠与哺乳期妇女：应充分权衡利弊 |
| 药典 | USP、Eur. P.、Jpn. P. |
| 国家处方集 | CNF |
| 其他推荐依据 | |
| ■ 药品名称 | 去甲万古霉素　Norvancomycin |
| 抗菌谱与适应证 | 1. 可用于对青霉素过敏的肠球菌、棒状杆菌属心内膜炎患者的治疗<br>2. 可用于对青霉素类或头孢菌素类药过敏，或经上述抗生素治疗无效的严重葡萄球菌所致心内膜炎、骨髓炎、肺炎、败血症或软组织感染患者的治疗<br>3. 可用于治疗血液透析患者发生葡萄球菌属所致动静脉分流感染 |
| 制剂与规格 | 注射用盐酸去甲万古霉素[保(乙)]：①400mg（40 万 U）；②800mg（80 万 U） |
| 用法与用量 | 1. 成人：静脉滴注每日 800～1600mg，分 2～3 次给药<br>2. 肾功能减退者需减少维持剂量。可延长给药间期，每次剂量不变，或减少每次剂量，给药间期不变<br>3. 儿童：静脉滴注每日 16～24mg/kg，一次或分次给药 |
| 注意事项 | 1. 听力减退或有耳聋病史者慎用<br>2. 不可肌内注射或静脉注射<br>3. 治疗期间应定期检查听力、尿液中蛋白、管型、细胞数及测定尿相对密度等 |
| 禁忌 | 对万古霉素类抗生素过敏者禁用 |
| 不良反应 | 可出现皮疹、恶心、静脉炎等；可引致耳鸣、听力减退，肾功能损害等 |

| 特殊人群用药 | 肝、肾功能不全患者：肾功能不全患者慎用，如有应用指征时需在治疗药物浓度监测下，根据肾功能减退程度减量应用<br>儿童：新生儿、婴幼儿用药必须充分权衡利弊<br>老年人：用于老年患者有引起耳毒性与肾毒性的危险（听力减退或丧失）。老年患者即使肾功能测定在正常范围内，使用时应采用较小治疗剂量<br>妊娠与哺乳期妇女：妊娠期患者避免应用；哺乳期妇女慎用 |
| --- | --- |
| 药典 | Chin. P. |
| 国家处方集 | CNF |
| 其他推荐依据 | |

| ■ 药品名称 | 替考拉宁　Teicoplanin |
| --- | --- |
| 抗菌谱与适应证 | 1. 用于治疗严重的革兰阳性菌感染，尤其是不能用青霉素类或头孢菌素类抗生素治疗或用上述抗生素治疗失败的严重葡萄球菌感染，或对其他抗生素耐药的葡萄球菌感染。皮肤和软组织感染、泌尿道感染、呼吸道感染、骨和关节感染、败血症、心内膜炎及持续不卧床腹膜透析相关性腹膜炎<br>2. 作为万古霉素和甲硝唑的替代药 |
| 制剂与规格 | 注射用替考拉宁[保(乙)]：200mg |
| 用法与用量 | 1. 成人肌内、静脉滴注或静脉注射：中度感染，负荷量为第 1 日单次给药 400mg；维持量为一次 200mg，每日 1 次；严重感染，负荷量为一次 400mg，每 12 小时 1 次，共给药3 次；维持量为一次 400mg，每日 1 次；严重烧伤感染或金黄色葡萄球菌心内膜炎，维持量可能需达每日 12mg/kg<br>2. 儿童肌内、静脉滴注或静脉注射：中度感染，推荐前 3 次剂量为 10mg/kg，每 12 小时1 次，随后剂量为 6mg/kg，每日 1 次；严重感染和中性粒细胞减少的患儿（2 个月以上），推荐前 3 次剂量为 10mg/kg，每 12 小时 1 次，随后维持量为一次 10mg/kg，每日 1次；严重感染和中性粒细胞减少的新生儿，第 1 日的推荐剂量为 16mg/kg，只用 1 剂；以后维持剂量为一次 8mg/kg，每日 1 次 |
| 注意事项 | 治疗期间定期做血液及肝、肾功能的检查 |
| 禁忌 | 对本药过敏者，对万古霉素、去甲万古霉素等糖肽类抗生素过敏者禁用 |
| 不良反应 | 局部反应可见注射部位疼痛、血栓性静脉炎；过敏反应可见皮疹、瘙痒、支气管痉挛、药物热等；胃肠道反应可见恶心、呕吐、腹泻等；神经系统反应可见头痛、嗜睡等 |
| 特殊人群用药 | 肝、肾功能不全患者：肾功能不全患者慎用<br>儿童：可用于 2 个月以上儿童的革兰阳性菌感染<br>老年人：除非有肾损害，否则老年患者无需调整剂量<br>妊娠与哺乳期妇女：本药一般不应用于妊娠期或可能妊娠的妇女，除非权衡利弊后必须使用；建议哺乳期妇女用药时暂停哺乳 |
| 药典 | Jpn. P. |
| 国家处方集 | CNF |
| 其他推荐依据 | |

续　表

| ■ 药品名称 | 黏菌素　Colistin |
| --- | --- |
| 抗菌谱与适应证 | 用于肠道手术前准备，用于大肠埃希菌性肠炎和对其他药物耐药的菌痢 |
| 制剂与规格 | 硫酸黏菌素片[保(乙)]：①50万U；②100万U；③300万U<br>硫酸黏菌素颗粒：1g：100万U<br>注射用黏菌素：50mg |
| 用法与用量 | 1. 成人：口服每日（100~150）万U，分2~3次服用；肌内注射或静脉滴注，每日（100~150）万U<br>2. 儿童：口服每日（2~3）万U/kg，分2~3次服用。肌内注射或静脉滴注每日（2~3）万U/kg |
| 注意事项 | 不宜与其他肾毒性药物合用 |
| 禁忌 | 对黏菌素过敏者禁用 |
| 不良反应 | 食欲减退、恶心和呕吐等胃肠道反应和皮疹、瘙痒等过敏反应 |
| 特殊人群用药 | 肝、肾功能不全患者：肾功能不全患者慎用<br>妊娠与哺乳期妇女：孕妇用药应权衡利弊，妊娠安全性分级为B级 |
| 药典 | USP、Eur. P.、Chin. P.、Jpn. P. |
| 国家处方集 | CNF |
| 其他推荐依据 | |

# 第十二节　其他抗菌药

| ■ 药品名称 | 呋喃妥因　Nitrofurantoin |
| --- | --- |
| 抗菌谱与适应证 | 1. 用于治疗敏感菌如大肠埃希菌、肠球菌属以及克雷伯菌属、肠杆菌属所致的急性单纯性下尿路感染<br>2. 也可用于尿路感染的预防 |
| 制剂与规格 | 呋喃妥因片[保(甲)]：50mg<br>呋喃妥因肠溶胶囊[保(甲)]：50mg<br>呋喃妥因栓：①50mg；②100mg |
| 用法与用量 | 口服给药。①成人：尿路感染，一次50~100mg，每日3~4次；单纯性下尿路感染用低剂量，疗程不低于1周，或用至尿培养阴性后至少3日，不宜超过14日；预防尿路感染，对尿路感染反复发作者，可每日50~100mg作预防应用，临睡前服用。②儿童：尿路感染，1个月以上儿童，每日5~7mg/kg，分4次服；疗程不低于1周，或用至尿培养阴性后至少3日；预防尿路感染，每日1mg/kg，临睡前服用 |
| 注意事项 | 1. 宜与食物同服，以减少对胃肠道的刺激<br>2. 疗程至少7日，或继续用药至尿液中细菌清除3日以上<br>3. 葡萄糖-6-磷酸脱氢酶缺乏症患者、外围神经病变者、肺部疾病患者慎用 |

续　表

| 禁忌 | 新生儿、孕妇、哺乳期妇女、肾功能减退及对硝基呋喃类药过敏者禁用 |
|---|---|
| 不良反应 | 常见恶心、呕吐、食欲减退和腹泻；少见药物热、皮疹、粒细胞减少等变态反应；偶见头痛、头晕、嗜睡、肌痛等 |
| 特殊人群用药 | 肝、肾功能不全患者：肾功能减退者禁用<br>儿童：新生儿禁用<br>老年人：慎用，必须使用时宜根据肾功能调整给药剂量。老年患者的前列腺感染不宜使用本药<br>妊娠与哺乳期妇女：孕妇不宜应用，妊娠晚期妇女禁用，妊娠安全性分级为 B 级；哺乳期妇女用药期间应暂停哺乳 |
| 药典 | Eur. P.、Chin. P. |
| 国家处方集 | CNF |
| 其他推荐依据 | |
| ■ 药品名称 | 呋喃唑酮　Furazolidone |
| 抗菌谱与适应证 | 主要用于治疗细菌性痢疾、肠炎、霍乱。也可用于治疗伤寒、副伤寒、梨形鞭毛虫病和阴道滴虫病。还可与制酸剂等药物合用于治疗幽门螺杆菌所致的胃窦炎 |
| 制剂与规格 | 呋喃唑酮片[保(甲)]：①10mg；②30mg；③100mg |
| 用法与用量 | 口服给药：肠道感染疗程为 5~7 日，梨形鞭毛虫病疗程为 7~10 日。成人一次 100mg，每日 3~4 次；儿童每日 5~10mg/kg，分 4 次服用 |
| 注意事项 | 1. 不宜用于溃疡病或支气管哮喘患者<br>2. 用药期间和停药后 5 日内禁止饮酒<br>3. 葡萄糖-6-磷酸脱氢酶缺乏症患者、溃疡病患者、支气管哮喘患者慎用 |
| 禁忌 | 对本药或其他硝基呋喃类药过敏者、新生儿、哺乳妇女禁用 |
| 不良反应 | 主要有恶心、呕吐、腹泻、头痛、头晕、药物热、皮疹、肛门瘙痒、哮喘、直立性低血压、低血糖、肺浸润等，偶可出现溶血性贫血、黄疸及多发性神经炎 |
| 特殊人群用药 | 肝、肾功能不全患者：肾功能不全者慎用<br>儿童：新生儿禁用<br>妊娠与哺乳期妇女：妊娠安全性分级为 C 级；哺乳期妇女禁用 |
| 药典 | USP、BP、Fr. P. |
| 国家处方集 | CNF |
| 其他推荐依据 | |
| ■ 药品名称 | 甲硝唑　Metronidazole |
| 抗菌谱与适应证 | 1. 用于治疗阴道滴虫病<br>2. 可用于治疗肠道及组织内阿米巴病<br>3. 可用于治疗小袋虫病和皮肤利什曼病、麦地那龙线虫感染、贾地鞭毛虫病等<br>4. 适用于治疗各种厌氧菌感染 |

**续 表**

| 制剂与规格 | 甲硝唑注射液<sup>[保(甲)]</sup>：①20ml：100mg；②100ml：200mg；③100ml：500mg<sup>[基]</sup>；④250ml：500mg；⑤250ml：1250mg<br>甲硝唑葡萄糖注射液<sup>[保(乙)]</sup>：250ml（甲硝唑0.5g，葡萄糖12.5g）<br>甲硝唑片<sup>[基,保(甲)]</sup>：0.2g<br>甲硝唑胶囊<sup>[基,保(甲)]</sup>：0.2g<br>甲硝唑阴道泡腾片<sup>[保(甲)]</sup>：0.5g<br>甲硝唑栓<sup>[保(甲)]</sup>：①0.5g<sup>[基]</sup>；②1g<br>甲硝唑口含片<sup>[保(甲)]</sup>：①2.5mg；②3mg |
|---|---|
| 用法与用量 | 1. 成人口服给药：滴虫病，一次0.2g，每日4次，疗程7日，可同时使用栓剂。厌氧菌感染，一次0.5g，每日3次，疗程不低于7日。每日最大剂量不宜超过4g<br>2. 成人静脉滴注：厌氧菌感染，首次剂量为15mg/kg，继以7.5mg/kg维持，一次最大剂量不超过1g，每6~8小时1次，疗程不低于7日<br>3. 成人阴道栓剂：用于滴虫病，每晚0.5g置入阴道内，连用7~10日<br>4. 儿童口服给药：滴虫病，每日15~25mg/kg，分3次给药，服用7~10日。厌氧菌感染，每日20~50mg/kg<br>5. 儿童静脉滴注剂量同成人 |
| 注意事项 | 1. 出现运动失调或其他中枢神经系统症状时应停药<br>2. 用药期间应戒酒，饮酒后出现腹痛、呕吐、头痛等症状 |
| 禁忌 | 对本药或其他硝基咪唑类药物过敏或有过敏史者、活动性中枢神经系统疾病者、血液病者、孕妇及哺乳期妇女禁用 |
| 不良反应 | 1. 消化系统：恶心、呕吐、食欲缺乏、腹部绞痛，一般不影响治疗<br>2. 神经系统：头痛、眩晕，偶有感觉异常、肢体麻木、共济失调、多发性神经炎等，大剂量可致抽搐<br>3. 少数病例发生荨麻疹、潮红、瘙痒、膀胱炎、排尿困难、口中金属味及白细胞减少等，均属可逆性，停药后自行恢复 |
| 特殊人群用药 | 肝、肾功能不全患者：肝功能不全患者慎用<br>老年人：应注意监测血药浓度并调整剂量<br>妊娠与哺乳期妇女：禁用，妊娠安全性分级为B级 |
| 药典 | USP、Eur. P.、Chin. P. |
| 国家处方集 | CNF |
| 其他推荐依据 | |
| ■ 药品名称 | 替硝唑　Tinidazole |
| 抗菌谱与适应证 | 1. 用于治疗多种厌氧菌感染，如败血症、骨髓炎、腹腔感染、盆腔感染、鼻窦炎、支气管感染、肺炎、皮肤蜂窝织炎、口腔感染及术后伤口感染<br>2. 用于结肠或直肠手术、妇产科手术及口腔手术的术前预防用药<br>3. 也可用于肠道及肠道外阿米巴病、阴道滴虫病、贾地鞭毛虫病的治疗<br>4. 还可作为甲硝唑的替代药，用于治疗幽门螺杆菌所致的胃窦炎及消化性溃疡 |

续　表

| 制剂与规格 | 替硝唑片[基,保(甲)]：0.5g<br>替硝唑注射液[保(乙)]：①100ml：0.4g；②200ml：0.8g<br>替硝唑葡萄糖注射液[保(乙)]：①100ml：0.2g；②100ml：0.4g；③200ml：0.4g<br>替硝唑栓[保(乙)]：0.2g |
| --- | --- |
| 用法与用量 | 成人：口服给药：厌氧菌感染，常用量为一次1g，每日1次，首剂加倍，疗程多为5~6日，口腔感染时疗程3日；外科预防用药，一次2g，术前12小时单次服用。阴道滴虫病、贾地鞭毛虫病，一次2g，单次服用。必要时3~5日可重复1次。滴虫感染时也可一次1g，每日1次，首剂加倍，连服3日。静脉滴注：厌氧菌感染，一次0.8g，每日1次。疗程为5~6日。外科预防用药，总量为1.6g，分1~2次给药，第一次于术前2小时，第二次于术中或术后12~24小时内给药。阴道给药：一次0.2g，每日2次 |
| 注意事项 | 1. 如疗程中发生中枢神经系统不良反应，应及时停药<br>2. 用药期间不应饮用含乙醇的饮料，因可引起体内乙醇蓄积，干扰乙醇的氧化过程，导致双硫仑样反应，患者可出现腹部痉挛、恶心、呕吐、头痛、面部潮红等<br>3. 念珠菌感染者应用本品，其症状会加重，需同时抗真菌治疗<br>4. 治疗阴道滴虫病时，需同时治疗其性伴侣 |
| 禁忌 | 1. 对替硝唑或吡咯类药物过敏患者<br>2. 有活动性中枢神经疾病和血液病者 |
| 不良反应 | 1. 不良反应少见而轻微，主要为恶心、呕吐、上腹痛、食欲下降及口腔金属味，可有头痛、眩晕、皮肤瘙痒、皮疹、便秘及全身不适<br>2. 高剂量时也可引起癫痫发作和外围神经病变 |
| 特殊人群用药 | 肝、肾功能不全患者：肝功能不全者慎用<br>儿童：12岁以下禁用<br>老年人：用药时应注意监测血药浓度并调整剂量<br>妊娠与哺乳期妇女：妊娠早期禁用本药，妊娠中、晚期应充分权衡利弊后谨慎使用。FDA妊娠安全性分级为C级。哺乳妇女暂停哺乳，治疗结束3日后方可重新哺乳 |
| 药典 | USP、Eur. P.、Chin. P. |
| 国家处方集 | CNF |
| 其他推荐依据 |  |
| ■ 药品名称 | 奥硝唑　Ornidazole |
| 抗菌谱与适应证 | 1. 用于由厌氧菌感染引起的多种疾病<br>2. 用于男女泌尿生殖道毛滴虫、贾地鞭毛虫感染引起的疾病（如阴道滴虫病）<br>3. 用于肠、肝阿米巴病（如阿米巴痢疾、阿米巴肝脓肿）<br>4. 用于手术前预防感染和手术后厌氧菌感染的治疗<br>5. 阴道栓用于细菌性阴道病、滴虫性阴道炎 |
| 制剂与规格 | 奥硝唑注射液[保(乙)]：5ml：500mg<br>注射用奥硝唑[保(乙)]：250mg<br>奥硝唑氯化钠注射液[保(乙)]：100ml（奥硝唑250mg、氯化钠825mg）<br>奥硝唑葡萄糖注射液[保(乙)]：100ml（奥硝唑500mg、葡萄糖5g） |

**续　表**

| 用法与用量 | 成人：静脉滴注：①厌氧菌感染：手术前后预防感染，术前 1~2 小时滴注 1000mg，术后 12 小时滴注 500mg，术后 24 小时滴注 500mg。治疗厌氧菌引起的感染，初始剂量为 500~1000mg。然后每 12 小时滴注 500mg，连用 3~6 日。②治疗严重阿米巴病：初始剂量为 500~1000mg，以后每 12 小时滴注 500mg，连用 3~6 日。阴道给药：一次 500mg，每晚 1 次，连续 5~7 日。儿童：静脉滴注，每日 20~30mg/kg，每 12 小时滴注 1 次，时间为 30 分钟 |
|---|---|
| 注意事项 | 中枢神经系统疾病患者、肝脏疾病患者、多毛性硬化症患者、酗酒者慎用 |
| 禁忌 | 对本药或其他硝基咪唑类药物过敏者、各种器官硬化症、造血功能低下、慢性酒精中毒患者、有脑和脊髓病变的患者禁用 |
| 不良反应 | 1. 消化系统：胃部不适、胃痛、口腔异味<br>2. 神经系统：头痛及困倦、眩晕、颤抖、运动失调、外围神经病、癫痫发作、痉挛等<br>3. 过敏反应：皮疹、瘙痒等<br>4. 局部反应：刺感、疼痛等 |
| 特殊人群用药 | 儿童：慎用，建议 3 岁以下儿童不用<br>妊娠与哺乳期妇女：建议孕妇（特别是妊娠早期）、哺乳期妇女慎用本药 |
| 药典 | USP、Eur. P.、Chin. P. |
| 国家处方集 | CNF |
| 其他推荐依据 | |
| ■ 药品名称 | 磷霉素　Fosfomycin |
| 抗菌谱与适应证 | 1. 口服制剂适用于治疗敏感菌所致的单纯性下尿路感染、肠道感染（包括细菌性痢疾）、呼吸道感染、皮肤软组织感染、眼科感染及妇科感染等<br>2. 注射制剂适用于治疗敏感菌所致的呼吸道感染、尿路感染、皮肤软组织感染等。也可与其他抗菌药联合用于治疗敏感菌所致的严重感染（如败血症、腹膜炎、骨髓炎等） |
| 制剂与规格 | 磷霉素钙片[保(乙)]：①0.1g；②0.2g；③0.5g<br>磷霉素钙胶囊[保(乙)]：0.1g<br>磷霉素钙颗粒：0.5g<br>注射用磷霉素钠[保(乙)]：①1.0g；②2.0g；③4.0g |
| 用法与用量 | 成人：口服给药，治疗尿路感染等轻症感染，每日 2~4g，分 3~4 次服用。静脉给药，治疗中度或重度系统感染，每日 4~12g，严重感染可增至 16g，分 2~3 次静脉滴注或缓慢静脉推注。肌内注射，每日 2~8g，分 3~4 次肌内注射。儿童：口服给药，每日 0.05~0.10g/kg，分 3~4 次服用。静脉滴注，每日 0.1~0.3g/kg，分 2~3 次静脉滴注。肌内注射，每日 0.05~0.2g/kg，分 3~4 次肌内注射 |
| 注意事项 | 1. 静脉滴注速度宜缓慢，静脉滴注时间 1~2 小时<br>2. 应用较大剂量时应监测肝功能 |
| 禁忌 | 对磷霉素过敏者、妊娠及哺乳期妇女、5 岁以下儿童 |
| 不良反应 | 主要有恶心、食欲减退、腹部不适、稀便或轻度腹泻；偶见皮疹，嗜酸性粒细胞增多，红细胞、血小板、白细胞计数降低，头晕、头痛等反应；注射部位静脉炎等 |

| 特殊人群用药 | 肝、肾功能不全者：肝、肾功能减退者慎用<br>儿童：5 岁以上儿童应减量及慎用<br>老年人：应酌减剂量并慎用<br>妊娠与哺乳期妇女：可通过胎盘屏障，迅速进入胎儿循环，但对胎儿的影响尚无足够和严密的对照观察，妊娠安全性分级为 B 级；哺乳期妇女应避免使用，必须用药时应暂停授乳 |
| --- | --- |
| 药典 | Eur. P.、Chin. P.、Jpn. P. |
| 国家处方集 | CNF |
| 其他推荐依据 | |
| ■ 药品名称 | 夫西地酸　Fusidic Acid |
| 抗菌谱与适应证 | 1. 用于敏感菌所致的骨髓炎或皮肤、软组织感染<br>2. 用于其他抗菌药治疗失败的深部感染，如败血症、肺炎、心内膜炎等 |
| 制剂与规格 | 夫西地酸片：250mg<br>注射用夫西地酸[保(乙)]：①0.125g；②0.5g<br>夫西地酸混悬液：5ml：250mg<br>夫西地酸乳膏[保(乙)]：15g：0.3g |
| 用法与用量 | 口服给药：成人：一次 500mg，每日 3 次；重症加倍。对 1 岁以下患儿：每日 50mg/kg，分 3 次给药。对 1~5 岁患儿：一次 250mg，每日 3 次。对 5~12 岁患儿：用法与用量同成人<br>局部给药：每日 2~3 次，涂于患处，疗程为 7 日。治疗疖疮时可根据病情需要延长疗程<br>静脉注射：成人一次 500mg，每日 3 次；儿童及婴儿每日按体重 20mg/kg，分 3 次给药 |
| 注意事项 | 1. 早产儿、黄疸、酸中毒及严重病弱的新生儿使用时需留意有无胆红素脑病症状<br>2. 静脉注射时不能与卡那霉素、庆大霉素、万古霉素、头孢噻啶或阿莫西林混合；亦不可与全血、氨基酸溶液或含钙溶液混合 |
| 禁忌 | 对夫西地酸过敏者禁用；妊娠初始 3 个月内禁用 |
| 不良反应 | 静脉滴注可能导致血栓性静脉炎和静脉痉挛等 |
| 特殊人群用药 | 肝、肾功能不全者：肝功能不全者慎用<br>儿童：早产儿、严重病弱的新生儿使用时需留意有无胆红素脑病症状<br>妊娠与哺乳期妇女：在动物实验中有致胎仔畸形的报道，但目前尚无临床对照研究；可经皮肤吸收，哺乳期妇女禁止局部用于乳房部位的皮肤感染 |
| 药典 | Eur. P. |
| 国家处方集 | CNF |
| 其他推荐依据 | |
| ■ 药品名称 | 利奈唑胺　Linezolid |
| 抗菌谱与适应证 | 1. 用于由肺炎链球菌（包括多重耐药株）或金黄色葡萄球菌（甲氧西林敏感株）引起的社区获得性肺炎<br>2. 用于由肺炎链球菌（包括多重耐药株）或金黄色葡萄球菌（甲氧西林敏感和耐药株）引起的医院内获得性肺炎 |

**续　表**

| | |
|---|---|
| | 3. 用于由金黄色葡萄球菌、化脓性链球菌或无乳链球菌引起的复杂性皮肤和皮肤组织感染<br>4. 用于由金黄色葡萄球菌或化脓性链球菌引起的非复杂性皮肤和皮肤组织感染<br>5. 用于耐万古霉素的粪肠球菌感染 |
| 制剂与规格 | 利奈唑胺注射液：①100ml：200mg；②300ml：600mg<br>利奈唑胺片<sup>[保(乙)]</sup>：①200mg；②600mg<br>利奈唑胺口服混悬液：5ml：100mg |
| 用法与用量 | 口服或静脉滴注。①复杂性皮肤或皮肤软组织感染、社区获得性肺炎，包括伴发的菌血症、院内获得性肺炎、甲氧西林耐药金葡菌感染：成人和青少年（12岁及以上）每12小时，600mg。儿童患者（出生至11岁）每8小时，10mg/kg。②万古霉素耐药的屎肠球菌感染，包括伴发的菌血症，成人和青少年（12岁及以上）每8小时，10mg/kg。儿童患者（出生至11岁）每8小时，10mg/kg。③非复杂性皮肤和皮肤软组织感染，成人每12小时口服400mg，青少年每12小时口服600mg；＜5岁，每8小时，10mg/kg口服；5～11岁，每12小时，10mg/kg口服 |
| 注意事项 | 有骨髓抑制病史者、苯丙酮尿症患者、类癌综合征患者、未控制的高血压患者、嗜铬细胞瘤患者、未治疗的甲状腺功能亢进患者慎用 |
| 禁忌 | 对本药过敏者禁用 |
| 不良反应 | 常见失眠、头晕、头痛、腹泻、恶心、呕吐、便秘、皮疹、瘙痒、发热、口腔念珠菌病、阴道念珠菌病、真菌感染等 |
| 特殊人群用药 | 肝、肾功能不全者：肾功能不全者慎用<br>儿童：不推荐本品经验性用于儿童患者的中枢神经系统感染<br>妊娠与哺乳期妇女：孕妇慎用，妊娠安全性分级为C级；哺乳期妇女慎用 |
| 药典 | |
| 国家处方集 | CNF |
| 其他推荐依据 | |
| ■ 药品名称 | 小檗碱　Berberine |
| 抗菌谱与适应证 | 主要用于治疗敏感病原菌所致的胃肠炎、细菌性痢疾等胃肠道感染 |
| 制剂与规格 | 盐酸小檗碱片<sup>[保(甲)]</sup>：①50mg；②100mg |
| 用法与用量 | 成人：口服，胃肠道感染，一次0.1～0.3g，每日3次 |
| 注意事项 | 本品静脉注射后可发生严重溶血性贫血和循环障碍，严格禁止静脉给药 |
| 禁忌 | 对本药过敏者禁用；溶血性贫血患者禁用；对葡萄糖-6-磷酸脱氢酶缺乏儿童禁用 |
| 不良反应 | 口服给药时有令人不快的鱼腥味，也偶见皮疹等过敏反应症状，但停药后可自行消退；静脉给药时有出现呼吸困难、过敏性休克的报道 |
| 特殊人群用药 | 妊娠与哺乳期妇女：慎用 |
| 药典 | Chin. P.、Jpn. P. |
| 国家处方集 | CNF |
| 其他推荐依据 | |

| ■ 药品名称 | 利福昔明　Rifaximin |
| --- | --- |
| 抗菌谱与适应证 | 治疗由敏感菌所致的肠道感染，包括急慢性肠道感染、腹泻综合征、夏季腹泻、旅行者腹泻和小肠结肠炎等 |
| 制剂与规格 | 利福昔明胶囊[保(乙)]：100mg |
| 用法与用量 | 口服给药。①成人：一次200mg，每日3~4次；②儿童：6~12岁，一次100~200mg，每日4次；12岁以上儿童，剂量同成人。一般连续用药不宜超过7日 |
| 注意事项 | 长期大剂量用药或肠黏膜受损时，会有极少量（<1%）被吸收，导致尿液呈粉红色 |
| 禁忌 | 对本药或其他利福霉素类药过敏者、肠梗阻者、严重的肠道溃疡性病变者禁用 |
| 不良反应 | 常见恶心、呕吐、腹胀、腹痛；少见荨麻疹、足部水肿等 |
| 特殊人群用药 | 儿童：连续服用本药不能超过7日；6岁以下儿童不要服用本药<br>妊娠与哺乳期妇女：妊娠期妇女需权衡利弊后用药；哺乳期妇女可在有适当医疗监测的情况下服用本药 |
| 药典 | USP、Eur. P.、Chin. P.、Jpn. P. |
| 国家处方集 | CNF |
| 其他推荐依据 | |

# 第十三节　磺胺类与甲氧苄啶

| ■ 药品名称 | 磺胺甲噁唑　Sulfamethoxazole |
| --- | --- |
| 抗菌谱与适应证 | 1. 治疗敏感菌所致的急性单纯性尿路感染<br>2. 与甲氧苄啶联用，治疗对其敏感的流感杆菌、肺炎链球菌和其他链球菌所致的中耳炎<br>3. 与乙胺嘧啶联用，治疗鼠弓形虫引起的弓形虫病<br>4. 治疗星形奴卡菌病<br>5. 作为治疗沙眼衣原体所致宫颈炎、尿道炎、新生儿包含体结膜炎的次选药物<br>6. 作为治疗杜克雷嗜血杆菌所致软下疳的可选药物<br>7. 预防敏感脑膜炎球菌所致的流行性脑脊髓膜炎<br>8. 作为对氯喹耐药的恶性疟疾治疗的辅助用药 |
| 制剂与规格 | 磺胺甲噁唑片：0.5g<br>复方磺胺甲噁唑片[基,保(甲)]：磺胺甲噁唑0.4g和甲氧苄啶80mg |
| 用法与用量 | 口服给药：<br>1. 成人：一般感染，首次剂量为2g，以后每日2g，分2次服用。治疗尿路感染时疗程至少为7~10日<br>2. 肾功能不全患者用量应调整为常用量的1/2<br>3. 儿童：2个月以上患儿的一般感染，首次剂量为50~60mg/kg（总量不超过2g），以后每日50~60mg/kg，分2次服用 |

续 表

| 注意事项 | 1. 葡萄糖-6-磷酸脱氢酶缺乏者、血卟啉病患者、艾滋病患者、休克患者慎用<br>2. 治疗中须注意检查：全血象，尿液，肝、肾功能 |
|---|---|
| 禁忌 | 对磺胺类药过敏者、巨幼红细胞性贫血患者、孕妇、哺乳期妇女、小于 2 个月的婴儿和重度肝肾功能损害者禁用 |
| 不良反应 | 过敏反应较为常见，可表现为药疹、剥脱性皮炎等；中性粒细胞减少或缺乏症、血小板减少症及再生障碍性贫血等 |
| 特殊人群用药 | 肝、肾功能不全患者：肝、肾功能损害者慎用<br>儿童：2 个月以下婴儿禁用<br>老年人：慎用<br>妊娠与哺乳妇女：妊娠安全性分级为 C 级，孕妇、哺乳妇女禁用 |
| 药典 | USP、Eur. P.、Chin. P.、Jpn. P. |
| 国家处方集 | CNF |
| 其他推荐依据 | |
| ■ 药品名称 | 磺胺嘧啶 Sulfadiazine |
| 抗菌谱与适应证 | 1. 用于预防、治疗敏感脑膜炎球菌所致的流行性脑膜炎<br>2. 用于治疗敏感菌所致的急性支气管炎、轻症肺炎、中耳炎及皮肤软组织等感染<br>3. 用于治疗星形诺卡菌病<br>4. 作为治疗沙眼衣原体所致宫颈炎和尿道炎的次选药物<br>5. 作为治疗由沙眼衣原体所致的新生儿包含体结膜炎的次选药物<br>6. 可作为对氯喹耐药的恶性疟疾治疗的辅助用药<br>7. 与乙胺嘧啶联合用药治疗鼠弓形虫引起的弓形虫病 |
| 制剂与规格 | 磺胺嘧啶片[基,保(甲)]：0.5g<br>注射用磺胺嘧啶钠[保(甲)]：①0.4g；②1g<br>磺胺嘧啶混悬液：10%（g/ml） |
| 用法与用量 | 成人：①口服给药：一般感染，首剂量为 2g，以后一次 1g，每日 2 次。治疗流行性脑膜炎，首次量为 2g，维持量一次 1g，每日 4 次。②静脉给药：一般感染，一次 1.0~1.5g，每日 3 次。治疗流行性脑膜炎，首剂量为 50mg/kg，维持量每日 100mg/kg，分 3~4 次静脉滴注或缓慢静脉注射。<br>儿童：①口服给药：2 个月以上婴儿及儿童的一般感染，首次剂量为 50~60mg/kg（总量不超过 2g），以后一次 25~30mg/kg，每日 2 次。②静脉给药：一般感染，每日 50~75mg/kg，分 2 次静脉滴注或缓慢静脉注射。流行性脑膜炎，每日 100~150mg/kg，分 3~4 次静脉滴注或缓慢静脉注射 |
| 注意事项 | 葡萄糖-6-磷酸脱氢酶缺乏者、血卟啉病患者、艾滋病患者、休克患者慎用 |
| 禁忌 | 对本药或其他磺胺类药过敏者、严重肝肾功能不全者、孕妇、哺乳期妇女、小于 2 个月的婴儿禁用 |
| 不良反应 | 过敏反应较为常见，可表现为药疹、剥脱性皮炎等；中性粒细胞减少或缺乏症、血小板减少症及再生障碍性贫血等；溶血性贫血及血红蛋白尿；高胆红素血症和新生儿胆红素脑病 |

续　表

| 特殊人群用药 | 肝、肾功能不全患者：轻、中度肝肾功能损害者慎用<br>儿童：2 个月以下婴儿禁用<br>老年人：慎用<br>妊娠与哺乳期妇女：孕妇、哺乳妇女禁用，妊娠安全性分级为 B 级（妊娠早、中期）、D 级（妊娠晚期） |
|---|---|
| 药典 | USP、Eur. P.、Chin. P. |
| 国家处方集 | CNF |
| 其他推荐依据 | |
| ■ 药品名称 | 甲氧苄啶　Trimethoprim |
| 抗菌谱与适应证 | 1. 可单独用于治疗敏感菌所致的急性单纯性尿路感染和细菌性前列腺炎<br>2. 与磺胺甲噁唑或磺胺嘧啶联用，可用于治疗敏感菌所致的败血症、脑膜炎、中耳炎、肺部感染、急慢性支气管炎、菌痢、尿路感染、肾盂肾炎、肠炎、伤寒等<br>3. 与磺胺-2,6-二甲氧嘧啶联用，还可用于治疗对氯喹耐药的疟疾 |
| 制剂与规格 | 甲氧苄啶片[保(乙)]：100mg<br>甲氧苄啶颗粒：1g：50mg |
| 用法与用量 | 口服给药。①成人：治疗急性单纯性尿路感染，一次 0.1g，每 12 小时 1 次；或一次 0.2g，每 12 小时 1 次。疗程为 7~10 日。预防尿路感染，一次 0.1g，每日 1 次。②肾功能不全者根据肌酐清除率调整剂量。肌酐清除率<15ml/min，不宜使用。③儿童：对 6 个月至 5 岁患儿，甲氧苄啶颗粒一次 1g（含甲氧苄啶 50mg）；每日 2 次；对 6~12 岁患儿，甲氧苄啶颗粒一次 2g（含甲氧苄啶 100mg）；每日 2 次 |
| 注意事项 | 1. 由于叶酸缺乏的巨幼细胞贫血或其他血液系统疾病患者慎用<br>2. 用药期间应定期进行外围血象检查 |
| 禁忌 | 对本药过敏者、早产儿、新生儿、严重肝肾疾病患者、严重血液病患者禁用 |
| 不良反应 | 可出现白细胞减少，血小板减少或高铁血红蛋白性贫血等；过敏反应：可发生瘙痒、皮疹，偶可呈严重的渗出性多形红斑；恶心、呕吐、腹泻等胃肠道反应等 |
| 特殊人群用药 | 肝、肾功能不全患者：轻、中度肝肾功能损害者慎用<br>儿童：早产儿、新生儿、2 个月以下婴儿禁用<br>老年人：老年患者应减少用量<br>妊娠与哺乳期妇女：妊娠期间应权衡利弊后用药，妊娠安全性分级为 C 级；哺乳期妇女用药应权衡利弊 |
| 药典 | USP、Eur. P.、Chin. P. |
| 国家处方集 | CNF |
| 其他推荐依据 | |

## 第十四节 氟喹诺酮类

| ■ 药品名称 | 吡哌酸 Pipemidic Acid |
|---|---|
| 抗菌谱与适应证 | 用于治疗敏感菌所致的尿路感染及肠道感染 |
| 制剂与规格 | 吡哌酸片[保(甲)]：①0.25g；②0.5g<br>吡哌酸胶囊[保(甲)]：0.25g |
| 用法与用量 | 口服给药：成人一次 0.5g，每日总量 1~2g，疗程不宜超过 10 日 |
| 注意事项 | 1. 本品可与饮食同服，以减少胃肠道反应<br>2. 长期应用，宜定期监测血常规和肝、肾功能<br>3. 有中枢神经系统疾病患者慎用 |
| 禁忌 | 禁用于对本品和萘啶酸过敏的患者；孕妇、哺乳期妇女禁用；18 岁以下小儿及青少年禁用 |
| 不良反应 | 主要为恶心、嗳气、上腹不适、食欲减退、稀便或便秘等胃肠道反应；皮疹或全身瘙痒少见，偶见眩晕、头痛等。停药后可自行恢复 |
| 特殊人群用药 | 肝、肾功能不全患者：严重肝、肾功能损害者慎用<br>儿童：婴幼儿及 18 岁以下青少年不宜使用<br>老年人：应减少用量<br>妊娠与哺乳期妇女：禁用 |
| 药典 | USP、Chin. P.、Jpn. P. |
| 国家处方集 | CNF |
| 其他推荐依据 | |
| ■ 药品名称 | 诺氟沙星 Norfloxacin |
| 抗菌谱与适应证 | 主要用于敏感菌所致的下列感染：泌尿生殖道感染，消化系统感染，呼吸道感染如急性支气管炎、慢性支气管炎急性发作、肺炎，急慢性肾盂肾炎，膀胱炎，伤寒等 |
| 制剂与规格 | 诺氟沙星片[基,保(甲)]：100mg<br>诺氟沙星胶囊[基,保(甲)]：100mg<br>诺氟沙星注射液：100ml：200mg<br>诺氟沙星葡萄糖注射液：100ml（诺氟沙星200mg、葡萄糖5g）<br>诺氟沙星栓：200mg<br>诺氟沙星药膜：20mg |
| 用法与用量 | 成人口服给药：①一般用法：一次 100~200mg，每日 3~4 次；②下尿路感染：一次 400mg，每日 2 次；③复杂性尿路感染：剂量同上，疗程 10~21 日；④单纯性淋菌性尿道炎：单次 800~1200mg；⑤急、慢性前列腺炎：一次 400mg，每日 2 次，疗程 28 日；⑥一般肠道感染：一次300~400mg，每日 2 次，疗程 5~7 日。成人静脉滴注：每日 200mg，分 2 次，急性感染 7~14 日为一疗程，慢性感染 14~21 日为一疗程 |

| 注意事项 | 1. 不宜静脉注射，静脉滴注速度不宜过快<br>2. 本类药物可引起中、重度光敏反应，应避免过度暴露于阳光，发生后需停药<br>3. 有癫痫病史者、有胃溃疡史者、重症肌无力患者慎用 |
|---|---|
| 禁忌 | 对本药及其他喹诺酮类药过敏者、糖尿病患者、孕妇、哺乳期妇女、18 岁以下儿童禁用 |
| 不良反应 | 胃肠道反应较为常见，可表现为腹部不适或疼痛、腹泻、恶心或呕吐；中枢神经系统反应可有头晕、头痛、嗜睡或失眠；过敏反应有皮疹、皮肤瘙痒、面部潮红、胸闷等 |
| 特殊人群用药 | 肝、肾功能不全患者：肝、肾功能减退者慎用<br>儿童：一般不宜使用。如感染由多重耐药菌引起者，细菌仅对喹诺酮类药呈敏感时，可在充分权衡利弊后应用<br>老年人：老年患者常有肾功能减退，因本品部分经肾排出，须减量应用<br>妊娠与哺乳妇女：妊娠安全性分级为 C 级；哺乳期妇女应用时应暂停授乳 |
| 药典 | USP、Eur. P.、Chin. P.、Jpn. P. |
| 国家处方集 | CNF |
| 其他推荐依据 | |
| ■ 药品名称 | 氧氟沙星 Ofloxacin |
| 抗菌谱与适应证 | 用于敏感菌所致的下列感染：<br>1. 泌尿生殖系统感染，包括单纯性及复杂性尿路感染、细菌性前列腺炎、淋球菌尿道炎、宫颈炎（包括产酶株所致者）等<br>2. 呼吸系统感染，包括急性支气管炎、慢性支气管炎急性发作、肺炎及其他肺部感染等<br>3. 消化系统感染，包括胃肠道、胆道、腹腔的沙门菌属感染等<br>4. 骨、关节、皮肤软组织感染及败血症<br>5. 结核病，作为抗结核病的二线药物，多与异烟肼、利福平等合用 |
| 制剂与规格 | 氧氟沙星片：0.1g<br>氧氟沙星颗粒：0.1g<br>氧氟沙星注射液：100ml∶200mg<br>氧氟沙星氯化钠注射液：100ml（氧氟沙星 200mg、氯化钠 900mg） |
| 用法与用量 | 口服或静脉给药。成人：<br>1. 下呼吸道感染：一次 300mg，每日 2 次，疗程 7~14 日<br>2. 急性单纯性下尿路感染：一次 200mg，每日 2 次，疗程 5~7 日<br>3. 复杂性尿路感染：一次 200mg，每日 2 次，疗程 10~14 日。缓释片，一次 400mg，每日 1 次，疗程 10 日<br>4. 细菌性前列腺炎：一次 300mg，每日 2 次，疗程 6 周<br>5. 衣原体宫颈炎或尿道炎：一次 300mg，每日 2 次，疗程 7~14 日<br>6. 单纯性淋病：单次口服 400mg<br>7. 铜绿假单胞菌感染或重度感染：一次 400mg，每日 2 次<br>8. 抗结核：每日 300mg，每日 1 次 |
| 注意事项 | 患有中枢神经系统疾病者（如癫痫、脑动脉硬化者）慎用 |
| 禁忌 | 对本药及其他喹诺酮类药过敏者、妊娠期及哺乳期妇女、18 岁以下儿童禁用 |

**续 表**

| | |
|---|---|
| **不良反应** | 胃肠道反应较为常见，可表现为腹部不适或疼痛、腹泻、恶心或呕吐；中枢神经系统反应可有头晕、头痛、嗜睡或失眠；过敏反应有皮疹、皮肤瘙痒、面部潮红、胸闷等 |
| **特殊人群用药** | 肝、肾功能不全患者：严重肝功能减退者、严重肾功能不全者慎用<br>儿童：18 岁以下患者用药的安全性尚未确立，不宜使用<br>老年人：老年患者多有肾功能减退，应减量给药<br>妊娠与哺乳期妇女：妊娠安全性分级为 C 级；哺乳期妇女全身用药时，应暂停哺乳 |
| **药典** | USP、Eur. P.、Chin. P.、Jpn. P. |
| **国家处方集** | CNF |
| **其他推荐依据** | |
| ■ **药品名称** | 环丙沙星　Ciprofloxacin |
| **抗菌谱与适应证** | 可用于敏感菌所致的下列感染：<br>1. 泌尿生殖系统感染：包括单纯性或复杂性尿路感染、细菌性前列腺炎、淋球菌尿道炎、肾盂肾炎、宫颈炎（包括产酶株所致者）等<br>2. 呼吸系统感染：包括扁桃体炎、咽炎、急性支气管炎及肺部感染等<br>3. 消化系统感染：包括胃肠道感染、胆囊炎、肛周脓肿等<br>4. 其他：还可用于骨关节感染、皮肤软组织感染及败血症等 |
| **制剂与规格** | 盐酸环丙沙星片[基,保(甲)]：0.25g<br>盐酸环丙沙星胶囊[基,保(甲)]：0.25g<br>乳酸环丙沙星注射液[保(乙)]：①100ml：0.1g；②100ml：0.2g；③250ml：0.25g<br>注射用乳酸环丙沙星[保(乙)]：0.2g<br>盐酸环丙沙星栓：0.2g<br>乳酸环丙沙星阴道泡腾片：0.1g |
| **用法与用量** | 成人：口服，①常用量：每日 0.5~1.5g，分 2~3 次口服；②骨、关节感染：每日 1~1.5g，分 2~3 次服，疗程不低于 4~6 周；③肺炎、皮肤软组织感染：每日 1.0~1.5g，分 2~3 次服，疗程 7~14 日；④肠道感染：每日 1g，分 2 次服，疗程 5~7 日；⑤伤寒：每日 1.5g，分 2~3 次服，疗程 10~14 日；⑥急性单纯性下尿路感染：每日 0.5g，分 2 次服，疗程 5~7 日；复杂性尿路感染：每日 1g，分 2 次服，疗程 7~14 日。静脉滴注，常用量：一次 0.1~0.2g，每 12 小时 1 次。严重感染或铜绿假单胞菌感染可加大剂量至一次 0.4g，每日 2~3 次 |
| **注意事项** | 1. 宜空腹服用<br>2. 患中枢神经系统疾病者（如癫痫、脑动脉硬化患者）慎用 |
| **禁忌** | 对环丙沙星及任何一种氟喹诺酮类药过敏的患者禁用；孕妇、哺乳期妇女及 18 岁以下者禁用 |
| **不良反应** | 胃肠道反应较为常见，可表现为腹部不适或疼痛、腹泻、恶心或呕吐；中枢神经系统反应可有头晕、头痛、嗜睡或失眠；过敏反应有皮疹、皮肤瘙痒、面部潮红、胸闷等 |
| **特殊人群用药** | 肝、肾功能不全患者：肝、肾功能不全患者慎用<br>儿童：18 岁以下患者禁用<br>老年人：应减量给药<br>妊娠与哺乳期妇女：禁用 |
| **药典** | USP、Eur. P.、Chin. P. |
| **国家处方集** | CNF |

续　表

| 其他推荐依据 | |
|---|---|
| ■ 药品名称 | 左氧氟沙星　　Levofloxacin |
| 抗菌谱与适应证 | 用于敏感细菌引起的下列中、重度感染：①呼吸系统感染；②泌尿系统感染；③生殖系统感染：急性前列腺炎、急性附睾炎、宫腔感染、子宫附件炎、盆腔炎（疑有厌氧菌感染时可合用甲硝唑）；④皮肤软组织感染；⑤肠道感染；⑥败血症、粒细胞减少及免疫功能低下患者的各种感染；⑦其他感染：乳腺炎、外伤、烧伤及手术后伤口感染、腹腔感染（必要时合用甲硝唑）、胆囊炎、胆管炎、骨与关节感染以及五官科感染等 |
| 制剂与规格 | 左氧氟沙星片[保(甲)]：①0.1g；②0.2g；③0.5g<br>甲磺酸左氧氟沙星片：100mg<br>盐酸左氧氟沙星片：100mg<br>盐酸左氧氟沙星分散片：100mg<br>盐酸左氧氟沙星胶囊：0.1g<br>盐酸左氧氟沙星注射液：①2ml：0.1g；②2ml：0.2g[基]；③3ml：0.3g；④100ml：0.1g；⑤100ml：0.2g；⑥100ml：0.3g<br>左氧氟沙星注射液[保(甲)]：100ml<br>乳酸左氧氟沙星注射液：①100ml：100mg；②100ml：200mg<br>乳酸左氧氟沙星氯化钠注射液：100ml<br>甲磺酸左氧氟沙星注射液100ml：200mg<br>甲磺酸左氧氟沙星氯化钠注射液：250ml：500mg<br>注射用盐酸左氧氟沙星：①100mg；②200mg |
| 用法与用量 | 成人：口服，每日300~400mg，分2~3次服用，如感染较重或感染病原敏感性较差者剂量可增至每日600mg，分3次服用。①呼吸道感染：一次200mg，每日2次；或一次100mg，每日3次，疗程为7~14日；②急性单纯性下尿路感染：一次100mg，每日2次，疗程5~7日；③复杂性尿路感染：一次200mg，每日2次；或一次100mg，每日3次，疗程10~14日；④细菌性前列腺炎：一次200mg，每日2次，疗程6周。静脉滴注，一次100~200mg，每日2次。重度感染患者或病原菌对本药敏感性较差者，每日剂量可增至600mg，分2次静脉滴注 |
| 注意事项 | 1. 癫痫史者、低钾血症或心肌病患者避免使用<br>2. 皮肤有药物过敏使者禁用本药软膏<br>3. 有中枢神经系统疾病史者慎用 |
| 禁忌 | 对左氧氟沙星及氟喹诺酮类药过敏者、妊娠及哺乳期妇女、18岁以下儿童禁用 |
| 不良反应 | 胃肠道反应较为常见，可表现为腹部不适或疼痛、腹泻、恶心或呕吐；中枢神经系统反应可有头晕、头痛、嗜睡或失眠；过敏反应有皮疹、皮肤瘙痒、面部潮红、胸闷等 |
| 特殊人群用药 | 肝、肾功能不全患者：肝、肾功能受损者慎用<br>儿童：18岁以下儿童禁用<br>老年人：应减量给药<br>妊娠与哺乳期妇女：禁用，妊娠安全性分级为C级 |
| 药典 | USP、Eur. P.、Chin. P. |
| 国家处方集 | CNF |
| 其他推荐依据 | |

**续 表**

| ■ 药品名称 | 氟罗沙星 Fleroxacin |
|---|---|
| 抗菌谱与适应证 | 用于敏感菌所致的下列感染：<br>1. 呼吸系统感染：急性支气管炎，慢性支气管炎急性发作及肺炎等<br>2. 泌尿生殖系统感染：膀胱炎、肾盂肾炎、前列腺炎、附睾炎、淋病奈瑟菌性尿道炎等<br>3. 消化系统感染：伤寒沙门菌感染、细菌性痢疾等<br>4. 其他：皮肤软组织、骨、关节、耳鼻喉、腹腔及盆腔感染 |
| 制剂与规格 | 氟罗沙星片：①100mg；②150mg；③200mg |
| 用法与用量 | 口服。成人，一次200mg，每日1~2次，一般疗程为7~14日。重症患者一次300~400mg，3~5日后剂量减至常用量 |
| 注意事项 | 有中枢神经系统疾病（包括脑动脉硬化或抽搐及癫痫史）者慎用 |
| 禁忌 | 对本品或喹诺酮类药物过敏者禁用；妊娠、哺乳期妇女及18岁以下儿童禁用 |
| 不良反应 | 胃肠道反应较为常见，可表现为腹部不适或疼痛、腹泻、恶心呕吐、食欲缺乏等；中枢神经系统反应可有头晕、头痛、兴奋、嗜睡或失眠；变态反应有皮疹、皮肤瘙痒等 |
| 特殊人群用药 | 肝、肾功能不全患者：肝、肾功能损害者慎用<br>儿童：18岁以下儿童禁用<br>老年人：高龄患者慎用<br>妊娠与哺乳期妇女：禁用 |
| 药典 | Chin. P. |
| 国家处方集 | CNF |
| 其他推荐依据 | |
| ■ 药品名称 | 吉米沙星 Gemifloxacin |
| 抗菌谱与适应证 | 1. 慢性支气管炎急性发作<br>2. 社区获得性肺炎<br>3. 急性鼻窦炎 |
| 制剂与规格 | 甲磺酸吉米沙星片[保(乙)]：320mg |
| 用法与用量 | 口服。成人：一次320mg，每日1次，慢性支气管炎急性发作、社区获得性肺炎和急性鼻窦炎的疗程分别为5日、7日和5日。不应超过推荐的剂量和疗程 |
| 注意事项 | 1. 以下情况慎用：QT间期延长、心动过缓、急性心肌缺血等心脏病患者，葡萄糖-6-磷酸脱氢酶缺乏症患者，患中枢神经系统疾病者，未治疗的电解质紊乱（低血钾或低血镁）者<br>2. 用药前后及用药时应当检查或监测：全血细胞计数及白细胞分类、细菌培养及药敏试验、血药浓度监测、尿液分析 |
| 禁忌 | 对本品或其他氟喹诺酮类抗生素过敏者，妊娠及哺乳期妇女，18岁以下患者禁用 |
| 不良反应 | 可引起头痛、眩晕等中枢神经系统反应；腹泻、恶心、腹痛、呕吐等胃肠道症状；ALT、AST升高，皮疹等 |

续　表

| 特殊人群用药 | 儿童：18 岁以下患者用药的安全性及有效性未确定<br>妊娠与哺乳期妇女：妊娠安全性分级为 C 级；哺乳期妇女用药应权衡利弊 |
| --- | --- |
| 药典 | USP |
| 国家处方集 | CNF |
| 其他推荐依据 | |
| ■ **药品名称** | **洛美沙星　Lomefloxacin** |
| 抗菌谱与适应证 | 用于敏感菌所致的下列感染：<br>1. 泌尿生殖系统感染<br>2. 呼吸系统感染<br>3. 消化系统感染，包括肠炎、胆囊炎、肛周脓肿等<br>4. 如结膜炎、角膜炎、角膜溃疡、泪囊炎等<br>5. 中耳炎、外耳道炎、鼓膜炎<br>6. 其他：伤寒、骨和关节、皮肤软组织感染以及败血症等全身感染 |
| 制剂与规格 | 盐酸洛美沙星片：①0.1g；②0.2g；③0.3g；④0.4g<br>盐酸洛美沙星胶囊：①0.1g；②0.2g<br>盐酸洛美沙星注射液：①2ml：100mg；②10ml：100mg；③10ml：200mg；④100ml：200mg；<br>⑤250ml：200mg |
| 用法与用量 | 口服：成人一次 400mg，每日 1 次；或一次 300mg，每日 2 次；急性单纯性尿路感染：一次 400mg，每日 1 次；单纯性淋病：一次 300mg，每日 2 次。静脉滴注：一次 200mg，每日 2 次；尿路感染：一次 100mg，每 12 小时 1 次 |
| 注意事项 | 1. 中枢神经系统疾病患者（包括脑动脉硬化或癫痫病史者）慎用<br>2. 本品每次滴注时间不少于 60 分钟<br>3. 本品可引起光敏反应<br>4. 当出现皮肤灼热、发红、肿胀、水疱、皮疹、瘙痒及皮炎时应停药 |
| 禁忌 | 对本品或其他氟喹诺酮类抗生素过敏者，妊娠及哺乳期妇女，18 岁以下患者 |
| 不良反应 | 口服时个别患者可出现中上腹部不适、食欲缺乏、恶心、口干、轻微头痛、头晕等症状，偶可出现皮疹、皮肤瘙痒等过敏反应和心悸、胸闷等，偶有 ALT、AST 或尿素氮（BUN）值升高 |
| 特殊人群用药 | 肝、肾功能不全患者：肝功能不全者、肾功能减退者慎用<br>儿童：18 岁以下患者禁用<br>妊娠与哺乳期妇女：禁用。妊娠安全性分级为 C 级 |
| 药典 | USP、Eur. P.、Chin. P. |
| 国家处方集 | CNF |
| 其他推荐依据 | |
| ■ **药品名称** | **莫西沙星　Moxifloxacin** |
| 抗菌谱与适应证 | 用于敏感菌所致的呼吸道感染，如慢性支气管炎急性发作、社区获得性肺炎（包括青霉素耐药的社区获得性肺炎）、急性鼻窦炎等。也可用于皮肤及软组织感染 |

续　表

| 制剂与规格 | 盐酸莫西沙星片[基,保(乙)]：0.4g<br>盐酸莫西沙星氯化钠注射液[保(乙)]：250ml（莫西沙星 0.4g、氯化钠 2.25g） |
| --- | --- |
| 用法与用量 | 成人：口服给药：一次 0.4g，每日 1 次。慢性支气管炎急性发作疗程为 5 日；急性鼻窦炎、皮肤及软组织感染的疗程为 7 日；社区获得性肺炎的疗程为 10 日。静脉滴注：推荐剂量为一次 0.4g，每日 1 次，滴注时间为 90 分钟。慢性支气管炎急性发作疗程为 5 日；急性鼻窦炎、皮肤及软组织感染的疗程为 7 日；社区获得性肺炎采用序贯治疗，疗程为 7~14 日 |
| 注意事项 | 1. 避免用于 QT 间期延长的患者、患有低钾血症及接受 Ⅰa 类（如奎尼丁、普鲁卡因胺）或 Ⅲ 类（如胺碘酮、索托洛尔）抗心律失常药物治疗的患者<br>2. 转氨酶高于正常值上限 5 倍以上者禁用<br>3. 在致心律失常的条件（如严重的心动过缓或急性心肌缺血）存在时慎用<br>4. 有或怀疑有可导致癫痫发作或降低癫痫发作阈值的中枢神经系统疾病的患者慎用 |
| 禁忌 | 对莫西沙星任何成分或其他喹诺酮类或任何辅料过敏者；妊娠和哺乳期妇女；18 岁以下儿童禁用 |
| 不良反应 | 常见腹痛、头痛、恶心、腹泻、呕吐、消化不良、肝功能实验室检查异常、眩晕等；少见乏力、口干、胃肠失调、便秘等 |
| 特殊人群用药 | 肝、肾功能不全患者：严重肝功能损害者禁用<br>儿童：18 岁以下儿童禁用<br>妊娠与哺乳期妇女：禁用。妊娠安全性分级为 C 级 |
| 药典 | USP、Eur. P.、Chin. P. |
| 国家处方集 | CNF |
| 其他推荐依据 | |
| ■ 药品名称 | 帕珠沙星　Pazufloxacinctam |
| 抗菌谱与适应证 | 本品适用于敏感细菌引起的下列感染：<br>1. 慢性呼吸道疾病继发性感染，如慢性支气管炎、弥漫性细支气管炎、支气管扩张、肺气肿、肺间质纤维化、支气管哮喘、陈旧性肺结核、肺炎、肺脓肿<br>2. 肾盂肾炎、复杂性膀胱炎、前列腺炎<br>3. 烧伤创面感染，外科伤口感染<br>4. 胆囊炎、胆管炎、肝脓肿<br>5. 腹腔内脓肿、腹膜炎<br>6. 生殖器官感染，如子宫附件炎、子宫内膜炎、盆腔炎 |
| 制剂与规格 | 甲磺酸帕珠沙星注射液：①100ml：0.3g；② 100ml：0.5g |
| 用法与用量 | 静脉滴注。①（100ml：0.3g）一次 0.3g，每日 2 次，静脉滴注时间为 30~60 分钟，疗程为 7~14 天。可根据患者的年龄和病情酌情调整剂量；②（100ml：0.5g）一次 0.5g，每日 2 次，静脉滴注时间为 30~60 分钟。可根据患者的年龄和病情酌情减量，如一次 0.3g，每日 2 次。疗程为 7~14 天 |
| 注意事项 | 下列情况下慎用：支气管哮喘、皮疹、荨麻疹等过敏性疾病家族史的患者，心脏或循环系统功能异常者，有抽搐或癫痫等中枢神经系统疾病的患者，葡萄糖-6-磷酸脱氢酶缺乏患者，有休克病史者 |

| 禁忌 | 对帕珠沙星及喹诺酮类药物有过敏史的患者禁用 |
|---|---|
| 不良反应 | 腹泻、皮疹、恶心、呕吐，实验室检查可见 ALT、AST、ALP、r-GTP 升高，嗜酸性粒细胞增加等 |
| 特殊人群用药 | 肝、肾功能不全患者：肾功能不全患者慎用或调整剂量<br>儿童：用药的安全性尚未确立，建议儿童禁用本品<br>老年人：应用本品时应注意剂量<br>妊娠与哺乳期妇女：孕妇及有可能怀孕的妇女禁用；因药物可通过乳汁分泌，哺乳期妇女应用时应暂停授乳 |
| 药典 | USP、Eur. P.、Chin. P. |
| 国家处方集 | |
| 其他推荐依据 | |

# 第十五节　抗结核药

| ■ 药品名称 | 利福平　Rifampicin |
|---|---|
| 抗菌谱与适应证 | 1. 与其他抗结核药联用于结核病初治与复治，包括结核性脑膜炎的治疗<br>2. 可与其他药物联合用于麻风、非结核分枝杆菌感染的治疗<br>3. 与万古霉素可联合用于耐甲氧西林金黄色葡萄球菌（MRSA）所致的感染<br>4. 可与红霉素合用治疗军团菌感染<br>5. 可用于无症状脑膜炎球菌带菌者，以消除鼻咽部奈瑟脑膜炎球菌 |
| 制剂与规格 | 利福平片[基,保(甲)]：150mg<br>利福平胶囊[基,保(甲)]：①150mg；②300mg<br>利福平注射液[保(甲)]：5ml：0.3g<br>注射用利福平[保(甲)]：①0.15g；②0.45g；③0.6g |
| 用法与用量 | 1. 成人口服给药：抗结核，与其他抗结核药合用，每日 450～600mg，早餐前顿服；脑膜炎球菌带菌者（无症状），成人 5mg/kg，每 12 小时 1 次，连续 2 日；其他感染，每日600～1000mg，分 2～3 次，餐前 1 小时服用<br>2. 肝功能不全：每日不超过 8mg/kg。严重肝功能不全者禁用<br>3. 老年人每日口服 10mg/kg，顿服<br>4. 儿童口服给药：抗结核，1 个月以上患儿，每日 10～20mg/kg，顿服；新生儿，一次 5mg/kg，每日 2 次；脑膜炎球菌带菌者（无症状），1 个月以上患儿每日 10mg/kg，每 12 小时 1 次，连服 4 次 |
| 注意事项 | 1. 酒精中毒者慎用<br>2. 可能引起白细胞和血小板减少，并导致齿龈出血和感染、伤口愈合延迟等。用药期间应避免拔牙等手术，并注意口腔卫生、刷牙及剔牙。用药期间应定期检查外周血象<br>3. 应于餐前 1 小时或餐后 2 小时服用，最好清晨空腹一次服用，因进食影响吸收 |

**续 表**

| 禁忌 | 对本药及其他利福霉素类药物过敏者、严重肝功能不全者、胆道阻塞者、3 个月以内孕妇禁用 |
|---|---|
| 不良反应 | 1. 多见消化道反应，如厌食、恶心、呕吐、上腹部不适、腹泻等胃肠道反应，但均能耐受<br>2. 肝毒性为主要不良反应<br>3. 变态反应 |
| 特殊人群用药 | 肝、肾功能不全患者：肝功能不全者慎用，肾功能减退者不需减量<br>儿童：婴儿慎用，5 岁以下小儿慎用<br>老年人：老年患者肝功能有所减退用药应酌减<br>妊娠与哺乳期妇女：妊娠早期妇女禁用，妊娠中、晚期妇女应慎用，妊娠安全性分级为 C 级；哺乳期妇女慎用 |
| 药典 | USP、Eur. P.、Chin. P.、Jpn. P. |
| 国家处方集 | CNF |
| 其他推荐依据 | |
| ■ 药品名称 | 异烟肼　Isoniazid |
| 抗菌谱与适应证 | 1. 与其他抗结核药联合用于治疗重症或不能口服给药的多型结核病，包括结核性脑膜炎以及部分非结核分枝杆菌感染<br>2. 单用或与其他抗结核药联合用于预防结核病 |
| 制剂与规格 | 异烟肼片[基,保(甲)]：①50mg；②100mg；③300mg<br>异烟肼注射液[基,保(甲)]：①2ml：50mg；②2ml：100mg<br>异福片（胶囊）0.25g<br>异福酰胺片（胶囊）0.45g<br>异烟肼/利福平片[保(甲)]：用于结核病的治疗。①利福平 150mg，异烟肼 75mg；体重＜50kg，每日 3 片。②利福平 300mg，异烟肼 150mg |
| 用法与用量 | 成人：口服治疗，结核病：①预防：每日 300mg，顿服。②治疗：与其他抗结核药合用时，每日 5mg/kg，最高日剂量为 300mg。或一次 15mg/kg，最高 900mg，一周 2~3 次。③急性粟粒型肺结核、结核性脑膜炎：适当增加剂量，每日 400~600mg。④间歇疗法：每日最高剂量为 900mg 或 10~15mg/kg，一周 2~3 次，用前亦可先用正规剂量 1~3 个月。肌内注射，结核病：每日 5mg/kg，最高日剂量为 300mg；或每日 15mg/kg，最高 900mg，一周 2~3 次。静脉滴注：每日 300~400mg，或 5~10mg/kg。儿童：口服给药，每日 10~20mg/kg，最高日剂量为 300mg，顿服。肌内注射和静脉滴注，治疗剂量为每日 10~20mg/kg，最高日剂量为 300mg；某些严重结核病患儿，每日剂量可增加至 30mg/kg，但最高日剂量为 500mg |
| 注意事项 | 1. 有精神病史者、癫痫病史者、嗜酒者慎用本品或剂量酌减<br>2. 如疗程中出现视神经炎症状，需立即进行眼部检查，并定期复查<br>3. 慢乙酰化患者较易产生不良反应，故宜用较低剂量 |
| 禁忌 | 对本药及乙硫异烟胺、吡嗪酰胺、烟酸及其他化学结构相关的药物过敏者，精神病患者，癫痫患者，有本药引起肝炎病史者禁用 |
| 不良反应 | 常用剂量的不良反应发生率低。剂量加大至 6mg/kg 时，不良反应发生率显著增加，主要为外围神经炎及肝脏毒性，加用维生素 $B_6$ 虽可减少毒性反应，但也可影响疗效 |

续　表

| 特殊人群用药 | 肝、肾功能不全患者：有严重肾功能损害者慎用<br>儿童：新生儿用药时应密切观察不良反应<br>老年人：50 岁以上患者使用本药肝炎的发生率较高<br>妊娠与哺乳期妇女：本品可透过胎盘，导致胎儿血药浓度高于母体血药浓度；孕妇应用时须权衡利弊，妊娠安全性分级为 C 级。在乳汁中浓度可达 12μg/ml，与血药浓度相近，哺乳期妇女用药须权衡利弊，如需使用应暂停哺乳 |
| --- | --- |
| 药典 | USP、Eur. P.、Chin. P.、Jpn. P. |
| 国家处方集 | CNF |
| 其他推荐依据 | |
| ■ 药品名称 | 利福霉素　Rifamycin |
| 抗菌谱与适应证 | 1. 用于治疗结核杆菌感染<br>2. 用于治疗耐甲氧西林的金黄色葡萄球菌、表皮葡萄球菌的重症感染<br>3. 用于难治性军团菌感染的联合治疗 |
| 制剂与规格 | 利福霉素钠注射液[保(乙)]：5ml∶0.25g（25 万 U，以利福霉素计） |
| 用法与用量 | 1. 成人：静脉滴注：轻度感染，一次 500mg，用 5% 葡萄糖注射液 250ml 溶解，每日 2 次；中、重度感染，一次 1000mg，每日 2 次。静脉注射：一次 500mg，每日 2~3 次<br>2. 儿童：静脉滴注：每日 10~30mg/kg，每日 2 次 |
| 注意事项 | 1. 胆道阻塞者、慢性酒精中毒者慎用<br>2. 用药期间应监测肝功能<br>3. 本品不宜与其他药物混合使用，以免药物析出<br>4. 用药后患者尿液呈红色，属于正常现象 |
| 禁忌 | 对本药过敏者、肝病或严重肝损害者禁用 |
| 不良反应 | 滴注过快时可出现暂时性巩膜或皮肤黄染；少数患者可出现一过性肝脏损害、黄疸及肾损害；其他不良反应有恶心、食欲缺乏及眩晕，偶见耳鸣及听力下降、过敏性皮炎等 |
| 特殊人群用药 | 肝、肾功能不全患者：肝功能不全者慎用，肝病或严重肝损害者禁用<br>妊娠与哺乳期妇女：用药应权衡利弊 |
| 药典 | Eur. P. |
| 国家处方集 | CNF |
| 其他推荐依据 | |
| ■ 药品名称 | 乙胺丁醇　Ethambutol |
| 抗菌谱与适应证 | 1. 与其他抗结核药联合治疗结核分枝杆菌所致的肺结核和肺外结核，也适用于不能耐受链霉素注射的患者<br>2. 可用于治疗结核性脑膜炎及非典型结核分枝杆菌感染 |
| 制剂与规格 | 盐酸乙胺丁醇片[基,保(甲)]：0.25g<br>盐酸乙胺丁醇胶囊[基,保(甲)]：0.25g |

**续　表**

| | |
|---|---|
| **用法与用量** | 成人：口服给药<br>1. 结核初治：①一次 0.015g/kg，每日 1 次，顿服；②一次 0.025~0.03g/kg，最高 2.5g，一周 3 次；③一次 0.05g/kg，最高 2.5g，一周 2 次<br>2. 结核复治：一次 0.025g/kg，每日 1 次，连续 60 日，继以一次 0.015g/kg，每日 1 次，顿服<br>3. 非结核分枝杆菌感染：每日 0.015~0.025g/kg，顿服<br>儿童：口服，13 岁以上用量与成人相同，13 岁以下不宜应用本药 |
| **注意事项** | 1. 痛风患者、视神经炎患者、糖尿病已发生眼底病变者慎用<br>2. 治疗期间应检查眼部，如视野、视力、红绿鉴别力等，以及血清尿酸浓度<br>3. 单用时可迅速产生耐药性，必须与其他抗结核药联合应用 |
| **禁忌** | 对本药过敏者、已知视神经炎患者、酒精中毒者禁用 |
| **不良反应** | 常见视物模糊、眼痛、红绿色盲或视力减退、视野缩小等；少见畏寒、关节肿痛等 |
| **特殊人群用药** | 肝、肾功能不全患者：肝、肾功能减退患者慎用<br>儿童：13 岁以下儿童禁用<br>老年人：老年患者因生理性肾功能减退，应按肾功能调整用量<br>妊娠与哺乳期妇女：妊娠安全性分级为 B 级；哺乳期妇女用药时应权衡利弊 |
| **药典** | USP、Eur. P.、Chin. P.、Jpn. P. |
| **国家处方集** | CNF |
| **其他推荐依据** | |
| **■ 药品名称** | **吡嗪酰胺　Pyrazinamide** |
| **抗菌谱与适应证** | 本药对人型结核杆菌有较好的抗菌作用，而对其他非结核分枝杆菌不敏感。与其他抗结核药（如链霉素、异烟肼、利福平及乙胺丁醇）联合用于治疗结核病，也可用于结核性脑膜炎 |
| **制剂与规格** | 吡嗪酰胺片[保(甲)]：①0.25g[基]；②0.5g<br>吡嗪酰胺胶囊[基,保(甲)]：0.25g |
| **用法与用量** | 成人：口服，与其他抗结核药联合，每日 15~30mg/kg，顿服，或者一次 50~70mg/kg，每周 2~3 次。每日服用者最大剂量为每日 3g，每周服 2 次者最大剂量为一次 4g。亦可采用间歇给药法，一周用药 2 次，一次 50mg/kg |
| **注意事项** | 糖尿病患者、痛风患者、血卟啉病患者、慢性肝病患者慎用 |
| **禁忌** | 对本药及乙硫异烟胺、异烟肼、烟酸或其他与本药化学机构相似的药物过敏者不宜使用、急性痛风患者、高尿酸血症患者、儿童禁用 |
| **不良反应** | 常见肝损害、关节痛，偶见过敏反应 |
| **特殊人群用药** | 肝、肾功能不全患者：慢性肝病及严重肝功能减退者、肾功能不全患者慎用<br>儿童：禁用<br>妊娠与哺乳期妇女：妊娠安全性分级为 C 级 |
| **药典** | USP、Eur. P.、Chin. P.、Jpn. P. |
| **国家处方集** | CNF |
| **其他推荐依据** | |

| ■ 药品名称 | 利福喷汀 Rifapentine |
|---|---|
| 抗菌谱与适应证 | 1. 与其他抗结核药联合用于治疗各类型、各系统初治与复治的结核病；对骨关节结核疗效较好，但不宜用于治疗结核性脑膜炎<br>2. 可用于治疗非结核性分枝杆菌感染<br>3. 可与其他抗麻风药联合治疗麻风病<br>4. 也可用于对其他抗金黄色葡萄球菌抗生素耐药的重症金黄色葡萄球菌感染 |
| 制剂与规格 | 利福喷汀胶囊[保(甲)]：①100mg；②150mg；③200mg；④300mg |
| 用法与用量 | 成人口服给药，抗结核：一次 600mg，每日 1 次，空腹时用水送服（体重＜55kg 者应酌减）；一周服药1~2 次。须与其他抗结核药物联合应用，疗程 6~9 个月 |
| 注意事项 | 1. 嗜酒者及酒精中毒者慎用<br>2. 应用过程中，应经常检查血象和肝功能的变化情况<br>3. 应在空腹时（餐前 1 小时）用水送服；服利福平出现胃肠道刺激症状时患者可改服利福喷汀<br>4. 单独用于治疗结核病可能迅速产生细菌耐药性，必须与其他抗结核药合用 |
| 禁忌 | 对本药或其他利福霉素类抗菌药过敏者、胆道阻塞者、肝病及肝功能异常者（尤其是黄疸患者）、血细胞显著减少者、孕妇禁用 |
| 不良反应 | 少数病例可出现白细胞、血小板减少；AST 及 ALT 升高；皮疹、头晕、失眠等。少见胃肠道反应 |
| 特殊人群用药 | 儿童：5 岁以下小儿应用的安全性尚未确定<br>老年人：老年患者肝功能有所减退，用药量应酌减<br>妊娠与哺乳期妇女：孕妇禁用，妊娠安全性分级为 C 级；哺乳期妇女使用时须权衡利弊后决定，用药应暂停哺乳 |
| 药典 | |
| 国家处方集 | CNF |
| 其他推荐依据 | |

| ■ 药品名称 | 利福布汀 Rifabutin |
|---|---|
| 抗菌谱与适应证 | 1. 用于耐药、复发性结核病治疗<br>2. 用于鸟复合型分枝杆菌（MAC）感染<br>3. 用于预防及治疗早期 HIV 感染患者中的 MAC 复合体疾病 |
| 制剂与规格 | 利福布汀胶囊[保(乙)]：150mg |
| 用法与用量 | 成人：口服给药，抗结核：每日150~300mg，每日 1 次。抗鸟复合型分枝杆菌：每日 300mg，每日 1 次 |
| 注意事项 | 1. 中性粒细胞减少或血小板减少患者，肌炎或眼葡萄膜炎患者慎用<br>2. 胆管梗阻、慢性酒精中毒患者应适当减量 |
| 禁忌 | 对本药或其他利福霉素类药物过敏者、用药后出现过血小板减少性紫癜的患者禁用 |
| 不良反应 | 常见皮疹、胃肠道反应、中性粒细胞减少症等 |

**续　表**

| 特殊人群用药 | 肝、肾功能不全患者：肝功能不全患者慎用<br>妊娠与哺乳期妇女：慎用。妊娠初始 3 个月内应避免使用 |
|---|---|
| 药典 | USP、Eur. P. |
| 国家处方集 | CNF |
| 其他推荐依据 | |
| ■ **药品名称** | **对氨基水杨酸钠　Sodium Aminosalicylate** |
| 抗菌谱与适应证 | 适用于结核分枝杆菌所致的肺及肺外结核病。静脉滴注可用于治疗结核性脑膜炎及急性血行播散型结核病 |
| 制剂与规格 | 对氨水杨酸钠片<sup>[保(甲)]</sup>：0.5g<br>对氨水杨酸钠肠溶片<sup>[基,保(甲)]</sup>：0.5g<br>注射用对氨水杨酸钠<sup>[保(甲)]</sup>：①2g<sup>[基]</sup>；②4g |
| 用法与用量 | 成人：口服给药，结核病每日8~12g，分 4 次服。静脉滴注，结核性脑膜炎及急性血行播散型结核病每日 4~12g。儿童：口服给药，每日 0.2~0.3g/kg，分 3~4 次服，每日剂量不超过 12g。静脉滴注，每日 0.2~0.3g/kg |
| 注意事项 | 充血性心力衰竭患者、消化性溃疡患者、葡萄糖-6-磷酸脱氢酶缺乏者慎用 |
| 禁忌 | 对本药及其他水杨酸类药过敏者禁用 |
| 不良反应 | 常见食欲缺乏、恶心、呕吐、腹痛、腹泻；过敏反应有瘙痒、皮疹、药物热、哮喘、嗜酸性粒细胞增多 |
| 特殊人群用药 | 肝、肾功能不全患者：严重肝、肾功能损害者慎用<br>妊娠与哺乳期妇女：妊娠安全性分级为 C 级；哺乳期妇女使用时须权衡利弊 |
| 药典 | USP |
| 国家处方集 | CNF |
| 其他推荐依据 | |
| ■ **药品名称** | **帕司烟肼　Pasiniazid** |
| 抗菌谱与适应证 | 1. 常与其他抗结核药合用于治疗结核病<br>2. 可作为与结核相关手术的预防用药 |
| 制剂与规格 | 帕司烟肼片<sup>[保(乙)]</sup>：①100mg；②140mg<br>帕司烟肼胶囊<sup>[保(乙)]</sup>：100mg |
| 用法与用量 | 成人：与其他抗结核药合用，每日 10~20mg/kg，顿服。儿童：每日20~40mg/kg，顿服。预防：每日按体重 10~15mg/kg，顿服 |
| 注意事项 | 1. 精神病及癫痫患者、充血性心力衰竭患者、消化性溃疡患者、葡萄糖-6-磷酸脱氢酶缺乏者慎用<br>2. 用药期间应定期进行肝功能检查<br>3. 如疗程中出现视神经炎症状，需立即进行眼部检查，并定期复查 |
| 禁忌 | 对本药过敏者、曾因使用异烟肼而致肝炎的患者禁用 |

续　表

| | |
|---|---|
| **不良反应** | 偶见头晕、头痛、失眠、发热、皮疹、恶心、乏力、黄疸、外围神经炎、视神经炎及血细胞减少等不良反应发生 |
| **特殊人群用药** | 肝、肾功能不全患者：慢性肝病及肾功能不全患者慎用<br>儿童：12 岁以下儿童慎用<br>妊娠与哺乳期妇女：孕妇使用应权衡利弊；哺乳期妇女应暂停哺乳 |
| **药典** | |
| **国家处方集** | CNF |
| **其他推荐依据** | |
| **■ 药品名称** | **卷曲霉素　Capreomycin** |
| **抗菌谱与适应证** | 主要用于经一线抗结核药（如链霉素、异烟肼、利福平和乙胺丁醇等）治疗失败者，或用于因药物毒性或细菌产生耐药性而不适用上述一线抗结核药者 |
| **制剂与规格** | 注射用硫酸卷曲霉素[保(乙)]：①0.5g（50 万 U）；②0.75g（75 万 U） |
| **用法与用量** | 成人：肌内注射，每日 1g，连用60~120 日，然后改为一次 1g，每周2~3 次。现多推荐一次0.75g，每日 1 次 |
| **注意事项** | 1. 脱水患者、听力减退者、重症肌无力患者、帕金森病患者慎用<br>2. 用药期间应注意检查：听力、前庭功能、肝肾功能、血钾浓度<br>3. 卷曲霉素单用时细菌可迅速产生耐药，故只能与其他抗菌药物联合用于结核病的治疗<br>4. 注射时需作深部肌内注射，注射过浅可加重疼痛并发生无菌性脓肿 |
| **禁忌** | 对本药过敏者、孕妇、哺乳期妇女禁用 |
| **不良反应** | 具有肾毒性、对第Ⅷ对脑神经有损害、有一定神经肌肉阻滞作用等 |
| **特殊人群用药** | 肝、肾功能不全患者：肾功能不全患者慎用<br>儿童：不推荐在儿童患者中使用<br>老年人：需根据肾功能调整剂量<br>妊娠与哺乳期妇女：禁用 |
| **药典** | USP、Chin. P. |
| **国家处方集** | CNF |
| **其他推荐依据** | |
| **■ 药品名称** | **丙硫异烟胺　Protionamide** |
| **抗菌谱与适应证** | 与其他抗结核药联合用于结核病经一线药物（如链霉素、异烟肼、利福平和乙胺丁醇）治疗无效者。本药仅对分枝杆菌有效 |
| **制剂与规格** | 丙硫异烟胺肠溶片[保(乙)]：100mg |
| **用法与用量** | 成人：口服给药，与其他抗结核药合用，一次 250mg，每8~12 小时 1 次；儿童：口服给药，与其他抗结核药合用，一次 4~5mg/kg，每 8 小时 1 次 |
| **注意事项** | 1. 糖尿病患者、营养不良者、酗酒者、卟啉病患者慎用<br>2. 治疗期间须进行丙氨酸氨基转移酶、天冬氨酸氨基转移酶及眼部检查 |

续　表

| 禁忌 | 对本药及异烟肼、吡嗪酰胺、烟酸或其他与本化学结构相近的药物过敏者禁用 |
|---|---|
| 不良反应 | 精神忧郁、步态不稳或麻木、针刺感、烧灼感等 |
| 特殊人群用药 | 肝、肾功能不全患者：严重肝功能减退者慎用<br>儿童：12 岁以下儿童不宜服用<br>妊娠与哺乳期妇女：本药可致畸胎，孕妇禁用 |
| 药典 | Jpn. P.、Chin. P. |
| 国家处方集 | CNF |
| 其他推荐依据 | |

# 第十六节　抗病毒药

| ■ 药品名称 | 阿德福韦酯　Adefovir Dipivoxil |
|---|---|
| 适应证 | 用于治疗乙型肝炎病毒活动复制并伴有 ALT 或 AST 持续升高的肝功能代偿的成年慢性乙型肝炎患者 |
| 制剂与规格 | 阿德福韦酯片[保(乙)]：10mg |
| 用法与用量 | 用法：口服，饭前或饭后均可。用量：成人（18~65 岁）推荐剂量为每日 1 粒，每粒 10mg |
| 注意事项 | 1. 患者停止治疗会发生急性加重，停止治疗的患者应密切监测肝功能，若必要，应重新进行抗乙肝治疗<br>2. 使用前应进行人类免疫缺陷病毒（HIV）抗体检查。使用药物，可能出现 HIV 耐药<br>3. 单用核苷类似物或合用其他抗逆转录病毒药物会导致乳酸性酸中毒和严重的伴有脂肪变性的肝大，包括致命事件<br>4. 建议用阿德福韦酯治疗的育龄妇女要采取有效的避孕措施 |
| 禁忌 | 对阿德福韦酯过敏者禁用 |
| 不良反应 | 常见虚弱、头痛、恶心、腹痛、腹胀、腹泻和消化不良 |
| 特殊人群用药 | 肝、肾功能不全患者：肾功能不全者慎用<br>儿童：不宜使用本药<br>老年人：65 岁以上患者用药的安全及有效性尚未确定<br>妊娠与哺乳期妇女：妊娠安全性分级为 C 级；哺乳妇女用药期间应暂停哺乳 |
| 药典 | |
| 国家处方集 | CNF |
| 其他推荐依据 | |

续 表

| ■ 药品名称 | 拉米夫定 Lamivudine |
|---|---|
| 适应证 | 1. 用于乙型肝炎病毒（HBV）感染：治疗伴有 HBV 复制的慢性乙型肝炎；用于慢性肝硬化活动期<br>2. 与其他抗逆转录病毒药联用于治疗人类免疫缺陷病毒（HIV）感染 |
| 制剂与规格 | 拉米夫定片[保(乙)]：100mg |
| 用法与用量 | 用于治疗 HBV：每日口服 1 次，每次 100mg。儿童剂量每日 3mg/kg。艾滋病患者合并慢性乙型肝炎时剂量需加大至每日口服 2 次，每次 150mg；并需与其他抗 HIV 药联合应用。拉米夫定-齐多夫定片：齐多夫定 300mg，拉米夫定 150mg。用于治疗 HIV 感染。口服：12 岁以上患者，一次 1 片，每日 2 次 |
| 注意事项 | 1. 治疗期间应对患者的临床情况及病毒学指标进行定期检查<br>2. 少数患者停止使用后，肝炎病情可能加重。因此如果停用，需对患者进行严密观察，若肝炎恶化，应考虑重新使用拉米夫定治疗<br>3. 肌酐清除率＜30ml/min 者，不建议使用。肝脏损害者不影响拉米夫定的药物代谢过程<br>4. 拉米夫定治疗期间不能防止患者感染他人，故应采取适当保护措施 |
| 禁忌 | 对拉米夫定或制剂中任何成分过敏者及妊娠早期 3 个月内的患者禁用 |
| 不良反应 | 常见上呼吸道感染样症状、头痛、恶心、身体不适、腹痛和腹泻，症状一般较轻并可自行缓解 |
| 特殊人群用药 | 肝、肾功能不全患者：严重肝大和肝脏脂肪变性者慎用<br>妊娠与哺乳期妇女：妊娠早期 3 个月内禁用；哺乳期妇女用药期间应暂停哺乳；妊娠安全性分级为 C 级 |
| 药典 | USP、Eur. P. |
| 国家处方集 | CNF |
| 其他推荐依据 | |
| ■ 药品名称 | 恩夫韦地 Enfuvirtide |
| 适应证 | 本药为 HIV 融合抑制药，为 HIV-1 跨膜融合蛋白 gp41 内高度保守序列衍生而来的一种合成肽类物质，可防止病毒融合及进入细胞内。用于 HIV 感染，常与其他抗逆转录病毒药联用 |
| 制剂与规格 | 注射用恩夫韦地：每瓶内含恩夫韦肽 108mg |
| 用法与用量 | 成人：恩夫韦地的推荐剂量为每次 90mg，每日 2 次。注射于上臂、前股部或腹部皮下。每次注射的部位应与前次不同，并且此部位当时没有局部注射反应。儿童：对 6~16 岁儿童患者推荐剂量为一次 2mg/kg，最大剂量为一次 90mg，每日 2 次 |
| 注意事项 | 1. 与其他抗逆转录病毒药物一样，本品必须作为联合方案中的一部分使用<br>2. 对非 HIV-1 感染个体（如用于暴露后预防）使用可能会诱导产生抗恩夫韦肽抗体，可能导致抗 HIV ELISA 测试出现假阳性结果 |
| 禁忌 | 已知对本品或所含成分过敏的患者禁用 |
| 不良反应 | 注射部位轻至中度疼痛或不适，不影响日常活动。少量引起的过敏反应，包括皮疹、发热、恶心呕吐、颤抖、僵直、低血压和血清 ALT 及 AST 升高等 |

**续　表**

| 特殊人群用药 | 肝、肾功能不全患者：慎用<br>儿童：6岁以下儿童用药的安全性及有效性尚未确定<br>妊娠与哺乳期妇女：妊娠安全性分级为B级。正在使用本品者停止母乳喂养 |
| --- | --- |
| 药典 | |
| 国家处方集 | CNF |
| 其他推荐依据 | |
| ■ 药品名称 | 恩曲他滨　Emtricitabine |
| 适应证 | 1. 用于成人人类免疫缺陷病毒1型（HIV-1）感染，常与其他抗逆转录病毒药联用<br>2. 用于慢性乙型肝炎 |
| 制剂与规格 | 恩曲他滨胶囊[保(乙)]：200mg |
| 用法与用量 | 成人：口服给药，一次200mg，每日1次或2次，空腹或餐后服用 |
| 注意事项 | 心功能不全者慎用 |
| 禁忌 | 对本品过敏者禁用 |
| 不良反应 | 常见有恶心、呕吐、腹泻、嗜睡、咽炎、疲乏、无力、感染、咳嗽、鼻炎等反应 |
| 特殊人群用药 | 肝、肾功能不全患者：肾功能不全者慎用<br>儿童：不推荐使用<br>老年人：慎用<br>妊娠与哺乳期妇女：妊娠安全性分级为B级；哺乳期妇女用药期间应避免哺乳 |
| 药典 | |
| 国家处方集 | CNF |
| 其他推荐依据 | |
| ■ 药品名称 | 恩替卡韦　Entecavir |
| 适应证 | 用于治疗病毒复制活跃、血清丙氨酸氨基转移酶（ALT）持续升高或肝脏组织学显示有活动性病变的慢性成人乙型肝炎 |
| 制剂与规格 | 恩替卡韦片[基,保(乙)]：0.5mg |
| 用法与用量 | 口服给药，一次0.5mg，每日1次，餐前或餐后至少2小时空腹服用。拉米夫定治疗时发生病毒血症或出现耐药突变者，一次1mg，每日1次 |
| 注意事项 | 1. 有慢性乙型肝炎患者停止治疗后，出现重度急性肝炎发作的报道。应在医师的指导下改变治疗方法<br>2. 核苷类药物在单独或与其他抗逆转录病毒药物联合使用时，已经有乳酸型酸中毒和重度的脂肪性肝大，包括死亡病例的报道<br>3. 使用恩替卡韦治疗并不能降低经性接触或污染血源传播HBV的危险性。因此，需要采取适当的防护措施 |
| 禁忌 | 对恩替卡韦或制剂中任何成分过敏者禁用 |
| 不良反应 | 常见ALT升高、疲乏、眩晕、恶心、腹痛、腹部不适、肝区不适、肌痛、失眠和皮疹 |

| 特殊人群用药 | 肝、肾功能不全患者：接受肝移植者，脂肪性肝大者，肾功能损害者慎用<br>儿童：16 岁以下患儿用药的安全性和有效性尚未建立<br>妊娠与哺乳期妇女：妊娠安全性分级为 C 级；不推荐哺乳期妇女使用 |
| --- | --- |
| 药典 | |
| 国家处方集 | CNF |
| 其他推荐依据 | |
| ■ 药品名称 | 替比夫定　Telbivudine |
| 适应证 | 本药用于有病毒复制证据以及有血清氨基转移酶（ALT 或 AST）持续升高或肝组织活动性病变证据的慢性乙型肝炎成人患者 |
| 制剂与规格 | 替比夫定片<sup>[保(乙)]</sup>：600mg |
| 用法与用量 | 口服给药：推荐剂量为一次 600mg，每日 1 次。本品可用于有肾功能受损的慢性乙型肝炎患者。对于肌酐清除率≥50ml/min 的患者，无须调整推荐剂量。对于肌酐清除率＜50ml/min 的患者及正接受血透治疗的终末期肾病（ESRD）患者需要调整给药间隔。对于终末期肾病患者，应在血透后服用本品<br>替比夫定在肾功能不全患者中的给药间隔调整：肌酐清除率≥50ml/min，600mg，每天 1 次；肌酐清除率 30~49 ml/min，600 mg，每 48 小时 1 次；肌酐清除率＜30 ml/min（无须透析），600 mg，每 72 小时 1 次；终末期肾疾病患者，600 mg，每 96 小时 1 次 |
| 注意事项 | 1. 停止治疗可能发生肝炎急性加重，停止治疗时应密切监测肝功能，若必要，应重新进行抗乙肝治疗<br>2. 单用核苷类药物或合用其他抗逆转录病毒药物会导致乳酸性酸中毒和严重的伴有脂肪变性的肝大，包括致命事件<br>3. 在治疗过程中可出现肌无力、触痛或疼痛，应及时报告医师<br>4. 使用替比夫定治疗并不能降低经性接触或血源传播 HBV 的危险性，需要采取适当的防护措施<br>5. 服用本品期间，应当定期监测乙型肝炎生化指标、病毒学指标和血清标志物，至少每 6 个月 1 次 |
| 禁忌 | 对替比夫定及本品的其他任何成分过敏的患者禁用 |
| 不良反应 | 常见恶心、腹泻、腹胀、消化不良、头晕、头痛、皮疹、血淀粉酶升高、脂肪酶升高、ALT 升高、CK 升高等 |
| 特殊人群用药 | 肝、肾功能不全患者：在肾功能障碍或潜在肾功能障碍风险的患者，使用时应调整给药间隔，并密切监测肾功能<br>儿童：不推荐儿童使用本药<br>老年人：慎用<br>妊娠与哺乳期妇女：妊娠安全性分级为 B 级。对妊娠妇女只有在利益大于风险时，方可使用。建议用药时暂停授乳 |
| 药典 | |
| 国家处方集 | CNF |
| 其他推荐依据 | |

续　表

| ■ 药品名称 | 奥司他韦　Oseltamivir |
|---|---|
| 适应证 | 1. 用于治疗成人和 1 岁及以上儿童的甲型和乙型流行性感冒<br>2. 用于预防成人和 13 岁及以上青少年的甲型和乙型流行性感冒 |
| 制剂与规格 | 磷酸奥司他韦胶囊[基,保(乙)]：75mg |
| 用法与用量 | 成人和青少年（13 岁以上）：口服给药，①预防：推荐用量为一次 75mg，每日 1 次。与感染者密切接触后，预防用药的时间不少于 7 日，流感流行期间则应为 6 周。②治疗：推荐用量为一次 75mg，每日 2 次，连用 5 天。儿童（1 岁以上）治疗用药：体重≤15kg，一次 30ml，每日 2 次，共 5 日。体重 23~40kg，一次 60ml，每日 2 次，共 5 日。体重＞40kg，一次 75mg，每日 2 次，共 5 日 |
| 注意事项 | 1. 奥司他韦不能取代流感疫苗；其使用不应影响每年接种流感疫苗；只有在可靠的流行病学资料显示社区出现了流感病毒感染后才考虑用于治疗和预防<br>2. 对肌酐清除率 10~30ml/min 的患者，用于治疗和预防的推荐剂量应做调整。不推荐用于肌酐清除率＜10ml/min 的患者和严重肾衰竭需定期进行血液透析和持续腹膜透析的患者<br>3. 应对患者自我伤害和谵妄事件进行密切监测 |
| 禁忌 | 对奥司他韦及其制剂中任何成分过敏者禁用 |
| 不良反应 | 极少见皮肤发红、皮疹、皮炎和大疱疹、肝炎和 AST 及 ALT 升高、胰腺炎、血管性水肿、喉部水肿、支气管痉挛、面部水肿、嗜酸性粒细胞增多、白细胞减少和血尿 |
| 特殊人群用药 | 肝、肾功能不全患者：肌酐清除率（Ccr）＜10ml/min 或严重肾衰竭需定期血液透析或持续腹膜透析者不推荐使用，肾功能不全者（Ccr 为 10~30ml/min）慎用<br>儿童：慎用<br>妊娠与哺乳期妇女：妊娠安全性分级为 C 级；哺乳期妇女应权衡利弊后使用 |
| 药典 | |
| 国家处方集 | CNF |
| 其他推荐依据 | |

| ■ 药品名称 | 利巴韦林　Ribavirin |
|---|---|
| 适应证 | 1. 主要用于呼吸道合胞病毒（RSV）引起的病毒性肺炎与支气管炎<br>2. 用于流感病毒感染<br>3. 用于皮肤疱疹病毒感染<br>4. 局部用于单纯疱疹病毒性角膜炎<br>5. 与干扰素 α-2b 联用，用于治疗慢性丙型肝炎 |
| 制剂与规格 | 利巴韦林片[保(甲)]：①20mg；②50mg；③100mg[基]<br>利巴韦林含片[保(甲)]：①20mg；②100mg[基]<br>利巴韦林分散片[基,保(甲)]：100mg<br>利巴韦林胶囊[保(甲)]：①100mg[基]；②150mg<br>利巴韦林颗粒：①50mg；②100mg；③150mg<br>利巴韦林泡腾颗粒：①50mg；②150mg<br>利巴韦林口服液：5ml：150mg<br>利巴韦林滴眼液[保(甲)]：0.1%（8ml：8mg） |

| 用法与用量 | 成人：口服，①体重< 65kg 者，一次 400mg，每日 2 次；②体重 65~85kg 者早 400mg，晚 600mg；③体重> 85kg 者一次 600mg，每日 2 次 |
|---|---|
| 注意事项 | 长期或大剂量服用对肝功能、血象有不良反应。有严重贫血、肝功能异常者慎用 |
| 禁忌 | 对本药过敏者，有心脏病史或心脏病患者，肌酐清除率< 50ml/min 的患者，有胰腺炎症状或胰腺炎患者，自身免疫性肝炎患者，活动性结核患者，地中海贫血和镰状细胞贫血患者，孕妇和可能妊娠的妇女，计划妊娠妇女的男性配偶禁用 |
| 不良反应 | 常见贫血、乏力等，停药后即消失。少见疲倦、头痛、失眠、食欲减退、恶心、呕吐、轻度腹泻、便秘等 |
| 特殊人群用药 | 肝、肾功能不全患者：肝、肾功能异常者慎用<br>老年人：不推荐使用<br>妊娠与哺乳期妇女：妊娠安全性分级为 X 级。孕妇及可能妊娠的妇女禁用，不推荐哺乳期妇女使用 |
| 药典 | USP、Eur. P.、Chin. P. |
| 国家处方集 | CNF |
| 其他推荐依据 | |
| ■ 药品名称 | 金刚烷胺 Amantadine |
| 适应证 | 1. 用于原发性帕金森病，脑炎，一氧化碳中毒，老年人合并脑动脉硬化所致的帕金森叠加综合征及药物诱发的锥体外系反应<br>2. 也用于预防或治疗亚洲 A-Ⅱ型流感病毒引起的呼吸道感染 |
| 制剂与规格 | 盐酸金刚烷胺片[基,保(甲)]：100mg<br>盐酸金刚烷胺胶囊[保(甲)]：100mg |
| 用法与用量 | 成人：口服给药，抗帕金森病：一次 100mg，每日 1~2 次。每日最大剂量为 400mg；抗病毒，一次 200mg，每日 1 次；或一次 100mg，每 12 小时 1 次。儿童：口服给药，①1~9 岁儿童，抗病毒，每 8 小时用 1.5~3.0mg/kg，或每 12 小时用 2.2~4.4mg/kg，也有推荐每 12 小时用 1.5mg/kg。每日最大量不宜超过 150mg。疗程 3~5 日，不宜超过 10 日。②9~12 岁儿童，抗病毒，每 12 小时口服 100mg。③12 岁或 12 岁以上儿童，抗病毒，同成人用量 |
| 注意事项 | 1. 有癫痫史、精神错乱、幻觉、充血性心力衰竭、肾功能不全、外周血管性水肿或直立性低血压的患者应在严密监护下使用<br>2. 治疗帕金森病时不应突然停药<br>3. 用药期间不宜驾驶车辆、操纵机械或高空作业<br>4. 每日最后一次服药时间应在下午 4 时前，以避免失眠 |
| 禁忌 | 对金刚烷胺过敏、新生儿和 1 岁以下婴儿、哺乳期妇女禁用 |
| 不良反应 | 常见眩晕、失眠和神经质，恶心、呕吐、畏食、口干、便秘 |
| 特殊人群用药 | 肝、肾功能不全患者：肾功能不全者，肝脏疾病患者慎用<br>老年人：慎用<br>妊娠与哺乳期妇女：妊娠安全性分级为 C 级；孕妇慎用；哺乳妇女禁用 |
| 药典 | USP、Eur. P.、Chin. P.、Jpn. P. |

续　表

| 国家处方集 | CNF |
|---|---|
| 其他推荐依据 | |

| ■ 药品名称 | 金刚乙胺　Rimantadine |
|---|---|
| 适应证 | 1. 本药适用于预防成人 A 型（包括 H1N1、H2N2、H3N2）流感病毒感染<br>2. 本药适用于预防儿童 A 型流感病毒感染 |
| 制剂与规格 | 盐酸金刚乙胺片[保(乙)]：0.1g<br>盐酸金刚乙胺口服颗粒[保(乙)]：2g：50mg |
| 用法与用量 | 成人及 10 岁以上儿童：口服给药，①预防：一次 100mg，每日 2 次。②治疗：一次 100mg，每日 2 次。从症状开始连续治疗约 7 日。肾功能不全时剂量：对于肾衰竭（Ccr≤10ml/min）患者，推荐剂量为每日 100mg。肝功能不全时剂量：对于严重的肝功能不全患者，推荐剂量为每日 100mg。老年人剂量：对于中老年家庭护理患者，推荐剂量为每日 100mg。儿童（10 岁以下）：口服给药用于预防：5mg/kg，每日 1 次，但总量不超过 150mg |
| 注意事项 | 癫痫患者慎用。金刚烷类药物可改变患者的注意力和反应性 |
| 禁忌 | 对金刚烷类药物过敏者及严重肝功能不全者禁用 |
| 不良反应 | 1. 胃肠道反应：恶心、呕吐、腹痛、食欲缺乏、腹泻<br>2. 神经系统障碍：神经过敏、失眠、集中力差、头晕、头痛、老年人步态失调<br>3. 其他：无力、口干 |
| 特殊人群用药 | 肝、肾功能不全者：慎用<br>儿童：本药用于 1 岁以下儿童的有效性和安全性尚不明确<br>老年人：慎用<br>妊娠与哺乳期妇女：妊娠安全性分级为 C 级；哺乳期妇女用药应权衡利弊 |
| 药典 | USP |
| 国家处方集 | CNF |
| 其他推荐依据 | |

| ■ 药品名称 | 伐昔洛韦　Valaciclovir |
|---|---|
| 适应证 | 1. 主要用于带状疱疹<br>2. 用于治疗单纯疱疹病毒感染及预防复发，包括生殖器疱疹的初发和复发 |
| 制剂与规格 | 盐酸伐昔洛韦片[保(乙)]：①150mg；②300mg |
| 用法与用量 | 口服给药：一次 0.3g，每日 2 次，饭前空腹服用。带状疱疹连续服药 10 日。单纯性疱疹连续服药 7 日 |
| 注意事项 | 1. 严重免疫功能缺陷者长期或多次应用本品治疗后可能引起单纯疱疹和带状疱疹病毒对本品耐药<br>2. 服药期间应给予患者充分的水，防止药物在肾小管内沉淀<br>3. 生殖器复发性疱疹感染以间歇短程疗法给药有效。生殖器复发性疱疹的长期疗法也不应超过 6 个月 |
| 禁忌 | 对本品及阿昔洛韦过敏者禁用 |

| 不良反应 | 偶有头晕、头痛、关节痛、恶心、呕吐、腹泻、胃部不适、食欲减退、口渴、白细胞减少、蛋白尿及尿素氮轻度升高、皮肤瘙痒等 |
|---|---|
| 特殊人群用药 | 肝、肾功能不全患者：慎用<br>儿童：2 岁以下儿童禁用，2 岁以上儿童慎用<br>老年人：老年患者由于生理性肾功能衰退，剂量与用药间期需调整<br>妊娠与哺乳期妇女：孕妇禁用。妊娠安全性分级为 B 级；哺乳妇女应慎用 |
| 药典 | Chin. P. |
| 国家处方集 | CNF |
| 其他推荐依据 | |
| ■ 药品名称 | 沙奎那韦　Saquinavir |
| 适应证 | 与其他抗逆转录病毒药物联用，治疗 HIV-1 感染 |
| 制剂与规格 | 甲磺酸沙奎那韦片：600mg |
| 用法与用量 | 口服给药：一次 600mg，每日 3 次，饭后服用 |
| 注意事项 | 糖尿病或高血糖症患者，A 型和 B 型血友病患者慎用 |
| 禁忌 | 对本药过敏者，严重肝功能受损者禁用 |
| 不良反应 | 腹泻、恶心和腹部不适 |
| 特殊人群用药 | 肝、肾功能不全患者：严重肝功能受损者禁用；中度肝功能受损者，严重肾功能不全者慎用<br>儿童：16 岁以下患者使用本药的安全性及有效性尚不明确<br>老年人：60 岁以上老年患者用药研究尚不充分<br>妊娠与哺乳期妇女：妊娠安全性分级为 B 级；用药妇女应暂停哺乳 |
| 药典 | USP |
| 国家处方集 | CNF |
| 其他推荐依据 | |
| ■ 药品名称 | 阿昔洛韦　Aciclovir |
| 适应证 | 1. 单纯疱疹病毒（HSV）感染：①口服用于生殖器疱疹病毒感染初发和复发患者；对反复发作患者可用作预防。②静脉制剂用于免疫缺陷者初发和复发性皮肤黏膜 HSV 感染的治疗以及反复发作者的预防；也用于单纯疱疹性脑炎的治疗。③外用可用于 HSV 引起的皮肤和黏膜感染<br>2. 带状疱疹病毒（HZV）感染：①口服用于免疫功能正常者带状疱疹和免疫缺陷轻症患者的治疗；②静脉制剂用于免疫缺陷者严重带状疱疹或免疫功能正常者弥散型带状疱疹的治疗；③外用可用于 HZV 引起的皮肤和黏膜感染<br>3. 免疫缺陷者水痘的治疗<br>4. 眼部疾病：①结膜下注射或全身用药（口服或静脉滴注）：用于急性视网膜坏死综合征（ARN）、视网膜脉络膜炎、HSV 性葡萄膜炎；②局部用药：滴眼液或眼膏，用于 HZV 性角膜炎、结膜炎、眼睑皮炎及 HSV 性角膜炎 |

**续　表**

| 制剂与规格 | 阿昔洛韦片[保(甲)]：①100mg；②200mg[基]；③400mg<br>阿昔洛韦咀嚼片[保(甲)]：①400mg；②800mg<br>阿昔洛韦胶囊[保(甲)]：①100mg；②200mg[基]<br>注射用阿昔洛韦[保(乙)]：①250mg；②500mg<br>阿昔洛韦氯化钠注射液：①100ml（阿昔洛韦 100mg、氯化钠 900mg）；②250ml（阿昔洛韦 250mg、氯化钠 2.25g）<br>阿昔洛韦眼膏[保(甲)]：2g∶60mg<br>阿昔洛韦滴眼液[基,保(甲)]：8ml∶8mg |
|---|---|
| 用法与用量 | 口服给药：<br>1. 急性带状疱疹：①片剂、分散片、咀嚼片：一次 200~800mg，每 4 小时 1 次，每日 5 次，连用 7~10 日；②缓释片：一次 1600mg，每 8 小时 1 次，连用 10 日<br>2. 生殖器疱疹：<br>　（1）初发：①片剂、分散片、咀嚼片：一次 200mg，每 4 小时 1 次，每日 5 次，连用 10 日；②缓释片、缓释胶囊：一次 400mg，每 8 小时 1 次，连用 10 日<br>　（2）慢性复发：①片剂、分散片、咀嚼片：一次 200~400mg，每日 2 次，持续治疗 4~6 个月或 12 个月，然后进行再评价。根据再评价结果，选择一次 200mg，每日 3 次，或一次 200mg、每日 5 次的治疗方案。在症状初期，可及时给予间歇性治疗：一次 200mg，每 4 小时 1 次，每日 5 次，连用 5 日以上。②缓释片、缓释胶囊：一次 200~400mg，每日 3 次，持续治疗6~12 个月，然后进行再评价。根据再评价结果，选择适宜的治疗方案<br>3. 水痘：①片剂、分散片、咀嚼片：一次 800mg，每日 4 次，连用 5 日。②缓释片：一次 1600mg，每日 2 次，连用 5 日<br>静脉滴注：每日最大剂量为 30mg/kg<br>1. 重症生殖器疱疹初治：一次 5mg/kg，每 8 小时 1 次，共 5 日<br>2. 免疫缺陷者皮肤黏膜单纯疱疹或严重带状疱疹：一次 5~10mg/kg，每 8 小时 1 次，滴注 1 小时以上，共 7~10 日<br>3. 单纯疱疹性脑炎：一次 10mg/kg，每 8 小时 1 次，共 10 日<br>4. 急性视网膜坏死综合征：一次 5~10mg/kg，每 8 小时 1 次，滴注 1 小时以上，连用 7~10 日，然后改为口服给药，一次 800mg，每日 5 次，连续用药 6~14 周 |
| 注意事项 | 1. 对本品不能耐受者，精神异常或对细胞毒性药出现精神反应者（因静脉应用本药易产生精神症状），脱水者慎用<br>2. 宜缓慢静脉滴注，以避免本品在肾小管内沉淀，导致肾功能损害，并应防止药液漏至血管外，以免引起疼痛及静脉炎 |
| 禁忌 | 对阿昔洛韦过敏者禁用 |
| 不良反应 | 常见注射部位的炎症或静脉炎、皮肤瘙痒或荨麻疹、皮疹、发热、轻度头痛、恶心、呕吐、腹泻、蛋白尿、血液尿素氮和血清肌酐值升高、肝功能异常如 AST、ALT、碱性磷酸酶、乳酸脱氢酶、总胆红素轻度升高等 |
| 特殊人群用药 | 肝、肾功能不全者：慎用<br>儿童：儿童用药尚未发现特殊不良反应，但仍应慎用<br>老年人：无充分的研究资料表明对 65 岁以上老人用药和年轻人用药有明显不同，但老年人用药仍应谨慎<br>妊娠与哺乳期妇女：能透过胎盘，孕妇用药应权衡利弊，妊娠安全性分级为 B 级；哺乳妇女用药应权衡利弊 |

续　表

| 药典 | USP、Eur. P.、Chin. P. |
|---|---|
| 国家处方集 | CNF |
| 其他推荐依据 | |

| ■ 药品名称 | 泛昔洛韦　Famciclovir |
|---|---|
| 适应证 | 用于治疗带状疱疹和原发性生殖器疱疹 |
| 制剂与规格 | 泛昔洛韦片<sup>[保(乙)]</sup>：①125mg；②250mg<br>泛昔洛韦胶囊<sup>[保(乙)]</sup>：125mg |
| 用法与用量 | 口服给药：一次 250mg，每 8 小时 1 次。治疗带状疱疹的疗程为 7 日，治疗急性原发性生殖器疱疹的疗程为 5 日 |
| 注意事项 | 乏昔洛韦不能治愈生殖器疱疹，是否能够防止疾病传播尚不清楚 |
| 禁忌 | 对泛昔洛韦及喷昔洛韦过敏者禁用 |
| 不良反应 | 常见头痛、恶心。此外尚可见头晕、失眠、嗜睡、感觉异常、腹泻、腹痛、消化不良、疲劳、发热、寒战、皮疹、皮肤瘙痒等 |
| 特殊人群用药 | 肝、肾功能不全患者：肾功能不全者慎用<br>儿童：不推荐使用<br>老年人：需注意调整剂量<br>妊娠与哺乳期妇女：本药的妊娠安全性分级为 B 级；哺乳期妇女用药时应暂停哺乳 |
| 药典 | Chin. P. |
| 国家处方集 | CNF |
| 其他推荐依据 | |

| ■ 药品名称 | 喷昔洛韦　Penciclovir |
|---|---|
| 适应证 | 用于口唇及面部单纯疱疹、生殖器疱疹等 |
| 制剂与规格 | 喷昔洛韦乳膏<sup>[保(乙)]</sup>：①2g：20mg；②5g：50mg；③10g：100mg<br>注射用喷昔洛韦：250mg |
| 用法与用量 | 局部给药：外涂患处，每日 4~5 次，应尽早（有先兆或损害出现时）开始治疗。静脉滴注：一次 5mg/kg，每 12 小时 1 次 |
| 注意事项 | 1. 仅用静脉滴注给药，且应缓慢（1 小时以上），防止局部浓度过高，引起疼痛及炎症<br>2. 溶液配制后应立即使用，不能冷藏，用剩溶液应废弃，稀释药液时出现白色浑浊或结晶则不能使用<br>3. 软膏不用于黏膜，因刺激作用，勿用于眼内及眼周 |
| 禁忌 | 对喷昔洛韦及泛昔洛韦过敏者禁用 |
| 不良反应 | 注射后可见头痛、头晕、肌酐清除率少量增加，血压轻度下降等。外用时偶见头痛、用药局部灼热感、疼痛、瘙痒等 |

**续　表**

| 特殊人群用药 | 儿童：12 岁以下儿童用药的安全性和有效性尚未确立<br>妊娠与哺乳期妇女：妊娠安全性分级为 B 级 |
|---|---|
| 药典 | |
| 国家处方集 | CNF |
| 其他推荐依据 | |

| ■ 药品名称 | 更昔洛韦　Ganciclovir |
|---|---|
| 适应证 | 1. 主要用于免疫缺陷患者（包括艾滋病患者）并发巨细胞病毒（CMV）视网膜炎的诱导期和维持期治疗<br>2. 也用于接受器官移植的患者预防 CMV 感染<br>3. 用于单纯疱疹病毒性角膜炎 |
| 制剂与规格 | 更昔洛韦胶囊[保(乙)]：250mg<br>更昔洛韦注射液[保(乙)]：①10ml：500mg；②5ml：250mg<br>注射用更昔洛韦[保(乙)]：①50mg[基]；②150mg[基]；③250mg[基]；④500mg<br>更昔洛韦滴眼液：8ml：8mg<br>更昔洛韦眼膏：2g：20mg<br>更昔洛韦眼用凝胶[保(乙)]：5g：7.5mg |
| 用法与用量 | 静脉滴注：<br>1. 治疗 CMV 视网膜炎：①初始剂量：5mg/kg，每 12 小时 1 次，连用 14~21 日；②维持剂量：5mg/kg，每日 1 次，一周 5 日；或 6mg/kg，每日 1 次，一周 5 日<br>2. 预防器官移植受者的 CMV 感染：①初始剂量：5mg/kg，每 12 小时 1 次，连用 7~14 日；②维持剂量：5mg/kg，每日 1 次，一周 7 日；或 6mg/kg，每日 1 次，一周 5 日<br>口服给药：<br>1. CMV 视网膜炎的维持治疗：在诱导治疗后，推荐维持量为一次 1000mg，每日 3 次。也可在非睡眠时一次服 500mg，每 3 小时 1 次，每日 6 次。维持治疗时若 CMV 视网膜炎有发展，则应重新进行诱导治疗<br>2. 晚期 HIV 感染患者 CMV 感染的预防：预防剂量为一次 1000mg，每日 3 次<br>3. 器官移植受者 CMV 感染的预防：预防剂量为一次 1000mg，每日 3 次。用药疗程根据免疫抑制的时间和程度确定。经眼给药：一次 1 滴，每日 4 次，疗程 3 周 |
| 注意事项 | 1. 本品可引起中性粒细胞减少、血小板减少，并易引起出血和感染，用药期间应注意口腔卫生<br>2. 用药期间应每 2 周进行血清肌酐或肌酐清除率的测定 |
| 禁忌 | 对本药或阿昔洛韦过敏者，严重中性粒细胞减少（<0.5×10⁹/L）或严重血小板减少（<25×10⁹/L）的患者禁用 |
| 不良反应 | 1. 常见的为骨髓抑制<br>2. 可出现中枢神经系统症状，如精神异常、紧张、震颤等<br>3. 可出现皮疹、瘙痒、药物热、头痛、头晕、呼吸困难等 |
| 特殊人群用药 | 儿童：由于本药有致癌和影响生殖能力的远期毒性，在儿童中静脉或口服使用本药应充分权衡利弊后再决定是否用药<br>妊娠与哺乳期妇女：孕妇应充分权衡利弊后再决定是否用药。妊娠安全性分级为 C 级；哺乳妇女在用药期间应暂停授乳 |

续　表

| 药典 | USP、Chin. P. |
|---|---|
| 国家处方集 | CNF |
| 其他推荐依据 | |

| ■ 药品名称 | 碘苷　Idoxuridine |
|---|---|
| 适应证 | 用于治疗带状疱疹病毒感染、单纯疱疹性角膜炎和牛痘病毒性角膜炎 |
| 制剂与规格 | 碘苷滴眼液：①8ml：8mg；②10ml：10mg |
| 用法与用量 | 经眼给药：滴于患侧结膜囊内，一次1~2滴，每1~2小时1次 |
| 注意事项 | 1. 碘苷对单纯疱疹病毒Ⅱ型感染无效<br>2. 可与睫状肌麻痹药、抗生素及肾上腺皮质激素合用。激素能促使病毒感染扩散，故禁用于浅层角膜炎，但可用于基质性角膜炎、角膜水肿或虹膜炎 |
| 禁忌 | 眼外科手术创伤愈合期，对本药及碘制剂过敏的患者禁用 |
| 不良反应 | 有畏光、局部充血、水肿、痒或疼痛等不良反应；也可发生过敏反应眼睑水肿。长期滴用，可引起接触性皮炎、点状角膜病变、滤泡性结膜炎、泪点闭塞等 |
| 特殊人群用药 | 儿童：儿童用药尚缺乏资料，一般不用于婴幼儿<br>妊娠与哺乳期妇女：孕妇不宜使用；哺乳期妇女不宜使用 |
| 药典 | USP、Eur. P.、Chin. P.、Jpn. P. |
| 国家处方集 | CNF |
| 其他推荐依据 | |

| ■ 药品名称 | 阿糖腺苷　Vidarabine |
|---|---|
| 适应证 | 用于治疗疱疹病毒感染所致的口炎、皮疹、脑炎及巨细胞病毒感染 |
| 制剂与规格 | 注射用阿糖腺苷：200mg<br>注射用单磷酸阿糖腺苷：①100mg；②200mg |
| 用法与用量 | 肌内注射或缓慢静脉注射：成人，按体重一次5~10mg/kg，每日1次 |
| 注意事项 | 如注射部位疼痛，必要时可加盐酸利多卡因注射液解除疼痛症状 |
| 禁忌 | 妊娠与哺乳期妇女禁用 |
| 不良反应 | 可见注射部位疼痛 |
| 特殊人群用药 | 肝、肾功能不全患者：慎用<br>妊娠与哺乳期妇女：孕妇禁用。妊娠安全性分级为C级；哺乳妇女禁用 |
| 药典 | USP |
| 国家处方集 | CNF |
| 其他推荐依据 | |

**续 表**

| ■ 药品名称 | 酞丁安　Ftibamzone |
| --- | --- |
| 适应证 | 1. 用于各型沙眼<br>2. 用于单纯疱疹、带状疱疹<br>3. 用于尖锐湿疣、扁平疣<br>4. 用于浅部真菌感染，如体癣、股癣、手足癣等 |
| 制剂与规格 | 酞丁安滴眼液：0.1%（8ml∶8mg）<br>酞丁安搽剂：5ml∶25mg<br>酞丁安软膏：①10g∶100mg；②10g∶300mg |
| 用法与用量 | 经眼给药：摇匀后滴眼，一次1滴，每日2~4次。局部给药：①单纯疱疹、带状疱疹：涂于患处，每日3次；②尖锐湿疣、扁平疣：涂于患处，每日3次；③浅部真菌感染：涂于患处，早晚各1次，体癣、股癣连用3周，手足癣连用4周 |
| 注意事项 | 1. 软膏剂、搽剂使用时注意勿入口内和眼内<br>2. 涂布部位有灼烧感、瘙痒、红肿等，应停止用药，洗净 |
| 禁忌 | 对制剂药品中任何成分过敏者禁用 |
| 不良反应 | 少数病例有局部瘙痒刺激反应，如皮肤红斑、丘疹及刺痒感 |
| 特殊人群用药 | 儿童：儿童用药尚缺乏资料，一般不用于婴幼儿<br>妊娠与哺乳期妇女：哺乳期妇女不宜使用；孕妇禁用，育龄妇女慎用 |
| 药典 | |
| 国家处方集 | CNF |
| 其他推荐依据 | |
| ■ 药品名称 | 膦甲酸钠　Foscarnet Sodium |
| 适应证 | 1. 主要用于免疫缺陷者（如艾滋病患者）的巨细胞病毒性视网膜炎<br>2. 免疫功能损害患者耐阿昔洛韦单纯疱疹病毒性皮肤黏膜感染 |
| 制剂与规格 | 膦甲酸钠注射液[保(乙)]：①100ml∶2.4g；②250ml∶3g；③250m∶6g；④500ml∶6g<br>膦甲酸钠氯化钠注射液[保(乙)]：①100ml∶2.4g；②250ml∶3g<br>膦甲酸钠乳膏：①5g∶150mg；②10g∶300mg |
| 用法与用量 | 静脉滴注：<br>1. 艾滋病患者巨细胞病毒性视网膜炎：①诱导期，推荐初始剂量60mg/kg，每8小时1次，连用2~3周，视治疗后的效果而定，也可每12小时90mg/kg；②维持期，维持剂量每日90~120mg/kg，滴注时间不得少于2小时。如患者在维持期视网膜炎症状加重时，应仍恢复诱导期剂量<br>2. 艾滋病患者巨细胞病毒性鼻炎：初始剂量60mg/kg，每8小时1次，滴注时间至少1小时，连用2~3周。根据患者肾功能和耐受程度调整剂量和给药时间。维持量每日90~120mg/kg，滴注2小时<br>3. 耐阿昔洛韦的皮肤黏膜单纯疱疹病毒感染和带状疱疹病毒感染：推荐剂量一次40mg/kg，每8小时（或12小时）1次，滴注时间不得少于1小时，连用2~3周或直至治愈。外用：耐阿昔洛韦的皮肤黏膜单纯疱疹病毒感染：乳膏，每日3~4次，连用5日为一疗程 |

| 注意事项 | 1. 用药期间必须密切监测肾功能，根据肾功能情况调整剂量 |
| --- | --- |
| | 2. 不能与其他肾毒性药物同时使用，不能与喷他脒联合静脉滴注，以免发生低钙血症 |
| | 3. 注射剂避免与皮肤、眼接触，若不慎接触，应立即用清水洗净 |
| | 4. 乳膏剂严格限用于免疫功能损害患者耐阿昔洛韦的单纯疱疹病毒性皮肤、黏膜感染 |
| 禁忌 | 对膦甲酸钠过敏者禁用 |
| 不良反应 | 肾功能损害、电解质紊乱、惊厥、贫血或血红蛋白降低、注射部位静脉炎、生殖泌尿道刺激症状或溃疡等 |
| 特殊人群用药 | 肝、肾功能不全患者：肌酐清除率< 0.4ml/min 者（以 kg 计）禁用。肝肾功能不全者慎用 |
| | 儿童：用药应权衡利弊 |
| | 老年人：老年患者的肾小球滤过率下降，故用药前及用药期间应检查肾功能 |
| | 妊娠与哺乳期妇女：妊娠安全性分级为 C 级；哺乳期妇女用药期间应暂停哺乳 |
| 药典 | Eur. P. |
| 国家处方集 | CNF |
| 其他推荐依据 | |

# 第十七节　抗真菌药

| ■ 药品名称 | 两性霉素 B　Amphotericin B |
| --- | --- |
| 抗菌谱与适应证 | 1. 用于治疗隐球菌病、北美芽生菌病、播散性念珠菌病、球孢子菌病、组织胞质菌病 |
| | 2. 用于治疗由毛霉菌、根霉属、犁头霉菌属、内胞霉属和蛙粪霉属等所致的毛霉病 |
| | 3. 用于治疗由申克孢子丝菌引起的孢子丝菌病 |
| | 4. 用于治疗由烟曲菌所致的曲菌病 |
| | 5. 外用制剂适用于着色真菌病、烧伤后皮肤真菌感染、呼吸道念珠菌、曲菌或隐球菌感染、真菌性角膜溃疡 |
| 制剂与规格 | 注射用两性霉素 B[基,保(甲)]：①5mg（5000U）；②25mg（2.5 万 U）；③50mg（5 万 U）<br>注射用两性霉素 B 脂质体[保(乙)]：①2mg（2000U）；②10mg（1 万 U）；③50mg（5 万 U）；<br>④100mg（10 万 U） |
| 用法与用量 | 静脉滴注：①起始剂量为 1~5mg 或按体重一次 0.02~0.10mg/kg，以后根据患者耐受情况每日或隔日增加 5mg，当增加至一次 0.6~0.7mg/kg 时即可暂停增加剂量。②最高单次剂量不超过 1mg/kg，每日或隔 1~2 日给药 1 次，总累积量 1.5~3.0g，疗程 1~3 个月，视患者病情也可延长至 6 个月。治疗鼻脑毛霉病时，累积治疗量至少 3~4g，治疗白色念珠菌感染，疗程总量约为 1g；治疗隐球菌脑膜炎，疗程总量约为 3g。③对敏感真菌所致的感染宜采用较小剂量，即一次 20~30mg，疗程也宜较长。鞘内注射对隐球菌脑膜炎，除静脉滴注外尚需鞘内给药。首次剂量为 0.05~0.10mg，以后逐渐增至一次 0.5mg，最大量一次不超过 1mg，每周 2~3 次，总量 15mg 左右。雾化吸入：5~10mg，每日分 2 次喷雾，疗程 1 个月。两性霉素 B 脂质体：静脉注射，起始剂量每日 0.1mg/kg，如无不良反应，第 2 日开始增加每日 0.25~0.50mg/kg，剂量逐日递增至维持剂量每日 1~3mg/kg。输液速度以不大于 0.15mg/ml 为宜 |

续　表

| 注意事项 | 1. 治疗期间定期严密随访血、尿常规，肝肾功能，血钾，心电图等，如血尿素氮或血肌酐明显升高时，则需减量或暂停治疗，直至肾功能恢复<br>2. 为减少不良反应，给药前可给非类固醇抗炎药和抗组胺药<br>3. 本品宜缓慢避光滴注，每剂滴注时间至少 6 小时<br>4. 药液静脉滴注时应避免外漏，因其可致局部刺激 |
| --- | --- |
| 禁忌 | 对两性霉素 B 过敏及严重肝病患者禁用 |
| 不良反应 | 1. 静脉滴注过程中或静脉滴注后发生寒战、高热、严重头痛、食欲缺乏、恶心、呕吐，有时可出现血压下降、眩晕等<br>2. 几乎所有患者在疗程中均可出现不同程度的肾功能损害，尿中可出现红细胞、白细胞、蛋白和管型、血尿素氮和肌酐增高，肌酐清除率降低，也可引起肾小管性酸中毒<br>3. 低钾血症<br>4. 血液系统毒性反应有正常红细胞性贫血，偶有白细胞或血小板减少 |
| 特殊人群用药 | 肝、肾功能不全患者：肝病患者，肾功能损害者慎用。严重肝病患者禁用<br>老年人：减量慎用<br>妊娠与哺乳期妇女：妊娠安全性分级为 B 级。哺乳期妇女应避免应用本药或用药时暂停授乳 |
| 药典 | USP、Eur. P.、Chin. P.、Jpn. P. |
| 国家处方集 | CNF |
| 其他推荐依据 | |
| ■ 药品名称 | 氟康唑　Fluconazol |
| 抗菌谱与适应证 | 1. 念珠菌病：①全身性念珠菌病：如念珠菌败血症、播散性念珠菌病及其他非浅表性念珠菌感染等，包括腹膜、心内膜、肺部、尿路的感染；②黏膜念珠菌病：包括口咽部及食管感染、非侵入性肺及支气管感染、念珠菌尿症等；③阴道念珠菌病<br>2. 隐球菌病：用于治疗脑膜以外的新型隐球菌病；也用于两性霉素 B 与氟胞嘧啶联用初治后的维持治疗<br>3. 皮肤真菌病：如体癣、手癣、足癣、头癣、指（趾）甲癣、花斑癣等，还可用于皮肤着色真菌病<br>4. 用于真菌感染所引起的睑缘炎、结膜炎、角膜炎等<br>5. 预防真菌感染的发生，常见于恶性肿瘤、免疫抑制、骨髓移植、接受细胞毒类药化疗或放疗等患者<br>6. 球孢子菌病、芽生菌病、组织胞质菌病等 |
| 制剂与规格 | 氟康唑片[保(甲)]：①50mg[基]；②100mg[基]；③150mg；④200mg<br>氟康唑胶囊[保(甲)]：①50mg[基]；②100mg[基]；③150mg<br>氟康唑注射液[保(乙)]：①50ml：100mg；②100ml：200mg[基] |
| 用法与用量 | 静脉滴注：<br>1. 念珠菌败血症、播散性念珠菌病及其他非浅表性念珠菌感染：常用剂量为第 1 日 400mg，以后每日 200mg。根据临床症状，可将日剂量增至 400mg<br>2. 口咽部念珠菌病：常用剂量为一次 50mg，每日 1 次，连用 7~14 日<br>3. 食管感染、非侵入性肺及支气管感染、念珠菌尿症等：剂量为一次 50mg，每日 1 次，连用 14~30 日。对异常难以治愈的黏膜念珠菌感染，剂量可增至一次 100mg，每日 1 次<br>4. 阴道念珠菌病：单剂 150mg |

| | |
|---|---|
| | 5. 隐球菌性脑膜炎及其他部位隐球菌感染：常用剂量为第 1 日 400mg，以后每日 200～400mg，疗程根据临床症状而定，但对隐球菌性脑膜炎，疗程至少为 6~8 周。为防止艾滋病患者的隐球菌性脑膜炎的复发，在完成基本疗程治疗后，可继续给予维持量，每日 200mg<br>6. 预防真菌感染（如恶性肿瘤患者等）：患者在接受化疗或放疗时，一次 50mg，每日 1 次 |
| 注意事项 | 1. 需定期监测肝肾功能，用于肝肾功能减退者需减量应用<br>2. 在免疫缺陷者中的长期预防用药，已导致念珠菌属等对氟康唑等吡咯类抗真菌药耐药性的增加，应避免无指征预防用药<br>3. 与肝毒性药物合用，需服用氟康唑 2 周以上或接受多倍于常用剂量的本品时，可使肝毒性的发生率增高，需严密观察 |
| 禁忌 | 对氟康唑或其他吡咯类药物有过敏史者禁用 |
| 不良反应 | 1. 常见恶心、呕吐、腹痛或腹泻等<br>2. 过敏反应，可表现为皮疹，偶可发生严重的剥脱性皮炎、渗出性多形红斑<br>3. 肝毒性，治疗过程中可发生轻度一过性 AST 及 ALT 升高<br>4. 可见头晕、头痛 |
| 特殊人群用药 | 肝、肾功能不全患者：肝、肾功能损害者慎用<br>儿童：本药对小儿的影响缺乏充足的研究资料，用药需谨慎<br>妊娠与哺乳期妇女：孕妇用药须权衡利弊。妊娠安全性分级为 C 级；不推荐哺乳期妇女使用 |
| 药典 | USP、Chin. P. |
| 国家处方集 | CNF |
| 其他推荐依据 | |
| ■ 药品名称 | 伊曲康唑　Itraconazole |
| 抗菌谱与适应证 | 1. 注射液：用于全身性真菌感染，如曲霉病、念珠菌病、隐球菌病（包括隐球菌性脑膜炎）、组织胞质菌病、孢子丝菌病、巴西副球孢子菌病、芽生菌病和其他多种少见的全身性或热带真菌病。用于口腔、咽部、食管、阴道念珠菌感染以及真菌性结膜炎、真菌性角膜炎<br>2. 胶囊剂：适用于治疗肺部及肺外芽生菌病；组织胞质菌病，包括慢性空洞性肺部疾病和非脑膜组织胞质菌病，以及不能耐受两性霉素 B 或两性霉素 B 治疗无效的肺部或肺外曲霉病。浅部真菌感染，如手足癣、体癣、股癣、花斑癣等。口腔、咽部、食管、阴道念珠菌感染，以及真菌性结膜炎、真菌性角膜炎。用于皮肤癣菌和/或酵母菌所致甲真菌病<br>3. 口服液：适用于粒细胞缺乏患者怀疑真菌感染的经验治疗，口咽部和食管念珠菌病的治疗<br>4. 静脉注射液：适用于粒细胞缺乏患者怀疑真菌感染的经验治疗，还适用于治疗肺部及肺外芽生菌病；组织胞质菌病，包括慢性空洞性肺部疾病和非脑膜组织胞质菌病；以及不能耐受两性霉素 B 或两性霉素 B 治疗无效的肺部或肺外曲霉病 |
| 制剂与规格 | 伊曲康唑胶囊<sup>[基,保(乙)]</sup>：100mg<br>伊曲康唑口服液<sup>[基,保(乙)]</sup>：150ml∶1.5g<br>伊曲康唑注射液<sup>[基,保(乙)]</sup>：25ml∶250mg |

**续　表**

| 用法与用量 | 口服给药： |
| --- | --- |
| | 1. 体癣、股癣：每日 100mg，疗程 15 日；手足癣：一次 200mg，每日 2 次，疗程 7 日，或每日 100mg，疗程 30 日 |
| | 2. 花斑癣：一次 200mg，每日 1 次，疗程 7 日 |
| | 3. 甲真菌病：①冲击疗法：一次 200mg，每日 2 次，连服 1 周。指（趾）甲感染分别需要 2 个和 3 个冲击疗程，每个疗程间隔 3 周。②连续治疗：一次 200mg，每日 1 次，连用 3 个月 |
| | 4. 真菌性角膜炎：一次 200mg，每日 1 次，疗程 21 日 |
| | 5. 曲霉病：一次 200mg，每日 1 次，疗程 2~5 个月；对侵袭性或播散性感染者，可增加剂量至一次 200mg，每日 2 次 |
| | 6. 念珠菌病：①常用量一次 100~200mg，每日 1 次，疗程 3 周至 7 个月；②口腔念珠菌病：一次 100mg，每日 1 次，疗程 15 日；③念珠菌性阴道炎：一次 200mg，每日 1 次，疗程 3 日 |
| | 7. 非隐球菌性脑膜炎：一次 200mg，每日 1 次，疗程 2 个月至 1 年 |
| | 8. 隐球菌性脑膜炎：一次 200mg，每日 2 次，疗程 2 个月至 1 年。维持量每日 1 次 |
| 注意事项 | 1. 对持续用药超过 1 个月者，及治疗过程中出现畏食、恶心、呕吐、疲劳、腹痛或尿色加深的患者，建议检查肝功能。如出现异常，应停止用药 |
| | 2. 发生神经系统症状时应终止治疗 |
| | 3. 对有充血性心力衰竭危险因素的患者，应谨慎用药，并严密监测 |
| 禁忌 | 1. 禁用于已知对伊曲康唑及辅料过敏的患者 |
| | 2. 注射液禁用于不能注射 0.9% 氯化钠注射液的患者 |
| | 3. 注射液禁用于肾功能损伤患者肌酐清除率 < 30ml/min 者 |
| | 4. 禁止与特非那定、阿司咪唑、咪唑斯汀、西沙比利、多非利特、奎尼丁等合作 |
| 不良反应 | 1. 常见畏食、恶心、腹痛和便秘 |
| | 2. 已有潜在病理改变并同时接受多种药物治疗的大多数患者，长疗程治疗时可见低钾血症、水肿、肝炎和脱发等症状 |
| 特殊人群用药 | 肝、肾功能不全患者：肝、肾功能不全者，肝酶升高、活动性肝病或有其他药物所致肝毒性史者不宜使用本药 |
| | 儿童：用药应权衡利弊 |
| | 老年人：慎用 |
| | 妊娠与哺乳期妇女：孕妇用药应权衡利弊。本药的妊娠安全性分级为 C 级；哺乳期妇女用药应权衡利弊 |
| 药典 | Eur. P. |
| 国家处方集 | CNF |
| 其他推荐依据 | |
| ■ 药品名称 | 伏立康唑　Voriconazole |
| 抗菌谱与适应证 | 1. 侵袭性曲霉病 |
| | 2. 对氟康唑耐药的念珠菌（包括克柔念珠菌）引起的严重侵袭性感染 |
| | 3. 由足放线病菌属和镰刀菌属引起的严重感染 |
| | 4. 非中性粒细胞减少患者的念珠菌血症 |
| | 5. 应主要用于治疗免疫功能减退患者的进展性、可能威胁生命的感染 |

| 制剂与规格 | 伏立康唑薄膜衣片[保(乙)]：①50mg；②200mg<br>伏立康唑干混悬剂：40mg/ml<br>注射用伏立康唑[保(乙)]：200mg |
|---|---|
| 用法与用量 | 口服给药：<br>1. 患者体重≥40kg：①用药第 1 日给予负荷剂量：一次 400mg，每 12 小时 1 次；②开始用药 24 小时后给予维持剂量：一次 200mg，每日 2 次<br>2. 患者体重＜40kg：①用药第 1 日给予负荷剂量：一次 200mg，每 12 小时 1 次；②开始用药 24 小时后给予维持剂量：一次 100mg，每日 2 次<br>静脉给药：<br>1. 用药第 1 日给予负荷剂量：一次 6mg/kg，每 12 小时 1 次<br>2. 开始用药 24 小时后给予维持剂量：一次 4mg/kg，每日 2 次<br>3. 如果患者不能耐受维持剂量，可减为一次 3mg/kg，每日 2 次 |
| 注意事项 | 1. 治疗前或治疗期间应监测血电解质，如有电解质紊乱应及时纠正<br>2. 连续治疗超过 28 日者，需监测视觉功能<br>3. 片剂应在餐后或餐前至少 1 小时服用，其中含有乳糖成分，先天性的半乳糖不能耐受者、Lapp 乳糖酶缺乏或葡萄糖-半乳糖吸收障碍者不宜应用片剂<br>4. 在治疗中患者出现皮疹需严密观察，如皮损进一步加重则需停药。用药期间应避免强烈的、直接的阳光照射 |
| 禁忌 | 已知对伏立康唑或任何一种赋形剂有过敏史者以及孕妇禁用 |
| 不良反应 | 常见视觉障碍、发热、皮疹、恶心、呕吐、腹泻、头痛、败血症、外围性水肿、腹痛及呼吸功能紊乱、肝功能试验值增高 |
| 特殊人群用药 | 肝、肾功能不全患者：严重肝功能减退患者慎用<br>儿童：12 岁以下儿童的用药安全性和有效性尚未建立<br>妊娠与哺乳妇女：孕妇用药应权衡利弊。妊娠安全性分级为 D 级。哺乳期妇女用药应权衡利弊 |
| 药典 |  |
| 国家处方集 | CNF |
| 其他推荐依据 |  |
| ■ 药品名称 | 卡泊芬净　Caspofungin |
| 抗菌谱与适应证 | 1. 用于对其他药物治疗无效或不能耐受的侵袭性曲霉菌病<br>2. 用于念珠菌所致的食管炎、菌血症、腹腔内脓肿、腹膜炎及胸膜腔感染<br>3. 用于考虑系真菌感染引起的发热、中性粒细胞减少患者的经验治疗 |
| 制剂与规格 | 注射用醋酸卡泊芬净[基,保(乙)]：①50mg；②70mg |
| 用法与用量 | 静脉滴注：首日给予单次 70mg 的负荷剂量；之后给予每日 50mg 的维持剂量。对疗效欠佳且对本药耐受较好的患者，可将维持剂量加至每日 70mg |
| 注意事项 | 与环孢素同时使用，需权衡利弊 |
| 禁忌 | 对本品任何成分过敏者、哺乳期及妊娠期妇女禁用 |

续 表

| 不良反应 | 常见发热、头痛、腹痛、疼痛、恶心、腹泻、呕吐、AST升高、ALT升高、贫血、静脉炎/血栓性静脉炎。静脉输注并发症、皮肤皮疹、瘙痒等 |
| --- | --- |
| 特殊人群用药 | 肝、肾功能不全患者：肝功能不全或肝脏疾病患者，肾功能不全患者慎用<br>儿童：不推荐18岁以下的患者使用本药<br>妊娠与哺乳期妇女：除非必要，孕妇不得使用本药。妊娠安全性分级为C级；用药期间不宜哺乳 |
| 药典 | |
| 国家处方集 | CNF |
| 其他推荐依据 | |
| ■ 药品名称 | 米卡芬净 Micafungin |
| 抗菌谱与适应证 | 由曲霉菌和念珠菌引起的下列感染：真菌血症、呼吸道真菌病、胃肠道真菌病 |
| 制剂与规格 | 注射用米卡芬净钠[保(乙)]：50mg |
| 用法与用量 | 静脉给药：成人一次50~150mg，每日1次，严重或难治性患者，可增加至每日300mg。切勿使用注射用水溶解本品。剂量增加至每日300mg用以治疗严重或难治性感染的安全性尚未完全确立。体重为50kg或以下的患者，每日剂量不应超过6mg/kg |
| 注意事项 | 1. 可能出现肝功能异常或黄疸，应严密监测患者的肝功能<br>2. 溶解本品时勿用力摇晃输液袋，因易起泡，且泡沫不易消失<br>3. 本品在光线下可慢慢分解，给药时应避免阳光直射 |
| 禁忌 | 禁用于对本品任何成分有过敏史的患者 |
| 不良反应 | 1. 血液学异常：中性粒细胞减少症、血小板减少或溶血性贫血<br>2. 可能发生休克、过敏样反应<br>3. 可能出现肝功能异常或黄疸<br>4. 可能发生严重的肾功能不全如急性肾衰竭 |
| 特殊人群用药 | 儿童：儿童静脉使用本药的安全性和有效性尚未建立<br>妊娠与哺乳期妇女：妊娠安全性分级为C级；哺乳妇女用药需权衡利弊 |
| 药典 | |
| 国家处方集 | CNF |
| 其他推荐依据 | |
| ■ 药品名称 | 特比萘芬 Terbinafine |
| 抗菌谱与适应证 | 1. 口服给药：①由毛癣菌、小孢子菌和絮状表皮癣菌等所致皮肤、头发和指（趾）甲的感染；由念珠菌所致皮肤酵母菌感染。②多种癣病，如体癣、股癣、手癣、足癣和头癣等。③由丝状真菌引起的甲癣<br>2. 局部给药：由皮肤真菌、酵母菌及其他真菌所致体癣、股癣、手癣、足癣、头癣、花斑癣 |
| 制剂与规格 | 盐酸特比萘芬片[保(乙)]：①125mg；②250mg<br>特比萘芬乳膏：①1g：10mg（1%）；②10g：100mg（1%）<br>盐酸特比萘芬软膏[保(乙)]：①10g：100mg；②15g：150mg |

续 表

| | 特比萘芬溶液剂：30ml：300mg（1%）<br>盐酸特比萘芬搽剂：15ml：150mg<br>盐酸特比萘芬喷雾剂：15ml：150mg<br>盐酸特比萘芬散：10g：100mg |
|---|---|
| 用法与用量 | 口服给药：一次 125mg~250mg，每日 1 次。疗程视感染程度及不同的临床应用而定：体、股癣2~4 周；手、足癣 2~6 周；皮肤念珠菌病 2~4 周；头癣 4 周；甲癣 6~12 周。局部给药：涂（或喷）于患处及其外围。①乳膏、搽剂、散剂：每日 1~2 次。一般疗程：体癣、股癣1~2 周；花斑癣 2 周；足癣 2~4 周。②溶液剂：用于体癣、股癣，每日 2 次，连用 1~2 周；用于手癣、足癣、花斑癣，每日 2 次，连用 2~4 周。③喷雾剂：每日 2~3 次，1~2 周为一疗程，喷于患处 |
| 注意事项 | 1. 口服对花斑癣无效<br>2. 使用过程中如出现不良反应症状，应停止用药<br>3. 软膏、凝胶及擦剂仅供局部皮肤使用皮肤涂敷后，可不必包扎。不宜用于开放性伤口，不能用于眼内，避免接触鼻、口腔及其他黏膜 |
| 禁忌 | 对特比萘芬或萘替芬及本药制剂中其他成分过敏者禁用 |
| 不良反应 | 1. 最常见胃肠道症状（腹满感、食欲减退、恶心、轻度腹痛及腹泻）或轻型的皮肤反应（皮疹、荨麻疹等）<br>2. 个别严重的有皮肤反应病例，如 Stevens-Johnson 综合征、中毒性表皮坏死松解症 |
| 特殊人群用药 | 肝、肾功能不全患者：肝、肾功能不全者慎用；严重肝、肾功能不全者禁用<br>儿童：不推荐用于 2 岁以下的儿童<br>老年人：适当调整给药剂量<br>妊娠与哺乳期妇女：孕妇用药应权衡利弊。本药的妊娠安全性分级为 B 级；哺乳期妇女用药期间应暂停授乳 |
| 药典 | Eur. P. |
| 国家处方集 | CNF |
| 其他推荐依据 | |
| ■ 药品名称 | 氟胞嘧啶 Flucytosine |
| 抗菌谱与适应证 | 用于治疗念珠菌属心内膜炎、隐球菌属脑膜炎、念珠菌属或隐球菌属真菌败血症、肺部感染和尿路感染 |
| 制剂与规格 | 氟胞嘧啶片[保(乙)]：①250mg；②500mg<br>氟胞嘧啶注射液[保(乙)]：250ml：2.5g |
| 用法与用量 | 口服给药：一次 1000~1500mg，每日 4 次，用药疗程为数周至数月。为避免或减少恶心、呕吐，一次服药时间持续 15 分钟<br>静脉注射：每日 50~150mg/kg，分 2~3 次给药<br>静脉滴注：每日100~150mg/kg，分 2~3 次给药，静脉滴注速度为 4~10ml/min |
| 注意事项 | 1. 单用氟胞嘧啶在短期内可产生真菌对本品的耐药菌株。治疗播散性真菌病时通常与两性霉素 B 联合应用<br>2. 骨髓抑制、血液系统疾病或同时接受骨髓移植药物者慎用<br>3. 用药期间应检查外围血象、肝肾功能，肾功能减退者需监测血药浓度 |

续　表

| 禁忌 | 对本品过敏者禁用 |
|---|---|
| 不良反应 | 1. 可致恶心、呕吐、畏食、腹痛、腹泻等胃肠道反应<br>2. 皮疹、嗜酸性粒细胞增多等变态反应<br>3. 可发生肝毒性反应，一般表现为 ALT 及 AST 一过性升高，偶见血清胆红素升高<br>4. 可致白细胞或血小板减少，偶可发生全血细胞减少，骨髓抑制和再生障碍性贫血 |
| 特殊人群用药 | 肝、肾功能不全患者：肝、肾功能损害者，尤其是同时应用两性霉素 B 或其他肾毒性药物时慎用；严重肝、肾功能不全者禁用<br>儿童：不宜使用<br>老年人：需减量<br>妊娠与哺乳期妇女：孕妇用药应权衡利弊。妊娠安全性分级为 C 级；哺乳期妇女用药应暂停哺乳 |
| 药典 | USP、Eur. P.、Chin. P.、Jpn. P. |
| 国家处方集 | CNF |
| 其他推荐依据 | |

| ■ 药品名称 | 制霉菌素　Nystatin |
|---|---|
| 抗菌谱与适应证 | 用于念珠菌属引起的消化道、口腔、阴道、皮肤等念珠菌感染 |
| 制剂与规格 | 制霉菌素片：①10 万 U；②25 万 U；③50 万 U<br>制霉菌素阴道片：10 万 U<br>制霉菌素阴道泡腾片：10 万 U<br>制霉菌素阴道栓：10 万 U<br>制霉菌素口含片：10 万 U<br>制霉菌素软膏：①1g：10 万 U；②1g：20 万 U |
| 用法与用量 | 口服给药：①消化道念珠菌病：一次（50~100）万 U，每日 3 次，连用 7~10 日。小儿按体重每日（5~10）万 U/kg。②口腔念珠菌病：取适量糊剂涂抹，2~3 小时一次；口含片一次 1~2 片，每日 3 次。<br>外用：皮肤念珠菌病，应用软膏，每日 1~2 次，一次 1~2g 或适量涂抹于患处<br>阴道给药：①阴道片或栓剂：阴道念珠菌病，一次 10 万 U，每日 1~2 次；②阴道泡腾片：一次 10 万 U，每日 1~2 次，置于阴道深处，疗程 2 周或更久 |
| 注意事项 | 1. 本品对全身真菌感染无治疗作用<br>2. 本品混悬剂在室温中不稳定，临用前宜新鲜配制并于短期用完 |
| 禁忌 | 对本品过敏者禁用 |
| 不良反应 | 只服较大剂量时可发生腹泻、恶心、呕吐和上腹疼痛等消化道反应，减量或停药后迅速消失。局部应用可引起过敏性接触性皮炎 |
| 特殊人群用药 | 儿童：5 岁以下儿童慎用<br>妊娠与哺乳期妇女：妊娠安全性分级为 C 级。孕妇慎用；哺乳期妇女慎用 |
| 药典 | USP、Eur. P.、Jpn. P. |
| 国家处方集 | CNF |
| 其他推荐依据 | |

# 药品名称索引（汉英对照）

**J**

**K**

**L**

# 名词缩略语

| | | | |
|---|---|---|---|
| AA | 再生障碍性贫血 | HSCT | 造血干细胞移植 |
| AHSCT | 自体造血干细胞移植 | IgH | 免疫球蛋白重链 |
| AML | 急性髓系白血病 | IMWG | 国际骨髓瘤工作组 |
| ANC | 中性粒细胞绝对值 | Int. P. | 国际药典（第 4 版及 2008 补充本 1） |
| APL | 急性早幼粒细胞白血病 | IPSS | 国际预后评分系统 |
| APTT | 活化的部分凝血活酶时间 | It. P. | 意大利药典（2002 版） |
| ATG | 人胸腺细胞球蛋白 | ITP | 特发性血小板减少性紫癜 |
| ATRA | 全反式维 A 酸 | Jpn. P. | 日本药典（2006 版及补充本 1） |
| BCR | B 细胞受体 | LDH | 血清乳酸脱氢酶 |
| BNF | 英国国家处方集 | LPL | 淋巴浆细胞淋巴瘤 |
| BNFC | 英国国家儿童处方集 | MBL | 单克隆 B 淋巴细胞增多症 |
| BP | 英国药典（未特殊标明系指 2010 版） | MCL | 套细胞淋巴瘤 |
| BPC | 英国药方集 | MDS- | 骨髓增生异常综合征 - 难治性贫血伴 |
| CAS | 冷凝集素综合征 | RAEB | 原始细胞过多 |
| CAT | 冷凝集素试验 | MPN | 骨髓增殖性肿瘤 |
| Chin. P. | 中国药典（2005 版） | MTX | 氨甲蝶呤 |
| CLL | 慢性淋巴细胞白血病 | MZL | 边缘区淋巴瘤 |
| CML | 慢性髓细胞白血病 | NAP | 中性粒细胞碱性磷酸酶 |
| CNF | 中国国家处方集（2020 版） | NCCN | 美国国立综合癌症网络 |
| CNFC | 中国国家处方集（儿童版）2013 年版 | OF | 红细胞盐水渗透脆性试验 |
| | | PCH | 阵发性冷性血红蛋白尿症 |
| CNSL | 中枢神经白血病 | Pol. P. | 波兰药典（2002 版及补充本 2005） |
| CT | 电子计算机 X 射线断层扫描技术 | PT | 凝血酶原时间 |
| CTPA | CT 肺动脉造影 | rhTPO | 重组人血小板生成素 |
| DIC | 弥散性血管内凝血 | SF | 血清铁蛋白 |
| DNR | 柔红霉素 | SLE | 系统性红斑狼疮 |
| DXM | 地塞米松 | Span. P. | 西班牙药典（2002 版及补充本 2.1） |
| EPO | 红细胞生成素 | Swiss. P. | 瑞士药典 |
| Eur. P. | 欧洲药典（2008 版及补充本 6.1～6.8） | TCR | v 细胞受体 |
| | | T-PLL | T 幼稚淋巴细胞白血病 |
| FISH | 荧光原位杂交 | TT | 凝血酶时间 |
| FL | 滤泡淋巴瘤 | USNF | 美国国家处方集（2010 及补充本 1） |
| Fr. P. | 法国药典（1982 版及 2003 现版） | USP | 美国药典（2006 版及补充本 1） |
| G6PD | 葡萄糖 6 磷酸脱氢酶 | Viet. P. | 越南药典（2002 版） |
| Ger. P. | 德国药典（2007 版） | WPSS | 基于 WHO 分类的预后评分系统 |
| HCL | 毛细胞白血病 | | |

# 参考文献

［1］ Arber DA, Orazi A, Hasserjian R, et al. The 2016 revision to the World Health Organization classification of myeloid neoplasms and acute leukemia. Blood, 2016, 127 (20): 2391-2405.

［2］ Burger JA, Keating MJ, Wierda WG, et al. Safety and activity of ibrutinib plus rituximab for patients with high-risk chronic lymphocytic leukaemia: a single-arm, phase 2 study. Lancet Oncol, 2014, 15 (10): 1090-1099.

［3］ Burger JA, Tedeschi A, Barr PM, et al. Ibrutinib as Initial Therapy for Patients with Chronic Lymphocytic Leukemia. N Engl J Med, 2015, 373 (25): 2425-2437.

［4］ Bauer K, Skoetz N, Monsef I, et al. Comparison of chemotherapy including escalated BEACOPP versus chemotherapy including ABVD for patients with early unfavourable or advanced stage Hodgkin lymphoma. Cochrane Database Syst Rev, 2011.

［5］ Ballova V, Rüffer JU, Haverkamp H, et al. A prospectively randomized trial carried out by the German Hodgkin Study Group (GHSG) for elderly patients with advanced Hodgkin's disease comparing BEACOPP baseline and COPP – ABVD (study HD9elderly). Ann Oncol, 2005, 16 (1): 124.

［6］ Chng WJ, Dispenzieri A, Cbim CS, et al. IMWG consensus on risk stratification in multiple myeloma. Leukemia, 2014, 28 (2): 269-277.

［7］ Chen W, Miao Y, Wang R, et al. t (14; 18) (q32; q21) in chronic lymphocytic leukemia patients: Report of two cases and a literature review. Oncol Lett, 2016, 12 (6): 4351-4356.

［8］ Cao X, Medeiros LJ, Xia Y, et al. Clinicopathologic features and outcomes of lymphoplasmacytic lymphoma patients with monoclonal IgG or IgA paraprotein expression. Leuk Lymphoma, 2016, 57 (5): 1104-1113.

［9］ Cheson BD, Fisher RI, Barrington SF, et al. Recommendations for initial evaluation, staging, and response assessment of Hodgkin and non-Hodgkin lymphoma: the Lugano classification. J Clin Oncol, 2014, 32 (27): 3059-3068.

［10］ Cheson BD. Staging and response assessment in lymphomas: the new Lugano classification. Chin Clin Oncol, 2015, 4 (1): 5.

［11］ Dunleavy K, Shovlin M, Pittaluga S, et al. DA-EPOCH chemotherapy is highly effective in ALK-positive and ALK- negative ALCL: Results of a prospective study of PTCL subtypes in adults. Blood 2011, 118: (Abstract) 1618.

［12］ Dingli D, Ailawadhi S, Bergsagel PL, et al. Therapy for Relapsed Multiple Myeloma: Guidelines From the Mayo Stratification for Myeloma and Risk-Adapted Therapy, 2017, 92 (4): 578-598.

［13］ Deeks ED. Ibrutinib: A Review in Chronic Lymphocytic Leukaemia. Drugs, 2017, 77 (2): 225-236.

［14］ Eichhorst B, Fink AM, Bahlo J, et al. First-line chemoimmunotherapy with bendamustine and rituximab versus fludarabine, cyclophosphamide, and rituximab in patients with advanced chronic lymphocytic leukaemia (CLL10): an international, open-label, randomised, phase 3, non-inferiority trial. Lancet Oncol, 2016, 17 (7): 928-942.

［15］ Fan L, Miao Y, Wu YJ, et al. Expression patterns of CD200 and CD148 in leukemic B-cell chronic lymphoproliferative disorders and their potential value in differential diagnosis. Leuk Lymphoma, 2015, 56（12）：3329-3335.

［16］Falchi L, Keating MJ, Marom EM, et al. Correlation between FDG/PET, histology, characteristics, and survival in 332 patients with chronic lymphoid leukemia. Blood, 2014, 123（18）：2783-2790.

［17］Francesco Passamonti and Margherita Maffioli. Update from the latest WHO classification of MPNs：a user's manual. Hematology, 2016, 534-542.

［18］Ferm éC, Eghbali H, Meerwaldt JH, et al. Chemotherapy plus involved-field radiation in early-stage Hodgkin's disease. N Engl J Med, 2007, 357（19）：1916.

［19］Greenberg PL, Tuechler H, Schanz J , et al. Revised International Prognostic Scoring System（IPSS-R）for myelodysplastic syndromes. Blood, 2012, 120：2454-2465.

［20］Hoppe RT. Hodgkin's disease：the role of radiation therapy in advanced disease. Ann Oncol, 1996, 7（Suppl 4）：99.

［21］Heerema NA, Byrd JC, Dal Cin PS, et al. Stimulation of chronic lymphocytic leukemia cells with CpG oligodeoxynucleotide gives consistent karyotypic results among laboratories：a CLL Research Consortium（CRC）Study. Cancer Genet Cytogenet, 2010, 203（2）：134-140.

［22］International scoring system for evaluation prognosis in myelodysplastic syndromes. Blood, 1997, 89：2079-2088.

［23］Kumar S, Paiva B, Anderson KC, et al. International Myeloma Working Group consensus criteria for response and minimal residual disease assessment in multiple myeloma. Lancet Oncol, 2016, 17（8）：e328-346.

［24］Kim SJ, Yoon DH, Jaccard A, et al. A prognostic index for natural killer cell lymphoma after non-anthracycline-based treatment：a multicentre, retrospective analysis. Lancet Oncol, 2016, 17：389-400.

［25］Li JY, Gaillard F, Moreau A, et al. Detection of translocation t（11；14）（q13；q32）in mantle cell lymphoma by fluorescence in situ hybridization. Am J Pathol, 1999, 154（5）：1449-1452.

［26］Malcovati L, Germing U, Kuendgen A, et al. Time-dependent prognostic scoring system for prediction survival and leukemic evolution in myelodysplastic syndromes. J Clin Oncol, 2007, 25：3503-3510.

［27］Murphy SB. Classification, staging and end results of treatment of childhood non-Hodgkin's lymphomas：dissimilarities from lymphomas in adults. Semin Oncol, 1980, 7（3）：332-339.

［28］Matutes E, Oscier D, Montalban C, et al. Splenic marginal zone lymphoma proposals for a revision of diagnostic, staging and therapeutic criteria. Leukemia, 2008, 22（3）：487-495.

［29］Menter T, Dirnhofer S and Tzankov A. LEF1：a highly specific marker for the diagnosis of chronic lymphocytic B cell leukaemia/small lymphocytic B cell lymphoma. J Clin Pathol, 2015, 68（6）：473-478.

［30］Miettinen M, Franssila KO, Saxén E. Hodgkin's disease, lymphocytic predominance nodular. Increased risk for subsequent non-Hodgkin's lymphomas. Cancer, 1983, 51（12）：2293.

［31］NCCN guidelines Version 2. B-cell Lymphomas, 2017.

［32］NCCN Clinical Practice Guidelines in Oncology. Non- Hodgkin's Lymphomas Version 2, 2016.

［33］NCCN Clinical Practice Guidelines in Oncology. T-cell Lymphomas Version 1, 2017.

［34］O'Brien S, Jones JA, Coutre SE, et al. Ibrutinib for patients with relapsed or refractory chronic lymphocytic leukaemia with 17p deletion（RESONATE-17）：a phase 2, open-label, multicentre study. Lancet Oncol, 2016, 17（10）：1409-1418.

［35］Parrilla Castellar ER, Jaffe ES, Said JW, et al. ALK-negative anaplastic large cell lymphoma is a genetically heterogeneous disease with widely disparate clinical outcomes. Blood, 2014, 124: 1473-1480.

[36] Palumbo A, Avet-Loiseau H, Oliva S, et al. Revised international staging system for multiple myeloma: a report from International Myeloma Working Group. J Clin Oncal, 2015, 33 (26): 2863-2869.

[37] Rajkumar SV, Dimopoulos MA, Palumbo A, et al. International Myeloma Working Group updated criteria for the diagnosis of multiple myeloma. Lancet Oncol, 2014, 15 (12): e538-548.

[38] Steven H, Swerdlow. Ellas Campo, et al. WHO Classification of Tumours of Haematopoietic and Lymphoid Tissues (2008). ISBN 978-92-832-2431-0.

[39] Sparano JA, Lee JY, Kaplan LD, et al. Rituximab plus concurrent infusional EPOCH chemotherapy is highly effective in HIV-associated B-cell non-Hodgkin lymphoma. Blood, 2010, 115: 3008.

[40] Swerdlow SH, Campo E, Pileri SA, et al. The 2016 revision of the World Health Organization classification of lymphoid neoplasms. Blood, 2016, 127 (20): 2375-2390.

[41] Stilgenbauer S, Schnaiter A, Paschka P, et al. Gene mutations and treatment outcome in chronic lymphocytic leukemia: results from the CLL8 trial. Blood, 2014, 123 (21): 3247-3254.

[42] Salvi F, Miller MD, Grilli A, et al. A manual of guidelines to score the modified cumulative illness rating scale and its validation in acute hospitalized elderly patients. J Am Geriatr Soc, 2008, 56 (10): 1926-1931.

[43] Schmitz N, Zeynalova S, Nickelsen M, et al. CNS International Prognostic Index: A Risk Model for CNS Relapse in Patients With Diffuse Large B-Cell Lymphoma Treated With R-CHOP. J Clin Oncol, 2016, 34 (26): 3150-3156.

[44] Swerdlow SH, Campo E, Pileri SA, et al. The 2016 revision of the World Health Organization classification of lymphoid neoplasms. Blood, 2016, 127 (20): 2375- 2390.

[45] Sieniawski M, Angamuthu N, Boyd K, et al. Evaluation of enteropathy-associated T-cell lymphoma comparing standard therapies with a novel regimen including autologous stem cell transplantation. Blood, 2010, 115: 3664-3670.

[46] Tiacci E, Pettirossi V, Schiavoni G and Falini B. Genomics of Hairy Cell Leukemia. J Clin Oncol, 2017, 35 (9): 1002-1010.

[47] Treon SP, Xu L, Yang G, et al. MYD88 L265P somatic mutation in Waldenstrom's macroglobulinemia. N Engl J Med, 2012, 367 (9): 826-833.

[48] Te Raa GD and Kater AP. TP53 dysfunction in CLL: Implications for prognosis and treatment. Best Pract Res Clin Haematol, 2016, 29 (1): 90-99.

[49] The International Non-hodgkin's Lymphoma Prognostic Factors Project. A predictive model for aggressive non- hodgkin's lymphoma. N Engl J Med, 1993, 329: 987-994.

[50] Vannucchi AM, Barbui T, Cervantes F, et al. Philadelphia chromosome-negative chronic myeloproliferative neoplasms: ESMO Clinical Practice Guidelines for diagnosis, treatment and follow-up. Annals of Oncology, 2015, (Supplement) 5: v85-v99.

[51] Wirth A, Yuen K, Barton M, et al. Long-term outcome after radiotherapy alone for lymphocyte-predominant Hodgkin lymphoma: a retrospective multicenter study of the Australasian Radiation Oncology Lymphoma Group. Cancer, 2005, 104 (6): 1221.

[52] Zhang LN, Cao X, Lu TX, et al. Polyclonal antibody targeting SOX11 cannot differentiate mantle cell lymphoma from B-cell non-Hodgkin lymphomas. Am J Clin Pathol, 2013, 140 (6): 795-800.

[53] 黄晓军, 吴德沛, 刘代红. 实用造血干细胞移植. 北京: 人民卫生出版社, 2014.

[54] 黄晓军. 血液内科诊疗常规. 北京: 中国协和医科大学出版社, 2012.

［55］侯明，秦平．成人原发免疫性血小板减少症诊断与治疗．中华血液学杂志，2016，37（02）：89-93.

［56］王建祥．血液病诊疗规范．北京：中国协和医科大学出版社，2014.

［57］徐卫，易树华，李建勇，邱录贵．中国B细胞慢性淋巴增殖性疾病诊断专家共识．中华血液学杂志，2014，35（4）：367-370.

［58］徐卫，李增军，李建勇，邱录贵．中国慢性淋巴细胞白血病/小淋巴细胞淋巴瘤的诊断与治疗指南．中华血液学杂志，2015，36（10）：809-813.

［59］徐卫，李建勇．血液学临床处方手册．第4版．南京：江苏凤凰科技出版社，2016，139-145.

［60］葛均波，徐永健．内科学．第8版．北京：人民卫生出版社，2013.

［61］肖志坚．骨髓增生异常综合征诊断与治疗专家共识（解读）．临床内科杂志，2014，31：210-211.

［62］杨仁池，王鸿利．血友病．第2版．上海：上海科学技术出版社，2017.

［63］张之南，郝玉书，赵永强，等．血液病学（第2版）（上册）．人民卫生出版社，2011.

［64］张之南，沈悌主编．血液病诊断和疗效标准．第3版．北京：科学出版社，2008.

［65］中国多发性骨髓瘤工作组．中国多发性骨髓瘤诊治指南．中华内科杂志，2015，54（12）：1066-1070.

［66］中国抗癌协会血液肿瘤专业委员会，中华医学会血液学分会白血病淋巴瘤学组．中国成人急性淋巴细胞白血病诊断与治疗指南．中华血液学杂志，2016，37（10）：837-849.

［67］中华医学会编著．临床诊疗指南-血液病学分册．北京：人民卫生出版社，2006.

［68］中华医学会血液学分会，骨髓增生异常综合征诊断与治疗专家共识．中华血液学杂志，2012，33：347-352.

［69］中华医学会血液学分会白血病淋巴瘤学组．原发性血小板增多症诊断与治疗中国专家共识．中华血液学杂志，2016，37（10）：833-836.

［70］中华医学会血液学学分会，急性髓系白血病治疗的专家共识．中华血液学杂志，2009，30（6）：429-431.

［71］中华医学会血液学学分会，中国医师协会血液科医师分会．中国中性粒细胞缺乏伴发热患者抗菌药物临床应用指南．中华血液学杂志，2012，33（8）：693-696.

［72］中国侵袭性真菌感染工作组，血液病/恶性肿瘤患者侵袭性真菌感染的诊断标准与治疗原则（第3次修订）．中华内科杂志，2010，49（5）：451-456.

［73］中华医学会血液学分会白血病淋巴瘤学组．原发性骨髓纤维化诊断与治疗中国专家共识．中华血液学杂志，2015，36（9）：721-725.

［74］中华医学会围产医学分会．妊娠期铁缺乏和缺铁性贫血诊治指南．中华围产医学杂志，2014，14（7）：451-454.

［75］中华医学会血液学分会红细胞疾病（贫血）学组，再生障碍性贫血诊断与治疗专家共识（2017年版）．中华血液学杂志，2017，38（1）：1-5.

［76］中华医学会血液学分会红细胞疾病（贫血）学组．获得性纯红细胞再生障碍诊断与治疗中国专家共识（2015年版），中华血液学杂志，2015，36（5）：363-366.

［77］中华医学会儿科学分会血液学组，《中华儿科杂志》编辑委员会．重型β地中海贫血的诊断和治疗指南．中华儿科杂志，2010，48（03）：186-189.

［78］中华医学会血液学学分会，中国医师协会血液科医师分会．中国急性早幼粒细胞白血病诊疗指南．中华血液学杂志，2014，35（5）：475-477.

［79］钟南山．抗菌药物临床应用指导原则（2015版）（国卫办医发〔2015〕43号附件）．

［80］中华医学会血液学学分会，中国医师协会血液科医师分会．中国中性粒细胞缺乏伴发热患者抗菌药物临床应用指南．中华血液学杂志，2016，37（5）：353-359.

［81］中国侵袭性真菌感染工作组．血液病/恶性肿瘤患者侵袭性真菌感染的诊断标准与治疗原

则（第 4 次修订版）．中华内科杂志，2013，52（8）：704-709.

[82] 中国临床肿瘤学会，中华医学会血液学分会．蒽环类药物心脏毒性防治指南．临床肿瘤学杂志，2013，18（10）：925-933.

[83] 中国抗癌协会血液肿瘤专业委员会，中华医学会血液学分会白血病淋巴瘤学组．中国成人急性淋巴细胞白血病诊断与治疗指南．中华血液学杂志，2016，37（10）：837-845.

[84] 中华医学会血液学分会白血病淋巴瘤学组．真性红细胞增多症诊断与治疗中国专家共识．中华血液学杂志，2016，4（37），265-267.

[85] 中华医学会血液学分会血栓与止血学组．成人原发免疫性血小板减少症诊断与治疗中国专家共识（2012 年版）．中华血液学杂志，2012，33（11）：975-977.

[86] 陈新谦，金有豫，汤光．新编药物学．第 15 版．北京：人民卫生出版社，2004.

[87] 邓家栋．邓家栋临床血液学．第 1 版．上海：上海科学技术出版社，2001.

[88] 国家药典委员会．中国药典．北京：中国医药科技出版社，2010.

[89] 津岛雄二．韩国抗生物质医药品基准（韩抗基）．东京：厚生省，1990.

[90] 美国药典委员会．美国药典/国家处方集．第 31 版．沪西书店，2013.

[91] 欧洲药典委员会．欧洲药典（中文版）．北京：中国医药科技出版社，2010.

[92] 日本抗生物质学术协议会．日本抗生物质医药品基准（日抗基）．东京：药业时报社，1998.

[93] 日本要局方编辑委员会．日本药典．第 16 版．东京：厚生省，2011.

[94] 世界卫生组织专家委员会．国际药典．世界卫生组织，2011.

[95] 世界血友病联合会．世界血友病联合会指南——血友病处理指南．蒙特利尔：世界血友病联合会，2008.

[96] 希恩·C. 斯威曼（Sean C Sweetman）编，李大魁，金有豫，汤光，等译．马丁代尔大药典．第 35 版．北京：化学工业出版社，2008.

[97] 许桓忠，张健．抗菌药合理临床应用指南．北京：化学工业出版社，2008.

[98] 血友病诊断与治疗中国专家共识．中华血液学杂志，2011，32（3）：212-213.

[99] 张之南，沈悌．血液病诊断和疗效标准．第 3 版．北京：科学出版社，2008.

[100] 张之南，郝玉书．血液病学．第 2 版．北京：人民卫生出版社，2011.

[101] 中国多发性骨髓瘤工作组．中国多发性骨髓瘤诊治指南．中华内科杂志，2013，52（9）：791-795.

[102] 中国国家处方集编委会．中国国家处方集．北京：科学出版社，2020.

[103] 中华医学会血液学分会．多发性骨髓瘤骨病诊治指南．中华血液学杂志，2011，32（10）：721-723.

[104] 中华医学会血液学分会．骨髓增生异常综合征诊断与治疗专家共识．中华血液学杂志，2012，33：347-352.

[105] 中华医学会血液学分会．中国慢性淋巴细胞白血病的诊断与治疗指南（2011 年版）．中华血液学杂志，2011，32（7）：497-501.

[106] 中华医学会血液学分会．中国慢性髓性白血病诊断与治疗指南（2013 年版）．中华血液学杂志，2013，34（5）：464-470.

[107] 中华医学会血液学分会红细胞疾病（贫血）学组．再生障碍性贫血诊断治疗专家共识．中华血液学杂志，2010，31（11）：790-792.

# 致读者

    本系列图书中介绍的药物剂量和用法是编委专家根据当前医疗观点和临床经验并参考本书附录中的相关文献资料慎重制订的，并与通用标准保持一致，编校人员也尽了最大努力来保证书中所推荐药物剂量的准确性。但必须强调的是，临床医师开出的每一个医嘱都必须以自己的理论知识、临床实践为基础，以高度的责任心对患者负责。本书列举的药物用法和用量主要供临床医师参考，并且主要针对疾病诊断明确、临床表现典型的患者。读者在选用药物时，还应该认真研读药品说明书中所列出的适应证、禁忌证、用法、用量、不良反应等，并参考《中华人民共和国药典》《中国国家处方集》等权威著作为据。此书仅为参考，我社不对使用此书所造成的医疗后果负责。

中国协和医科大学出版社

《临床路径治疗药物释义》专家组